# 2023 年

# 国家医疗服务与质量安全报告——口腔医学分册

国家口腔医学质量管理与控制中心　编著

**编写工作组名单**

**顾　问：** 邢若齐　马旭东　高嗣法

**主　编：** 郭传瑸

**副主编：** 张　伟　江久汇　施祖东

**编　委：**（按姓氏笔画排序）

马晨麟　牛玉梅　白玉兴　冯云枝　达　珍　刘　娟
刘　斌　杨　健　何　巍　何家才　沈曙铭　张洪杰
陈　江　陈谦明　范　红　季　平　周　青　周曾同
赵　今　胡　敏　祝颂松　徐　江　徐　艳　徐　普
黄永清　梁飞新　屠军波　葛　颂　葛少华　董福生
程　勇　程　斌　缪　羽

**编写组工作人员：**

宋　颖　韩　旭　闫梦菲　尹　畅

北京大学医学出版社

2023 NIAN GUOJIA YILIAO FUWU YU ZHILIANG ANQUAN BAOGAO——KOUQIANG YIXUE FENCE

**图书在版编目（CIP）数据**

2023年国家医疗服务与质量安全报告. 口腔医学分册 / 国家口腔医学质量管理与控制中心编著. -- 北京 : 北京大学医学出版社, 2024. 11. -- ISBN 978-7-5659-3220-5

Ⅰ. R197.1; R78

中国国家版本馆CIP数据核字第202402XM33号

审图号：GS 京（2024）2061 号

**2023年国家医疗服务与质量安全报告——口腔医学分册**

**编　　著：**国家口腔医学质量管理与控制中心

**出版发行：**北京大学医学出版社

**地　　址：**（100191）北京市海淀区学院路 38 号 北京大学医学部院内

**电　　话：**发行部 010-82802230；图书邮购 010-82802495

**网　　址：**http://www.pumpress.com.cn

**E-mail：**booksale@bjmu.edu.cn

**印　　刷：**北京金康利印刷有限公司

**经　　销：**新华书店

**责任编辑：**董采萱　**责任校对：**靳新强　**责任印制：**李　啸

**开　　本：**889 mm × 1194 mm　1/16　印张：28.75　字数：931千字

**版　　次：**2024年11月第1版　2024年11月第1次印刷

**书　　号：**ISBN 978-7-5659-3220-5

**定　　价：**280.00元

# 序

医疗质量是医疗机构的生命线，是医疗管理永恒的主题。随着我国经济社会由高速发展进入高质量发展阶段，医疗质量的重要性更加凸显。在党中央、国务院的领导下，国家卫生健康委员会（简称国家卫生健康委）近年来制定发布了一系列政策措施，促进医疗质量安全管理水平的科学化、规范化、精细化程度不断提高。其中，由国家卫生健康委医政司组织编撰的年度《国家医疗服务与质量安全报告》从医疗机构、专科、单病种和医疗技术等不同层面进行科学分析，客观反映了我国医疗质量安全基本情况，为各级卫生行政部门和各级各类医疗机构制定医疗质量管理政策措施，持续改进医疗质量提供了循证依据。

随着经济社会发展和生活条件的改善，人民群众对口腔医学服务的需求大幅提高，提供口腔医学服务的医疗机构迅速增多，特别是口腔门诊部、口腔诊所等小型医疗机构和社会办医疗机构数量庞大，加之口腔医疗服务小病房、大门诊、有创操作多等特点，机构间的医疗服务质量参差不齐，发展不平衡、不充分的问题较为明显，加强医疗质量管理与控制的必要性十分突出。

为加强口腔医学专业医疗质量管理，提高管理科学化、精细化水平，国家口腔医学质量管理与控制中心（简称国家口腔医学质控中心）通过研究制定相关医疗质量指标、诊疗规范和管理模式，努力提高机构间医疗质量、诊疗能力和管理水平的同质化程度，并在参与编写年度《国家医疗服务与质量安全报告》的基础上，于 2019 年首次印发年度《国家医疗服务与质量安全报告——口腔医学分册》。

国家口腔医学质控中心在前期工作的基础上，继续组织撰写了《2023 年国家医疗服务与质量安全报告——口腔医学分册》。本书聚焦全国口腔医学专业质量管理现状，数据抽样调查范围扩展至 1.08 万余家医疗机构，并优化了数据统计分析方法，提高了分析结果的科学性、准确性、客观性，为有关机构和人员了解我国口腔医疗服务与质量安全水平提供了重要参考。

《国家医疗服务与质量安全报告——口腔医学分册》作为《国家医疗服务与质量安全报告》的组成部分，对于各级卫生健康行政部门和各级各类医疗机构了解全国和区域口腔医学医疗质量安全水平，针对医疗质量安全短板，明确医疗质量安全改进方向，促进医疗质量持续提升，具有重要指导意义。希望国家口腔医学质控中心再接再厉，为推动口腔医学专业高质量发展做出更大贡献。

国家卫生健康委员会医政司

2024 年 7 月

# 前　言

为加强口腔医学专业医疗质量管理，进一步完善适合我国国情的医疗质量管理与控制体系，实现口腔医学专业医疗质量和医疗服务水平的持续改进，2016 年 7 月国家卫生和计划生育委员会（简称国家卫计委，现为国家卫生健康委员会）批准成立国家口腔医学质量管理与控制中心（简称国家口腔医学质控中心），开展口腔医学专业医疗质量控制相关工作。这是我国口腔医学医疗质量管理工作的一个里程碑。

截至 2023 年底，在国家卫生健康委医政司的统一领导和支持下，国家口腔医学质控中心积极推动口腔专业质控网络建设。目前，在全国范围内已经有 33 个省级质控中心，282 个地市级质控中心，273 个区县级质控中心以及 1548 家口腔医学医疗质量哨点医院。

从 2016 年起，在国家卫计委 / 国家卫生健康委的部署和支持下，国家口腔医学质控中心连续 7 年参与《国家医疗服务与质量安全报告》口腔专业部分的编写，纳入数据统计的各级口腔医疗机构逐年增加。2016 年纳入 41 家，2017 年 197 家，2018 年 2453 家，2019 年 2472 家，2020 年 2670 家，2021 年 2843 家，2022 年 2943 家，2023 年的报告涉及了全国范围内 31 个省、自治区、直辖市（港、澳、台数据未统计）和新疆生产建设兵团的共 10 862 家医疗机构。经过严格筛选，最终确立了 2990 家医疗机构纳入口腔门诊相关质控指标分析，957 家医疗机构纳入口腔住院相关质控指标分析。这其中还包括 1363 家由国家口腔医学质控中心确认并上报国家卫生健康委备案的口腔医学质量安全报告数据上报哨点医院。这是迄今为止，我国开展口腔医学专业医疗质量控制指标调查范围最为广泛、数据量最大的一次。

在国家卫生健康委医政司的鼓励和支持下，我们将 2023 年的数据报告整理成册，以口腔医学分册的形式，委托北京大学医学出版社正式出版发行，呈现给全国口腔医学工作者、口腔医学医疗质量管理和控制人员、各级部门卫生行业的管理人员以及对口腔疾病和口腔医政管理有兴趣的人士。本书主要包括全国层面上的口腔医学医疗质控报告，31 个省、自治区、直辖市及新疆生产建设兵团的 2023 年度口腔医学医疗质控报告，以及全国层面上的口腔专科与综合医疗机构口腔专业质控数据比较报告、口腔专科医疗机构医疗质控报告。

本报告所涉及的数据指标包括口腔住院、口腔门诊、运行管理类指标以及口腔颌面外科、牙体牙髓、口腔种植等的单病种指标共 211 个。

从大量的数据可以看出，我国口腔医学医疗质量和服务能力在不同地区、不同所有制形式、不同级别、专科与综合医疗机构之间的差异很大，提升医疗质量和医疗服务水平，促进医疗质量同质化和持续改进任重而道远。

本书在编写过程中，得到了国家卫生健康委、各省级口腔医学质控中心、各级各类口腔医疗机构的大力支持。在此，国家口腔医学质控中心向参与工作的单位以及付出辛苦劳动的各位领导、专家和全体工作人员表示衷心的感谢！

由于数据采集和编写经验不足，恳请大家批评指正并提出宝贵意见和建议。我们仍将继续努力，尽力完善。

国家口腔医学质控中心

郭传瑸　张　伟

2024 年 7 月

# 目　录

# 第一章

# 国家医疗质控报告口腔专业部分

## 一、抽样数据处理过程

### （一）数据基本情况

本次抽样调查涉及全国 31 个省、区、市（不含香港特别行政区、澳门特别行政区、台湾省）和新疆生产建设兵团的共 10 862 家医疗机构，在我国每年开展的口腔医学专业医疗质量控制指标调查中是范围最大的一次。

根据口腔医学“大门诊、小病房”的特点以及只有部分口腔相关医疗机构设有口腔住院病床的实际情况，将门诊数据和住院数据按照不同医疗机构总量分别统计分析。经过严格筛选，最终全国 31 个省、区、市（不含香港特别行政区、澳门特别行政区、台湾省）和新疆生产建设兵团的 2 990 家医疗机构纳入 2022 年医疗服务与质量安全数据口腔专业相关质控指标分析，其中 2 990 家医疗机构纳入 2022 年口腔门诊相关质控指标分析，957 家医疗机构纳入口腔住院相关质控指标分析（表 1-1）。全书图表中的图题、表题、表头涉及“各省、区、市和新疆生产建设兵团”的简称为“各省、区、市”。新疆生产建设兵团数据列入省际数据比较中。

此外，为了更加客观地分析口腔专业质控指标数据，增强数据之间的可比性，参照口腔专科医疗机构牙椅数和床位数设置标准对所有医疗机构进行重新分类。在分析口腔门诊相关质控指标数据时，根据实际开放牙椅数，牙椅 60 台及以上的医疗机构比照三级进行分析，牙椅 20～59 台的医疗机构比照二级进行分析，牙椅 3～19 台的医疗机构比照二级以下进行分析。在分析口腔住院相关质控指标数据时，根据编制床位数（口腔医学相关），床位 50 张及以上的医疗机构比照三级进行分析，床位 15～49 张的医疗机构比照二级进行分析，床位 1～14 张的医疗机构比照二级以下进行分析。

表 1-1　2022 年医疗服务与质量安全数据最终纳入口腔相关质控指标统计的不同医疗机构数量　单位：家

| 质控指标分类 | 三级 | | 二级 | | 二级以下 | | 合计 |
|---|---|---|---|---|---|---|---|
| | 公立 | 民营 | 公立 | 民营 | 公立 | 民营 | |
| 门诊 | 108 | 14 | 400 | 96 | 2 086 | 286 | 2 990 |
| 住院 | 77 | 2 | 226 | 13 | 607 | 32 | 957 |

### （二）数据主要排除标准

根据数据完整性和准确性对 10 862 家医疗机构（哨点医疗机构 1 363 家、非哨点医疗机构 9 499 家）进行筛选，逐步剔除。

**1．医疗机构未确认有口腔专业**　剔除医疗机构 4 257 家，其中哨点医疗机构 47 家、非哨点医疗机构

4 210 家。

**2．248 个统计项目中，所有项目医疗机构均填写“0”“/”（未开展或无法统计）或未填写** 剔除医疗机构 50 家，其中哨点医疗机构 7 家、非哨点医疗机构 43 家。

**3．医疗机构填报门急诊实际开放牙椅数≤2 或未填写** 剔除医疗机构 1 441 家，其中哨点医疗机构 20 家、非哨点医疗机构 1 421 家。

**4．医疗机构关键数据缺失、部分数据怀疑有误或数据逻辑不符** 剔除医疗机构 2 124 家，其中哨点医疗机构 312 家、非哨点医疗机构 1 812 家。

（1）医疗机构年门急诊人次、10 个门诊重点病种人次、9 个门诊重点技术人次未填写或填报值总和＜12。

（2）10 个门诊重点病种人次大于年门急诊人次，9 个门诊重点技术人次大于年门急诊人次。

（3）10 个门诊重点病种填写“0”“/”或未填写个数≥6 个，9 个门诊重点技术填写“0”“/”或未填写个数≥5 个，即未填写比例大于 50%。

（4）10 个门诊重点病种中 9 个全是 5 的倍数，9 个门诊重点技术中 8 个全是 5 的倍数。

（5）门诊实际开诊日数（口腔医学相关）未填写、填报值＜122 或填报值＞365。

（6）以上海交通大学医学院附属第九人民医院和郑州大学第一附属医院以及北京大学口腔医院为参考，综合医疗机构填报门诊牙椅数大于 200，专科医疗机构填报门诊牙椅数大于 700。

经过以上步骤，10 862 家医疗机构中共剔除医疗机构 7 872 家（哨点医疗机构 386 家、非哨点医疗机构 7 486 家），最终确认 2 990 家医疗机构（哨点医疗机构 977 家、非哨点医疗机构 2 013 家）纳入统计分析，医疗机构未纳入统计分析原因及数量情况见表 1-2。

表 1-2　7 872 家医疗机构未纳入统计分析的原因以及哨点、非哨点医疗机构数量　　单位：家

| 序号 | 未纳入统计分析原因 | 哨点 | 非哨点 | 合计 |
|---|---|---|---|---|
| 1 | 医疗机构未确认有口腔专业 | 47 | 4 210 | 4 257 |
| 2 | 248 个统计项目中，所有项目均填写“0”“/”或未填写 | 7 | 43 | 50 |
| 3 | 医疗机构填报门急诊实际开放牙椅（口腔综合治疗台）数≤2 或未填写 | 20 | 1 421 | 1 441 |
| 4 | 年门急诊人次未填写或填报值总和＜12 | 0 | 28 | 28 |
| 5 | 10 个门诊重点病种人次未填写或填报值总和＜12 | 11 | 120 | 131 |
| 6 | 9 个门诊重点技术人次未填写或填报值总和＜12 | 2 | 15 | 17 |
| 7 | 10 个门诊重点病种人次大于年门急诊人次 | 120 | 756 | 876 |
| 8 | 9 个门诊重点技术人次大于年门急诊人次 | 22 | 135 | 157 |
| 9 | 10 个门诊重点病种填写“0”“/”或未填写个数≥6 个 | 11 | 64 | 75 |
| 10 | 9 个门诊重点技术填写“0”“/”或未填写个数≥5 个 | 19 | 113 | 132 |
| 11 | 10 个门诊重点病种中 9 个全是 5 的倍数 | 91 | 399 | 490 |
| 12 | 9 个门诊重点技术中 8 个全是 5 的倍数 | 25 | 133 | 158 |
| 13 | 门诊实际开诊日数（口腔医学相关）未填写、填报值＜122 或填报值＞365 | 11 | 46 | 57 |
| 14 | 综合医疗机构填报门诊牙椅数＞200（以上海交通大学医学院附属第九人民医院和郑州大学第一附属医院为参考），专科医疗机构填报门诊牙椅数＞700（以北京大学口腔医院为参考） | 0 | 3 | 3 |
| | 合计 | 386 | 7 486 | 7 872 |

### （三）门诊和住院统计分析纳入和排除标准

2 990 家医疗机构的数据均纳入口腔门诊相关质控指标分析。利用数据完整性和准确性对 2 990 家医疗机构（哨点医疗机构 977 家、非哨点医疗机构 2 013 家）住院类数据进行筛选，以下情况不纳入住院统计：

**1．医疗机构未确认有口腔病房**　剔除医疗机构 1 718 家，其中哨点医疗机构 375 家、非哨点医疗机构 1 343 家。

**2．年出院患者人数、年入院人次（口腔医学相关）、年出院患者手术人数医疗机构未填写、填写“/”或填报值＜12**　剔除医疗机构 303 家，其中哨点医疗机构 80 家、非哨点医疗机构 223 家。

**3．编制床位数（口腔医学相关）医疗机构未填写、填写“0”或“/”**　剔除医疗机构 12 家，其中哨点医疗机构 1 家、非哨点医疗机构 11 家。

经过以上步骤，2 990 家医疗机构中共剔除医疗机构 2 033 家（哨点医疗机构 456 家、非哨点医疗机构 1 577 家），最终确认 957 家医疗机构（哨点医疗机构 521 家、非哨点医疗机构 436 家）纳入住院统计分析。医疗机构未纳入住院统计分析原因及数量情况见表 1-3。

表 1-3　2 033 家医疗机构未纳入住院统计分析的原因以及哨点、非哨点医疗机构数量　　单位：家

| 序号 | 未纳入住院统计分析原因 | 哨点 | 非哨点 | 合计 |
|---|---|---|---|---|
| 1 | 医疗机构未确认有口腔病房 | 375 | 1 343 | 1 718 |
| 2 | 年出院患者人数医疗机构未填写、填写“/”或填报值＜12 | 75 | 183 | 258 |
| 3 | 年入院人次（口腔医学相关）医疗机构未填写、填写“/”或填报值＜12 | 1 | 6 | 7 |
| 4 | 年出院患者手术人数医疗机构未填写、填写“/”或填报值＜12 | 4 | 34 | 38 |
| 5 | 编制床位数（口腔医学相关）医疗机构未填写、填写“0”或“/” | 1 | 11 | 12 |
| | 合计 | 456 | 1 577 | 2 033 |

### （四）部分异常数据调整、剔除

对于部分明显异常的数据，经与医疗机构核查后，调整 77 家医疗机构的部分数据。对于部分缺项但可以利用其他已填写项目计算的数据，按照相应公式计算补充，例如对于实际开放床位数或实际开放总床日数未填写的医疗机构，按照计算公式“实际开放总床日数 = 实际开放床位数 ×365”予以调整。

此外，由于不同质控指标不同医疗机构填报的完整程度不同，为利用更多有效数据，在统计分析某项质控指标时，将该项数据不完整或明显异常的医疗机构数据予以剔除。

## 二、数据纳入统计情况

全国 31 个省、区、市（不含香港特别行政区、澳门特别行政区、台湾省）和新疆生产建设兵团的 2 990 家医疗机构纳入 2022 年医疗服务与质量安全数据口腔专业相关质控指标分析，其中 2 990 家医疗机构纳入口腔门诊相关质控指标分析，957 家医疗机构纳入口腔住院相关质控指标分析（表 1-4）。各省、区、市和新疆生产建设兵团纳入口腔门诊、口腔住院相关质控指标统计的医疗机构数量分布如图 1-1 至图 1-4 所示。

表 1-4　2022 年医疗服务与质量安全数据最终纳入口腔相关质控指标统计的不同医疗机构数量　单位：家

| 质控指标分类 | 三级 | | 二级 | | 二级以下 | | 合计 |
|---|---|---|---|---|---|---|---|
| | 公立 | 民营 | 公立 | 民营 | 公立 | 民营 | |
| 门诊 | 108 | 14 | 400 | 96 | 2 086 | 286 | 2 990 |
| 住院 | 77 | 2 | 226 | 13 | 607 | 32 | 957 |

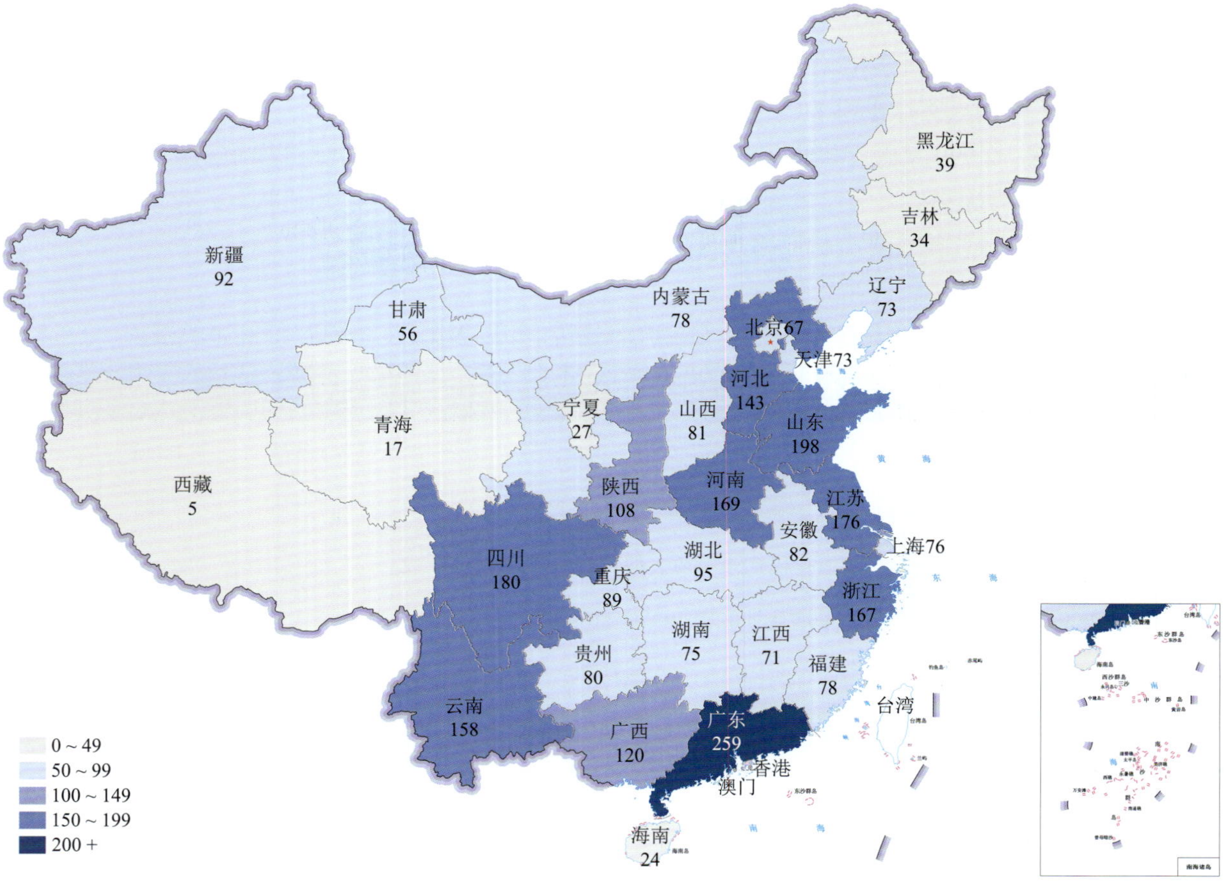


图 1-1　2022 年各省、区、市纳入口腔门诊相关质控指标统计医疗机构数量及分布

注：不含香港特别行政区、澳门特别行政区、台湾省数据。

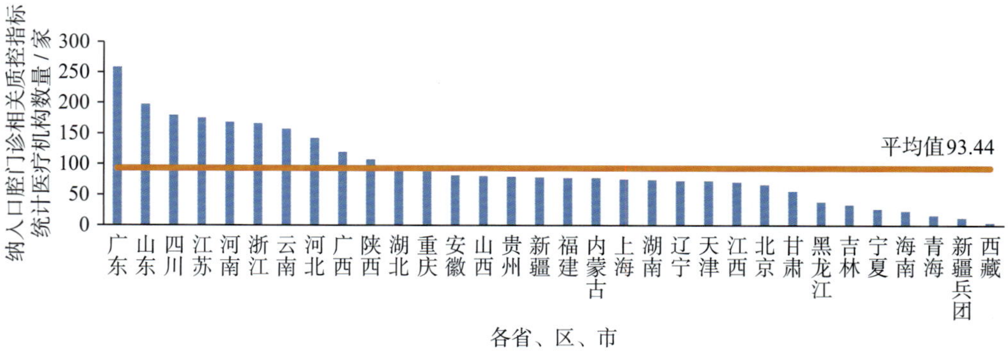


图 1-2　2022 年各省、区、市纳入口腔门诊相关质控指标统计医疗机构数量

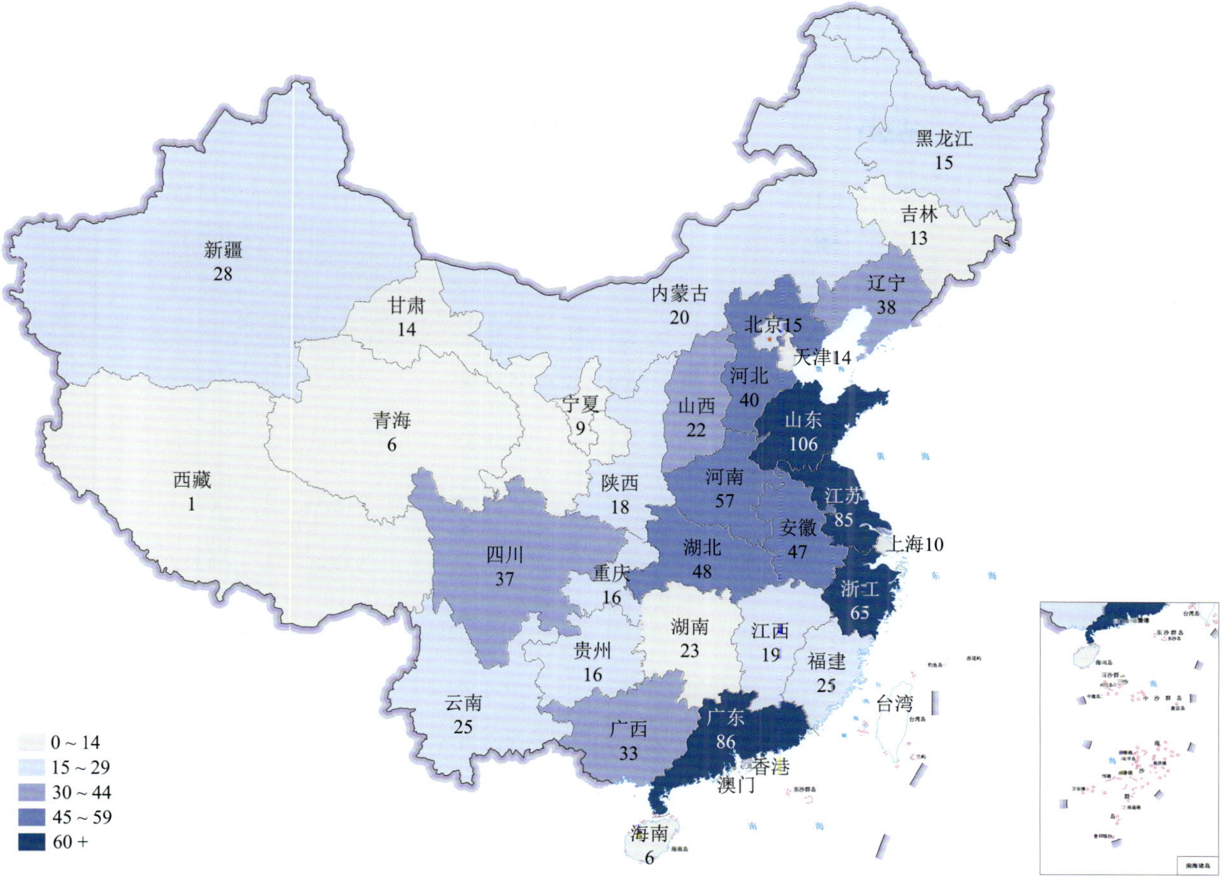


图 1-3　2022 年各省、区、市纳入口腔住院相关质控指标统计医疗机构数量及分布

注：不含香港特别行政区、澳门特别行政区、台湾省数据。

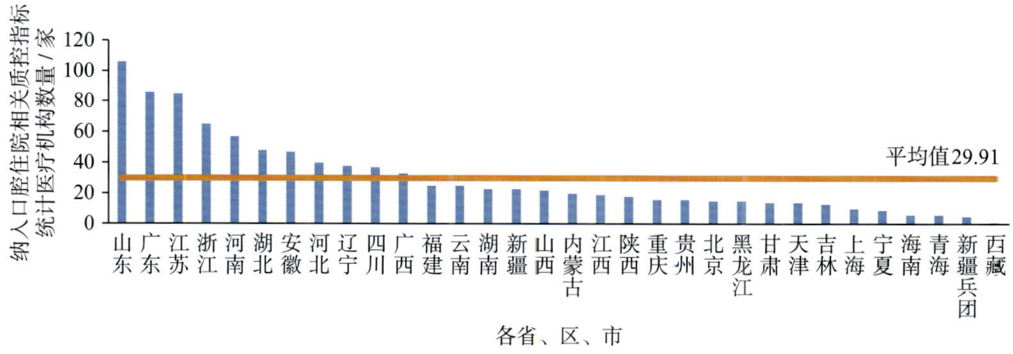


图 1-4　2022 年各省、区、市纳入口腔住院相关质控指标统计医疗机构数量

## 三、口腔门诊工作量统计

### （一）重点病种工作量统计

在全国 31 个省、区、市（不含香港特别行政区、澳门特别行政区、台湾省）和新疆生产建设兵团的 2 990 家医疗机构中，2022 年门诊共治疗 10 个重点病种患者 30 619 175 人次。按照平均就诊人次排序，排名前 5 位的病种依次为慢性牙周炎、慢性根尖周炎、下颌阻生第三磨牙、牙列缺损、错䘾畸形（表 1-5）。各省、区、市和新疆生产建设兵团 10 个重点病种平均就诊人次构成情况如图 1-5 和图 1-6 所示，

其中慢性牙周炎患者构成比最高的是北京市，慢性根尖周炎患者构成比最高的是新疆生产建设兵团，下颌阻生第三磨牙患者构成比最高的是湖南省，牙列缺损患者构成比最高的是青海省，错㿻畸形患者构成比最高的是海南省（图 1-7 至图 1-16）。

表 1-5　2022 年口腔门诊 10 个重点病种在各级各类医疗机构的平均就诊人次比较

| 重点病种 | 三级 | | 二级 | | 二级以下 | | 平均值 |
|---|---|---|---|---|---|---|---|
| | 公立 | 民营 | 公立 | 民营 | 公立 | 民营 | |
| 慢性牙周炎 | 25 012.59 | 12 094.79 | 3 385.43 | 1 334.06 | 740.15 | 586.61 | 2 028.31 |
| 慢性根尖周炎 | 12 517.52 | 6 761.00 | 3 513.21 | 1 255.35 | 1 186.26 | 750.93 | 1 893.53 |
| 下颌阻生第三磨牙 | 16 108.50 | 5 420.00 | 3 394.38 | 1 217.79 | 918.49 | 632.61 | 1 801.72 |
| 牙列缺损 | 14 302.93 | 5 596.79 | 2 150.29 | 1 363.71 | 571.42 | 437.00 | 1 314.73 |
| 错㿻畸形 | 16 228.54 | 16 037.86 | 2 621.95 | 784.52 | 323.36 | 225.76 | 1 284.41 |
| 急性牙髓炎 | 4 952.14 | 2 726.86 | 2 118.28 | 1 054.98 | 974.33 | 663.83 | 1 252.14 |
| 牙列缺失 | 1 389.40 | 1 106.71 | 392.36 | 717.48 | 121.97 | 177.57 | 232.97 |
| 颞下颌关节紊乱病 | 1 988.66 | 405.71 | 400.38 | 72.84 | 96.82 | 54.15 | 202.36 |
| 口腔扁平苔藓 | 1 724.89 | 56.14 | 228.68 | 18.16 | 39.05 | 16.28 | 122.54 |
| 年轻恒牙牙外伤 | 802.21 | 112.79 | 212.27 | 68.21 | 63.99 | 32.12 | 107.81 |
| 合计 | 95 027.37 | 50 318.64 | 18 417.20 | 7 887.10 | 5 035.83 | 3 576.87 | 10 240.53 |

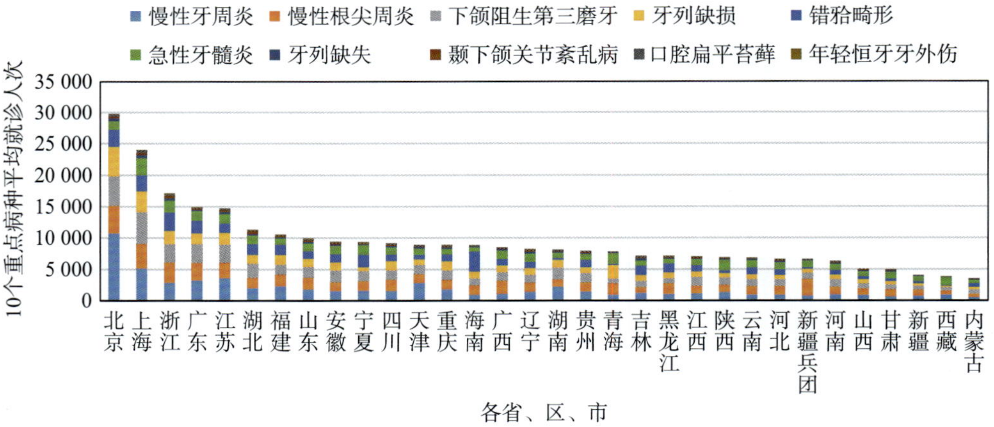


图 1-5　2022 年口腔门诊 10 个重点病种平均就诊人次构成情况省际比较

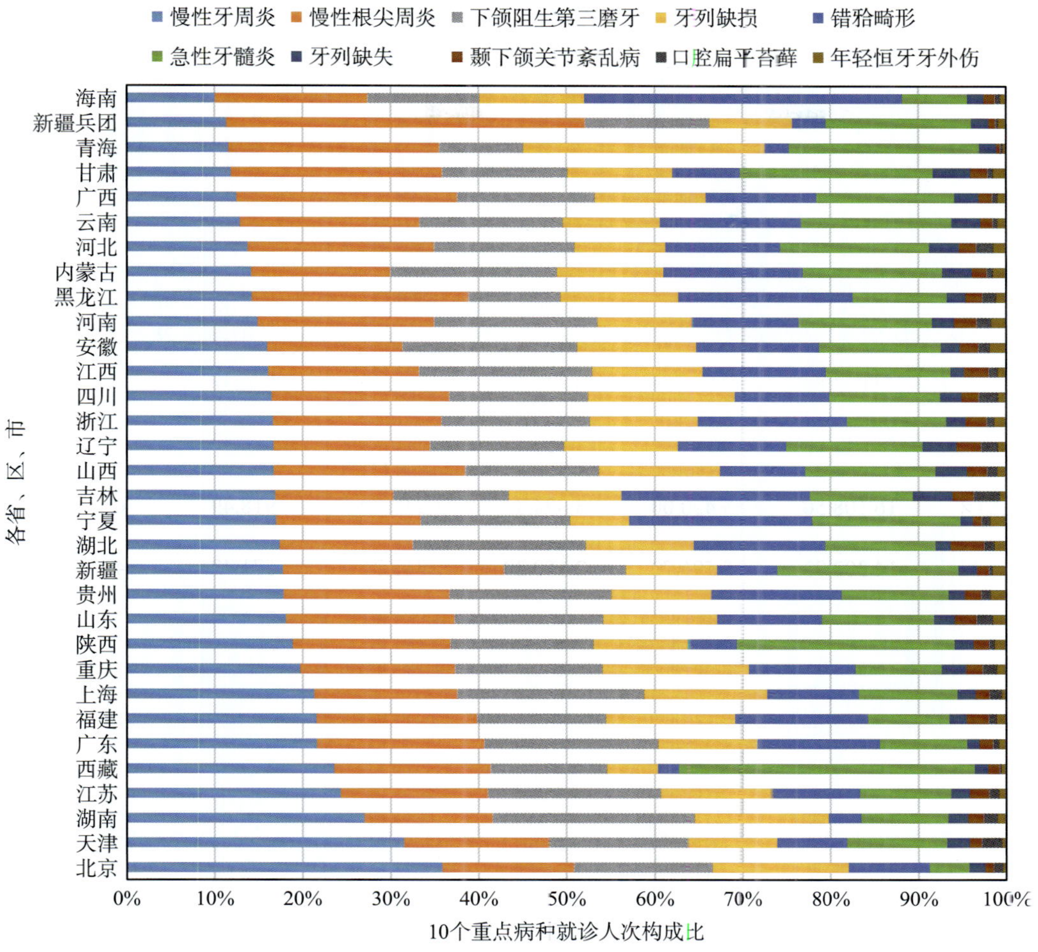


图 1-6　2022 年口腔门诊 10 个重点病种就诊人次构成比例省际比较

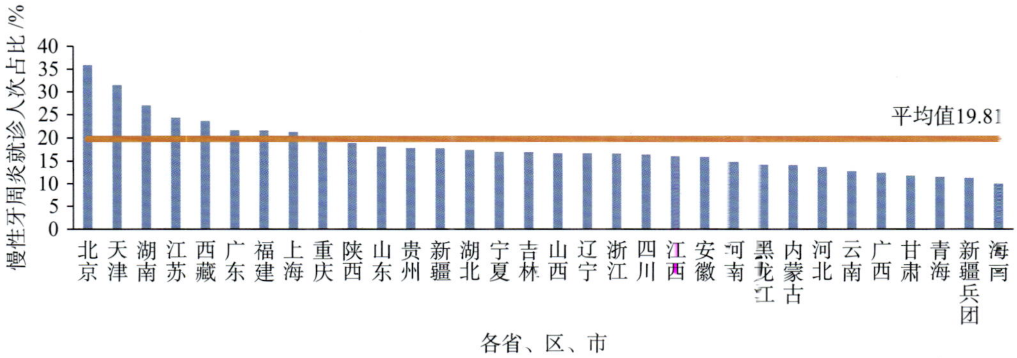


图 1-7　2022 年慢性牙周炎就诊人次占口腔门诊 10 个重点病种就诊人次比例省际比较

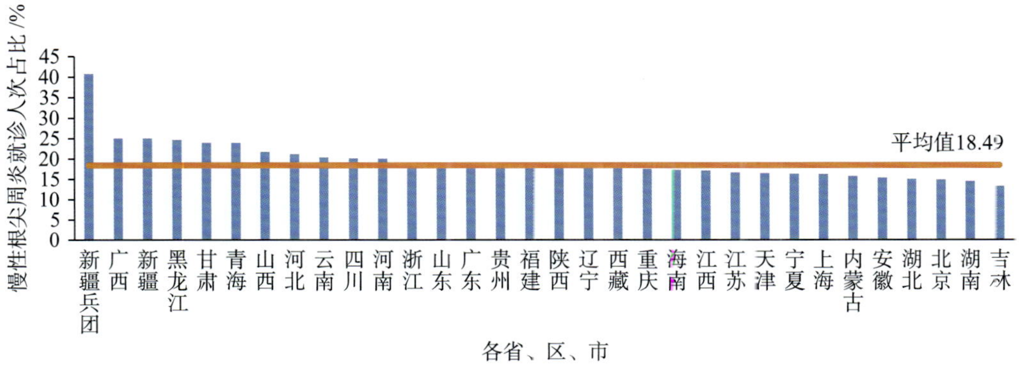


图 1-8　2022 年慢性根尖周炎就诊人次占口腔门诊 10 个重点病种就诊人次比例省际比较

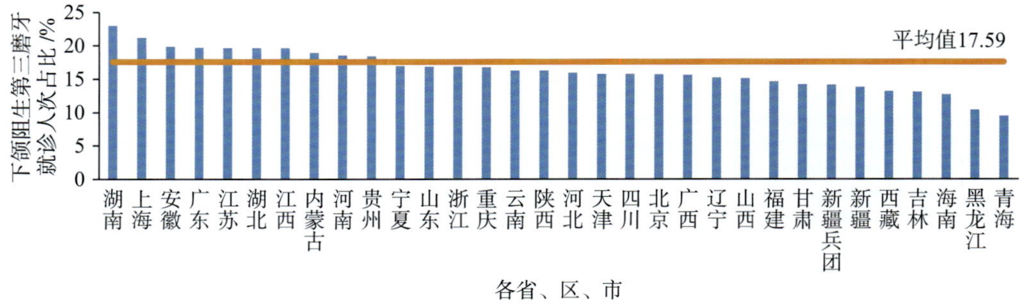


图 1-9　2022 年下颌阻生第三磨牙就诊人次占口腔门诊 10 个重点病种就诊人次比例省际比较

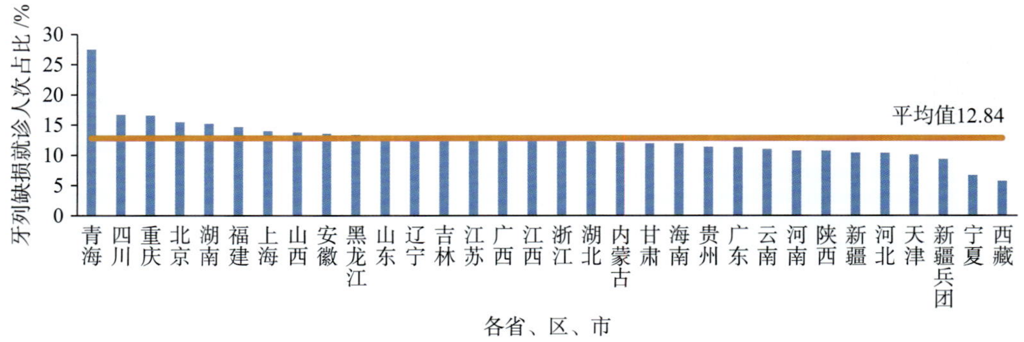


图 1-10　2022 年牙列缺损就诊人次占口腔门诊 10 个重点病种就诊人次比例省际比较

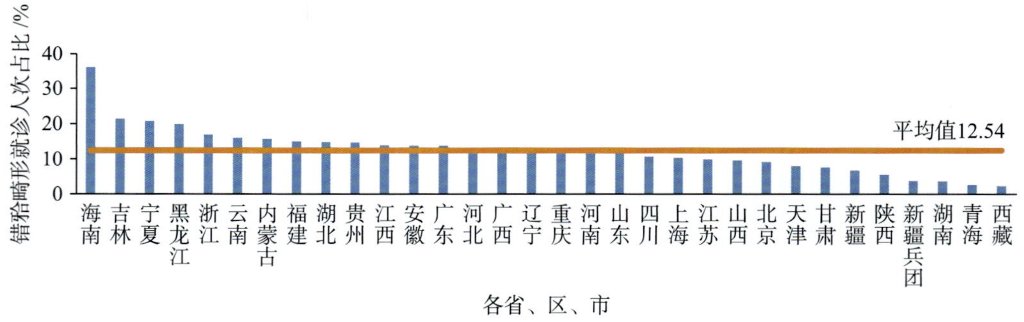


图 1-11　2022 年错𬌗畸形就诊人次占口腔门诊 10 个重点病种就诊人次比例省际比较

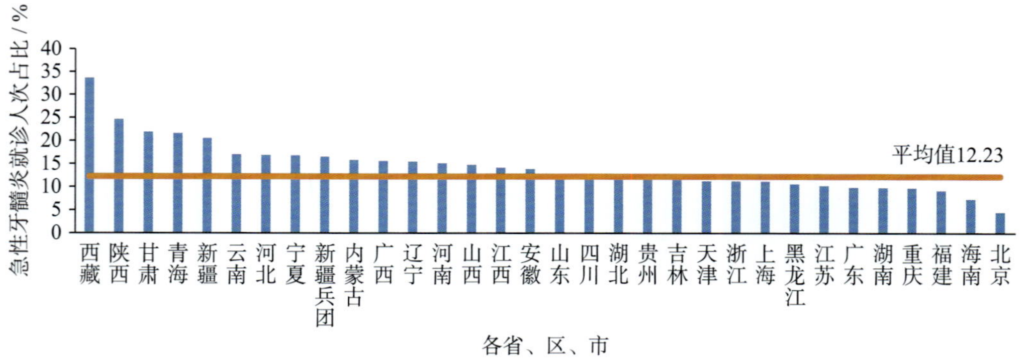


图 1-12　2022 年急性牙髓炎就诊人次占口腔门诊 10 个重点病种就诊人次比例省际比较

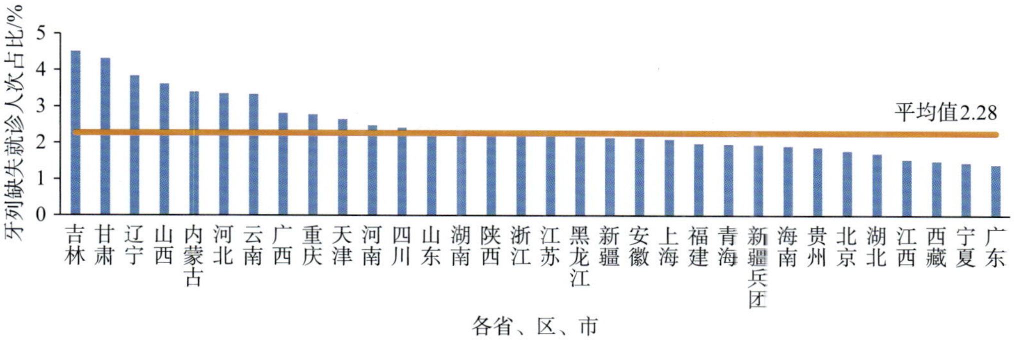


图 1-13　2022 年牙列缺失就诊人次占口腔门诊 10 个重点病种就诊人次比例省际比较

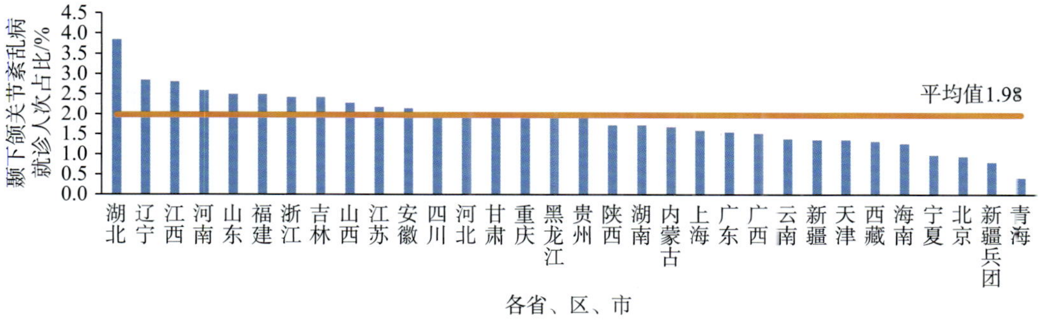


图 1-14　2022 年颞下颌关节紊乱病就诊人次占口腔门诊 10 个重点病种就诊人次比例省际比较

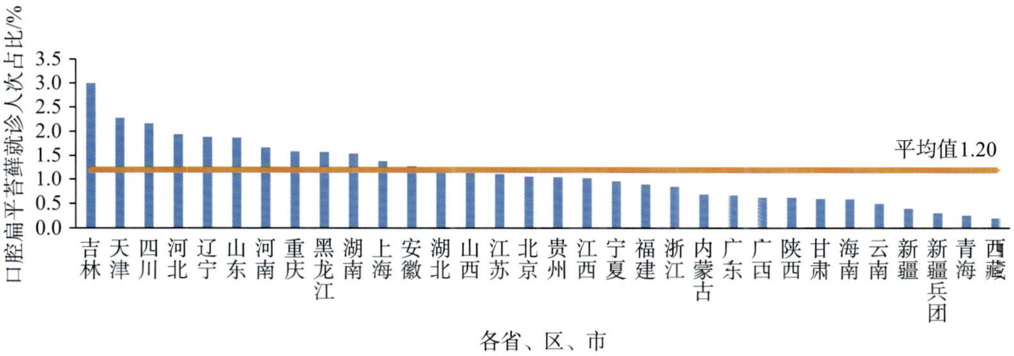


图 1-15　2022 年口腔扁平苔藓就诊人次占口腔门诊 10 个重点病种就诊人次比例省际比较

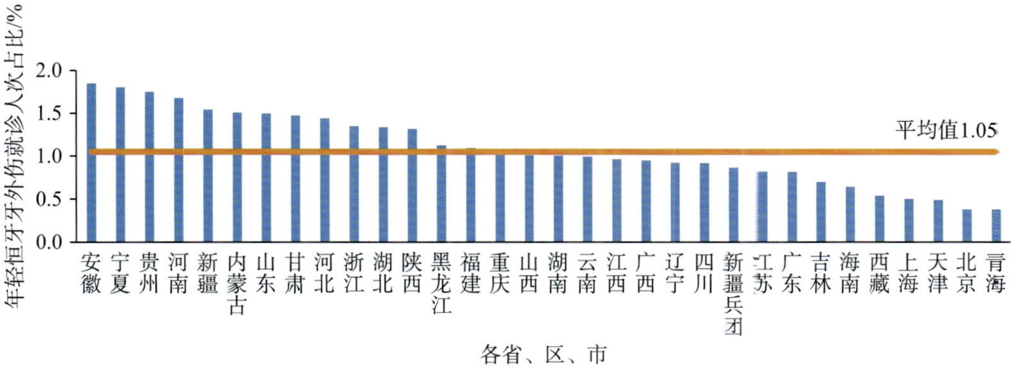


图 1-16　2022 年年轻恒牙牙外伤就诊人次占口腔门诊 10 个重点病种就诊人次比例省际比较

### （二）重点技术工作量统计

在全国 31 个省、区、市（不含香港特别行政区、澳门特别行政区、台湾省）和新疆生产建设兵团的 2 990 家医疗机构中，2022 年门诊 9 个重点技术患者服务总量 29 578 558 人次。按照平均就诊人次排序，排名前 5 位的技术依次为根管治疗术、阻生牙拔除术、牙周洁治术、错𬌗畸形矫治术、烤瓷冠修复技术（表 1-6）。各省、区、市 9 个重点技术平均就诊人次构成情况如图 1-17 和图 1-18 所示，其中根管治疗术构成比最高的是新疆生产建设兵团，阻生牙拔除术构成比最高的是湖北省，牙周洁治术构成比最高的是天津市，错𬌗畸形矫治术构成比最高的是吉林省，烤瓷冠修复技术构成比最高的是江西省（图 1-19 至图 1-27）。

表 1-6　2022 年口腔门诊 9 个重点技术在各级各类医疗机构的平均就诊人次比较

| 重点技术 | 三级 | | 二级 | | 二级以下 | | 平均值 |
|---|---|---|---|---|---|---|---|
| | 公立 | 民营 | 公立 | 民营 | 公立 | 民营 | |
| 根管治疗术 | 23 158.43 | 9 602.36 | 5 845.18 | 2 814.77 | 1 902.61 | 1 325.91 | 3 207.99 |
| 阻生牙拔除术 | 15 291.18 | 7 207.86 | 3 276.46 | 1 183.81 | 867.21 | 558.80 | 1 720.87 |
| 牙周洁治术 | 14 963.45 | 9 466.14 | 2 687.72 | 2 494.38 | 565.54 | 671.95 | 1 483.28 |
| 错𬌗畸形矫治术 | 23 061.74 | 11 447.64 | 2 274.66 | 844.98 | 249.64 | 162.77 | 1 407.76 |
| 烤瓷冠修复技术 | 4 797.25 | 2 723.21 | 1 533.71 | 855.56 | 431.22 | 375.83 | 755.47 |
| 慢性牙周炎系统治疗 | 11 480.04 | 3 367.57 | 1 216.72 | 627.90 | 135.83 | 137.77 | 721.30 |
| 可摘局部义齿修复技术 | 2 168.45 | 749.36 | 731.04 | 303.80 | 215.50 | 156.42 | 354.69 |
| 种植体植入术 | 1 784.98 | 1 219.93 | 256.24 | 584.00 | 28.99 | 143.07 | 157.12 |
| 全口义齿修复技术 | 562.54 | 204.79 | 136.90 | 148.24 | 51.17 | 41.19 | 83.99 |
| 合计 | 97 268.06 | 45 988.86 | 17 958.60 | 9 857.44 | 4 447.71 | 3 573.69 | 9 892.49 |

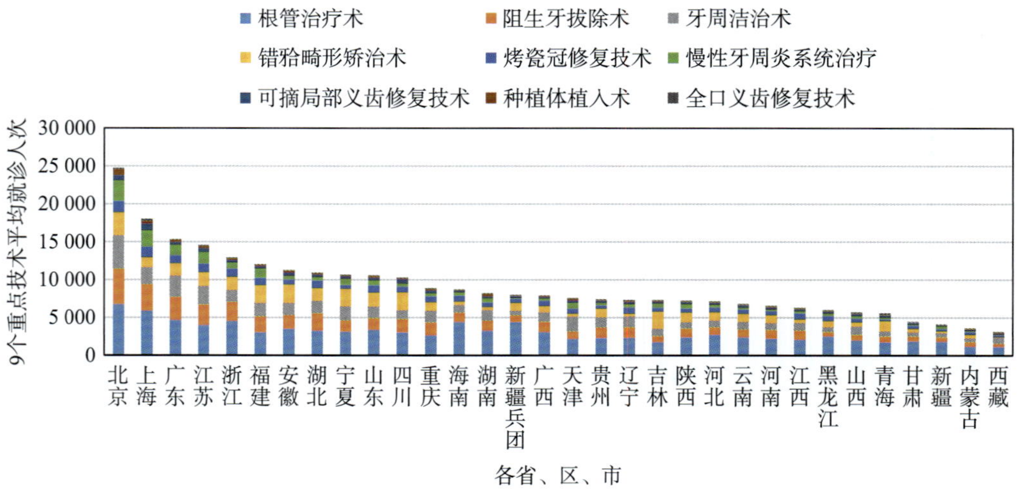


图 1-17　2022 年口腔门诊 9 个重点技术平均就诊人次构成情况省际比较

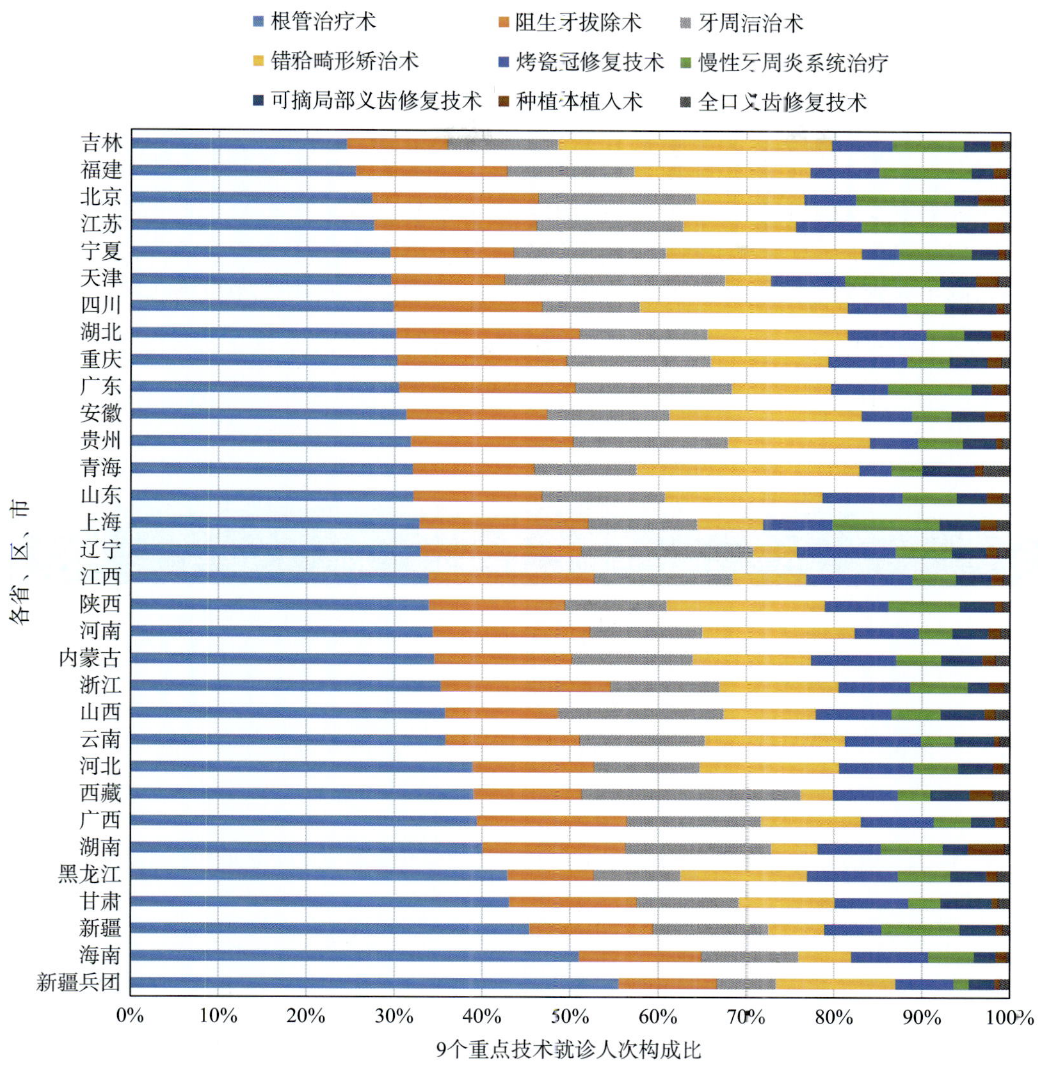


图 1-18　2022 年口腔门诊 9 个重点技术就诊人次构成比例省际比较

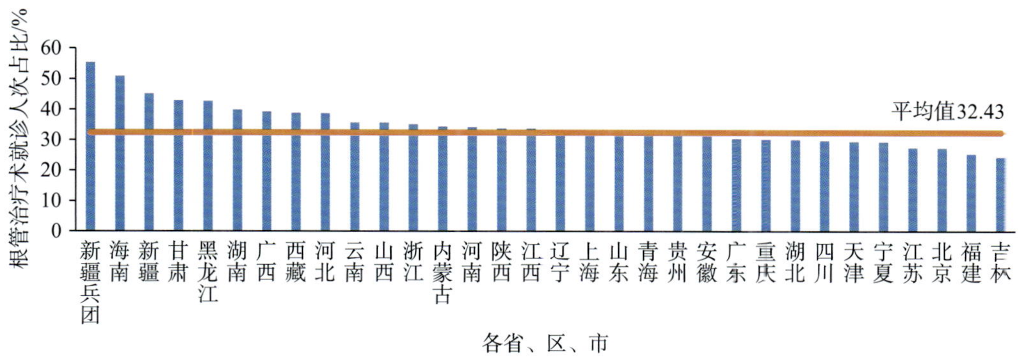


图 1-19　2022 年根管治疗术就诊人次占口腔门诊 9 个重点技术就诊人次比例省际比较

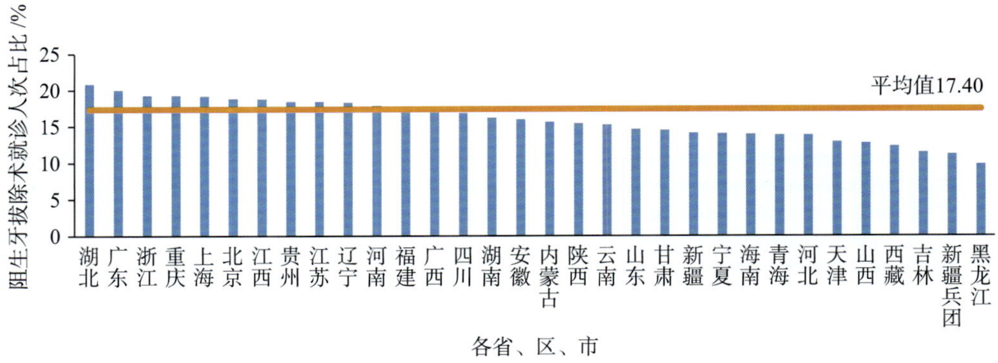


图 1-20　2022 年阻生牙拔除术就诊人次占口腔门诊 9 个重点技术就诊人次比例省际比较

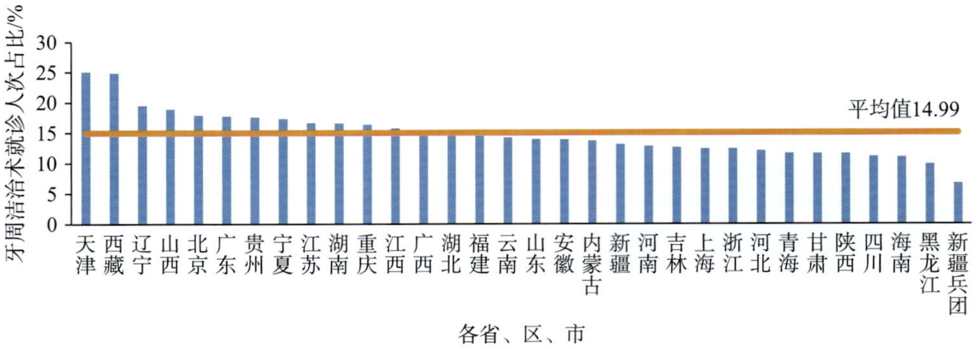


图 1-21　2022 年牙周洁治术就诊人次占口腔门诊 9 个重点技术就诊人次比例省际比较

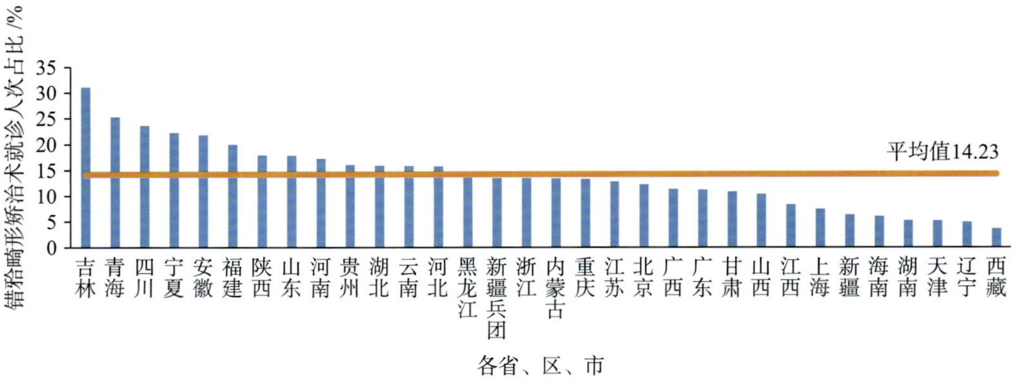


图 1-22　2022 年错𬌗畸形矫治术就诊人次占口腔门诊 9 个重点技术就诊人次比例省际比较

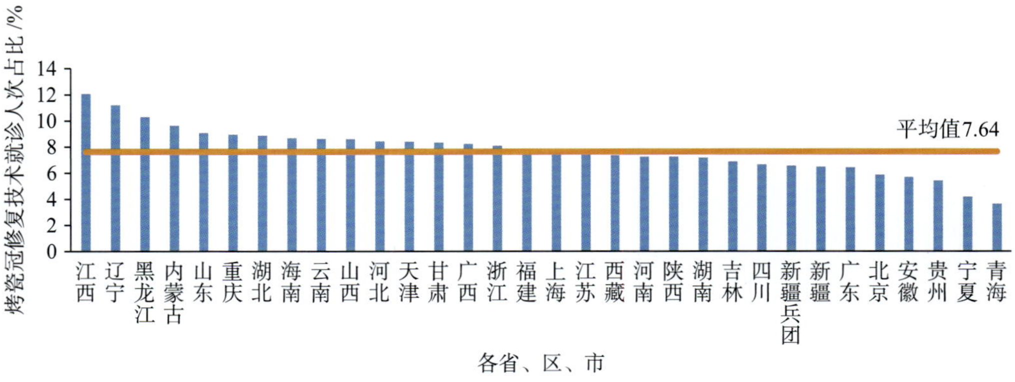


图 1-23　2022 年烤瓷冠修复技术就诊人次占口腔门诊 9 个重点技术就诊人次比例省际比较

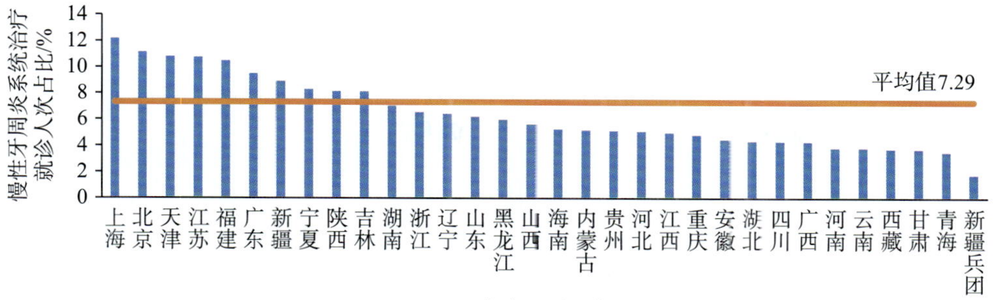


图 1-24　2022 年慢性牙周炎系统治疗就诊人次占口腔门诊 9 个重点技术就诊人次比例省际比较

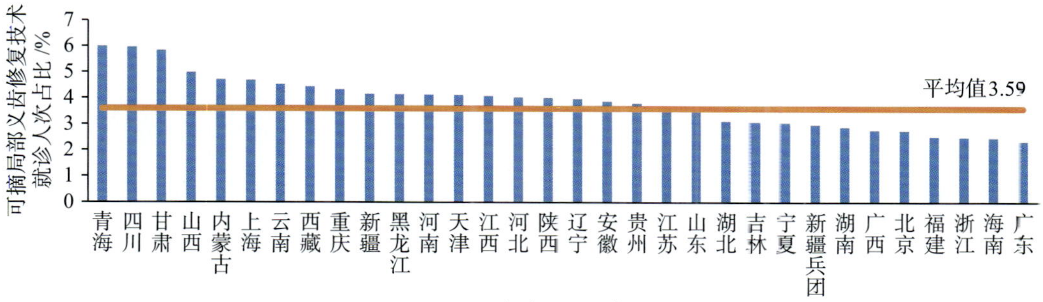


图 1-25　2022 年可摘局部义齿修复技术就诊人次占口腔门诊 9 个重点技术就诊人次比例省际比较

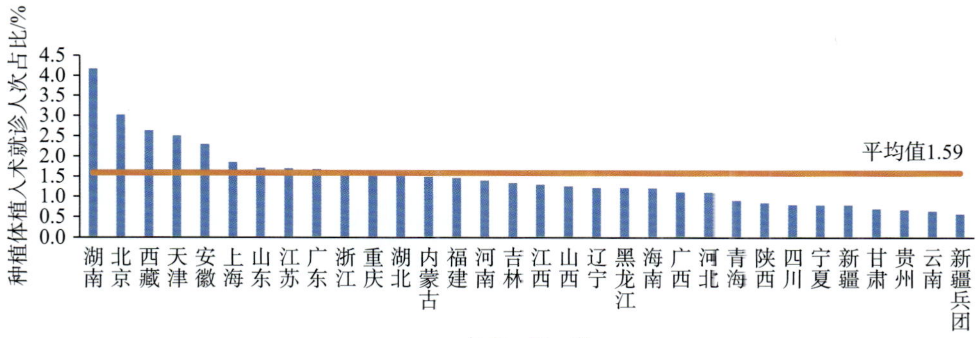


图 1-26　2022 年种植体植入术就诊人次占口腔门诊 9 个重点技术就诊人次比例省际比较

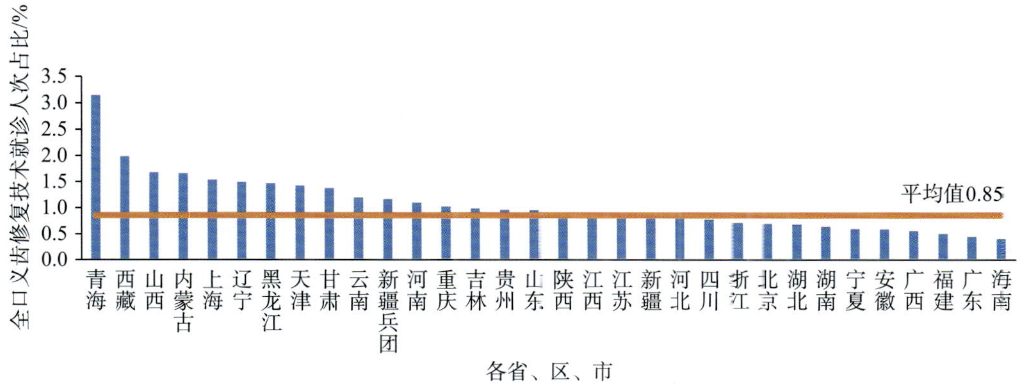


图 1-27　2022 年全口义齿修复技术就诊人次占口腔门诊 9 个重点技术就诊人次比例省际比较

## （三）患者安全类数据统计

在全国 31 个省、区、市（不含香港特别行政区、澳门特别行政区、台湾省）和新疆生产建设兵团的 2 990 家医疗机构中，2022 年门诊患者 86 051 178 人次，门诊 7 类常见并发症共发生 88 233 例次，总体发生率为 0.10%。按照平均发生数量排序，排名前 5 位的并发症依次为口腔软组织损伤、门诊手术并发症、根管内器械分离（根管治疗断针）、种植体脱落、治疗牙位错误（表 1-7）。口腔门诊 7 类常见并发症构成比例如图 1-28 所示。

表 1-7　2022 年口腔门诊 7 类常见并发症在各级各类医疗机构的平均发生人次比较

| 常见并发症 | 三级 | | 二级 | | 二级以下 | | 平均值 |
|---|---|---|---|---|---|---|---|
| | 公立 | 民营 | 公立 | 民营 | 公立 | 民营 | |
| 口腔软组织损伤 | 18.60 | 11.93 | 23.62 | 7.52 | 11.09 | 6.85 | 12.52 |
| 门诊手术并发症 | 53.64 | 62.57 | 15.34 | 6.02 | 6.31 | 3.41 | 9.20 |
| 根管内器械分离（根管治疗断针） | 14.97 | 14.57 | 11.26 | 4.05 | 4.06 | 2.77 | 5.34 |
| 种植体脱落 | 28.68 | 22.21 | 3.27 | 8.08 | 0.38 | 1.45 | 2.24 |
| 治疗牙位错误 | 0.19 | 0.14 | 0.16 | 0.03 | 0.08 | 0.02 | 0.09 |
| 误吞或误吸异物 | 0.58 | 0.21 | 0.17 | 0.07 | 0.04 | 0.04 | 0.08 |
| 拔牙错误 | 0.26 | 0.21 | 0.05 | 0.02 | 0.02 | 0.01 | 0.03 |
| 合计 | 116.93 | 111.86 | 53.86 | 25.80 | 21.98 | 14.55 | 29.51 |

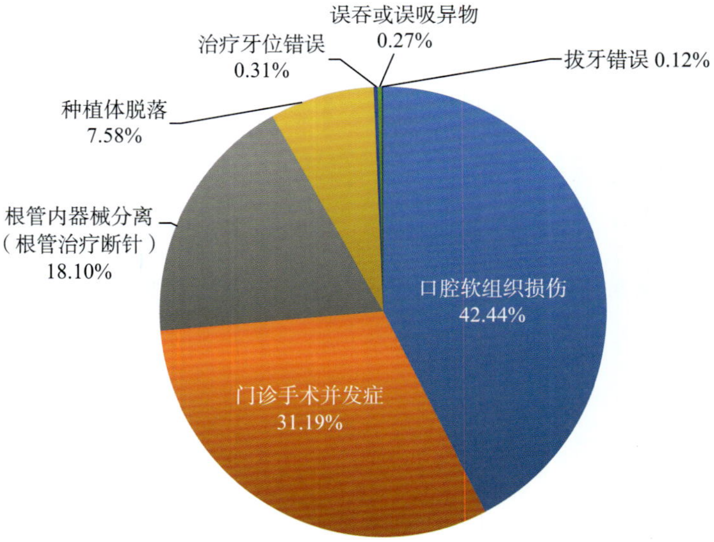


图 1-28　2022 年口腔门诊 7 类常见并发症构成比

## （四）门诊部分单病种相关指标

在全国 31 个省、区、市（不含香港特别行政区、澳门特别行政区、台湾省）和新疆生产建设兵团的 2 990 家医疗机构中，口腔门诊根管治疗 5 项单病种相关指标如表 1-8 所示：根管治疗患牙术前拍摄 X 线根尖片的百分比为 88.65%，根管再治疗患牙术前拍摄 X 线根尖片的百分比为 92.87%，橡皮障隔离术在根管治疗中的使用率为 33.82%，根管治疗患牙根管充填临床合格率为 91.40%，根管再治疗患牙根管充填临床合格率为 89.99%。

表 1-8　2022 年口腔门诊部分单病种相关指标在不同医疗机构中的平均值比较

| 质控指标 | 三级 | | 二级 | | 二级以下 | | 平均值 |
|---|---|---|---|---|---|---|---|
| | 公立 | 民营 | 公立 | 民营 | 公立 | 民营 | |
| 根管治疗患牙术前拍摄 X 线根尖片的百分比 /% | 93.35 | 95.52 | 92.20 | 94.39 | 83.53 | 89.34 | 88.65 |
| 根管再治疗患牙术前拍摄 X 线根尖片的百分比 /% | 94.35 | 97.43 | 95.26 | 98.50 | 89.29 | 92.27 | 92.87 |
| 橡皮障隔离术在根管治疗中的使用率 /% | 52.66 | 51.34 | 36.35 | 52.52 | 18.95 | 25.90 | 33.82 |
| 根管治疗患牙根管充填临床合格率 /% | 95.83 | 97.25 | 93.98 | 95.54 | 87.35 | 89.35 | 91.40 |
| 根管再治疗患牙根管充填临床合格率 /% | 93.28 | 98.21 | 92.16 | 96.31 | 85.40 | 87.75 | 89.99 |

## 四、口腔住院医疗质量数据统计

### （一）住院死亡类数据统计

在全国 31 个省、区、市（不含香港特别行政区、澳门特别行政区、台湾省）和新疆生产建设兵团的 957 家医疗机构中，2022 年出院患者总数 468 097 人，住院患者死亡 185 例（6 个重点病种死亡 25 例，其中口腔颌面部间隙感染 13 例、舌癌 11 例、腮腺良性肿瘤 1 例），总体住院死亡率为 0.40‰。其中三级公立医疗机构 20 例，二级公立医疗机构 35 例，二级民营医疗机构 4 例，二级以下公立医疗机构 124 例，二级以下民营医疗机构 2 例。非医嘱离院患者 7 723 例，非医嘱离院率为 1.65%（表 1-9）。

表 1-9　2022 年口腔住院死亡类指标在不同医疗机构中的平均值比较

| 质控指标 | 三级 | | 二级 | | 二级以下 | | 平均值 |
|---|---|---|---|---|---|---|---|
| | 公立 | 民营 | 公立 | 民营 | 公立 | 民营 | |
| 年平均出院患者人数 | 2 004.88 | 354.50 | 730.88 | 470.69 | 228.14 | 100.97 | 489.13 |
| 住院死亡率 /‰ | 0.13 | 0.00 | 0.21 | 0.65 | 0.90 | 0.62 | 0.40 |
| 非医嘱离院率 /% | 0.62 | 0.42 | 2.17 | 4.92 | 2.02 | 2.29 | 1.65 |
| 年平均出院患者手术人数 | 1 762.52 | 330.50 | 611.73 | 342.15 | 151.91 | 80.75 | 390.67 |
| 手术患者住院死亡率 /‰ | 0.09 | 0.00 | 0.07 | 0.45 | 0.05 | 0.00 | 0.08 |
| 手术患者非医嘱离院率 /% | 0.11 | 0.30 | 1.24 | 4.83 | 1.29 | 0.85 | 0.88 |
| 住院择期手术患者死亡率 /‰ | 0.08 | 0.00 | 0.04 | 0.27 | 0.02 | 0.00 | 0.05 |

### （二）住院重返类数据统计

在全国 31 个省、区、市（不含香港特别行政区、澳门特别行政区、台湾省）和新疆生产建设兵团的 957 家医疗机构中，2022 年出院患者总数 468 097 人，住院患者出院后 31 天内非预期再住院患者 1 273 人

（6 个重点病种出院后 31 天内非预期再住院患者 156 人，其中舌癌 56 人、口腔颌面部间隙感染 43 人、牙颌面畸形 24 人、腮腺良性肿瘤 16 人、上颌骨骨折 12 人、先天性唇裂 5 人），住院患者出院后 31 天内非预期再住院率为 0.27%。2022 年出院手术患者总数 373 869 人，术后 31 天内非计划重返手术室再次手术 988 人［7 个重点手术及操作术后 31 天内非计划重返手术室再次手术 370 人，其中舌癌扩大切除术 + 颈淋巴结清扫术 131 人、口腔颌面部肿瘤切除整复术 128 人、游离腓骨复合组织瓣移植术 84 人、腮腺肿物切除 + 面神经解剖术 20 人、牙颌面畸形矫正术（上颌 LeFort Ⅰ型截骨术 + 双侧下颌升支劈开截骨术）6 人、唇裂修复术 1 人］，术后 31 天内非计划重返手术室再次手术率为 0.26%（表 1-10）。住院患者出院后 31 天内非预期再住院构成比例及术后 31 天内非计划重返手术室再次手术构成比例分别如图 1-29 和图 1-30 所示。

表 1-10　2022 年口腔住院重返类指标在不同医疗机构中的平均值比较

| 质控指标 | 三级 | | 二级 | | 二级以下 | | 平均值 |
|---|---|---|---|---|---|---|---|
| | 公立 | 民营 | 公立 | 民营 | 公立 | 民营 | |
| 住院患者出院后 31 天内非预期再住院患者人数 | 6.04 | 1.50 | 1.99 | 0.69 | 0.55 | 0.44 | 1.33 |
| 住院患者出院后 31 天内非预期再住院率 /% | 0.30 | 0.42 | 0.27 | 0.15 | 0.24 | 0.43 | 0.27 |
| 住院患者出院当天非预期再住院率 /% | 0.01 | 0.00 | 0.03 | 0.00 | 0.08 | 0.03 | 0.04 |
| 住院患者出院 2 ~ 15 天内非预期再住院率 /% | 0.16 | 0.28 | 0.12 | 0.08 | 0.10 | 0.25 | 0.13 |
| 住院患者出院 16 ~ 31 天内非预期再住院率 /% | 0.13 | 0.14 | 0.12 | 0.07 | 0.06 | 0.15 | 0.11 |
| 术后 31 天内非计划重返手术室再次手术人数 | 7.56 | 0.50 | 1.35 | 0.00 | 0.16 | 0.09 | 1.03 |
| 术后 31 天内非计划重返手术室再次手术率 /% | 0.43 | 0.15 | 0.22 | 0.00 | 0.11 | 0.12 | 0.26 |
| 术后 48 小时内非计划重返手术室再次手术率 /% | 0.23 | 0.00 | 0.12 | 0.00 | 0.06 | 0.12 | 0.14 |
| 术后 3 ~ 31 天内非计划重返手术室再次手术率 /% | 0.20 | 0.15 | 0.10 | 0.00 | 0.04 | 0.00 | 0.12 |

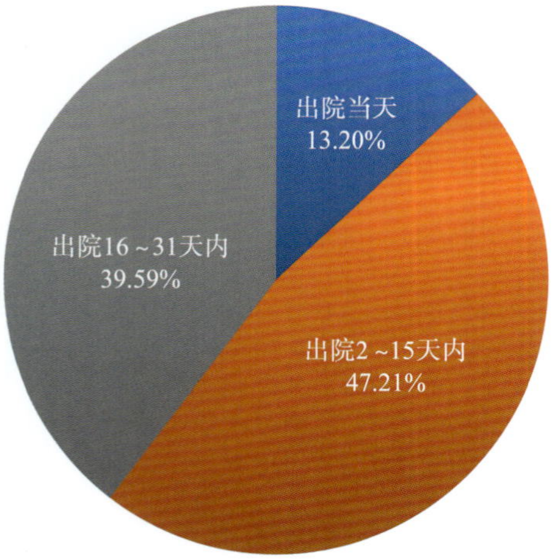


图 1-29　2022 年口腔住院患者出院后 31 天内非预期再住院构成比

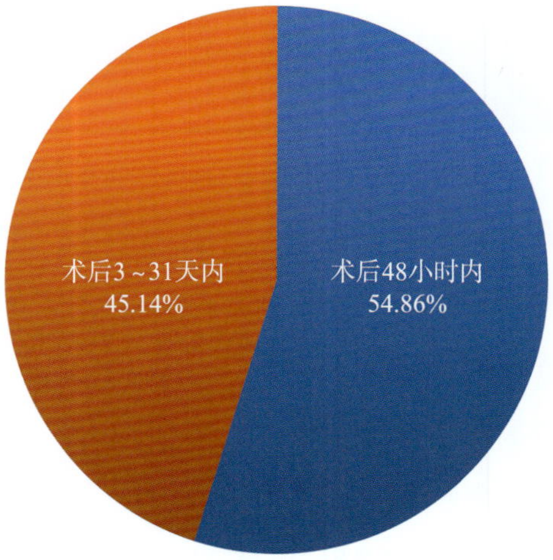


图 1-30　2022 年口腔住院手术患者术后 31 天内非计划重返手术室再次手术构成比

## （三）患者安全类数据统计

在全国 31 个省、区、市（不含香港特别行政区、澳门特别行政区、台湾省）和新疆生产建设兵团的

957 家医疗机构中，2022 年出院患者总数 468 097 人，住院患者 8 类常见并发症共发生 5 076 例，总体发生率为 1.08%。按照平均发生数量排序，排名前 5 位的并发症依次为手术并发症、各系统术后并发症（唾液腺瘘、下牙槽神经损伤、面神经损伤）、植入物的并发症（不包括脓毒症）、移植的并发症（骨移植失败、皮肤移植失败）、输注输血反应（图 1-31）。2022 年出院患者手术总例数 394 497 例，手术患者 9 类常见并发症共发生 2 932 例，总体发生率为 0.74%。按照平均发生数量排序，排名前 5 位的并发症依次为手术后出血或血肿、与手术 / 操作相关感染、手术后生理 / 代谢紊乱、手术后呼吸道并发症、手术伤口裂开（图 1-32）。

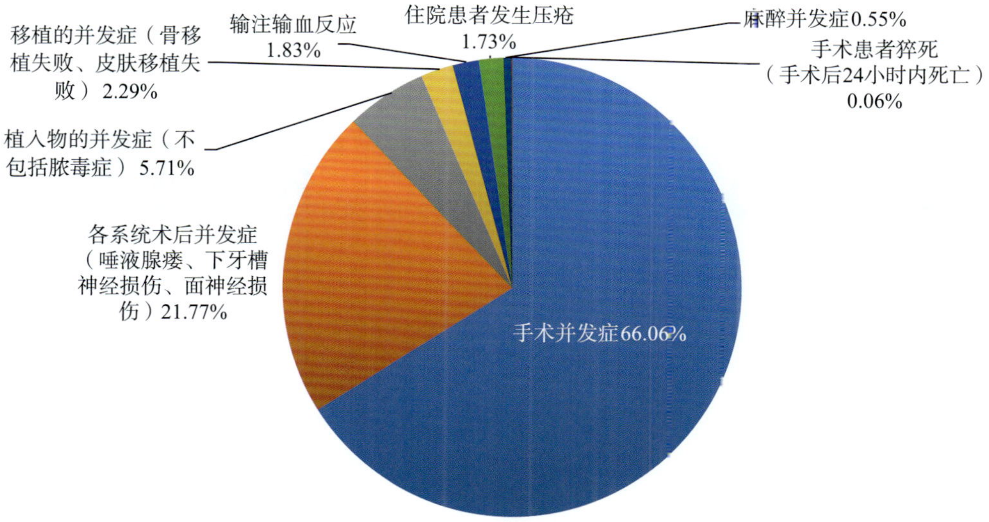


图 1-31　2022 年口腔住院患者 8 类常见并发症构成比

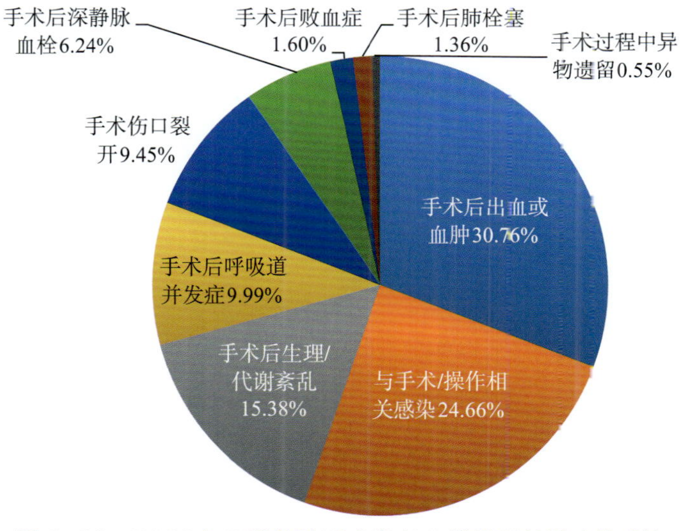


图 1-32　2022 年口腔住院手术患者 9 类常见并发症构成比

## （四）重点病种数据统计

在全国 31 个省、区、市（不含香港特别行政区、澳门特别行政区、台湾省）和新疆生产建设兵团的 957 家医疗机构中，2022 年住院共治疗 6 个重点病种患者 84 060 例；按照平均出院患者例数排序，排名前 3 位的病种依次为腮腺良性肿瘤、口腔颌面部间隙感染、上颌骨骨折。舌癌平均住院日最长，先天性唇裂平均住院日最短；舌癌平均住院费用最高，口腔颌面部间隙感染平均住院费用最低（表 1-11 至表 1-13，图 1-33 至图 1-52）。

表 1-11　2022 年口腔住院 3 项质控指标在不同医疗机构 6 个重点病种中的平均值比较

| 质控指标 | 医疗机构级别 | 腮腺良性肿瘤 | 口腔颌面部间隙感染 | 上颌骨骨折 | 舌癌 | 牙颌面畸形 | 先天性唇裂 |
|---|---|---|---|---|---|---|---|
| 平均出院患者例数 | 三级 | 80.71 | 30.48 | 32.97 | 78.27 | 111.30 | 30.19 |
| | 二级 | 50.30 | 38.41 | 23.50 | 14.91 | 7.39 | 5.03 |
| | 二级以下 | 12.48 | 13.36 | 5.05 | 2.18 | 0.49 | 0.81 |
| | 平均值 | 27.56 | 21.03 | 11.96 | 11.64 | 11.36 | 4.29 |
| 平均住院日 / 天 | 三级 | 7.04 | 9.93 | 8.75 | 12.48 | 7.19 | 6.83 |
| | 二级 | 7.63 | 9.53 | 11.25 | 14.71 | 7.60 | 6.41 |
| | 二级以下 | 7.35 | 8.02 | 9.85 | 12.67 | 7.82 | 5.68 |
| | 平均值 | 7.40 | 8.94 | 10.29 | 13.22 | 7.27 | 6.56 |
| 平均住院费用 / 元 | 三级 | 17 162.62 | 15 256.72 | 36 904.13 | 59 583.71 | 48 611.19 | 14 344.93 |
| | 二级 | 12 591.09 | 9 954.62 | 26 815.68 | 41 295.80 | 30 660.18 | 9 487.41 |
| | 二级以下 | 9 838.32 | 5 846.27 | 17 277.87 | 25 277.11 | 22 786.63 | 8 574.45 |
| | 平均值 | 12 873.69 | 8 875.68 | 26 466.91 | 49 493.02 | 44 998.72 | 12 197.07 |

表 1-12　2022 年各省、区、市口腔住院 6 个重点病种的平均住院日比较

单位：天

| 各省、区、市 | 腮腺良性肿瘤 | 口腔颌面部间隙感染 | 上颌骨骨折 | 舌癌 | 牙颌面畸形 | 先天性唇裂 |
|---|---|---|---|---|---|---|
| 安徽 | 8.79 | 8.00 | 11.37 | 15.32 | 6.88 | 7.58 |
| 北京 | 5.42 | 6.27 | 6.21 | 10.27 | 7.35 | 7.33 |
| 重庆 | 9.53 | 6.58 | 10.24 | 12.74 | 8.50 | 5.83 |
| 福建 | 6.25 | 8.69 | 13.97 | 14.21 | 7.28 | 7.91 |
| 甘肃 | 8.13 | 10.85 | 9.73 | 18.47 | 13.37 | 6.93 |
| 广东 | 7.03 | 8.00 | 10.15 | 12.92 | 7.01 | 4.44 |
| 广西 | 8.85 | 8.40 | 9.38 | 15.26 | 8.67 | 6.61 |
| 贵州 | 6.66 | 7.92 | 10.74 | 13.01 | 8.14 | 7.37 |
| 海南 | 4.70 | 11.58 | 11.60 | 17.31 | 11.70 | 6.05 |
| 河北 | 7.97 | 9.92 | 11.36 | 13.37 | 7.19 | 7.29 |
| 河南 | 8.89 | 10.12 | 10.13 | 13.77 | 8.09 | 7.61 |
| 黑龙江 | 7.18 | 11.47 | 11.32 | 13.77 | 7.94 | 5.46 |
| 湖北 | 8.41 | 7.66 | 13.19 | 11.14 | 7.85 | 7.28 |
| 湖南 | 7.77 | 8.58 | 11.18 | 15.17 | 8.60 | 4.48 |

续表

| 各省、区、市 | 腮腺良性肿瘤 | 口腔颌面部间隙感染 | 上颌骨骨折 | 舌癌 | 牙颌面畸形 | 先天性唇裂 |
|---|---|---|---|---|---|---|
| 吉林 | 7.60 | 11.76 | 7.46 | 14.17 | 7.46 | 8.54 |
| 江苏 | 7.16 | 8.81 | 9.19 | 13.84 | 7.58 | 6.97 |
| 江西 | 7.44 | 7.00 | 8.43 | 10.45 | 8.58 | 5.42 |
| 辽宁 | 6.52 | 10.92 | 10.59 | 16.71 | 7.75 | 5.10 |
| 内蒙古 | 8.11 | 11.28 | 11.73 | 13.17 | — | 9.33 |
| 宁夏 | 8.09 | 10.08 | 11.02 | 16.30 | 6.04 | 6.55 |
| 青海 | 15.00 | 8.36 | 17.90 | 26.30 | 15.44 | 9.25 |
| 山东 | 7.71 | 8.99 | 9.96 | 12.33 | 8.17 | 5.18 |
| 山西 | 7.98 | 10.93 | 10.80 | 17.14 | 7.14 | 8.96 |
| 陕西 | 8.41 | 9.97 | 10.80 | 16.13 | 8.04 | 8.04 |
| 上海 | 6.40 | 8.53 | 6.39 | 10.30 | 6.16 | 5.73 |
| 四川 | 8.05 | 9.32 | 9.91 | 13.30 | 7.08 | 6.41 |
| 天津 | 6.87 | 8.69 | 12.24 | 10.10 | 7.37 | 5.40 |
| 西藏 | 9.00 | 10.47 | 13.10 | — | — | 9.80 |
| 新疆 | 10.41 | 8.11 | 12.76 | 22.49 | 10.03 | 9.76 |
| 新疆兵团 | 8.22 | 7.90 | 9.07 | 10.11 | 7.85 | — |
| 云南 | 8.69 | 8.76 | 11.21 | 15.11 | 9.74 | 6.08 |
| 浙江 | 5.99 | 9.97 | 7.98 | 12.09 | 6.14 | 5.44 |

表 1-13　2022 年各省、区、市口腔住院 6 个重点病种的平均住院费用比较

单位：元

| 各省、区、市 | 腮腺良性肿瘤 | 口腔颌面部间隙感染 | 上颌骨骨折 | 舌癌 | 牙颌面畸形 | 先天性唇裂 |
|---|---|---|---|---|---|---|
| 安徽 | 9 852.03 | 5 992.50 | 21 352.10 | 25 460.16 | 8 259.05 | 6 416.43 |
| 北京 | 10 176.14 | 10 617.32 | 21 831.38 | 42 403.44 | 50 455.19 | 12 217.50 |
| 重庆 | 15 873.88 | 5 970.73 | 20 360.81 | 23 082.81 | 68 135.12 | 9 671.26 |
| 福建 | 11 242.70 | 10 434.04 | 29 631.01 | 50 321.56 | 55 154.65 | 15 496.69 |
| 甘肃 | 14 120.81 | 11 635.49 | 30 628.28 | 36 866.30 | 41 847.28 | 10 202.40 |
| 广东 | 13 773.48 | 9 504.40 | 26 579.26 | 56 998.96 | 52 233.32 | 8 743.04 |
| 广西 | 9 340.76 | 7 854.00 | 16 175.69 | 27 026.92 | 24 348.63 | 11 011.30 |
| 贵州 | 10 932.20 | 7 318.29 | 26 343.93 | 52 060.14 | 33 369.50 | 6 367.21 |
| 海南 | 11 612.01 | 11 847.67 | 39 511.34 | 54 920.19 | 52 573.62 | 9 826.91 |
| 河北 | 14 191.75 | 8 955.11 | 27 212.03 | 35 980.57 | 18 068.95 | 5 763.83 |

续表

| 各省、区、市 | 腮腺良性肿瘤 | 口腔颌面部间隙感染 | 上颌骨骨折 | 舌癌 | 牙颌面畸形 | 先天性唇裂 |
|---|---|---|---|---|---|---|
| 河南 | 14 624.86 | 11 698.00 | 34 287.22 | 49 861.35 | 22 744.30 | 5 537.93 |
| 黑龙江 | 10 284.46 | 9 999.96 | 24 355.24 | 30 369.78 | 57 775.19 | 6 970.00 |
| 湖北 | 13 793.84 | 6 975.27 | 29 246.50 | 53 368.00 | 47 315.24 | 16 665.72 |
| 湖南 | 12 959.97 | 6 307.92 | 19 465.51 | 67 074.13 | 29 660.28 | 8 714.36 |
| 吉林 | 8 913.01 | 8 555.19 | 28 345.78 | 37 688.66 | 54 707.07 | 8 788.36 |
| 江苏 | 12 539.50 | 9 779.10 | 30 472.98 | 43 221.36 | 42 876.30 | 12 124.49 |
| 江西 | 14 875.70 | 6 777.65 | 18 222.21 | 24 040.03 | 24 066.03 | 6 148.46 |
| 辽宁 | 11 432.86 | 10 537.15 | 30 117.94 | 49 861.04 | 45 095.09 | 8 870.03 |
| 内蒙古 | 8 493.77 | 9 277.22 | 17 884.37 | 12 529.54 | — | 8 296.05 |
| 宁夏 | 9 639.18 | 7 082.95 | 31 262.98 | 26 848.49 | 15 623.11 | 7 711.52 |
| 青海 | 12 961.48 | 5 169.09 | 50 566.72 | 36 450.02 | 26 903.58 | 6 816.26 |
| 山东 | 14 213.81 | 9 382.98 | 21 712.01 | 44 490.22 | 49 282.69 | 10 459.22 |
| 山西 | 10 216.74 | 9 167.47 | 14 385.27 | 32 089.04 | 12 525.41 | 6 711.46 |
| 陕西 | 10 999.05 | 8 666.74 | 23 813.74 | 32 323.58 | 31 313.28 | 12 409.98 |
| 上海 | 25 969.14 | 30 507.05 | 40 309.05 | 67 235.01 | 49 851.58 | 16 420.51 |
| 四川 | 14 564.99 | 9 803.98 | 38 177.95 | 45 990.44 | 46 292.67 | 21 647.82 |
| 天津 | 17 398.17 | 10 558.21 | 52 914.76 | 28 132.07 | 53 837.95 | 16 115.29 |
| 西藏 | 9 492.10 | 16 507.40 | 32 704.90 | — | — | 8 331.90 |
| 新疆 | 17 693.92 | 7 980.18 | 36 763.00 | 64 277.35 | 14 975.62 | 8 025.50 |
| 新疆兵团 | 10 838.03 | 7 937.48 | 27 788.23 | 16 093.65 | 12 508.28 | — |
| 云南 | 10 292.47 | 7 669.89 | 15 884.87 | 23 112.56 | 28 446.96 | 8 922.43 |
| 浙江 | 9 849.00 | 12 508.39 | 20 849.38 | 30 257.97 | 26 277.78 | 7 914.14 |

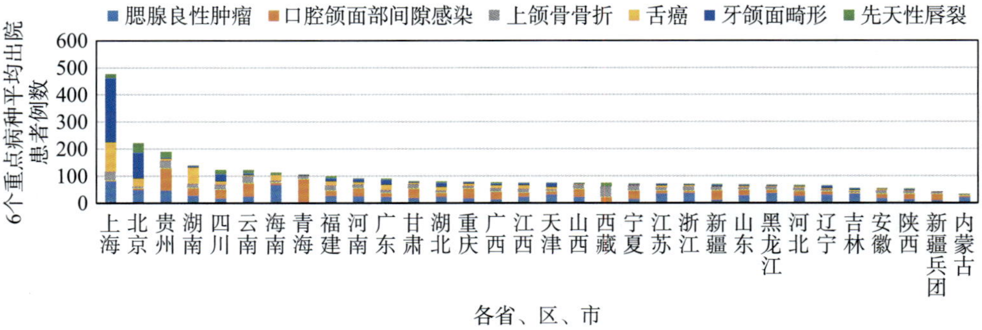


图 1-33　2022 年口腔住院 6 个重点病种平均出院患者例数构成情况省际比较

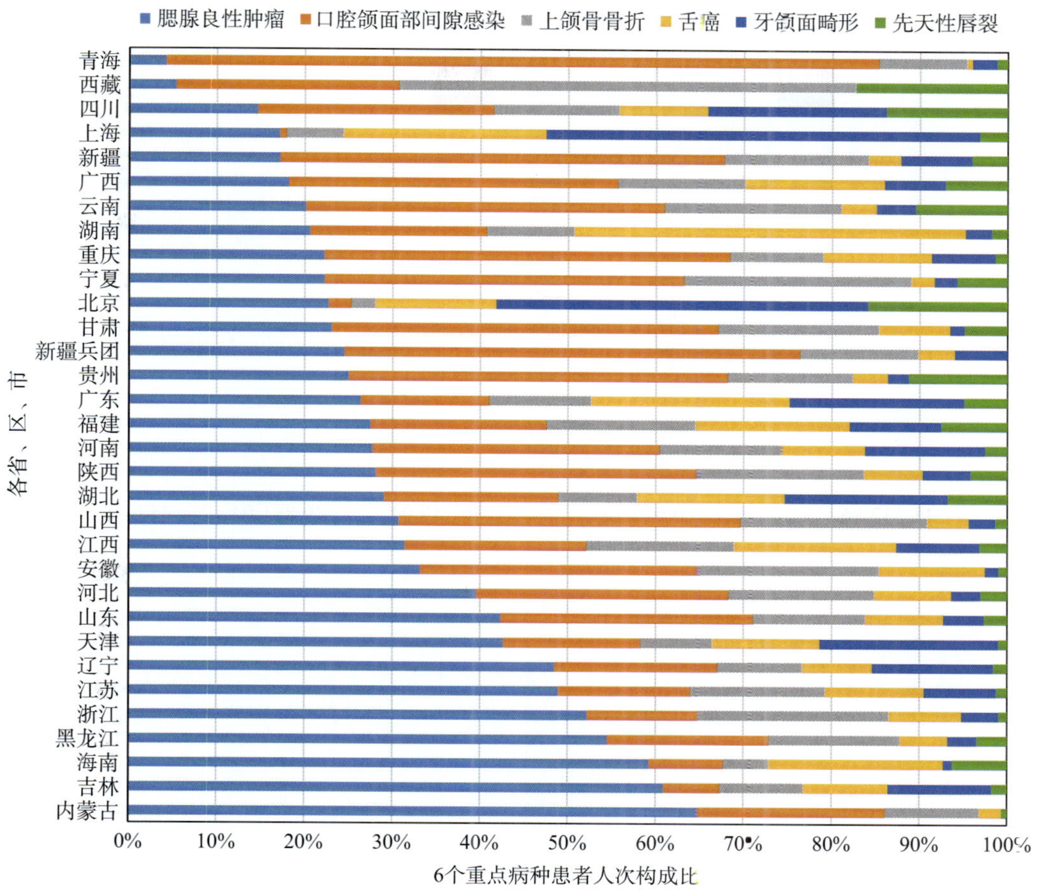


图 1-34　2022 年口腔住院 6 个重点病种患者人次构成比例省际比较

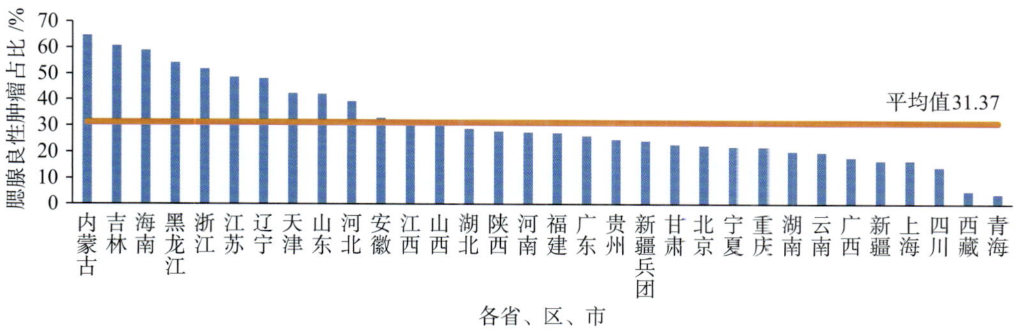


图 1-35　2022 年腮腺良性肿瘤人次占口腔住院 6 个重点病种患者人次比例省际比较

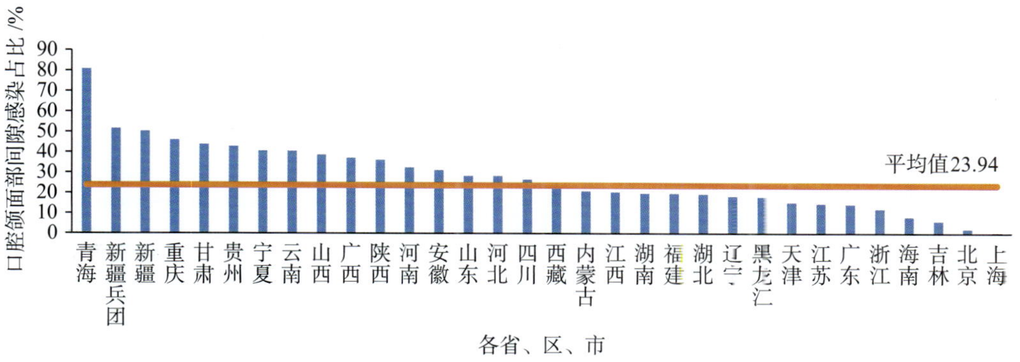


图 1-36　2022 年口腔颌面部间隙感染人次占口腔住院 6 个重点病种患者人次比例省际比较

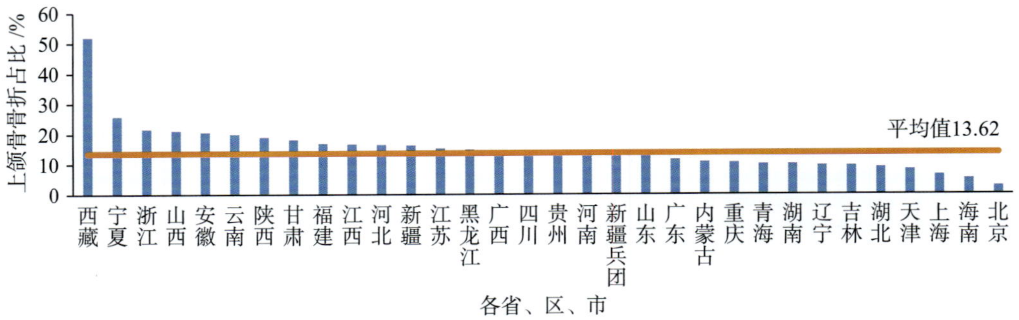


图 1-37　2022 年上颌骨骨折人次占口腔住院 6 个重点病种患者人次比例省际比较

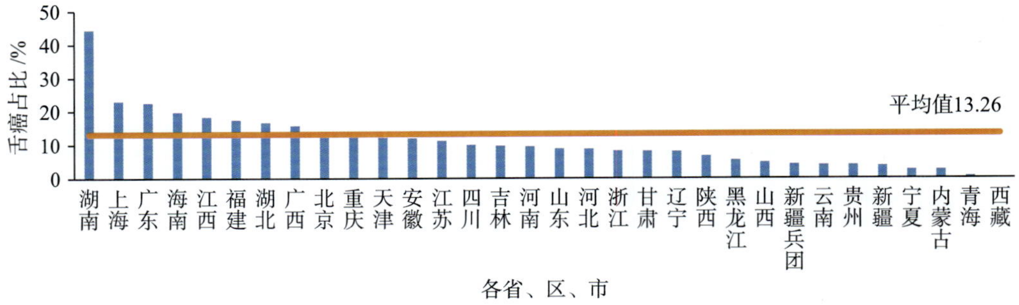


图 1-38　2022 年舌癌人次占口腔住院 6 个重点病种患者人次比例省际比较

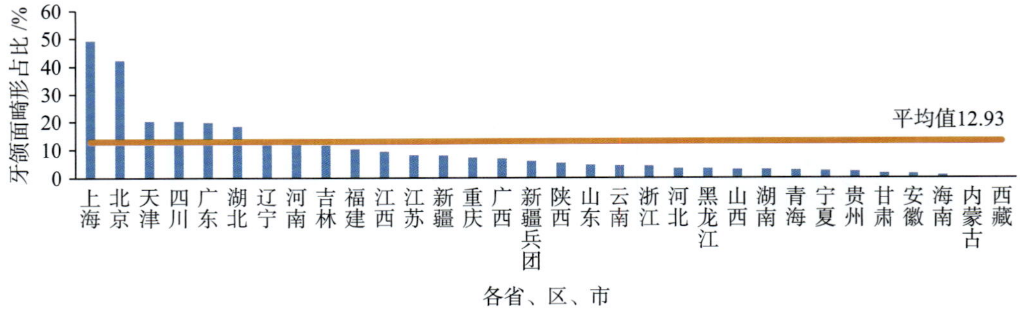


图 1-39　2022 年牙颌面畸形人次占口腔住院 6 个重点病种患者人次比例省际比较

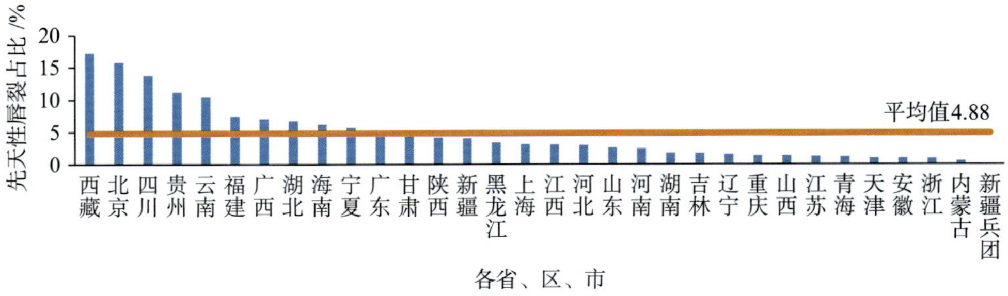


图 1-40　2022 年先天性唇裂人次占口腔住院 6 个重点病种患者人次比例省际比较

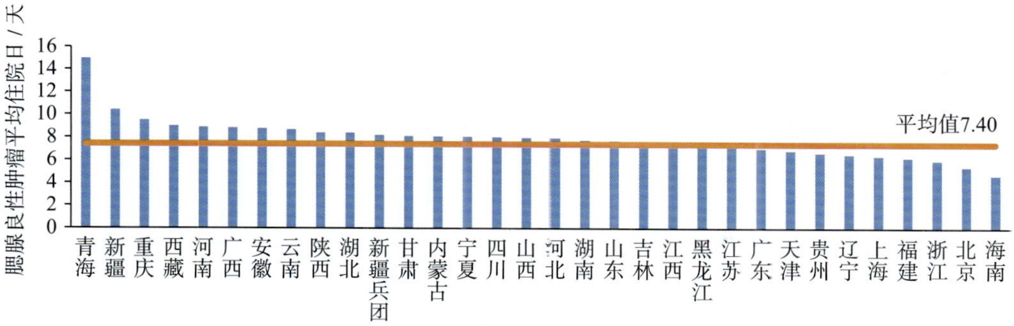


图 1-41　2022 年腮腺良性肿瘤平均住院日省际比较

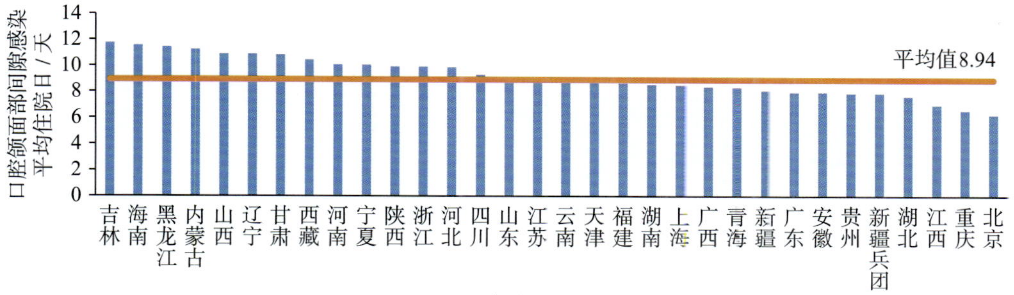


图 1-42　2022 年口腔颌面部间隙感染平均住院日省际比较

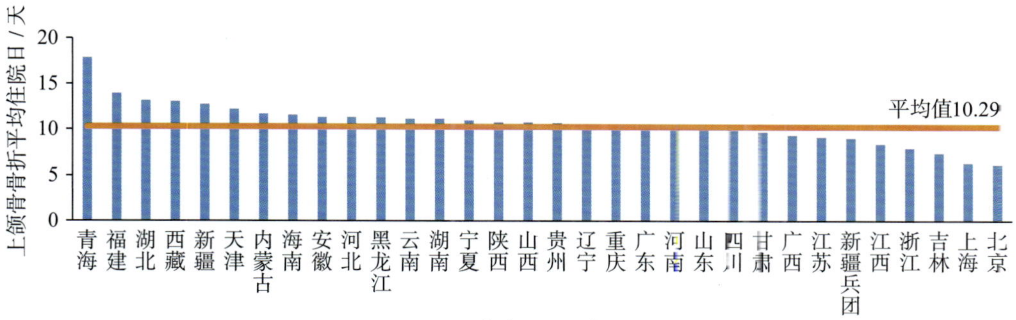


图 1-43　2022 年上颌骨骨折平均住院日省际比较

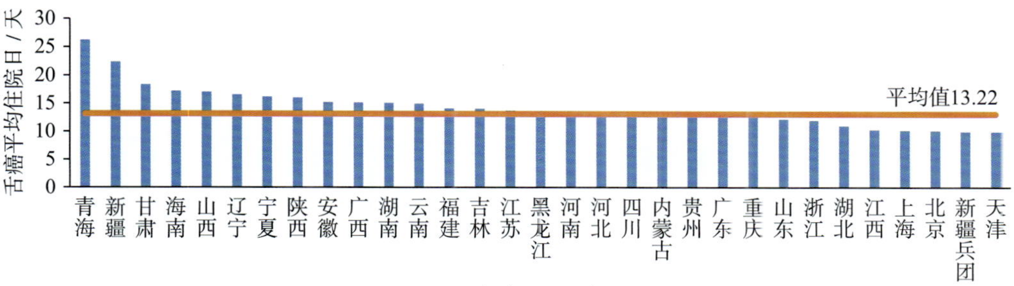


图 1-44　2022 年舌癌平均住院日省际比较

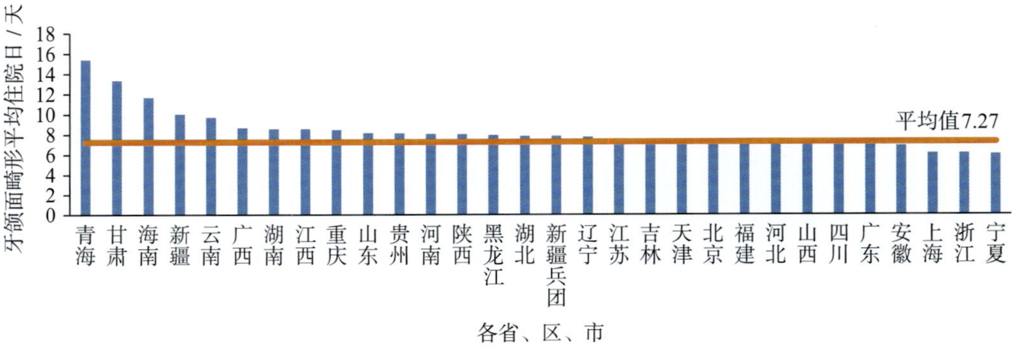


图 1-45　2022 年牙颌面畸形平均住院日省际比较

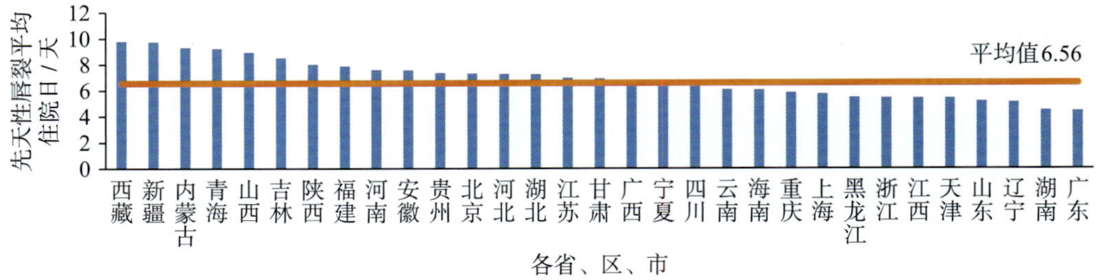


图 1-46　2022 年先天性唇裂平均住院日省际比较

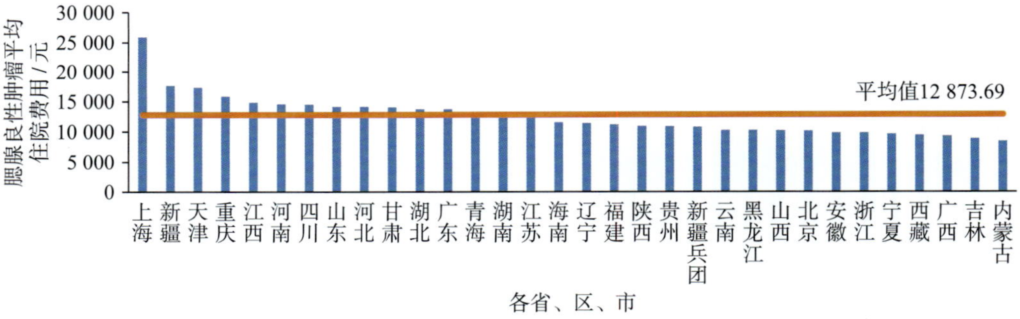


图 1-47　2022 年腮腺良性肿瘤平均住院费用省际比较

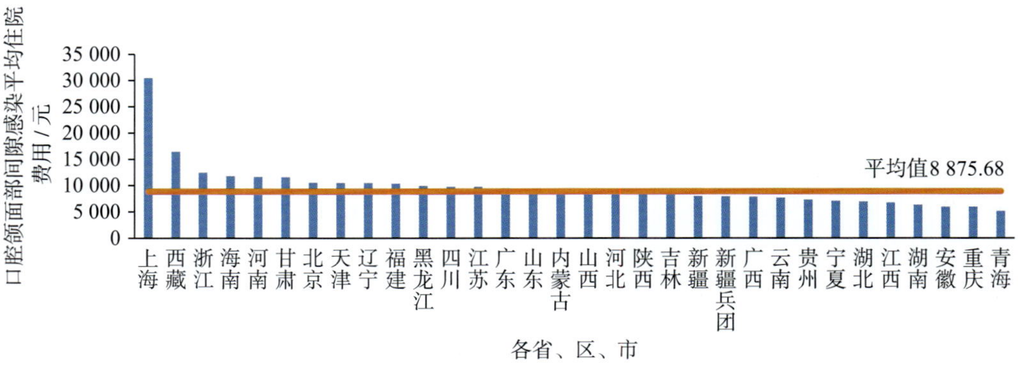


图 1-48　2022 年口腔颌面部间隙感染平均住院费用省际比较

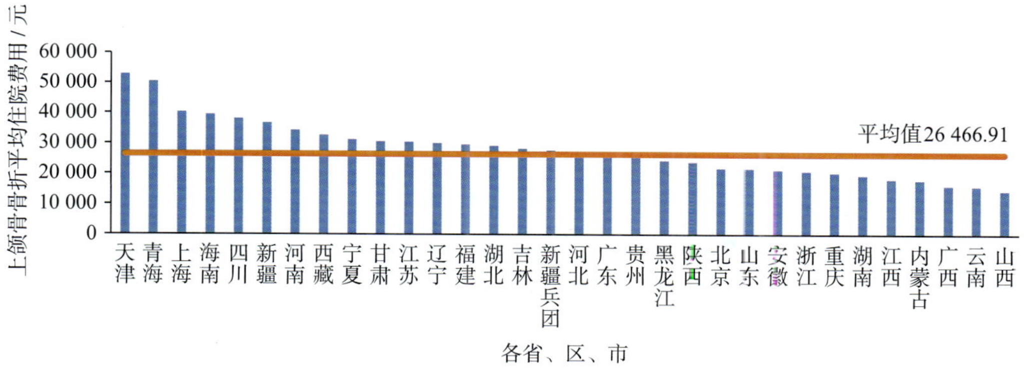


图 1-49　2022 年上颌骨骨折平均住院费用省际比较

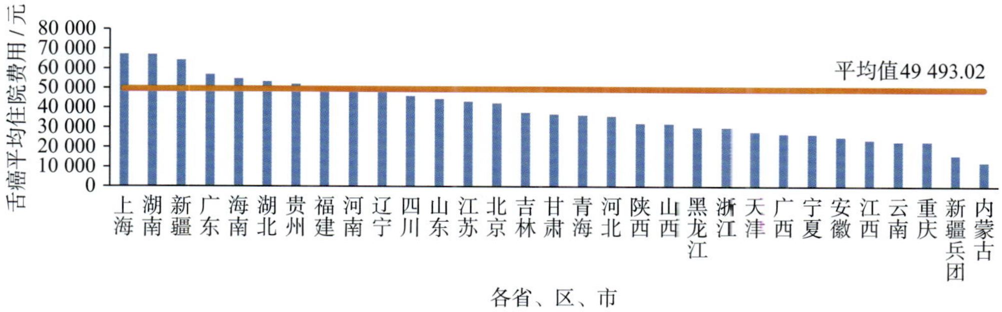


图 1-50　2022 年舌癌平均住院费用省际比较

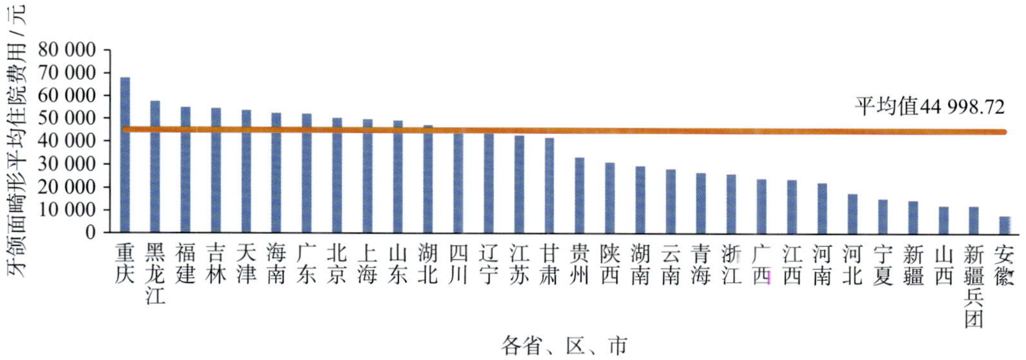


图 1-51　2022 年牙颌面畸形平均住院费用省际比较

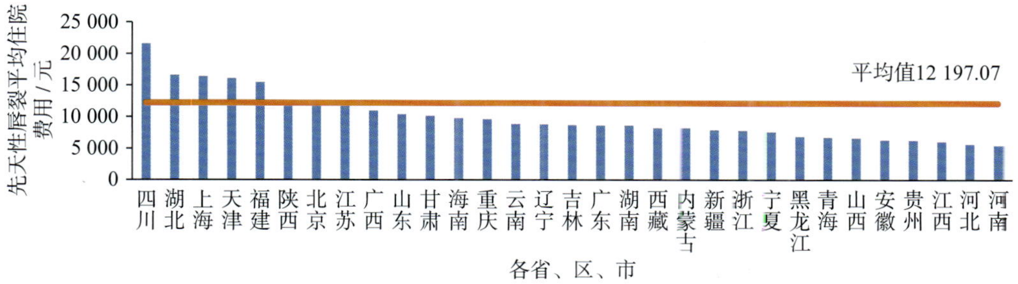


图 1-52　2022 年先天性唇裂平均住院费用省际比较

### （五）重点手术及操作数据统计

在全国31个省、区、市（不含香港特别行政区、澳门特别行政区、台湾省）和新疆生产建设兵团的957家医疗机构中，2022年住院7个重点手术及操作共治疗患者57 438例；按照平均手术例数排序，排名前3位的重点手术及操作依次为腮腺肿物切除＋面神经解剖术、口腔颌面部肿瘤切除整复术、舌癌扩大切除术＋颈淋巴结清扫术。游离腓骨复合组织瓣移植术平均住院日最长，唇裂修复术平均住院日最短；游离腓骨复合组织瓣移植术平均住院费用最高，唇裂修复术平均住院费用最低（表1-14至表1-16，图1-53至图1-75）。

表1-14　2022年口腔住院3项质控指标在不同医疗机构7个重点手术及操作中的年平均值比较

| 质控指标 | 医疗机构级别 | 腮腺肿物切除＋面神经解剖术 | 口腔颌面部肿瘤切除整复术 | 舌癌扩大切除术＋颈淋巴结清扫术 | 唇裂修复术 | 牙颌面畸形矫正术（上颌LeFort Ⅰ型截骨术＋双侧下颌升支劈开截骨术） | 游离腓骨复合组织瓣移植术 | 放射性粒子组织间植入术 |
|---|---|---|---|---|---|---|---|---|
| 平均手术例数 | 三级 | 99.99 | 58.86 | 47.30 | 45.61 | 50.66 | 25.41 | 3.41 |
| | 二级 | 52.45 | 12.56 | 9.61 | 5.97 | 1.95 | 4.62 | 0.32 |
| | 二级以下 | 12.01 | 1.77 | 1.17 | 0.82 | 0.09 | 0.19 | 0.17 |
| | 平均值 | 29.37 | 9.18 | 7.09 | 5.80 | 4.73 | 3.38 | 0.48 |
| 平均住院日/天 | 三级 | 8.06 | 13.72 | 15.15 | 6.33 | 7.59 | 17.45 | 6.11 |
| | 二级 | 8.05 | 16.45 | 16.99 | 6.61 | 8.36 | 15.65 | 10.79 |
| | 二级以下 | 7.54 | 9.43 | 16.10 | 5.62 | 8.91 | 14.99 | 9.61 |
| | 平均值 | 7.91 | 14.10 | 15.88 | 6.34 | 7.69 | 16.75 | 7.74 |
| 平均住院费用/元 | 三级 | 19 869.04 | 63 795.56 | 74 190.40 | 14 507.69 | 70 916.70 | 100 026.19 | 27 559.44 |
| | 二级 | 13 402.99 | 53 333.49 | 49 123.25 | 10 504.43 | 62 644.53 | 47 887.14 | 36 752.60 |
| | 二级以下 | 9 948.53 | 23 039.71 | 38 337.84 | 8 358.58 | 53 893.79 | 48 754.26 | 47 419.69 |
| | 平均值 | 14 308.07 | 54 977.93 | 61 787.63 | 12 902.68 | 69 839.80 | 80 346.74 | 33 872.94 |

表1-15　2022年各省、区、市口腔住院7个重点手术及操作的年平均住院日比较　　单位：天

| 各省、区、市 | 腮腺肿物切除＋面神经解剖术 | 口腔颌面部肿瘤切除整复术 | 舌癌扩大切除术＋颈淋巴结清扫术 | 唇裂修复术 | 牙颌面畸形矫正术（上颌LeFort Ⅰ型截骨术＋双侧下颌升支劈开截骨术） | 游离腓骨复合组织瓣移植术 | 放射性粒子组织间植入术 |
|---|---|---|---|---|---|---|---|
| 安徽 | 9.05 | 8.56 | 17.63 | 6.56 | 10.20 | 22.24 | 7.57 |
| 北京 | 5.58 | 11.28 | 11.27 | 7.26 | 7.96 | 12.83 | 3.59 |
| 重庆 | 10.90 | 10.51 | 17.01 | 6.39 | 8.90 | 24.16 | 9.00 |
| 福建 | 6.93 | 24.15 | 17.39 | 7.17 | 8.80 | 17.50 | — |
| 甘肃 | 8.89 | 11.13 | 19.97 | 7.32 | 15.00 | 19.55 | — |
| 广东 | 7.30 | 15.73 | 16.72 | 4.69 | 7.23 | 15.00 | 7.52 |
| 广西 | 9.24 | 13.36 | 20.97 | 7.02 | 13.13 | 16.02 | — |

续表

| 各省、区、市 | 腮腺肿物切除＋面神经解剖术 | 口腔颌面部肿瘤切除整复术 | 舌癌扩大切除术＋颈淋巴结清扫术 | 唇裂修复术 | 牙颌面畸形矫正术（上颌 LeFort Ⅰ型截骨术＋双侧下颌升支劈开截骨术） | 游离腓骨复合组织瓣移植术 | 放射性粒子组织间植入术 |
|---|---|---|---|---|---|---|---|
| 贵州 | 6.99 | 16.87 | 16.93 | 7.46 | 8.75 | 18.32 | — |
| 海南 | 6.24 | 20.65 | 20.19 | 4.86 | 14.98 | 18.20 | — |
| 河北 | 8.96 | 16.31 | 16.44 | 7.19 | 10.42 | 23.14 | 9.91 |
| 河南 | 8.91 | 14.27 | 15.09 | 6.41 | 9.62 | 20.70 | 10.72 |
| 黑龙江 | 7.02 | 13.68 | 13.12 | 5.46 | 9.46 | 13.68 | — |
| 湖北 | 8.91 | 13.53 | 12.28 | 7.60 | 7.77 | 15.58 | 9.00 |
| 湖南 | 7.96 | 15.54 | 17.22 | 5.01 | 9.87 | 20.31 | 18.67 |
| 吉林 | 8.60 | 24.63 | 14.00 | 9.94 | 6.00 | 15.25 | 2.50 |
| 江苏 | 8.48 | 14.92 | 15.85 | 6.23 | 8.75 | 20.07 | 9.70 |
| 江西 | 8.82 | 11.67 | 14.23 | 5.42 | 8.47 | 12.45 | 7.89 |
| 辽宁 | 6.50 | 14.99 | 16.24 | 4.69 | 8.60 | 16.62 | 4.30 |
| 内蒙古 | 8.50 | 20.67 | 18.09 | 7.83 | — | — | 11.00 |
| 宁夏 | 8.09 | 16.03 | 17.00 | 6.32 | 8.35 | 27.08 | — |
| 青海 | 15.41 | — | 37.60 | 10.30 | — | 28.00 | — |
| 山东 | 7.97 | 16.06 | 13.24 | 5.41 | 8.83 | 19.29 | 8.14 |
| 山西 | 7.49 | 16.17 | 16.62 | 8.79 | 20.50 | 21.50 | 9.00 |
| 陕西 | 8.83 | 22.09 | 20.01 | 8.18 | 9.17 | 25.19 | — |
| 上海 | 7.49 | 17.02 | 15.94 | 6.00 | 6.07 | 19.22 | 4.63 |
| 四川 | 9.33 | 12.77 | 15.87 | 6.85 | 8.39 | 12.09 | 13.82 |
| 天津 | 6.18 | 10.48 | 14.81 | 7.89 | 9.00 | 17.50 | 10.14 |
| 西藏 | 9.00 | — | — | 10.10 | — | — | — |
| 新疆 | 9.46 | 18.77 | 19.50 | 8.94 | 13.20 | 25.80 | — |
| 新疆兵团 | 7.81 | 22.30 | — | — | — | 13.30 | — |
| 云南 | 8.65 | 15.66 | 17.55 | 6.01 | 11.39 | 22.64 | — |
| 浙江 | 6.45 | 7.91 | 15.24 | 5.34 | 8.60 | 14.68 | 9.10 |

表 1-16　2022 年各省、区、市口腔住院 7 个重点手术及操作的年平均住院费用比较

单位：元

| 各省、区、市 | 腮腺肿物切除＋面神经解剖术 | 口腔颌面部肿瘤切除整复术 | 舌癌扩大切除术＋颈淋巴结清扫术 | 唇裂修复术 | 牙颌面畸形矫正术（上颌 LeFort Ⅰ型截骨术＋双侧下颌升支劈开截骨术） | 游离腓骨复合组织瓣移植术 | 放射性粒子组织间植入术 |
|---|---|---|---|---|---|---|---|
| 安徽 | 9 744.10 | 13 328.70 | 29 827.71 | 5 452.46 | 32 217.24 | 68 679.38 | 32 319.26 |
| 北京 | 11 791.90 | 70 211.61 | 51 396.65 | 12 226.00 | 60 580.30 | 85 249.50 | 21 951.96 |

续表

| 各省、区、市 | 腮腺肿物切除 + 面神经解剖术 | 口腔颌面部肿瘤切除整复术 | 舌癌扩大切除术 + 颈淋巴结清扫术 | 唇裂修复术 | 牙颌面畸形矫正术（上颌 LeFort Ⅰ型截骨术 + 双侧下颌升支劈开截骨术） | 游离腓骨复合组织瓣移植术 | 放射性粒子组织间植入术 |
|---|---|---|---|---|---|---|---|
| 重庆 | 18 846.84 | 27 071.89 | 38 304.42 | 11 266.53 | 85 887.60 | 71 906.06 | 28 380.92 |
| 福建 | 14 635.46 | 92 487.14 | 53 229.68 | 14 279.07 | 79 028.26 | 64 055.91 | — |
| 甘肃 | 14 886.59 | 17 945.11 | 39 765.09 | 10 633.12 | 88 000.00 | 37 949.80 | — |
| 广东 | 14 471.48 | 61 754.91 | 82 830.90 | 9 291.10 | 71 615.79 | 69 272.83 | 52 430.73 |
| 广西 | 9 230.37 | 23 552.51 | 45 443.88 | 11 408.95 | 56 330.57 | 25 073.86 | — |
| 贵州 | 11 457.90 | 82 318.86 | 66 608.90 | 7 434.85 | 53 380.40 | 74 870.73 | — |
| 海南 | 11 663.54 | 62 825.29 | 64 698.70 | 10 064.95 | 76 052.50 | 81 265.29 | — |
| 河北 | 13 994.59 | 35 664.84 | 40 309.70 | 6 133.86 | 45 159.47 | 103 809.13 | 37 878.44 |
| 河南 | 16 318.98 | 61 964.15 | 66 133.93 | 3 965.01 | 55 879.56 | 123 042.74 | 25 192.41 |
| 黑龙江 | 11 500.02 | 100 602.00 | 51 923.97 | 6 970.00 | 95 526.00 | 100 602.00 | — |
| 湖北 | 24 046.25 | 80 031.66 | 70 092.21 | 17 365.80 | 74 586.82 | 106 738.39 | 48 449.93 |
| 湖南 | 14 515.63 | 74 675.47 | 79 895.93 | 9 938.65 | 56 429.36 | 88 791.27 | 51 007.96 |
| 吉林 | 8 248.79 | 91 547.64 | 135 246.24 | 12 684.37 | 55 000.00 | 94 449.59 | 15 519.82 |
| 江苏 | 15 218.49 | 53 441.08 | 54 027.36 | 15 941.48 | 64 063.25 | 88 816.23 | 28 191.29 |
| 江西 | 19 543.16 | 20 200.48 | 33 276.42 | 6 040.76 | 51 905.19 | 32 698.24 | 25 678.80 |
| 辽宁 | 11 582.10 | 69 634.76 | 51 574.41 | 10 650.65 | 86 400.00 | 78 229.29 | 35 893.39 |
| 内蒙古 | 8 388.66 | 18 209.83 | 15 063.79 | 7 555.61 | — | — | 8 726.00 |
| 宁夏 | 11 693.80 | 36 715.71 | 28 200.52 | 7 175.25 | 34 150.32 | 79 271.37 | — |
| 青海 | 13 524.64 | — | 54 468.65 | 9 696.23 | — | 13 754.92 | — |
| 山东 | 15 720.74 | 71 385.30 | 44 324.73 | 10 525.82 | 60 191.42 | 101 001.61 | 29 768.20 |
| 山西 | 10 897.02 | 27 671.17 | 31 555.28 | 6 530.06 | 48 319.28 | 43 071.37 | 7 430.00 |
| 陕西 | 11 971.51 | 59 568.80 | 42 381.38 | 12 791.76 | 50 198.08 | 69 838.31 | — |
| 上海 | 20 588.20 | 127 212.49 | 95 179.58 | 26 162.90 | 78 806.09 | 145 666.52 | 50 803.03 |
| 四川 | 16 201.63 | 39 752.62 | 67 283.43 | 23 919.26 | 78 183.12 | 51 565.60 | 31 869.30 |
| 天津 | 15 483.83 | 36 935.14 | 40 388.47 | 17 099.67 | 73 986.30 | 71 028.31 | 51 839.00 |
| 西藏 | 9 572.10 | — | — | 8 792.10 | — | — | — |
| 新疆 | 13 793.52 | 61 373.68 | 48 987.90 | 9 351.26 | 62 210.95 | 78 441.50 | — |
| 新疆兵团 | 11 635.93 | 62 880.00 | — | — | — | 42 120.68 | — |
| 云南 | 10 197.70 | 27 854.68 | 29 938.16 | 9 738.31 | 52 568.39 | 51 319.67 | — |
| 浙江 | 11 019.86 | 20 190.87 | 46 146.67 | 9 496.55 | 72 725.17 | 46 580.42 | 57 815.38 |

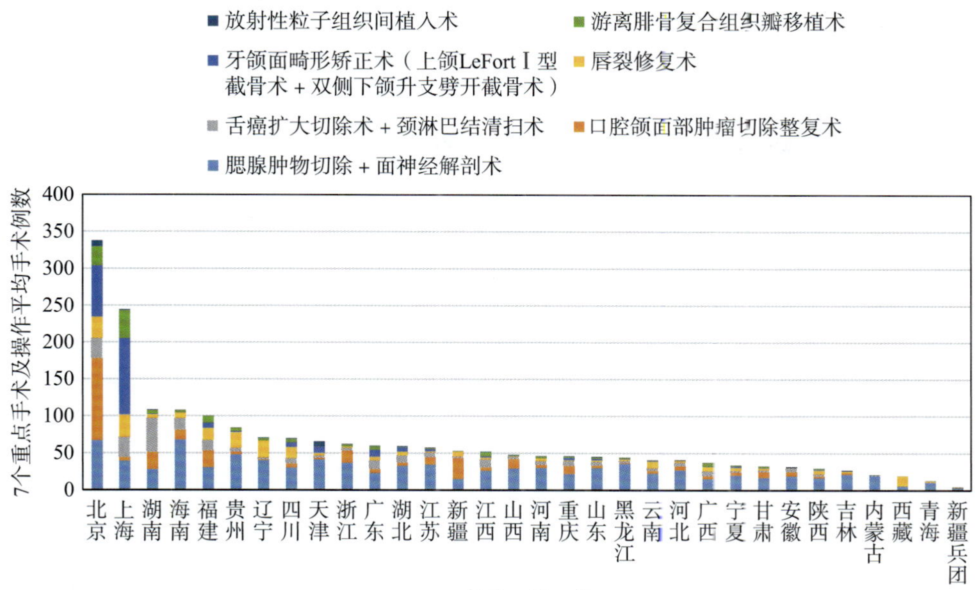


图1-53 2022年口腔住院7个重点手术及操作平均手术例数构成情况省际比较

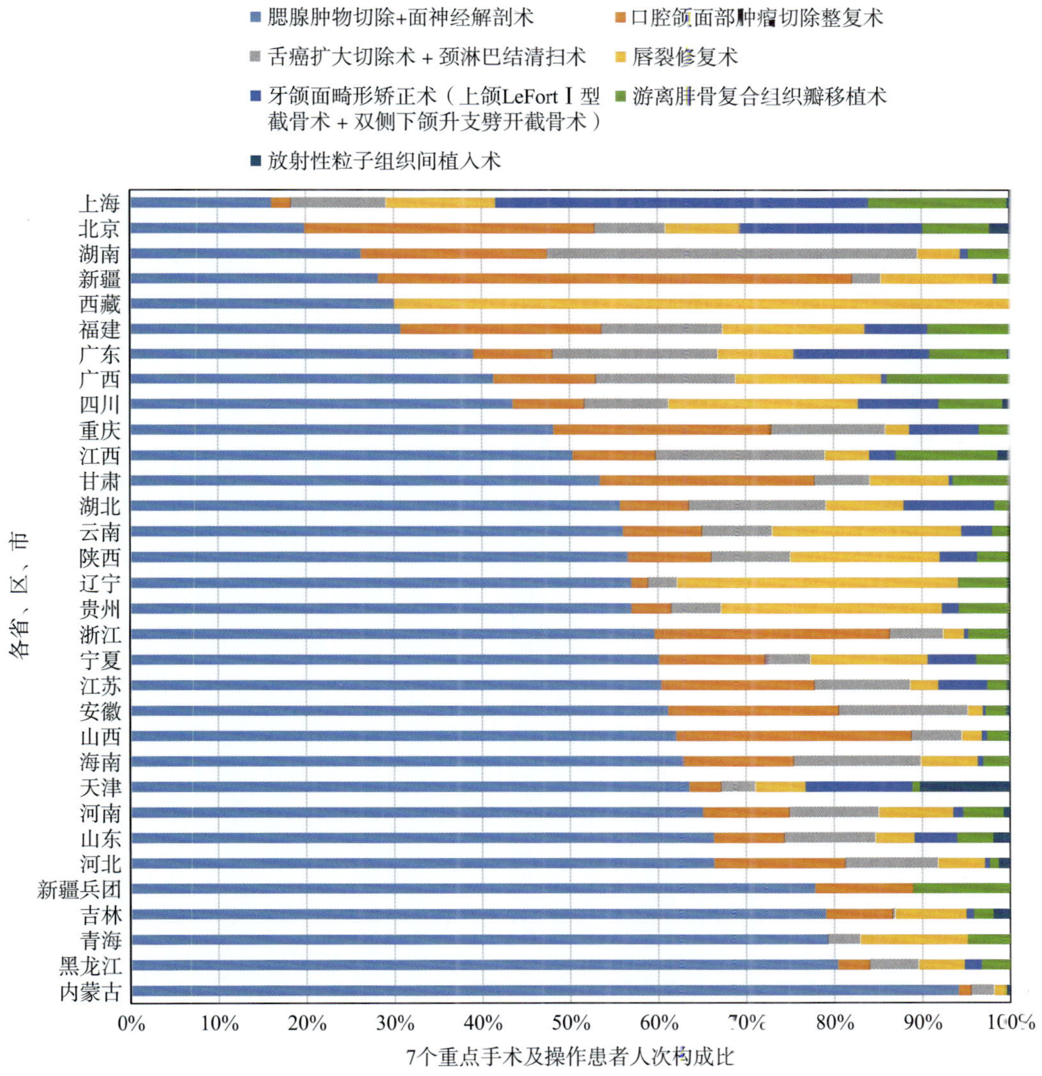


图1-54 2022年口腔住院7个重点手术及操作患者人次构成比例省际比较

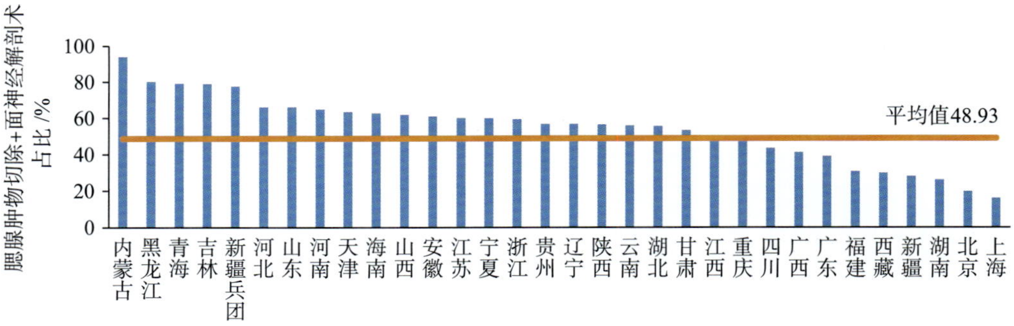


图 1-55　2022 年腮腺肿物切除 + 面神经解剖术人次占口腔住院 7 个重点手术及操作患者人次比例省际比较

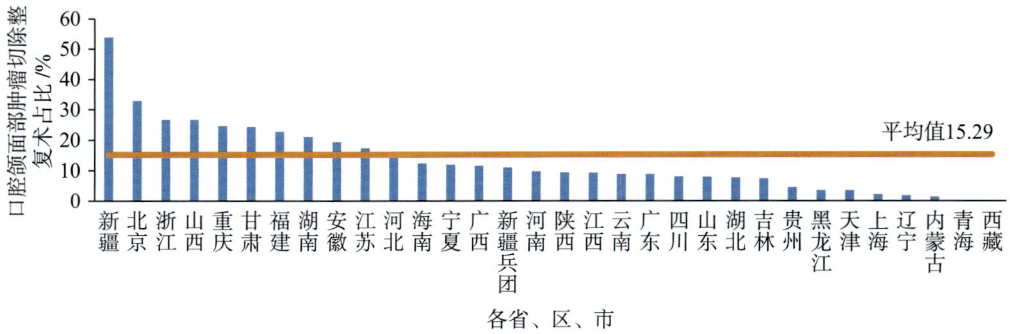


图 1-56　2022 年口腔颌面部肿瘤切除整复术人次占口腔住院 7 个重点手术及操作患者人次比例省际比较

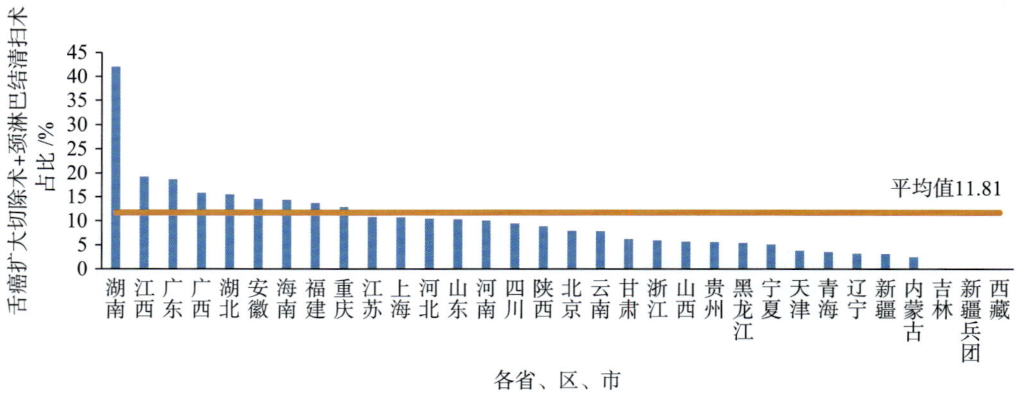


图 1-57　2022 年舌癌扩大切除术 + 颈淋巴结清扫术人次占口腔住院 7 个重点手术及操作患者人次比例省际比较

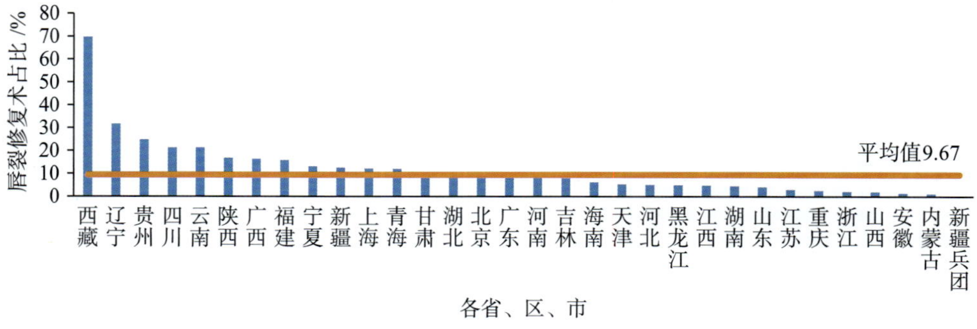


图 1-58　2022 年唇裂修复术人次占口腔住院 7 个重点手术及操作患者人次比例省际比较

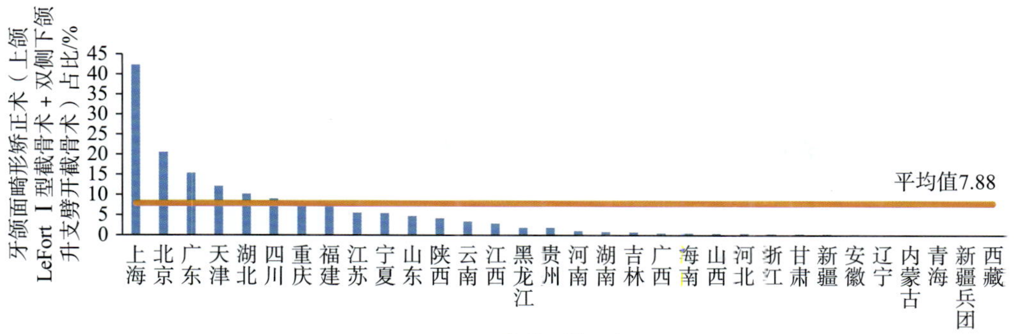


图 1-59　2022 年牙颌面畸形矫正术（上颌 LeFort Ⅰ型截骨术＋双侧下颌升支劈开截骨术）人次占口腔住院 7 个重点手术及操作患者人次比例省际比较

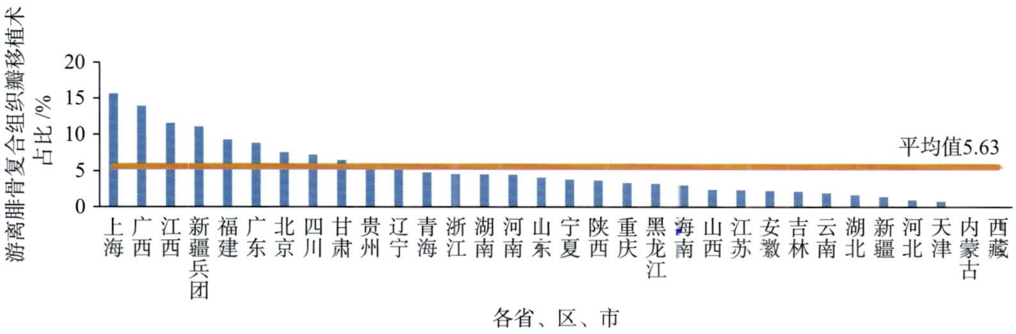


图 1-60　2022 年游离腓骨复合组织瓣移植术人次占口腔住院 7 个重点手术及操作患者人次比例省际比较

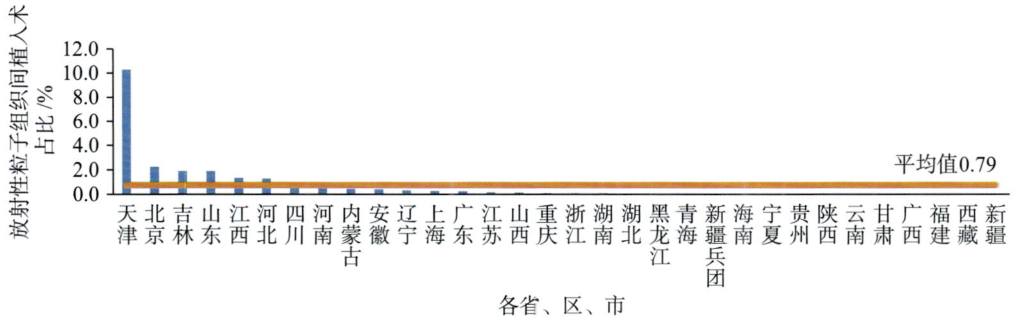


图 1-61　2022 年放射性粒子组织间植入术人次占口腔住院 7 个重点手术及操作患者人次比例省际比较

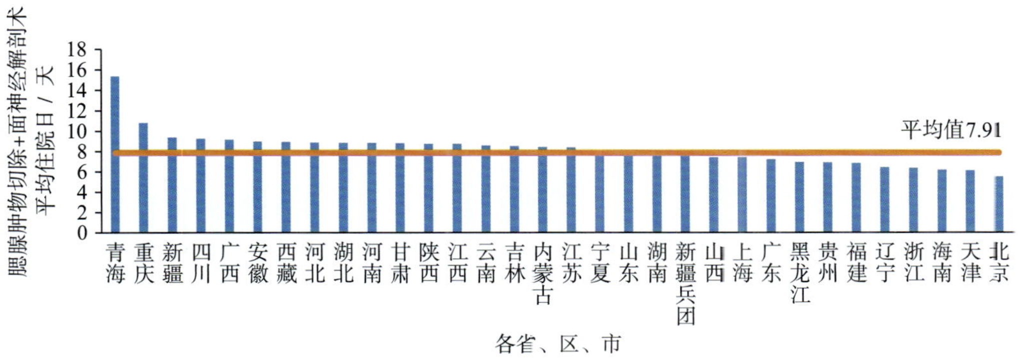


图 1-62　2022 年腮腺肿物切除＋面神经解剖术平均住院日省际比较

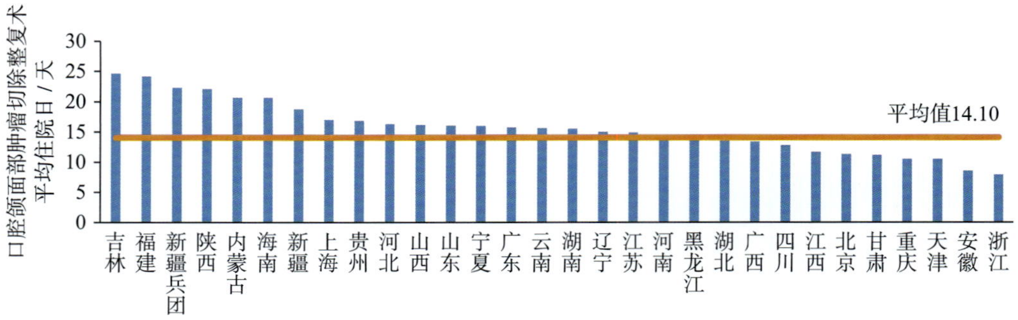


图 1-63　2022 年口腔颌面部肿瘤切除整复术平均住院日省际比较

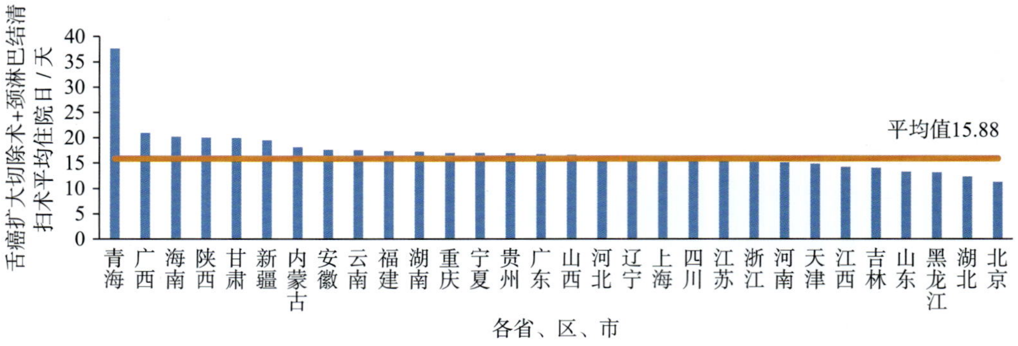


图 1-64　2022 年舌癌扩大切除术 + 颈淋巴结清扫术平均住院日省际比较

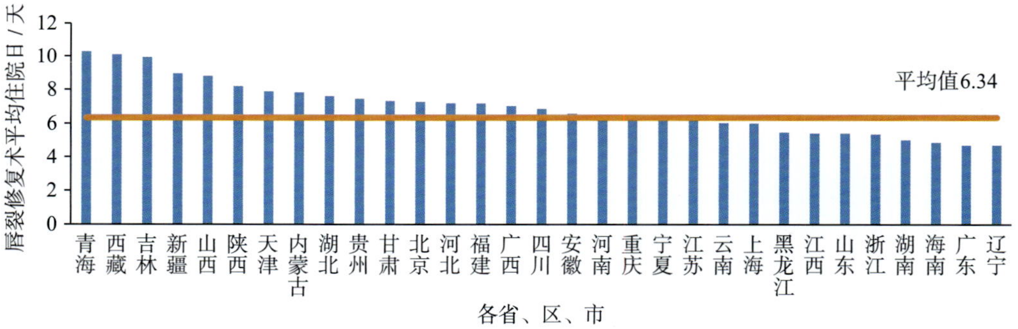


图 1-65　2022 年唇裂修复术平均住院日省际比较

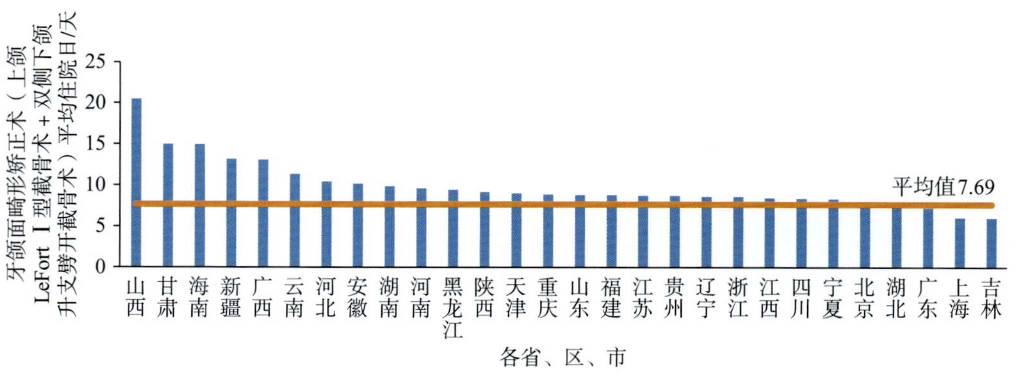


图 1-66　2022 年牙颌面畸形矫正术（上颌 LeFort Ⅰ型截骨术 + 双侧下颌升支劈开截骨术）平均住院日省际比较

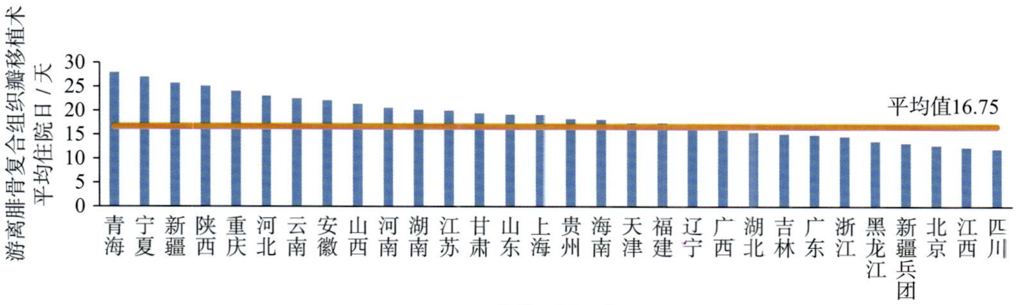


图 1-67　2022 年游离腓骨复合组织瓣移植术平均住院日省际比较

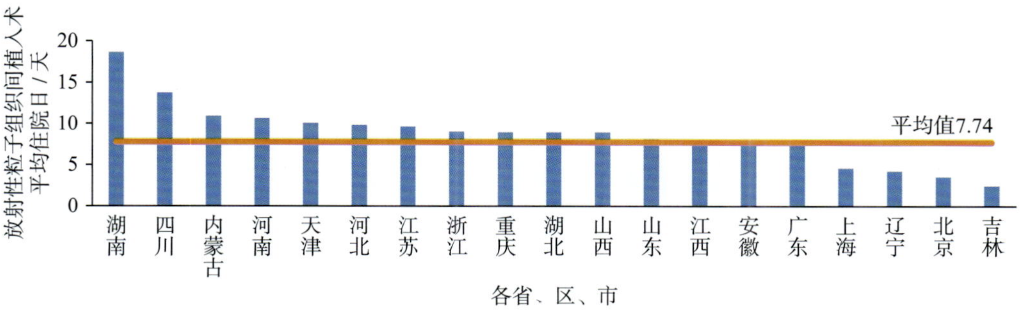


图 1-68　2022 年放射性粒子组织间植入术平均住院日省际比较

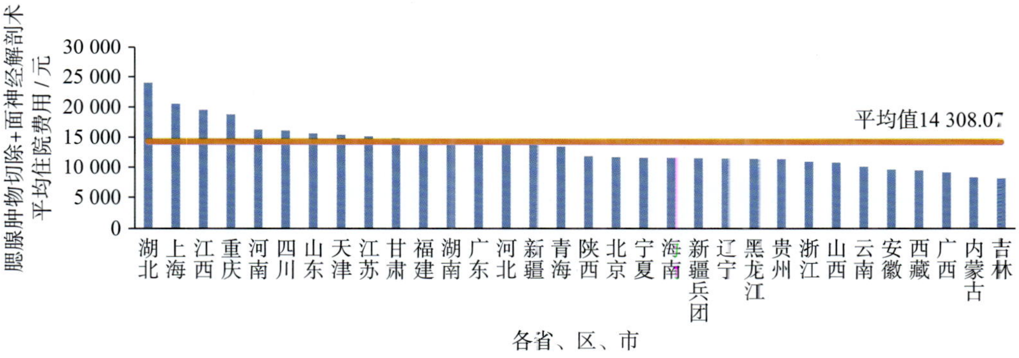


图 1-69　2022 年腮腺肿物切除 + 面神经解剖术平均住院费用省际比较

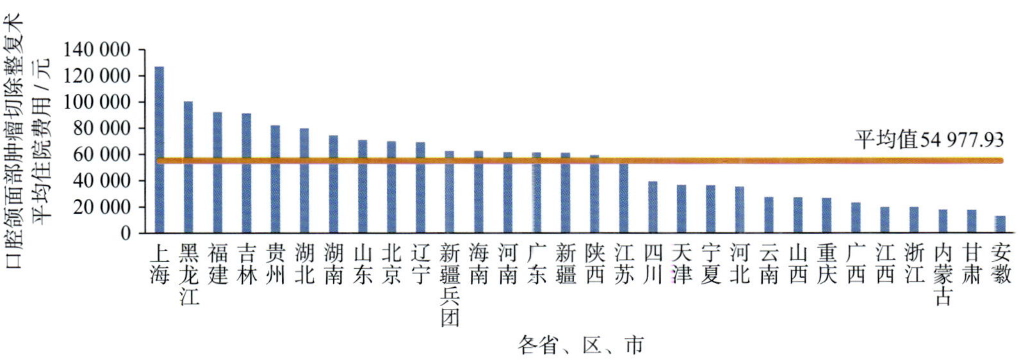


图 1-70　2022 年口腔颌面部肿瘤切除整复术平均住院费用省际比较

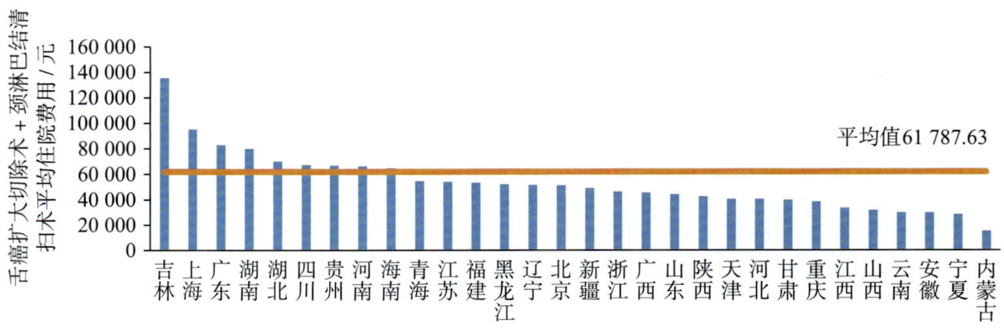


图 1-71　2022 年舌癌扩大切除术＋颈淋巴结清扫术平均住院费用省际比较

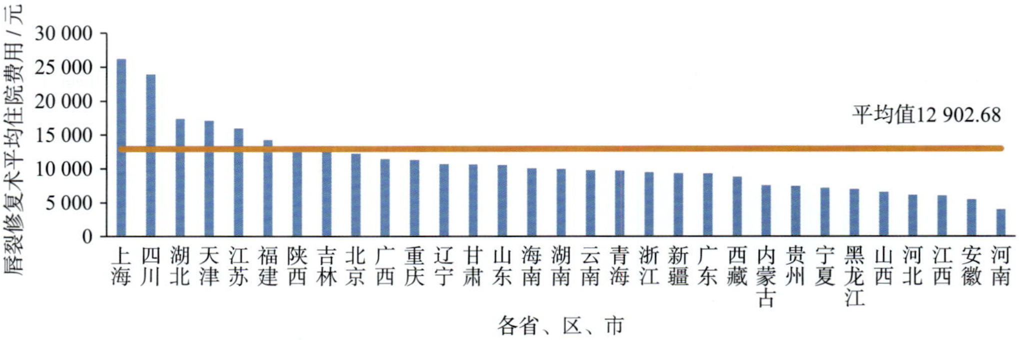


图 1-72　2022 年唇裂修复术平均住院费用省际比较

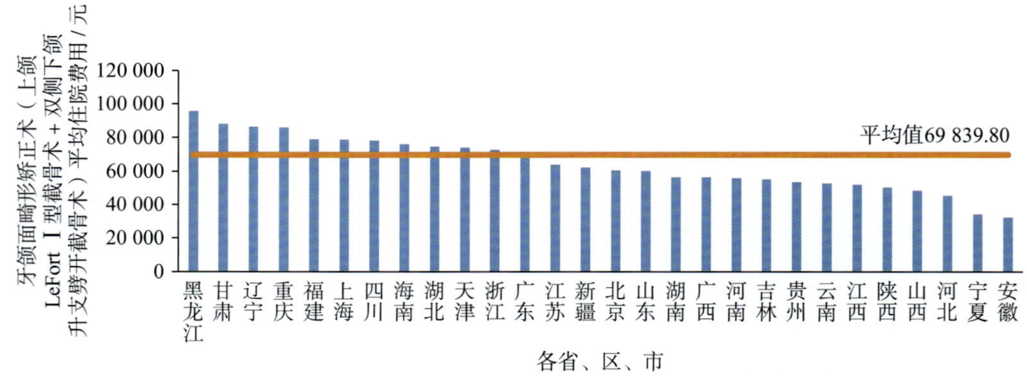


图 1-73　2022 年牙颌面畸形矫正术（上颌 LeFort Ⅰ型截骨术＋双侧下颌升支劈开截骨术）平均住院费用省际比较

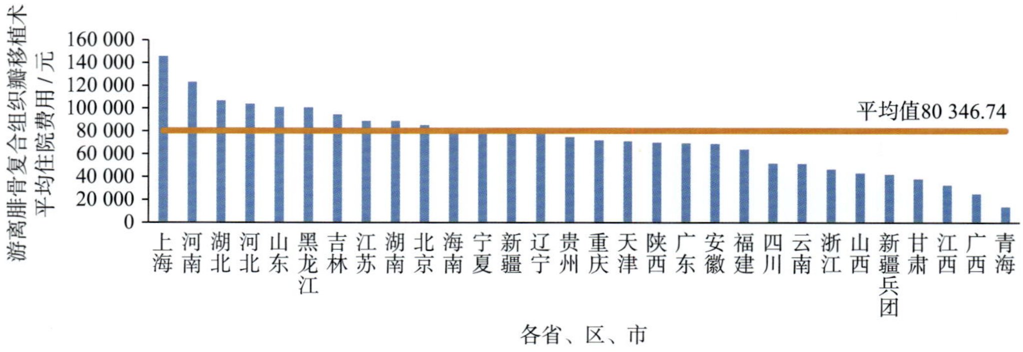


图 1-74　2022 年游离腓骨复合组织瓣移植术平均住院费用省际比较

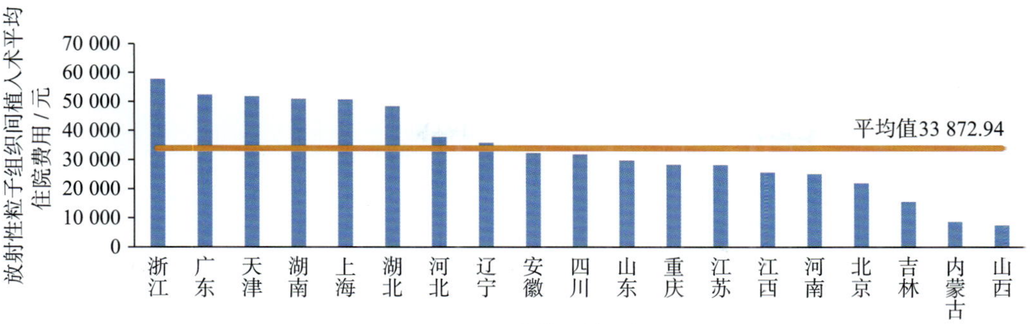


图1-75 2022年放射性粒子组织间植入术平均住院费用省际比较

## （六）住院部分单病种相关指标

在全国31个省、区、市（不含香港特别行政区、澳门特别行政区、台湾省）和新疆生产建设兵团的957家医疗机构中，口腔住院5大类12项单病种相关指标如表1-17所示。

**1．腮腺浅叶良性肿瘤相关指标** 腮腺浅叶良性肿瘤术前术后诊断符合率为94.35%，腮腺浅叶良性肿瘤术后面神经麻痹发生率为7.47%，腮腺浅叶良性肿瘤术后涎瘘发生率为3.23%。

**2．口腔鳞状细胞癌相关指标** T3 / T4期初发口腔鳞状细胞癌病例构成比例为42.84%，游离 / 带蒂组织瓣技术在初发口腔鳞状细胞癌手术治疗中的应用率为58.26%，游离 / 带蒂组织瓣移植成功率为95.90%。

**3．下颌骨骨折（不含髁突骨折）相关指标** 下颌骨骨折（不含髁突骨折）术后伤口感染发生率为1.32%，下颌骨骨折（不含髁突骨折）术后咬合紊乱发生率为1.63%。

**4．先天性唇腭裂相关指标** 先天性唇裂术后伤口延期愈合发生率为0.29%，先天性腭裂术后伤口裂开及穿孔发生率为1.17%。

**5．骨性Ⅲ类错殆畸形相关指标** 骨性Ⅲ类错殆畸形术后伤口感染发生率为0.95%，骨性Ⅲ类错殆畸形术后咬合关系与术前设计符合率为89.78%。

表1-17 2022年口腔住院部分单病种相关指标在不同医疗机构中的平均值比较

| 单病种 | 质控指标 | 三级 | | 二级 | | 二级以下 | | 平均值 |
|---|---|---|---|---|---|---|---|---|
| | | 公立 | 民营 | 公立 | 民营 | 公立 | 民营 | |
| 腮腺浅叶良性肿瘤 | 腮腺浅叶良性肿瘤术前术后诊断符合率 /% | 93.48 | 71.43 | 95.10 | 95.50 | 94.14 | 92.35 | 94.35 |
| | 腮腺浅叶良性肿瘤术后面神经麻痹发生率 /% | 11.48 | 0.00 | 6.33 | 0.00 | 5.01 | 15.20 | 7.47 |
| | 腮腺浅叶良性肿瘤术后涎瘘发生率 /% | 3.55 | 0.00 | 3.23 | 1.13 | 2.99 | 2.34 | 3.23 |
| 口腔鳞状细胞癌 | T3 / T4期初发口腔鳞状细胞癌病例构成比例 /% | 48.94 | 15.38 | 35.42 | 13.85 | 31.21 | 21.05 | 42.84 |
| | 游离 / 带蒂组织瓣技术在初发口腔鳞状细胞癌手术治疗中的应用率 /% | 64.86 | 15.38 | 52.09 | 40.43 | 40.39 | 43.75 | 58.26 |
| | 游离 / 带蒂组织瓣移植成功率 /% | 95.96 | 100.00 | 96.47 | 100.00 | 92.98 | 92.86 | 95.90 |
| 下颌骨骨折（不含髁突骨折） | 下颌骨骨折（不含髁突骨折）术后伤口感染发生率 /% | 0.89 | 0.00 | 1.78 | 1.43 | 1.03 | 2.68 | 1.32 |
| | 下颌骨骨折（不含髁突骨折）术后咬合紊乱发生率 /% | 0.57 | 0.00 | 2.26 | 1.43 | 1.57 | 0.89 | 1.63 |

续表

| 单病种 | 质控指标 | 三级 | | 二级 | | 二级以下 | | 平均值 |
|---|---|---|---|---|---|---|---|---|
| | | 公立 | 民营 | 公立 | 民营 | 公立 | 民营 | |
| 先天性唇腭裂 | 先天性唇裂术后伤口延期愈合发生率 /% | 0.27 | 0.00 | 0.32 | 0.00 | 0.38 | 0.00 | 0.29 |
| | 先天性腭裂术后伤口裂开及穿孔发生率 /% | 0.85 | 0.00 | 2.02 | 0.99 | 0.70 | 0.00 | 1.17 |
| 骨性Ⅲ类错𬌗畸形 | 骨性Ⅲ类错𬌗畸形术后伤口感染发生率 /% | 0.40 | 0.00 | 9.00 | 0.60 | 0.00 | 0.00 | 0.95 |
| | 骨性Ⅲ类错𬌗畸形术后咬合关系与术前设计符合率 /% | 92.26 | 100.00 | 93.25 | 16.07 | 97.33 | 100.00 | 89.78 |

### （七）住院临床路径数据统计

在全国 31 个省、区、市（不含香港特别行政区、澳门特别行政区、台湾省）和新疆生产建设兵团的 957 家医疗机构 468 097 例出院患者中，2022 年口腔住院临床路径入径率 31.66%，完成路径比率 88.44%，完成路径出院比率 28.00%（表 1-18）。

表 1-18　2022 年口腔住院临床路径在不同医疗机构中的实施情况比较

| 质控指标 | 三级 | | 二级 | | 二级以下 | | 平均值 |
|---|---|---|---|---|---|---|---|
| | 公立 | 民营 | 公立 | 民营 | 公立 | 民营 | |
| 临床路径入径率 /% | 28.47 | 0.00 | 36.83 | 29.55 | 29.58 | 19.37 | 31.66 |
| 完成路径比率 /% | 87.64 | — | 87.82 | 96.52 | 89.76 | 94.73 | 88.44 |
| 完成路径出院比率 /% | 24.95 | 0.00 | 32.35 | 28.52 | 26.55 | 18.35 | 28.00 |

## 五、口腔医疗机构运行管理类数据统计

### （一）资源配置数据统计

**1. 医疗机构开放床位数统计**　在全国 31 个省、区、市（不含香港特别行政区、澳门特别行政区、台湾省）和新疆生产建设兵团的 957 家医疗机构中，2022 年口腔住院实际开放床位（包括加床）平均 15.66 张。其中三级公立为 60.70 张，三级民营为 25.50 张，二级公立为 24.54 张，二级民营为 17.46 张，二级以下公立为 6.99 张，二级以下民营为 7.56 张。

**2. 医疗机构实际开放牙椅数统计**　在全国 31 个省、区、市（不含香港特别行政区、澳门特别行政区、台湾省）和新疆生产建设兵团的 2 990 家医疗机构中，2022 年口腔门急诊实际开放牙椅数平均 17.33 台。其中三级公立为 161.90 台，三级民营为 121.29 台，二级公立为 30.62 台，二级民营为 26.31 台，二级以下公立为 7.49 台，二级以下民营为 7.80 台。

**3. 人力配置数据统计**　在全国 31 个省、区、市（不含香港特别行政区、澳门特别行政区、台湾省）和新疆生产建设兵团的 2 986 家医疗机构中，2022 年卫生技术人员占全院员工总数的 86.42%（表 1-19）。

表 1-19　2022 年人力配置指标在不同医疗机构中的平均值比较

| 质控指标 | 三级 | | 二级 | | 二级以下 | | 平均值 |
|---|---|---|---|---|---|---|---|
| | 公立 | 民营 | 公立 | 民营 | 公立 | 民营 | |
| 全院员工数平均值 / 人 | 403.93 | 276.14 | 52.25 | 67.23 | 13.30 | 14.63 | 35.72 |
| 卫生技术人员数平均值 / 人 | 338.13 | 220.93 | 48.62 | 49.77 | 11.86 | 12.90 | 30.87 |
| 卫生技术人员占全院员工比例 /% | 83.71 | 80.01 | 93.05 | 74.03 | 89.22 | 88.17 | 86.42 |

**4．优质护理单元数据统计**　在全国 31 个省、区、市（不含香港特别行政区、澳门特别行政区、台湾省）和新疆生产建设兵团的 1 511 家医疗机构中，2022 年全院护理单元总数 3 392 个，全院优质护理单元总数 2 565 个，占全院护理单元总数的 75.62%。

## （二）工作负荷数据统计

**1．门急诊人次数据统计**　在全国 31 个省、区、市（不含香港特别行政区、澳门特别行政区、台湾省）和新疆生产建设兵团的 2 990 家医疗机构中，2022 年门急诊患者共 88 319 277 人次，平均 29 538.22 人次，其中年急诊人次占门急诊人次比例为 2.57%。年门诊手术例数占门诊人次比例为 7.89%（表 1-20）。

表 1-20　2022 年门急诊工作负荷指标在不同医疗机构中的年平均值比较

| 质控指标 | 三级 | | 二级 | | 二级以下 | | 平均值 |
|---|---|---|---|---|---|---|---|
| | 公立 | 民营 | 公立 | 民营 | 公立 | 民营 | |
| 年门诊人次平均值 | 275 433.11 | 150 442.50 | 56 754.61 | 29 374.52 | 12 460.81 | 9 381.64 | 28 779.66 |
| 年急诊人次平均值 | 5 641.06 | 173.07 | 1 403.94 | 769.10 | 461.99 | 200.43 | 758.56 |
| 年门急诊人次平均值 | 281 074.17 | 150 615.57 | 58 158.55 | 30 143.63 | 12 922.80 | 9 582.07 | 29 538.22 |
| 年急诊人次占门急诊人次比例 /% | 2.01 | 0.11 | 2.41 | 2.55 | 3.57 | 2.09 | 2.57 |
| 年门诊手术例数平均值 | 18 160.87 | 8 351.86 | 4 365.06 | 1 505.13 | 1 258.15 | 677.36 | 2 269.91 |
| 年门诊手术例数占门诊人次比例 /% | 6.59 | 5.55 | 7.69 | 5.12 | 10.10 | 7.22 | 7.89 |

**2．入院人次数据统计**　在全国 31 个省、区、市（不含香港特别行政区、澳门特别行政区、台湾省）和新疆生产建设兵团的 957 家医疗机构中，2022 年入院患者总数 445 325 人次，平均 465.33 人次，占门急诊总人次的 0.78%（表 1-21）。

表 1-21　2022 年入院工作负荷指标在不同医疗机构中的年平均值比较

| 质控指标 | 三级 | | 二级 | | 二级以下 | | 平均值 |
|---|---|---|---|---|---|---|---|
| | 公立 | 民营 | 公立 | 民营 | 公立 | 民营 | |
| 年入院人次平均值 | 1 977.92 | 353.00 | 729.03 | 491.15 | 194.26 | 101.72 | 465.33 |
| 门急诊住院率 /% | 0.61 | 0.10 | 1.12 | 1.47 | 0.76 | 0.30 | 0.78 |

## （三）工作效率数据统计

在全国 31 个省、区、市（不含香港特别行政区、澳门特别行政区、台湾省）和新疆生产建设兵团的 2 986 家医疗机构中，2022 年门急诊每椅位日均接诊 4.78 人次。在全国 31 个省、区、市（不含香港特别行政区、澳门特别行政区、台湾省）和新疆生产建设兵团的 759 家医疗机构中，2022 年出院患者平均住院日 6.75 天，床位使用率 60.95%，床位周转次数 33.02 次，平均每张床位工作日 222.45 天（表 1-22，图 1-76 和图 1-77）。

表 1-22　2022 年工作效率指标在不同医疗机构中的年平均值比较

| 质控指标 | 三级 | | 二级 | | 二级以下 | | 平均值 |
|---|---|---|---|---|---|---|---|
| | 公立 | 民营 | 公立 | 民营 | 公立 | 民营 | |
| 每椅位日均接诊人次 | 5.20 | 3.49 | 4.70 | 3.31 | 4.92 | 3.58 | 4.78 |
| 出院患者平均住院日 / 天 | 6.69 | 5.37 | 7.35 | 5.58 | 6.05 | 6.46 | 6.75 |
| 床位使用率 /% | 65.01 | 20.46 | 64.83 | 51.16 | 51.79 | 36.50 | 60.95 |
| 床位周转次数 | 35.38 | 13.90 | 32.03 | 33.82 | 31.87 | 20.56 | 33.02 |
| 平均每张床位工作日 / 天 | 237.30 | 74.69 | 236.63 | 186.74 | 189.02 | 133.21 | 222.45 |

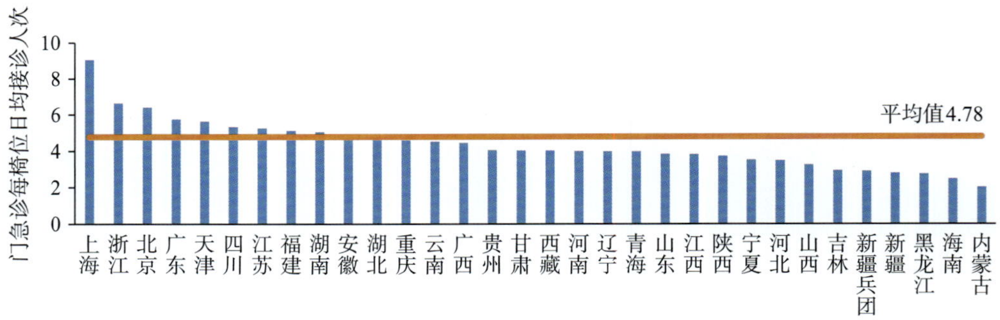


图 1-76　2022 年抽样医疗机构门急诊每椅位日均接诊人次省际比较

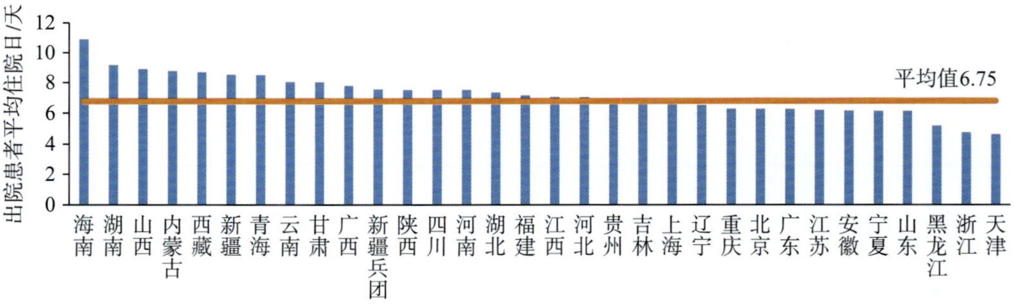


图 1-77　2022 年抽样医疗机构出院患者平均住院日省际比较

## （四）患者负担数据统计

在全国 31 个省、区、市（不含香港特别行政区、澳门特别行政区、台湾省）和新疆生产建设兵团的 2 855 家医疗机构中，2022 年每门急诊人次费用 507.25 元，其中药费 16.73 元，药占比 3.30%。在全国 31 个省、区、市（不含香港特别行政区、澳门特别行政区、台湾省）和新疆生产建设兵团的 931 家医疗机构中，2022 年每住院人次费用 12 932.66 元，其中药费 1 918.67 元，药占比 14.84%（表 1-23，图 1-78 和图 1-79）。

表 1-23　2022 年患者负担指标在不同医疗机构中的平均值比较

| 质控指标 | 三级 | | 二级 | | 二级以下 | | 平均值 |
|---|---|---|---|---|---|---|---|
| | 公立 | 民营 | 公立 | 民营 | 公立 | 民营 | |
| 每门急诊人次费用 / 元 | 663.53 | 751.72 | 466.74 | 758.97 | 309.77 | 559.80 | 507.25 |
| 其中的药费 / 元 | 15.42 | 23.31 | 15.21 | 20.72 | 17.91 | 22.84 | 16.73 |
| 门急诊药占比 /% | 2.32 | 3.10 | 3.26 | 2.73 | 5.78 | 4.08 | 3.30 |
| 每住院人次费用 / 元 | 20 111.93 | 14 717.68 | 11 104.42 | 9 624.74 | 7 140.23 | 8 154.04 | 12 932.66 |
| 其中的药费 / 元 | 3 060.76 | 1 627.32 | 1 693.72 | 848.54 | 940.31 | 1 404.98 | 1 918.67 |
| 住院药占比 /% | 15.22 | 11.06 | 15.25 | 8.82 | 13.17 | 17.23 | 14.84 |

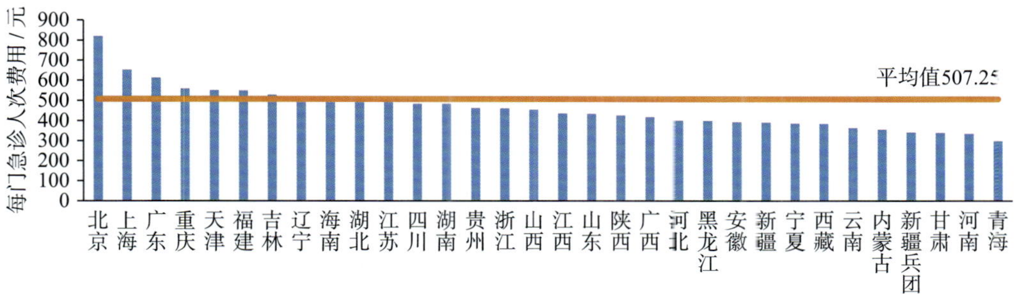


图 1-78　2022 年抽样医疗机构每门急诊人次费用省际比较

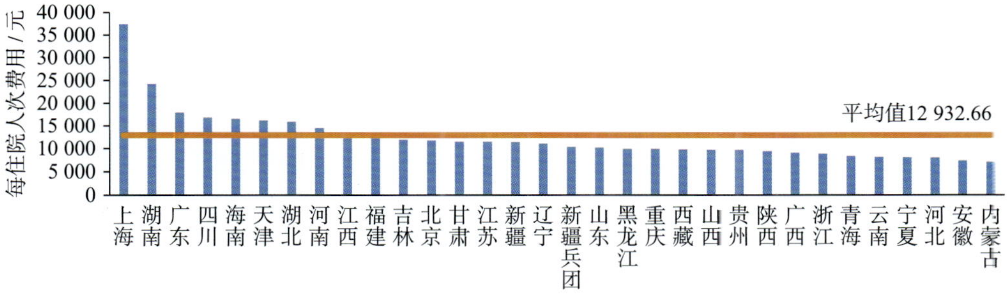


图 1-79　2022 年抽样医疗机构每住院人次费用省际比较

## 六、2020—2022 年同样本医疗机构口腔质控数据比较

为了增强 2020—2022 年数据的可比性，对 3 年数据进行筛选，保留同一医疗机构数据。最终全国 31 个省、区、市（不含香港特别行政区、澳门特别行政区、台湾省）和新疆生产建设兵团的 1 393 家医疗机构纳入 2020—2022 年医疗服务与质量安全数据口腔门诊相关质控指标的比较分析，511 家医疗机构纳入 2020—2022 年医疗服务与质量安全数据口腔住院相关质控指标的比较分析。

### （一）口腔门诊诊疗相关指标比较

**1．门诊重点病种相关指标比较**　2020—2022 年，1 393 家医疗机构口腔门诊 10 个重点病种平均就诊人次总体先升后降。按照平均就诊人次排序，排名前 5 位的病种依次为慢性牙周炎、慢性根尖周炎、下颌阻生第三磨牙、错殆畸形、牙列缺损（图 1-80 和图 1-81）。

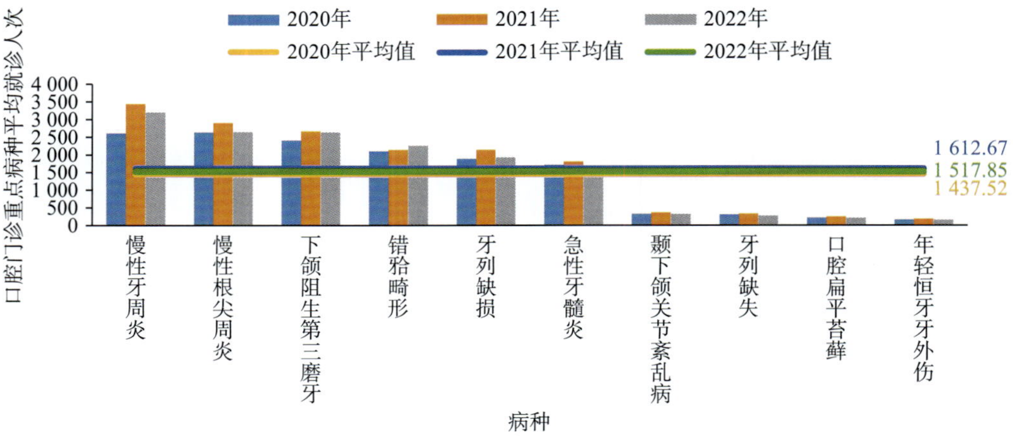


图 1-80　2020—2022 年 1 393 家医疗机构口腔门诊 10 个重点病种平均就诊人次比较

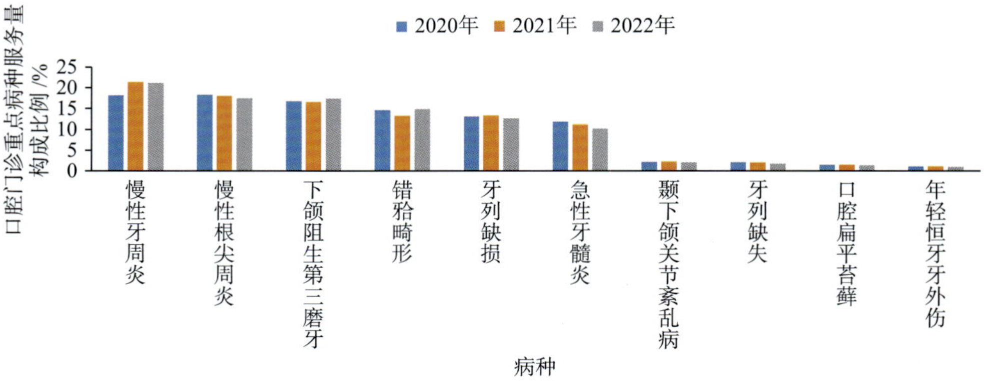


图 1-81　2020—2022 年 1 393 家医疗机构口腔门诊 10 个重点病种服务量构成比例比较

**2. 门诊重点技术相关指标比较**　2020—2022 年，1 393 家医疗机构口腔门诊 9 个重点技术平均就诊人次总体先升后降。按照平均就诊人次排序，排名前 5 位的技术依次为根管治疗术、错殆畸形矫治术、阻生牙拔除术、牙周洁治术、慢性牙周炎系统治疗（图 1-82 和图 1-83）。

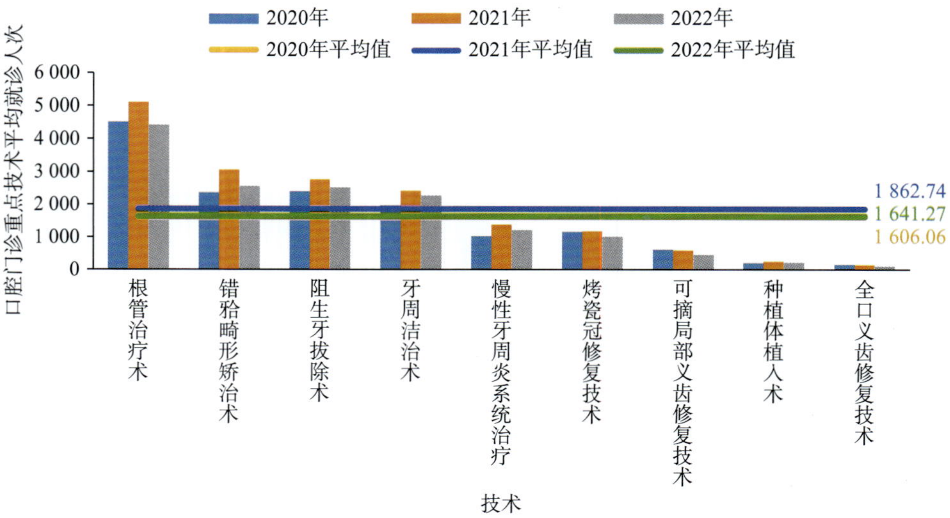


图 1-82　2020—2022 年 1 393 家医疗机构口腔门诊 9 个重点技术平均就诊人次比较

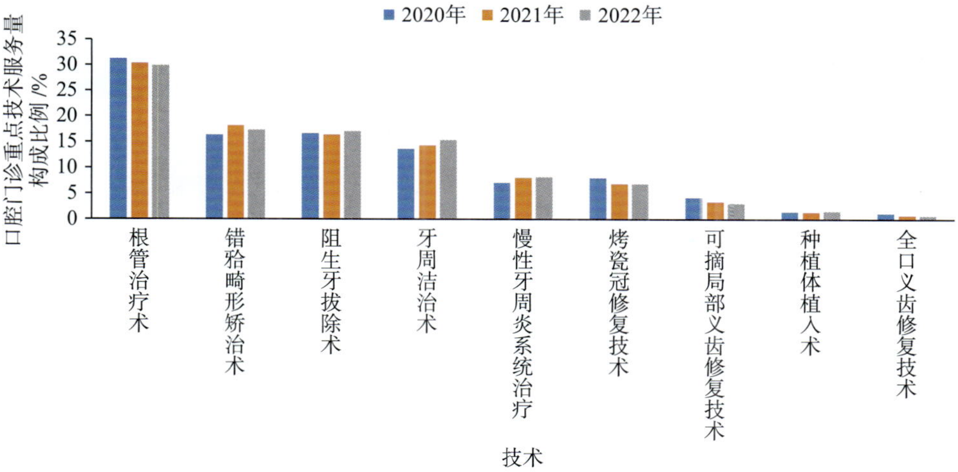


图 1-83　2020—2022 年 1 393 家医疗机构口腔门诊 9 个重点技术服务量构成比例比较

**3. 门诊患者安全类指标比较**　2020—2022 年，1 393 家医疗机构口腔门诊 7 类常见并发症年平均发生数为 46.48 人次（35.95～53.23 人次 / 年），7 类常见并发症总体发生率为 0.11%（0.09%～0.14%）。按照平均发生数量排序，2020—2022 年排名前 3 位的并发症依次为口腔软组织损伤、门诊手术并发症、根管内器械分离（根管治疗断针）（表 1-24）。

表 1-24　1 393 家医疗机构口腔门诊常见并发症相关指标在不同年份中的平均值比较

| 常见并发症 | 2020 年 | 2021 年 | 2022 年 | 平均值 |
|---|---|---|---|---|
| 口腔软组织损伤 / 人次 | 33.76 | 22.32 | 13.71 | 23.26 |
| 门诊手术并发症 / 人次 | 8.46 | 15.87 | 11.98 | 12.10 |
| 根管内器械分离（根管治疗断针）/ 人次 | 7.76 | 8.38 | 6.64 | 7.59 |
| 种植体脱落 / 人次 | 2.48 | 3.09 | 3.34 | 2.97 |
| 治疗牙位错误 / 人次 | 0.59 | 0.38 | 0.12 | 0.36 |
| 误吞或误吸异物 / 人次 | 0.12 | 0.16 | 0.12 | 0.13 |
| 拔牙错误 / 人次 | 0.06 | 0.05 | 0.05 | 0.05 |
| 合计 / 人次 | 53.23 | 50.26 | 35.95 | 46.48 |
| 总体发生率 /% | 0.14 | 0.11 | 0.09 | 0.11 |

**4. 门诊部分单病种相关指标比较**　2020—2022 年，1 393 家医疗机构口腔门诊根管治疗 5 项单病种相关指标中，根管治疗患牙术前拍摄 X 线根尖片的百分比、根管再治疗患牙术前拍摄 X 线根尖片的百分比 2 项指标先升后降，橡皮障隔离术在根管治疗中的使用率、根管治疗患牙根管充填临床合格率、根管再治疗患牙根管充填临床合格率 3 项指标总体上升（表 1-25）。

表 1-25　1 393 家医疗机构口腔门诊部分单病种相关指标在不同年份中的平均值比较

| 质控指标 | 2020 年 | 2021 年 | 2022 年 | 平均值 |
|---|---|---|---|---|
| 根管治疗患牙术前拍摄 X 线根尖片的百分比 /% | 86.67 | 90.01 | 89.60 | 88.79 |
| 根管再治疗患牙术前拍摄 X 线根尖片的百分比 /% | 93.26 | 95.83 | 93.17 | 94.13 |
| 橡皮障隔离术在根管治疗中的使用率 /% | 30.28 | 34.26 | 38.64 | 34.45 |
| 根管治疗患牙根管充填临床合格率 /% | 90.27 | 91.65 | 92.41 | 91.45 |
| 根管再治疗患牙根管充填临床合格率 /% | 85.81 | 90.05 | 90.16 | 88.52 |

## （二）口腔住院诊疗相关指标比较

**1. 住院死亡类、重返类指标比较**　2020—2022 年，511 家医疗机构年平均出院患者人数、年平均出院患者手术人数、住院死亡率、术后 31 天内非计划重返手术室再次手术率总体先升后降，非医嘱离院率先降后升，出院后 31 天内非预期再住院率总体下降（表 1-26）。

表 1-26　511 家医疗机构住院死亡类、重返类指标在不同年份中的平均值比较

| 分类 | 质控指标 | 2020 年 | 2021 年 | 2022 年 | 平均值 |
|---|---|---|---|---|---|
| 住院死亡类指标 | 年平均出院患者人数 | 564.03 | 652.31 | 627.28 | 614.54 |
| | 住院死亡率 /‰ | 0.16 | 0.17 | 0.14 | 0.16 |
| | 非医嘱离院率 /% | 2.34 | 1.55 | 1.65 | 1.82 |
| | 年平均出院患者手术人数 | 476.86 | 562.33 | 543.75 | 527.65 |
| | 手术患者住院死亡率 /‰ | 0.10 | 0.10 | 0.06 | 0.09 |
| | 手术患者非医嘱离院率 /% | 1.00 | 0.68 | 0.79 | 0.81 |
| | 住院择期手术患者死亡率 /‰ | 0.07 | 0.07 | 0.04 | 0.06 |
| 住院重返类指标 | 出院后 31 天内非预期再住院率 /‰ | 4.32 | 4.15 | 2.53 | 3.65 |
| | 出院当天非预期再住院率 /‰ | 0.22 | 0.11 | 0.16 | 0.16 |
| | 出院 2～15 天内非预期再住院率 /‰ | 1.36 | 1.76 | 1.25 | 1.46 |
| | 出院 16～31 天内非预期再住院率 /‰ | 2.74 | 2.28 | 1.12 | 2.03 |
| | 术后 31 天内非计划重返手术室再次手术率 /‰ | 2.51 | 4.72 | 2.97 | 3.45 |
| | 术后 48 小时内非计划重返手术室再次手术率 /‰ | 1.40 | 2.97 | 1.60 | 2.02 |
| | 术后 3～31 天内非计划重返手术室再次手术率 /‰ | 1.12 | 1.75 | 1.37 | 1.43 |

**2. 住院患者安全类指标比较**　2020—2022 年，511 家医疗机构口腔住院患者 8 类常见并发症年平均发生数为 8.17 人次（7.70～8.78 人次 / 年），口腔住院患者 8 类常见并发症总体发生率为 1.33%（1.28%～1.37%）。按照平均发生数量排序，口腔住院患者排名前 3 位的并发症依次为手术并发症、各系统术后并发症（唾液腺瘘、下牙槽神经损伤、面神经损伤）、植入物的并发症（不包括脓毒症）。

511 家医疗机构口腔住院手术患者 9 类常见并发症年平均发生数为 4.70 人次（4.59～4.83 人次 / 年），

口腔住院手术患者9类常见并发症总体发生率为0.84%（0.79%～0.94%）。按照平均发生数量排序，口腔住院手术患者排名前3位的并发症依次为手术后出血或血肿、与手术/操作相关感染、手术后生理/代谢紊乱（表1-27）。

表1-27　511家医疗机构口腔住院及手术患者常见并发症相关指标在不同年份中的平均值比较

| 分类 | 质控指标 | 2020年 | 2021年 | 2022年 | 平均值 |
|---|---|---|---|---|---|
| 住院患者8类常见并发症 | 手术并发症/人次 | 3.74 | 5.63 | 5.20 | 4.86 |
| | 各系统术后并发症（唾液腺瘘、下牙槽神经损伤、面神经损伤）/人次 | 2.82 | 2.14 | 1.87 | 2.28 |
| | 植入物的并发症（不包括脓毒症）/人次 | 0.44 | 0.43 | 0.47 | 0.45 |
| | 移植的并发症（骨移植失败、皮肤移植失败）/人次 | 0.20 | 0.21 | 0.17 | 0.19 |
| | 输注输血反应/人次 | 0.23 | 0.12 | 0.14 | 0.16 |
| | 住院患者发生压疮/人次 | 0.15 | 0.16 | 0.15 | 0.15 |
| | 麻醉并发症/人次 | 0.10 | 0.08 | 0.04 | 0.08 |
| | 手术患者猝死（手术后24小时内死亡）/人次 | 0.01 | 0.01 | 0.00 | 0.01 |
| | 合计/人次 | 7.70 | 8.78 | 8.04 | 8.17 |
| | 总体发生率/% | 1.37 | 1.35 | 1.28 | 1.33 |
| 手术患者9类常见并发症 | 手术后出血或血肿/人次 | 1.43 | 1.30 | 1.36 | 1.36 |
| | 与手术/操作相关感染/人次 | 1.10 | 1.32 | 1.19 | 1.20 |
| | 手术后生理/代谢紊乱/人次 | 0.57 | 0.55 | 0.74 | 0.62 |
| | 手术后呼吸道并发症/人次 | 0.72 | 0.56 | 0.42 | 0.56 |
| | 手术伤口裂开/人次 | 0.42 | 0.58 | 0.40 | 0.47 |
| | 手术后深静脉血栓/人次 | 0.33 | 0.33 | 0.32 | 0.33 |
| | 手术后肺栓塞/人次 | 0.07 | 0.11 | 0.07 | 0.08 |
| | 手术后败血症/人次 | 0.03 | 0.04 | 0.05 | 0.04 |
| | 手术过程中异物遗留/人次 | 0.01 | 0.04 | 0.03 | 0.03 |
| | 合计/人次 | 4.68 | 4.83 | 4.59 | 4.70 |
| | 总体发生率/% | 0.94 | 0.82 | 0.79 | 0.84 |

**3. 住院重点病种相关指标比较**　2020—2022年，511家医疗机构口腔住院6个重点病种平均出院患者例数总体先升后降；按照平均出院患者例数排序，排名前3位的病种依次为腮腺良性肿瘤、口腔颌面部间隙感染、牙颌面畸形（图1-84和图1-85）。6个重点病种平均住院日总体下降，舌癌平均住院日最长，先天性唇裂平均住院日最短（图1-86）。平均住院费用总体上升，舌癌平均住院费用最高，口腔颌面部间隙感染平均住院费用最低（图1-87）。

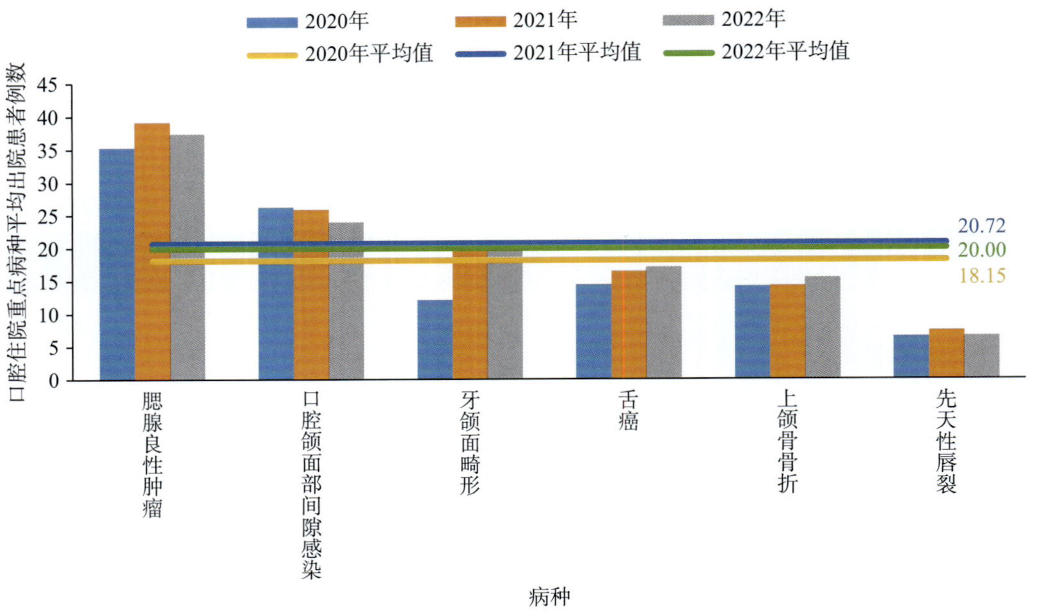


图1-84　2020—2022年511家医疗机构口腔住院6个重点病种平均出院患者例数比较

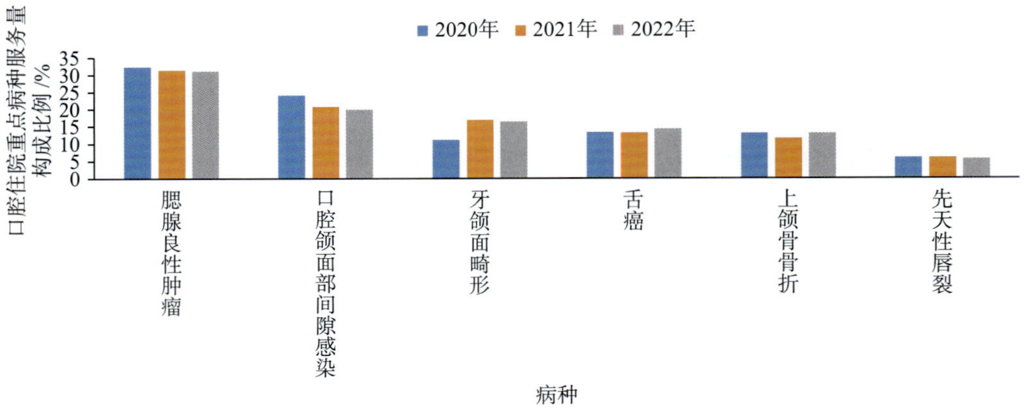


图1-85　2020—2022年511家医疗机构口腔住院6个重点病种服务量构成比例比较

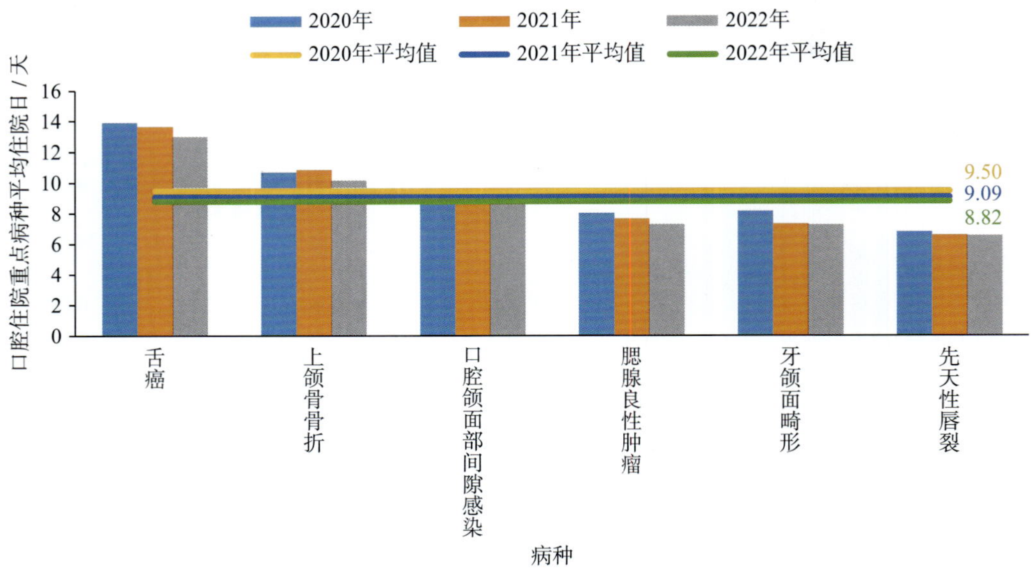


图1-86　2020—2022年511家医疗机构口腔住院6个重点病种平均住院日比较

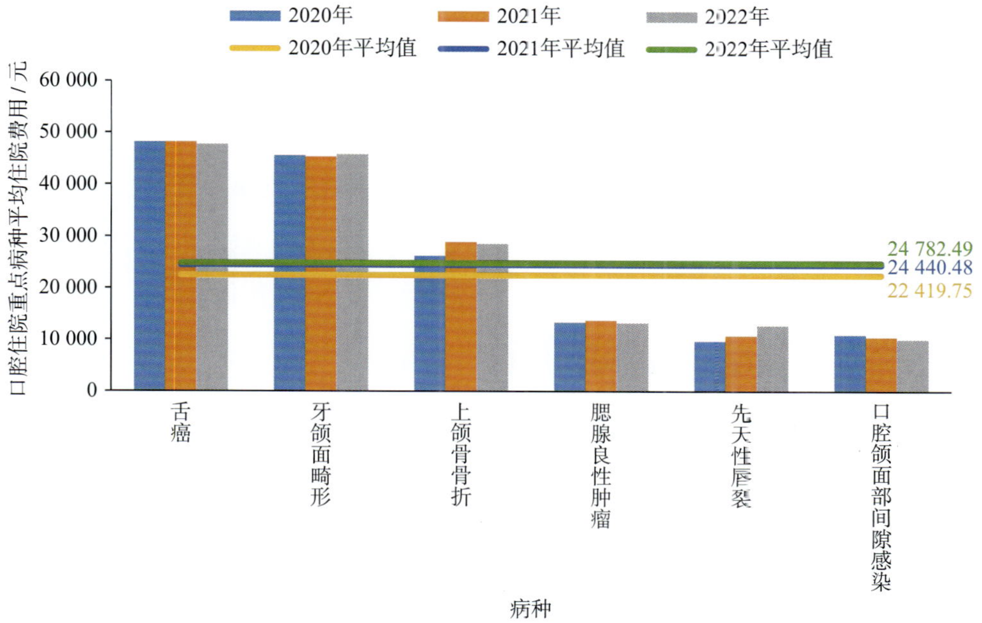


图1-87　2020—2022年511家医疗机构口腔住院6个重点病种平均住院费用比较

**4．住院重点手术及操作相关指标比较**　2020—2022年，511家医疗机构口腔住院7个重点手术及操作平均手术例数总体上升；按照平均手术例数排序，排名前3位的手术及操作依次为腮腺肿物切除＋面神经解剖术、口腔颌面部肿瘤切除整复术、舌癌扩大切除术＋颈淋巴结清扫术（图1-88和图1-89）。7个重点手术及操作平均住院日总体下降，游离腓骨复合组织瓣移植术平均住院日最长，放射性粒子组织间植入术平均住院日最短（图1-90）。7个重点手术及操作平均住院费用总体先升后降，游离腓骨复合组织瓣移植术平均住院费用最高，唇裂修复术平均住院费用最低（图1-91）。

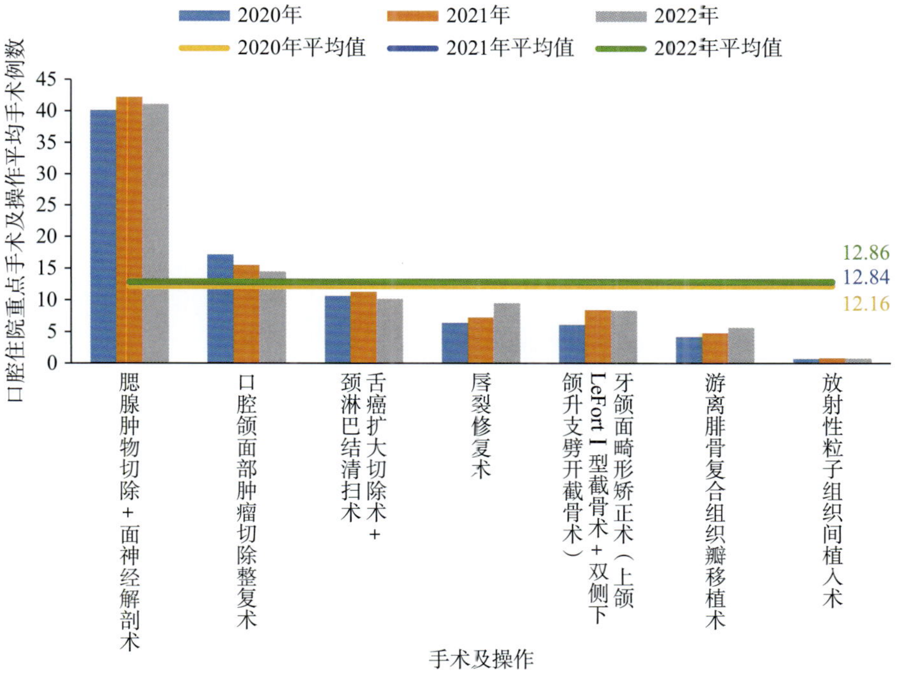


图1-88　2020—2022年511家医疗机构口腔住院7个重点手术及操作平均手术例数比较

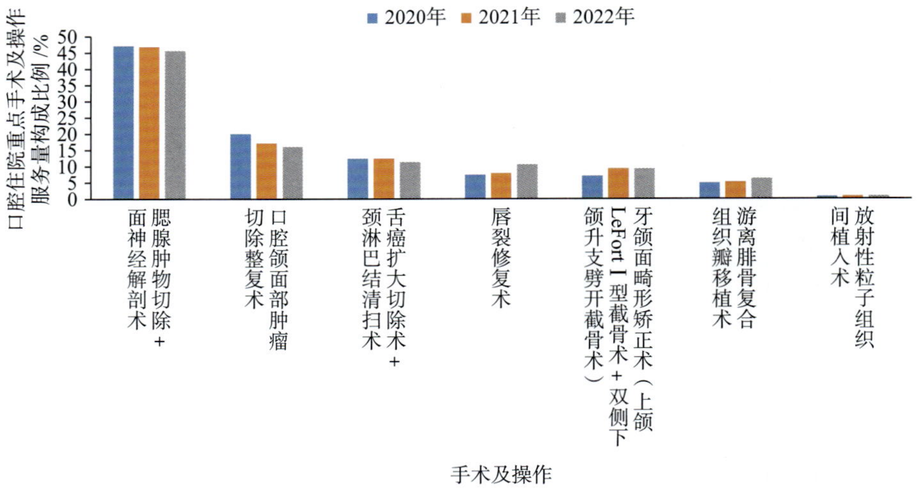


图 1-89　2020—2022 年 511 家医疗机构口腔住院 7 个重点手术及操作服务量构成比例比较

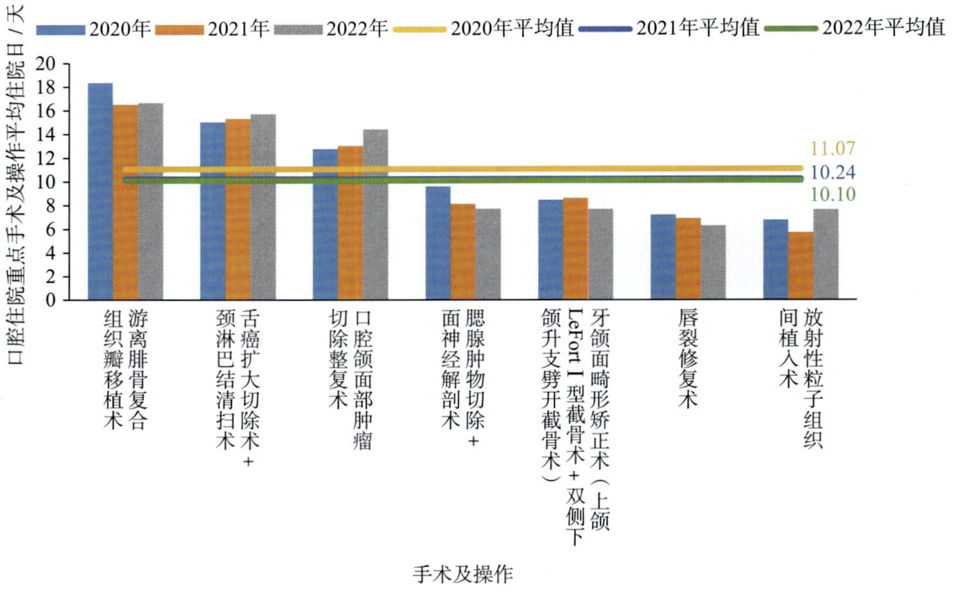


图 1-90　2020—2022 年 511 家医疗机构口腔住院 7 个重点手术及操作平均住院日比较

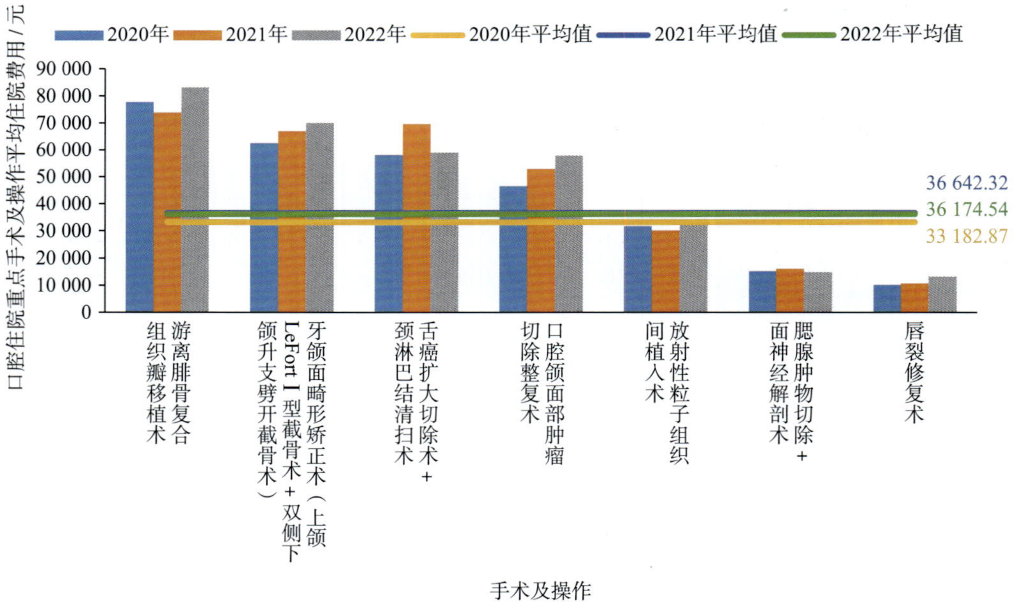


图 1-91　2020—2022 年 511 家医疗机构口腔住院 7 个重点手术及操作平均住院费用比较

**5．住院部分单病种相关指标比较**　2020—2022 年，511 家医疗机构口腔住院 5 大类 12 项单病种相关指标中，腮腺浅叶良性肿瘤术前术后诊断符合率、下颌骨骨折（不含髁突骨折）术后伤口感染发生率 2 项指标数值先升后降，腮腺浅叶良性肿瘤术后面神经麻痹发生率、游离 / 带蒂组织瓣技术在初发口腔鳞状细胞癌手术治疗中的应用率、先天性唇裂术后伤口延期愈合发生率、先天性腭裂术后伤口裂开及穿孔发生率、骨性Ⅲ类错𬌗畸形术后咬合关系与术前设计符合率 5 项指标数值先降后升，腮腺浅叶良性肿瘤术后涎瘘发生率、游离 / 带蒂组织瓣移植成功率、下颌骨骨折（不含髁突骨折）术后咬合紊乱发生率 3 项指标数值下降，T3 / T4 期初发口腔鳞状细胞癌病例构成比例、骨性Ⅲ类错𬌗畸形术后伤口感染发生率 2 项指标数值上升（表 1-28）。

表 1-28　511 家医疗机构口腔住院部分单病种相关指标在不同年份中的平均值比较

| 单病种 | 质控指标 | 2020 年 | 2021 年 | 2022 年 | 平均值 |
|---|---|---|---|---|---|
| 腮腺浅叶良性肿瘤 | 腮腺浅叶良性肿瘤术前术后诊断符合率 /% | 94.74 | 94.77 | 94.00 | 94.50 |
| | 腮腺浅叶良性肿瘤术后面神经麻痹发生率 /% | 6.14 | 5.06 | 7.47 | 6.22 |
| | 腮腺浅叶良性肿瘤术后涎瘘发生率 /% | 5.57 | 3.51 | 3.46 | 4.14 |
| 口腔鳞状细胞癌 | T3 / T4 期初发口腔鳞状细胞癌病例构成比例 /% | 38.42 | 40.02 | 40.30 | 39.60 |
| | 游离 / 带蒂组织瓣技术在初发口腔鳞状细胞癌手术治疗中的应用率 /% | 51.24 | 49.21 | 57.29 | 52.54 |
| | 游离 / 带蒂组织瓣移植成功率 /% | 97.38 | 96.70 | 96.61 | 96.88 |
| 下颌骨骨折（不含髁突骨折） | 下颌骨骨折（不含髁突骨折）术后伤口感染发生率 /% | 1.47 | 1.65 | 1.51 | 1.55 |
| | 下颌骨骨折（不含髁突骨折）术后咬合紊乱发生率 /% | 2.49 | 2.38 | 1.72 | 2.19 |
| 先天性唇腭裂 | 先天性唇裂术后伤口延期愈合发生率 /% | 0.86 | 0.34 | 0.36 | 0.50 |
| | 先天性腭裂术后伤口裂开及穿孔发生率 /% | 1.50 | 1.16 | 1.25 | 1.30 |
| 骨性Ⅲ类错𬌗畸形 | 骨性Ⅲ类错𬌗畸形术后伤口感染发生率 /% | 0.28 | 0.43 | 0.97 | 0.59 |
| | 骨性Ⅲ类错𬌗畸形术后咬合关系与术前设计符合率 /% | 98.68 | 85.92 | 92.59 | 92.35 |

**6．住院临床路径相关指标比较**　2020—2022 年，511 家医疗机构口腔住院临床路径入径率先降后升，完成路径比率先升后降，完成路径出院比率上升（表 1-29）。

表 1-29　511 家医疗机构不同年份口腔住院临床路径相关指标比较

| 质控指标 | 2020 年 | 2021 年 | 2022 年 | 平均值 |
|---|---|---|---|---|
| 临床路径入径率 /% | 33.29 | 33.11 | 34.75 | 33.73 |
| 完成路径比率 /% | 86.13 | 89.65 | 88.16 | 88.08 |
| 完成路径出院比率 /% | 28.67 | 29.69 | 30.64 | 29.71 |

### （三）医院运行管理类指标比较

2020—2022 年，口腔门诊 1 393 家（含住院 511 家）医疗机构中，实际开放床位数（包括加床数据）、实际开放牙椅（口腔综合治疗台）数上升，卫生技术人员占全院员工比例、全院开展优质护理单元比例上升；年门急诊人次先升后降，年急诊人次占门急诊人次比例下降，年门诊手术例数占门诊人次比例先降后升；门急诊每椅位日均接诊人次、床位使用率、床位周转次数、平均每张床位工作日先升后降，出院患者平均住院日下降；每门急诊人次费用上升，每住院人次费用先升后降，门急诊药占比、住院药占比下降（表 1-30）。

表 1-30　门诊 1 393 家（含住院 511 家）医疗机构运行管理类指标在不同年份中的平均值比较

| 分类 | 质控指标 | 2020 年 | 2021 年 | 2022 年 | 平均值 |
|---|---|---|---|---|---|
| 资源配置 | 实际开放床位数（包括加床数据）平均值 / 张 | 19.47 | 19.67 | 19.74 | 19.63 |
| | 实际开放牙椅（口腔综合治疗台）数平均值 / 台 | 22.80 | 24.15 | 25.30 | 24.08 |
| | 全院员工总数平均值 / 人 | 55.23 | 52.19 | 53.93 | 53.69 |
| | 卫生技术人员数平均值 / 人 | 46.57 | 45.48 | 47.06 | 46.36 |
| | 卫生技术人员占全院员工比例 /% | 84.31 | 87.14 | 87.25 | 86.33 |
| | 全院护理单元设置个数平均值 | 2.57 | 2.62 | 2.42 | 2.54 |
| | 全院开展优质护理单元个数平均值 | 2.03 | 2.09 | 1.94 | 2.02 |
| | 全院开展优质护理单元比例 /% | 79.07 | 79.57 | 80.38 | 79.67 |
| 工作负荷 | 年门诊人次平均值 | 37 334.78 | 44 862.69 | 41 753.93 | 41 317.13 |
| | 年急诊人次平均值 | 1 207.62 | 1 298.14 | 1 152.60 | 1 219.45 |
| | 年门急诊人次平均值 | 38 542.39 | 46 160.83 | 42 906.54 | 42 536.59 |
| | 年急诊人次占门急诊人次比例 /% | 3.13 | 2.81 | 2.69 | 2.87 |
| | 年门诊手术例数平均值 | 3 407.31 | 2 818.95 | 3 292.11 | 3 172.79 |
| | 年门诊手术例数占门诊人次比例 /% | 9.13 | 6.28 | 7.88 | 7.68 |
| 工作效率 | 门急诊每椅位日均接诊人次 | 4.99 | 5.56 | 4.96 | 5.17 |
| | 出院患者平均住院日 / 天 | 7.69 | 6.99 | 6.70 | 7.12 |
| | 床位使用率 /% | 65.36 | 67.11 | 62.88 | 65.14 |
| | 床位周转次数 | 31.03 | 35.30 | 34.36 | 33.53 |
| | 平均每张床位工作日 / 天 | 238.58 | 244.95 | 229.52 | 237.77 |
| 患者负担 | 每门急诊人次费用 / 元 | 488.22 | 535.44 | 537.27 | 522.07 |
| | 其中的药费 / 元 | 16.86 | 16.11 | 15.81 | 16.23 |
| | 门急诊药占比 /% | 3.45 | 3.01 | 2.94 | 3.11 |
| | 每住院人次费用 / 元 | 13 517.95 | 14 522.02 | 14 042.54 | 14 052.20 |
| | 其中的药费 / 元 | 2 165.58 | 2 308.45 | 2 087.01 | 2 189.24 |
| | 住院药占比 /% | 16.02 | 15.90 | 14.86 | 15.58 |

# 第二章

# 各省、区、市医疗质控报告口腔专业部分

## 一、安徽省

### （一）口腔门诊工作量统计

**1．重点病种工作量统计** 在安徽省的 82 家医疗机构中，2022 年门诊共治疗 10 个重点病种患者 774 110 人次。按照平均就诊人次排序，排名前 5 位的病种依次为下颌阻生第三磨牙、慢性牙周炎、慢性根尖周炎、错䶮畸形、急性牙髓炎（表 2-1，图 2-1）。

表 2-1　2022 年安徽省口腔门诊 10 个重点病种在不同医疗机构中的平均就诊人次比较

| 重点病种 | 三级 | | 二级 | | 二级以下 | | 平均值（82 家） |
|---|---|---|---|---|---|---|---|
| | 公立（2 家） | 民营（1 家） | 公立（14 家） | 民营（8 家） | 公立（46 家） | 民营（11 家） | |
| 下颌阻生第三磨牙 | 21 712.00 | 1 453.00 | 3 127.14 | 867.63 | 1 187.43 | 339.55 | 1 877.50 |
| 慢性牙周炎 | 28 158.50 | 1 847.00 | 2 000.07 | 495.38 | 671.33 | 233.18 | 1 507.00 |
| 慢性根尖周炎 | 12 716.50 | 864.00 | 2 333.50 | 778.88 | 1 039.52 | 549.27 | 1 451.91 |
| 错䶮畸形 | 16 882.50 | 1 503.00 | 2 553.79 | 830.75 | 615.54 | 184.09 | 1 317.16 |
| 急性牙髓炎 | 5 595.50 | 2 740.00 | 1 851.79 | 819.25 | 1 201.13 | 499.91 | 1 306.84 |
| 牙列缺损 | 22 430.00 | 4 335.00 | 1 438.00 | 501.88 | 612.00 | 313.64 | 1 279.80 |
| 颞下颌关节紊乱病 | 1 198.50 | 10.00 | 484.43 | 120.50 | 130.48 | 41.27 | 202.55 |
| 牙列缺失 | 1 216.50 | 3 525.00 | 258.79 | 216.25 | 91.74 | 94.27 | 202.05 |
| 年轻恒牙牙外伤 | 1 228.50 | 10.00 | 387.93 | 28.88 | 117.39 | 74.00 | 174.91 |
| 口腔扁平苔藓 | 512.00 | 3.00 | 493.07 | 6.38 | 37.93 | 15.09 | 120.63 |
| 合计 | 111 650.50 | 16 290.00 | 14 928.50 | 4 665.75 | 5 704.50 | 2 344.27 | 9 440.37 |

注：根据门急诊实际开放牙椅数，参照口腔专科医疗机构门急诊牙椅数标准对所有医疗机构进行重新分类，其中牙椅 50 台以上比照三级分析，牙椅 20 ~ 59 台比照二级分析，牙椅 3 ~ 19 台比照二级以下分析。

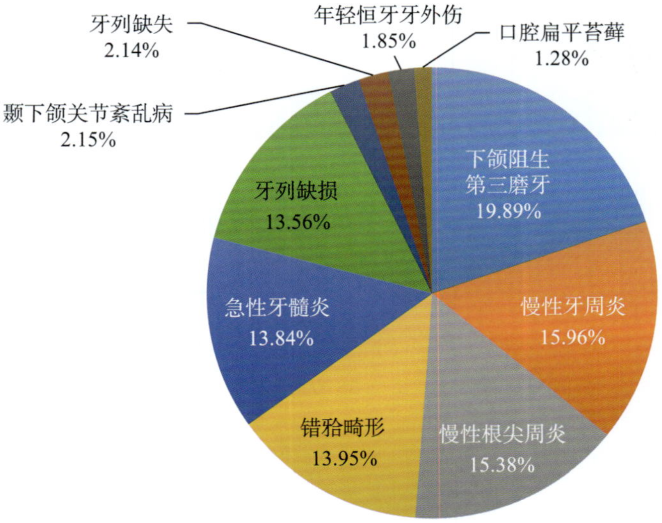


图 2-1　2022 年安徽省口腔门诊 10 个重点病种患者人次构成比

**2. 重点技术工作量统计**　在安徽省的 82 家医疗机构中，2022 年门诊 9 个重点技术患者服务总量 926 193 人次。按照平均就诊人次排序，排名前 5 位的技术依次为根管治疗术、错㖞畸形矫治术、阻生牙拔除术、牙周洁治术、烤瓷冠修复技术（表 2-2，图 2-2）。

表 2-2　2022 年安徽省口腔门诊 9 个重点技术在不同医疗机构中的平均就诊人次比较

| 重点技术 | 三级 | | 二级 | | 二级以下 | | 平均值（82 家） |
|---|---|---|---|---|---|---|---|
| | 公立（2 家） | 民营（1 家） | 公立（14 家） | 民营（8 家） | 公立（46 家） | 民营（11 家） | |
| 根管治疗术 | 53 295.00 | 2 880.00 | 5 388.07 | 1 409.38 | 1 866.13 | 733.27 | 3 537.63 |
| 错㖞畸形矫治术 | 64 183.50 | 1 047.00 | 3 165.36 | 586.88 | 511.13 | 66.73 | 2 471.59 |
| 阻生牙拔除术 | 24 121.00 | 2 469.00 | 2 444.93 | 822.38 | 1 166.46 | 252.18 | 1 804.27 |
| 牙周洁治术 | 22 370.00 | 4 324.00 | 1 885.86 | 2 423.88 | 672.83 | 289.82 | 1 573.11 |
| 烤瓷冠修复技术 | 4 023.00 | 1 836.00 | 1 137.86 | 164.50 | 476.48 | 344.09 | 644.28 |
| 慢性牙周炎系统治疗 | 9 994.00 | 1 478.00 | 955.79 | 202.50 | 88.57 | 58.55 | 502.26 |
| 可摘局部义齿修复技术 | 4 724.50 | 495.00 | 866.93 | 174.13 | 229.04 | 164.27 | 436.79 |
| 种植体植入术 | 7 093.00 | 899.00 | 222.50 | 109.38 | 38.15 | 36.36 | 258.90 |
| 全口义齿修复技术 | 301.00 | 165.00 | 112.86 | 43.25 | 50.41 | 37.91 | 66.21 |
| 合计 | 190 105.00 | 15 593.00 | 16 180.14 | 5 936.25 | 5 099.20 | 1 983.18 | 11 295.04 |

注：根据门急诊实际开放牙椅数，参照口腔专科医疗机构门急诊牙椅数标准对所有医疗机构进行重新分类，其中牙椅 60 台以上比照三级分析，牙椅 20～59 台比照二级分析，牙椅 3～19 台比照二级以下分析。

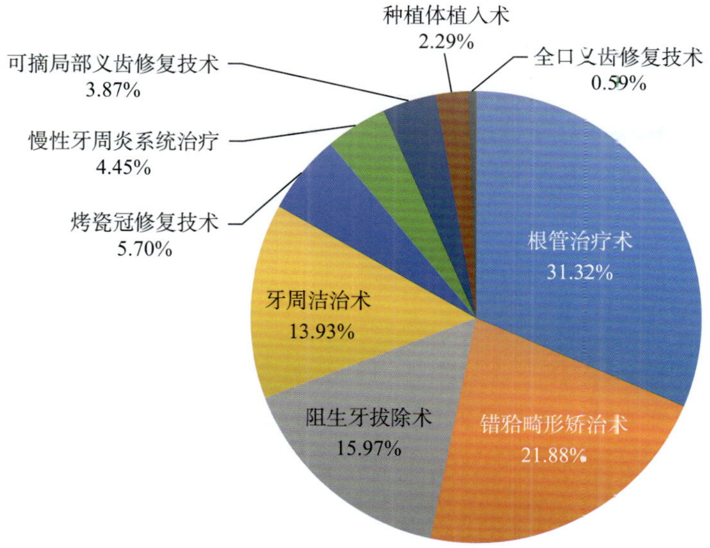


图 2-2　2022 年安徽省口腔门诊 9 个重点技术患者人次构成比

**3. 口腔门诊部分单病种相关指标**　在安徽省的 82 家医疗机构中，口腔门诊根管治疗 5 项单病种相关指标数据如表 2-3 所示。

表 2-3　2022 年安徽省口腔门诊部分单病种相关指标在不同医疗机构中的平均值比较

| 质控指标 | 三级 | | 二级 | | 二级以下 | | 平均值（82 家） |
|---|---|---|---|---|---|---|---|
| | 公立（2 家） | 民营（1 家） | 公立（14 家） | 民营（8 家） | 公立（46 家） | 民营（11 家） | |
| 根管治疗患牙术前拍摄 X 线根尖片的百分比 /% | 87.66 | 100.00 | 96.46 | 99.76 | 86.52 | 86.96 | 90.56 |
| 根管再治疗患牙术前拍摄 X 线根尖片的百分比 /% | 99.68 | 100.00 | 99.48 | 100.00 | 92.21 | 96.92 | 97.33 |
| 橡皮障隔离术在根管治疗中的使用率 /% | 35.97 | 74.29 | 37.36 | 57.58 | 20.24 | 17.60 | 33.02 |
| 根管治疗患牙根管充填临床合格率 /% | 94.79 | 92.64 | 96.38 | 97.56 | 88.87 | 92.07 | 92.89 |
| 根管再治疗患牙根管充填临床合格率 /% | 89.72 | 95.07 | 88.13 | 96.45 | 90.49 | 69.99 | 88.64 |

## （二）口腔住院医疗质量数据统计

**1. 重点病种数据统计**　在安徽省的 47 家医疗机构中，2022 年住院共治疗 6 个重点病种患者 2 552 例。按照平均出院患者例数排序，排名前 3 位的病种依次为腮腺良性肿瘤、口腔颌面部间隙感染、上颌骨骨折。其中舌癌平均住院日最长，牙颌面畸形平均住院日最短；舌癌平均住院费用最高，口腔颌面部间隙感染平均住院费用最低（表 2-4）。

表 2-4　2022 年安徽省口腔住院 6 个重点病种的 3 项质控指标平均值比较

| 重点病种 | 平均出院患者例数 | 平均住院日 / 天 | 平均住院费用 / 元 |
|---|---|---|---|
| 腮腺良性肿瘤 | 18.00 | 8.79 | 9 852.03 |
| 口腔颌面部间隙感染 | 17.11 | 8.00 | 5 992.50 |

续表

| 重点病种 | 平均出院患者例数 | 平均住院日 / 天 | 平均住院费用 / 元 |
|---|---|---|---|
| 上颌骨骨折 | 11.26 | 11.37 | 21 352.10 |
| 舌癌 | 6.55 | 15.32 | 25 460.16 |
| 牙颌面畸形 | 0.83 | 6.88 | 8 259.05 |
| 先天性唇裂 | 0.55 | 7.58 | 6 416.43 |

**2. 重点手术及操作数据统计** 在安徽省的 47 家医疗机构中，2022 年住院 7 个重点手术及操作共治疗患者 1 503 例。按照平均手术例数排序，排名前 3 位的手术及操作依次为腮腺肿物切除 + 面神经解剖术、口腔颌面部肿瘤切除整复术、舌癌扩大切除术 + 颈淋巴结清扫术。其中游离腓骨复合组织瓣移植术平均住院日最长，唇裂修复术平均住院日最短；游离腓骨复合组织瓣移植术平均住院费用最高，唇裂修复术平均住院费用最低（表 2-5）。

表 2-5 2022 年安徽省口腔住院 7 个重点手术及操作的 3 项质控指标平均值比较

| 重点手术及操作 | 平均手术例数 | 平均住院日 / 天 | 平均住院费用 / 元 |
|---|---|---|---|
| 腮腺肿物切除 + 面神经解剖术 | 19.53 | 9.05 | 9 744.10 |
| 口腔颌面部肿瘤切除整复术 | 6.21 | 8.56 | 13 328.70 |
| 舌癌扩大切除术 + 颈淋巴结清扫术 | 4.70 | 17.63 | 29 827.71 |
| 游离腓骨复合组织瓣移植术 | 0.74 | 22.24 | 68 679.38 |
| 唇裂修复术 | 0.53 | 6.56 | 5 452.46 |
| 放射性粒子组织间植入术 | 0.15 | 7.57 | 32 319.26 |
| 牙颌面畸形矫正术（上颌 LeFort Ⅰ型截骨术 + 双侧下颌升支劈开截骨术） | 0.11 | 10.20 | 32 217.24 |

**3. 口腔住院部分单病种相关指标** 在安徽省的 47 家医疗机构中，口腔住院 5 大类 12 项单病种相关指标数据如表 2-6 所示。

表 2-6 2022 年安徽省口腔住院部分单病种相关指标的平均值比较

| 单病种 | 质控指标 | 平均值 |
|---|---|---|
| 腮腺浅叶良性肿瘤 | 腮腺浅叶良性肿瘤术前术后诊断符合率 /% | 95.29 |
| | 腮腺浅叶良性肿瘤术后面神经麻痹发生率 /% | 4.73 |
| | 腮腺浅叶良性肿瘤术后涎瘘发生率 /% | 2.43 |
| 口腔鳞状细胞癌 | T3 / T4 期初发口腔鳞状细胞癌病例构成比例 /% | 43.33 |
| | 游离 / 带蒂组织瓣技术在初发口腔鳞状细胞癌手术治疗中的应用率 /% | 39.00 |
| | 游离 / 带蒂组织瓣移植成功率 /% | 93.51 |

续表

| 单病种 | 质控指标 | 平均值 |
|---|---|---|
| 下颌骨骨折（不含髁突骨折） | 下颌骨骨折（不含髁突骨折）术后伤口感染发生率 /% | 1.24 |
| | 下颌骨骨折（不含髁突骨折）术后咬合紊乱发生率 /% | 1.65 |
| 先天性唇腭裂 | 先天性唇裂术后伤口延期愈合发生率 /% | 0.00 |
| | 先天性腭裂术后伤口裂开及穿孔发生率 /% | 2.94 |
| 骨性Ⅲ类错殆畸形 | 骨性Ⅲ类错殆畸形术后伤口感染发生率 /% | 0.00 |
| | 骨性Ⅲ类错殆畸形术后咬合关系与术前设计符合率 /% | 100.00 |

## （三）2020—2022 年医疗质量数据比较

**1．口腔门诊医疗质量数据比较**

（1）门诊重点病种相关指标比较：2020—2022 年，安徽省 30 家医疗机构口腔门诊 10 个重点病种平均就诊人次总体先升后降。按照平均就诊人次排序，排名前 5 位的病种依次为下颌阻生第三磨牙、慢性牙周炎、慢性根尖周炎、错殆畸形、牙列缺损（图 2-3、图 2-4）。

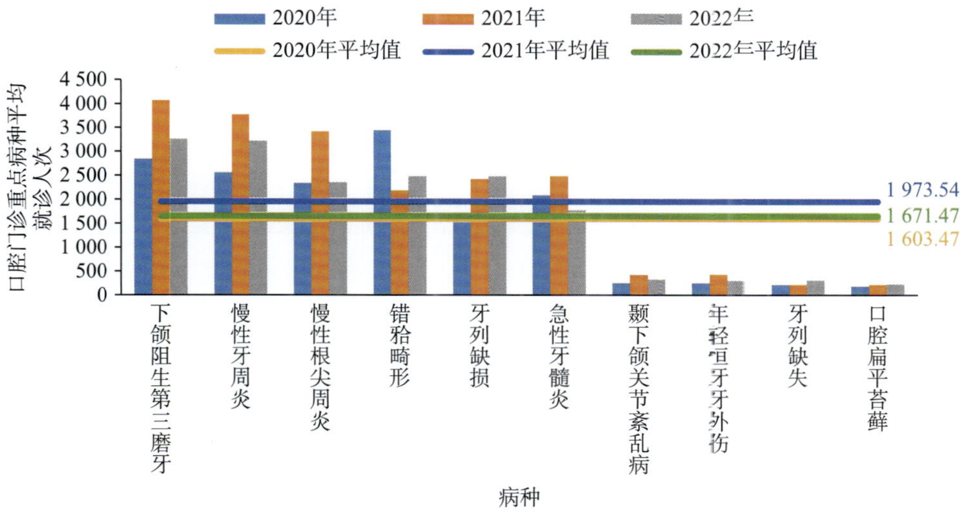


图 2-3 2020—2022 年安徽省 30 家医疗机构口腔门诊 10 个重点病种平均就诊人次比较

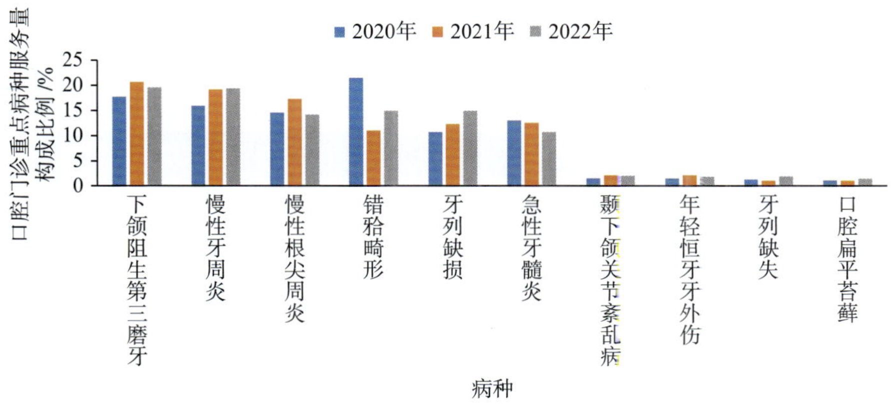


图 2-4 2020—2022 年安徽省 30 家医疗机构口腔门诊 10 个重点病种服务量构成比例比较

（2）门诊重点技术相关指标比较：2020—2022 年，安徽省 30 家医疗机构口腔门诊 9 个重点技术平均就诊人次总体先升后降。按照平均就诊人次排序，排名前 5 位的技术依次为根管治疗术、错㿻畸形矫治术、阻生牙拔除术、牙周洁治术、慢性牙周炎系统治疗（图 2-5、图 2-6）。

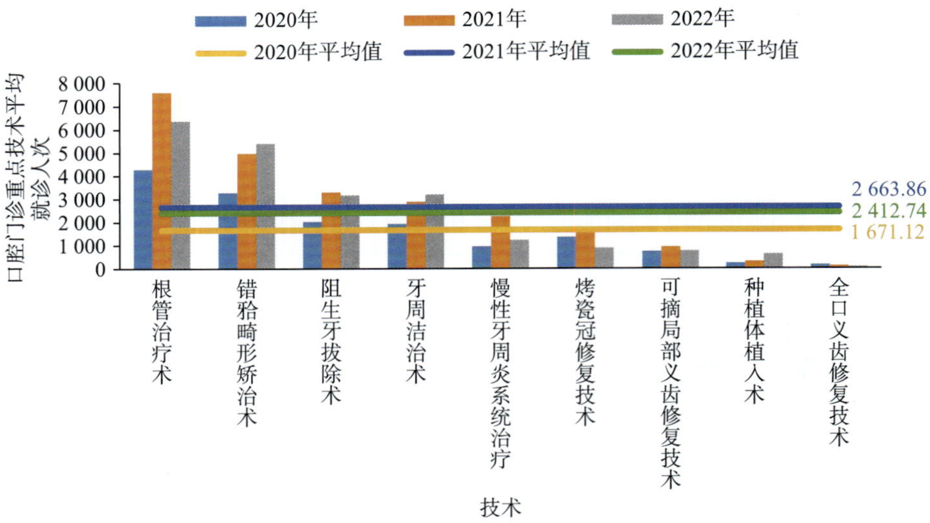


图 2-5　2020—2022 年安徽省 30 家医疗机构口腔门诊 9 个重点技术平均就诊人次比较

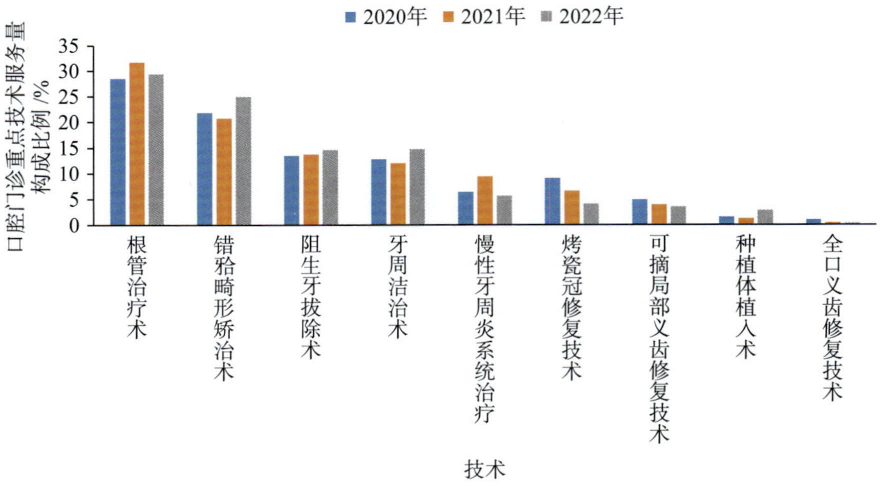


图 2-6　2020—2022 年安徽省 30 家医疗机构口腔门诊 9 个重点技术服务量构成比例比较

（3）门诊部分单病种相关指标比较：2020—2022 年，安徽省 30 家医疗机构口腔门诊根管治疗 5 项单病种相关指标数据如表 2-7 所示。

表 2-7　安徽省 30 家医疗机构口腔门诊部分单病种相关指标在不同年份中的平均值比较

| 质控指标 | 2020 年 | 2021 年 | 2022 年 | 平均值 |
|---|---|---|---|---|
| 根管治疗患牙术前拍摄 X 线根尖片的百分比 /% | 94.74 | 95.11 | 93.18 | 94.37 |
| 根管再治疗患牙术前拍摄 X 线根尖片的百分比 /% | 97.99 | 95.99 | 99.44 | 97.89 |
| 橡皮障隔离术在根管治疗中的使用率 /% | 37.57 | 44.91 | 36.74 | 39.92 |
| 根管治疗患牙根管充填临床合格率 /% | 96.11 | 93.80 | 95.41 | 95.04 |
| 根管再治疗患牙根管充填临床合格率 /% | 93.32 | 93.24 | 88.07 | 91.62 |

**2．口腔住院医疗质量数据比较**

（1）住院重点病种相关指标比较：2020—2022 年，安徽省 20 家医疗机构口腔住院 6 个重点病种平均出院患者例数总体先降后升；按照平均出院患者例数排序，排名前 3 位的病种依次为腮腺良性肿瘤、口腔颌面部间隙感染、上颌骨骨折（图 2-7 和图 2-8）。平均住院日总体先降后升，舌癌平均住院日最长，先天性唇裂平均住院日最短（图 2-9）。平均住院费用总体先降后升，舌癌平均住院费用最高，先天性唇裂平均住院费用最低（图 2-10）。

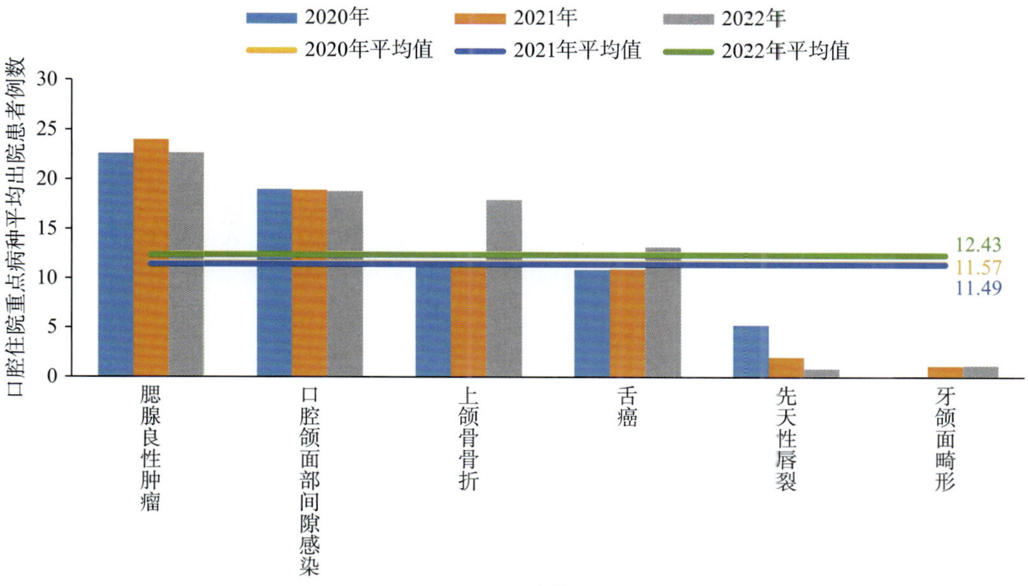


图 2-7　2020—2022 年安徽省 20 家医疗机构口腔住院 6 个重点病种平均出院患者例数比较

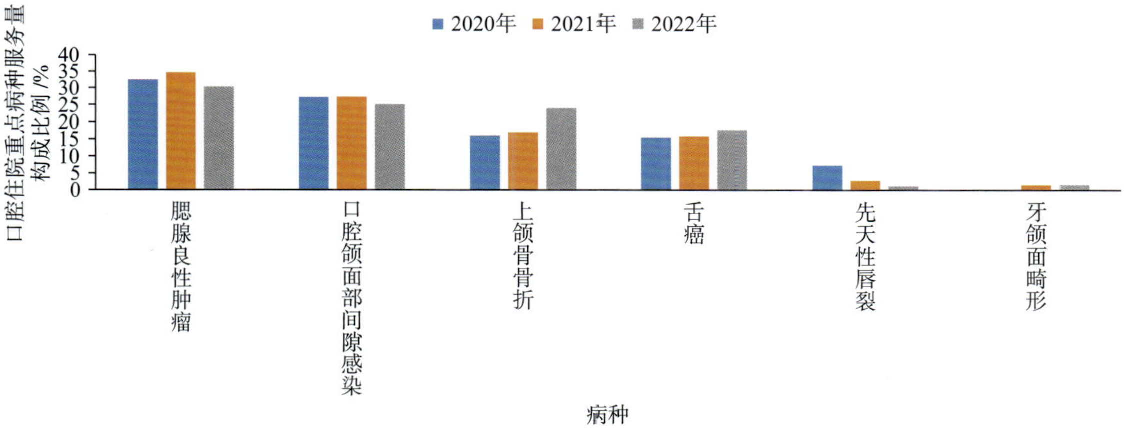


图 2-8　2020—2022 年安徽省 20 家医疗机构口腔住院 6 个重点病种服务量构成比例比较

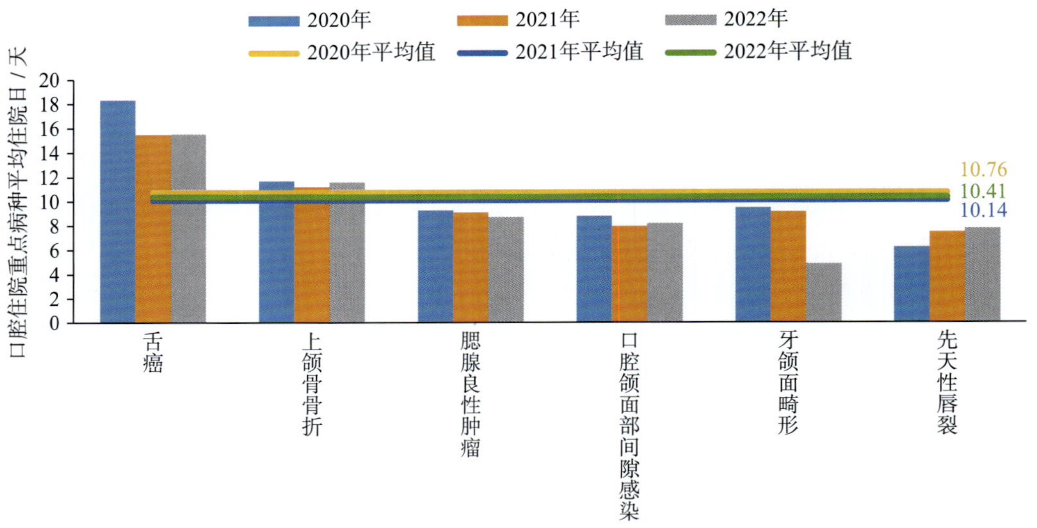


图 2-9　2020—2022 年安徽省 20 家医疗机构口腔住院 6 个重点病种平均住院日比较

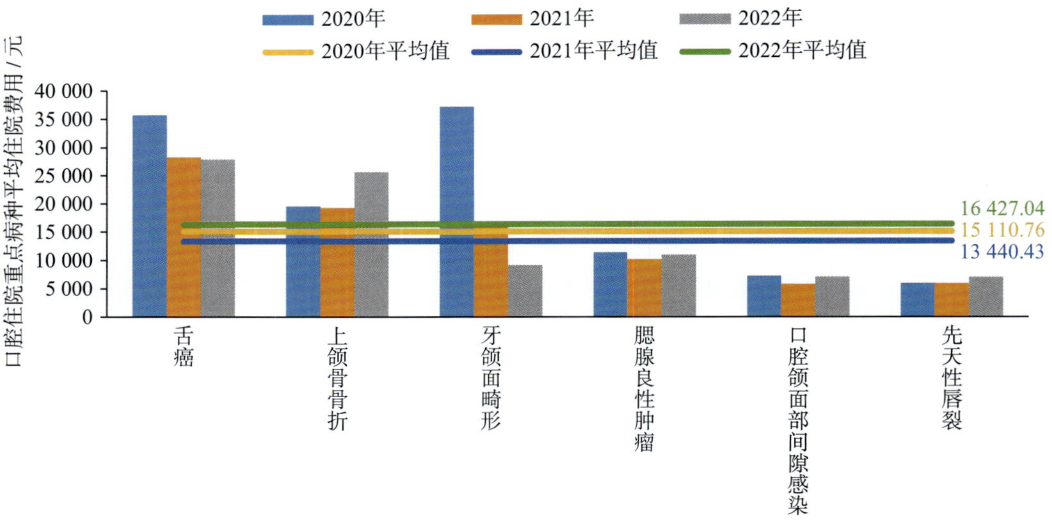


图 2-10　2020—2022 年安徽省 20 家医疗机构口腔住院 6 个重点病种平均住院费用比较

（2）住院重点手术及操作相关指标比较：2020—2022 年，安徽省 20 家医疗机构口腔住院 7 个重点手术及操作平均手术例数总体上升；按照平均手术例数排序，排名前 3 位的手术及操作依次为腮腺肿物切除 + 面神经解剖术、舌癌扩大切除术 + 颈淋巴结清扫术、口腔颌面部肿瘤切除整复术（图 2-11 和图 2-12）。平均住院日总体下降，游离腓骨复合组织瓣移植术平均住院日最长，唇裂修复术平均住院日最短（图 2-13）。平均住院费用总体先降后升，游离腓骨复合组织瓣移植术平均住院费用最高，唇裂修复术平均住院费用最低（图 2-14）。

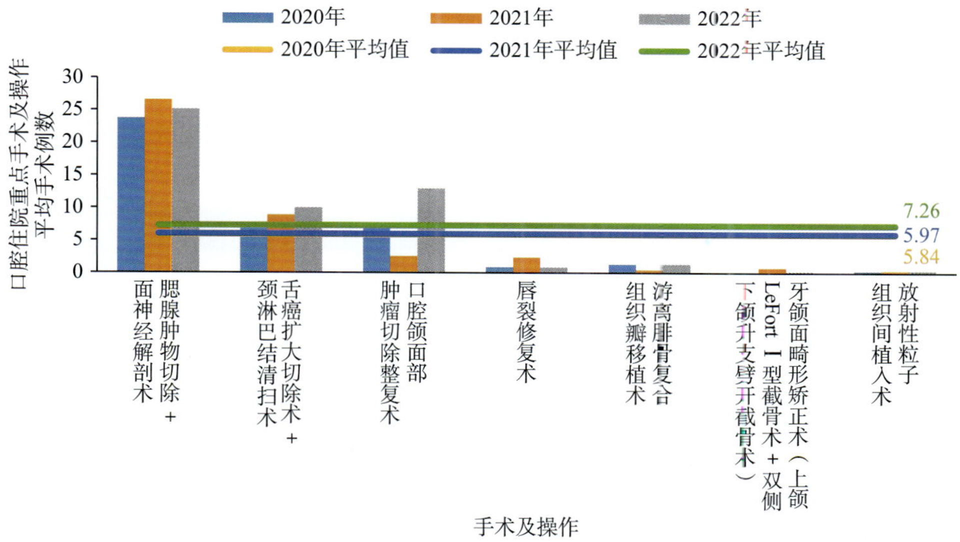


图 2-11　2020—2022 年安徽省 20 家医疗机构口腔住院 7 个重点手术及操作平均手术例数比较

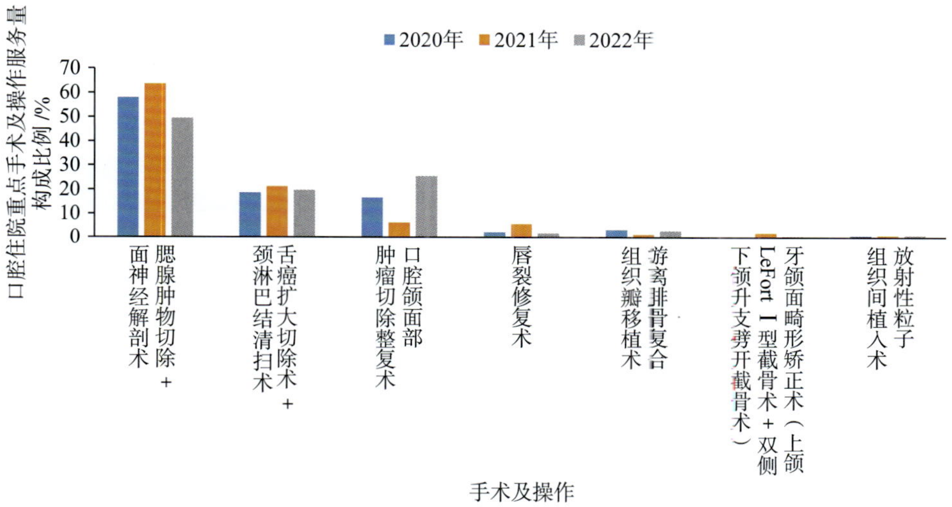


图 2-12　2020—2022 年安徽省 20 家医疗机构口腔住院 7 个重点手术及操作服务量构成比例比较

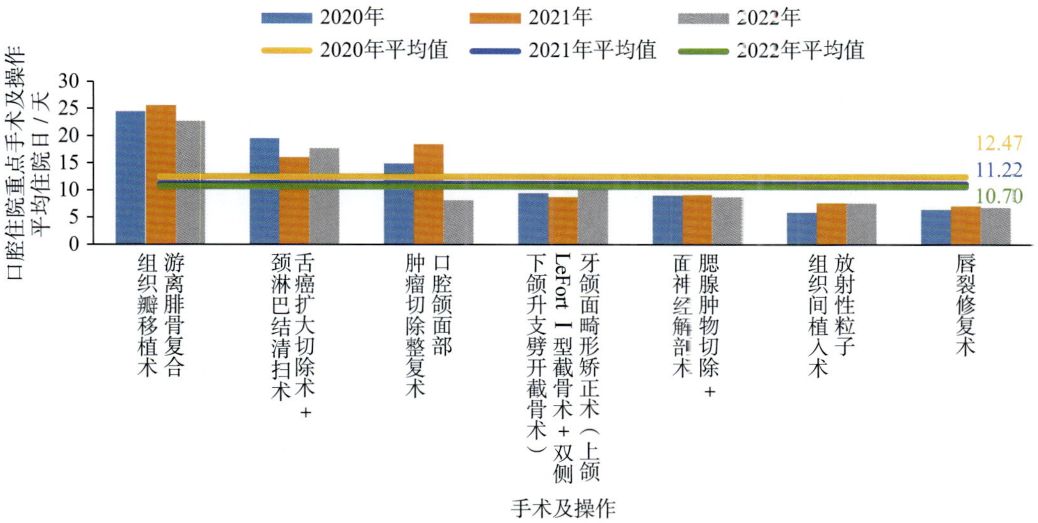


图 2-13　2020—2022 年安徽省 20 家医疗机构口腔住院 7 个重点手术及操作平均住院日比较

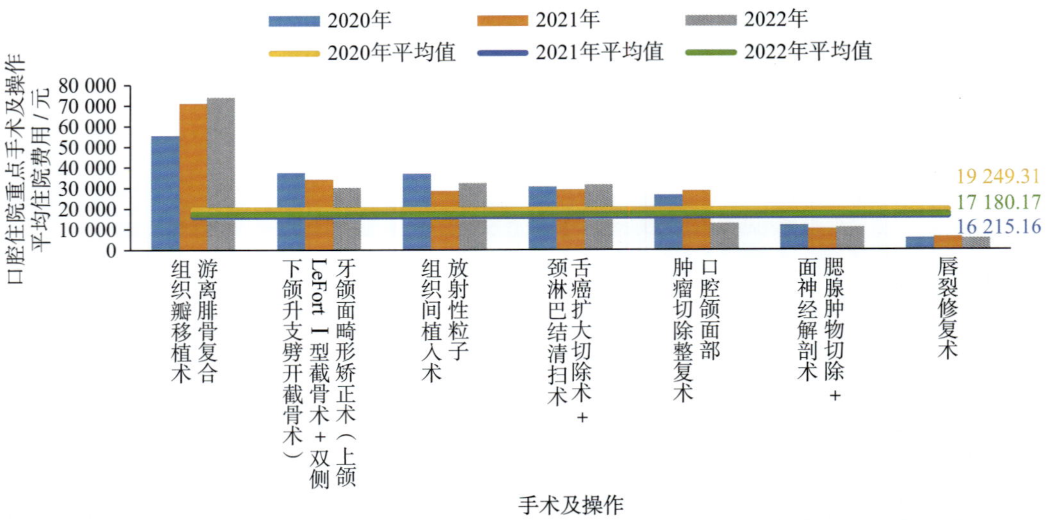


图 2-14　2020—2022 年安徽省 20 家医疗机构口腔住院 7 个重点手术及操作平均住院费用比较

（3）住院部分单病种相关指标比较：2020—2022 年，安徽省 20 家医疗机构口腔住院 5 大类 12 项单病种相关指标数据如表 2-8 所示。

表 2-8　安徽省 20 家医疗机构口腔住院部分单病种相关指标在不同年份中的平均值比较

| 单病种 | 质控指标 | 2020 年 | 2021 年 | 2022 年 | 平均值 |
|---|---|---|---|---|---|
| 腮腺浅叶良性肿瘤 | 腮腺浅叶良性肿瘤术前术后诊断符合率 /% | 92.43 | 97.22 | 96.33 | 95.38 |
| | 腮腺浅叶良性肿瘤术后面神经麻痹发生率 /% | 6.11 | 5.00 | 4.37 | 5.10 |
| | 腮腺浅叶良性肿瘤术后涎瘘发生率 /% | 3.05 | 3.41 | 2.91 | 3.12 |
| 口腔鳞状细胞癌 | T3 / T4 期初发口腔鳞状细胞癌病例构成比例 /% | 23.38 | 48.83 | 43.76 | 38.86 |
| | 游离 / 带蒂组织瓣技术在初发口腔鳞状细胞癌手术治疗中的应用率 /% | 50.61 | 60.53 | 37.93 | 49.84 |
| | 游离 / 带蒂组织瓣移植成功率 /% | 93.52 | 87.21 | 93.38 | 91.49 |
| 下颌骨骨折（不含髁突骨折） | 下颌骨骨折（不含髁突骨折）术后伤口感染发生率 /% | 0.51 | 1.24 | 1.68 | 1.22 |
| | 下颌骨骨折（不含髁突骨折）术后咬合紊乱发生率 /% | 7.61 | 8.67 | 2.35 | 6.11 |
| 先天性唇腭裂 | 先天性唇裂术后伤口延期愈合发生率 /% | 0.00 | 0.00 | 0.00 | 0.00 |
| | 先天性腭裂术后伤口裂开及穿孔发生率 /% | 2.63 | 0.00 | 0.00 | 1.03 |
| 骨性Ⅲ类错𬌗畸形 | 骨性Ⅲ类错𬌗畸形术后伤口感染发生率 /% | 0.00 | 0.00 | 0.00 | 0.00 |
| | 骨性Ⅲ类错𬌗畸形术后咬合关系与术前设计符合率 /% | 100.00 | 100.00 | 100.00 | 100.00 |

# 二、北京市

## （一）口腔门诊工作量统计

**1. 重点病种工作量统计**　在北京市的 67 家医疗机构中，2022 年门诊共治疗 10 个重点病种患者 1 998 580 人次。按照平均就诊人次排序，排名前 5 位的病种依次为慢性牙周炎、下颌阻生第三磨牙、牙列缺损、慢性根尖周炎、错㖞畸形（表 2-9，图 2-15）。

表 2-9　2022 年北京市口腔门诊 10 个重点病种在不同医疗机构中的平均就诊人次比较

| 重点病种 | 三级 | | 二级 | | 二级以下 | | 平均值（67 家） |
|---|---|---|---|---|---|---|---|
| | 公立（4 家） | 民营（2 家） | 公立（17 家） | 民营（3 家） | 公立（39 家） | 民营（2 家） | |
| 慢性牙周炎 | 103 538.50 | 11 136.00 | 8 733.18 | 8 768.00 | 2 447.82 | 5 313.50 | 10 705.76 |
| 下颌阻生第三磨牙 | 42 854.50 | 5 834.00 | 5 215.82 | 922.33 | 961.46 | 1 301.50 | 4 695.85 |
| 牙列缺损 | 51 861.50 | 3 940.00 | 2 677.59 | 4 288.00 | 881.74 | 588.00 | 4 616.01 |
| 慢性根尖周炎 | 25 770.25 | 6 091.00 | 5 013.76 | 1 163.67 | 2 375.36 | 1 300.50 | 4 466.09 |
| 错㖞畸形 | 31 820.50 | 970.00 | 1 791.88 | 1 299.00 | 495.26 | 406.50 | 2 741.93 |
| 急性牙髓炎 | 3 633.50 | 742.00 | 2 015.06 | 393.67 | 901.69 | 2 140.50 | 1 356.75 |
| 牙列缺失 | 2 588.50 | 1 068.00 | 394.65 | 3 236.00 | 168.82 | 123.50 | 533.40 |
| 口腔扁平苔藓 | 4 146.75 | 0.50 | 207.06 | 11.00 | 27.00 | 22.50 | 317.00 |
| 颞下颌关节紊乱病 | 1 128.50 | 1 234.50 | 420.71 | 180.33 | 98.67 | 180.00 | 281.85 |
| 年轻恒牙牙外伤 | 635.25 | 28.50 | 111.88 | 19.67 | 72.67 | 153.00 | 114.91 |
| 合计 | 267 977.75 | 31 044.50 | 26 581.59 | 20 281.67 | 8 430.49 | 11 529.50 | 29 829.55 |

注：根据门急诊实际开放牙椅数，参照口腔专科医疗机构门急诊牙椅数标准对所有医疗机构进行重新分类，其中牙椅 60 台以上比照三级分析，牙椅 20～59 台比照二级分析，牙椅 3～19 台比照二级以下分析。

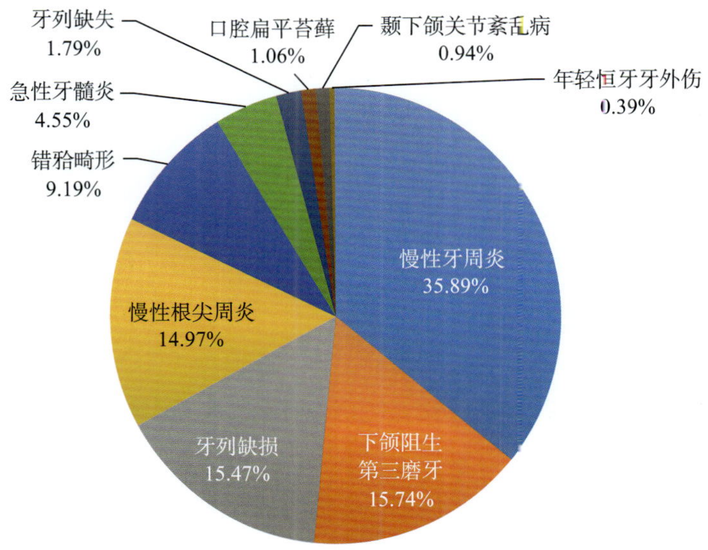


图 2-15　2022 年北京市口腔门诊 10 个重点病种患者人次构成比

**2．重点技术工作量统计**　在北京市的 67 家医疗机构中，2022 年门诊 9 个重点技术患者服务总量 1 656 612 人次。按照平均就诊人次排序，排名前 5 位的技术依次为根管治疗术、阻生牙拔除术、牙周洁治术、错𬌗畸形矫治术、慢性牙周炎系统治疗（表 2-10，图 2-16）。

表 2-10　2022 年北京市口腔门诊 9 个重点技术在不同医疗机构中的平均就诊人次比较

| 重点技术 | 三级 | | 二级 | | 二级以下 | | 平均值（67 家） |
|---|---|---|---|---|---|---|---|
| | 公立（4 家） | 民营（2 家） | 公立（17 家） | 民营（3 家） | 公立（39 家） | 民营（2 家） | |
| 根管治疗术 | 26 512.75 | 10 099.50 | 8 758.76 | 4 832.33 | 4 072.10 | 2 724.50 | 6 774.73 |
| 阻生牙拔除术 | 41 252.50 | 4 978.50 | 5 229.88 | 1 153.33 | 1 097.74 | 1 200.50 | 4 664.90 |
| 牙周洁治术 | 35 331.50 | 7 414.00 | 4 342.24 | 2 137.67 | 1 402.59 | 3 011.50 | 4 434.46 |
| 错𬌗畸形矫治术 | 29 400.75 | 14 334.00 | 2 196.00 | 1 295.00 | 413.74 | 305.50 | 3 048.28 |
| 慢性牙周炎系统治疗 | 25 275.75 | 2 001.00 | 2 561.47 | 6 593.67 | 401.90 | 148.00 | 2 752.25 |
| 烤瓷冠修复技术 | 4 349.25 | 2 401.00 | 3 321.71 | 752.00 | 402.59 | 433.50 | 1 455.10 |
| 种植体植入术 | 5 290.75 | 1 347.50 | 290.29 | 6 465.67 | 42.33 | 103.50 | 746.99 |
| 可摘局部义齿修复技术 | 2 851.50 | 533.50 | 1 118.59 | 444.33 | 312.41 | 224.00 | 678.42 |
| 全口义齿修复技术 | 556.25 | 175.00 | 224.41 | 516.33 | 82.92 | 122.50 | 170.42 |
| 合计 | 170 821.00 | 43 284.00 | 28 043.35 | 24 190.33 | 8 228.33 | 8 273.50 | 24 725.55 |

注：根据门急诊实际开放牙椅数，参照口腔专科医疗机构门急诊牙椅数标准对所有医疗机构进行重新分类，其中牙椅 60 台以上比照三级分析，牙椅 20～59 台比照二级分析，牙椅 3～19 台比照二级以下分析。

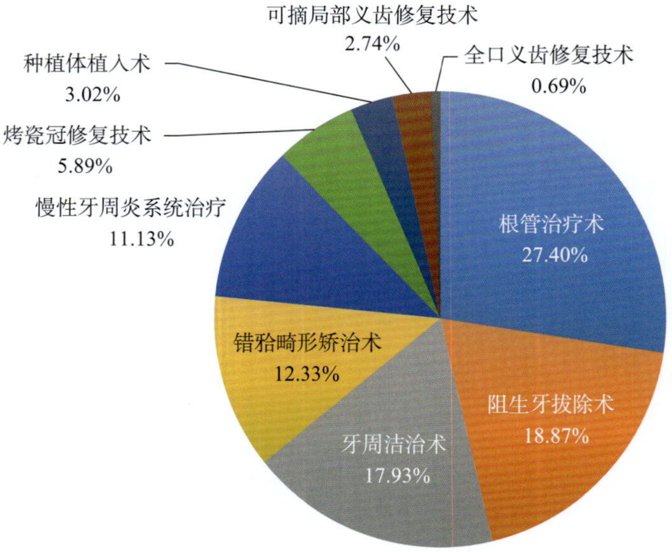


图 2-16　2022 年北京市口腔门诊 9 个重点技术患者人次构成比

**3．口腔门诊部分单病种相关指标**　在北京市的 67 家医疗机构中，口腔门诊根管治疗 5 项单病种相关指标数据如表 2-11 所示。

表 2-11　2022 年北京市口腔门诊部分单病种相关指标在不同医疗机构中的平均值比较

| 质控指标 | 三级 | | 二级 | | 二级以下 | | 平均值（67 家） |
|---|---|---|---|---|---|---|---|
| | 公立（4 家） | 民营（2 家） | 公立（17 家） | 民营（3 家） | 公立（39 家） | 民营（2 家） | |
| 根管治疗患牙术前拍摄 X 线根尖片的百分比 /% | 96.73 | 95.89 | 88.05 | 100.00 | 79.08 | 96.62 | 87.44 |
| 根管再治疗患牙术前拍摄 X 线根尖片的百分比 /% | 94.93 | 96.61 | 79.64 | 100.00 | 96.57 | 100.00 | 92.70 |
| 橡皮障隔离术在根管治疗中的使用率 /% | 59.57 | 24.01 | 50.98 | 84.32 | 38.59 | 17.01 | 47.87 |
| 根管治疗患牙根管充填临床合格率 /% | 96.91 | 92.68 | 87.00 | 99.39 | 84.81 | 99.63 | 88.86 |
| 根管再治疗患牙根管充填临床合格率 /% | 93.94 | 89.85 | 88.50 | 98.78 | 43.22 | 99.89 | 70.46 |

## （二）口腔住院医疗质量数据统计

**1. 重点病种数据统计**　在北京市的 15 家医疗机构中，2022 年住院共治疗 6 个重点病种患者 3 346 例。按照平均出院患者例数排序，排名前 3 位的病种依次为牙颌面畸形、腮腺良性肿瘤、先天性唇裂。其中舌癌平均住院日最长，腮腺良性肿瘤平均住院日最短；牙颌面畸形平均住院费用最高，腮腺良性肿瘤平均住院费用最低（表 2-12）。

表 2-12　2022 年北京市口腔住院 6 个重点病种的 3 项质控指标平均值比较

| 重点病种 | 平均出院患者例数 | 平均住院日 / 天 | 平均住院费用 / 元 |
|---|---|---|---|
| 牙颌面畸形 | 94.40 | 7.35 | 50 455 19 |
| 腮腺良性肿瘤 | 50.67 | 5.42 | 10 176 14 |
| 先天性唇裂 | 35.47 | 7.33 | 12 217 50 |
| 舌癌 | 30.73 | 10.27 | 42 403 44 |
| 上颌骨骨折 | 6.07 | 6.21 | 21 831 38 |
| 口腔颌面部间隙感染 | 5.73 | 6.27 | 10 617.32 |

**2. 重点手术及操作数据统计**　在北京市的 15 家医疗机构中，2022 年住院 7 个重点手术及操作共治疗患者 5 068 例。按照平均手术例数排序，排名前 3 位的手术及操作依次为口腔颌面部肿瘤切除整复术、牙颌面畸形矫正术（上颌 LeFort Ⅰ型截骨术 + 双侧下颌升支劈开截骨术）、腮腺肿物切除 + 面神经解剖术。其中游离腓骨复合组织瓣移植术平均住院日最长，放射性粒子组织间植入术平均住院日最短；游离腓骨复合组织瓣移植术平均住院费用最高，腮腺肿物切除 + 面神经解剖术平均住院费用最低（表 2-13）。

表 2-13　2022 年北京市口腔住院 7 个重点手术及操作的 3 项质控指标平均值比较

| 重点手术及操作 | 平均手术例数 | 平均住院日 / 天 | 平均住院费用 / 元 |
|---|---|---|---|
| 口腔颌面部肿瘤切除整复术 | 111.47 | 11.28 | 70 211.61 |

续表

| 重点手术及操作 | 平均手术例数 | 平均住院日 / 天 | 平均住院费用 / 元 |
|---|---|---|---|
| 牙颌面畸形矫正术（上颌 LeFort Ⅰ 型截骨术 + 双侧下颌升支劈开截骨术） | 69.67 | 7.96 | 60 580.30 |
| 腮腺肿物切除 + 面神经解剖术 | 67.07 | 5.58 | 11 791.90 |
| 唇裂修复术 | 29.00 | 7.26 | 12 226.00 |
| 舌癌扩大切除术 + 颈淋巴结清扫术 | 27.13 | 11.27 | 51 396.65 |
| 游离腓骨复合组织瓣移植术 | 25.80 | 12.83 | 85 249.50 |
| 放射性粒子组织间植入术 | 7.73 | 3.59 | 21 951.96 |

**3．口腔住院部分单病种相关指标** 在北京市的 15 家医疗机构中，口腔住院 5 大类 12 项单病种相关指标数据如表 2-14 所示。

表 2-14 2022 年北京市口腔住院部分单病种相关指标的平均值比较

| 单病种 | 质控指标 | 平均值 |
|---|---|---|
| 腮腺浅叶良性肿瘤 | 腮腺浅叶良性肿瘤术前术后诊断符合率 /% | 98.42 |
| | 腮腺浅叶良性肿瘤术后面神经麻痹发生率 /% | 3.30 |
| | 腮腺浅叶良性肿瘤术后涎瘘发生率 /% | 1.01 |
| 口腔鳞状细胞癌 | T3 / T4 期初发口腔鳞状细胞癌病例构成比例 /% | 32.78 |
| | 游离 / 带蒂组织瓣技术在初发口腔鳞状细胞癌手术治疗中的应用率 /% | 58.38 |
| | 游离 / 带蒂组织瓣移植成功率 /% | 91.38 |
| 下颌骨骨折（不含髁突骨折） | 下颌骨骨折（不含髁突骨折）术后伤口感染发生率 /% | 2.31 |
| | 下颌骨骨折（不含髁突骨折）术后咬合紊乱发生率 /% | 0.00 |
| 先天性唇腭裂 | 先天性唇裂术后伤口延期愈合发生率 /% | 0.25 |
| | 先天性腭裂术后伤口裂开及穿孔发生率 /% | 0.00 |
| 骨性Ⅲ类错㖞畸形 | 骨性Ⅲ类错㖞畸形术后伤口感染发生率 /% | 0.12 |
| | 骨性Ⅲ类错㖞畸形术后咬合关系与术前设计符合率 /% | 82.67 |

## （三）2020—2022 年医疗质量数据比较

### 1．口腔门诊医疗质量数据比较

（1）门诊重点病种相关指标比较：2020—2022 年，北京市 42 家医疗机构口腔门诊 10 个重点病种平均就诊人次总体先升后降。按照平均就诊人次排序，排名前 5 位的病种依次为慢性牙周炎、牙列缺损、下颌阻生第三磨牙、慢性根尖周炎、错㖞畸形（图 2-17、图 2-18）。

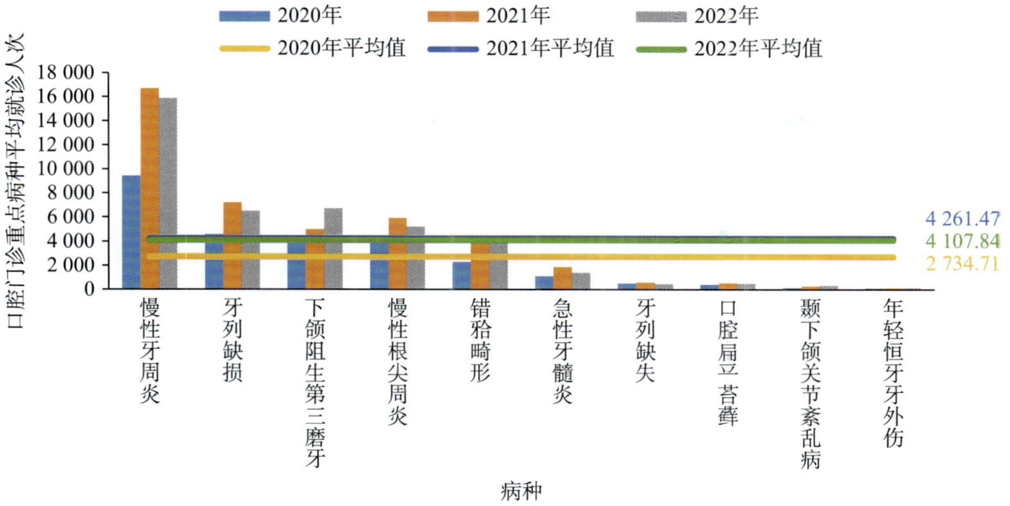


图 2-17　2020—2022 年北京市 42 家医疗机构口腔门诊 10 个重点病种平均就诊人次比较

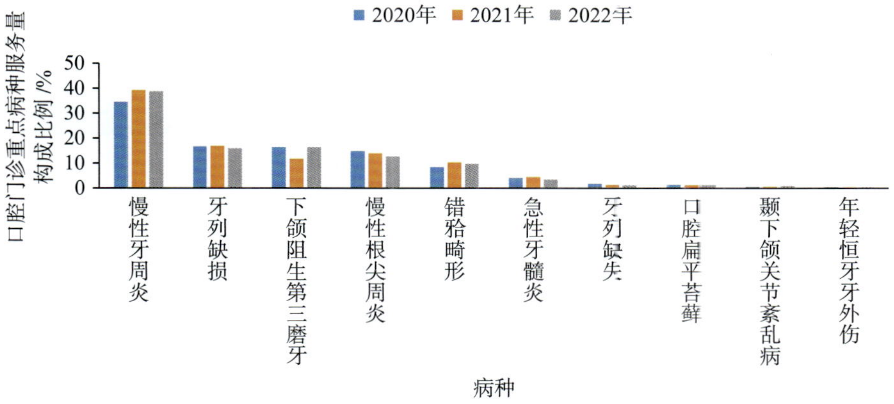


图 2-18　2020—2022 年北京市 42 家医疗机构口腔门诊 10 个重点病种服务量构成比例比较

（2）门诊重点技术相关指标比较：2020—2022 年，北京市 42 家医疗机构口腔门诊 9 个重点技术平均就诊人次总体先升后降。按照平均就诊人次排序，排名前 5 位的技术依次为根管治疗术、牙周洁治术、阻生牙拔除术、错聆畸形矫治术、慢性牙周炎系统治疗（图 2-19、图 2-20）。

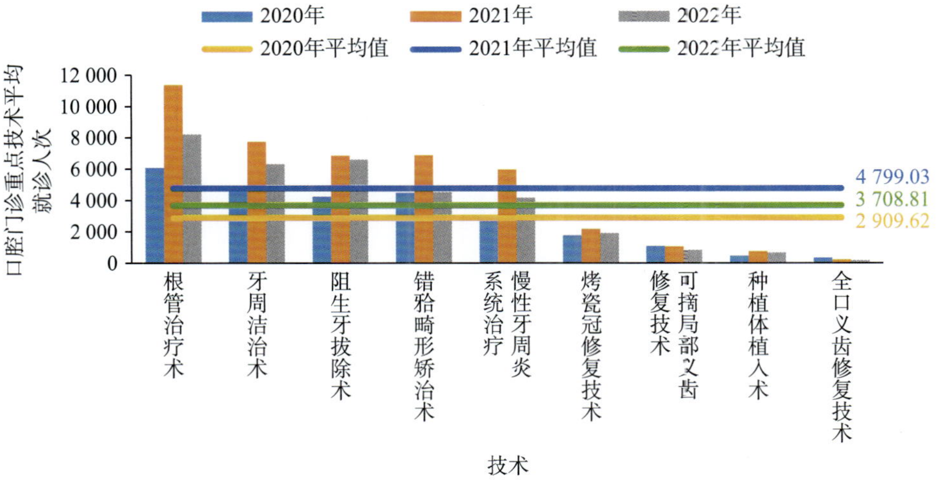


图 2-19　2020—2022 年北京市 42 家医疗机构口腔门诊 9 个重点技术平均就诊人次比较

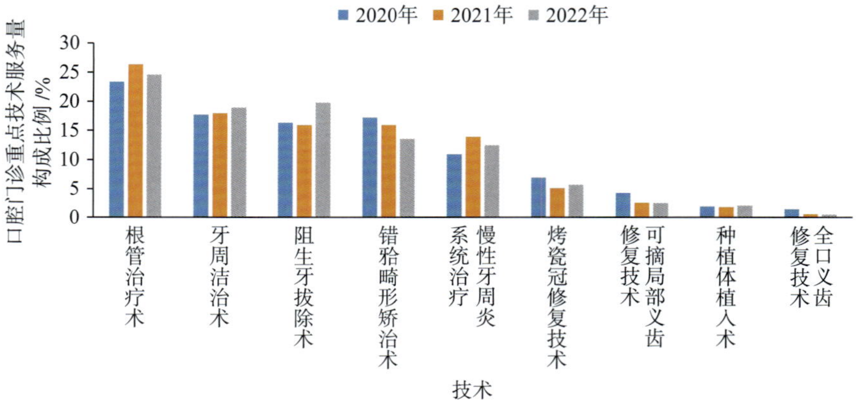


图 2-20　2020—2022 年北京市 42 家医疗机构口腔门诊 9 个重点技术服务量构成比例比较

（3）门诊部分单病种相关指标比较：2020—2022 年，北京市 42 家医疗机构口腔门诊根管治疗 5 项单病种相关指标数据如表 2-15 所示。

表 2-15　北京市 42 家医疗机构口腔门诊部分单病种相关指标在不同年份中的平均值比较

| 质控指标 | 2020 年 | 2021 年 | 2022 年 | 平均值 |
|---|---|---|---|---|
| 根管治疗患牙术前拍摄 X 线根尖片的百分比 /% | 91.13 | 94.02 | 86.96 | 90.96 |
| 根管再治疗患牙术前拍摄 X 线根尖片的百分比 /% | 96.91 | 97.69 | 90.06 | 95.96 |
| 橡皮障隔离术在根管治疗中的使用率 /% | 57.31 | 54.39 | 52.94 | 54.71 |
| 根管治疗患牙根管充填临床合格率 /% | 90.71 | 95.33 | 89.74 | 92.15 |
| 根管再治疗患牙根管充填临床合格率 /% | 89.41 | 92.32 | 61.76 | 83.45 |

**2. 口腔住院医疗质量数据比较**

（1）住院重点病种相关指标比较：2020—2022 年，北京市 10 家医疗机构口腔住院 6 个重点病种平均出院患者例数总体先升后降；按照平均出院患者例数排序，排名前 3 位的病种依次为牙颌面畸形、腮腺良性肿瘤、先天性唇裂（图 2-21、图 2-22）。平均住院日总体下降，舌癌平均住院日最长，腮腺良性肿瘤平均住院日最短（图 2-23）。平均住院费用总体上升，牙颌面畸形平均住院费用最高，口腔颌面部间隙感染平均住院费用最低（图 2-24）。

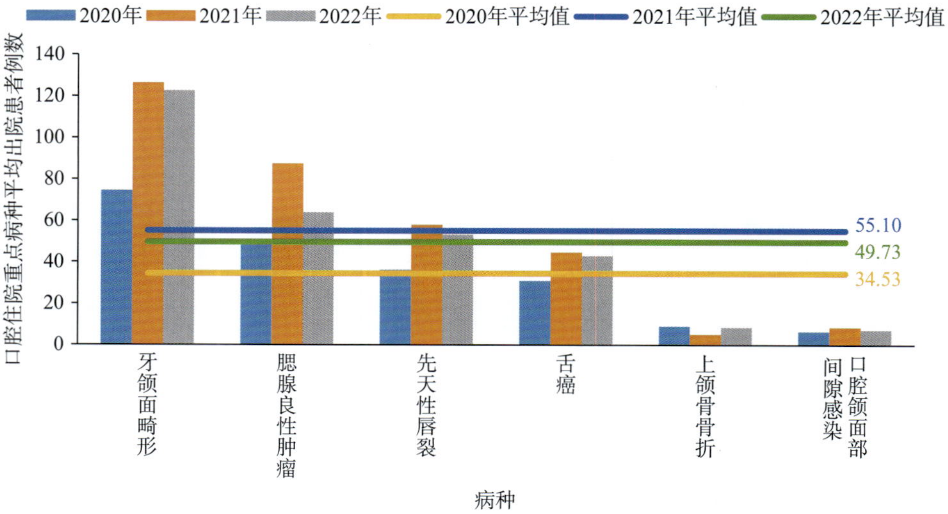


图 2-21　2020—2022 年北京市 10 家医疗机构口腔住院 6 个重点病种平均出院患者例数比较

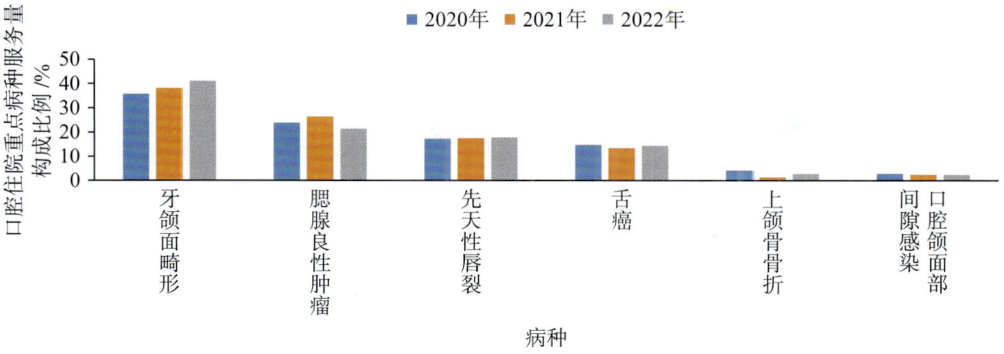


图 2-22　2020—2022 年北京市 10 家医疗机构口腔住院 6 个重点病种服务量构成比例比较

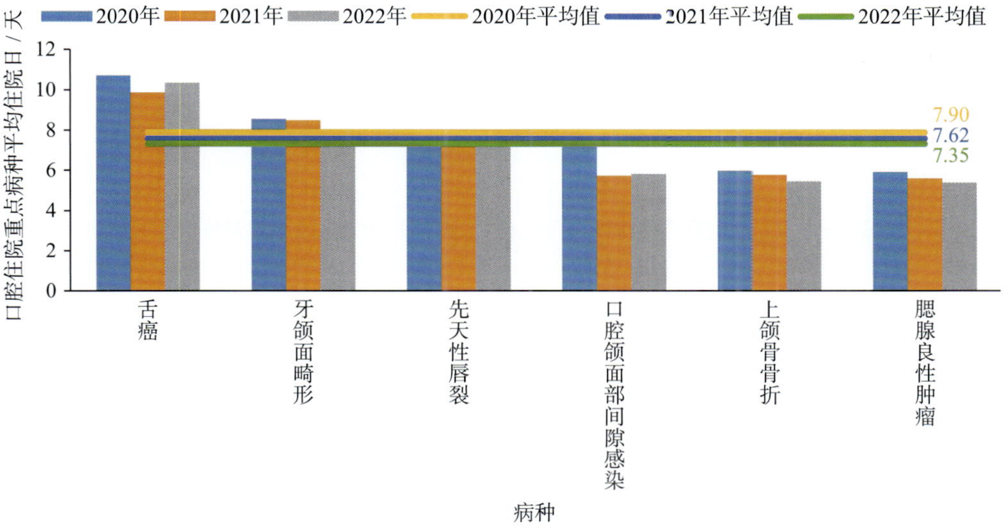


图 2-23　2020—2022 年北京市 10 家医疗机构口腔住院 6 个重点病种平均住院日比较

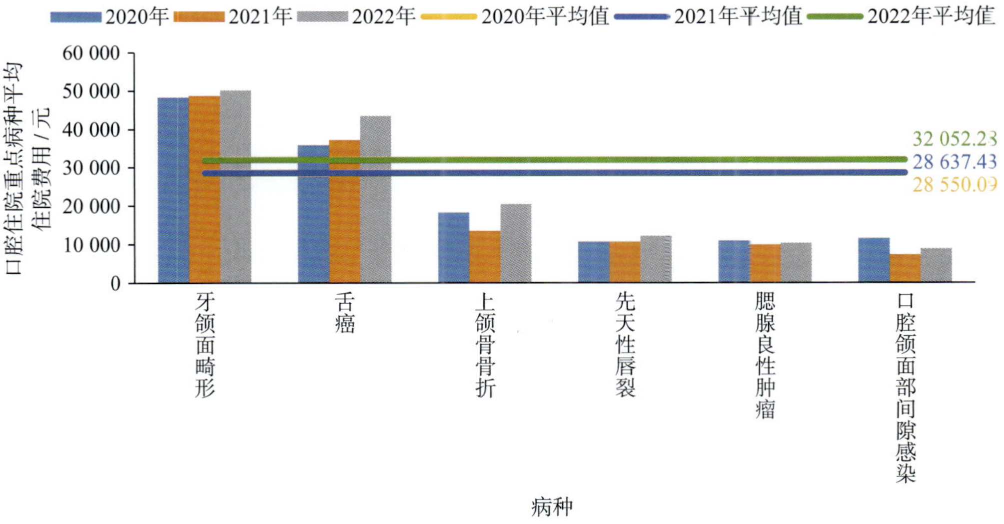


图 2-24　2020—2022 年北京市 10 家医疗机构口腔住院 6 个重点病种平均住院费用比较

（2）住院重点手术及操作相关指标比较：2020—2022 年，北京市 10 家医疗机构口腔住院 7 个重点手术及操作平均手术例数总体上升；按照平均手术例数排序，排名前 3 位的手术及操作依次为口腔颌面部肿瘤切除整复术、牙颌面畸形矫正术（上颌 LeFort Ⅰ型截骨术 + 双侧下颌升支劈开截骨术）、腮腺肿物切除 + 面神经解剖术（图 2-25、图 2-26）。平均住院日总体下降，游离腓骨复合组织瓣移植术平均住院日最长，放射性粒子组织间植入术平均住院日最短（图 2-27）。平均住院费用总体先降后升，游离腓骨复合组织瓣移植术平均住院费用最高，腮腺肿物切除 + 面神经解剖术平均住院费用最低（图 2-28）。

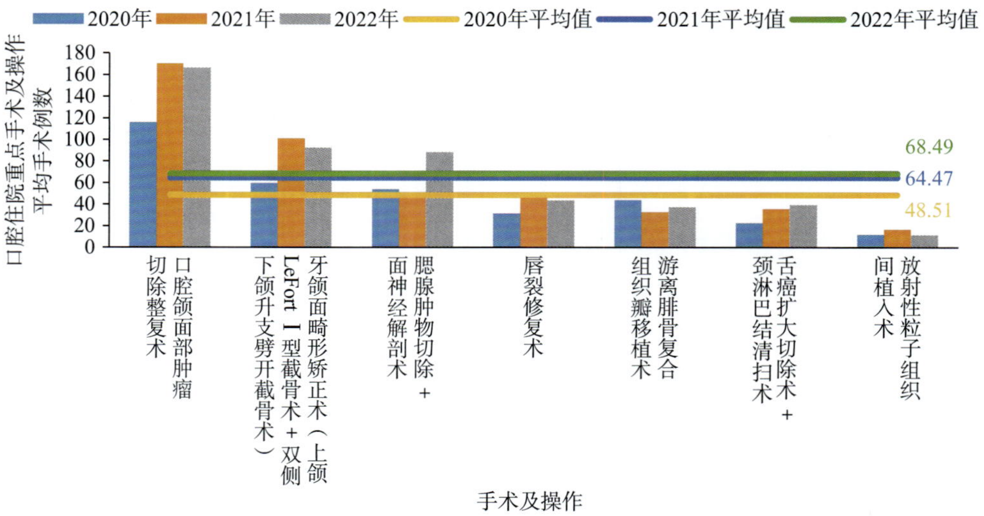


图 2-25　2020—2022 年北京市 10 家医疗机构口腔住院 7 个重点手术及操作平均手术例数比较

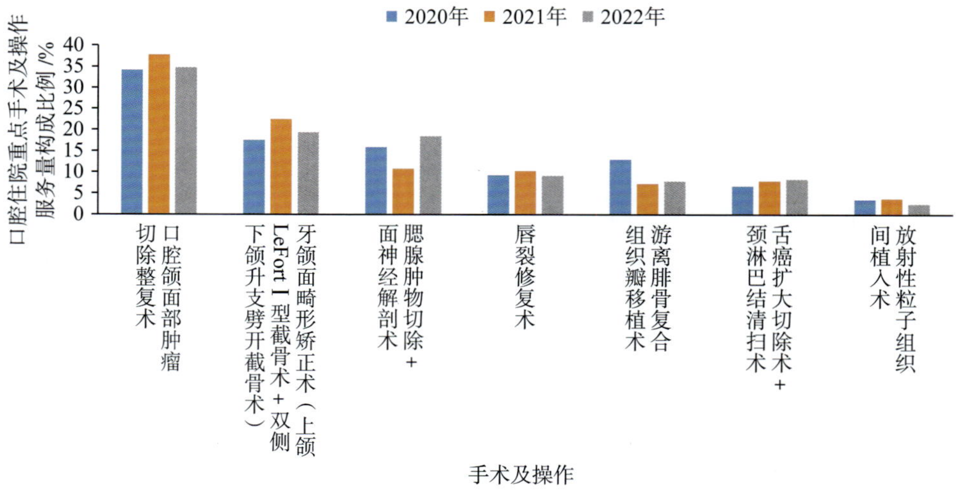


图 2-26　2020—2022 年北京市 10 家医疗机构口腔住院 7 个重点手术及操作服务量构成比例比较

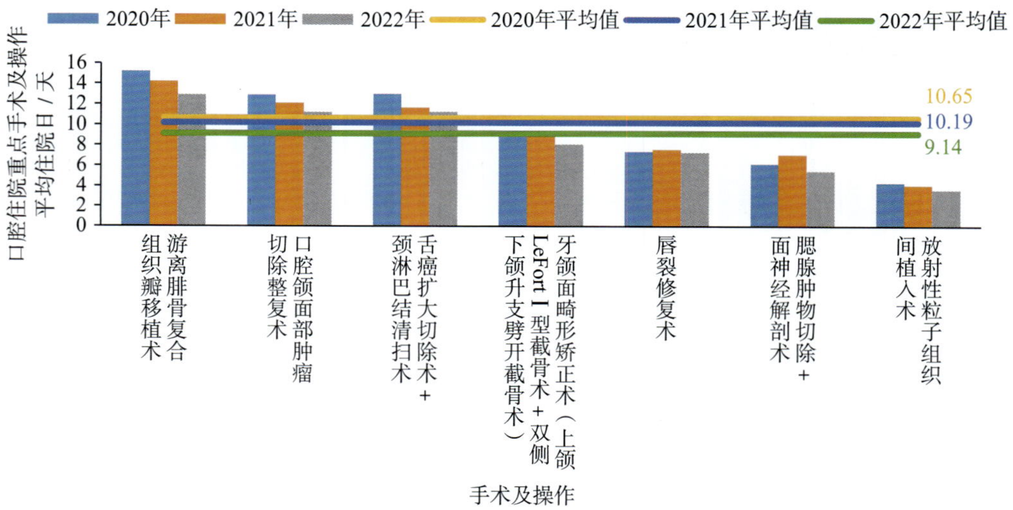


图 2-27　2020—2022 年北京市 10 家医疗机构口腔住院 7 个重点手术及操作平均住院日比较

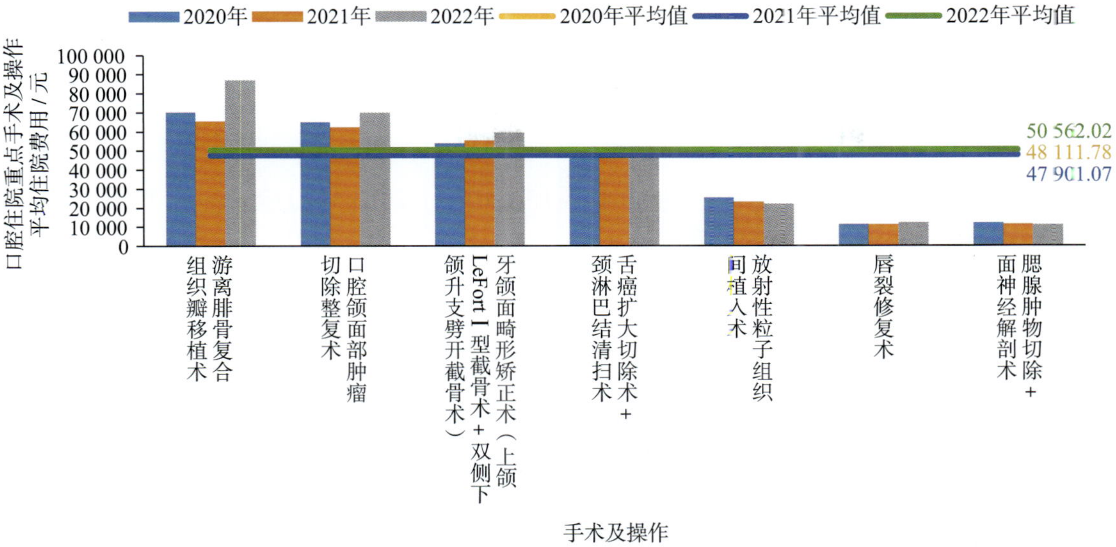


图 2-28　2020—2022 年北京市 10 家医疗机构口腔住院 7 个重点手术及操作平均住院费用比较

（3）住院部分单病种相关指标比较：2020—2022 年，北京市 10 家医疗机构口腔住院 5 大类 12 项单病种相关指标数据如表 2-16 所示。

表 2-16　北京市 10 家医疗机构口腔住院部分单病种相关指标在不同年份中的平均值比较

| 单病种 | 质控指标 | 2020 年 | 2021 年 | 2022 年 | 平均值 |
|---|---|---|---|---|---|
| 腮腺浅叶良性肿瘤 | 腮腺浅叶良性肿瘤术前术后诊断符合率 /% | 98.25 | 96.21 | 98.26 | 97.42 |
| | 腮腺浅叶良性肿瘤术后面神经麻痹发生率 /% | 0.92 | 0.92 | 1.38 | 1.06 |
| | 腮腺浅叶良性肿瘤术后涎瘘发生率 /% | 0.69 | 1.04 | 1.04 | 0.96 |
| 口腔鳞状细胞癌 | T3 / T4 期初发口腔鳞状细胞癌病例构成比例 /% | 31.64 | 29.65 | 33.13 | 31.47 |
| | 游离 / 带蒂组织瓣技术在初发口腔鳞状细胞癌手术治疗中的应用率 /% | 57.73 | 49.57 | 58.95 | 55.22 |
| | 游离 / 带蒂组织瓣移植成功率 /% | 93.53 | 92.66 | 91.08 | 92.23 |
| 下颌骨骨折（不含髁突骨折） | 下颌骨骨折（不含髁突骨折）术后伤口感染发生率 /% | 0.00 | 1.71 | 2.54 | 1.36 |
| | 下颌骨骨折（不含髁突骨折）术后咬合紊乱发生率 /% | 0.00 | 0.00 | 0.00 | 0.00 |
| 先天性唇腭裂 | 先天性唇裂术后伤口延期愈合发生率 /% | 0.27 | 0.39 | 0.25 | 0.31 |
| | 先天性腭裂术后伤口裂开及穿孔发生率 /% | 0.20 | 0.47 | 0.00 | 0.26 |
| 骨性Ⅲ类错𬌗畸形 | 骨性Ⅲ类错𬌗畸形术后伤口感染发生率 /% | 0.23 | 0.15 | 0.15 | 0.17 |
| | 骨性Ⅲ类错𬌗畸形术后咬合关系与术前设计符合率 /% | 100.00 | 100.00 | 99.56 | 99.83 |

## 三、重庆市

### （一）口腔门诊工作量统计

**1. 重点病种工作量统计** 在重庆市的 89 家医疗机构中，2022 年门诊共治疗 10 个重点病种患者 792 329 人次。按照平均就诊人次排序，排名前 5 位的病种依次为慢性牙周炎、慢性根尖周炎、下颌阻生第三磨牙、牙列缺损、错䴙畸形（表 2-17，图 2-29）。

表 2-17 2022 年重庆市口腔门诊 10 个重点病种在不同医疗机构中的平均就诊人次比较

| 重点病种 | 三级 | 二级 | | 二级以下 | | 平均值（89 家） |
|---|---|---|---|---|---|---|
| | 公立（2 家） | 公立（11 家） | 民营（5 家） | 公立（63 家） | 民营（8 家） | |
| 慢性牙周炎 | 40 838.50 | 2 094.91 | 531.20 | 733.43 | 375.63 | 1 759.42 |
| 慢性根尖周炎 | 22 768.00 | 2 543.18 | 387.80 | 976.08 | 279.50 | 1 563.81 |
| 下颌阻生第三磨牙 | 11 905.50 | 3 258.18 | 431.40 | 1 078.62 | 398.00 | 1 493.76 |
| 牙列缺损 | 33 352.00 | 1 517.82 | 1 562.20 | 584.71 | 451.75 | 1 479.35 |
| 错䴙畸形 | 15 420.00 | 2 091.09 | 358.40 | 622.43 | 168.25 | 1 080.82 |
| 急性牙髓炎 | 2 312.00 | 1 508.45 | 314.60 | 829.48 | 310.25 | 871.11 |
| 牙列缺失 | 3 288.50 | 397.18 | 412.40 | 124.24 | 152.38 | 247.80 |
| 颞下颌关节紊乱病 | 3 978.00 | 217.36 | 26.00 | 71.90 | 19.25 | 170.35 |
| 口腔扁平苔藓 | 4 245.00 | 121.64 | 12.00 | 40.84 | 18.63 | 141.69 |
| 年轻恒牙牙外伤 | 1 696.00 | 149.18 | 51.80 | 46.24 | 25.38 | 94.47 |
| 合计 | 139 803.50 | 13 899.00 | 4 087.80 | 5 107.97 | 2 199.00 | 8 902.57 |

注：根据门急诊实际开放牙椅数，参照口腔专科医疗机构门急诊牙椅数标准对所有医疗机构进行重新分类，其中牙椅 60 台以上比照三级分析，牙椅 20～59 台比照二级分析，牙椅 3～19 台比照二级以下分析。

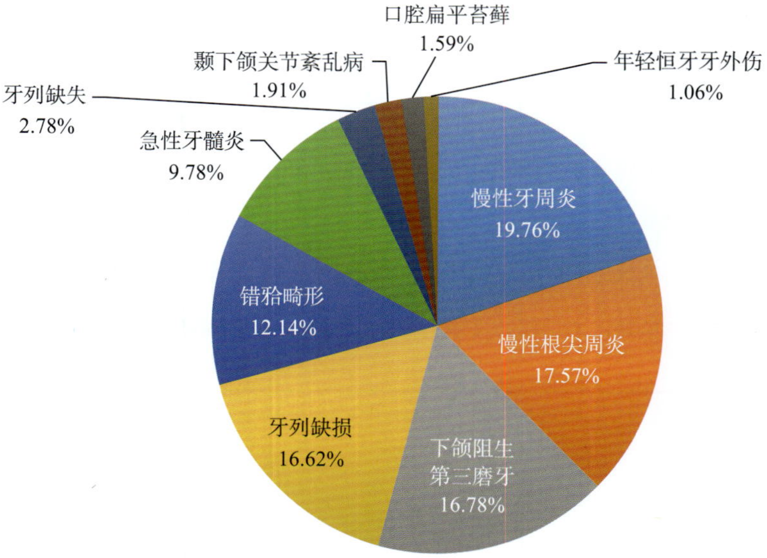


图 2-29 2022 年重庆市口腔门诊 10 个重点病种患者人次构成比

**2. 重点技术工作量统计**　在重庆市的 89 家医疗机构中，2022 年门诊 9 个重点技术患者服务总量 791 726 人次。按照平均就诊人次排序，排名前 5 位的技术依次为根管治疗术、阻生牙拔除术、牙周洁治术、错殆畸形矫治术、烤瓷冠修复技术（表 2-18，图 2-30）。

表 2-18　2022 年重庆市口腔门诊 9 个重点技术在不同医疗机构中的平均就诊人次比较

| 重点技术 | 三级 | 二级 | | 二级以下 | | 平均值（89 家） |
|---|---|---|---|---|---|---|
| | 公立（2 家） | 公立（11 家） | 民营（5 家） | 公立（63 家） | 民营（8 家） | |
| 根管治疗术 | 30 495.00 | 3 443.27 | 1 823.40 | 2 010.89 | 609.13 | 2 691.48 |
| 阻生牙拔除术 | 19 732.00 | 3 864.45 | 751.60 | 1 008.05 | 427.75 | 1 715.29 |
| 牙周洁治术 | 27 649.00 | 1 748.27 | 1 943.20 | 670.94 | 430.13 | 1 460.17 |
| 错殆畸形矫治术 | 15 391.00 | 3 031.73 | 635.00 | 597.13 | 87.00 | 1 186.75 |
| 烤瓷冠修复技术 | 8 130.50 | 1 127.36 | 1 399.40 | 523.98 | 289.88 | 797.63 |
| 慢性牙周炎系统治疗 | 11 130.00 | 528.91 | 211.20 | 117.43 | 169.88 | 425.74 |
| 可摘局部义齿修复技术 | 1 538.50 | 841.45 | 503.60 | 274.38 | 259.50 | 384.42 |
| 种植体植入术 | 3 138.50 | 157.18 | 438.40 | 29.73 | 89.38 | 143.66 |
| 全口义齿修复技术 | 694.00 | 102.73 | 154.80 | 70.05 | 45.38 | 90.65 |
| 合计 | 117 898.50 | 14 845.36 | 7 860.60 | 5 302.59 | 2 408.00 | 8 895.80 |

注：根据门急诊实际开放牙椅数，参照口腔专科医疗机构门急诊牙椅数标准对所有医疗机构进行重新分类，其中牙椅 50 台以上比照三级分析，牙椅 20～59 台比照二级分析，牙椅 3～19 台比照二级以下分析。

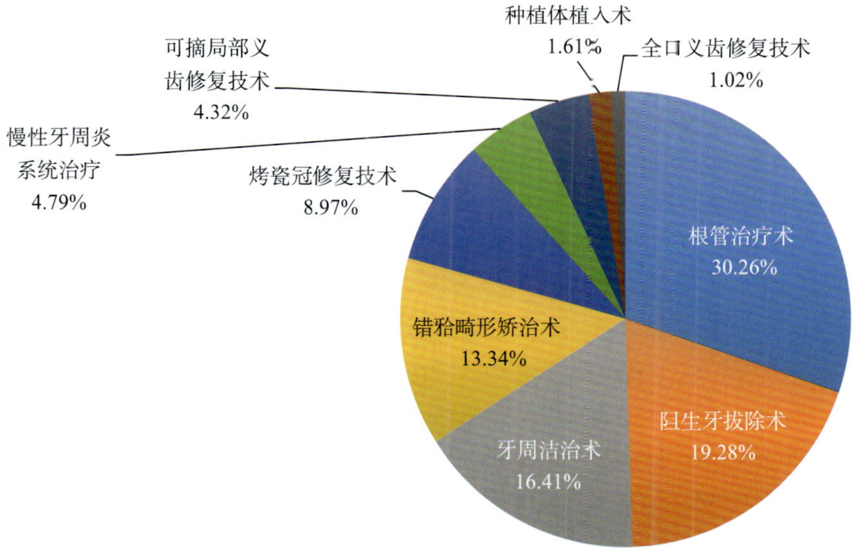


图 2-30　2022 年重庆市口腔门诊 9 个重点技术患者人次构成比

**3. 口腔门诊部分单病种相关指标**　在重庆市的 89 家医疗机构中，口腔门诊根管治疗 5 项单病种相关指标数据如表 2-19 所示。

表 2-19　2022 年重庆市口腔门诊部分单病种相关指标在不同医疗机构中的平均值比较

| 质控指标 | 三级 | 二级 | | 二级以下 | | 平均值（89 家） |
|---|---|---|---|---|---|---|
| | 公立（2 家） | 公立（11 家） | 民营（5 家） | 公立（63 家） | 民营（8 家） | |
| 根管治疗患牙术前拍摄 X 线根尖片的百分比 /% | 74.44 | 81.64 | 84.59 | 84.40 | 99.73 | 82.43 |
| 根管再治疗患牙术前拍摄X线根尖片的百分比/% | 73.37 | 84.16 | 99.48 | 85.89 | 100.00 | 87.31 |
| 橡皮障隔离术在根管治疗中的使用率 /% | 57.34 | 28.89 | 8.05 | 19.37 | 77.06 | 33.51 |
| 根管治疗患牙根管充填临床合格率 /% | 100.00 | 81.47 | 83.01 | 88.87 | 95.97 | 89.63 |
| 根管再治疗患牙根管充填临床合格率 /% | 100.00 | 88.38 | 62.16 | 82.16 | 97.81 | 87.45 |

## （二）口腔住院医疗质量数据统计

**1．重点病种数据统计**　在重庆市的 16 家医疗机构中，2022 年住院共治疗 6 个重点病种患者 1 280 例。按照平均出院患者例数排序，排名前 3 位的病种依次为口腔颌面部间隙感染、腮腺良性肿瘤、舌癌。其中舌癌平均住院日最长，先天性唇裂平均住院日最短；牙颌面畸形平均住院费用最高，口腔颌面部间隙感染平均住院费用最低（表 2-20）。

表 2-20　2022 年重庆市口腔住院 6 个重点病种的 3 项质控指标平均值比较

| 重点病种 | 平均出院患者例数 | 平均住院日 / 天 | 平均住院费用 / 元 |
|---|---|---|---|
| 口腔颌面部间隙感染 | 37.00 | 6.58 | 5 970.73 |
| 腮腺良性肿瘤 | 17.75 | 9.53 | 15 873.88 |
| 舌癌 | 9.88 | 12.74 | 23 082.81 |
| 上颌骨骨折 | 8.44 | 10.24 | 20 360.81 |
| 牙颌面畸形 | 5.81 | 8.50 | 68 135.12 |
| 先天性唇裂 | 1.13 | 5.83 | 9 671.26 |

**2．重点手术及操作数据统计**　在重庆市的 16 家医疗机构中，2022 年住院 7 个重点手术及操作共治疗患者 734 例。按照平均手术例数排序，排名前 3 位的手术及操作依次为腮腺肿物切除 + 面神经解剖术、口腔颌面部肿瘤切除整复术、舌癌扩大切除术 + 颈淋巴结清扫术。其中游离腓骨复合组织瓣移植术平均住院日最长，唇裂修复术平均住院日最短；牙颌面畸形矫正术（上颌 LeFort Ⅰ型截骨术 + 双侧下颌升支劈开截骨术）平均住院费用最高，唇裂修复术平均住院费用最低（表 2-21）。

表 2-21　2022 年重庆市口腔住院 7 个重点手术及操作的 3 项质控指标平均值比较

| 重点手术及操作 | 平均手术例数 | 平均住院日 / 天 | 平均住院费用 / 元 |
|---|---|---|---|
| 腮腺肿物切除 + 面神经解剖术 | 22.06 | 10.90 | 18 846.84 |
| 口腔颌面部肿瘤切除整复术 | 11.38 | 10.51 | 27 071.89 |
| 舌癌扩大切除术 + 颈淋巴结清扫术 | 5.94 | 17.01 | 38 304.42 |

续表

| 重点手术及操作 | 平均手术例数 | 平均住院日 / 天 | 平均住院费用 / 元 |
|---|---|---|---|
| 牙颌面畸形矫正术（上颌 LeFort Ⅰ型截骨术 + 双侧下颌升支劈开截骨术） | 3.63 | 8.90 | 85 887.60 |
| 游离腓骨复合组织瓣移植术 | 1.56 | 24.16 | 71 906.06 |
| 唇裂修复术 | 1.25 | 6.39 | 11 256.53 |
| 放射性粒子组织间植入术 | 0.06 | 9.00 | 28 380.92 |

**3．口腔住院部分单病种相关指标** 在重庆市的 16 家医疗机构中，口腔住院 5 大类 12 项单病种相关指标数据如表 2-22 所示。

表 2-22 2022 年重庆市口腔住院部分单病种相关指标的平均值比较

| 单病种 | 质控指标 | 平均值 |
|---|---|---|
| 腮腺浅叶良性肿瘤 | 腮腺浅叶良性肿瘤术前术后诊断符合率 /% | 92.53 |
| | 腮腺浅叶良性肿瘤术后面神经麻痹发生率 /% | 2.68 |
| | 腮腺浅叶良性肿瘤术后涎瘘发生率 /% | 3.36 |
| 口腔鳞状细胞癌 | T3 / T4 期初发口腔鳞状细胞癌病例构成比例 /% | 51.64 |
| | 游离 / 带蒂组织瓣技术在初发口腔鳞状细胞癌手术治疗中的应用率 /% | 41.93 |
| | 游离 / 带蒂组织瓣移植成功率 /% | 95.48 |
| 下颌骨骨折（不含髁突骨折） | 下颌骨骨折（不含髁突骨折）术后伤口感染发生率 /% | 2.13 |
| | 下颌骨骨折（不含髁突骨折）术后咬合紊乱发生率 /% | 2.13 |
| 先天性唇腭裂 | 先天性唇裂术后伤口延期愈合发生率 /% | 0.00 |
| | 先天性腭裂术后伤口裂开及穿孔发生率 /% | 4.00 |
| 骨性Ⅲ类错殆畸形 | 骨性Ⅲ类错殆畸形术后伤口感染发生率 /% | 0.00 |
| | 骨性Ⅲ类错殆畸形术后咬合关系与术前设计符合率 /% | 95.56 |

## （三）2020—2022 年医疗质量数据比较

### 1．口腔门诊医疗质量数据比较

（1）门诊重点病种相关指标比较：2020—2022 年，重庆市 46 家医疗机构口腔门诊 10 个重点病种平均就诊人次总体先升后降。按照平均就诊人次排序，排名前 5 位的病种依次为慢性牙周炎、下颌阻生第三磨牙、牙列缺损、慢性根尖周炎、错殆畸形（图 2-31、图 2-32）。

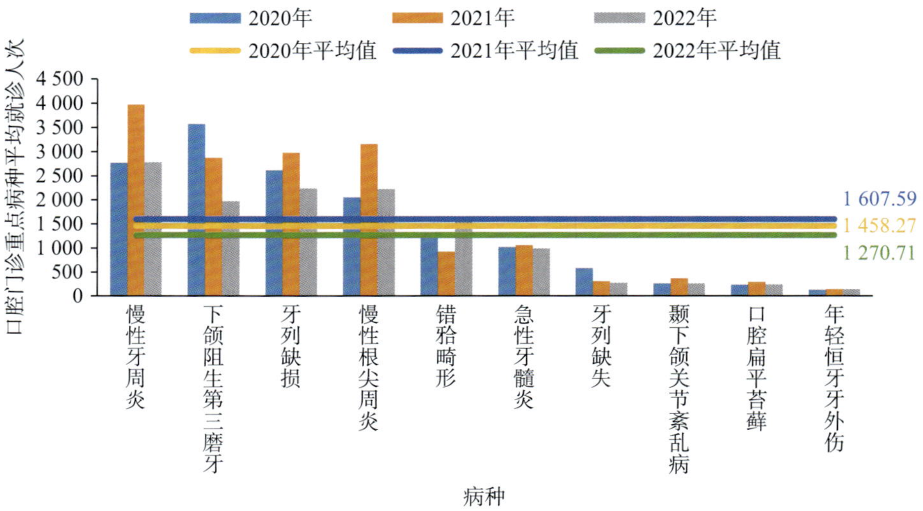


图 2-31　2020—2022 年重庆市 46 家医疗机构口腔门诊 10 个重点病种平均就诊人次比较

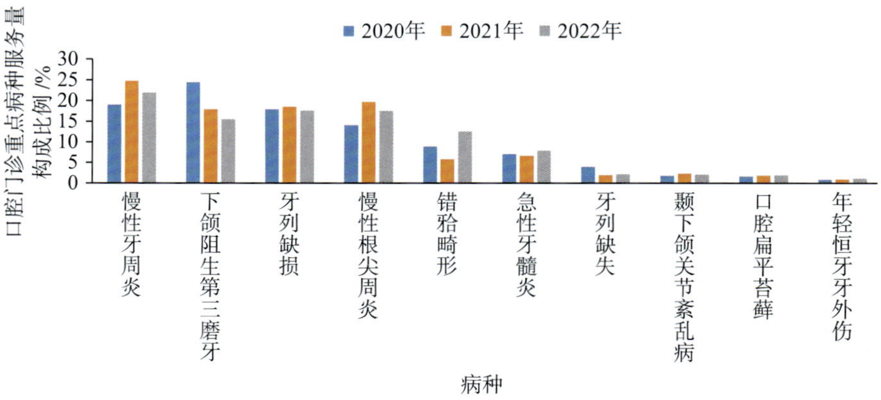


图 2-32　2020—2022 年重庆市 46 家医疗机构口腔门诊 10 个重点病种服务量构成比例比较

（2）门诊重点技术相关指标比较：2020—2022 年，重庆市 46 家医疗机构口腔门诊 9 个重点技术平均就诊人次总体先升后降。按照平均就诊人次排序，排名前 5 位的技术依次为根管治疗术、阻生牙拔除术、牙周洁治术、错𬌗畸形矫治术、烤瓷冠修复技术（图 2-33、图 2-34）。

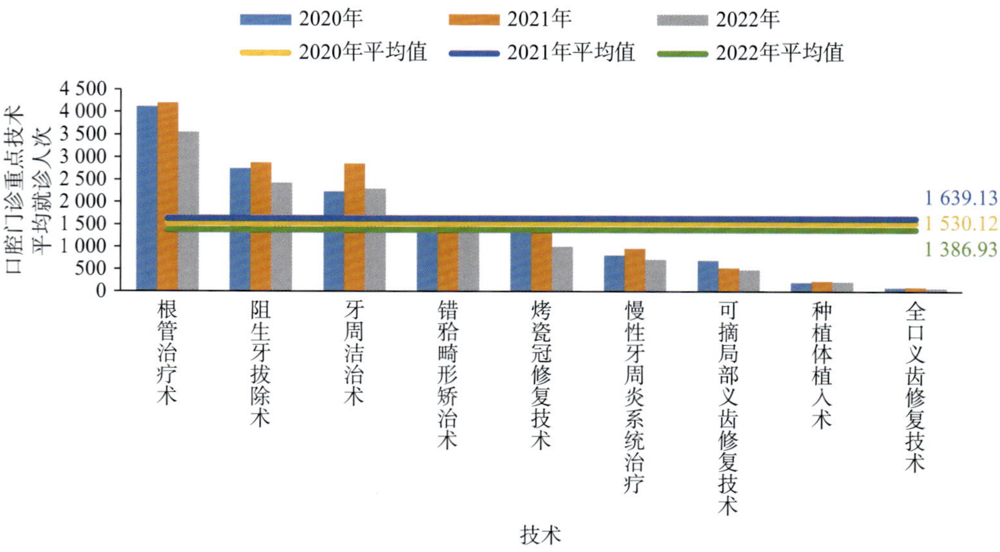


图 2-33　2020—2022 年重庆市 46 家医疗机构口腔门诊 9 个重点技术平均就诊人次比较

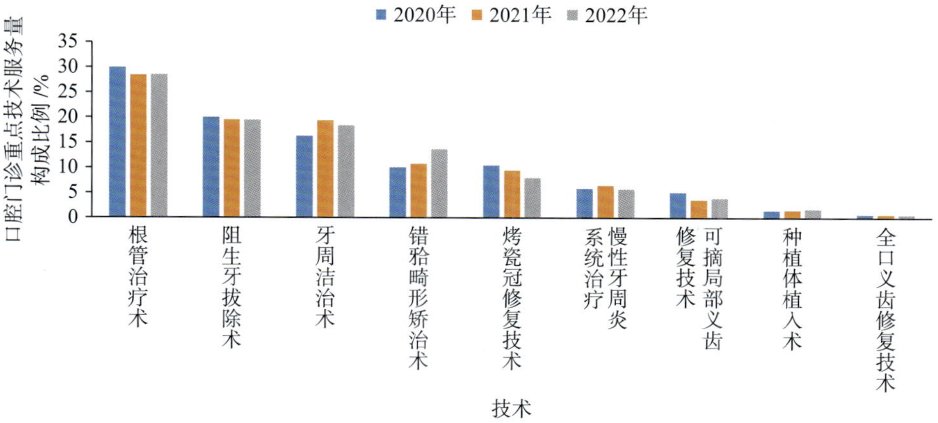


图 2-34 2020—2022 年重庆市 46 家医疗机构口腔门诊 9 个重点技术服务量构成比例比较

（3）门诊部分单病种相关指标比较：2020—2022 年，重庆市 46 家医疗机构口腔门诊根管治疗 5 项单病种相关指标数据如表 2-23 所示。

表 2-23 重庆市 46 家医疗机构口腔门诊部分单病种相关指标在不同年份中的平均值比较

| 质控指标 | 2020 年 | 2021 年 | 2022 年 | 平均值 |
|---|---|---|---|---|
| 根管治疗患牙术前拍摄 X 线根尖片的百分比 /% | 81.41 | 77.51 | 80.38 | 79.85 |
| 根管再治疗患牙术前拍摄 X 线根尖片的百分比 /% | 84.18 | 86.17 | 82.12 | 84.25 |
| 橡皮障隔离术在根管治疗中的使用率 /% | 16.39 | 23.83 | 40.87 | 25.97 |
| 根管治疗患牙根管充填临床合格率 /% | 87.38 | 86.14 | 90.20 | 87.89 |
| 根管再治疗患牙根管充填临床合格率 /% | 89.87 | 89.47 | 84.83 | 88.27 |

**2. 口腔住院医疗质量数据比较**

（1）住院重点病种相关指标比较：2020—2022 年，重庆市 8 家医疗机构口腔住院 6 个重点病种平均出院患者例数总体先升后降；按照平均出院患者例数排序，排名前 3 位的病种依次为口腔颌面部间隙感染、腮腺良性肿瘤、上颌骨骨折（图 2-35、图 2-36）。平均住院日总体下降，舌癌平均住院日最长，先天性唇裂平均住院日最短（图 2-37）。平均住院费用总体先降后升，牙颌面畸形平均住院费用最高，口腔颌面部间隙感染平均住院费用最低（图 2-38）。

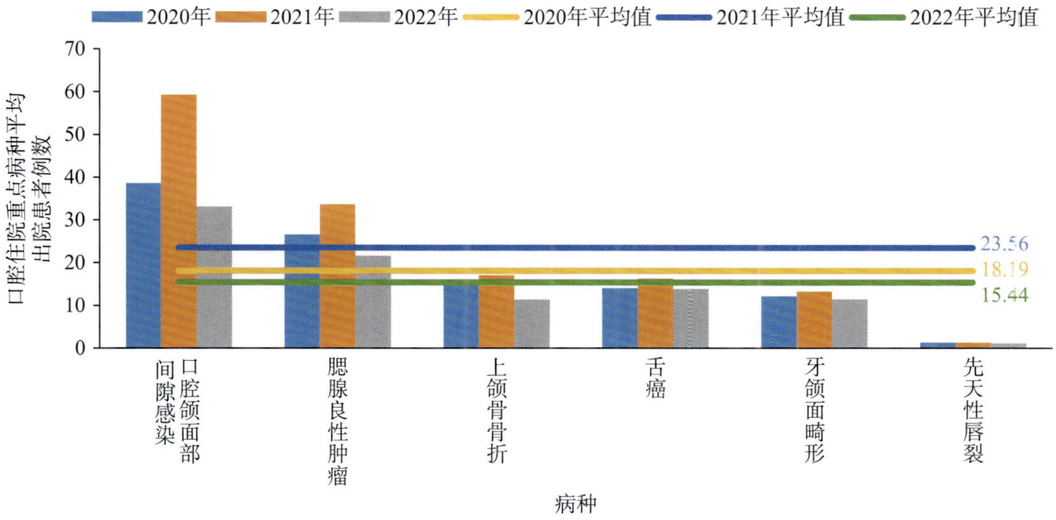


图 2-35 2020—2022 年重庆市 8 家医疗机构口腔住院 6 个重点病种平均出院患者例数比较

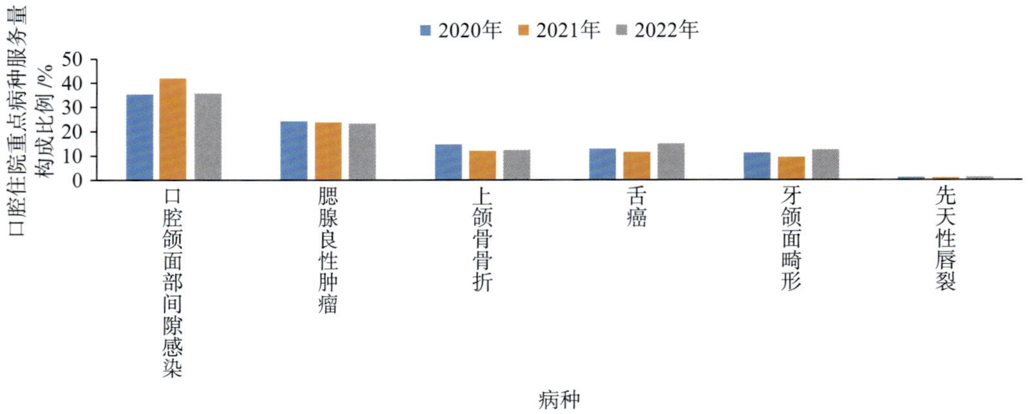


图 2-36　2020—2022 年重庆市 8 家医疗机构口腔住院 6 个重点病种服务量构成比例比较

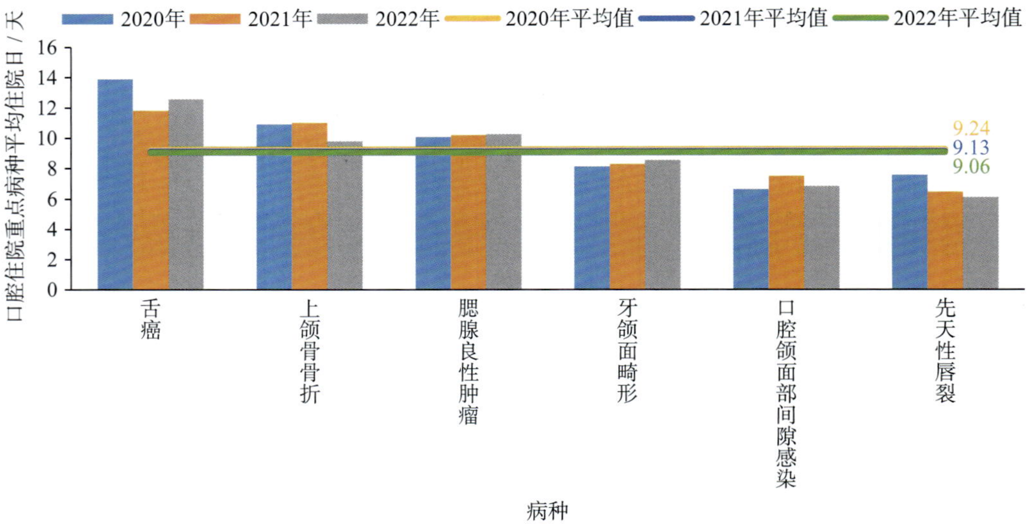


图 2-37　2020—2022 年重庆市 8 家医疗机构口腔住院 6 个重点病种平均住院日比较

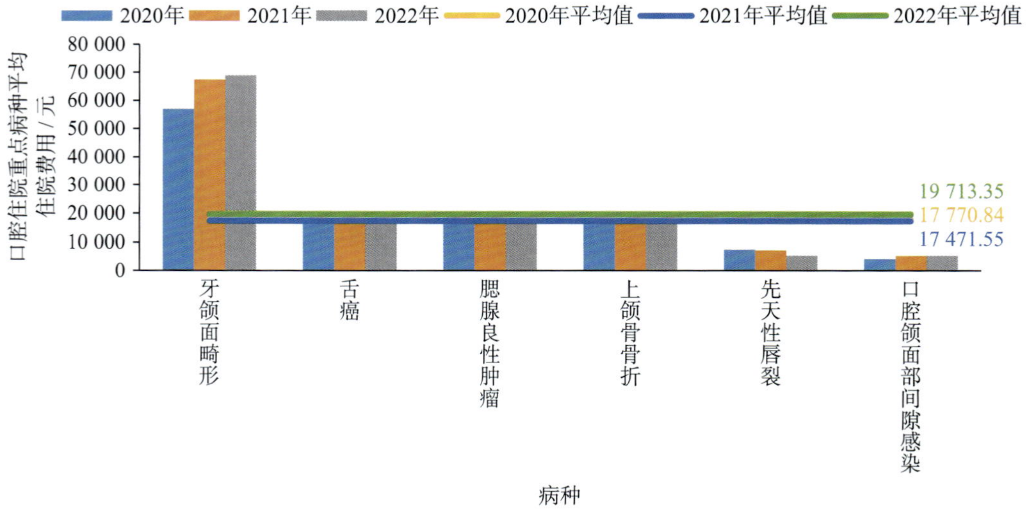


图 2-38　2020—2022 年重庆市 8 家医疗机构口腔住院 6 个重点病种平均住院费用比较

（2）住院重点手术及操作相关指标比较：2020—2022 年，重庆市 8 家医疗机构口腔住院 7 个重点手术及操作平均手术例数总体先升后降；按照平均手术例数排序，排名前 3 位的手术及操作依次为腮腺肿物切除 + 面神经解剖术、口腔颌面部肿瘤切除整复术、舌癌扩大切除术 + 颈淋巴结清扫术（图 2-39、图 2-40）。平均住院日总体下降，游离腓骨复合组织瓣移植术平均住院日最长，唇裂修复术平均住院日最短（图 2-41）。平均住院费用总体上升，牙颌面畸形矫正术（上颌 LeFort Ⅰ型截骨术＋双侧下颌升支劈开截骨术）平均住院费用最高，唇裂修复术平均住院费用最低（图 2-42）。

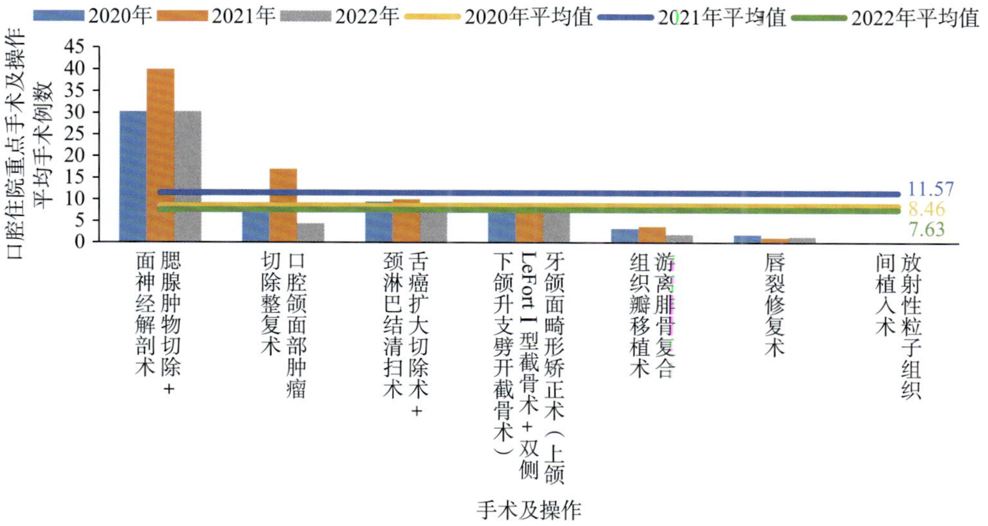


图 2-39　2020—2022 年重庆市 8 家医疗机构口腔住院 7 个重点手术及操作平均手术例数比较

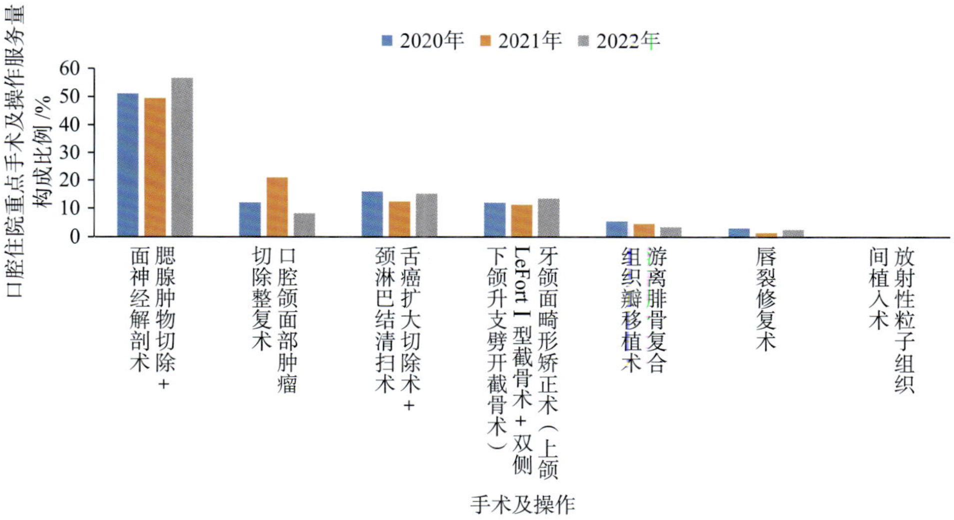


图 2-40　2020—2022 年重庆市 8 家医疗机构口腔住院 7 个重点手术及操作服务量构成比例比较

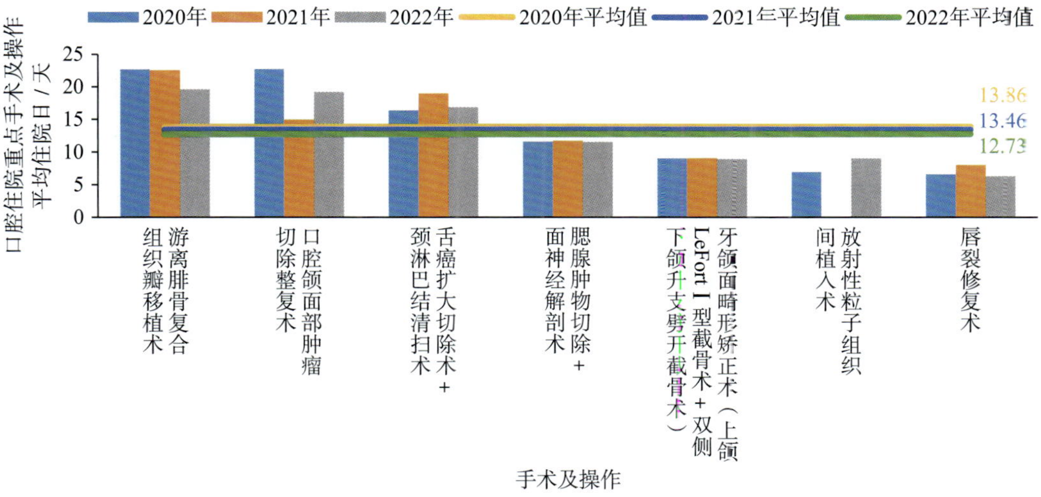


图 2-41　2020—2022 年重庆市 8 家医疗机构口腔住院 7 个重点手术及操作平均住院日比较

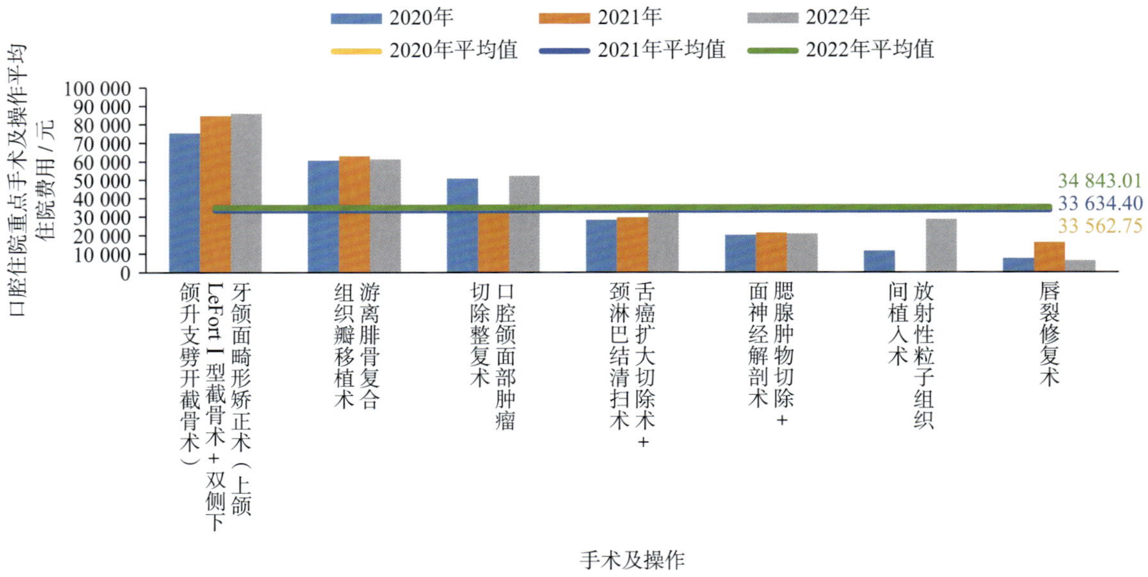


图2-42　2020—2022年重庆市8家医疗机构口腔住院7个重点手术及操作平均住院费用比较

（3）住院部分单病种相关指标比较：2020—2022年，重庆市8家医疗机构口腔住院5大类12项单病种相关指标数据如表2-24所示。

表2-24　重庆市8家医疗机构口腔住院部分单病种相关指标在不同年份中的平均值比较

| 单病种 | 质控指标 | 2020年 | 2021年 | 2022年 | 平均值 |
|---|---|---|---|---|---|
| 腮腺浅叶良性肿瘤 | 腮腺浅叶良性肿瘤术前术后诊断符合率/% | 92.99 | 92.58 | 93.78 | 93.06 |
| | 腮腺浅叶良性肿瘤术后面神经麻痹发生率/% | 2.93 | 2.13 | 2.94 | 2.62 |
| | 腮腺浅叶良性肿瘤术后涎瘘发生率/% | 1.46 | 2.55 | 2.35 | 2.13 |
| 口腔鳞状细胞癌 | T3/T4期初发口腔鳞状细胞癌病例构成比例/% | 42.25 | 53.08 | 50.56 | 48.87 |
| | 游离/带蒂组织瓣技术在初发口腔鳞状细胞癌手术治疗中的应用率/% | 34.05 | 46.59 | 40.28 | 40.31 |
| | 游离/带蒂组织瓣移植成功率/% | 93.68 | 92.91 | 93.22 | 93.24 |
| 下颌骨骨折（不含髁突骨折） | 下颌骨骨折（不含髁突骨折）术后伤口感染发生率/% | 3.64 | 1.82 | 1.18 | 2.30 |
| | 下颌骨骨折（不含髁突骨折）术后咬合紊乱发生率/% | 2.73 | 0.91 | 0.00 | 1.31 |
| 先天性唇腭裂 | 先天性唇裂术后伤口延期愈合发生率/% | 0.00 | 0.00 | 0.00 | 0.00 |
| | 先天性腭裂术后伤口裂开及穿孔发生率/% | 0.00 | 0.00 | 7.69 | 2.63 |
| 骨性Ⅲ类错𬌗畸形 | 骨性Ⅲ类错𬌗畸形术后伤口感染发生率/% | 0.00 | 0.00 | 0.00 | 0.00 |
| | 骨性Ⅲ类错𬌗畸形术后咬合关系与术前设计符合率/% | 100.00 | 100.00 | 100.00 | 100.00 |

# 四、福建省

## （一）口腔门诊工作量统计

**1. 重点病种工作量统计** 在福建省的78家医疗机构中，2022年门诊共治疗10个重点病种患者825 454人次。按照平均就诊人次排序，排名前5位的病种依次为慢性牙周炎、慢性根尖周炎、错㓖畸形、牙列缺损、下颌阻生第三磨牙（表2-25，图2-43）。

表2-25 2022年福建省口腔门诊10个重点病种在不同医疗机构中的平均就诊人次比较

| 重点病种 | 三级 | 二级 | | 二级以下 | | 平均值（78家） |
|---|---|---|---|---|---|---|
| | 公立（2家） | 公立（11家） | 民营（4家） | 公立（50家） | 民营（11家） | |
| 慢性牙周炎 | 35 291.00 | 3 909.36 | 2 869.00 | 872.12 | 894.45 | 2 288.54 |
| 慢性根尖周炎 | 16 386.50 | 3 241.73 | 1 660.25 | 1 361.25 | 654.27 | 1 927.35 |
| 错㓖畸形 | 17 895.50 | 5 394.18 | 692.25 | 436.88 | 462.27 | 1 600.32 |
| 牙列缺损 | 25 985.50 | 2 394.82 | 1 908.50 | 623.56 | 365.64 | 1 553.18 |
| 下颌阻生第三磨牙 | 19 861.00 | 1 902.45 | 1 561.50 | 906.60 | 793.00 | 1 550.62 |
| 急性牙髓炎 | 5 041.50 | 1 268.36 | 378.25 | 827.34 | 842.36 | 976.68 |
| 颞下颌关节紊乱病 | 5 194.00 | 335.64 | 56.50 | 112.38 | 60.82 | 264.03 |
| 牙列缺失 | 1 404.50 | 274.00 | 804.75 | 135.42 | 61.64 | 211.42 |
| 年轻恒牙牙外伤 | 901.50 | 168.91 | 128.25 | 86.58 | 48.82 | 115.90 |
| 口腔扁平苔藓 | 1 042.00 | 317.91 | 19.25 | 34.18 | 1.91 | 94.72 |
| 合计 | 129 003.00 | 19 207.36 | 10 078.50 | 5 396.32 | 4 185.18 | 10 582.74 |

注：根据门急诊实际开放牙椅数，参照口腔专科医疗机构门急诊牙椅数标准对所有医疗机构进行重新分类，其中牙椅60台以上比照三级分析，牙椅20～59台比照二级分析，牙椅3～19台比照二级以下分析。

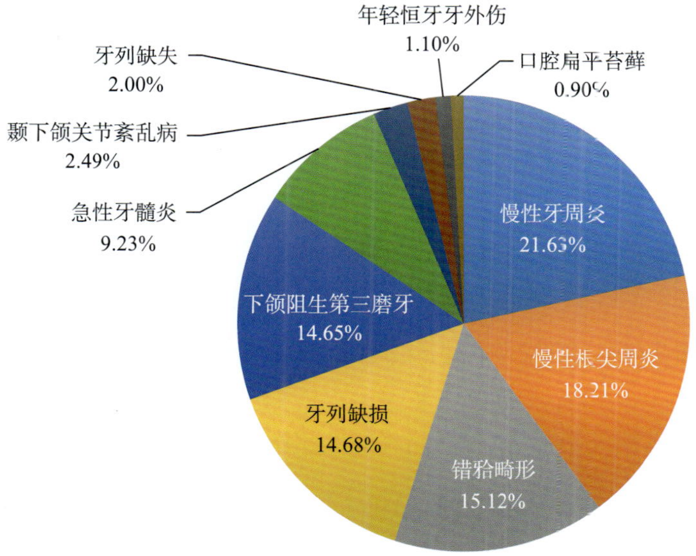


图2-43 2022年福建省口腔门诊10个重点病种患者人次构成比

**2. 重点技术工作量统计** 在福建省的 78 家医疗机构中，2022 年门诊 9 个重点技术患者服务总量 940 548 人次。按照平均就诊人次排序，排名前 5 位的技术依次为根管治疗术、错㿗畸形矫治术、阻生牙拔除术、牙周洁治术、慢性牙周炎系统治疗（表 2-26，图 2-44）。

表 2-26 2022 年福建省口腔门诊 9 个重点技术在不同医疗机构中的平均就诊人次比较

| 重点技术 | 三级 | 二级 | | 二级以下 | | 平均值（78 家） |
|---|---|---|---|---|---|---|
| | 公立（2 家） | 公立（11 家） | 民营（4 家） | 公立（50 家） | 民营（11 家） | |
| 根管治疗术 | 35 089.00 | 4 027.27 | 4 058.50 | 1 850.96 | 1 531.91 | 3 078.35 |
| 错㿗畸形矫治术 | 73 178.00 | 1 774.82 | 861.25 | 368.40 | 59.00 | 2 415.29 |
| 阻生牙拔除术 | 34 454.50 | 2 313.64 | 2 006.50 | 1 018.26 | 755.91 | 2 071.96 |
| 牙周洁治术 | 29 577.00 | 2 605.27 | 2 217.50 | 638.38 | 685.27 | 1 745.37 |
| 慢性牙周炎系统治疗 | 31 271.00 | 1 389.91 | 1 248.50 | 250.70 | 267.36 | 1 260.27 |
| 烤瓷冠修复技术 | 11 947.00 | 1 229.18 | 1 385.00 | 537.24 | 364.09 | 946.44 |
| 可摘局部义齿修复技术 | 1 707.50 | 535.73 | 446.75 | 222.88 | 135.09 | 304.17 |
| 种植体植入术 | 3 142.00 | 197.73 | 601.25 | 48.28 | 42.82 | 176.27 |
| 全口义齿修复技术 | 252.00 | 65.73 | 165.50 | 51.98 | 18.82 | 60.19 |
| 合计 | 220 618.00 | 14 139.27 | 12 990.75 | 4 987.08 | 3 860.27 | 12 058.31 |

注：根据门急诊实际开放牙椅数，参照口腔专科医疗机构门急诊牙椅数标准对所有医疗机构进行重新分类，其中牙椅 60 台以上比照三级分析，牙椅 20～59 台比照二级分析，牙椅 3～19 台比照二级以下分析。

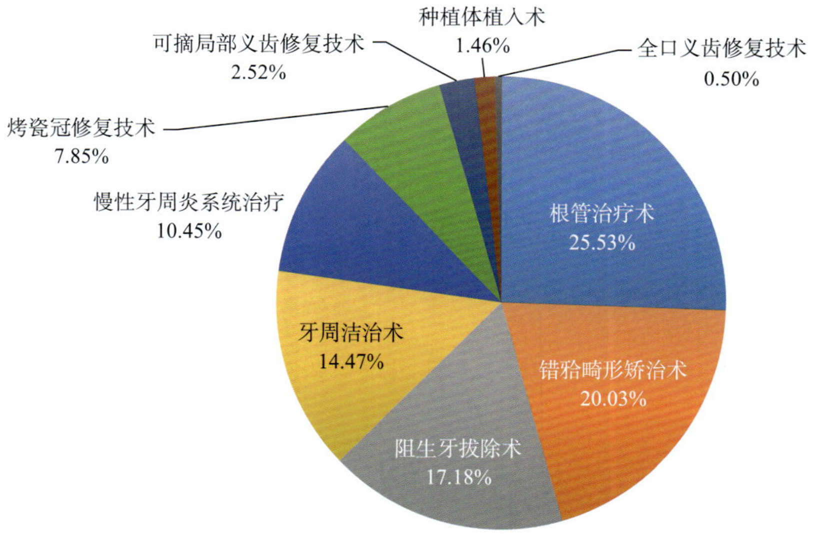


图 2-44 2022 年福建省口腔门诊 9 个重点技术患者人次构成比

**3. 口腔门诊部分单病种相关指标** 在福建省的 78 家医疗机构中，口腔门诊根管治疗 5 项单病种相关指标数据如表 2-27 所示。

表 2-27　2022 年福建省口腔门诊部分单病种相关指标在不同医疗机构中的平均值比较

| 质控指标 | 三级 | 二级 | | 二级以下 | | 平均值（78 家） |
|---|---|---|---|---|---|---|
| | 公立（2 家） | 公立（11 家） | 民营（4 家） | 公立（50 家） | 民营（11 家） | |
| 根管治疗患牙术前拍摄 X 线根尖片的百分比 /% | 100.00 | 96.13 | 99.67 | 87.44 | 87.65 | 93.57 |
| 根管再治疗患牙术前拍摄 X 线根尖片的百分比 /% | 100.00 | 98.41 | 99.46 | 98.13 | 99.34 | 99.21 |
| 橡皮障隔离术在根管治疗中的使用率 /% | 64.53 | 55.87 | 72.53 | 22.64 | 45.23 | 48.70 |
| 根管治疗患牙根管充填临床合格率 /% | 99.17 | 93.15 | 99.53 | 90.30 | 79.43 | 93.62 |
| 根管再治疗患牙根管充填临床合格率 /% | 99.20 | 93.57 | 97.01 | 89.46 | 83.40 | 94.83 |

## （二）口腔住院医疗质量数据统计

**1. 重点病种数据统计**　在福建省的 25 家医疗机构中，2022 年住院共治疗 6 个重点病种患者 2 528 例。按照平均出院患者例数排序，排名前 3 位的病种依次为腮腺良性肿瘤、口腔颌面部间隙感染、舌癌。其中舌癌平均住院日最长，腮腺良性肿瘤平均住院日最短；牙颌面畸形平均住院费用最高，口腔颌面部间隙感染平均住院费用最低（表 2-28）。

表 2-28　2022 年福建省口腔住院 6 个重点病种的 3 项质控指标平均值比较

| 重点病种 | 平均出院患者例数 | 平均住院日 / 天 | 平均住院费用 / 元 |
|---|---|---|---|
| 腮腺良性肿瘤 | 27.76 | 6.25 | 11 242.70 |
| 口腔颌面部间隙感染 | 20.28 | 8.69 | 10 434.04 |
| 舌癌 | 17.76 | 14.21 | 50 321.56 |
| 上颌骨骨折 | 17.16 | 13.97 | 29 631.01 |
| 牙颌面畸形 | 10.52 | 7.28 | 55 154.65 |
| 先天性唇裂 | 7.64 | 7.91 | 15 496.69 |

**2. 重点手术及操作数据统计**　在福建省的 25 家医疗机构中，2022 年住院 7 个重点手术及操作共治疗患者 2 508 例。按照平均手术例数排序，排名前 3 位的手术及操作依次为腮腺肿物切除 + 面神经解剖术、口腔颌面部肿瘤切除整复术、唇裂修复术。其中口腔颌面部肿瘤切除整复术平均住院日最长，腮腺肿物切除 + 面神经解剖术平均住院日最短；口腔颌面部肿瘤切除整复术平均住院费用最高，唇裂修复术平均住院费用最低（表 2-29）。

表 2-29　2022 年福建省口腔住院 7 个重点手术及操作的 3 项质控指标平均值比较

| 重点手术及操作 | 平均手术例数 | 平均住院日 / 天 | 平均住院费用 / 元 |
|---|---|---|---|
| 腮腺肿物切除 + 面神经解剖术 | 30.84 | 6.93 | 14 635.46 |
| 口腔颌面部肿瘤切除整复术 | 22.92 | 24.15 | 92 487.14 |
| 唇裂修复术 | 16.16 | 7.17 | 14 279.07 |

续表

| 重点手术及操作 | 平均手术例数 | 平均住院日 / 天 | 平均住院费用 / 元 |
|---|---|---|---|
| 舌癌扩大切除术 + 颈淋巴结清扫术 | 13.84 | 17.39 | 53 229.68 |
| 游离腓骨复合组织瓣移植术 | 9.40 | 17.50 | 64 055.91 |
| 牙颌面畸形矫正术（上颌 LeFort Ⅰ型截骨术 + 双侧下颌升支劈开截骨术） | 7.16 | 8.80 | 79 028.26 |
| 放射性粒子组织间植入术 | 0.00 | — | — |

**3．口腔住院部分单病种相关指标** 在福建省的 25 家医疗机构中，口腔住院 5 大类 12 项单病种相关指标数据如表 2-30 所示。

表 2-30 2022 年福建省口腔住院部分单病种相关指标的平均值比较

| 单病种 | 质控指标 | 平均值 |
|---|---|---|
| 腮腺浅叶良性肿瘤 | 腮腺浅叶良性肿瘤术前术后诊断符合率 /% | 97.73 |
| | 腮腺浅叶良性肿瘤术后面神经麻痹发生率 /% | 2.70 |
| | 腮腺浅叶良性肿瘤术后涎瘘发生率 /% | 4.29 |
| 口腔鳞状细胞癌 | T3 / T4 期初发口腔鳞状细胞癌病例构成比例 /% | 55.65 |
| | 游离 / 带蒂组织瓣技术在初发口腔鳞状细胞癌手术治疗中的应用率 /% | 81.34 |
| | 游离 / 带蒂组织瓣移植成功率 /% | 97.38 |
| 下颌骨骨折（不含髁突骨折） | 下颌骨骨折（不含髁突骨折）术后伤口感染发生率 /% | 0.71 |
| | 下颌骨骨折（不含髁突骨折）术后咬合紊乱发生率 /% | 1.18 |
| 先天性唇腭裂 | 先天性唇裂术后伤口延期愈合发生率 /% | 0.00 |
| | 先天性腭裂术后伤口裂开及穿孔发生率 /% | 1.50 |
| 骨性Ⅲ类错𬌗畸形 | 骨性Ⅲ类错𬌗畸形术后伤口感染发生率 /% | 1.75 |
| | 骨性Ⅲ类错𬌗畸形术后咬合关系与术前设计符合率 /% | 100.00 |

## （三）2020—2022 年医疗质量数据比较

**1．口腔门诊医疗质量数据比较**

（1）门诊重点病种相关指标比较：2020—2022 年，福建省 45 家医疗机构口腔门诊 10 个重点病种平均就诊人次总体上升。按照平均就诊人次排序，排名前 5 位的病种依次为慢性牙周炎、慢性根尖周炎、牙列缺损、错𬌗畸形、下颌阻生第三磨牙（图 2-45、图 2-46）。

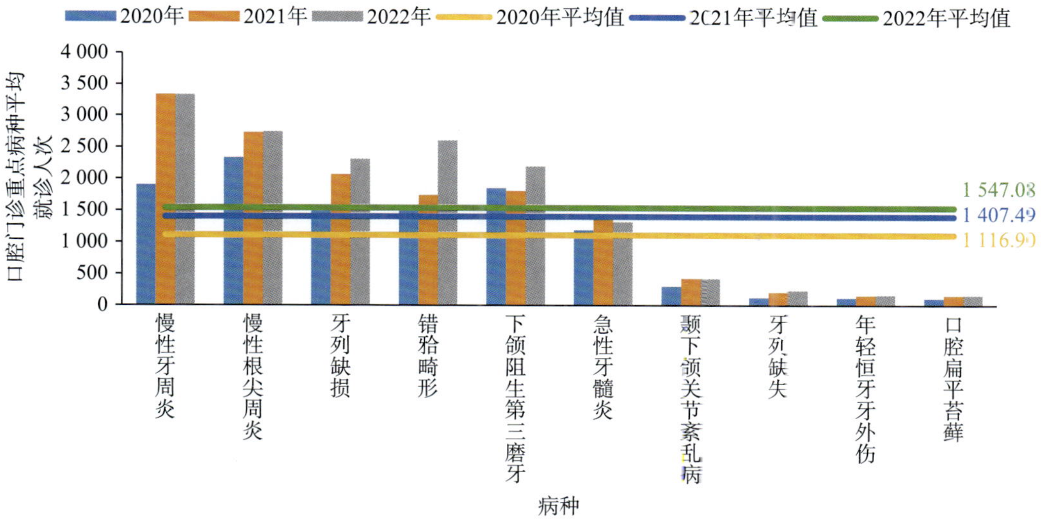


图 2-45　2020—2022 年福建省 45 家医疗机构口腔门诊 10 个重点病种平均就诊人次比较

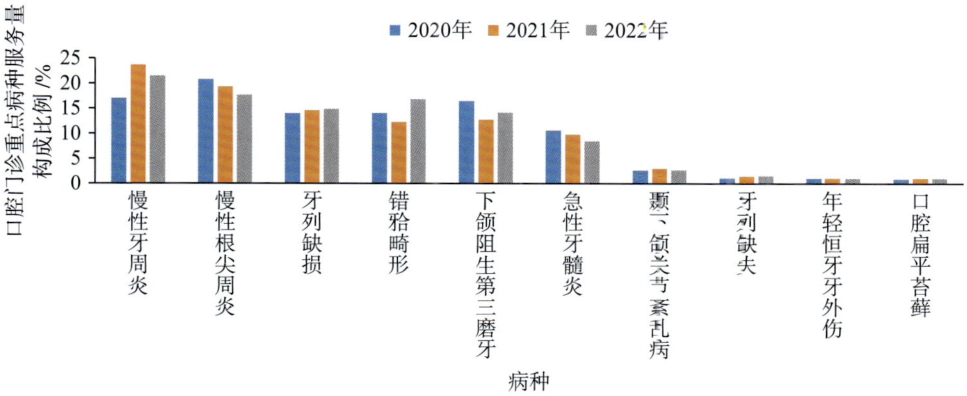


图 2-46　2020—2022 年福建省 45 家医疗机构口腔门诊 10 个重点病种服务量构成比例比较

（2）门诊重点技术相关指标比较：2020—2022 年，福建省 45 家医疗机构口腔门诊 9 个重点技术平均就诊人次总体上升。按照平均就诊人次排序，排名前 5 位的技术依次为根管治疗术、错殆畸形矫治术、阻生牙拔除术、牙周洁治术、慢性牙周炎系统治疗（图 2-47、图 2-48）。

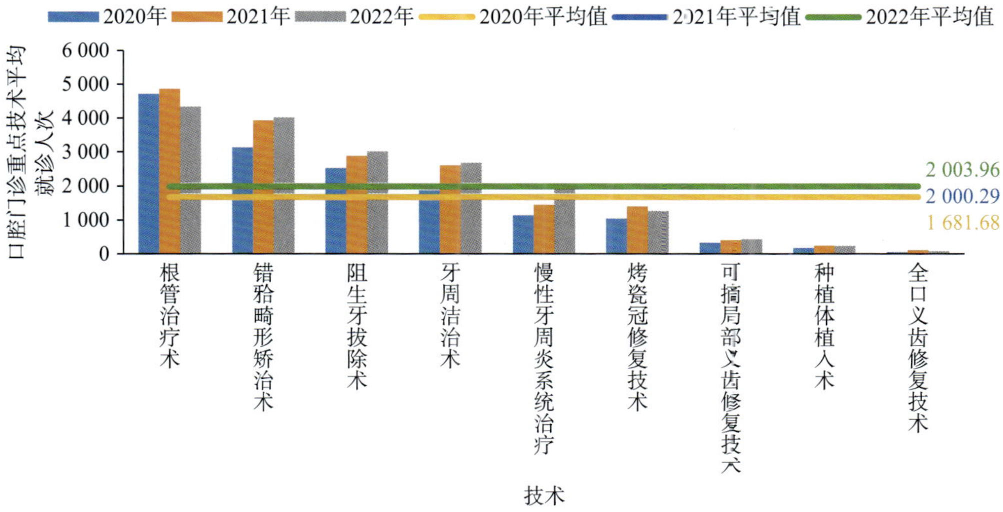


图 2-47　2020—2022 年福建省 45 家医疗机构口腔门诊 9 个重点技术平均就诊人次比较

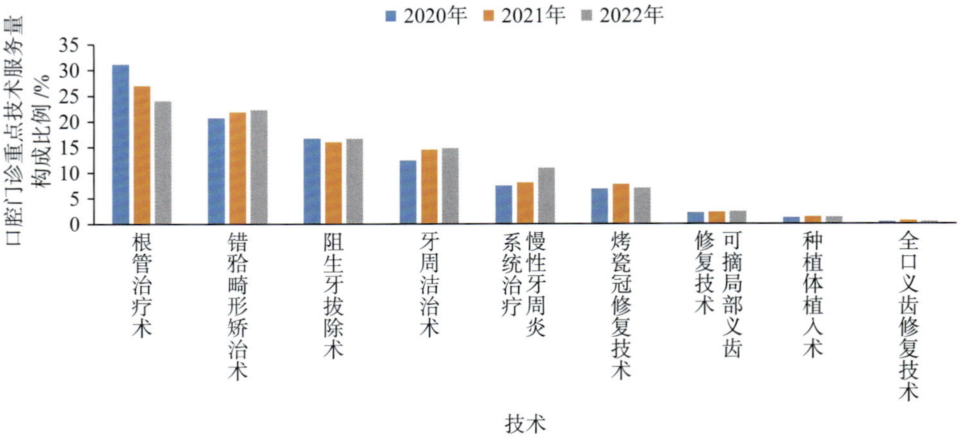


图 2-48　2020—2022 年福建省 45 家医疗机构口腔门诊 9 个重点技术服务量构成比例比较

（3）门诊部分单病种相关指标比较：2020—2022 年，福建省 45 家医疗机构口腔门诊根管治疗 5 项单病种相关指标数据如表 2-31 所示。

表 2-31　福建省 45 家医疗机构口腔门诊部分单病种相关指标在不同年份中的平均值比较

| 质控指标 | 2020 年 | 2021 年 | 2022 年 | 平均值 |
|---|---|---|---|---|
| 根管治疗患牙术前拍摄 X 线根尖片的百分比 /% | 95.68 | 96.97 | 95.66 | 96.18 |
| 根管再治疗患牙术前拍摄 X 线根尖片的百分比 /% | 99.61 | 99.69 | 99.73 | 99.68 |
| 橡皮障隔离术在根管治疗中的使用率 /% | 31.33 | 44.85 | 52.13 | 43.06 |
| 根管治疗患牙根管充填临床合格率 /% | 96.56 | 92.46 | 95.24 | 94.59 |
| 根管再治疗患牙根管充填临床合格率 /% | 93.44 | 92.46 | 96.06 | 94.12 |

**2. 口腔住院医疗质量数据比较**

（1）住院重点病种相关指标比较：2020—2022 年，福建省 16 家医疗机构口腔住院 6 个重点病种平均出院患者例数总体上升；按照平均出院患者例数排序，排名前 3 位的病种依次为腮腺良性肿瘤、口腔颌面部间隙感染、舌癌（图 2-49、图 2-50）。平均住院日总体上升，舌癌平均住院日最长，先天性唇裂平均住院日最短（图2-51）。平均住院费用总体上升，牙颌面畸形平均住院费用最高，先天性唇裂平均住院费用最低（图2-52）。

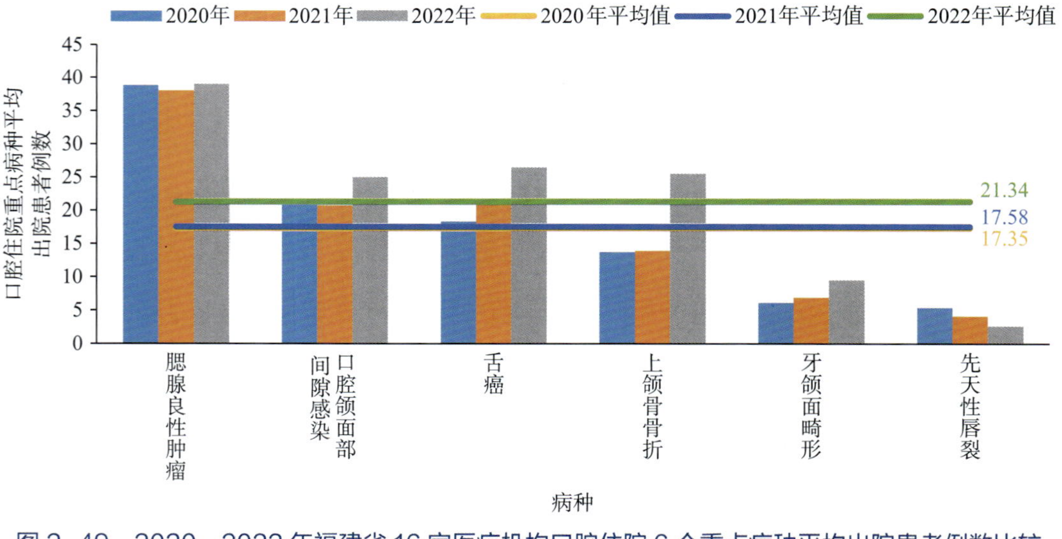


图 2-49　2020—2022 年福建省 16 家医疗机构口腔住院 6 个重点病种平均出院患者例数比较

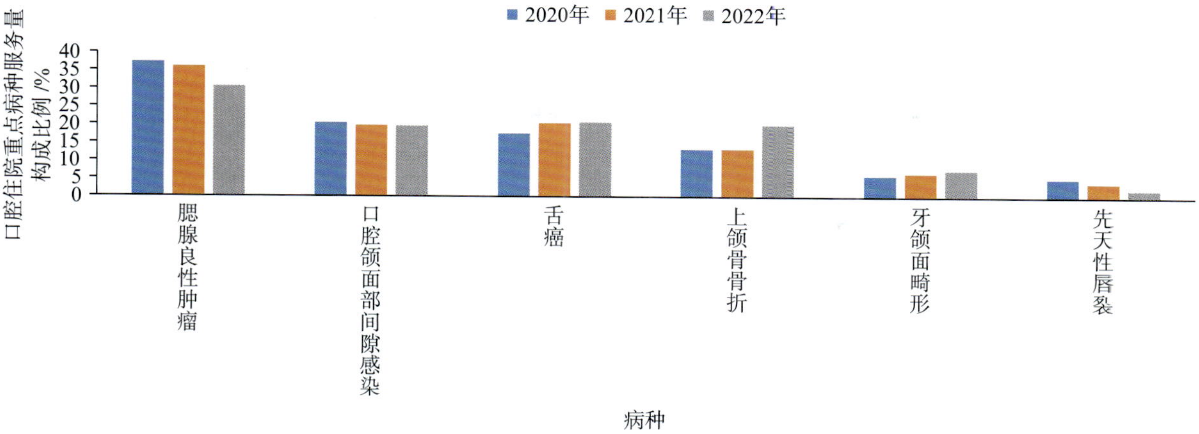


图 2-50　2020—2022 年福建省 16 家医疗机构口腔住院 6 个重点病种服务量构成比例比较

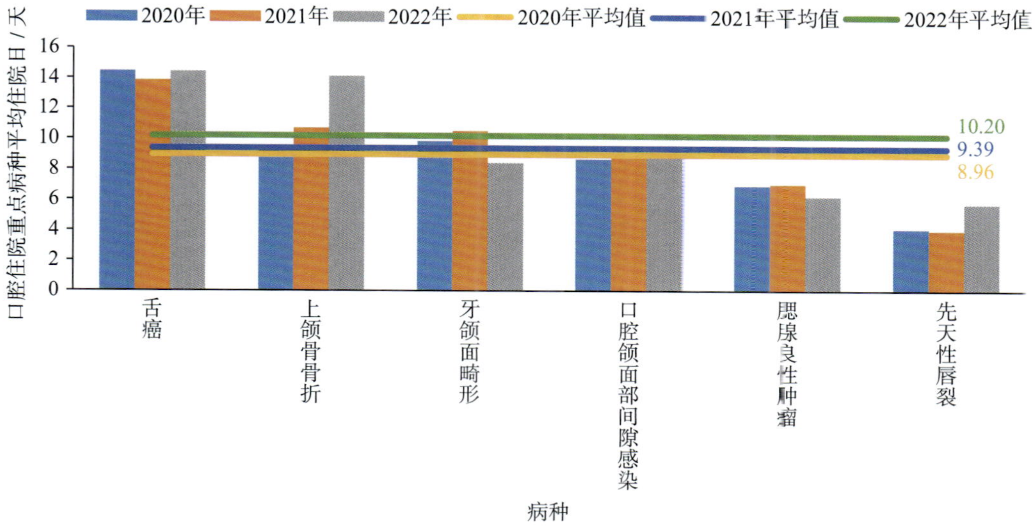


图 2-51　2020—2022 年福建省 16 家医疗机构口腔住院 6 个重点病种平均住院日比较

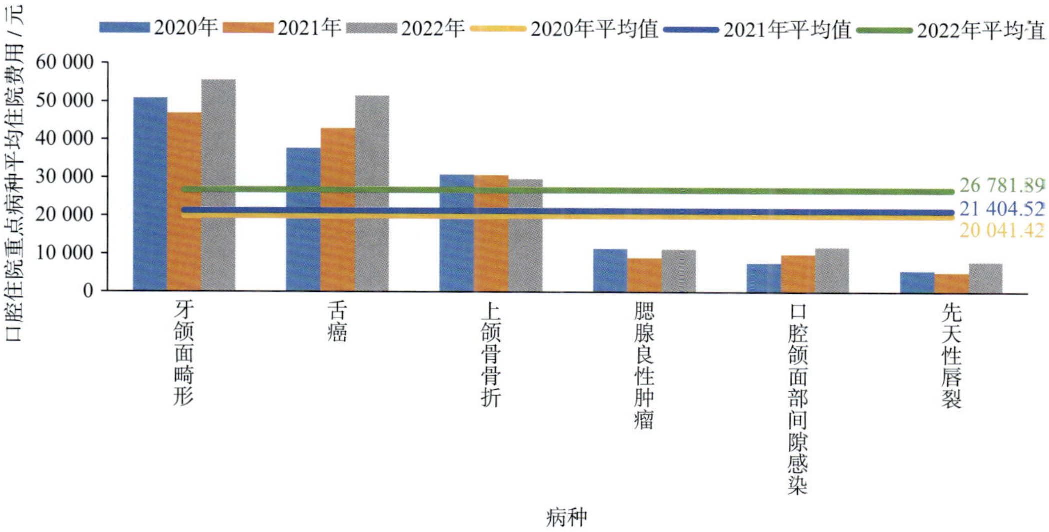


图 2-52　2020—2022 年福建省 16 家医疗机构口腔住院 6 个重点病种平均住院费用比较

（2）住院重点手术及操作相关指标比较：2020—2022 年，福建省 16 家医疗机构口腔住院 7 个重点手术及操作平均手术例数总体先降后升；按照平均手术例数排序，排名前 3 位的手术及操作依次为腮腺肿物切除 + 面神经解剖术、口腔颌面部肿瘤切除整复术、舌癌扩大切除术 + 颈淋巴结清扫术（图 2-53、

图 2-54）。平均住院日总体上升，口腔颌面部肿瘤切除整复术平均住院日最长，唇裂修复术平均住院日最短（图 2-55）。平均住院费用总体上升，牙颌面畸形矫正术（上颌 LeFort Ⅰ型截骨术 + 双侧下颌升支劈开截骨术）平均住院费用最高，唇裂修复术平均住院费用最低（图 2-56）。

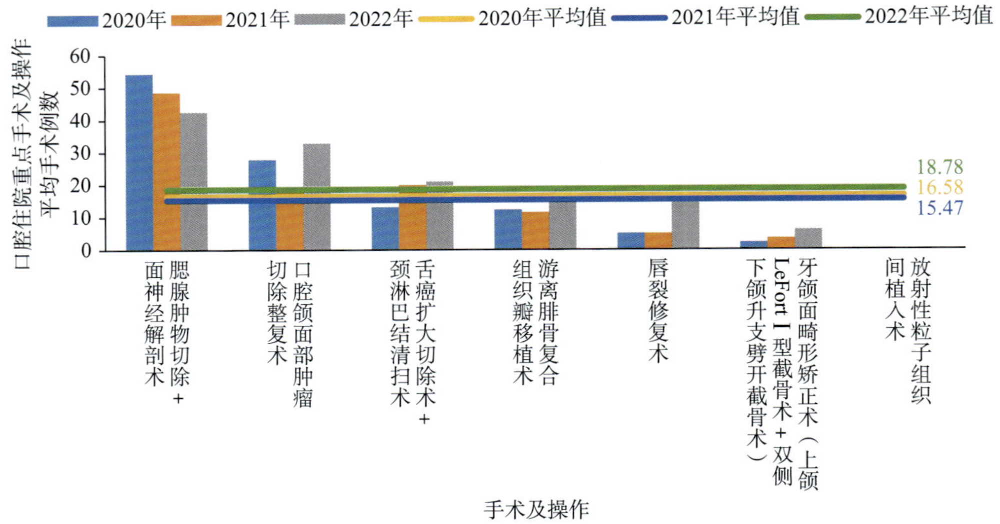


图 2-53　2020—2022 年福建省 16 家医疗机构口腔住院 7 个重点手术及操作平均手术例数比较

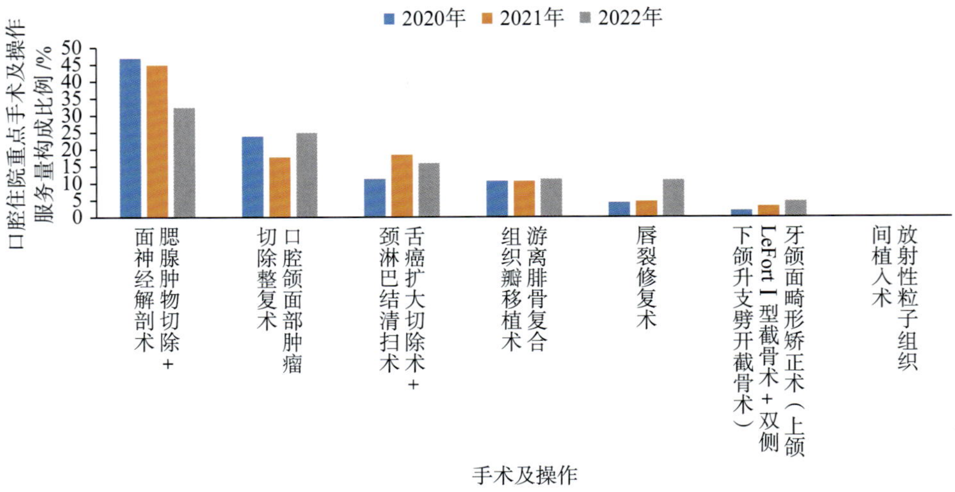


图 2-54　2020—2022 年福建省 16 家医疗机构口腔住院 7 个重点手术及操作服务量构成比例比较

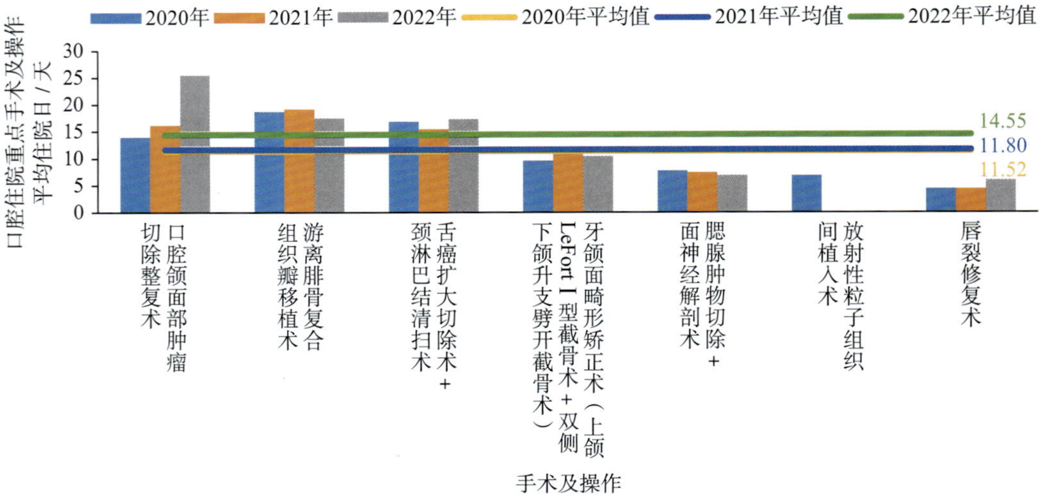


图 2-55　2020—2022 年福建省 16 家医疗机构口腔住院 7 个重点手术及操作平均住院日比较

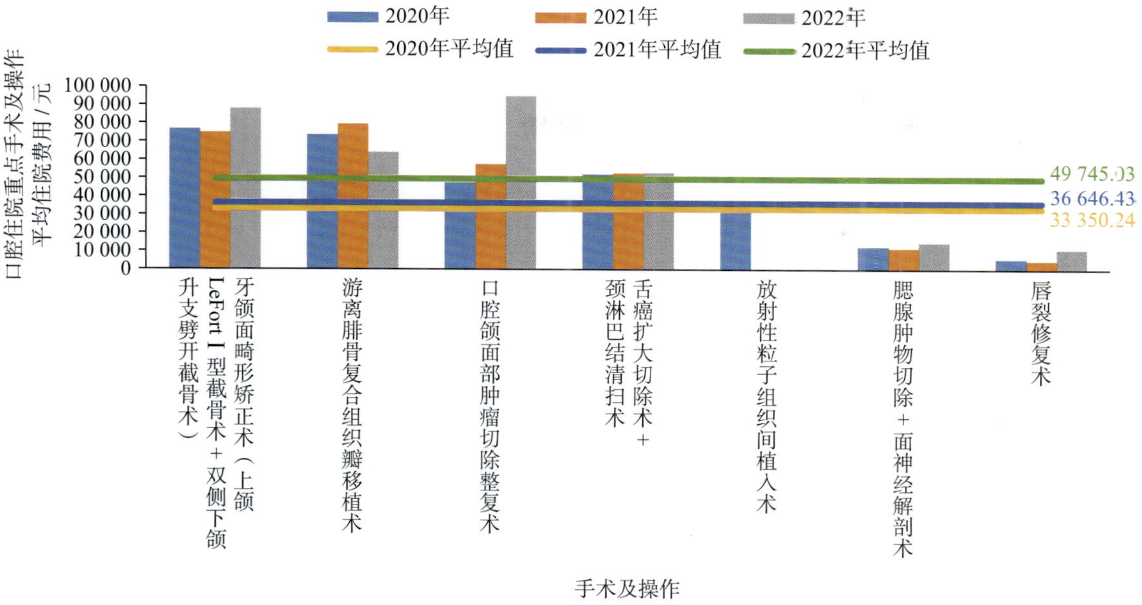


图 2-56　2020—2022 年福建省 16 家医疗机构口腔住院 7 个重点手术及操作平均住院费用比较

（3）住院部分单病种相关指标比较：2020—2022 年，福建省 15 家医疗机构口腔住院 5 大类 12 项单病种相关指标数据如表 2-32 所示。

表 2-32　福建省 16 家医疗机构口腔住院部分单病种相关指标在不同年份中的平均值比较

| 单病种 | 质控指标 | 2020 年 | 2021 年 | 2022 年 | 平均值 |
|---|---|---|---|---|---|
| 腮腺浅叶良性肿瘤 | 腮腺浅叶良性肿瘤术前术后诊断符合率 /% | 97.62 | 95.96 | 98.90 | 97.50 |
| | 腮腺浅叶良性肿瘤术后面神经麻痹发生率 /% | 22.76 | 4.28 | 1.43 | 9.72 |
| | 腮腺浅叶良性肿瘤术后涎瘘发生率 /% | 17.07 | 1.86 | 3.57 | 7.69 |
| 口腔鳞状细胞癌 | T3 / T4 期初发口腔鳞状细胞癌病例构成比例 /% | 49.32 | 58.33 | 55.83 | 55.14 |
| | 游离 / 带蒂组织瓣技术在初发口腔鳞状细胞癌手术治疗中的应用率 /% | 57.93 | 69.58 | 81.58 | 70.76 |
| | 游离 / 带蒂组织瓣移植成功率 /% | 97.07 | 97.05 | 97.33 | 97.15 |
| 下颌骨骨折（不含髁突骨折） | 下颌骨骨折（不含髁突骨折）术后伤口感染发生率 /% | 2.86 | 2.52 | 0.51 | 1.65 |
| | 下颌骨骨折（不含髁突骨折）术后咬合紊乱发生率 /% | 13.14 | 2.16 | 1.01 | 3.89 |
| 先天性唇腭裂 | 先天性唇裂术后伤口延期愈合发生率 /% | 1.22 | 0.00 | 0.00 | 0.25 |
| | 先天性腭裂术后伤口裂开及穿孔发生率 /% | 2.51 | 1.22 | 2.08 | 1.99 |
| 骨性Ⅲ类错殆畸形 | 骨性Ⅲ类错殆畸形术后伤口感染发生率 /% | 1.52 | 1.61 | 1.15 | 1.40 |
| | 骨性Ⅲ类错殆畸形术后咬合关系与术前设计符合率 /% | 95.45 | 66.13 | 100.00 | 88.84 |

# 五、甘肃省

## （一）口腔门诊工作量统计

**1. 重点病种工作量统计** 在甘肃省的 56 家医疗机构中，2022 年门诊共治疗 10 个重点病种患者 278 051 人次。按照平均就诊人次排序，排名前 5 位的病种依次为慢性根尖周炎、急性牙髓炎、下颌阻生第三磨牙、牙列缺损、慢性牙周炎（表 2-33，图 2-57）。

表 2-33 2022 年甘肃省口腔门诊 10 个重点病种在不同医疗机构中的平均就诊人次比较

| 重点病种 | 三级 | 二级 | 二级以下 | | 平均值（56 家） |
|---|---|---|---|---|---|
| | 公立（1 家） | 公立（3 家） | 公立（49 家） | 民营（3 家） | |
| 慢性根尖周炎 | 3 802.00 | 4 138.67 | 981.53 | 812.33 | 1 191.96 |
| 急性牙髓炎 | 327.00 | 2 960.67 | 1 049.27 | 114.00 | 1 088.66 |
| 下颌阻生第三磨牙 | 5 091.00 | 1 531.33 | 575.67 | 557.67 | 706.54 |
| 牙列缺损 | 2 963.00 | 2 202.33 | 458.59 | 365.33 | 591.73 |
| 慢性牙周炎 | 3 725.00 | 1 365.33 | 503.16 | 187.67 | 589.98 |
| 错䝿畸形 | 6 305.00 | 1 893.33 | 190.33 | 49.67 | 383.21 |
| 牙列缺失 | 231.00 | 1 144.00 | 167.92 | 42.00 | 214.59 |
| 颞下颌关节紊乱病 | 1 622.00 | 147.67 | 65.35 | 27.67 | 95.54 |
| 年轻恒牙牙外伤 | 559.00 | 137.67 | 63.43 | 10.00 | 73.39 |
| 口腔扁平苔藓 | 124.00 | 71.00 | 25.88 | 17.33 | 29.59 |
| 合计 | 24 749.00 | 15 592.00 | 4 081.12 | 2 183.67 | 4 965.20 |

注：根据门急诊实际开放牙椅数，参照口腔专科医疗机构门急诊牙椅数标准对所有医疗机构进行重新分类，其中牙椅 60 台以上比照三级分析，牙椅 20 ~ 59 台比照二级分析，牙椅 3 ~ 19 台比照二级以下分析。

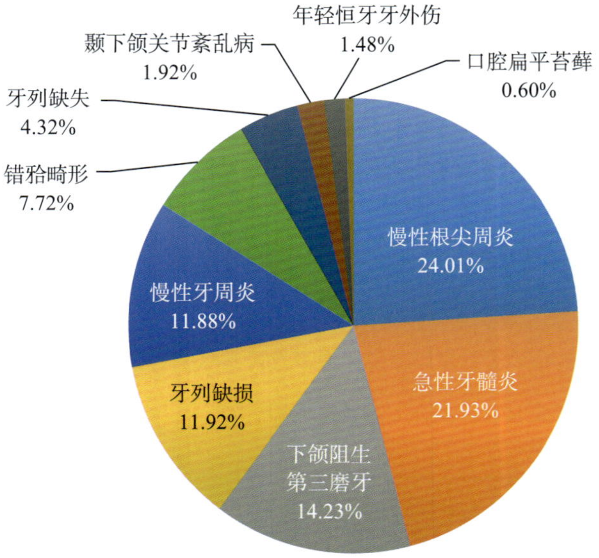


图 2-57 2022 年甘肃省口腔门诊 10 个重点病种患者人次构成比

**2．重点技术工作量统计**　在甘肃省的 56 家医疗机构中，2022 年门诊 9 个重点技术患者服务总量 250 503 人次。按照平均就诊人次排序，排名前 5 位的技术依次为根管治疗术、阻生牙拔除术、牙周洁治术、错𬌗畸形矫治术、烤瓷冠修复技术（表 2-34，图 2-58）。

表 2-34　2022 年甘肃省口腔门诊 9 个重点技术在不同医疗机构中的平均就诊人次比较

| 重点技术 | 三级 | 二级 | 二级以下 | | 平均值（56 家） |
|---|---|---|---|---|---|
| | 公立（1 家） | 公立（3 家） | 公立（49 家） | 民营（3 家） | |
| 根管治疗术 | 13 911.00 | 6 145.67 | 1 476.73 | 1 048.00 | 1 925.93 |
| 阻生牙拔除术 | 3 538.00 | 1 358.33 | 546.41 | 649.00 | 648.82 |
| 牙周洁治术 | 5 773.00 | 2 058.67 | 341.20 | 132.67 | 519.04 |
| 错𬌗畸形矫治术 | 15 173.00 | 1 896.00 | 129.00 | 49.33 | 488.04 |
| 烤瓷冠修复技术 | 493.00 | 682.67 | 363.90 | 182.33 | 373.55 |
| 可摘局部义齿修复技术 | 458.00 | 760.67 | 236.27 | 93.67 | 260.68 |
| 慢性牙周炎系统治疗 | 2 748.00 | 570.00 | 90.02 | 121.67 | 164.89 |
| 全口义齿修复技术 | 40.00 | 126.33 | 59.76 | 27.33 | 61.23 |
| 种植体植入术 | 522.00 | 28.33 | 14.20 | 146.00 | 31.09 |
| 合计 | 42 656.00 | 13 626.67 | 3 257.49 | 2 450.00 | 4 473.27 |

注：根据门急诊实际开放牙椅数，参照口腔专科医疗机构门急诊牙椅数标准对所有医疗机构进行重新分类，其中牙椅 60 台以上比照三级分析，牙椅 20～59 台比照二级分析，牙椅 3～19 台比照二级以下分析。

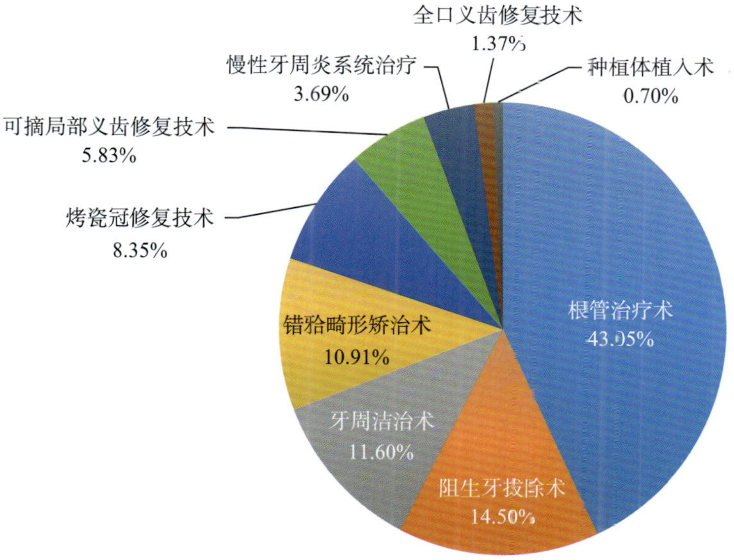


图 2-58　2022 年甘肃省口腔门诊 9 个重点技术患者人次构成比

**3．口腔门诊部分单病种相关指标**　在甘肃省的 56 家医疗机构中，口腔门诊根管治疗 5 项单病种相关指标数据如表 2-35 所示。

表 2-35　2022 年甘肃省口腔门诊部分单病种相关指标在不同医疗机构中的平均值比较

| 质控指标 | 三级 | 二级 | 二级以下 | | 平均值（56家） |
|---|---|---|---|---|---|
| | 公立（1家） | 公立（3家） | 公立（49家） | 民营（3家） | |
| 根管治疗患牙术前拍摄 X 线根尖片的百分比 /% | 90.16 | 99.44 | 82.84 | 86.56 | 85.92 |
| 根管再治疗患牙术前拍摄X线根尖片的百分比/% | 95.13 | 99.97 | 94.50 | 95.12 | 96.92 |
| 橡皮障隔离术在根管治疗中的使用率 /% | 77.72 | 47.18 | 27.85 | 24.46 | 38.51 |
| 根管治疗患牙根管充填临床合格率 /% | 93.29 | 98.20 | 88.53 | 96.88 | 90.50 |
| 根管再治疗患牙根管充填临床合格率 /% | 96.15 | 99.65 | 91.85 | 89.00 | 95.22 |

## （二）口腔住院医疗质量数据统计

**1．重点病种数据统计**　在甘肃省的 14 家医疗机构中，2022 年住院共治疗 6 个重点病种患者 1 153 例。按照平均出院患者例数排序，排名前 3 位的病种依次为口腔颌面部间隙感染、腮腺良性肿瘤、上颌骨骨折。其中舌癌平均住院日最长，先天性唇裂平均住院日最短；牙颌面畸形平均住院费用最高，先天性唇裂平均住院费用最低（表 2-36）。

表 2-36　2022 年甘肃省口腔住院 6 个重点病种的 3 项质控指标平均值比较

| 重点病种 | 平均出院患者例数 | 平均住院日 / 天 | 平均住院费用 / 元 |
|---|---|---|---|
| 口腔颌面部间隙感染 | 36.29 | 10.85 | 11 635.49 |
| 腮腺良性肿瘤 | 19.00 | 8.13 | 14 120.81 |
| 上颌骨骨折 | 15.00 | 9.73 | 30 628.28 |
| 舌癌 | 6.64 | 18.47 | 36 866.30 |
| 先天性唇裂 | 4.07 | 6.93 | 10 202.40 |
| 牙颌面畸形 | 1.36 | 13.37 | 41 847.28 |

**2．重点手术及操作数据统计**　在甘肃省的 14 家医疗机构中，2022 年住院 7 个重点手术及操作共治疗患者 459 例。按照平均手术例数排序，排名前 3 位的手术及操作依次为腮腺肿物切除 + 面神经解剖术、口腔颌面部肿瘤切除整复术、唇裂修复术。其中舌癌扩大切除术 + 颈淋巴结清扫术平均住院日最长，唇裂修复术平均住院日最短；牙颌面畸形矫正术（上颌 LeFort Ⅰ型截骨术 + 双侧下颌升支劈开截骨术）平均住院费用最高，唇裂修复术平均住院费用最低（表 2-37）。

表 2-37　2022 年甘肃省口腔住院 7 个重点手术及操作的 3 项质控指标平均值比较

| 重点手术及操作 | 平均手术例数 | 平均住院日 / 天 | 平均住院费用 / 元 |
|---|---|---|---|
| 腮腺肿物切除 + 面神经解剖术 | 17.50 | 8.89 | 14 886.59 |
| 口腔颌面部肿瘤切除整复术 | 8.00 | 11.13 | 17 945.11 |
| 唇裂修复术 | 2.93 | 7.32 | 10 633.12 |
| 游离腓骨复合组织瓣移植术 | 2.14 | 19.55 | 37 949.80 |

续表

| 重点手术及操作 | 平均手术例数 | 平均住院日 / 天 | 平均住院费用 / 元 |
|---|---|---|---|
| 舌癌扩大切除术 + 颈淋巴结清扫术 | 2.07 | 19.97 | 39 765.09 |
| 牙颌面畸形矫正术（上颌 LeFort Ⅰ型截骨术 + 双侧下颌升支劈开截骨术） | 0.14 | 15.00 | 88 000.00 |
| 放射性粒子组织间植入术 | 0.00 | — | — |

**3. 口腔住院部分单病种相关指标**　在甘肃省的 14 家医疗机构中，口腔住院 5 大类 12 项单病种相关指标数据如表 2-38 所示。

表 2-38　2022 年甘肃省口腔住院部分单病种相关指标的平均值比较

| 单病种 | 质控指标 | 平均值 |
|---|---|---|
| 腮腺浅叶良性肿瘤 | 腮腺浅叶良性肿瘤术前术后诊断符合率 /% | 93.16 |
| | 腮腺浅叶良性肿瘤术后面神经麻痹发生率 /% | 0.76 |
| | 腮腺浅叶良性肿瘤术后涎瘘发生率 /% | 2.67 |
| 口腔鳞状细胞癌 | T3 / T4 期初发口腔鳞状细胞癌病例构成比例 /% | 41.05 |
| | 游离 / 带蒂组织瓣技术在初发口腔鳞状细胞癌手术治疗中的应用率 /% | 73.49 |
| | 游离 / 带蒂组织瓣移植成功率 /% | 96.55 |
| 下颌骨骨折（不含髁突骨折） | 下颌骨骨折（不含髁突骨折）术后伤口感染发生率 /% | 1.62 |
| | 下颌骨骨折（不含髁突骨折）术后咬合紊乱发生率 /% | 1.89 |
| 先天性唇腭裂 | 先天性唇裂术后伤口延期愈合发生率 /% | 0.00 |
| | 先天性腭裂术后伤口裂开及穿孔发生率 /% | 3.33 |
| 骨性Ⅲ类错殆畸形 | 骨性Ⅲ类错殆畸形术后伤口感染发生率 /% | 0.00 |
| | 骨性Ⅲ类错殆畸形术后咬合关系与术前设计符合率 /% | 100.00 |

## （三）2020—2022 年医疗质量数据比较

**1. 口腔门诊医疗质量数据比较**

（1）门诊重点病种相关指标比较：2020—2022 年，甘肃省 19 家医疗机构口腔门诊 10 个重点病种平均就诊人次总体先升后降。按照平均就诊人次排序，排名前 5 位的病种依次为慢性根尖周炎、下颌阻生第三磨牙、急性牙髓炎、慢性牙周炎、牙列缺损（图 2-59、图 2-60）。

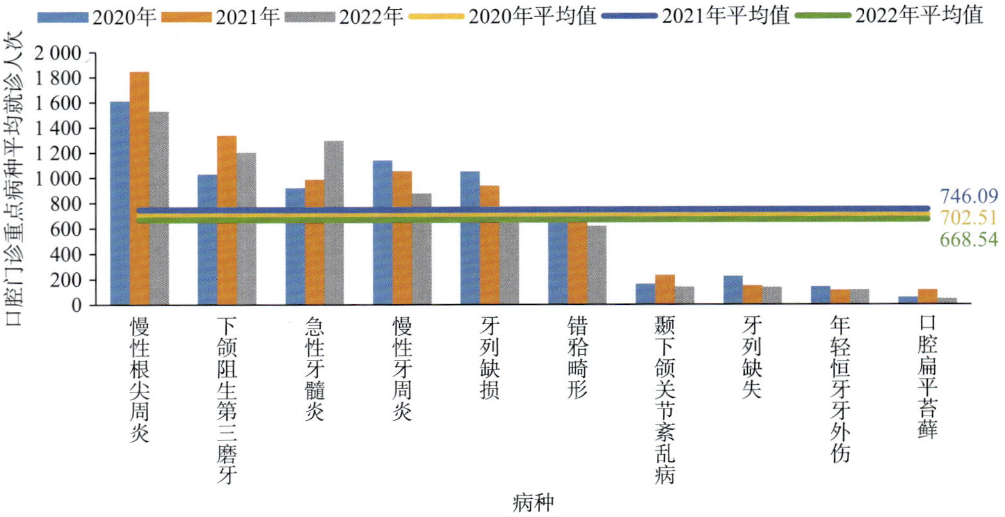


图 2-59　2020—2022 年甘肃省 19 家医疗机构口腔门诊 10 个重点病种平均就诊人次比较

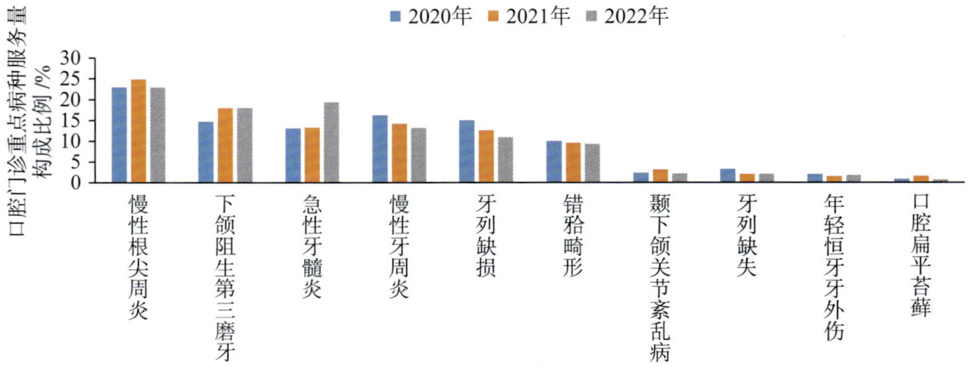


图 2-60　2020—2022 年甘肃省 19 家医疗机构口腔门诊 10 个重点病种服务量构成比例比较

（2）门诊重点技术相关指标比较：2020—2022 年，甘肃省 19 家医疗机构口腔门诊 9 个重点技术平均就诊人次总体先升后降。按照平均就诊人次排序，排名前 5 位的技术依次为根管治疗术、错𬌗畸形矫治术、阻生牙拔除术、牙周洁治术、烤瓷冠修复技术（图 2-61、图 2-62）。

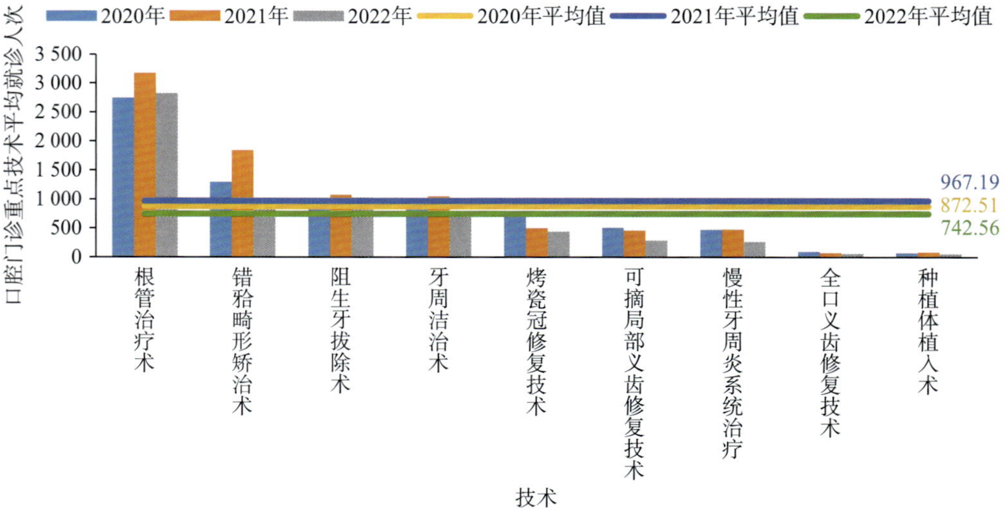


图 2-61　2020—2022 年甘肃省 19 家医疗机构口腔门诊 9 个重点技术平均就诊人次比较

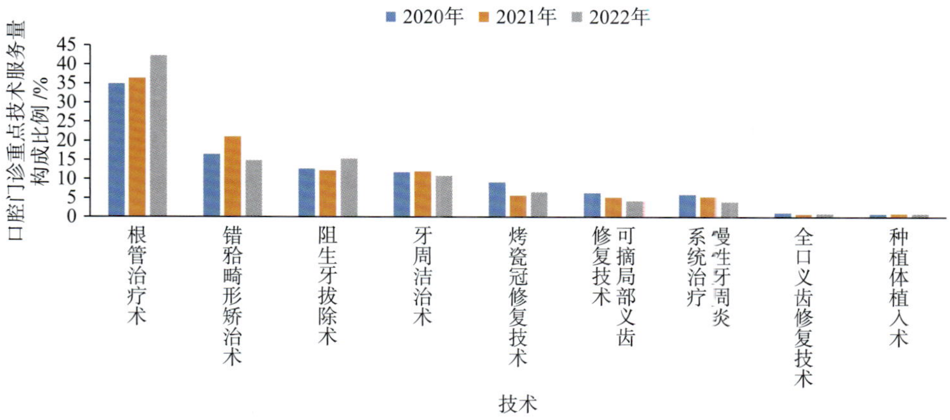


图 2-62　2020—2022 年甘肃省 19 家医疗机构口腔门诊 9 个重点技术服务量构成比例比较

（3）门诊部分单病种相关指标比较：2020—2022 年，甘肃省 19 家医疗机构口腔门诊根管治疗 5 项单病种相关指标数据如表 2-39 所示。

表 2-39　甘肃省 19 家医疗机构口腔门诊部分单病种相关指标在不同年份中的平均值比较

| 质控指标 | 2020 年 | 2021 年 | 2022 年 | 平均值 |
|---|---|---|---|---|
| 根管治疗患牙术前拍摄 X 线根尖片的百分比 /% | 82.17 | 80.88 | 82.06 | 81.71 |
| 根管再治疗患牙术前拍摄 X 线根尖片的百分比 /% | 98.82 | 93.90 | 93.89 | 95.29 |
| 橡皮障隔离术在根管治疗中的使用率 /% | 22.96 | 31.48 | 48.60 | 34.09 |
| 根管治疗患牙根管充填临床合格率 /% | 91.25 | 94.90 | 88.64 | 91.54 |
| 根管再治疗患牙根管充填临床合格率 /% | 90.85 | 82.54 | 92.82 | 89.90 |

**2．口腔住院医疗质量数据比较**

（1）住院重点病种相关指标比较：2020—2022 年，甘肃省 6 家医疗机构口腔住院 6 个重点病种平均出院患者例数总体先降后升；按照平均出院患者例数排序，排名前 3 位的病种依次为口腔颌面部间隙感染、腮腺良性肿瘤、上颌骨骨折（图 2-63、图 2-64）。平均住院日总体先降后升，舌癌平均住院日最长，先天性唇裂平均住院日最短（图 2-65）。平均住院费用总体上升，舌癌平均住院费用最高，口腔颌面部间隙感染平均住院费用最低（图 2-66）。

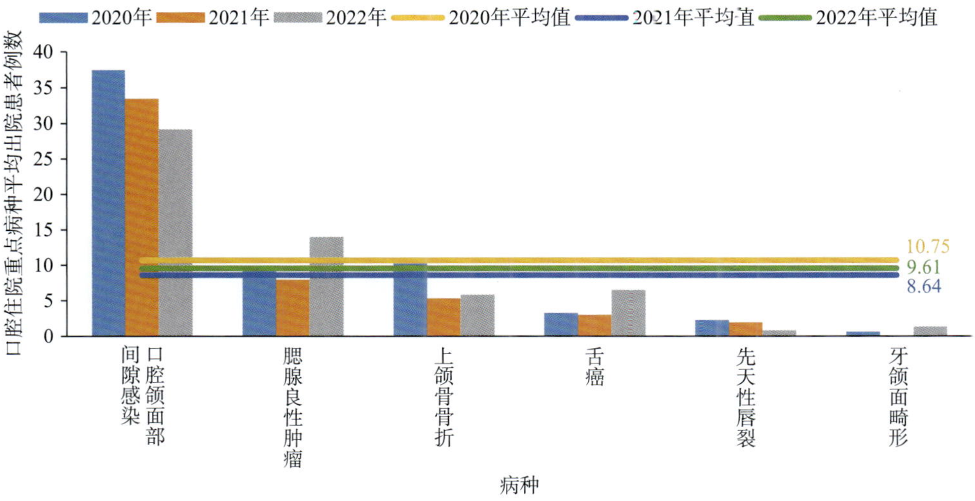


图 2-63　2020—2022 年甘肃省 6 家医疗机构口腔住院 6 个重点病种平均出院患者例数比较

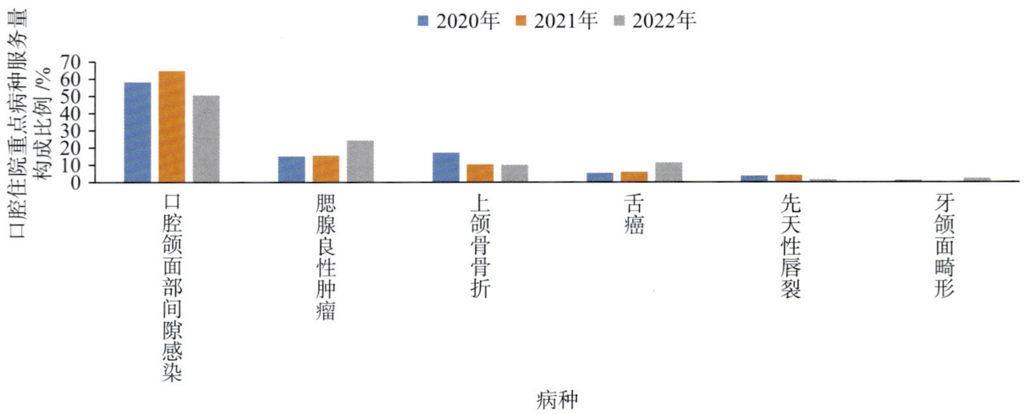


图 2-64　2020—2022 年甘肃省 6 家医疗机构口腔住院 6 个重点病种服务量构成比例比较

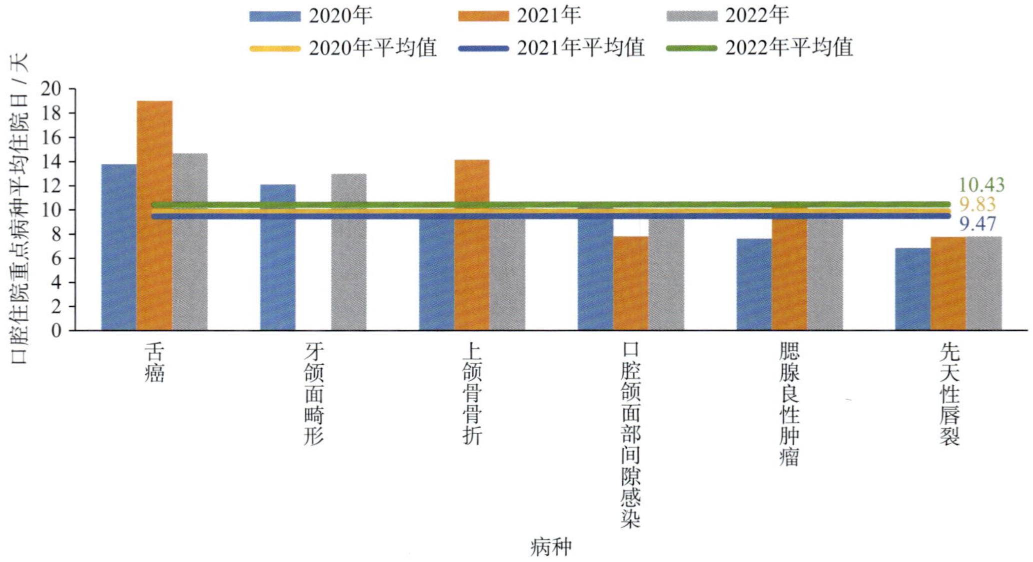


图 2-65　2020—2022 年甘肃省 6 家医疗机构口腔住院 6 个重点病种平均住院日比较

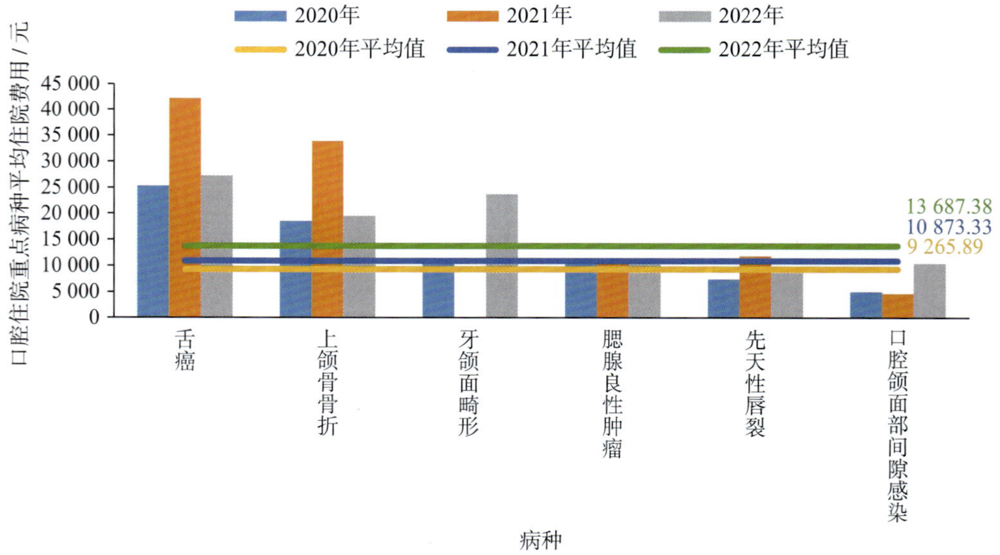


图 2-66　2020—2022 年甘肃省 6 家医疗机构口腔住院 6 个重点病种平均住院费用比较

（2）住院重点手术及操作相关指标比较：2020—2022 年，甘肃省 6 家医疗机构口腔住院 7 个重点手术及操作平均手术例数总体上升。按照平均手术例数排序，排名前 3 位的手术及操作依次为腮腺肿物切除 + 面神经解剖术、口腔颌面部肿瘤切除整复术、舌癌扩大切除术 + 颈淋巴结清扫术（图 2-67、图 2-68）。平均住院日总体先升后降，游离腓骨复合组织瓣移植术平均住院日最长，唇裂修复术平均住院日最短（图 2-69）。平均住院费用总体先升后降，游离腓骨复合组织瓣移植术平均住院费用最高，唇裂修复术平均住院费用最低（图 2-70）。

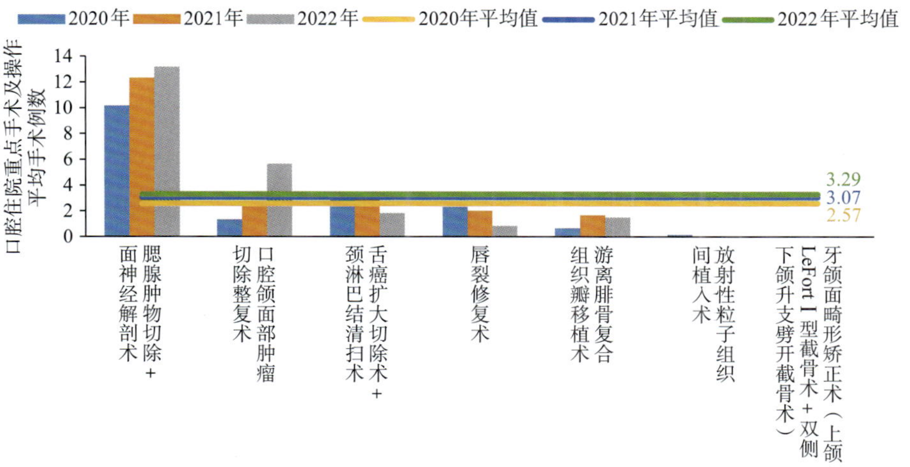


图 2-67　2020—2022 年甘肃省 6 家医疗机构口腔住院 7 个重点手术及操作平均手术例数比较

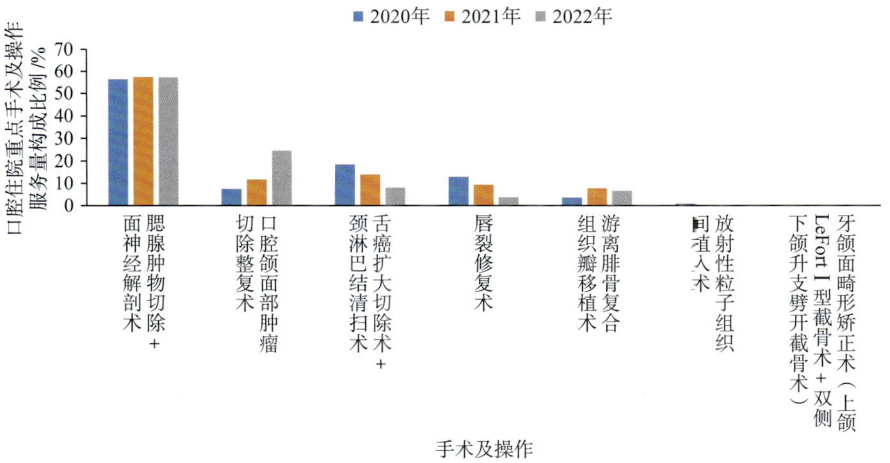


图 2-68　2020—2022 年甘肃省 6 家医疗机构口腔住院 7 个重点手术及操作服务量构成比例比较

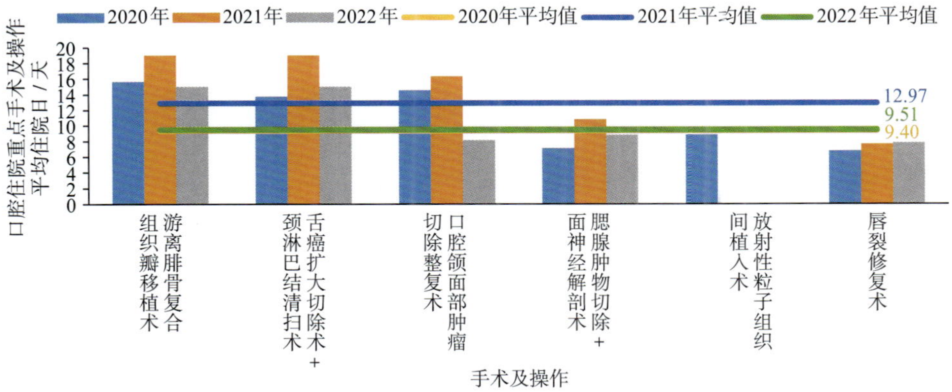


图 2-69　2020—2022 年甘肃省 6 家医疗机构口腔住院 7 个重点手术及操作平均住院日比较

注：纳入比较的医疗机构未填报牙颌面畸形矫正术（上颌 LeFort Ⅰ型截骨术 + 双侧下颌升支劈开截骨术）数据，故本图未显示。

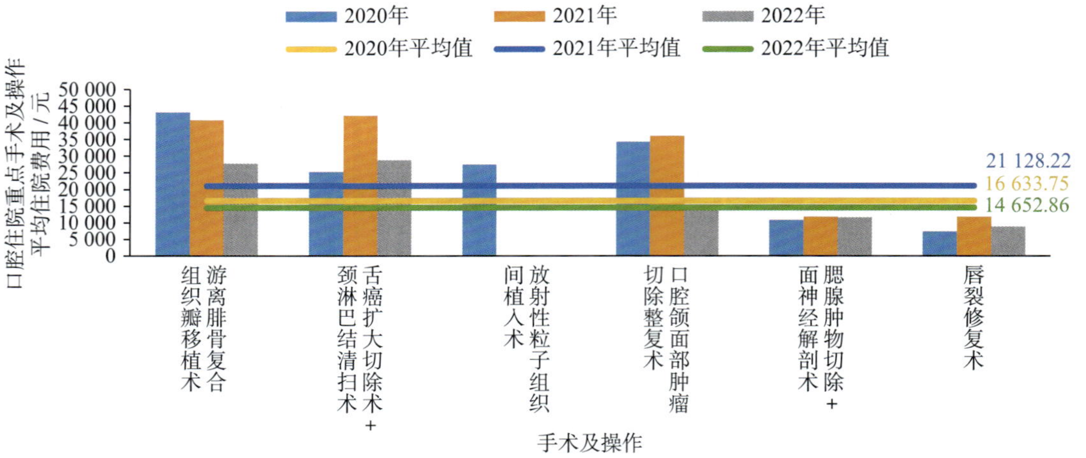


图 2-70　2020—2022 年甘肃省 6 家医疗机构口腔住院 7 个重点手术及操作平均住院费用比较

注：纳入比较的医疗机构未填报牙颌面畸形矫正术（上颌 LeFort Ⅰ型截骨术 + 双侧下颌升支劈开截骨术）数据，故本图未显示。

（3）住院部分单病种相关指标比较：2020—2022 年，甘肃省 6 家医疗机构口腔住院 5 大类 12 项单病种相关指标数据如表 2-40 所示。

表 2-40　甘肃省 6 家医疗机构口腔住院部分单病种相关指标在不同年份中的平均值比较

| 单病种 | 质控指标 | 2020 年 | 2021 年 | 2022 年 | 平均值 |
|---|---|---|---|---|---|
| 腮腺浅叶良性肿瘤 | 腮腺浅叶良性肿瘤术前术后诊断符合率 /% | 91.67 | 80.00 | 89.29 | 87.83 |
| | 腮腺浅叶良性肿瘤术后面神经麻痹发生率 /% | 10.34 | 15.38 | 1.20 | 7.22 |
| | 腮腺浅叶良性肿瘤术后涎瘘发生率 /% | 3.45 | 0.00 | 0.00 | 1.11 |
| 口腔鳞状细胞癌 | T3 / T4 期初发口腔鳞状细胞癌病例构成比例 /% | 55.77 | 0.00 | 53.33 | 39.13 |
| | 游离 / 带蒂组织瓣技术在初发口腔鳞状细胞癌手术治疗中的应用率 /% | 61.54 | 90.91 | 75.00 | 73.45 |
| | 游离 / 带蒂组织瓣移植成功率 /% | 93.75 | 96.77 | 95.24 | 95.24 |
| 下颌骨骨折（不含髁突骨折） | 下颌骨骨折（不含髁突骨折）术后伤口感染发生率 /% | 10.00 | 8.47 | 2.73 | 5.94 |
| | 下颌骨骨折（不含髁突骨折）术后咬合紊乱发生率 /% | 6.00 | 0.00 | 1.82 | 2.28 |
| 先天性唇腭裂 | 先天性唇裂术后伤口延期愈合发生率 /% | 0.00 | 0.00 | 0.00 | 0.00 |
| | 先天性腭裂术后伤口裂开及穿孔发生率 /% | 12.50 | 13.04 | 23.08 | 15.38 |
| 骨性Ⅲ类错𬌗畸形 | 骨性Ⅲ类错𬌗畸形术后伤口感染发生率 /% | — | — | 0.00 | 0.00 |
| | 骨性Ⅲ类错𬌗畸形术后咬合关系与术前设计符合率 /% | — | — | 100.00 | 100.00 |

# 六、广东省

## （一）口腔门诊工作量统计

**1. 重点病种工作量统计**　在广东省的259家医疗机构中，2022年门诊共治疗10个重点病种患者3 868 954人次。按照平均就诊人次排序，排名前5位的病种依次为慢性牙周炎、下颌阻生第三磨牙、慢性根尖周炎、错殆畸形、牙列缺损（表2-41，图2-71）。

表2-41　2022年广东省口腔门诊10个重点病种在不同医疗机构中的平均就诊人次比较

| 重点病种 | 三级 | 二级 | | 二级以下 | | 平均值（259家） |
|---|---|---|---|---|---|---|
| | 公立（12家） | 公立（55家） | 民营（7家） | 公立（165家） | 民营（20家） | |
| 慢性牙周炎 | 31 336.75 | 4 842.82 | 1 918.71 | 1 017.67 | 699.65 | 3 234.50 |
| 下颌阻生第三磨牙 | 14 474.83 | 5 215.51 | 3 767.86 | 1 553.28 | 1 017.85 | 2 948.16 |
| 慢性根尖周炎 | 16 185.33 | 4 562.91 | 2 036.14 | 1 535.72 | 1 144.65 | 2 840.63 |
| 错殆畸形 | 22 254.33 | 3 267.60 | 1 320.29 | 454.50 | 376.40 | 2 079.27 |
| 牙列缺损 | 14 279.42 | 2 354.16 | 1 236.86 | 715.08 | 473.95 | 1 687.09 |
| 急性牙髓炎 | 2 181.92 | 2 363.75 | 1 369.71 | 1 230.10 | 755.95 | 1 482.10 |
| 颞下颌关节紊乱病 | 1 784.75 | 391.73 | 55.57 | 93.41 | 67.10 | 232.07 |
| 牙列缺失 | 1 190.92 | 344.22 | 182.43 | 95.85 | 219.65 | 211.23 |
| 年轻恒牙牙外伤 | 497.08 | 249.13 | 65.29 | 54.35 | 46.40 | 122.59 |
| 口腔扁平苔藓 | 1 085.33 | 110.98 | 94.43 | 33.15 | 37.20 | 100.40 |
| 合计 | 105 270.67 | 23 702.80 | 12 047.29 | 6 793.51 | 4 838.80 | 14 938.05 |

注：根据门急诊实际开放牙椅数，参照口腔专科医疗机构门急诊牙椅数标准对所有医疗机构进行重新分类，其中牙椅60台以上比照三级分析，牙椅20～59台比照二级分析，牙椅3～19台比照二级以下分析。

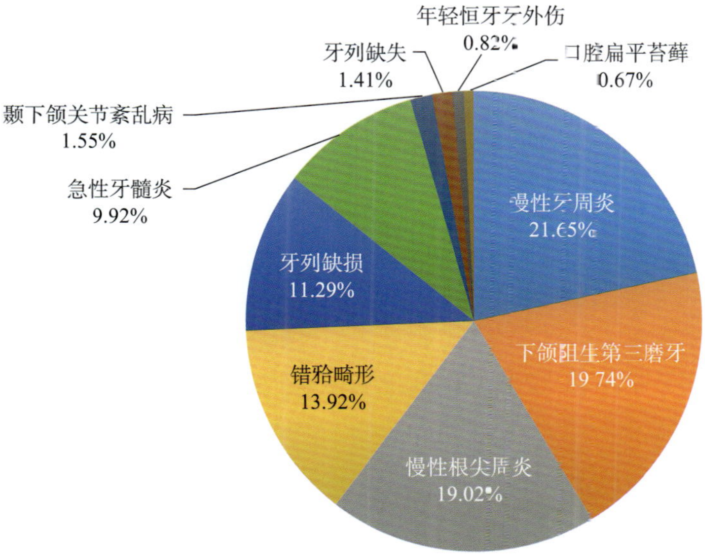


图2-71　2022年广东省口腔门诊10个重点病种患者人次构成比

**2．重点技术工作量统计** 在广东省的 259 家医疗机构中，2022 年门诊 9 个重点技术患者服务总量 3 978 928 人次。按照平均就诊人次排序，排名前 5 位的技术依次为根管治疗术、阻生牙拔除术、牙周洁治术、错殆畸形矫治术、慢性牙周炎系统治疗（表 2-42，图 2-72）。

表 2-42 2022 年广东省口腔门诊 9 个重点技术在不同医疗机构中的平均就诊人次比较

| 重点技术 | 三级 | 二级 | | 二级以下 | | 平均值（259 家） |
|---|---|---|---|---|---|---|
| | 公立（12 家） | 公立（55 家） | 民营（7 家） | 公立（165 家） | 民营（20 家） | |
| 根管治疗术 | 20 633.25 | 7 704.02 | 4 890.00 | 2 819.28 | 2 122.95 | 4 684.14 |
| 阻生牙拔除术 | 21 223.50 | 4 651.93 | 1 759.57 | 1 532.83 | 1 106.95 | 3 080.74 |
| 牙周洁治术 | 23 733.00 | 4 324.69 | 2 788.00 | 934.70 | 579.25 | 2 733.51 |
| 错殆畸形矫治术 | 20 589.75 | 2 599.55 | 707.14 | 315.03 | 88.40 | 1 732.63 |
| 慢性牙周炎系统治疗 | 16 725.75 | 2 160.56 | 602.86 | 292.68 | 258.15 | 1 456.43 |
| 烤瓷冠修复技术 | 5 870.75 | 1 583.58 | 1 345.71 | 504.87 | 318.75 | 990.90 |
| 可摘局部义齿修复技术 | 2 347.75 | 606.76 | 119.14 | 174.08 | 77.90 | 357.76 |
| 种植体植入术 | 2 695.33 | 372.56 | 651.57 | 43.11 | 117.85 | 258.17 |
| 全口义齿修复技术 | 496.33 | 93.47 | 32.29 | 36.02 | 22.20 | 68.38 |
| 合计 | 114 315.42 | 24 097.13 | 12 896.29 | 6 652.60 | 4 692.40 | 15 362.66 |

注：根据门急诊实际开放牙椅数，参照口腔专科医疗机构门急诊牙椅数标准对所有医疗机构进行重新分类，其中牙椅 60 台以上比照三级分析，牙椅 20 ~ 59 台比照二级分析，牙椅 3 ~ 19 台比照二级以下分析。

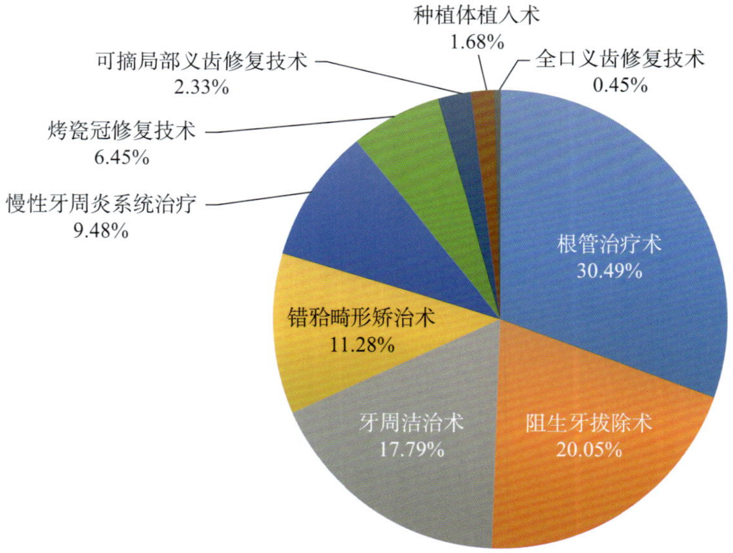


图 2-72 2022 年广东省口腔门诊 9 个重点技术患者人次构成比

**3．口腔门诊部分单病种相关指标** 在广东省的 259 家医疗机构中，口腔门诊根管治疗 5 项单病种相关指标数据如表 2-43 所示。

表 2-43　2022 年广东省口腔门诊部分单病种相关指标在不同医疗机构中的平均值比较

| 质控指标 | 三级 | 二级 | | 二级以下 | | 平均值（259 家） |
|---|---|---|---|---|---|---|
| | 公立（12 家） | 公立（55 家） | 民营（7 家） | 公立（165 家） | 民营（20 家） | |
| 根管治疗患牙术前拍摄 X 线根尖片的百分比 /% | 92.48 | 98.11 | 96.50 | 77.06 | 94.74 | 88.26 |
| 根管再治疗患牙术前拍摄 X 线根尖片的百分比 /% | 90.31 | 99.73 | 100.00 | 90.87 | 94.53 | 94.30 |
| 橡皮障隔离术在根管治疗中的使用率 /% | 77.55 | 45.96 | 25.74 | 26.12 | 15.93 | 45.80 |
| 根管治疗患牙根管充填临床合格率 /% | 93.78 | 96.09 | 92.30 | 85.22 | 94.45 | 91.14 |
| 根管再治疗患牙根管充填临床合格率 /% | 84.41 | 93.42 | 96.67 | 91.69 | 87.42 | 91.14 |

## （二）口腔住院医疗质量数据统计

**1．重点病种数据统计**　在广东省的 86 家医疗机构中，2022 年住院共治疗 6 个重点病种患者 7 939 例。按照平均出院患者例数排序，排名前 3 位的病种依次为腮腺良性肿瘤、舌癌、牙颌面畸形。其中舌癌平均住院日最长，先天性唇裂平均住院日最短；舌癌平均住院费用最高，先天性唇裂平均住院费用最低（表 2-44）。

表 2-44　2022 年广东省口腔住院 6 个重点病种的 3 项质控指标平均值比较

| 重点病种 | 平均出院患者例数 | 平均住院日 / 天 | 平均住院费用 / 元 |
|---|---|---|---|
| 腮腺良性肿瘤 | 24.35 | 7.03 | 13 773.48 |
| 舌癌 | 20.85 | 12.92 | 56 998.96 |
| 牙颌面畸形 | 18.33 | 7.01 | 52 233.32 |
| 口腔颌面部间隙感染 | 13.52 | 8.00 | 9 504.40 |
| 上颌骨骨折 | 10.69 | 10.15 | 26 579.26 |
| 先天性唇裂 | 4.58 | 4.44 | 8 743.04 |

**2．重点手术及操作数据统计**　在广东省的 86 家医疗机构中，2022 年住院 7 个重点手术及操作共治疗患者 5 167 例。按照平均手术例数排序，排名前 3 位的手术及操作依次为腮腺肿物切除 + 面神经解剖术、舌癌扩大切除术 + 颈淋巴结清扫术、牙颌面畸形矫正术（上颌 LeFort Ⅰ型截骨术 + 双侧下颌升支劈开截骨术）。其中舌癌扩大切除术 + 颈淋巴结清扫术平均住院日最长，唇裂修复术平均住院日最短；舌癌扩大切除术 + 颈淋巴结清扫术平均住院费用最高，唇裂修复术平均住院费用最低（表 2-45）。

表 2-45　2022 年广东省口腔住院 7 个重点手术及操作的 3 项质控指标平均值比较

| 重点手术及操作 | 平均手术例数 | 平均住院日 / 天 | 平均住院费用 / 元 |
|---|---|---|---|
| 腮腺肿物切除 + 面神经解剖术 | 23.45 | 7.30 | 14 471.48 |
| 舌癌扩大切除术 + 颈淋巴结清扫术 | 11.29 | 16.72 | 82 830.90 |
| 牙颌面畸形矫正术（上颌 LeFort Ⅰ型截骨术 + 双侧下颌升支劈开截骨术） | 9.27 | 7.23 | 71 615.79 |

续表

| 重点手术及操作 | 平均手术例数 | 平均住院日 / 天 | 平均住院费用 / 元 |
|---|---|---|---|
| 口腔颌面部肿瘤切除整复术 | 5.41 | 15.73 | 61 754.91 |
| 游离腓骨复合组织瓣移植术 | 5.34 | 15.00 | 69 272.83 |
| 唇裂修复术 | 5.15 | 4.69 | 9 291.10 |
| 放射性粒子组织间植入术 | 0.17 | 7.52 | 52 430.73 |

**3．口腔住院部分单病种相关指标** 在广东省的 86 家医疗机构中，口腔住院 5 大类 12 项单病种相关指标数据如表 2-46 所示。

表 2-46 2022 年广东省口腔住院部分单病种相关指标的平均值比较

| 单病种 | 质控指标 | 平均值 |
|---|---|---|
| 腮腺浅叶良性肿瘤 | 腮腺浅叶良性肿瘤术前术后诊断符合率 /% | 95.82 |
| | 腮腺浅叶良性肿瘤术后面神经麻痹发生率 /% | 10.62 |
| | 腮腺浅叶良性肿瘤术后涎瘘发生率 /% | 2.07 |
| 口腔鳞状细胞癌 | T3 / T4 期初发口腔鳞状细胞癌病例构成比例 /% | 47.87 |
| | 游离 / 带蒂组织瓣技术在初发口腔鳞状细胞癌手术治疗中的应用率 /% | 56.55 |
| | 游离 / 带蒂组织瓣移植成功率 /% | 94.91 |
| 下颌骨骨折（不含髁突骨折） | 下颌骨骨折（不含髁突骨折）术后伤口感染发生率 /% | 0.76 |
| | 下颌骨骨折（不含髁突骨折）术后咬合紊乱发生率 /% | 0.59 |
| 先天性唇腭裂 | 先天性唇裂术后伤口延期愈合发生率 /% | 0.23 |
| | 先天性腭裂术后伤口裂开及穿孔发生率 /% | 1.70 |
| 骨性Ⅲ类错𬌗畸形 | 骨性Ⅲ类错𬌗畸形术后伤口感染发生率 /% | 0.22 |
| | 骨性Ⅲ类错𬌗畸形术后咬合关系与术前设计符合率 /% | 65.41 |

## （三）2020—2022 年医疗质量数据比较

### 1．口腔门诊医疗质量数据比较

（1）门诊重点病种相关指标比较：2020—2022 年，广东省 148 家医疗机构口腔门诊 10 个重点病种平均就诊人次总体先升后降。按照平均就诊人次排序，排名前 5 位的病种依次为慢性牙周炎、下颌阻生第三磨牙、慢性根尖周炎、错𬌗畸形、牙列缺损（图 2-73、图 2-74）。

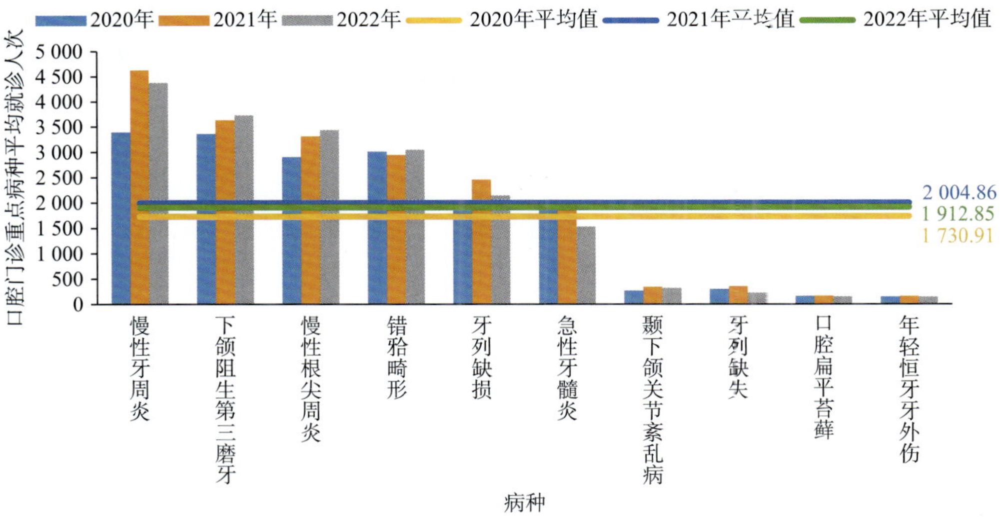


图 2-73　2020—2022 年广东省 148 家医疗机构口腔门诊 10 个重点病种平均就诊人次比较

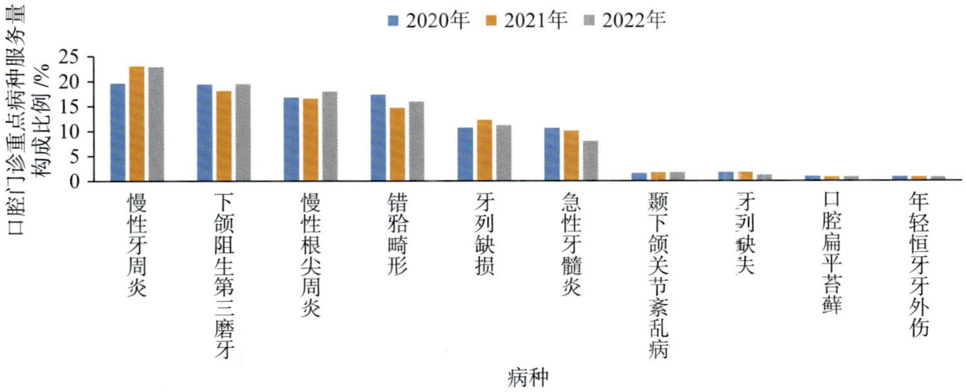


图 2-74　2020—2022 年广东省 148 家医疗机构口腔门诊 10 个重点病种服务量构成比例比较

（2）门诊重点技术相关指标比较：2020—2022 年，广东省 148 家医疗机构口腔门诊 9 个重点技术平均就诊人次总体上升。按照平均就诊人次排序，排名前 5 位的技术依次为根管治疗术、阻生牙拔除术、牙周洁治术、错殆畸形矫治术、慢性牙周炎系统治疗（图 2-75、图 2-76）。

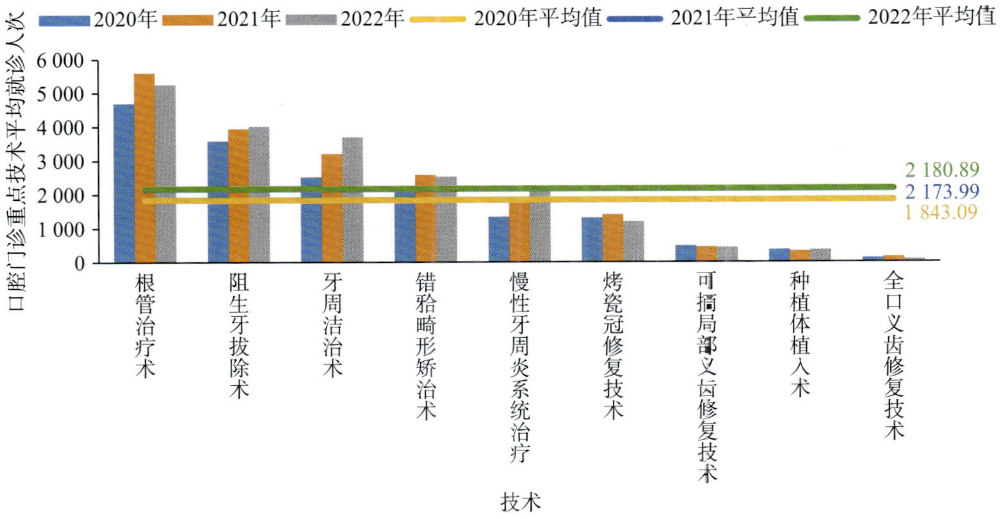


图 2-75　2020—2022 年广东省 148 家医疗机构口腔门诊 9 个重点技术平均就诊人次比较

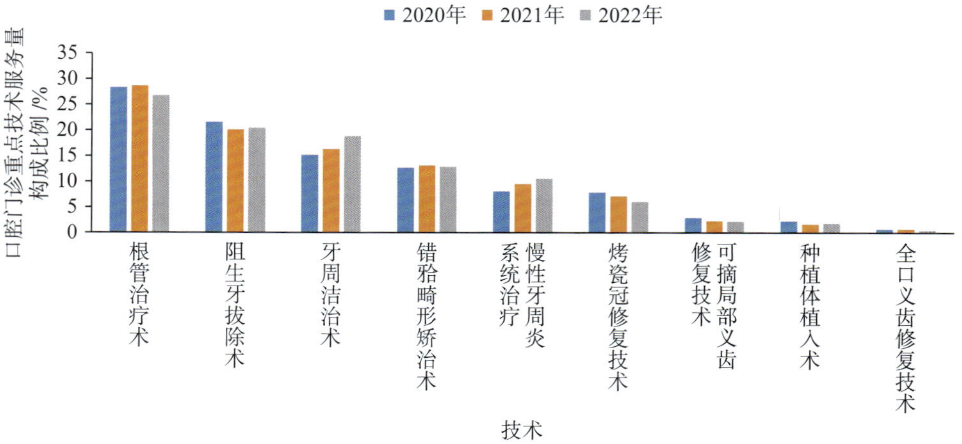


图 2-76　2020—2022 年广东省 148 家医疗机构口腔门诊 9 个重点技术服务量构成比例比较

（3）门诊部分单病种相关指标比较：2020—2022 年，广东省 148 家医疗机构口腔门诊根管治疗 5 项单病种相关指标数据如表 2-47 所示。

表 2-47　广东省 148 家医疗机构口腔门诊部分单病种相关指标在不同年份中的平均值比较

| 质控指标 | 2020 年 | 2021 年 | 2022 年 | 平均值 |
|---|---|---|---|---|
| 根管治疗患牙术前拍摄 X 线根尖片的百分比 /% | 88.61 | 86.27 | 87.78 | 87.48 |
| 根管再治疗患牙术前拍摄 X 线根尖片的百分比 /% | 96.54 | 97.05 | 91.57 | 95.03 |
| 橡皮障隔离术在根管治疗中的使用率 /% | 34.90 | 40.94 | 50.15 | 42.29 |
| 根管治疗患牙根管充填临床合格率 /% | 92.33 | 88.70 | 89.65 | 90.11 |
| 根管再治疗患牙根管充填临床合格率 /% | 87.38 | 90.95 | 89.36 | 89.42 |

**2．口腔住院医疗质量数据比较**

（1）住院重点病种相关指标比较：2020—2022 年，广东省 55 家医疗机构口腔住院 6 个重点病种平均出院患者例数总体上升；按照平均出院患者例数排序，排名前 3 位的病种依次为腮腺良性肿瘤、牙颌面畸形、舌癌（图 2-77、图 2-78）。平均住院日总体下降，舌癌平均住院日最长，先天性唇裂平均住院日最短（图 2-79）。平均住院费用总体先升后降，牙颌面畸形平均住院费用最高，先天性唇裂平均住院费用最低（图 2-80）。

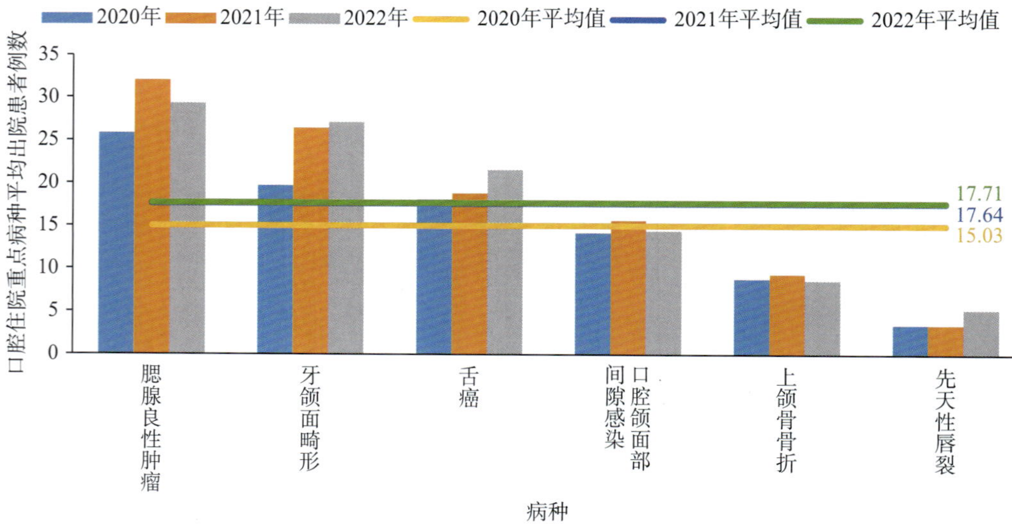


图 2-77　2020—2022 年广东省 55 家医疗机构口腔住院 6 个重点病种平均出院患者例数比较

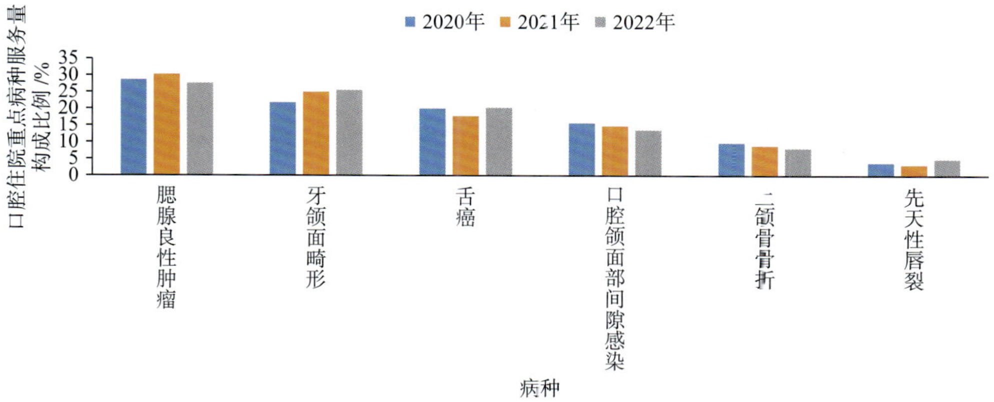


图 2-78　2020—2022 年广东省 55 家医疗机构口腔住院 6 个重点病种服务量构成比例比较

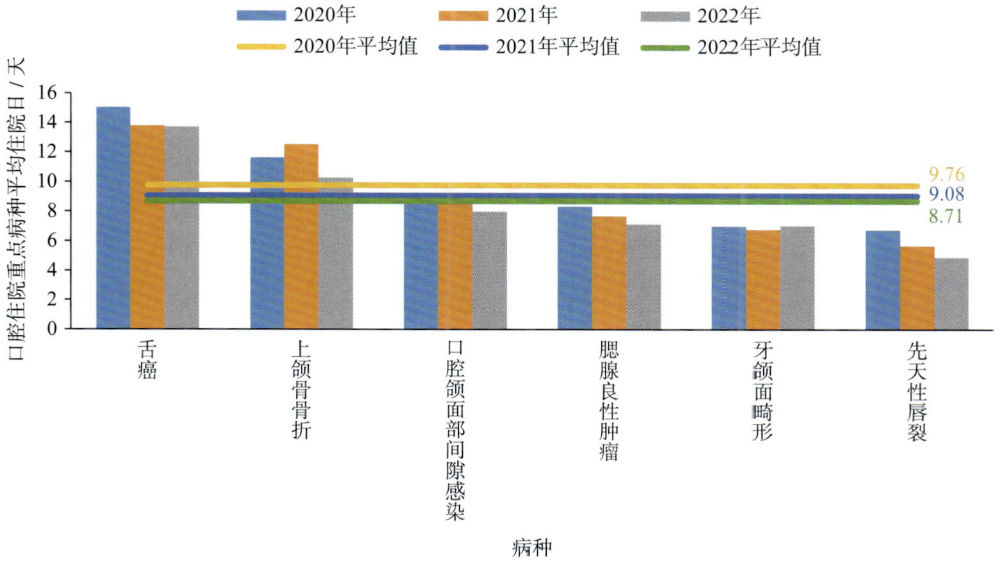


图 2-79　2020—2022 年广东省 55 家医疗机构口腔住院 6 个重点病种平均住院日比较

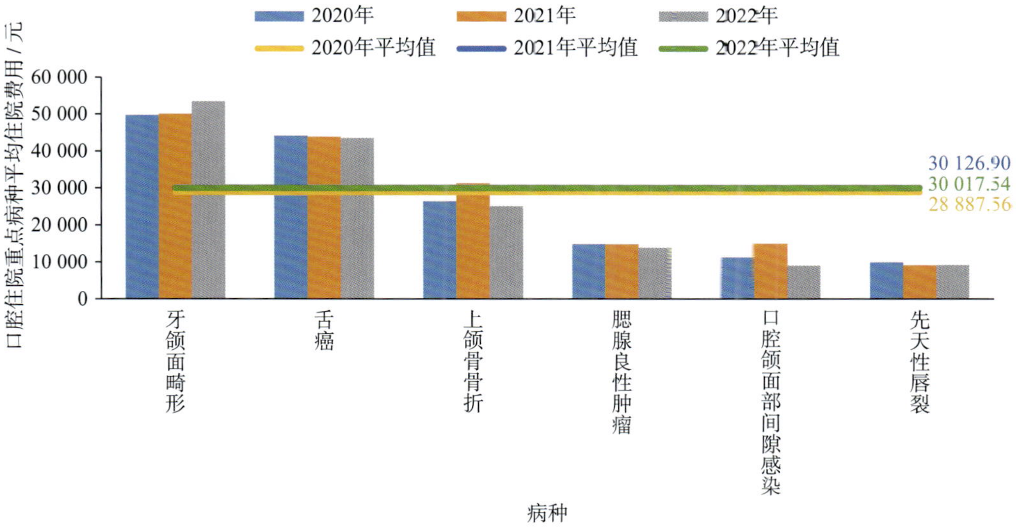


图 2-80　2020—2022 年广东省 55 家医疗机构口腔住院 6 个重点病种平均住院费用比较

（2）住院重点手术及操作相关指标比较：2020—2022 年，广东省 55 家医疗机构口腔住院 7 个重点手术及操作平均手术例数总体上升；按照平均手术例数排序，排名前 3 位的手术及操作依次为腮腺肿物切除 + 面神经解剖术、舌癌扩大切除术 + 颈淋巴结清扫术、牙颌面畸形矫正术（上颌 LeFort Ⅰ型截骨术 + 双侧下颌升支劈开截骨术）（图 2-81、图 2-82）。平均住院日总体下降，舌癌扩大切除术 + 颈淋巴结清扫术平均住院日最长，唇裂修复术平均住院日最短（图 2-83）。平均住院费用总体先升后降，牙颌面畸形矫正术（上颌 LeFort Ⅰ型截骨术+双侧下颌升支劈开截骨术）平均住院费用最高，唇裂修复术平均住院费用最低（图 2-84）。

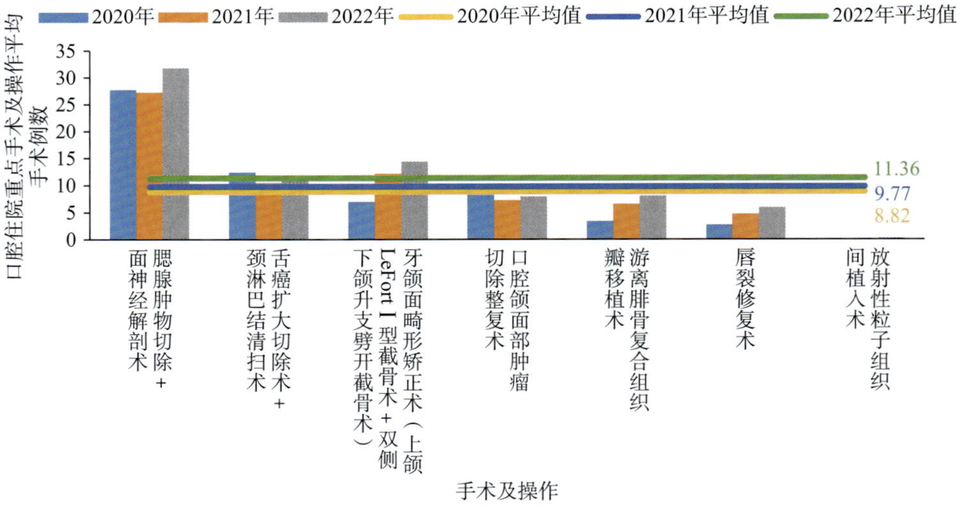


图 2-81　2020—2022 年广东省 55 家医疗机构口腔住院 7 个重点手术及操作平均手术例数比较

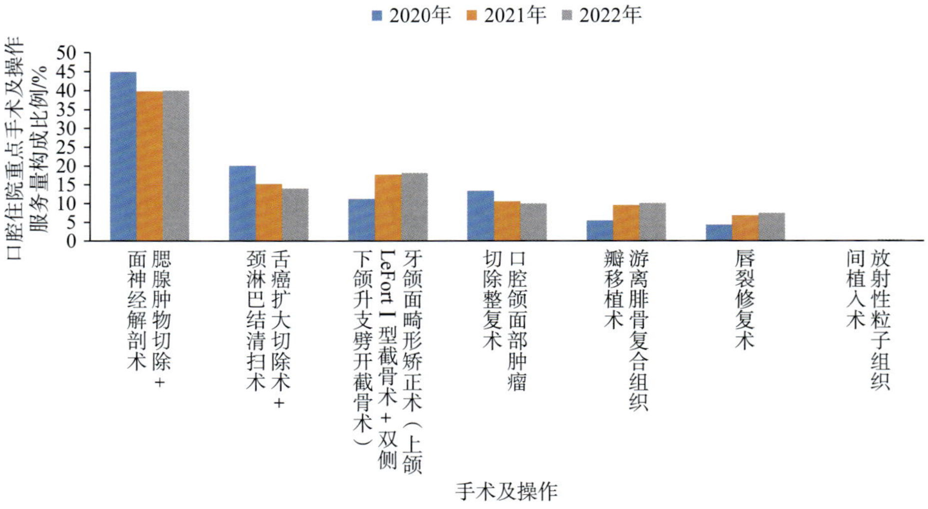


图 2-82　2020—2022 年广东省 55 家医疗机构口腔住院 7 个重点手术及操作服务量构成比例比较

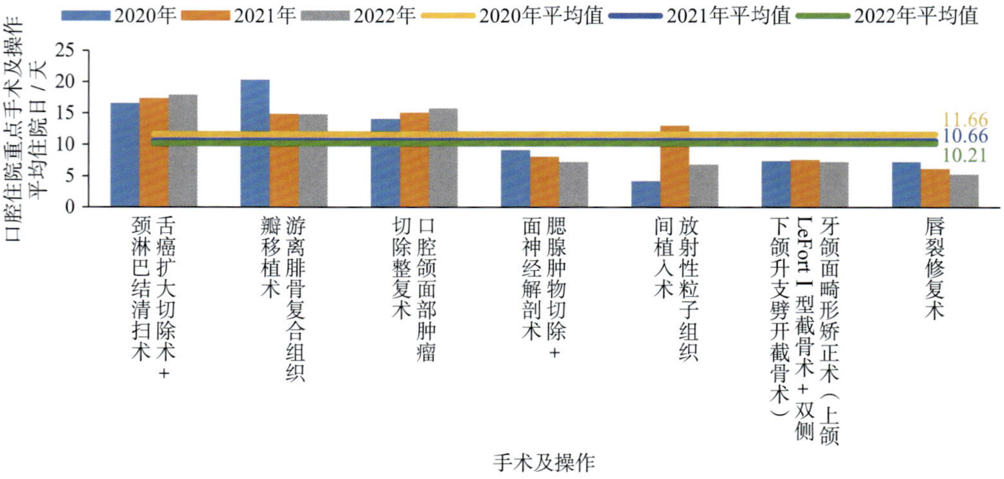


图 2-83　2020—2022 年广东省 55 家医疗机构口腔住院 7 个重点手术及操作平均住院日比较

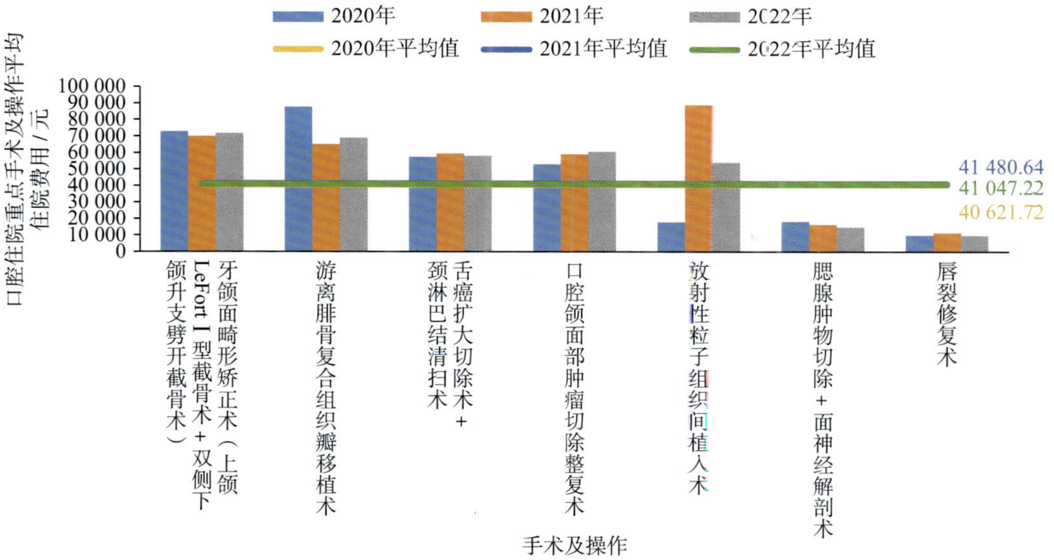


图 2-84 2020—2022 年广东省 55 家医疗机构口腔住院 7 个重点手术及操作平均住院费用比较

（3）住院部分单病种相关指标比较：2020—2022 年，广东省 55 家医疗机构口腔住院 5 大类 12 项单病种相关指标数据如表 2-48 所示。

表 2-48 广东省 55 家医疗机构口腔住院部分单病种相关指标在不同年份中的平均值比较

| 单病种 | 质控指标 | 2020 年 | 2021 年 | 2022 年 | 平均值 |
|---|---|---|---|---|---|
| 腮腺浅叶良性肿瘤 | 腮腺浅叶良性肿瘤术前术后诊断符合率 /% | 96.68 | 93.75 | 94.96 | 95.03 |
| | 腮腺浅叶良性肿瘤术后面神经麻痹发生率 /% | 2.95 | 8.46 | 6.57 | 6.14 |
| | 腮腺浅叶良性肿瘤术后涎瘘发生率 /% | 2.29 | 3.02 | 1.74 | 2.40 |
| 口腔鳞状细胞癌 | T3 / T4 期初发口腔鳞状细胞癌病例构成比例 /% | 30.82 | 27.76 | 30.13 | 29.51 |
| | 游离 / 带蒂组织瓣技术在初发口腔鳞状细胞癌手术治疗中的应用率 /% | 55.34 | 58.51 | 47.22 | 53.34 |
| | 游离 / 带蒂组织瓣移植成功率 /% | 96.94 | 94.31 | 92.26 | 94.43 |
| 下颌骨骨折（不含髁突骨折） | 下颌骨骨折（不含髁突骨折）术后伤口感染发生率 /% | 1.26 | 1.39 | 0.95 | 1.19 |
| | 下颌骨骨折（不含髁突骨折）术后咬合紊乱发生率 /% | 1.95 | 1.23 | 0.54 | 1.24 |
| 先天性唇腭裂 | 先天性唇裂术后伤口延期愈合发生率 /% | 1.83 | 0.00 | 0.31 | 0.62 |
| | 先天性腭裂术后伤口裂开及穿孔发生率 /% | 1.51 | 1.33 | 2.07 | 1.69 |
| 骨性Ⅲ类错𬌗畸形 | 骨性Ⅲ类错𬌗畸形术后伤口感染发生率 /% | 0.44 | 0.38 | 0.22 | 0.34 |
| | 骨性Ⅲ类错𬌗畸形术后咬合关系与术前设计符合率 /% | 99.71 | 64.29 | 64.42 | 74.63 |

# 七、广西壮族自治区

## （一）口腔门诊工作量统计

**1. 重点病种工作量统计** 在广西壮族自治区的 120 家医疗机构中，2022 年门诊共治疗 10 个重点病种患者 1 019 144 人次。按照平均就诊人次排序，排名前 5 位的病种依次为慢性根尖周炎、急性牙髓炎、下颌阻生第三磨牙、牙列缺损、错𬌗畸形（表 2-49，图 2-85）。

表 2-49 2022 年广西壮族自治区口腔门诊 10 个重点病种在不同医疗机构中的平均就诊人次比较

| 重点病种 | 三级 | 二级 | | 二级以下 | | 平均值（120 家） |
|---|---|---|---|---|---|---|
| | 公立（2 家） | 公立（16 家） | 民营（3 家） | 公立（96 家） | 民营（3 家） | |
| 慢性根尖周炎 | 12 750.50 | 3 377.31 | 959.00 | 1 748.65 | 1 889.67 | 2 132.95 |
| 急性牙髓炎 | 4 288.50 | 2 206.50 | 231.00 | 1 153.78 | 1 364.67 | 1 328.59 |
| 下颌阻生第三磨牙 | 12 310.00 | 3 076.06 | 318.00 | 866.05 | 485.00 | 1 328.23 |
| 牙列缺损 | 8 985.50 | 2 238.94 | 459.67 | 749.50 | 547.67 | 1 073.07 |
| 错𬌗畸形 | 1 405.00 | 4 782.94 | 1 842.67 | 444.65 | 181.67 | 1 067.47 |
| 慢性牙周炎 | 13 796.50 | 2 463.50 | 467.00 | 580.23 | 1 032.33 | 1 060.08 |
| 牙列缺失 | 530.00 | 234.69 | 1 205.00 | 210.16 | 52.67 | 239.69 |
| 颞下颌关节紊乱病 | 1 857.00 | 276.31 | 7.67 | 75.69 | 13.00 | 128.86 |
| 年轻恒牙牙外伤 | 153.50 | 204.88 | 123.33 | 59.54 | 7.67 | 80.78 |
| 口腔扁平苔藓 | 765.00 | 186.38 | 18.67 | 18.85 | 0.33 | 53.16 |
| 合计 | 56 841.50 | 19 047.50 | 5 632.00 | 5 907.09 | 5 574.67 | 8 492.87 |

注：根据门急诊实际开放牙椅数，参照口腔专科医疗机构门急诊牙椅数标准对所有医疗机构进行重新分类，其中牙椅 60 台以上比照三级分析，牙椅 20～59 台比照二级分析，牙椅 3～19 台比照二级以下分析。

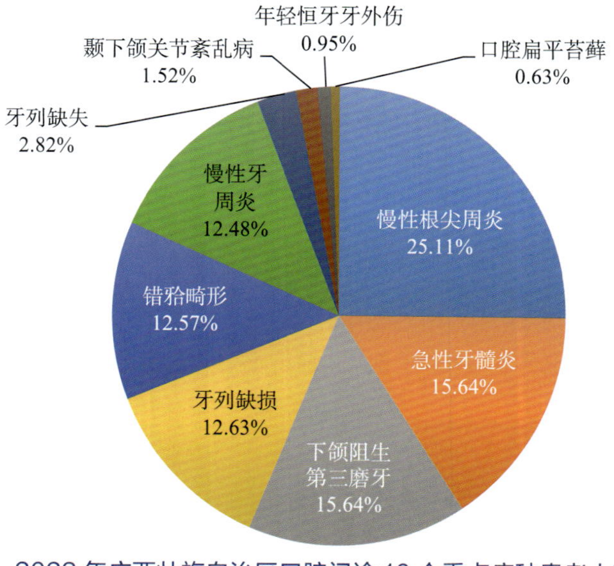


图 2-85 2022 年广西壮族自治区口腔门诊 10 个重点病种患者人次构成比

**2. 重点技术工作量统计** 在广西壮族自治区的120家医疗机构中，2022年门诊9个重点技术患者服务总量950 810人次。按照平均就诊人次排序，排名前5位的技术依次为根管治疗术、阻生牙拔除术、牙周洁治术、错殆畸形矫治术、烤瓷冠修复技术（表2-50，图2-86）。

表2-50 2022年广西壮族自治区口腔门诊9个重点技术在不同医疗机构中的平均就诊人次比较

| 重点技术 | 三级 | 二级 | | 二级以下 | | 平均值（120家） |
|---|---|---|---|---|---|---|
| | 公立（2家） | 公立（16家） | 民营（3家） | 公立（96家） | 民营（3家） | |
| 根管治疗术 | 16 134.50 | 5 684.25 | 1 520.00 | 2 461.60 | 3 431.67 | 3 119.88 |
| 阻生牙拔除术 | 5 590.00 | 2 982.81 | 466.00 | 1 035.03 | 962.00 | 1 354.64 |
| 牙周洁治术 | 10 103.50 | 3 876.19 | 3 891.00 | 498.67 | 923.67 | 1 204.52 |
| 错殆畸形矫治术 | 13 758.00 | 2 771.75 | 919.00 | 334.59 | 464.00 | 901.12 |
| 烤瓷冠修复技术 | 2 327.00 | 1 288.25 | 435.33 | 536.58 | 148.67 | 654.42 |
| 慢性牙周炎系统治疗 | 5 475.50 | 1 035.50 | 184.00 | 119.72 | 313.33 | 337.53 |
| 可摘局部义齿修复技术 | 995.00 | 751.06 | 218.67 | 116.80 | 139.33 | 219.12 |
| 种植体植入术 | 1 096.50 | 235.44 | 762.67 | 20.70 | 122.00 | 88.34 |
| 全口义齿修复技术 | 247.50 | 68.94 | 92.33 | 34.61 | 21.33 | 43.85 |
| 合计 | 55 727.50 | 18 694.19 | 8 489.00 | 5 158.36 | 6 526.00 | 7 923.42 |

注：根据门急诊实际开放牙椅数，参照口腔专科医疗机构门急诊牙椅数标准对所有医疗机构进行重新分类，其中牙椅60台以上比照三级分析，牙椅20～59台比照二级分析，牙椅3～19台比照二级以下分析。

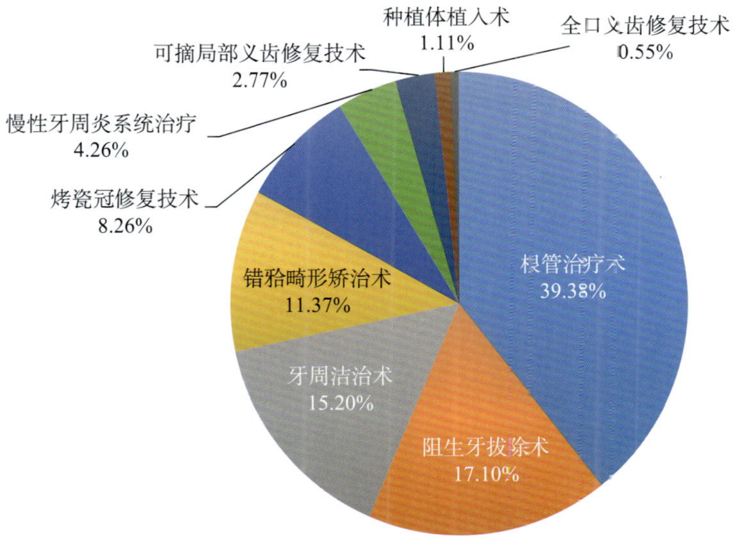


图2-86 2022年广西壮族自治区口腔门诊9个重点技术患者人次构成比

**3. 口腔门诊部分单病种相关指标** 在广西壮族自治区的120家医疗机构中，口腔门诊根管治疗5项单病种相关指标数据如表2-51所示。

表 2-51　2022 年广西壮族自治区口腔门诊部分单病种相关指标在不同医疗机构中的平均值比较

| 质控指标 | 三级 | 二级 | | 二级以下 | | 平均值（120 家） |
|---|---|---|---|---|---|---|
| | 公立（2 家） | 公立（16 家） | 民营（3 家） | 公立（96 家） | 民营（3 家） | |
| 根管治疗患牙术前拍摄 X 线根尖片的百分比 /% | 97.47 | 77.23 | 70.37 | 82.03 | 94.17 | 81.30 |
| 根管再治疗患牙术前拍摄 X 线根尖片的百分比 /% | 98.87 | 82.37 | 100.00 | 94.60 | 91.56 | 89.77 |
| 橡皮障隔离术在根管治疗中的使用率 /% | 51.34 | 22.75 | 82.37 | 8.76 | 11.23 | 18.28 |
| 根管治疗患牙根管充填临床合格率 /% | 91.93 | 95.93 | 98.35 | 86.51 | 96.63 | 89.65 |
| 根管再治疗患牙根管充填临床合格率 /% | 88.74 | 91.01 | 99.25 | 74.19 | 85.08 | 83.16 |

## （二）口腔住院医疗质量数据统计

**1．重点病种数据统计**　在广西壮族自治区的 33 家医疗机构中，2022 年住院共治疗 6 个重点病种患者 2 578 例。按照平均出院患者例数排序，排名前 3 位的病种依次为口腔颌面部间隙感染、腮腺良性肿瘤、舌癌。其中舌癌平均住院日最长，先天性唇裂平均住院日最短；舌癌平均住院费用最高，口腔颌面部间隙感染平均住院费用最低（表 2-52）。

表 2-52　2022 年广西壮族自治区口腔住院 6 个重点病种的 3 项质控指标平均值比较

| 重点病种 | 平均出院患者例数 | 平均住院日 / 天 | 平均住院费用 / 元 |
|---|---|---|---|
| 口腔颌面部间隙感染 | 29.27 | 8.40 | 7 854.00 |
| 腮腺良性肿瘤 | 14.18 | 8.85 | 9 340.76 |
| 舌癌 | 12.39 | 15.26 | 27 026.92 |
| 上颌骨骨折 | 11.30 | 9.38 | 16 175.69 |
| 先天性唇裂 | 5.58 | 6.61 | 11 011.30 |
| 牙颌面畸形 | 5.39 | 8.67 | 24 348.63 |

**2．重点手术及操作数据统计**　在广西壮族自治区的 33 家医疗机构中，2022 年住院 7 个重点手术及操作共治疗患者 1 245 例。按照平均手术例数排序，排名前 3 位的手术及操作依次为腮腺肿物切除 + 面神经解剖术、唇裂修复术、舌癌扩大切除术 + 颈淋巴结清扫术。其中舌癌扩大切除术 + 颈淋巴结清扫术平均住院日最长，唇裂修复术平均住院日最短；牙颌面畸形矫正术（上颌 LeFort Ⅰ型截骨术 + 双侧下颌升支劈开截骨术）平均住院费用最高，腮腺肿物切除 + 面神经解剖术平均住院费用最低（表 2-53）。

表 2-53　2022 年广西壮族自治区口腔住院 7 个重点手术及操作的 3 项质控指标平均值比较

| 重点手术及操作 | 平均手术例数 | 平均住院日 / 天 | 平均住院费用 / 元 |
|---|---|---|---|
| 腮腺肿物切除 + 面神经解剖术 | 15.58 | 9.24 | 9 230.37 |
| 唇裂修复术 | 6.24 | 7.02 | 11 408.95 |
| 舌癌扩大切除术 + 颈淋巴结清扫术 | 6.00 | 20.97 | 45 443.88 |

续表

| 重点手术及操作 | 平均手术例数 | 平均住院日 / 天 | 平均住院费用 / 元 |
|---|---|---|---|
| 游离腓骨复合组织瓣移植术 | 5.27 | 16.02 | 25 073.86 |
| 口腔颌面部肿瘤切除整复术 | 4.39 | 13.36 | 23 552.51 |
| 牙颌面畸形矫正术（上颌 LeFort Ⅰ型截骨术 + 双侧下颌升支劈开截骨术） | 0.24 | 13.13 | 56 330.57 |
| 放射性粒子组织间植入术 | 0.00 | — | — |

**3. 口腔住院部分单病种相关指标**　在广西壮族自治区的 33 家医疗机构中，口腔住院 5 大类 12 项单病种相关指标数据如表 2-54 所示。

表 2-54　2022 年广西壮族自治区口腔住院部分单病种相关指标的平均值比较

| 单病种 | 质控指标 | 平均值 |
|---|---|---|
| 腮腺浅叶良性肿瘤 | 腮腺浅叶良性肿瘤术前术后诊断符合率 /% | 97.61 |
| | 腮腺浅叶良性肿瘤术后面神经麻痹发生率 /% | 1.59 |
| | 腮腺浅叶良性肿瘤术后涎瘘发生率 /% | 1.33 |
| 口腔鳞状细胞癌 | T3 / T4 期初发口腔鳞状细胞癌病例构成比例 /% | 32.40 |
| | 游离 / 带蒂组织瓣技术在初发口腔鳞状细胞癌手术治疗中的应用率 /% | 50.67 |
| | 游离 / 带蒂组织瓣移植成功率 /% | 92.34 |
| 下颌骨骨折（不含髁突骨折） | 下颌骨骨折（不含髁突骨折）术后伤口感染发生率 /% | 2.06 |
| | 下颌骨骨折（不含髁突骨折）术后咬合紊乱发生率 /% | 1.83 |
| 先天性唇腭裂 | 先天性唇裂术后伤口延期愈合发生率 /% | 0.00 |
| | 先天性腭裂术后伤口裂开及穿孔发生率 /% | 0.97 |
| 骨性Ⅲ类错殆畸形 | 骨性Ⅲ类错殆畸形术后伤口感染发生率 /% | 0.00 |
| | 骨性Ⅲ类错殆畸形术后咬合关系与术前设计符合率 /% | 100.00 |

## （三）2020—2022 年医疗质量数据比较

**1. 口腔门诊医疗质量数据比较**

（1）门诊重点病种相关指标比较：2020—2022 年，广西壮族自治区 47 家医疗机构口腔门诊 10 个重点病种平均就诊人次总体上升。按照平均就诊人次排序，排名前 5 位的病种依次为慢性根尖周炎、下颌阻生第三磨牙、急性牙髓炎、错殆畸形、慢性牙周炎（图 2-87、图 2-88）。

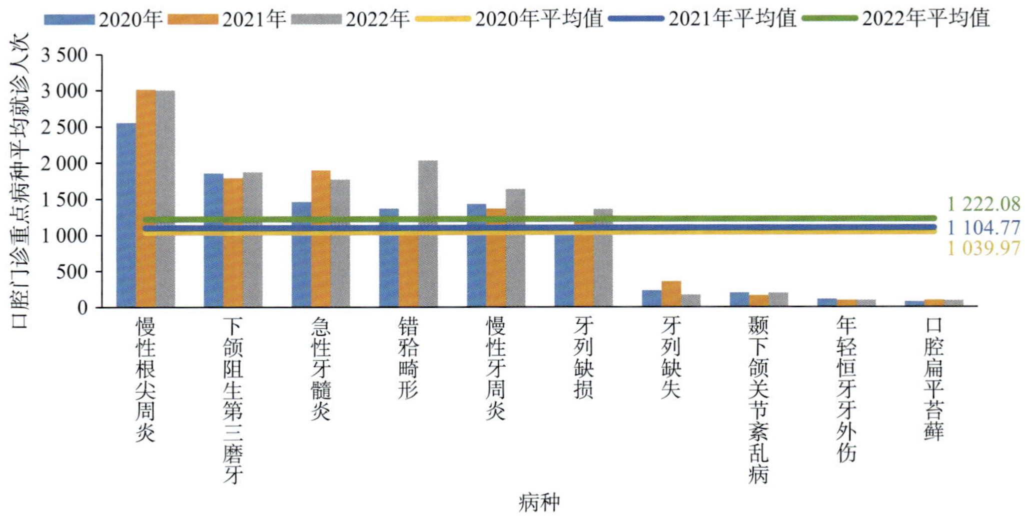


图 2-87　2020—2022 年广西壮族自治区 47 家医疗机构口腔门诊 10 个重点病种平均就诊人次比较

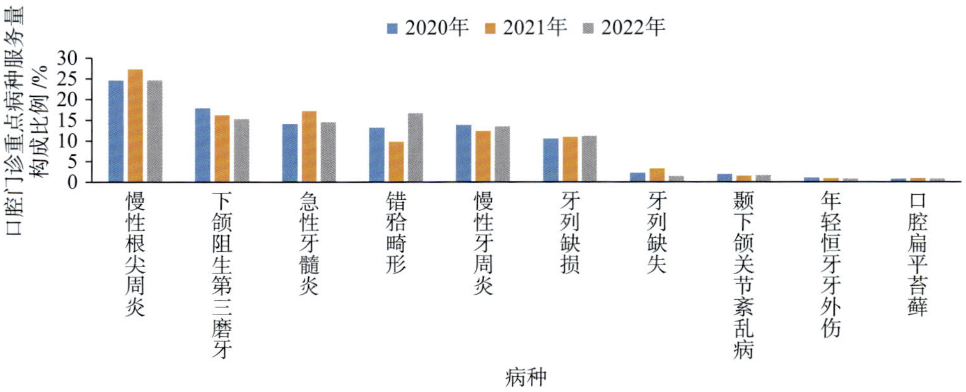


图 2-88　2020—2022 年广西壮族自治区 47 家医疗机构口腔门诊 10 个重点病种服务量构成比例比较

（2）门诊重点技术相关指标比较：2020—2022 年，广西壮族自治区 47 家医疗机构口腔门诊 9 个重点技术平均就诊人次总体先升后降。按照平均就诊人次排序，排名前 5 位的技术依次为根管治疗术、错㕧畸形矫治术、牙周洁治术、阻生牙拔除术、烤瓷冠修复技术（图 2-89、图 2-90）。

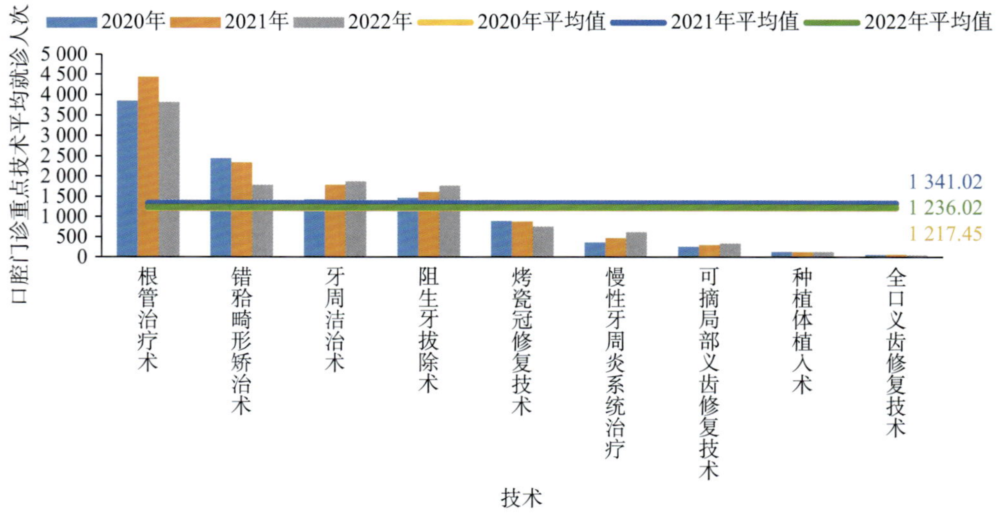


图 2-89　2020—2022 年广西壮族自治区 47 家医疗机构口腔门诊 9 个重点技术平均就诊人次比较

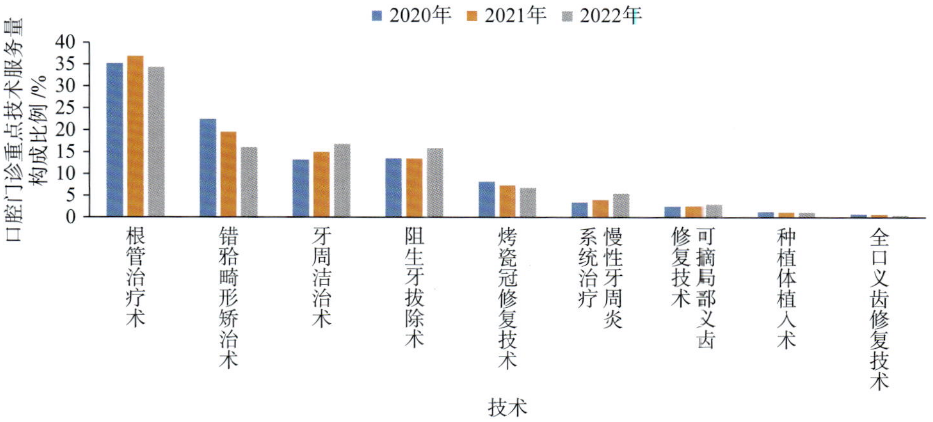


图 2-90　2020—2022 年广西壮族自治区 47 家医疗机构口腔门诊 9 个重点技术服务量构成比例比较

（3）门诊部分单病种相关指标比较：2020—2022 年，广西壮族自治区 47 家医疗机构口腔门诊根管治疗 5 项单病种相关指标数据如表 2-55 所示。

表 2-55　广西壮族自治区 47 家医疗机构口腔门诊部分单病种相关指标在不同年份中的平均值比较

| 质控指标 | 2020 年 | 2021 年 | 2022 年 | 平均值 |
|---|---|---|---|---|
| 根管治疗患牙术前拍摄 X 线根尖片的百分比 /% | 90.99 | 96.24 | 86.96 | 91.78 |
| 根管再治疗患牙术前拍摄 X 线根尖片的百分比 /% | 91.92 | 98.42 | 93.85 | 94.45 |
| 橡皮障隔离术在根管治疗中的使用率 /% | 20.13 | 22.74 | 23.49 | 22.15 |
| 根管治疗患牙根管充填临床合格率 /% | 91.07 | 89.68 | 91.42 | 90.64 |
| 根管再治疗患牙根管充填临床合格率 /% | 93.50 | 93.23 | 92.33 | 93.06 |

**2．口腔住院医疗质量数据比较**

（1）住院重点病种相关指标比较：2020—2022 年，广西壮族自治区 15 家医疗机构口腔住院 6 个重点病种平均出院患者例数总体下降；按照平均出院患者例数排序，排名前 3 位的病种依次为口腔颌面部间隙感染、腮腺良性肿瘤、舌癌（图 2-91、图 2-92）。平均住院日总体先降后升，舌癌平均住院日最长，先天性唇裂平均住院日最短（图 2-93）。平均住院费用总体先降后升，舌癌平均住院费用最高，口腔颌面部间隙感染平均住院费用最低（图 2-94）。

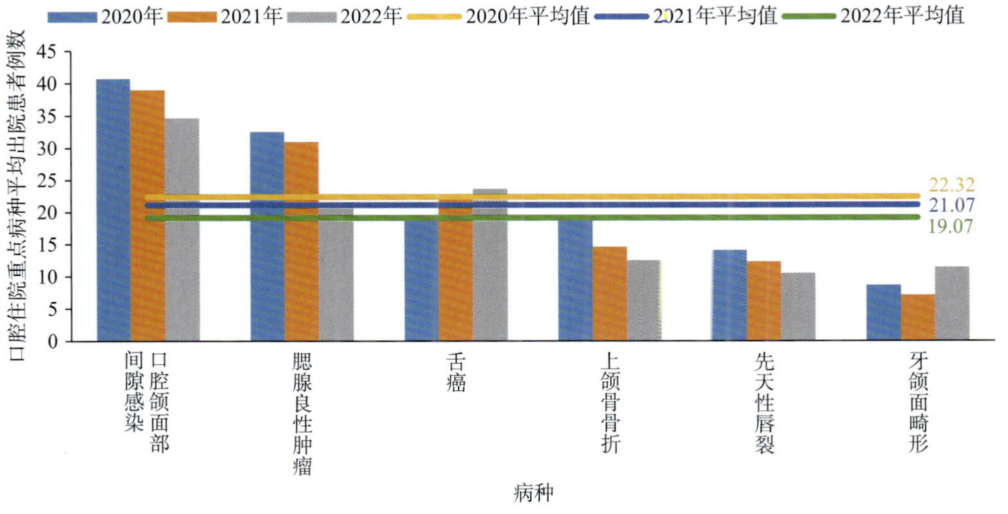


图 2-91　2020—2022 年广西壮族自治区 15 家医疗机构口腔住院 6 个重点病种平均出院患者例数比较

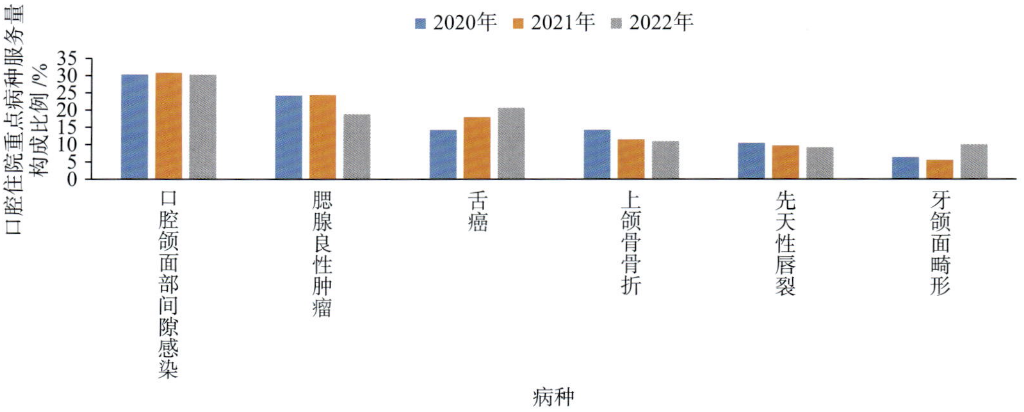


图 2-92　2020—2022 年广西壮族自治区 15 家医疗机构口腔住院 6 个重点病种服务量构成比例比较

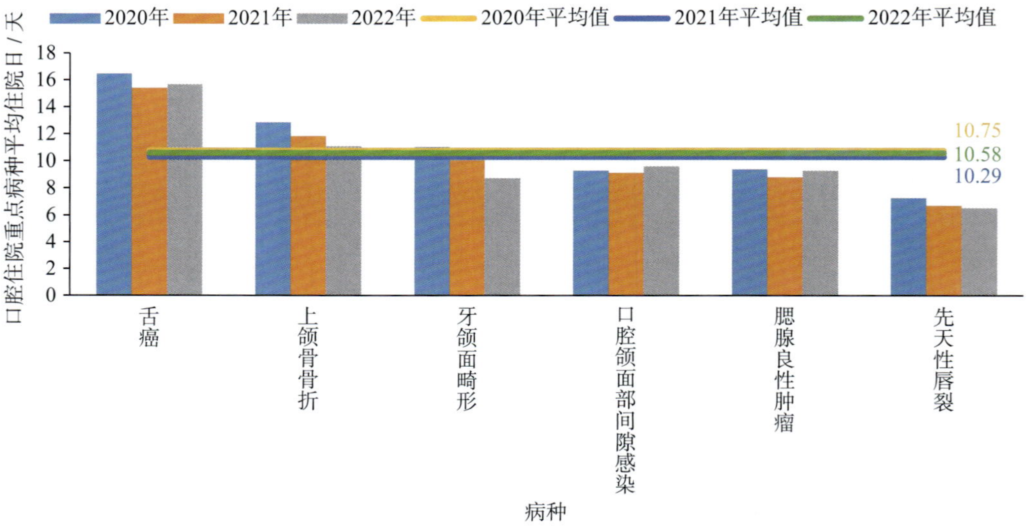


图 2-93　2020—2022 年广西壮族自治区 15 家医疗机构口腔住院 6 个重点病种平均住院日比较

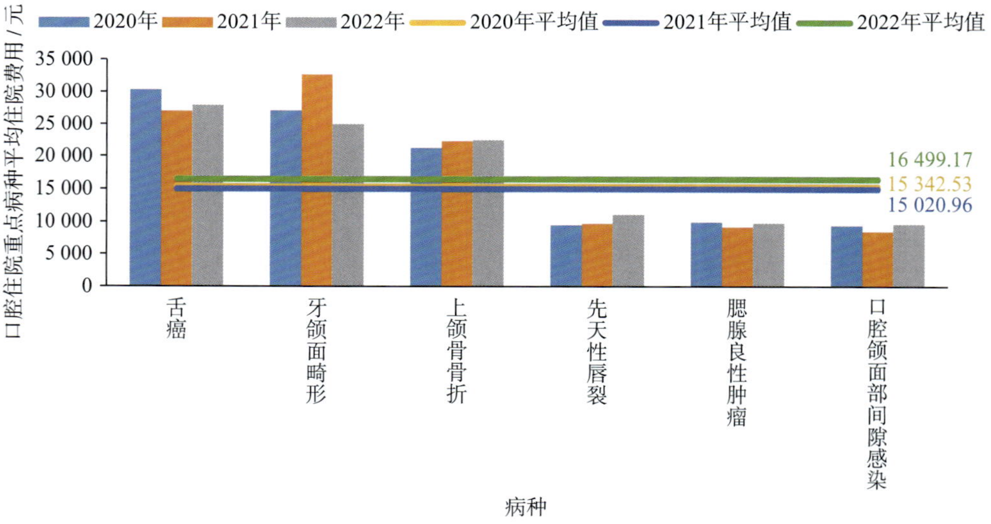


图 2-94　2020—2022 年广西壮族自治区 15 家医疗机构口腔住院 6 个重点病种平均住院费用比较

（2）住院重点手术及操作相关指标比较：2020—2022 年，广西壮族自治区 15 家医疗机构口腔住院 7 个重点手术及操作平均手术例数总体下降；按照平均手术例数排序，排名前 3 位的手术及操作依次为腮腺肿物切除 + 面神经解剖术、唇裂修复术、舌癌扩大切除术 + 颈淋巴结清扫术（图 2-95、图 2-96）。

平均住院日总体上升，舌癌扩大切除术＋颈淋巴结清扫术平均住院日最长，唇裂修复术平均住院日最短（图 2-97）。平均住院费用总体先升后降，牙颌面畸形矫正术（上颌 LeFort Ⅰ型截骨术＋双侧下颌升支劈开截骨术）平均住院费用最高，腮腺肿物切除＋面神经解剖术平均住院费用最低（图 2-98）。

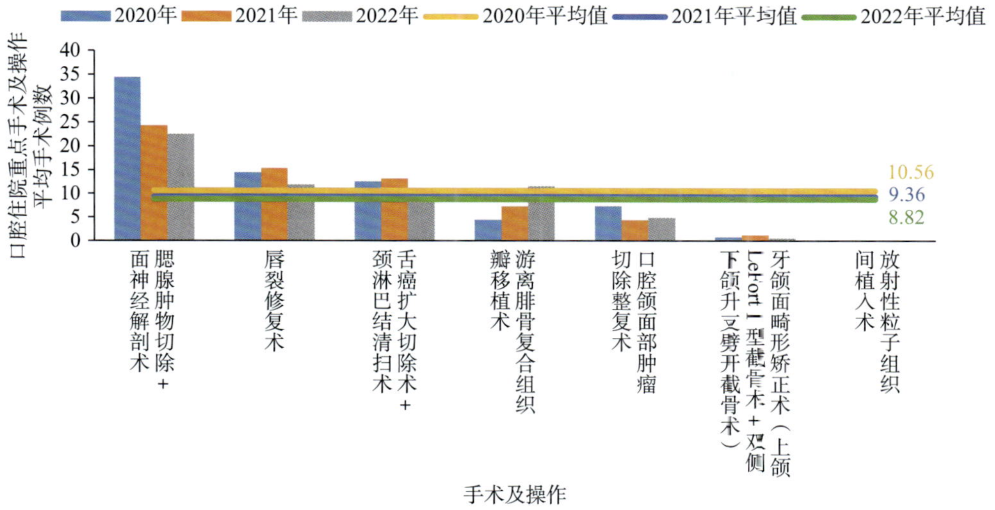


图 2-95　2020—2022 年广西壮族自治区 15 家医疗机构口腔住院 7 个重点手术及操作平均手术例数比较

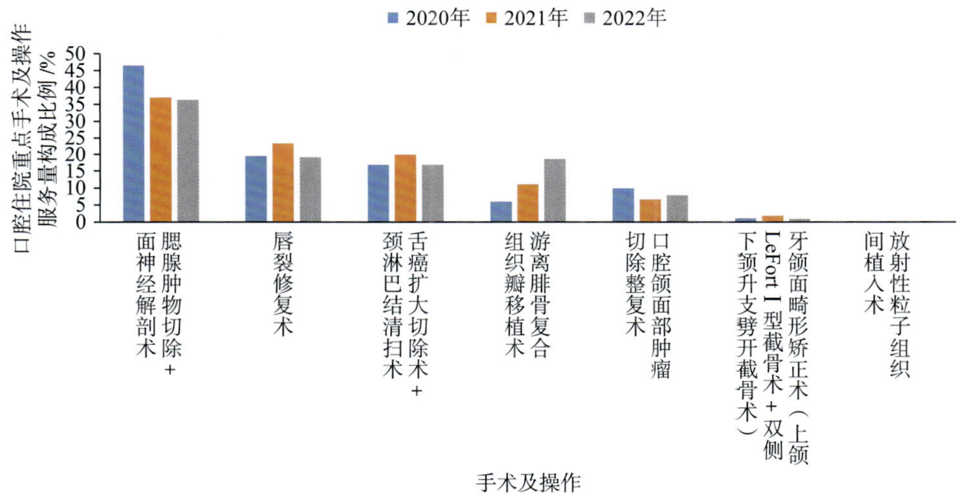


图 2-96　2020—2022 年广西壮族自治区 15 家医疗机构口腔住院 7 个重点手术及操作服务量构成比例比较

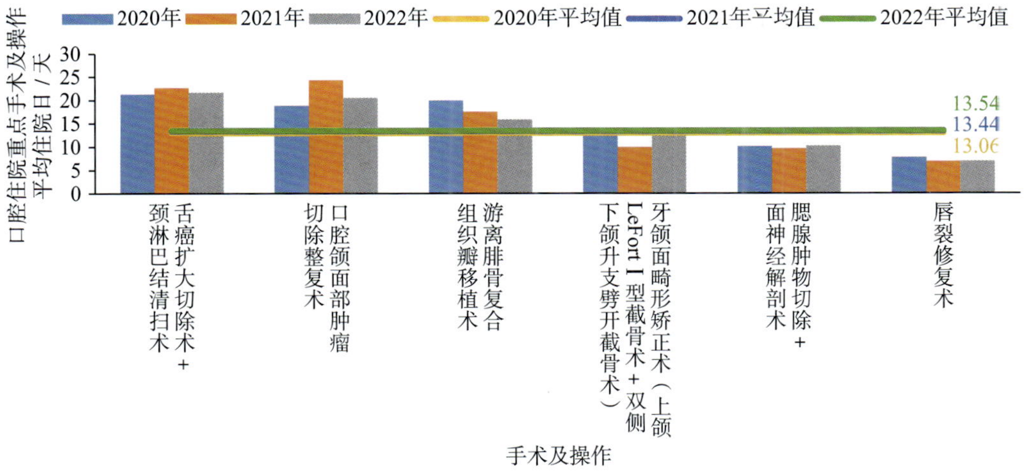


图 2-97　2020—2022 年广西壮族自治区 15 家医疗机构口腔住院 7 个重点手术及操作平均住院日比较

注：纳入比较的医疗机构未填报放射性粒子组织间植入术数据，故本图未显示。

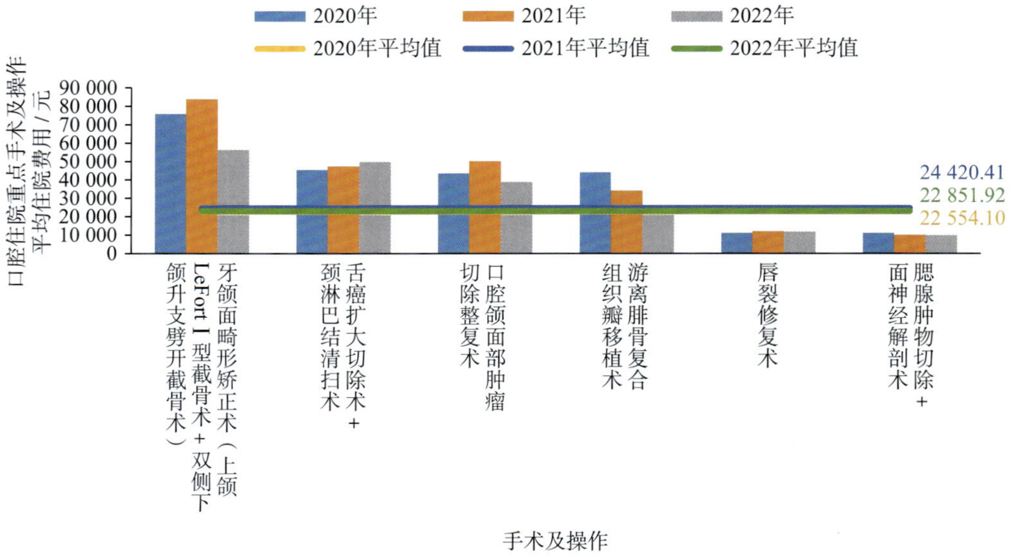


图 2-98　2020—2022 年广西壮族自治区 15 家医疗机构口腔住院 7 个重点手术及操作平均住院费用比较

注：纳入比较的医疗机构未填报放射性粒子组织间植入术数据，故本图未显示。

（3）住院部分单病种相关指标比较：2020—2022 年，广西壮族自治区 15 家医疗机构口腔住院 5 大类 12 项单病种相关指标数据如表 2-56 所示。

表 2-56　广西壮族自治区 15 家医疗机构口腔住院部分单病种相关指标在不同年份中的平均值比较

| 单病种 | 质控指标 | 2020 年 | 2021 年 | 2022 年 | 平均值 |
|---|---|---|---|---|---|
| 腮腺浅叶良性肿瘤 | 腮腺浅叶良性肿瘤术前术后诊断符合率 /% | 96.08 | 97.62 | 97.64 | 96.99 |
| | 腮腺浅叶良性肿瘤术后面神经麻痹发生率 /% | 2.73 | 1.41 | 1.35 | 1.92 |
| | 腮腺浅叶良性肿瘤术后涎瘘发生率 /% | 3.64 | 8.17 | 1.35 | 4.49 |
| 口腔鳞状细胞癌 | T3 / T4 期初发口腔鳞状细胞癌病例构成比例 /% | 27.41 | 40.37 | 33.86 | 34.15 |
| | 游离 / 带蒂组织瓣技术在初发口腔鳞状细胞癌手术治疗中的应用率 /% | 49.04 | 48.42 | 53.14 | 50.23 |
| | 游离 / 带蒂组织瓣移植成功率 /% | 96.38 | 96.10 | 92.89 | 95.04 |
| 下颌骨骨折（不含髁突骨折） | 下颌骨骨折（不含髁突骨折）术后伤口感染发生率 /% | 1.25 | 0.27 | 1.07 | 0.85 |
| | 下颌骨骨折（不含髁突骨折）术后咬合紊乱发生率 /% | 3.51 | 2.94 | 1.07 | 2.66 |
| 先天性唇腭裂 | 先天性唇裂术后伤口延期愈合发生率 /% | 1.02 | 0.00 | 0.00 | 0.40 |
| | 先天性腭裂术后伤口裂开及穿孔发生率 /% | 0.78 | 2.28 | 1.26 | 1.50 |
| 骨性Ⅲ类错𬌗畸形 | 骨性Ⅲ类错𬌗畸形术后伤口感染发生率 /% | 0.00 | 0.00 | 0.00 | 0.00 |
| | 骨性Ⅲ类错𬌗畸形术后咬合关系与术前设计符合率 /% | 4.35 | 96.15 | 100.00 | 77.00 |

# 八、贵州省

## （一）口腔门诊工作量统计

**1. 重点病种工作量统计**　在贵州省的80家医疗机构中，2022年门诊共治疗10个重点病种患者635 880人次。按照平均就诊人次排序，排名前5位的病种依次为慢性根尖周炎、下颌阻生第三磨牙、慢性牙周炎、错𬌗畸形、急性牙髓炎（表2-57，图2-99）。

表2-57　2022年贵州省口腔门诊10个重点病种在不同医疗机构中的平均就诊人次比较

| 重点病种 | 三级 | 二级 | | 二级以下 | | 平均值（80家） |
|---|---|---|---|---|---|---|
| | 公立（3家） | 公立（3家） | 民营（2家） | 公立（65家） | 民营（7家） | |
| 慢性根尖周炎 | 6 504.33 | 2 260.00 | 2 528.50 | 1 315.51 | 391.71 | 1 495.00 |
| 下颌阻生第三磨牙 | 11 777.33 | 3 633.67 | 2 085.00 | 994.38 | 307.29 | 1 464.86 |
| 慢性牙周炎 | 18 448.67 | 2 124.67 | 2 153.50 | 707.00 | 250.71 | 1 421.71 |
| 错𬌗畸形 | 21 460.67 | 4 105.33 | 1 022.00 | 235.22 | 37.00 | 1 178.63 |
| 急性牙髓炎 | 919.00 | 1 380.00 | 2 924.50 | 941.48 | 411.57 | 960.29 |
| 牙列缺损 | 9 521.67 | 1 005.67 | 2 673.50 | 532.26 | 107.14 | 903.45 |
| 颞下颌关节紊乱病 | 1 239.67 | 200.67 | 418.00 | 105.65 | 17.71 | 151.85 |
| 牙列缺失 | 529.67 | 414.33 | 1 168.00 | 102.28 | 25.71 | 149.95 |
| 年轻恒牙牙外伤 | 1 307.67 | 234.33 | 389.50 | 87.43 | 9.00 | 139.39 |
| 口腔扁平苔藓 | 1 230.00 | 356.33 | 46.50 | 26.74 | 11.43 | 83.38 |
| 合计 | 72 938.67 | 15 715.00 | 15 409.00 | 5 047.94 | 1 569.29 | 7 948.50 |

注：根据门急诊实际开放牙椅数，参照口腔专科医疗机构门急诊牙椅数标准对所有医疗机构进行重新分类，其中牙椅60台以上比照三级分析，牙椅20～59台比照二级分析，牙椅3～19台比照二级以下分析。

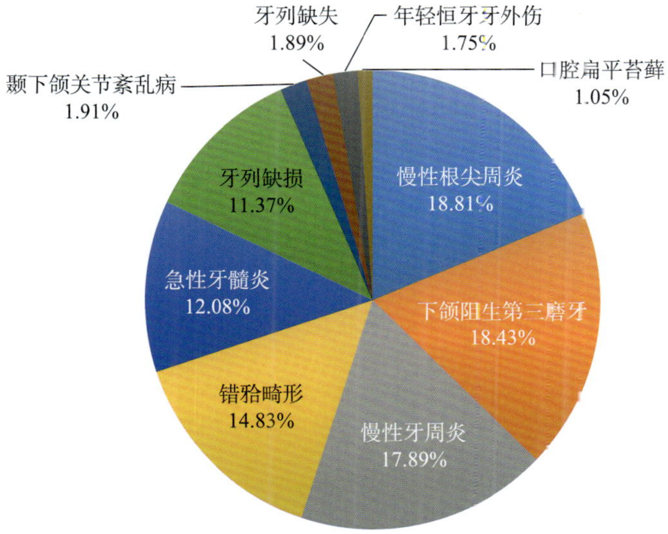


图2-99　2022年贵州省口腔门诊10个重点病种患者人次构成比

**2．重点技术工作量统计** 在贵州省的 80 家医疗机构中，2022 年门诊 9 个重点技术患者服务总量 591 493 人次。按照平均就诊人次排序，排名前 5 位的技术依次为根管治疗术、阻生牙拔除术、牙周洁治术、错㑊畸形矫治术、烤瓷冠修复技术（表 2-58，图 2-100）。

表 2-58　2022 年贵州省口腔门诊 9 个重点技术在不同医疗机构中的平均就诊人次比较

| 重点技术 | 三级 | 二级 | | 二级以下 | | 平均值（80 家） |
|---|---|---|---|---|---|---|
| | 公立（3 家） | 公立（3 家） | 民营（2 家） | 公立（65 家） | 民营（7 家） | |
| 根管治疗术 | 11 757.33 | 4 171.33 | 3 609.00 | 1 986.68 | 582.86 | 2 352.73 |
| 阻生牙拔除术 | 11 341.33 | 3 602.00 | 1 954.50 | 893.43 | 358.43 | 1 366.51 |
| 牙周洁治术 | 11 753.67 | 3 443.00 | 11 381.50 | 502.52 | 439.71 | 1 301.19 |
| 错㑊畸形矫治术 | 13 787.33 | 3 795.67 | 11 017.00 | 313.42 | 31.43 | 1 192.19 |
| 烤瓷冠修复技术 | 1 433.33 | 923.00 | 1 102.00 | 345.05 | 72.43 | 402.60 |
| 慢性牙周炎系统治疗 | 6 685.33 | 1 698.33 | 175.50 | 66.11 | 57.29 | 377.50 |
| 可摘局部义齿修复技术 | 1 251.33 | 456.00 | 820.00 | 233.94 | 67.57 | 280.51 |
| 全口义齿修复技术 | 126.33 | 264.67 | 929.50 | 38.68 | 16.57 | 70.78 |
| 种植体植入术 | 702.00 | 183.00 | 204.50 | 13.22 | 7.14 | 49.66 |
| 合计 | 58 838.00 | 18 537.00 | 31 193.50 | 4 393.03 | 1 633.43 | 7 393.66 |

注：根据门急诊实际开放牙椅数，参照口腔专科医疗机构门急诊牙椅数标准对所有医疗机构进行重新分类，其中牙椅 60 台以上比照三级分析，牙椅 20～59 台比照二级分析，牙椅 3～19 台比照二级以下分析。

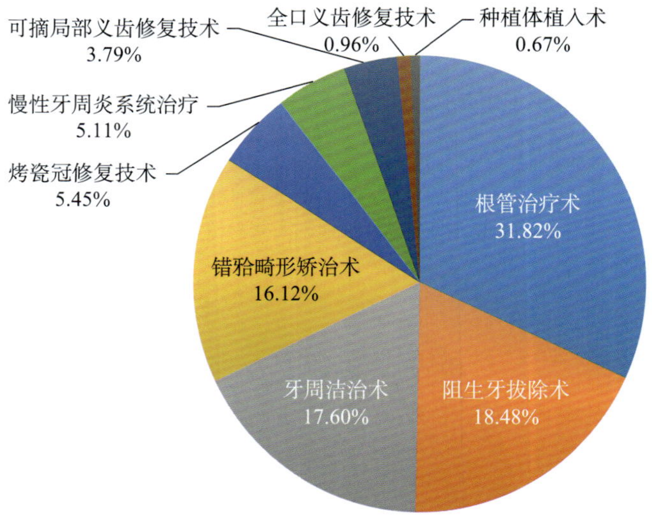


图 2-100　2022 年贵州省口腔门诊 9 个重点技术患者人次构成比

**3．口腔门诊部分单病种相关指标** 在贵州省的 80 家医疗机构中，口腔门诊根管治疗 5 项单病种相关指标数据如表 2-59 所示。

表 2-59　2022 年贵州省口腔门诊部分单病种相关指标在不同医疗机构中的平均值比较

| 质控指标 | 三级 | 二级 | | 二级以下 | | 平均值（80 家） |
|---|---|---|---|---|---|---|
| | 公立（3 家） | 公立（3 家） | 民营（2 家） | 公立（65 家） | 民营（7 家） | |
| 根管治疗患牙术前拍摄 X 线根尖片的百分比 /% | 98.65 | 85.47 | 100.00 | 85.09 | 99.62 | 87.32 |
| 根管再治疗患牙术前拍摄 X 线根尖片的百分比 /% | 97.41 | 100.00 | 100.00 | 95.74 | 100.00 | 97.09 |
| 橡皮障隔离术在根管治疗中的使用率 /% | 70.84 | 10.76 | 38.94 | 14.62 | 32.70 | 24.07 |
| 根管治疗患牙根管充填临床合格率 /% | 92.28 | 95.96 | 95.73 | 76.07 | 98.18 | 81.17 |
| 根管再治疗患牙根管充填临床合格率 /% | 92.37 | 91.59 | 98.76 | 85.09 | 100.00 | 89.44 |

## （二）口腔住院医疗质量数据统计

**1．重点病种数据统计**　在贵州省的 16 家医疗机构中，2022 年住院共治疗 6 个重点病种患者 3 061 例。按照平均出院患者例数排序，排名前 3 位的病种依次为口腔颌面部间隙感染、腮腺良性肿瘤、上颌骨骨折。其中舌癌平均住院日最长，腮腺良性肿瘤平均住院日最短；舌癌平均住院费用最高，先天性唇裂平均住院费用最低（表 2-60）。

表 2-60　2022 年贵州省口腔住院 6 个重点病种的 3 项质控指标平均值比较

| 重点病种 | 平均出院患者例数 | 平均住院日 / 天 | 平均住院费用 / 元 |
|---|---|---|---|
| 口腔颌面部间隙感染 | 82.63 | 7.92 | 7 318.29 |
| 腮腺良性肿瘤 | 47.81 | 6.66 | 10 932.20 |
| 上颌骨骨折 | 27.19 | 10.74 | 26 343.93 |
| 先天性唇裂 | 21.56 | 7.37 | 6 367.21 |
| 舌癌 | 7.63 | 13.01 | 52 060.14 |
| 牙颌面畸形 | 4.50 | 8.14 | 33 369.50 |

**2．重点手术及操作数据统计**　在贵州省的 16 家医疗机构中，2022 年住院 7 个重点手术及操作共治疗患者 1 351 例。按照平均手术例数排序，排名前 3 位的手术及操作依次为腮腺肿物切除 + 面神经解剖术、唇裂修复术、游离腓骨复合组织瓣移植术。其中游离腓骨复合组织瓣移植术平均住院日最长，腮腺肿物切除 + 面神经解剖术平均住院日最短；口腔颌面部肿瘤切除整复术平均住院费用最高，唇裂修复术平均住院费用最低（表 2-61）。

表 2-61　2022 年贵州省口腔住院 7 个重点手术及操作的 3 项质控指标平均值比较

| 重点手术及操作 | 平均手术例数 | 平均住院日 / 天 | 平均住院费用 / 元 |
|---|---|---|---|
| 腮腺肿物切除 + 面神经解剖术 | 48.06 | 6.99 | 11 457.90 |
| 唇裂修复术 | 21.19 | 7.46 | 7 434.85 |
| 游离腓骨复合组织瓣移植术 | 4.94 | 18.32 | 74 870.73 |

续表

| 重点手术及操作 | 平均手术例数 | 平均住院日 / 天 | 平均住院费用 / 元 |
|---|---|---|---|
| 舌癌扩大切除术 + 颈淋巴结清扫术 | 4.81 | 16.93 | 66 608.90 |
| 口腔颌面部肿瘤切除整复术 | 3.81 | 16.87 | 82 318.86 |
| 牙颌面畸形矫正术（上颌 LeFort Ⅰ型截骨术 + 双侧下颌升支劈开截骨术） | 1.63 | 8.75 | 53 380.40 |
| 放射性粒子组织间植入术 | 0.00 | — | — |

**3. 口腔住院部分单病种相关指标** 在贵州省的 16 家医疗机构中，口腔住院 5 大类 12 项单病种相关指标数据如表 2-62 所示。

表 2-62 2022 年贵州省口腔住院部分单病种相关指标的平均值比较

| 单病种 | 质控指标 | 平均值 |
|---|---|---|
| 腮腺浅叶良性肿瘤 | 腮腺浅叶良性肿瘤术前术后诊断符合率 /% | 95.48 |
| | 腮腺浅叶良性肿瘤术后面神经麻痹发生率 /% | 6.70 |
| | 腮腺浅叶良性肿瘤术后涎瘘发生率 /% | 5.67 |
| 口腔鳞状细胞癌 | T3 / T4 期初发口腔鳞状细胞癌病例构成比例 /% | 46.04 |
| | 游离 / 带蒂组织瓣技术在初发口腔鳞状细胞癌手术治疗中的应用率 /% | 60.00 |
| | 游离 / 带蒂组织瓣移植成功率 /% | 97.83 |
| 下颌骨骨折（不含髁突骨折） | 下颌骨骨折（不含髁突骨折）术后伤口感染发生率 /% | 2.43 |
| | 下颌骨骨折（不含髁突骨折）术后咬合紊乱发生率 /% | 5.15 |
| 先天性唇腭裂 | 先天性唇裂术后伤口延期愈合发生率 /% | 0.73 |
| | 先天性腭裂术后伤口裂开及穿孔发生率 /% | 1.51 |
| 骨性Ⅲ类错𬌗畸形 | 骨性Ⅲ类错𬌗畸形术后伤口感染发生率 /% | 0.00 |
| | 骨性Ⅲ类错𬌗畸形术后咬合关系与术前设计符合率 /% | 100.00 |

## （三）2020—2022 年医疗质量数据比较

**1. 口腔门诊医疗质量数据比较**

（1）门诊重点病种相关指标比较：2020—2022 年，贵州省 39 家医疗机构口腔门诊 10 个重点病种平均就诊人次总体先升后降。按照平均就诊人次排序，排名前 5 位的病种依次为错𬌗畸形、慢性牙周炎、下颌阻生第三磨牙、慢性根尖周炎、牙列缺损（图 2-101、图 2-102）。

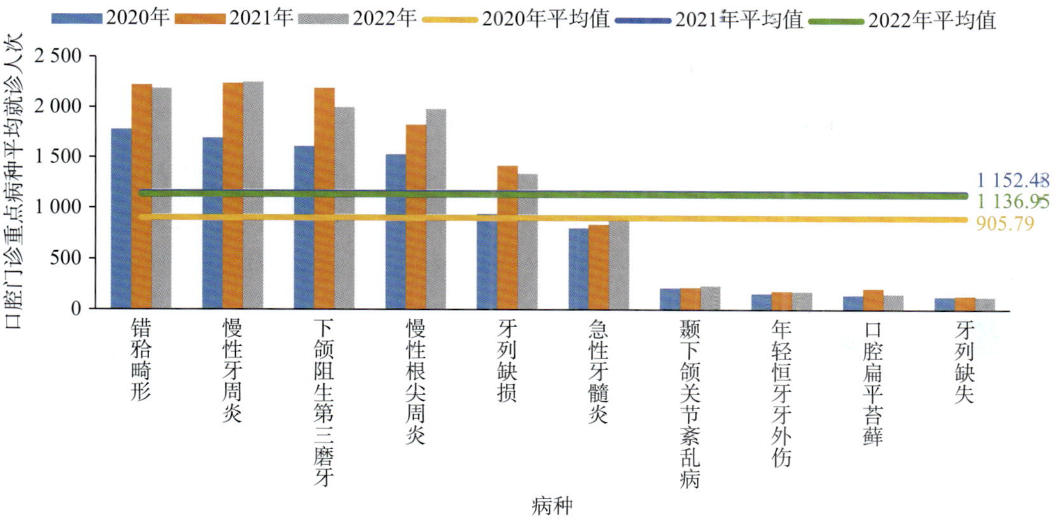


图 2-101　2020—2022 年贵州省 39 家医疗机构口腔门诊 10 个重点病种平均就诊人次比较

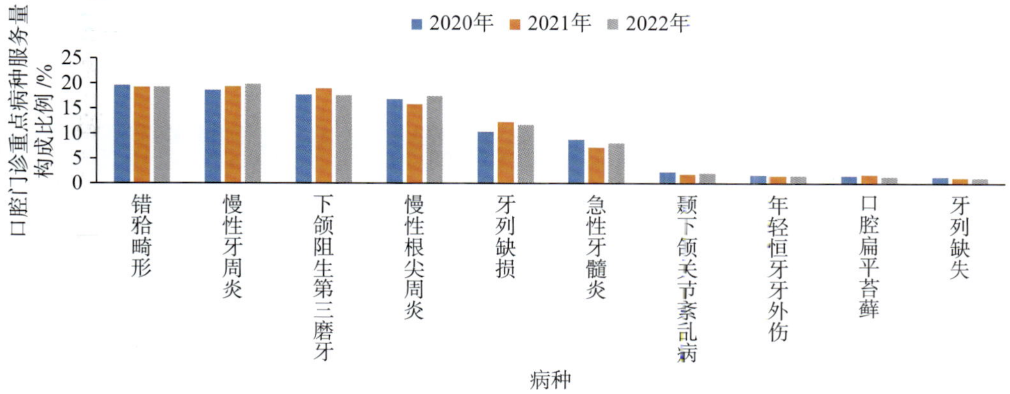


图 2-102　2020—2022 年贵州省 39 家医疗机构口腔门诊 10 个重点病种服务量构成比例比较

（2）门诊重点技术相关指标比较：2020—2022 年，贵州省 39 家医疗机构口腔门诊 9 个重点技术平均就诊人次总体先升后降。按照平均就诊人次排序，排名前 5 位的技术依次为根管治疗术、阻生牙拔除术、错殆畸形矫治术、牙周洁治术、慢性牙周炎系统治疗（图 2-103、图 2-104）。

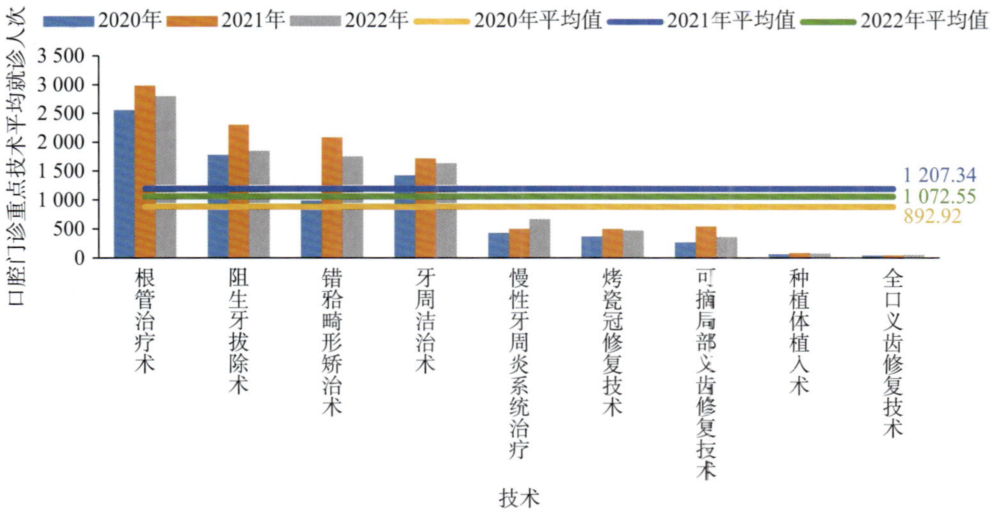


图 2-103　2020—2022 年贵州省 39 家医疗机构口腔门诊 9 个重点技术平均就诊人次比较

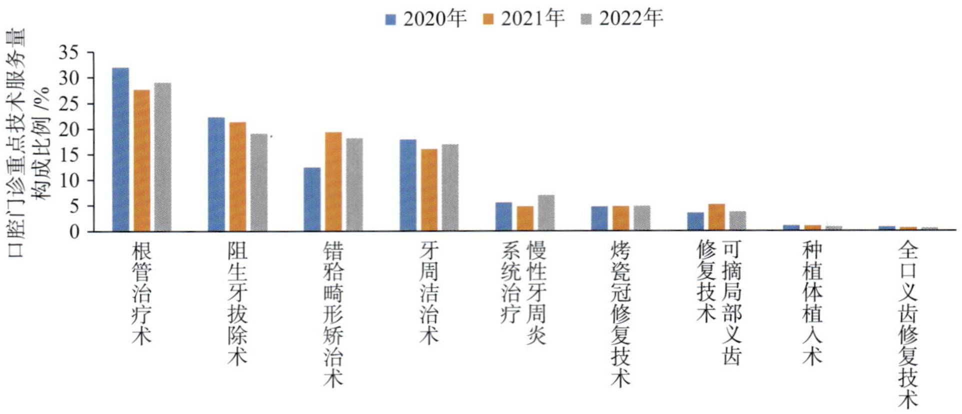


图 2-104　2020—2022 年贵州省 39 家医疗机构口腔门诊 9 个重点技术服务量构成比例比较

（3）门诊部分单病种相关指标比较：2020—2022 年，贵州省 39 家医疗机构口腔门诊根管治疗 5 项单病种相关指标数据如表 2-63 所示。

表 2-63　贵州省 39 家医疗机构口腔门诊部分单病种相关指标在不同年份中的平均值比较

| 质控指标 | 2020 年 | 2021 年 | 2022 年 | 平均值 |
|---|---|---|---|---|
| 根管治疗患牙术前拍摄 X 线根尖片的百分比 /% | 83.91 | 88.59 | 91.02 | 87.55 |
| 根管再治疗患牙术前拍摄 X 线根尖片的百分比 /% | 94.32 | 96.01 | 96.29 | 95.49 |
| 橡皮障隔离术在根管治疗中的使用率 /% | 15.83 | 28.81 | 31.45 | 25.27 |
| 根管治疗患牙根管充填临床合格率 /% | 73.40 | 86.96 | 89.58 | 82.71 |
| 根管再治疗患牙根管充填临床合格率 /% | 78.77 | 72.54 | 89.17 | 79.30 |

**2．口腔住院医疗质量数据比较**

（1）住院重点病种相关指标比较：2020—2022 年，贵州省 10 家医疗机构口腔住院 6 个重点病种平均出院患者例数总体上升；按照平均出院患者例数排序，排名前 3 位的病种依次为口腔颌面部间隙感染、腮腺良性肿瘤、先天性唇裂（图 2-105、图 2-106）。平均住院日总体下降，舌癌平均住院日最长，腮腺良性肿瘤平均住院日最短（图 2-107）。平均住院费用总体先降后升，舌癌平均住院费用最高，先天性唇裂平均住院费用最低（图 2-108）。

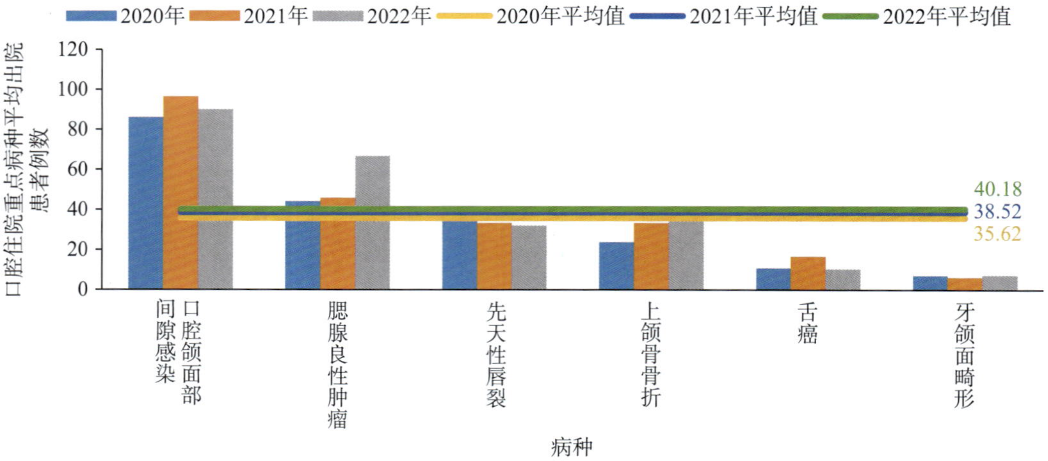


图 2-105　2020—2022 年贵州省 10 家医疗机构口腔住院 6 个重点病种平均出院患者例数比较

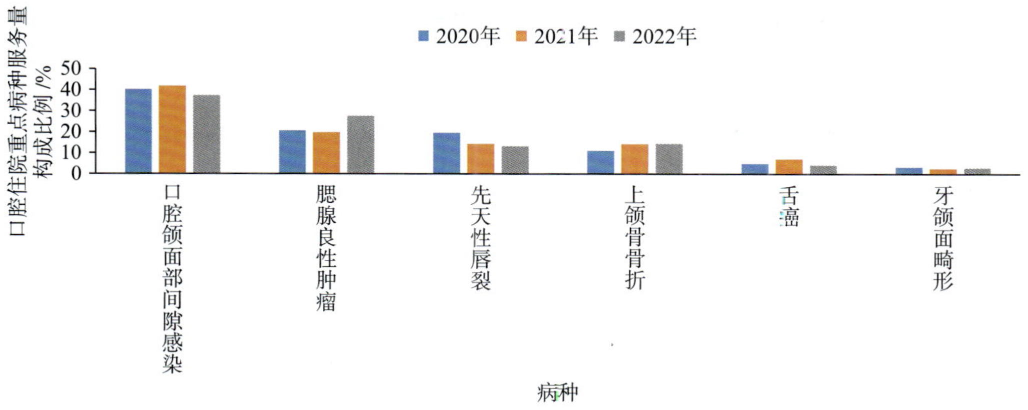


图 2-106　2020—2022 年贵州省 10 家医疗机构口腔住院 6 个重点病种服务量构成比例比较

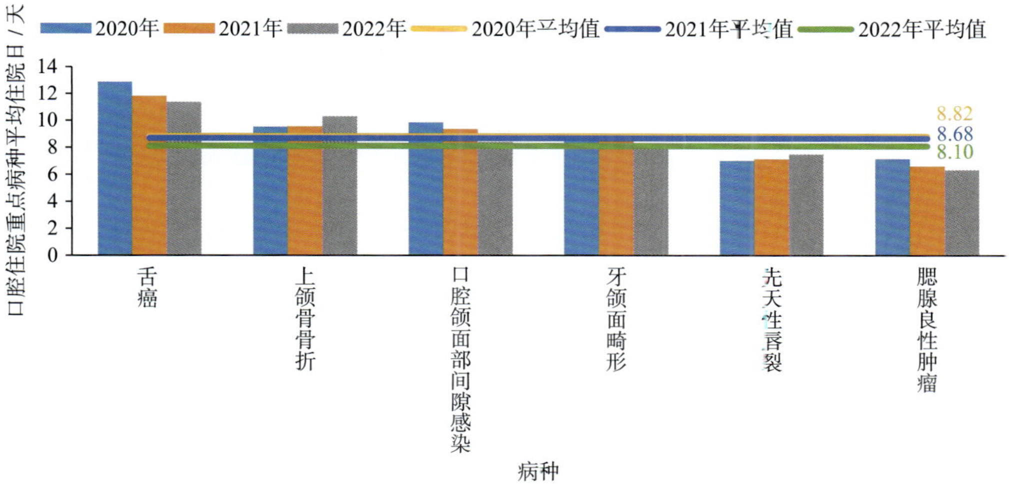


图 2-107　2020—2022 年贵州省 10 家医疗机构口腔住院 6 个重点病种平均住院日比较

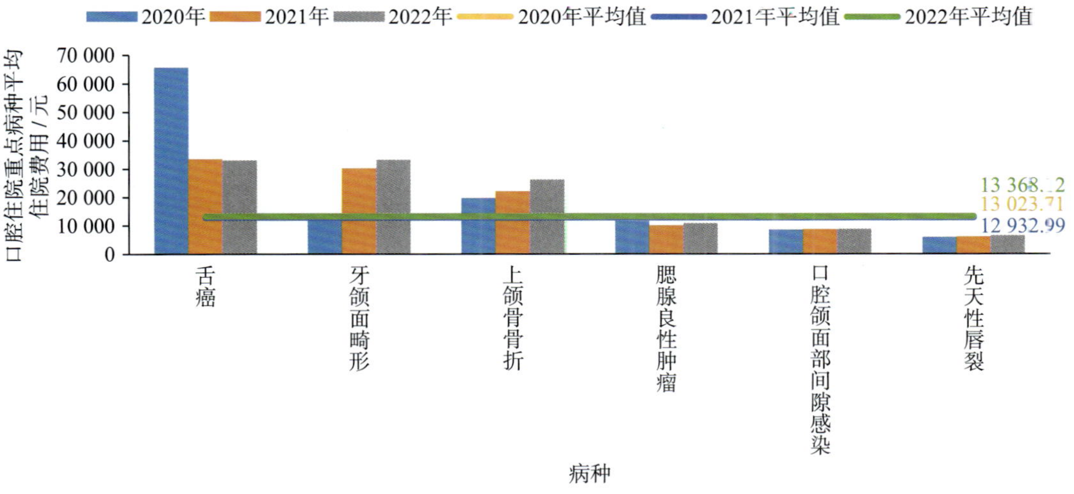


图 2-108　2020—2022 年贵州省 10 家医疗机构口腔住院 6 个重点病种平均住院费用比较

（2）住院重点手术及操作相关指标比较：2020—2022 年，贵州省 10 家医疗机构口腔住院 7 个重点手术及操作平均手术例数总体先降后升；按照平均手术例数排序，排名前 3 位的手术及操作依次为腮腺肿物切除 + 面神经解剖术、唇裂修复术、舌癌扩大切除术 + 颈淋巴结清扫术（图 2-109、图 2-110）。平均住院日总体下降，游离腓骨复合组织瓣移植术平均住院日最长，腮腺肿物切除 + 面神经解剖术平均住院日最短

（图 2-111）。平均住院费用总体下降，游离腓骨复合组织瓣移植术平均住院费用最高，唇裂修复术平均住院费用最低（图 2-112）。

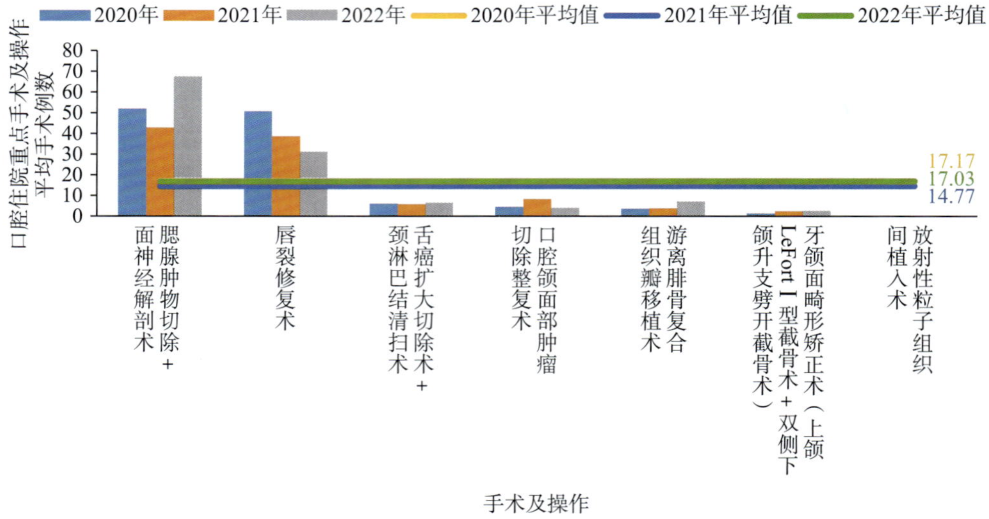


图 2-109　2020—2022 年贵州省 10 家医疗机构口腔住院 7 个重点手术及操作平均手术例数比较

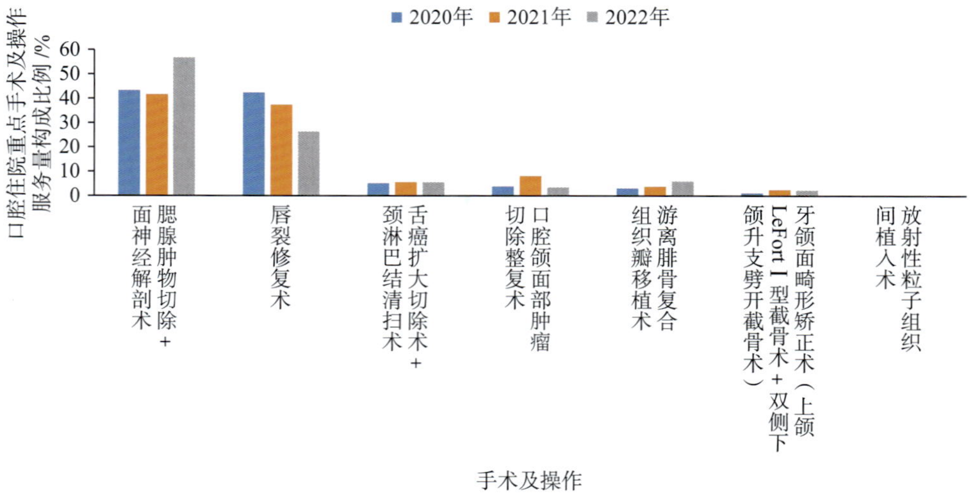


图 2-110　2020—2022 年贵州省 10 家医疗机构口腔住院 7 个重点手术及操作服务量构成比例比较

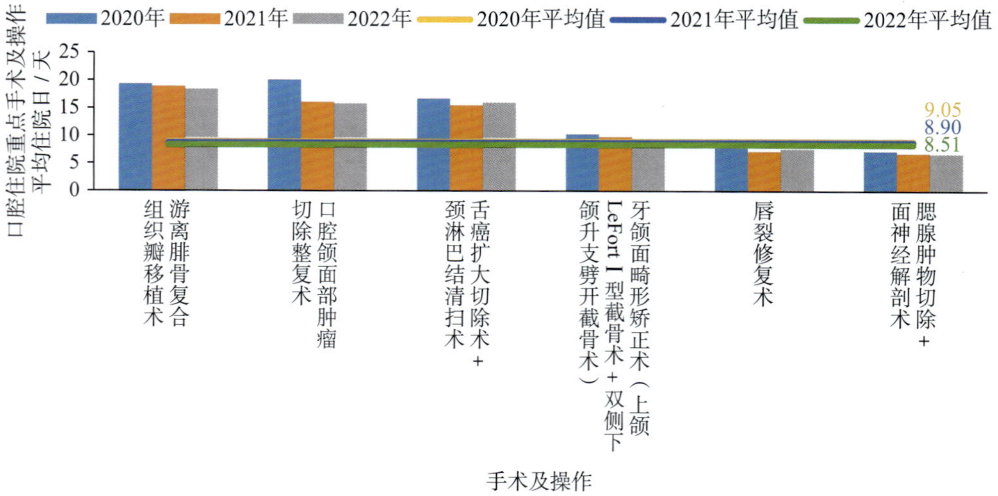


图 2-111　2020—2022 年贵州省 10 家医疗机构口腔住院 7 个重点手术及操作平均住院日比较

注：纳入比较的医疗机构未填报放射性粒子组织间植入术数据，故本图未显示。

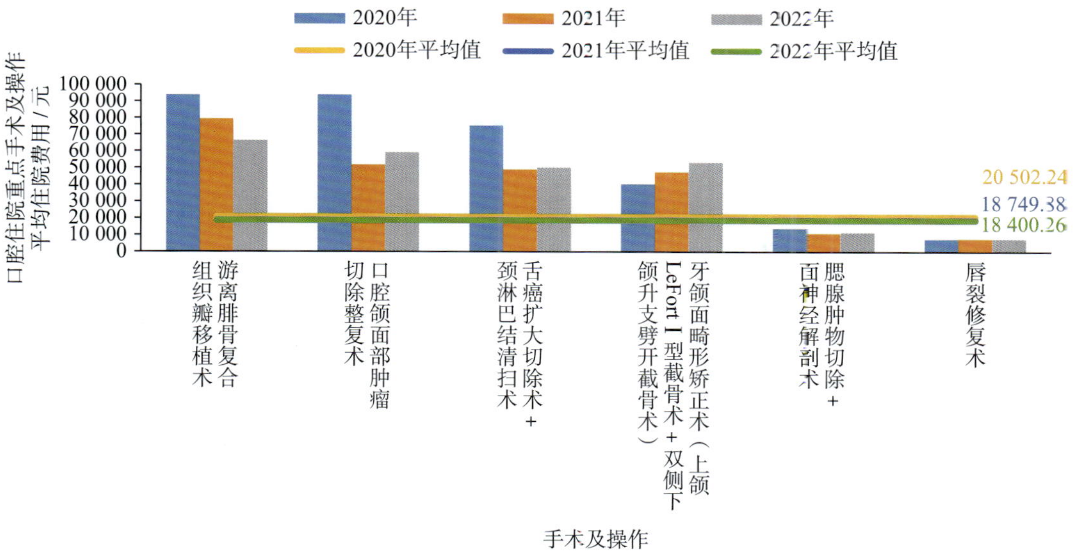


图 2-112　2020—2022 年贵州省 10 家医疗机构口腔住院 7 个重点手术及操作平均住院费用比较

注：纳入比较的医疗机构未填报放射性粒子组织间植入术数据，故本图未显示。

（3）住院部分单病种相关指标比较：2020—2022 年，贵州省 10 家医疗机构口腔住院 5 大类 12 项单病种相关指标数据如表 2-64 所示。

表 2-64　贵州省 10 家医疗机构口腔住院部分单病种相关指标在不同年份中的平均值比较

| 单病种 | 质控指标 | 2020 年 | 2021 年 | 2022 年 | 平均值 |
|---|---|---|---|---|---|
| 腮腺浅叶良性肿瘤 | 腮腺浅叶良性肿瘤术前术后诊断符合率 /% | 95.16 | 93.54 | 95.08 | 94.63 |
| | 腮腺浅叶良性肿瘤术后面神经麻痹发生率 /% | 42.40 | 9.31 | 7.34 | 18.56 |
| | 腮腺浅叶良性肿瘤术后涎瘘发生率 /% | 36.76 | 2.45 | 6.03 | 14.25 |
| 口腔鳞状细胞癌 | T3 / T4 期初发口腔鳞状细胞癌病例构成比例 /% | 65.61 | 35.34 | 44.97 | 48.79 |
| | 游离 / 带蒂组织瓣技术在初发口腔鳞状细胞癌手术治疗中的应用率 /% | 53.08 | 40.88 | 56.41 | 51.66 |
| | 游离 / 带蒂组织瓣移植成功率 /% | 98.31 | 98.89 | 98.06 | 98.34 |
| 下颌骨骨折（不含髁突骨折） | 下颌骨骨折（不含髁突骨折）术后伤口感染发生率 /% | 5.09 | 3.77 | 2.91 | 3.66 |
| | 下颌骨骨折（不含髁突骨折）术后咬合紊乱发生率 /% | 7.64 | 0.75 | 2.57 | 3.10 |
| 先天性唇腭裂 | 先天性唇裂术后伤口延期愈合发生率 /% | 2.10 | 0.00 | 0.81 | 1.03 |
| | 先天性腭裂术后伤口裂开及穿孔发生率 /% | 1.83 | 1.09 | 1.30 | 1.40 |
| 骨性Ⅲ类错𬌗畸形 | 骨性Ⅲ类错𬌗畸形术后伤口感染发生率 /% | 0.00 | 0.00 | 0.00 | 0.00 |
| | 骨性Ⅲ类错𬌗畸形术后咬合关系与术前设计符合率 /% | 57.14 | 100.00 | 100.00 | 94.12 |

# 九、海南省

## （一）口腔门诊工作量统计

**1. 重点病种工作量统计** 在海南省的 24 家医疗机构中，2022 年门诊共治疗 10 个重点病种患者 212 960 人次。按照平均就诊人次排序，排名前 5 位的病种依次为错𬌗畸形、慢性根尖周炎、下颌阻生第三磨牙、牙列缺损、慢性牙周炎（表 2-65，图 2-113）。

表 2-65 2022 年海南省口腔门诊 10 个重点病种在不同医疗机构中的平均就诊人次比较

| 重点病种 | 三级 | | 二级 | | 二级以下 | 平均值（24 家） |
|---|---|---|---|---|---|---|
| | 公立（1 家） | 民营（1 家） | 公立（3 家） | 民营（3 家） | 公立（16 家） | |
| 错𬌗畸形 | 310.00 | 69 711.00 | 1 490.67 | 56.67 | 145.19 | 3 207.75 |
| 慢性根尖周炎 | 4 175.00 | 2 971.00 | 3 025.67 | 334.67 | 1 229.56 | 1 537.50 |
| 下颌阻生第三磨牙 | 3 055.00 | 1 940.00 | 2 951.67 | 99.67 | 811.81 | 1 130.75 |
| 牙列缺损 | 3 892.00 | 6 639.00 | 1 095.67 | 778.33 | 576.19 | 1 057.17 |
| 慢性牙周炎 | 5 379.00 | 1 860.00 | 1 970.00 | 159.67 | 488.00 | 893.17 |
| 急性牙髓炎 | 1 974.00 | 460.00 | 162.00 | 215.33 | 758.38 | 654.17 |
| 牙列缺失 | 76.00 | 661.00 | 46.00 | 824.00 | 46.50 | 170.46 |
| 颞下颌关节紊乱病 | 267.00 | 135.00 | 183.33 | 0.00 | 109.50 | 112.67 |
| 年轻恒牙牙外伤 | 175.00 | 10.00 | 194.67 | 3.33 | 37.38 | 57.38 |
| 口腔扁平苔藓 | 481.00 | 19.00 | 60.33 | 0.00 | 35.94 | 52.33 |
| 合计 | 19 784.00 | 84 406.00 | 11 180.00 | 2 471.67 | 4 238.44 | 8 873.33 |

注：根据门急诊实际开放牙椅数，参照口腔专科医疗机构门急诊牙椅数标准对所有医疗机构进行重新分类，其中牙椅 60 台以上比照三级分析，牙椅 20～59 台比照二级分析，牙椅 3～19 台比照二级以下分析。

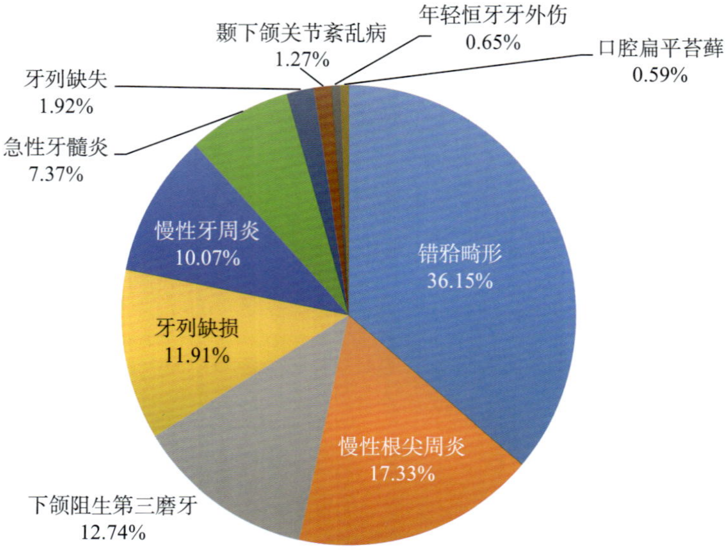


图 2-113 2022 年海南省口腔门诊 10 个重点病种患者人次构成比

**2．重点技术工作量统计** 在海南省的 24 家医疗机构中，2022 年门诊 9 个重点技术患者服务总量 209 495 人次。按照平均就诊人次排序，排名前 5 位的技术依次为根管治疗术、阻生牙拔除术、牙周洁治术、烤瓷冠修复技术、错<U+6AB2>畸形矫治术（表 2-66，图 2-114）。

表 2-66 2022 年海南省口腔门诊 9 个重点技术在不同医疗机构中的平均就诊人次比较

| 重点技术 | 三级 | | 二级 | | 二级以下 | 平均值（24 家） |
|---|---|---|---|---|---|---|
| | 公立（1 家） | 民营（1 家） | 公立（3 家） | 民营（3 家） | 公立（16 家） | |
| 根管治疗术 | 9 017.00 | 33 365.00 | 7 298.67 | 564.67 | 2 553.06 | 4 450.88 |
| 阻生牙拔除术 | 3 615.00 | 3 889.00 | 2 412.00 | 232.33 | 859.75 | 1 216.38 |
| 牙周洁治术 | 2 529.00 | 10 263.00 | 703.67 | 775.00 | 363.75 | 960.33 |
| 烤瓷冠修复技术 | 967.00 | 3 933.00 | 2 407.33 | 169.33 | 350.19 | 759.71 |
| 错<U+6AB2>畸形矫治术 | 4 030.00 | 1 326.00 | 1 115.67 | 12.00 | 245.63 | 527.88 |
| 慢性牙周炎系统治疗 | 2 949.00 | 1 043.00 | 1 844.00 | 56.33 | 79.56 | 456.92 |
| 可摘局部义齿修复技术 | 329.00 | 1 589.00 | 412.00 | 51.67 | 117.19 | 216.00 |
| 种植体植入术 | 332.00 | 950.00 | 74.00 | 315.00 | 5.69 | 105.83 |
| 全口义齿修复技术 | 43.00 | 220.00 | 26.33 | 34.33 | 24.75 | 35.04 |
| 合计 | 23 811.00 | 56 578.00 | 16 293.67 | 2 210.57 | 4 599.56 | 8 728.96 |

注：根据门急诊实际开放牙椅数，参照口腔专科医疗机构门急诊牙椅数标准对所有医疗机构进行重新分类，其中牙椅 60 台以上比照三级分析，牙椅 20～59 台比照二级分析，牙椅 3～19 台比照二级以下分析。

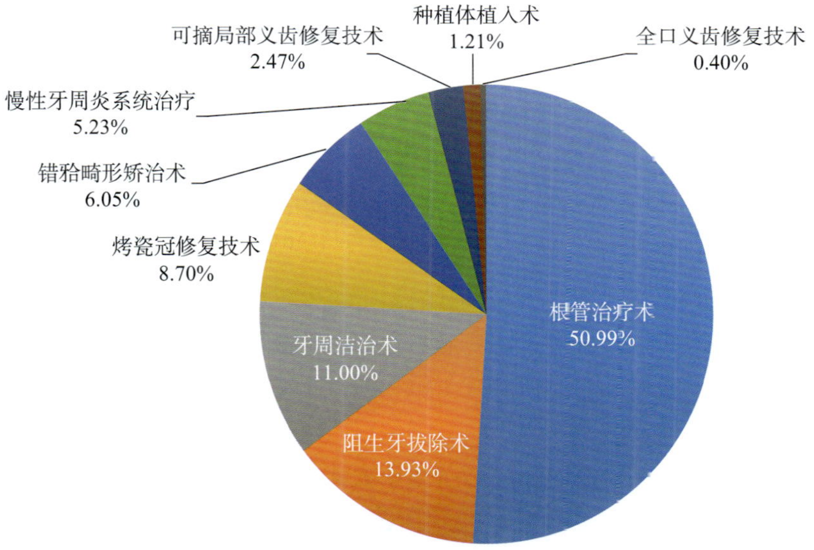


图 2-114 2022 年海南省口腔门诊 9 个重点技术患者人次构成比

**3．口腔门诊部分单病种相关指标** 在海南省的 24 家医疗机构中，口腔门诊根管治疗 5 项单病种相关指标数据如表 2-67 所示。

表 2-67　2022 年海南省口腔门诊部分单病种相关指标在不同医疗机构中的平均值比较

| 质控指标 | 三级 | | 二级 | | 二级以下 | 平均值（24 家） |
|---|---|---|---|---|---|---|
| | 公立（1 家） | 民营（1 家） | 公立（3 家） | 民营（3 家） | 公立（16 家） | |
| 根管治疗患牙术前拍摄 X 线根尖片的百分比 /% | 51.93 | 99.89 | 99.54 | 100.00 | 90.04 | 92.46 |
| 根管再治疗患牙术前拍摄 X 线根尖片的百分比 /% | 97.90 | 100.00 | 100.00 | 100.00 | 98.95 | 99.17 |
| 橡皮障隔离术在根管治疗中的使用率 /% | 2.67 | 3.08 | 16.44 | 59.15 | 6.46 | 8.92 |
| 根管治疗患牙根管充填临床合格率 /% | 99.89 | 99.94 | 95.47 | 100.00 | 91.76 | 95.71 |
| 根管再治疗患牙根管充填临床合格率 /% | 96.50 | 100.00 | 81.69 | 100.00 | 90.44 | 88.88 |

### （二）口腔住院医疗质量数据统计

**1．重点病种数据统计**　在海南省的 6 家医疗机构中，2022 年住院共治疗 6 个重点病种患者 684 例。按照平均出院患者例数排序，排名前 3 位的病种依次为腮腺良性肿瘤、舌癌、口腔颌面部间隙感染。其中舌癌平均住院日最长，腮腺良性肿瘤平均住院日最短；舌癌平均住院费用最高，先天性唇裂平均住院费用最低（表 2-68）。

表 2-68　2022 年海南省口腔住院 6 个重点病种的 3 项质控指标平均值比较

| 重点病种 | 平均出院患者例数 | 平均住院日 / 天 | 平均住院费用 / 元 |
|---|---|---|---|
| 腮腺良性肿瘤 | 67.50 | 4.70 | 11 612.01 |
| 舌癌 | 22.67 | 17.31 | 54 920.19 |
| 口腔颌面部间隙感染 | 9.67 | 11.58 | 11 847.67 |
| 先天性唇裂 | 7.17 | 6.05 | 9 826.91 |
| 上颌骨骨折 | 5.83 | 11.60 | 39 511.34 |
| 牙颌面畸形 | 1.17 | 11.70 | 52 573.62 |

**2．重点手术及操作数据统计**　在海南省的 6 家医疗机构中，2022 年住院 7 个重点手术及操作共治疗患者 649 例。按照平均手术例数排序，排名前 3 位的手术及操作依次为腮腺肿物切除＋面神经解剖术、舌癌扩大切除术＋颈淋巴结清扫术、口腔颌面部肿瘤切除整复术。其中口腔颌面部肿瘤切除整复术平均住院日最长，唇裂修复术平均住院日最短；游离腓骨复合组织瓣移植术平均住院费用最高，唇裂修复术平均住院费用最低（表 2-69）。

表 2-69　2022 年海南省口腔住院 7 个重点手术及操作的 3 项质控指标平均值比较

| 重点手术及操作 | 平均手术例数 | 平均住院日 / 天 | 平均住院费用 / 元 |
|---|---|---|---|
| 腮腺肿物切除＋面神经解剖术 | 68.00 | 6.24 | 11 663.54 |
| 舌癌扩大切除术＋颈淋巴结清扫术 | 15.67 | 20.19 | 64 698.70 |
| 口腔颌面部肿瘤切除整复术 | 13.50 | 20.65 | 62 825.29 |

续表

| 重点手术及操作 | 平均手术例数 | 平均住院日 / 天 | 平均住院费用 / 元 |
| --- | --- | --- | --- |
| 唇裂修复术 | 7.00 | 4.86 | 10 064.95 |
| 游离腓骨复合组织瓣移植术 | 3.33 | 18.20 | 81 265.29 |
| 牙颌面畸形矫正术（上颌 LeFort Ⅰ型截骨术 + 双侧下颌升支劈开截骨术） | 0.67 | 14.98 | 76 052.50 |
| 放射性粒子组织间植入术 | 0.00 | — | — |

**3．口腔住院部分单病种相关指标** 在海南省的 6 家医疗机构中，口腔住院 5 大类 12 项单病种相关指标数据如表 2-70 所示。

表 2-70 2022 年海南省口腔住院部分单病种相关指标的平均值比较

| 单病种 | 质控指标 | 平均值 |
| --- | --- | --- |
| 腮腺浅叶良性肿瘤 | 腮腺浅叶良性肿瘤术前术后诊断符合率 /% | 96.90 |
| | 腮腺浅叶良性肿瘤术后面神经麻痹发生率 /% | 1.27 |
| | 腮腺浅叶良性肿瘤术后涎瘘发生率 /% | 0.42 |
| 口腔鳞状细胞癌 | T3 / T4 期初发口腔鳞状细胞癌病例构成比例 /% | 28.03 |
| | 游离 / 带蒂组织瓣技术在初发口腔鳞状细胞癌手术治疗中的应用率 /% | 71.53 |
| | 游离 / 带蒂组织瓣移植成功率 /% | 95.59 |
| 下颌骨骨折（不含髁突骨折） | 下颌骨骨折（不含髁突骨折）术后伤口感染发生率 /% | 0.00 |
| | 下颌骨骨折（不含髁突骨折）术后咬合紊乱发生率 /% | 0.00 |
| 先天性唇腭裂 | 先天性唇裂术后伤口延期愈合发生率 /% | 0.00 |
| | 先天性腭裂术后伤口裂开及穿孔发生率 /% | 0.00 |
| 骨性Ⅲ类错𬌗畸形 | 骨性Ⅲ类错𬌗畸形术后伤口感染发生率 /% | 0.00 |
| | 骨性Ⅲ类错𬌗畸形术后咬合关系与术前设计符合率 /% | 27.27 |

### （三）2020—2022 年医疗质量数据比较

**1．口腔门诊医疗质量数据比较**

（1）门诊重点病种相关指标比较：2020—2022 年，海南省 16 家医疗机构口腔门诊 10 个重点病种平均就诊人次总体先降后升。按照平均就诊人次排序，排名前 5 位的病种依次为错𬌗畸形、慢性根尖周炎、慢性牙周炎、急性牙髓炎、牙列缺损（图 2-115、图 2-116）。

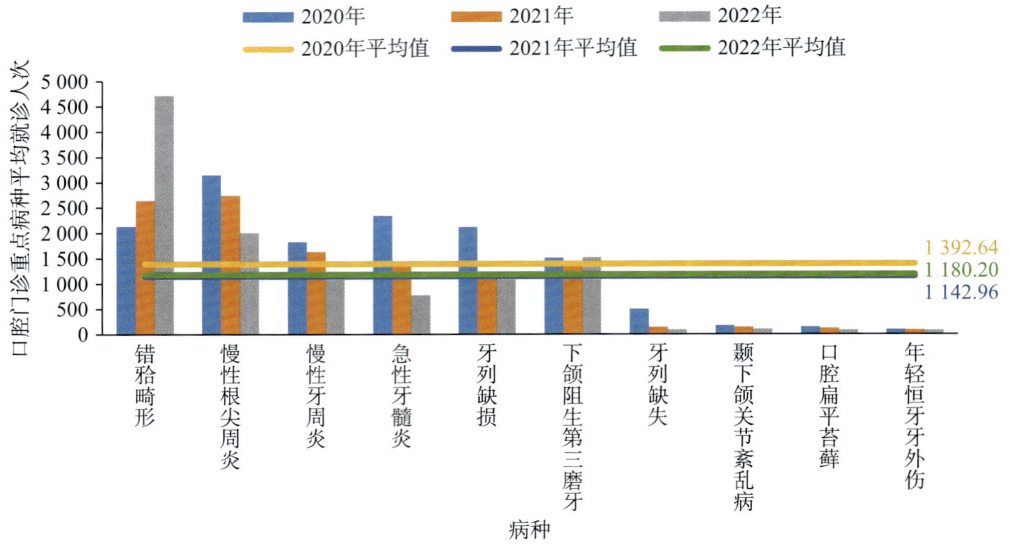


图 2-115　2020—2022 年海南省 16 家医疗机构口腔门诊 10 个重点病种平均就诊人次比较

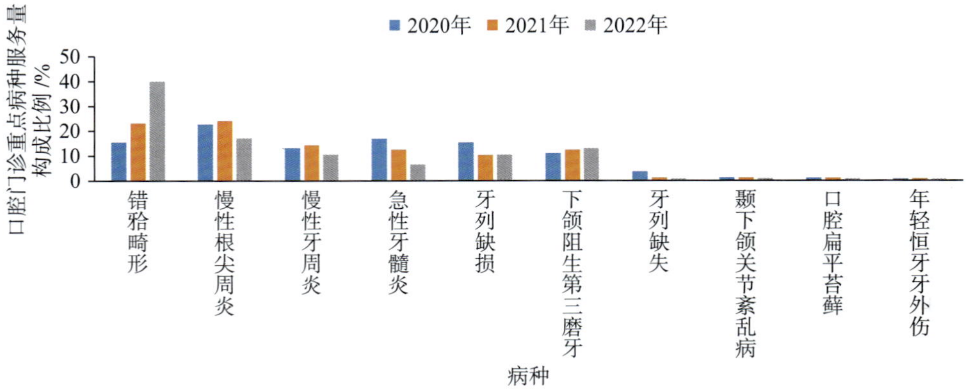


图 2-116　2020—2022 年海南省 16 家医疗机构口腔门诊 10 个重点病种服务量构成比例比较

（2）门诊重点技术相关指标比较：2020—2022 年，海南省 16 家医疗机构口腔门诊 9 个重点技术平均就诊人次总体下降。按照平均就诊人次排序，排名前 5 位的技术依次为根管治疗术、阻生牙拔除术、牙周洁治术、烤瓷冠修复技术、错殆畸形矫治术（图 2-117、图 2-118）。

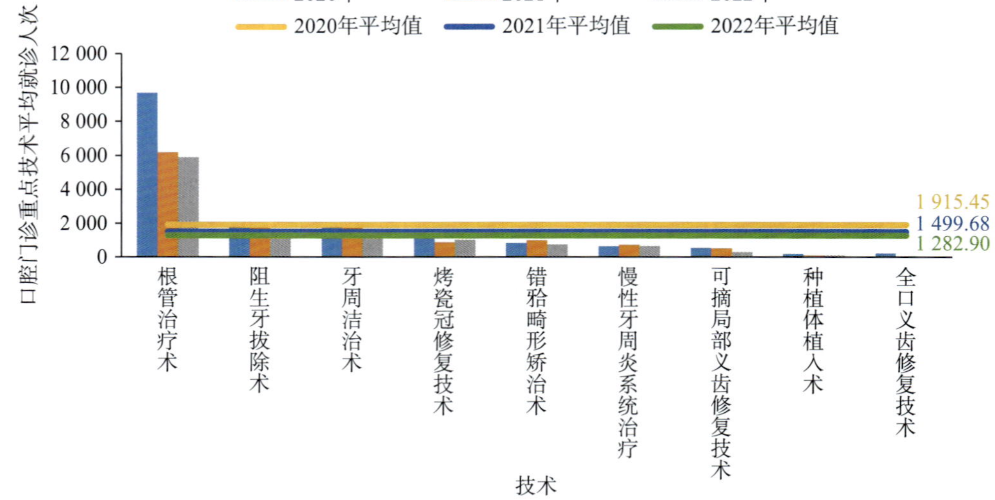


图 2-117　2020—2022 年海南省 16 家医疗机构口腔门诊 9 个重点技术平均就诊人次比较

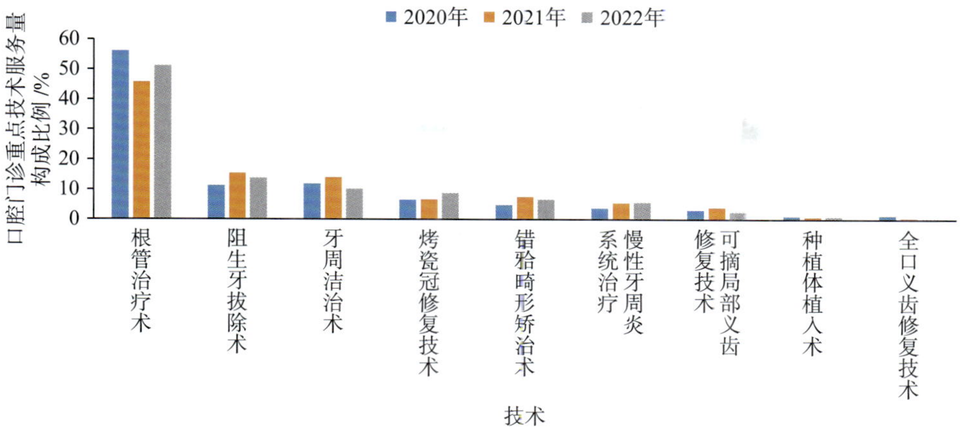


图 2-118　2020—2022 年海南省 16 家医疗机构口腔门诊 9 个重点技术服务量构成比例比较

（3）门诊部分单病种相关指标比较：2020—2022 年，海南省 16 家医疗机构口腔门诊根管治疗 5 项单病种相关指标数据如表 2-71 所示。

表 2-71　海南省 16 家医疗机构口腔门诊部分单病种相关指标在不同年份中的平均值比较

| 质控指标 | 2020 年 | 2021 年 | 2022 年 | 平均值 |
|---|---|---|---|---|
| 根管治疗患牙术前拍摄 X 线根尖片的百分比 /% | 82.18 | 89.81 | 93.08 | 87.89 |
| 根管再治疗患牙术前拍摄 X 线根尖片的百分比 /% | 99.62 | 91.66 | 98.54 | 96.33 |
| 橡皮障隔离术在根管治疗中的使用率 /% | 6.56 | 2.61 | 8.07 | 5.51 |
| 根管治疗患牙根管充填临床合格率 /% | 89.19 | 91.74 | 96.56 | 92.18 |
| 根管再治疗患牙根管充填临床合格率 /% | 77.44 | 77.40 | 82.89 | 78.42 |

**2．口腔住院医疗质量数据比较**

（1）住院重点病种相关指标比较：2020—2022 年，海南省 5 家医疗机构口腔住院 6 个重点病种平均出院患者例数总体先降后升；按照平均出院患者例数排序，排名前 3 位的病种依次为腮腺良性肿瘤、舌癌、上颌骨骨折（图 2-119、图 2-120）。平均住院日总体先升后降，舌癌平均住院日最长，腮腺良性肿瘤平均住院日最短（图 2-121）。平均住院费用总体先升后降，舌癌平均住院费用最高，先天性唇裂平均住院费用最低（图 2-122）。

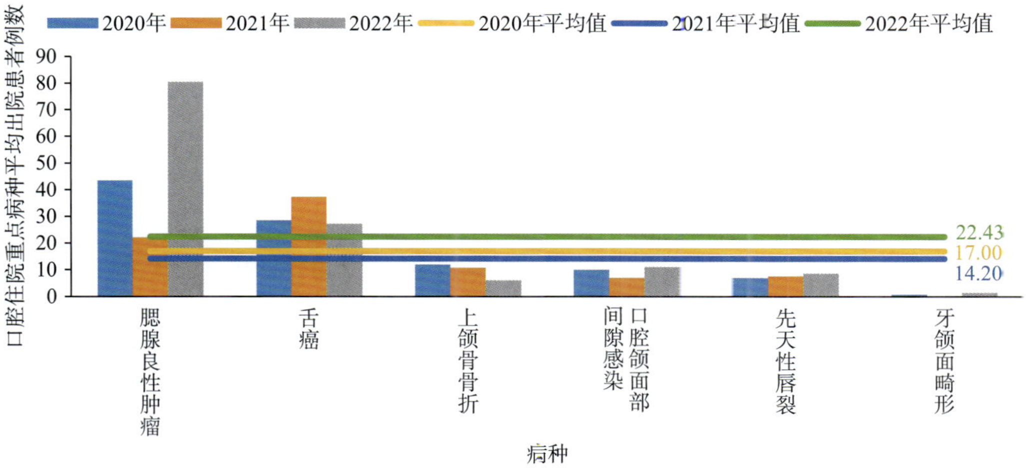


图 2-119　2020—2022 年海南省 5 家医疗机构口腔住院 6 个重点病种平均出院患者例数比较

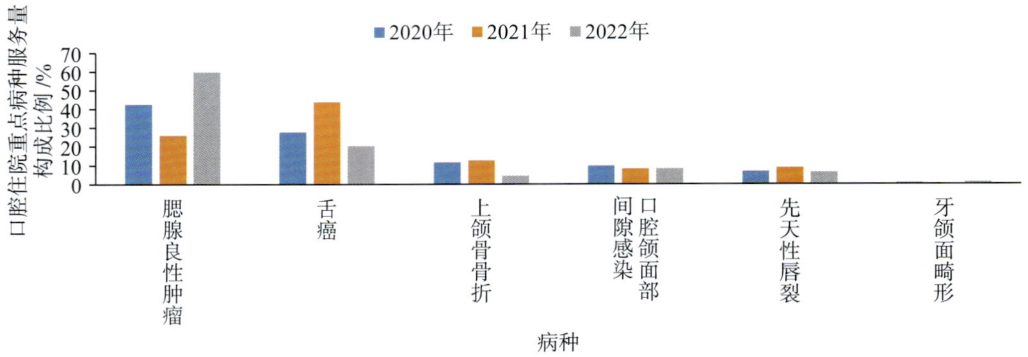


图 2-120　2020—2022 年海南省 5 家医疗机构口腔住院 6 个重点病种服务量构成比例比较

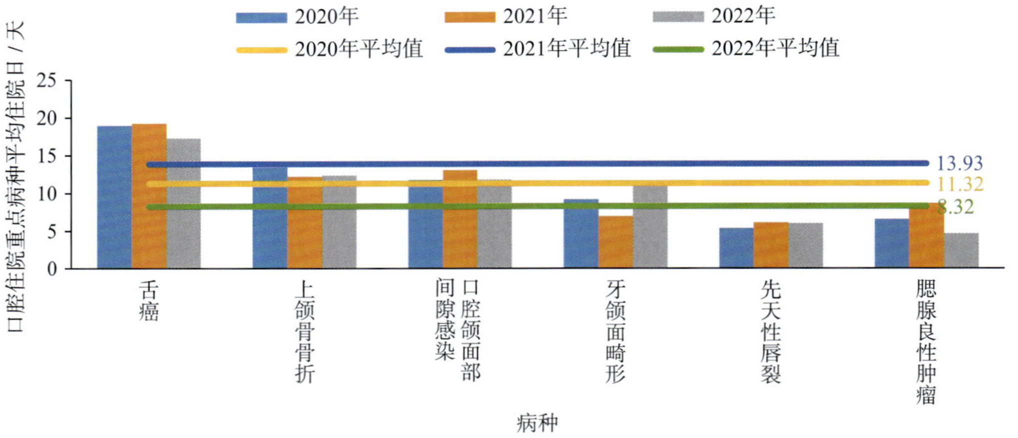


图 2-121　2020—2022 年海南省 5 家医疗机构口腔住院 6 个重点病种平均住院日比较

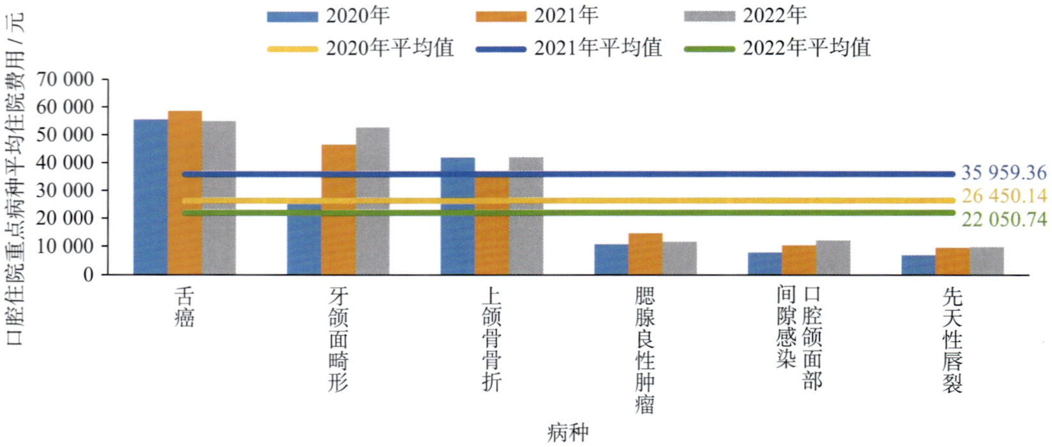


图 2-122　2020—2022 年海南省 5 家医疗机构口腔住院 6 个重点病种平均住院费用比较

（2）住院重点手术及操作相关指标比较：2020—2022 年，海南省 5 家医疗机构口腔住院 7 个重点手术及操作平均手术例数总体先降后升；按照平均手术例数排序，排名前 3 位的手术及操作依次为腮腺肿物切除 + 面神经解剖术、口腔颌面部肿瘤切除整复术、舌癌扩大切除术 + 颈淋巴结清扫术（图 2-123、图 2-124）。平均住院日总体下降，游离腓骨复合组织瓣移植术平均住院日最长，唇裂修复术平均住院日最短（图 2-125）。平均住院费用总体下降，游离腓骨复合组织瓣移植术平均住院费用最高，唇裂修复术平均住院费用最低（图 2-126）。

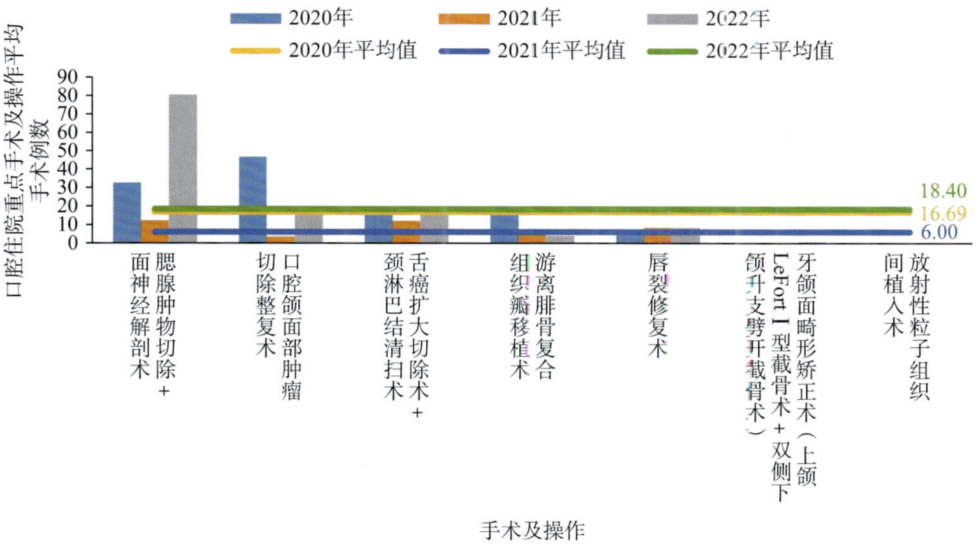


图 2-123　2020—2022 年海南省 5 家医疗机构口腔住院 7 个重点手术及操作平均手术例数比较

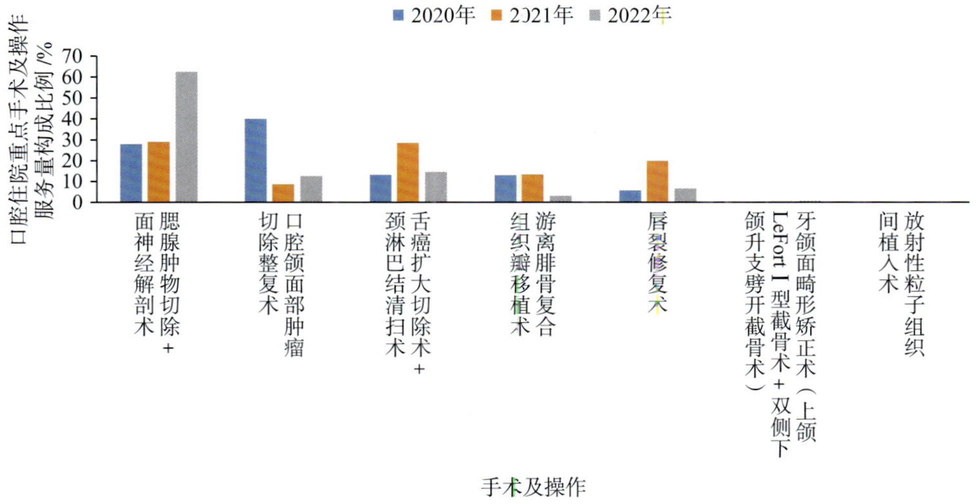


图 2-124　2020—2022 年海南省 5 家医疗机构口腔住院 7 个重点手术及操作服务量构成比例比较

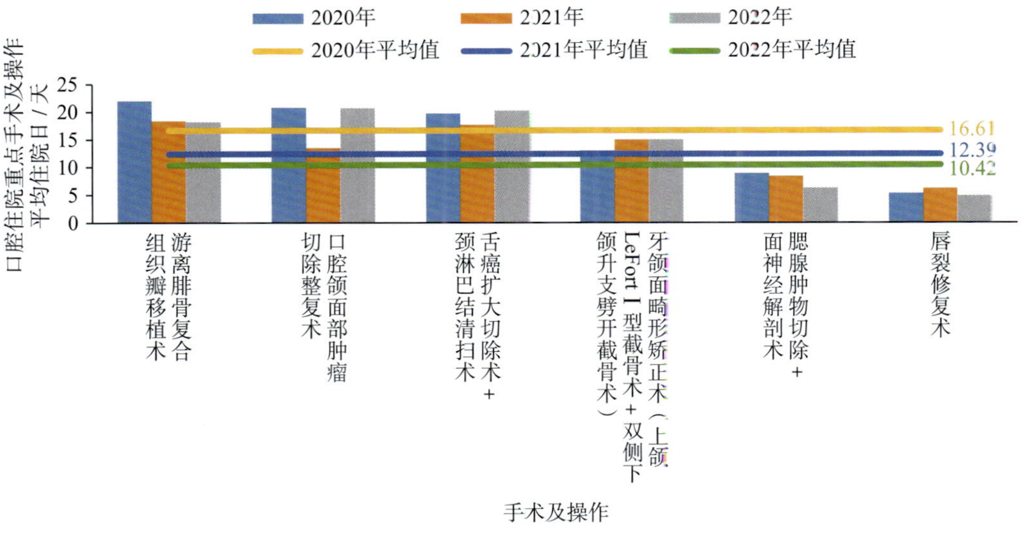


图 2-125　2020—2022 年海南省 5 家医疗机构口腔住院 7 个重点手术及操作平均住院日比较

注：纳入比较的医疗机构未填报放射性粒子组织间植入术数据，故本图未显示。

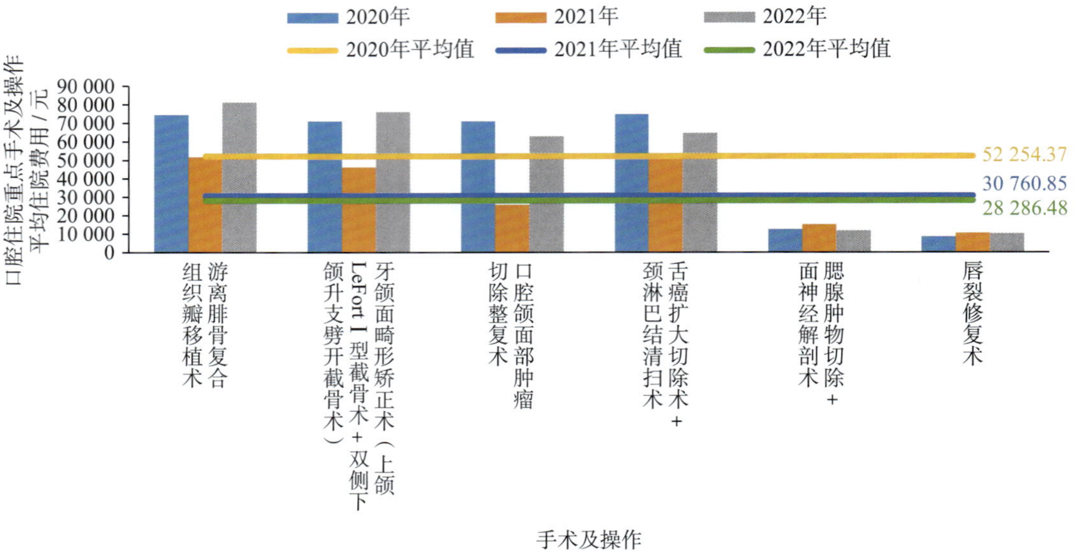


图 2-126　2020—2022 年海南省 5 家医疗机构口腔住院 7 个重点手术及操作平均住院费用比较

注：纳入比较的医疗机构未填报放射性粒子组织间植入术数据，故本图未显示。

（3）住院部分单病种相关指标比较：2020—2022 年，海南省 5 家医疗机构口腔住院 5 大类 12 项单病种相关指标数据如表 2-72 所示。

表 2-72　海南省 5 家医疗机构口腔住院部分单病种相关指标在不同年份中的平均值比较

| 单病种 | 质控指标 | 2020 年 | 2021 年 | 2022 年 | 平均值 |
|---|---|---|---|---|---|
| 腮腺浅叶良性肿瘤 | 腮腺浅叶良性肿瘤术前术后诊断符合率 /% | 96.79 | 100.00 | 96.88 | 97.25 |
| | 腮腺浅叶良性肿瘤术后面神经麻痹发生率 /% | 10.39 | 1.16 | 1.28 | 2.38 |
| | 腮腺浅叶良性肿瘤术后涎瘘发生率 /% | 7.79 | 2.33 | 0.43 | 1.58 |
| 口腔鳞状细胞癌 | T3 / T4 期初发口腔鳞状细胞癌病例构成比例 /% | 64.17 | 44.47 | 28.03 | 46.27 |
| | 游离 / 带蒂组织瓣技术在初发口腔鳞状细胞癌手术治疗中的应用率 /% | 86.81 | 66.27 | 71.53 | 74.45 |
| | 游离 / 带蒂组织瓣移植成功率 /% | 96.08 | 97.44 | 95.59 | 96.19 |
| 下颌骨骨折（不含髁突骨折） | 下颌骨骨折（不含髁突骨折）术后伤口感染发生率 /% | 0.00 | 0.94 | 0.00 | 0.36 |
| | 下颌骨骨折（不含髁突骨折）术后咬合紊乱发生率 /% | 0.00 | 0.94 | 0.00 | 0.36 |
| 先天性唇腭裂 | 先天性唇裂术后伤口延期愈合发生率 /% | 0.00 | 0.00 | 0.00 | 0.00 |
| | 先天性腭裂术后伤口裂开及穿孔发生率 /% | 2.50 | 1.35 | 0.00 | 1.42 |
| 骨性Ⅲ类错殆畸形 | 骨性Ⅲ类错殆畸形术后伤口感染发生率 /% | 0.00 | 0.00 | 0.00 | 0.00 |
| | 骨性Ⅲ类错殆畸形术后咬合关系与术前设计符合率 /% | 100.00 | 100.00 | 27.27 | 42.86 |

# 十、河北省

## （一）口腔门诊工作量统计

**1. 重点病种工作量统计**　在河北省的143家医疗机构中，2022年门诊共治疗10个重点病种患者949 892人次。按照平均就诊人次排序，排名前5位的病种依次为慢性根尖周炎、急性牙髓炎、下颌阻生第三磨牙、慢性牙周炎、错𬌗畸形（表2-73，图2-127）。

表2-73　2022年河北省口腔门诊10个重点病种在不同医疗机构中的平均就诊人次比较

| 重点病种 | 三级 | 二级 | | 二级以下 | | 平均值（143家） |
|---|---|---|---|---|---|---|
| | 公立（7家） | 公立（10家） | 民营（4家） | 公立（107家） | 民营（15家） | |
| 慢性根尖周炎 | 8 665.71 | 1 914.00 | 522.75 | 1 038.79 | 560.07 | 1 408.69 |
| 急性牙髓炎 | 5 301.00 | 2 448.90 | 1 216.50 | 805.75 | 537.73 | 1 124.08 |
| 下颌阻生第三磨牙 | 6 781.43 | 1 627.90 | 654.25 | 710.19 | 605.13 | 1 058.97 |
| 慢性牙周炎 | 5 537.00 | 2 295.10 | 1 632.00 | 522.46 | 446.00 | 914.90 |
| 错𬌗畸形 | 7 599.29 | 2 316.70 | 655.50 | 369.68 | 369.40 | 867.70 |
| 牙列缺损 | 2 999.43 | 1 145.10 | 1 903.50 | 466.24 | 547.33 | 686.43 |
| 牙列缺失 | 286.86 | 1 082.70 | 2 454.50 | 75.53 | 80.67 | 223.39 |
| 颞下颌关节紊乱病 | 727.86 | 382.20 | 0.00 | 88.34 | 47.87 | 133.48 |
| 口腔扁平苔藓 | 1 142.86 | 419.20 | 0.00 | 56.16 | 17.40 | 129.10 |
| 年轻恒牙牙外伤 | 481.14 | 295.60 | 72.75 | 61.43 | 34.67 | 95.86 |
| 合计 | 39 522.57 | 13 927.40 | 9 111.75 | 4 194.57 | 3 246.27 | 6 642.60 |

注：根据门急诊实际开放牙椅数，参照口腔专科医疗机构门急诊牙椅数标准对所有医疗机构进行重新分类，其中牙椅60台以上比照三级分析，牙椅20～59台比照二级分析，牙椅3～19台比照二级以下分析。

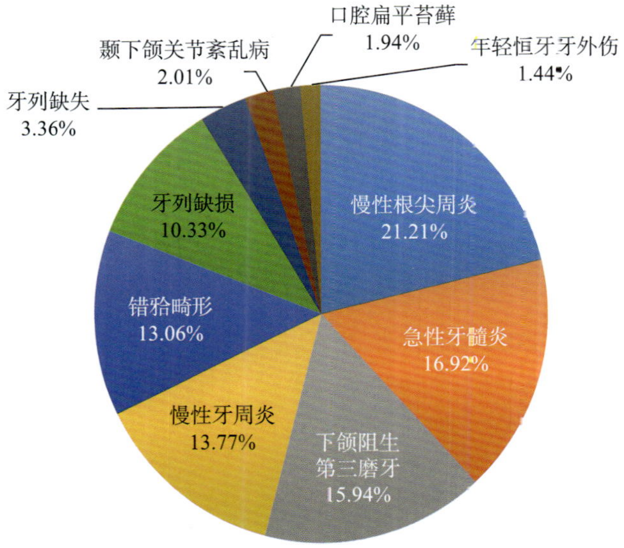


图2-127　2022年河北省口腔门诊10个重点病种患者人次构成比

**2．重点技术工作量统计** 在河北省的 143 家医疗机构中，2022 年门诊 9 个重点技术患者服务总量 1 020 429 人次。按照平均就诊人次排序，排名前 5 位的技术依次为根管治疗术、错殆畸形矫治术、阻生牙拔除术、牙周洁治术、烤瓷冠修复技术（表 2-74，图 2-128）。

表 2-74　2022 年河北省口腔门诊 9 个重点技术在不同医疗机构中的平均就诊人次比较

| 重点技术 | 三级 | 二级 | | 二级以下 | | 平均值（143 家） |
|---|---|---|---|---|---|---|
| | 公立（7 家） | 公立（10 家） | 民营（4 家） | 公立（107 家） | 民营（15 家） | |
| 根管治疗术 | 19 946.71 | 5 510.80 | 1 621.50 | 1 610.54 | 1 559.80 | 2 775.85 |
| 错殆畸形矫治术 | 14 473.71 | 2 013.00 | 393.00 | 315.04 | 310.20 | 1 128.53 |
| 阻生牙拔除术 | 5 932.71 | 1 932.80 | 731.75 | 660.50 | 434.80 | 985.87 |
| 牙周洁治术 | 4 346.71 | 2 308.90 | 3 611.75 | 430.26 | 586.73 | 858.76 |
| 烤瓷冠修复技术 | 3 069.00 | 885.70 | 544.75 | 442.22 | 429.00 | 603.30 |
| 慢性牙周炎系统治疗 | 3 710.00 | 829.80 | 862.50 | 106.16 | 159.67 | 359.94 |
| 可摘局部义齿修复技术 | 1 490.43 | 543.50 | 281.50 | 202.77 | 163.07 | 287.66 |
| 种植体植入术 | 533.29 | 277.70 | 496.50 | 18.43 | 56.00 | 79.08 |
| 全口义齿修复技术 | 234.43 | 62.60 | 171.75 | 42.47 | 42.40 | 56.88 |
| 合计 | 53 737.00 | 14 364.80 | 8 715.00 | 3 828.38 | 3 741.67 | 7 135.87 |

注：根据门急诊实际开放牙椅数，参照口腔专科医疗机构门急诊牙椅数标准对所有医疗机构进行重新分类，其中牙椅 60 台以上比照三级分析，牙椅 20～59 台比照二级分析，牙椅 3～19 台比照二级以下分析。

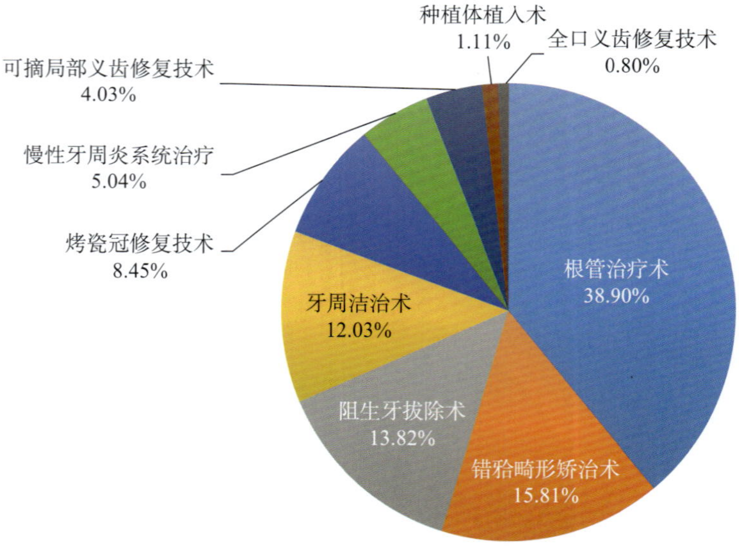


图 2-128　2022 年河北省口腔门诊 9 个重点技术患者人次构成比

**3．口腔门诊部分单病种相关指标** 在河北省的 143 家医疗机构中，口腔门诊根管治疗 5 项单病种相关指标数据如表 2-75 所示。

表 2-75 2022 年河北省口腔门诊部分单病种相关指标在不同医疗机构中的平均值比较

| 质控指标 | 三级 | 二级 | | 二级以下 | | 平均值（143 家） |
|---|---|---|---|---|---|---|
| | 公立（7 家） | 公立（10 家） | 民营（4 家） | 公立（107 家） | 民营（15 家） | |
| 根管治疗患牙术前拍摄 X 线根尖片的百分比 /% | 97.53 | 99.04 | 99.92 | 90.01 | 89.91 | 93.21 |
| 根管再治疗患牙术前拍摄 X 线根尖片的百分比 /% | 96.21 | 99.95 | 100.00 | 97.67 | 98.46 | 97.30 |
| 橡皮障隔离术在根管治疗中的使用率 /% | 38.78 | 57.71 | 38.77 | 30.38 | 30.27 | 36.81 |
| 根管治疗患牙根管充填临床合格率 /% | 96.21 | 98.37 | 99.32 | 91.68 | 81.83 | 93.45 |
| 根管再治疗患牙根管充填临床合格率 /% | 85.51 | 93.80 | 94.59 | 89.55 | 96.15 | 88.38 |

## （二）口腔住院医疗质量数据统计

**1．重点病种数据统计** 在河北省的 40 家医疗机构中，2022 年住院共治疗 6 个重点病种患者 2 668 例。按照平均出院患者例数排序，排名前 3 位的病种依次为腮腺良性肿瘤、口腔颌面部间隙感染、上颌骨骨折。其中舌癌平均住院日最长，牙颌面畸形平均住院日最短；舌癌平均住院费用最高，先天性唇裂平均住院费用最低（表 2-76）。

表 2-76 2022 年河北省口腔住院 6 个重点病种的 3 项质控指标平均值比较

| 重点病种 | 平均出院患者例数 | 平均住院日 / 天 | 平均住院费用 / 元 |
|---|---|---|---|
| 腮腺良性肿瘤 | 26.40 | 7.97 | 14 191.75 |
| 口腔颌面部间隙感染 | 19.15 | 9.92 | 8 955.11 |
| 上颌骨骨折 | 11.05 | 11.36 | 27 212.03 |
| 舌癌 | 5.83 | 13.37 | 35 980.57 |
| 牙颌面畸形 | 2.25 | 7.19 | 18 063.95 |
| 先天性唇裂 | 2.03 | 7.29 | 5 763.83 |

**2．重点手术及操作数据统计** 在河北省的 40 家医疗机构中，2022 年住院 7 个重点手术及操作共治疗患者 1 650 例。按照平均手术例数排序，排名前 3 位的手术及操作依次为腮腺肿物切除 + 面神经解剖术、舌癌扩大切除术 + 颈淋巴结清扫术、口腔颌面部肿瘤切除整复术。其中游离腓骨复合组织瓣移植术平均住院日最长，唇裂修复术平均住院日最短；游离腓骨复合组织瓣移植术平均住院费用最高，唇裂修复术平均住院费用最低（表 2-77）。

表 2-77 2022 年河北省口腔住院 7 个重点手术及操作的 3 项质控指标平均值比较

| 重点手术及操作 | 平均手术例数 | 平均住院日 / 天 | 平均住院费用 / 元 |
|---|---|---|---|
| 腮腺肿物切除 + 面神经解剖术 | 30.23 | 8.91 | 16 318.98 |
| 舌癌扩大切除术 + 颈淋巴结清扫术 | 4.72 | 15.09 | 66 133.93 |
| 口腔颌面部肿瘤切除整复术 | 4.56 | 14.27 | 61 964.15 |

续表

| 重点手术及操作 | 平均手术例数 | 平均住院日 / 天 | 平均住院费用 / 元 |
|---|---|---|---|
| 唇裂修复术 | 3.93 | 6.41 | 3 965.01 |
| 游离腓骨复合组织瓣移植术 | 2.12 | 20.70 | 123 042.74 |
| 牙颌面畸形矫正术（上颌 LeFort Ⅰ型截骨术 + 双侧下颌升支劈开截骨术） | 0.54 | 9.62 | 55 879.56 |
| 放射性粒子组织间植入术 | 0.37 | 10.72 | 25 192.41 |

**3．口腔住院部分单病种相关指标** 在河北省的 40 家医疗机构中，口腔住院 5 大类 12 项单病种相关指标数据如表 2-78 所示。

表 2-78 2022 年河北省口腔住院部分单病种相关指标的平均值比较

| 单病种 | 质控指标 | 平均值 |
|---|---|---|
| 腮腺浅叶良性肿瘤 | 腮腺浅叶良性肿瘤术前术后诊断符合率 /% | 97.56 |
| | 腮腺浅叶良性肿瘤术后面神经麻痹发生率 /% | 6.08 |
| | 腮腺浅叶良性肿瘤术后涎瘘发生率 /% | 0.55 |
| 口腔鳞状细胞癌 | T3 / T4 期初发口腔鳞状细胞癌病例构成比例 /% | 22.64 |
| | 游离 / 带蒂组织瓣技术在初发口腔鳞状细胞癌手术治疗中的应用率 /% | 48.48 |
| | 游离 / 带蒂组织瓣移植成功率 /% | 94.63 |
| 下颌骨骨折（不含髁突骨折） | 下颌骨骨折（不含髁突骨折）术后伤口感染发生率 /% | 1.12 |
| | 下颌骨骨折（不含髁突骨折）术后咬合紊乱发生率 /% | 0.32 |
| 先天性唇腭裂 | 先天性唇裂术后伤口延期愈合发生率 /% | 2.74 |
| | 先天性腭裂术后伤口裂开及穿孔发生率 /% | 10.09 |
| 骨性Ⅲ类错𬌗畸形 | 骨性Ⅲ类错𬌗畸形术后伤口感染发生率 /% | 0.00 |
| | 骨性Ⅲ类错𬌗畸形术后咬合关系与术前设计符合率 /% | 87.50 |

## （三）2020—2022 年医疗质量数据比较

**1．口腔门诊医疗质量数据比较**

（1）门诊重点病种相关指标比较：2020—2022 年，河北省 67 家医疗机构口腔门诊 10 个重点病种平均就诊人次总体先升后降。按照平均就诊人次排序，排名前 5 位的病种依次为慢性根尖周炎、慢性牙周炎、错𬌗畸形、急性牙髓炎、下颌阻生第三磨牙（图 2-129、图 2-130）。

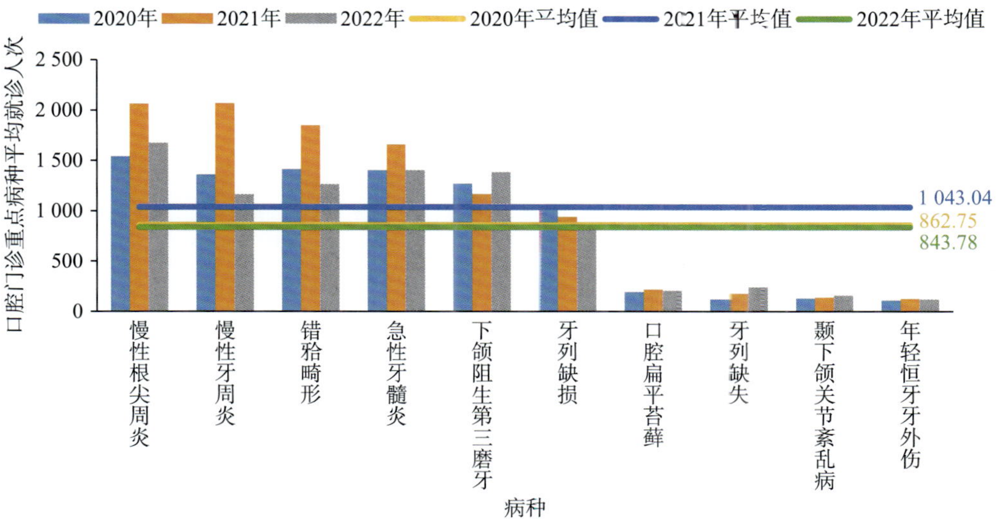


图 2-129　2020—2022 年河北省 67 家医疗机构口腔门诊 10 个重点病种平均就诊人次比较

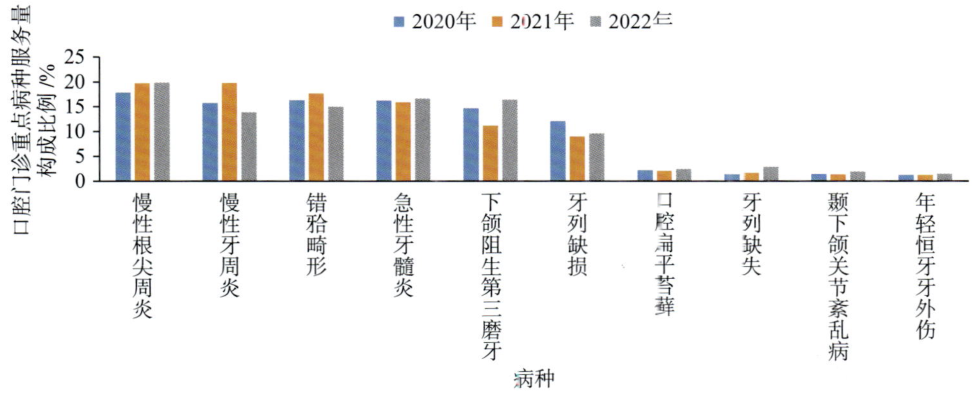


图 2-130　2020—2022 年河北省 67 家医疗机构口腔门诊 10 个重点病种服务量构成比例比较

（2）门诊重点技术相关指标比较：2020—2022 年，河北省 67 家医疗机构口腔门诊 9 个重点技术平均就诊人次总体先升后降。按照平均就诊人次排序，排名前 5 位的技术依次为根管治疗术、错聆畸形矫治术、牙周洁治术、阻生牙拔除术、慢性牙周炎系统治疗（图 2-131、图 2-132）。

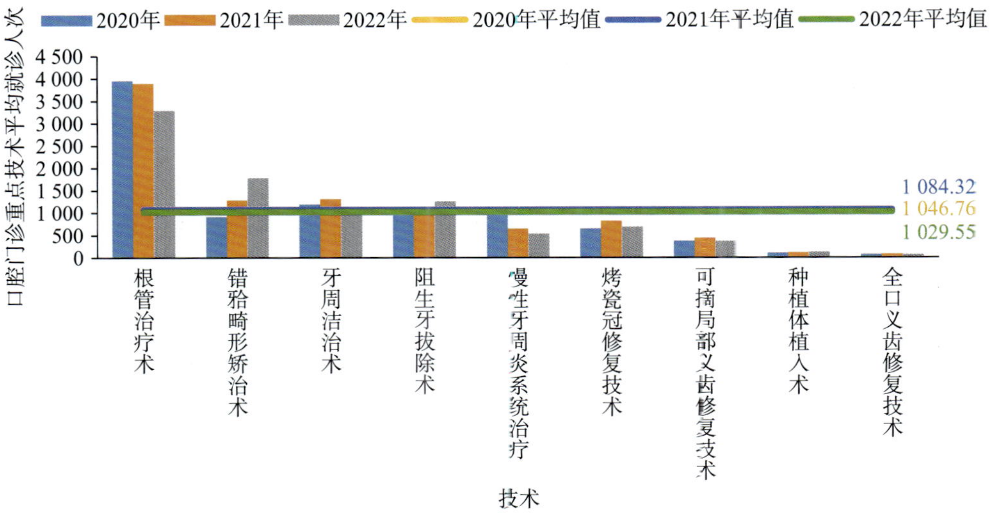


图 2-131　2020—2022 年河北省 67 家医疗机构口腔门诊 9 个重点技术平均就诊人次比较

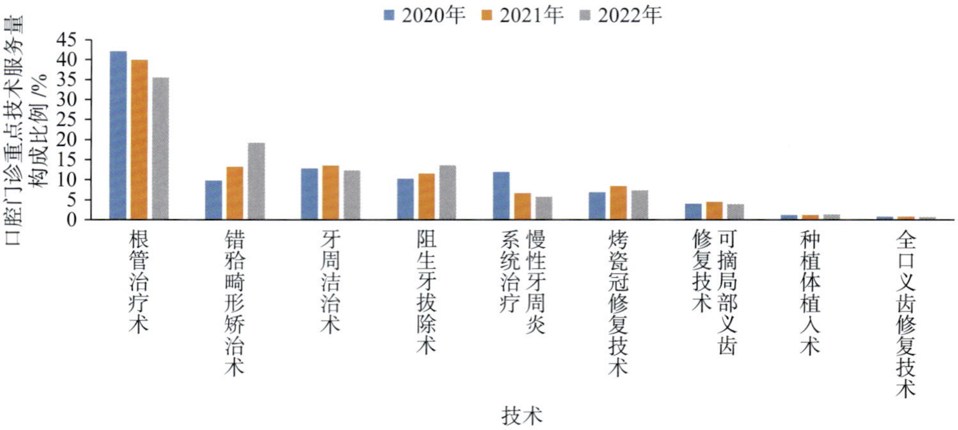


图 2-132　2020—2022 年河北省 67 家医疗机构口腔门诊 9 个重点技术服务量构成比例比较

（3）门诊部分单病种相关指标比较：2020—2022 年，河北省 67 家医疗机构口腔门诊根管治疗 5 项单病种相关指标数据如表 2-79 所示。

表 2-79　河北省 67 家医疗机构口腔门诊部分单病种相关指标在不同年份中的平均值比较

| 质控指标 | 2020 年 | 2021 年 | 2022 年 | 平均值 |
|---|---|---|---|---|
| 根管治疗患牙术前拍摄 X 线根尖片的百分比 /% | 92.19 | 95.22 | 95.81 | 94.18 |
| 根管再治疗患牙术前拍摄 X 线根尖片的百分比 /% | 98.39 | 97.33 | 99.60 | 98.42 |
| 橡皮障隔离术在根管治疗中的使用率 /% | 24.61 | 28.58 | 34.89 | 28.93 |
| 根管治疗患牙根管充填临床合格率 /% | 88.62 | 93.83 | 95.16 | 92.14 |
| 根管再治疗患牙根管充填临床合格率 /% | 88.67 | 85.53 | 86.29 | 87.31 |

**2．口腔住院医疗质量数据比较**

（1）住院重点病种相关指标比较：2020—2022 年，河北省 18 家医疗机构口腔住院 6 个重点病种平均出院患者例数总体上升；按照平均出院患者例数排序，排名前 3 位的病种依次为腮腺良性肿瘤、口腔颌面部间隙感染、上颌骨骨折（图 2-133、图 2-134）。平均住院日总体下降，舌癌平均住院日最长，先天性唇裂平均住院日最短（图 2-135）。平均住院费用总体上升，牙颌面畸形平均住院费用最高，先天性唇裂平均住院费用最低（图 2-136）。

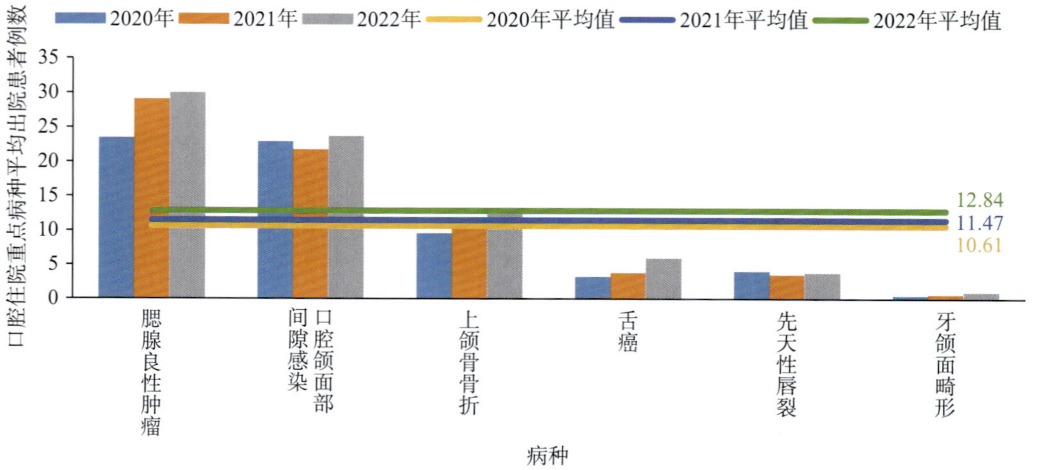


图 2-133　2020—2022 年河北省 18 家医疗机构口腔住院 6 个重点病种平均出院患者例数比较

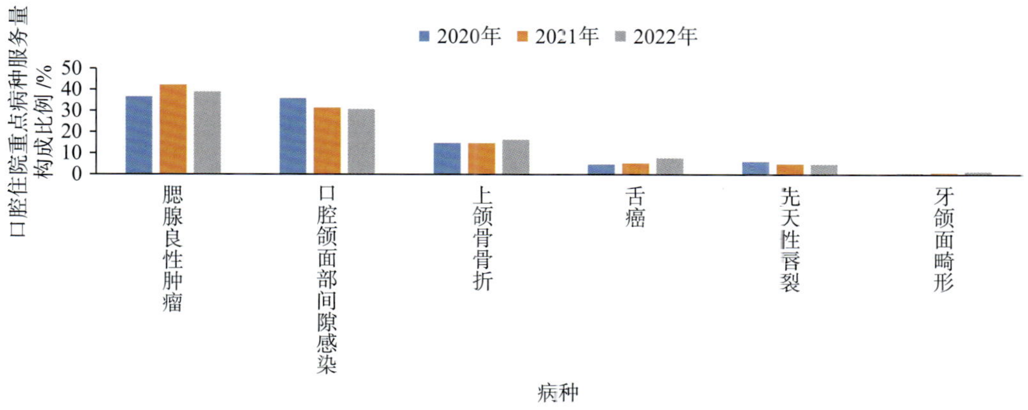


图 2-134　2020—2022 年河北省 18 家医疗机构口腔住院 6 个重点病种服务量构成比例比较

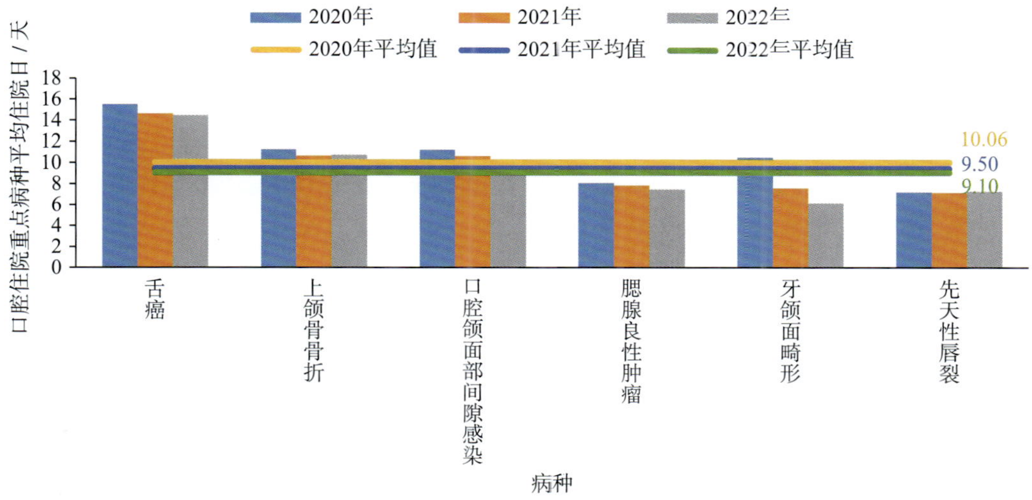


图 2-135　2020—2022 年河北省 18 家医疗机构口腔住院 6 个重点病种平均住院日比较

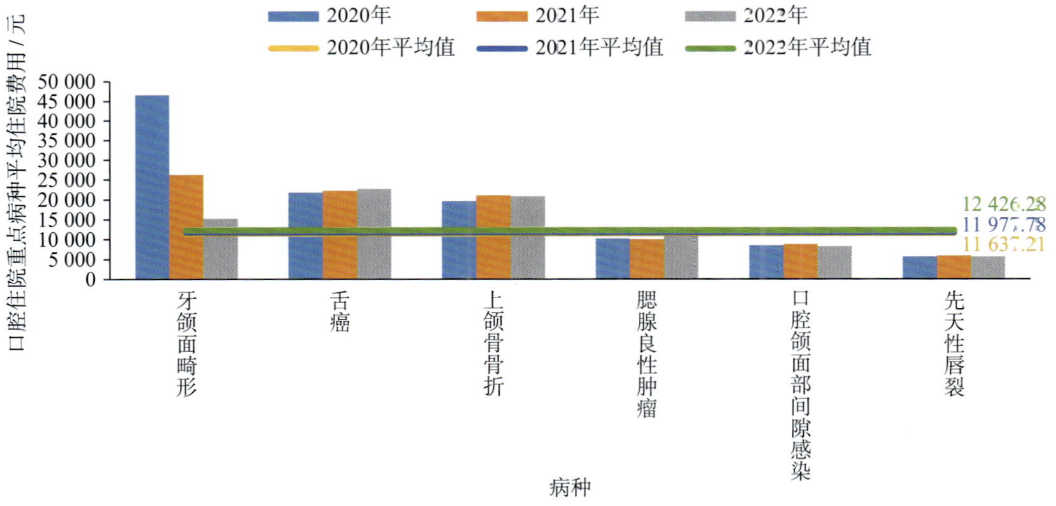


图 2-136　2020—2022 年河北省 18 家医疗机构口腔住院 6 个重点病种平均住院费用比较

（2）住院重点手术及操作相关指标比较：2020—2022 年，河北省 18 家医疗机构口腔住院 7 个重点手术及操作平均手术例数总体上升；按照平均手术例数排序，排名前 3 位的手术及操作依次为腮腺肿物切除 + 面神经解剖术、唇裂修复术、舌癌扩大切除术 + 颈淋巴结清扫术（图 2-137、图 2-138）。平均住院日总体先降后升，舌癌扩大切除术 + 颈淋巴结清扫术平均住院日最长，唇裂修复术平均住院日最短

（图 2-139）。平均住院费用总体先降后升，牙颌面畸形矫正术（上颌 LeFort Ⅰ型截骨术 + 双侧下颌升支劈开截骨术）平均住院费用最高，唇裂修复术平均住院费用最低（图 2-140）。

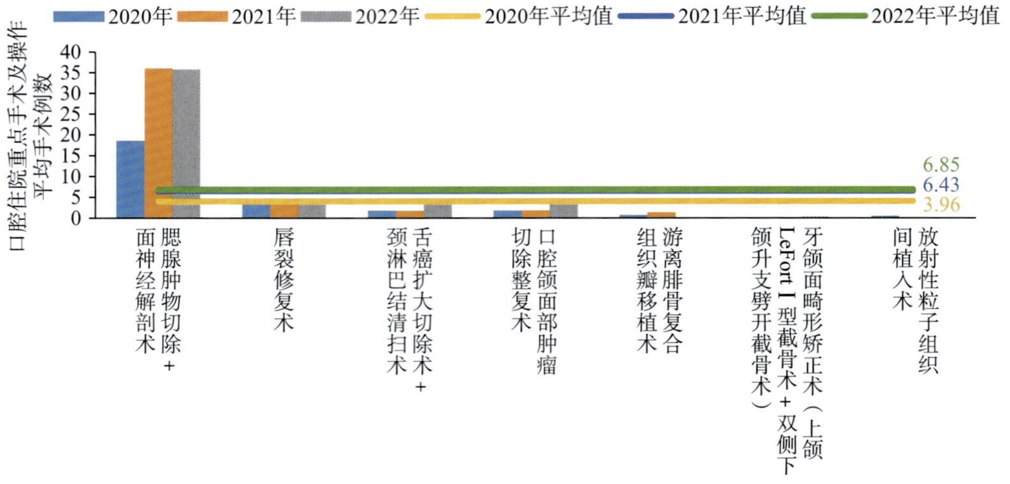


图 2-137　2020—2022 年河北省 18 家医疗机构口腔住院 7 个重点手术及操作平均手术例数比较

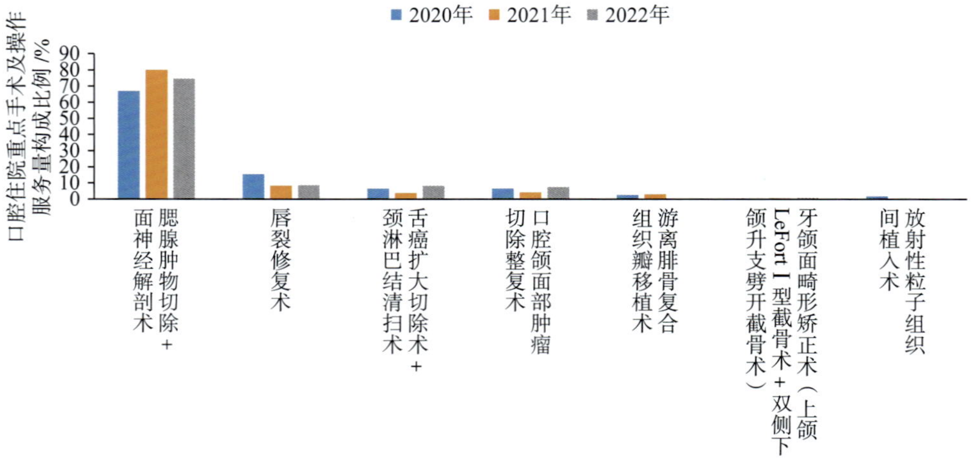


图 2-138　2020—2022 年河北省 18 家医疗机构口腔住院 7 个重点手术及操作服务量构成比例比较

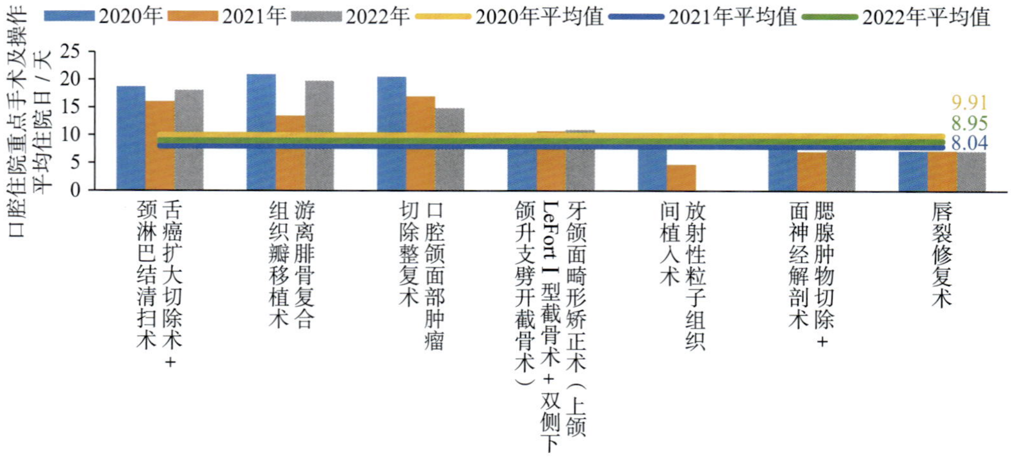


图 2-139　2020—2022 年河北省 18 家医疗机构口腔住院 7 个重点手术及操作平均住院日比较

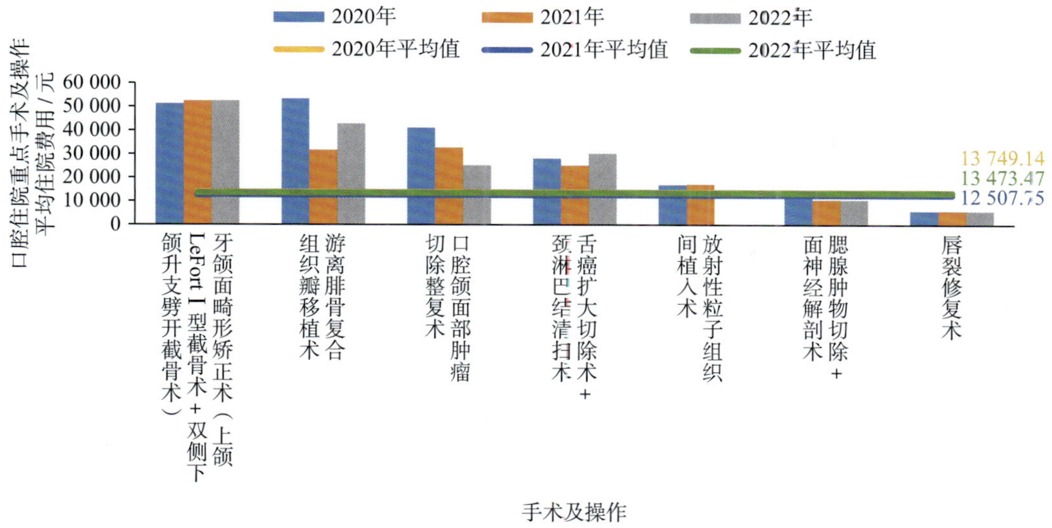


图 2-140　2020—2022 年河北省 18 家医疗机构口腔住院 7 个重点手术及操作平均住院费用比较

（3）住院部分单病种相关指标比较：2020—2022 年，河北省 18 家医疗机构口腔住院 5 大类 12 项单病种相关指标数据如表 2-80 所示。

表 2-80　河北省 18 家医疗机构口腔住院部分单病种相关指标在不同年份中的平均值比较

| 单病种 | 质控指标 | 2020 年 | 2021 年 | 2022 年 | 平均值 |
|---|---|---|---|---|---|
| 腮腺浅叶良性肿瘤 | 腮腺浅叶良性肿瘤术前术后诊断符合率 /% | 97.64 | 92.36 | 97.77 | 95.85 |
| | 腮腺浅叶良性肿瘤术后面神经麻痹发生率 /% | 11.76 | 0.84 | 3.41 | 4.92 |
| | 腮腺浅叶良性肿瘤术后涎瘘发生率 /% | 4.17 | 1.26 | 0.18 | 1.66 |
| 口腔鳞状细胞癌 | T3 / T4 期初发口腔鳞状细胞癌病例构成比例 /% | 9.50 | 15.24 | 16.55 | 14.19 |
| | 游离 / 带蒂组织瓣技术在初发口腔鳞状细胞癌手术治疗中的应用率 /% | 36.36 | 20.53 | 53.08 | 38.57 |
| | 游离 / 带蒂组织瓣移植成功率 /% | 94.87 | 97.22 | 94.74 | 95.29 |
| 下颌骨骨折（不含髁突骨折） | 下颌骨骨折（不含髁突骨折）术后伤口感染发生率 /% | 0.33 | 0.75 | 0.91 | 0.67 |
| | 下颌骨骨折（不含髁突骨折）术后咬合紊乱发生率 /% | 1.67 | 2.61 | 0.00 | 1.34 |
| 先天性唇腭裂 | 先天性唇裂术后伤口延期愈合发生率 /% | 1.67 | 1.61 | 3.45 | 2.22 |
| | 先天性腭裂术后伤口裂开及穿孔发生率 /% | 12.04 | 3.53 | 11.96 | 9.47 |
| 骨性Ⅲ类错𬌗畸形 | 骨性Ⅲ类错𬌗畸形术后伤口感染发生率 /% | 0.00 | 0.00 | 0.00 | 0.00 |
| | 骨性Ⅲ类错𬌗畸形术后咬合关系与术前设计符合率 /% | 100.00 | 100.00 | 66.67 | 93.33 |

# 十一、河南省

## （一）口腔门诊工作量统计

**1．重点病种工作量统计** 在河南省的 169 家医疗机构中，2022 年门诊共治疗 10 个重点病种患者 1 073 146 人次。按照平均就诊人次排序，排名前 5 位的病种依次为慢性根尖周炎、下颌阻生第三磨牙、急性牙髓炎、慢性牙周炎、错㖞畸形（表 2-81，图 2-141）。

表 2-81 2022 年河南省口腔门诊 10 个重点病种在不同医疗机构中的平均就诊人次比较

| 重点病种 | 三级 | | 二级 | | 二级以下 | | 平均值（169 家） |
|---|---|---|---|---|---|---|---|
| | 公立（6 家） | 民营（2 家） | 公立（16 家） | 民营（13 家） | 公立（109 家） | 民营（23 家） | |
| 慢性根尖周炎 | 7 316.83 | 1 976.00 | 2 550.75 | 1 917.46 | 750.71 | 880.87 | 1 276.21 |
| 下颌阻生第三磨牙 | 7 912.83 | 1 387.00 | 2 238.56 | 1 173.15 | 749.84 | 712.70 | 1 180.14 |
| 急性牙髓炎 | 4 268.00 | 2 162.00 | 1 511.94 | 1 782.31 | 615.61 | 791.35 | 962.10 |
| 慢性牙周炎 | 5 249.67 | 6 032.00 | 3 023.75 | 540.38 | 444.77 | 531.83 | 944.85 |
| 错㖞畸形 | 8 973.67 | 781.00 | 2 173.38 | 836.08 | 228.69 | 179.52 | 769.84 |
| 牙列缺损 | 4 294.50 | 1 066.50 | 1 446.69 | 665.08 | 401.59 | 508.48 | 681.43 |
| 颞下颌关节紊乱病 | 1 343.83 | 152.50 | 474.88 | 77.69 | 88.79 | 50.96 | 164.65 |
| 牙列缺失 | 738.33 | 106.50 | 413.38 | 214.31 | 68.93 | 223.91 | 158.02 |
| 年轻恒牙牙外伤 | 820.33 | 54.00 | 237.81 | 60.77 | 70.63 | 31.39 | 106.78 |
| 口腔扁平苔藓 | 1 565.50 | 27.50 | 155.38 | 17.54 | 50.84 | 8.83 | 105.96 |
| 合计 | 42 483.50 | 13 745.00 | 14 226.50 | 7 284.77 | 3 470.39 | 3 919.83 | 6 349.98 |

注：根据门急诊实际开放牙椅数，参照口腔专科医疗机构门急诊牙椅数标准对所有医疗机构进行重新分类，其中牙椅 60 台以上比照三级分析，牙椅 20～59 台比照二级分析，牙椅 3～19 台比照二级以下分析。

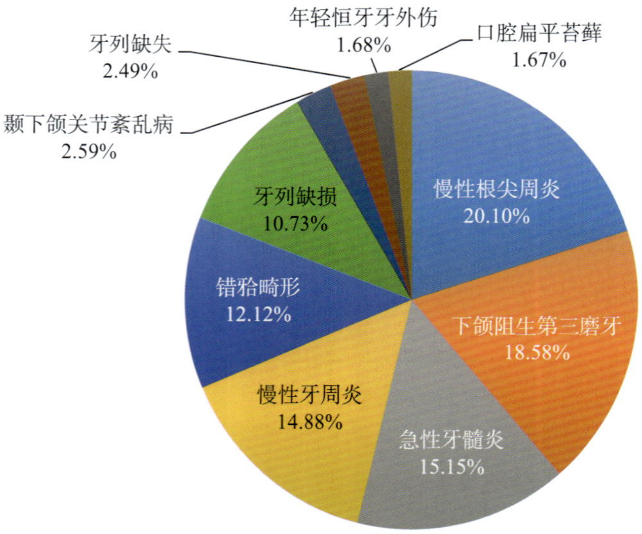


图 2-141 2022 年河南省口腔门诊 10 个重点病种患者人次构成比

**2．重点技术工作量统计**　在河南省的 169 家医疗机构中，2022 年门诊 9 个重点技术患者服务总量 1 105 851 人次。按照平均就诊人次排序，排名前 5 位的技术依次为根管治疗术、阻生牙拔除术、错殆畸形矫治术、牙周洁治术、烤瓷冠修复技术（表 2-82，图 2-142）。

表 2-82　2022 年河南省口腔门诊 9 个重点技术在不同医疗机构中的平均就诊人次比较

| 重点技术 | 三级 | | 二级 | | 二级以下 | | 平均值（169 家） |
|---|---|---|---|---|---|---|---|
| | 公立（6 家） | 民营（2 家） | 公立（16 家） | 民营（13 家） | 公立（109 家） | 民营（23 家） | |
| 根管治疗术 | 14 715.00 | 1 999.00 | 4 930.13 | 3 645.77 | 1 192.97 | 1 364.22 | 2 248.38 |
| 阻生牙拔除术 | 8 524.17 | 1 458.50 | 2 673.25 | 1 368.62 | 628.79 | 635.13 | 1 170.25 |
| 错殆畸形矫治术 | 21 494.50 | 681.00 | 2 227.88 | 291.69 | 172.55 | 123.83 | 1 132.68 |
| 牙周洁治术 | 5 266.17 | 6 945.00 | 1 912.75 | 1 079.62 | 366.72 | 492.70 | 836.86 |
| 烤瓷冠修复技术 | 3 024.67 | 615.50 | 1 029.38 | 557.46 | 270.30 | 335.91 | 475.06 |
| 可摘局部义齿修复技术 | 1 744.50 | 72.50 | 765.56 | 248.85 | 144.76 | 160.13 | 269.57 |
| 慢性牙周炎系统治疗 | 3 109.67 | 462.50 | 554.50 | 204.46 | 71.29 | 132.35 | 248.09 |
| 种植体植入术 | 923.83 | 613.50 | 111.81 | 241.62 | 15.48 | 89.35 | 91.37 |
| 全口义齿修复技术 | 753.83 | 29.00 | 168.75 | 82.31 | 28.03 | 27.43 | 71.22 |
| 合计 | 59 556.33 | 12 876.50 | 14 374.00 | 7 720.38 | 2 890.89 | 3 361.04 | 6 543.50 |

注：根据门急诊实际开放牙椅数，参照口腔专科医疗机构门急诊牙椅数标准对所有医疗机构进行重新分类，其中牙椅 60 台以上比照三级分析，牙椅 20 ~ 59 台比照二级分析，牙椅 3 ~ 19 台比照二级以下分析。

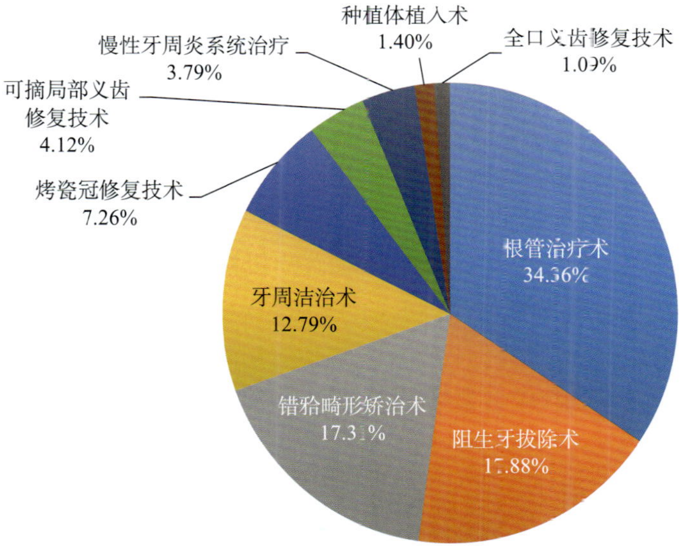


图 2-142　2022 年河南省口腔门诊 9 个重点技术患者人次构成比

**3．口腔门诊部分单病种相关指标**　在河南省的 169 家医疗机构中，口腔门诊根管治疗 5 项单病种相关指标数据如表 2-83 所示。

表 2-83　2022 年河南省口腔门诊部分单病种相关指标在不同医疗机构中的平均值比较

| 质控指标 | 三级 | | 二级 | | 二级以下 | | 平均值（169 家） |
|---|---|---|---|---|---|---|---|
| | 公立（6 家） | 民营（2 家） | 公立（16 家） | 民营（13 家） | 公立（109 家） | 民营（23 家） | |
| 根管治疗患牙术前拍摄 X 线根尖片的百分比 /% | 93.71 | 97.79 | 90.35 | 82.66 | 85.11 | 57.83 | 84.92 |
| 根管再治疗患牙术前拍摄 X 线根尖片的百分比 /% | 94.64 | 96.82 | 83.90 | 99.00 | 89.07 | 83.98 | 92.61 |
| 橡皮障隔离术在根管治疗中的使用率 /% | 34.96 | 49.45 | 41.90 | 36.17 | 18.54 | 26.80 | 29.99 |
| 根管治疗患牙根管充填临床合格率 /% | 90.70 | 95.64 | 95.42 | 94.30 | 86.33 | 62.22 | 87.24 |
| 根管再治疗患牙根管充填临床合格率 /% | 96.54 | 96.82 | 89.27 | 96.42 | 91.96 | 87.79 | 93.40 |

## （二）口腔住院医疗质量数据统计

**1. 重点病种数据统计**　在河南省的 57 家医疗机构中，2022 年住院共治疗 6 个重点病种患者 5 334 例。按照平均出院患者例数排序，排名前 3 位的病种依次为口腔颌面部间隙感染、腮腺良性肿瘤、上颌骨骨折。其中舌癌平均住院日最长，先天性唇裂平均住院日最短；舌癌平均住院费用最高，先天性唇裂平均住院费用最低（表 2-84）。

表 2-84　2022 年河南省口腔住院 6 个重点病种的 3 项质控指标平均值比较

| 重点病种 | 平均出院患者例数 | 平均住院日 / 天 | 平均住院费用 / 元 |
|---|---|---|---|
| 口腔颌面部间隙感染 | 30.67 | 10.12 | 11 698.00 |
| 腮腺良性肿瘤 | 25.89 | 8.89 | 14 624.86 |
| 上颌骨骨折 | 12.95 | 10.13 | 34 287.22 |
| 牙颌面畸形 | 12.79 | 8.09 | 22 744.30 |
| 舌癌 | 8.91 | 13.77 | 49 861.35 |
| 先天性唇裂 | 2.37 | 7.61 | 5 537.93 |

**2. 重点手术及操作数据统计**　在河南省的 57 家医疗机构中，2022 年住院 7 个重点手术及操作共治疗患者 2 649 例。按照平均手术例数排序，排名前 3 位的手术及操作依次为腮腺肿物切除 + 面神经解剖术、舌癌扩大切除术 + 颈淋巴结清扫术、口腔颌面部肿瘤切除整复术。其中游离腓骨复合组织瓣移植术平均住院日最长，唇裂修复术平均住院日最短；游离腓骨复合组织瓣移植术平均住院费用最高，唇裂修复术平均住院费用最低（表 2-85）。

表 2-85　2022 年河南省口腔住院 7 个重点手术及操作的 3 项质控指标平均值比较

| 重点手术及操作 | 平均手术例数 | 平均住院日 / 天 | 平均住院费用 / 元 |
|---|---|---|---|
| 腮腺肿物切除 + 面神经解剖术 | 30.23 | 8.91 | 16 318.98 |
| 舌癌扩大切除术 + 颈淋巴结清扫术 | 4.72 | 15.09 | 66 133.93 |

续表

| 重点手术及操作 | 平均手术例数 | 平均住院日 / 天 | 平均住院费用 / 元 |
|---|---|---|---|
| 口腔颌面部肿瘤切除整复术 | 4.56 | 14.27 | 61 964.15 |
| 唇裂修复术 | 3.93 | 6.41 | 3 965.01 |
| 游离腓骨复合组织瓣移植术 | 2.12 | 20.70 | 123 042.74 |
| 牙颌面畸形矫正术（上颌 LeFort Ⅰ型截骨术 + 双侧下颌升支劈开截骨术） | 0.54 | 9.62 | 55 879.56 |
| 放射性粒子组织间植入术 | 0.37 | 10.72 | 25 192.41 |

**3．口腔住院部分单病种相关指标**　在河南省的 57 家医疗机构中，口腔住院 5 大类 12 项单病种相关指标数据如表 2-86 所示。

表 2-86　2022 年河南省口腔住院部分单病种相关指标的平均值比较

| 单病种 | 质控指标 | 平均值 |
|---|---|---|
| 腮腺浅叶良性肿瘤 | 腮腺浅叶良性肿瘤术前术后诊断符合率 /% | 95.49 |
| | 腮腺浅叶良性肿瘤术后面神经麻痹发生率 /% | 8.63 |
| | 腮腺浅叶良性肿瘤术后涎瘘发生率 /% | 2.61 |
| 口腔鳞状细胞癌 | T3 / T4 期初发口腔鳞状细胞癌病例构成比例 /% | 45.98 |
| | 游离 / 带蒂组织瓣技术在初发口腔鳞状细胞癌手术治疗中的应用率 /% | 44.66 |
| | 游离 / 带蒂组织瓣移植成功率 /% | 97.26 |
| 下颌骨骨折（不含髁突骨折） | 下颌骨骨折（不含髁突骨折）术后伤口感染发生率 /% | 1.11 |
| | 下颌骨骨折（不含髁突骨折）术后咬合紊乱发生率 /% | 2.50 |
| 先天性唇腭裂 | 先天性唇裂术后伤口延期愈合发生率 /% | 0.00 |
| | 先天性腭裂术后伤口裂开及穿孔发生率 /% | 1.04 |
| 骨性Ⅲ类错𬌗畸形 | 骨性Ⅲ类错𬌗畸形术后伤口感染发生率 /% | 0.00 |
| | 骨性Ⅲ类错𬌗畸形术后咬合关系与术前设计符合率 /% | 100.00 |

## （三）2020—2022 年医疗质量数据比较

**1．口腔门诊医疗质量数据比较**

（1）门诊重点病种相关指标比较：2020—2022 年，河南省 83 家医疗机构口腔门诊 10 个重点病种平均就诊人次总体先升后降。按照平均就诊人次排序，排名前 5 位的病种依次为慢性根尖周炎、慢性牙周炎、下颌阻生第三磨牙、急性牙髓炎、错𬌗畸形（图 2-143、图 2-144）。

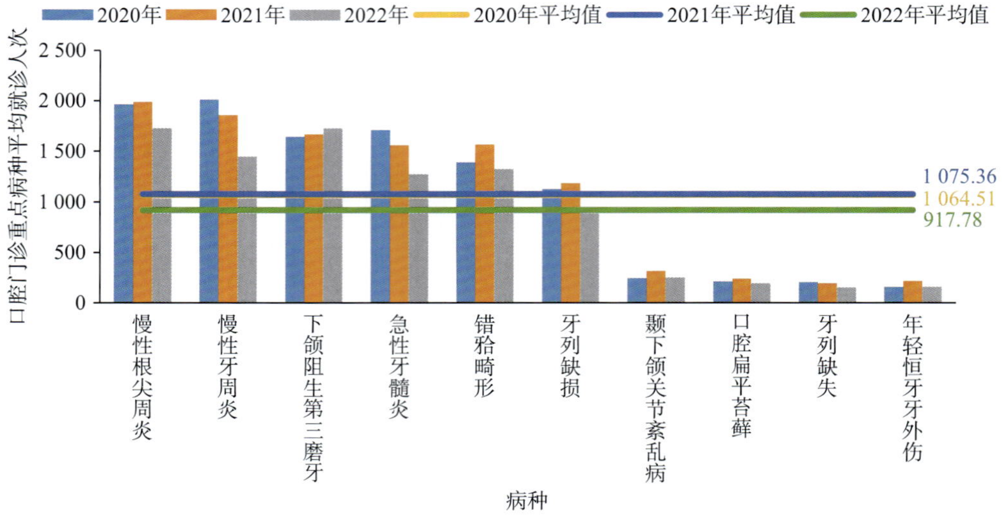


图 2-143　2020—2022 年河南省 83 家医疗机构口腔门诊 10 个重点病种平均就诊人次比较

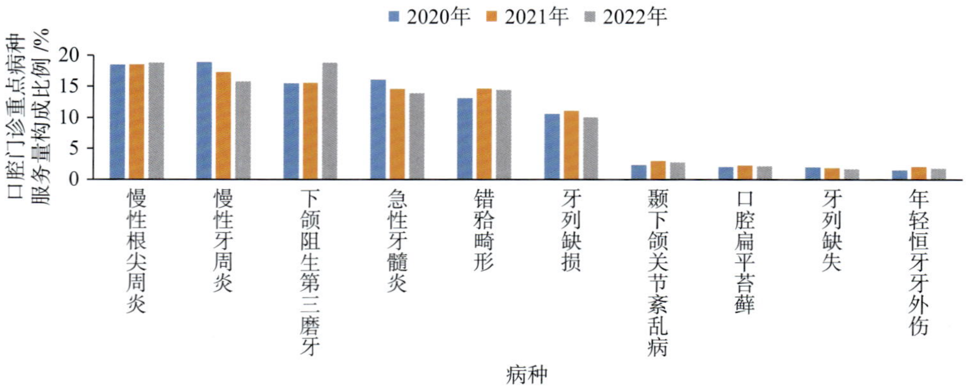


图 2-144　2020—2022 年河南省 83 家医疗机构口腔门诊 10 个重点病种服务量构成比例比较

（2）门诊重点技术相关指标比较：2020—2022 年，河南省 83 家医疗机构口腔门诊 9 个重点技术平均就诊人次总体先升后降。按照平均就诊人次排序，排名前 5 位的技术依次为根管治疗术、错殆畸形矫治术、阻生牙拔除术、牙周洁治术、烤瓷冠修复技术（图 2-145、图 2-146）。

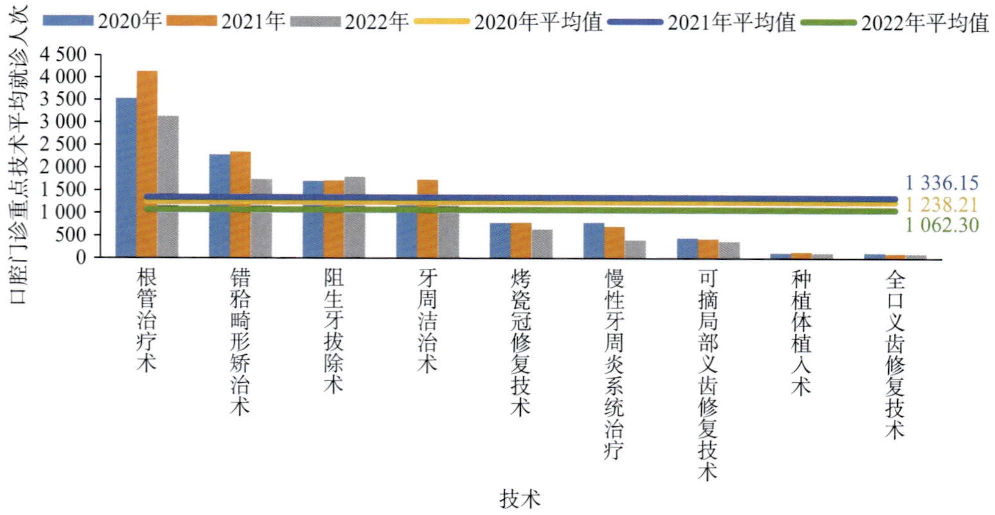


图 2-145　2020—2022 年河南省 83 家医疗机构口腔门诊 9 个重点技术平均就诊人次比较

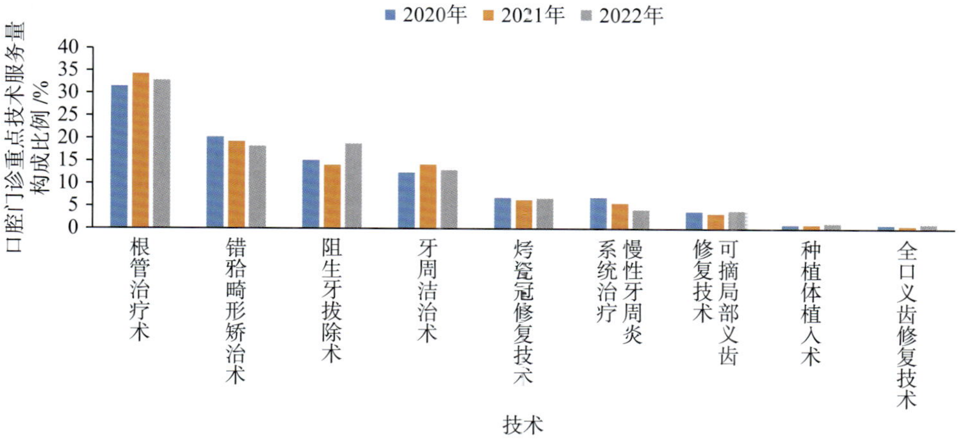


图 2-146　2020—2022 年河南省 83 家医疗机构口腔门诊 9 个重点技术服务量构成比例比较

（3）门诊部分单病种相关指标比较：2020—2022 年，河南省 83 家医疗机构口腔门诊根管治疗 5 项单病种相关指标数据如表 2-87 所示。

表 2-87　河南省 83 家医疗机构口腔门诊部分单病种相关指标在不同年份中的平均值比较

| 质控指标 | 2020 年 | 2021 年 | 2022 年 | 平均值 |
|---|---|---|---|---|
| 根管治疗患牙术前拍摄 X 线根尖片的百分比 /% | 91.97 | 89.79 | 89.26 | 90.41 |
| 根管再治疗患牙术前拍摄 X 线根尖片的百分比 /% | 93.23 | 93.64 | 92.69 | 93.22 |
| 橡皮障隔离术在根管治疗中的使用率 /% | 29.49 | 32.19 | 35.21 | 32.22 |
| 根管治疗患牙根管充填临床合格率 /% | 91.08 | 90.26 | 91.06 | 90.80 |
| 根管再治疗患牙根管充填临床合格率 /% | 92.17 | 94.27 | 93.23 | 93.19 |

**2．口腔住院医疗质量数据比较**

（1）住院重点病种相关指标比较：2020—2022 年，河南省 35 家医疗机构口腔住院 6 个重点病种平均出院患者例数总体上升；按照平均出院患者例数排序，排名前 3 位的病种依次为口腔颌面部间隙感染、腮腺良性肿瘤、上颌骨骨折（图 2-147、图 2-148）。平均住院日总体下降，舌癌平均住院日最长，先天性唇裂平均住院日最短（图 2-149）。平均住院费用总体先升后降，舌癌平均住院费用最高，先天性唇裂平均住院费用最低（图 2-150）。

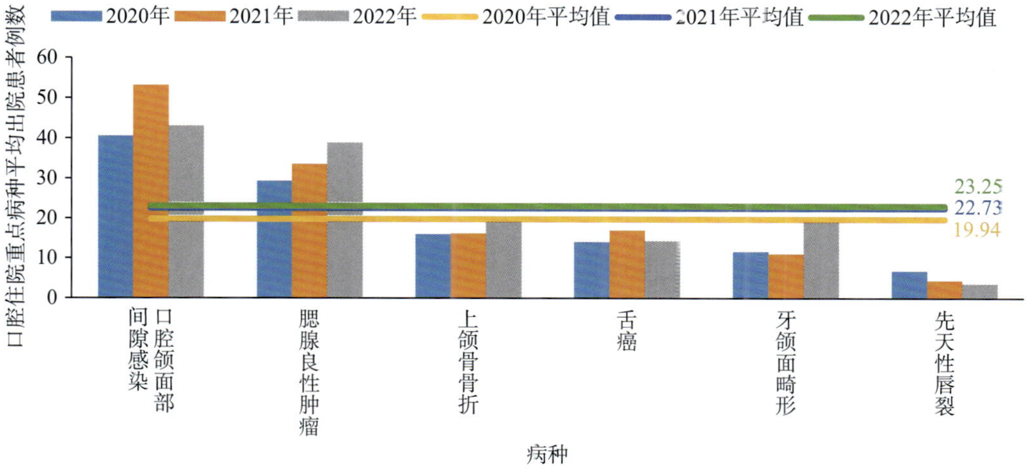


图 2-147　2020—2022 年河南省 35 家医疗机构口腔住院 6 个重点病种平均出院患者例数比较

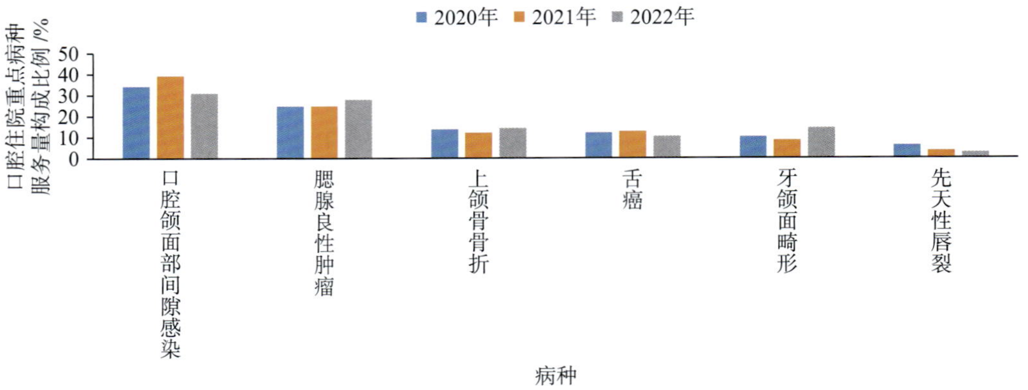


图 2-148　2020—2022 年河南省 35 家医疗机构口腔住院 6 个重点病种服务量构成比例比较

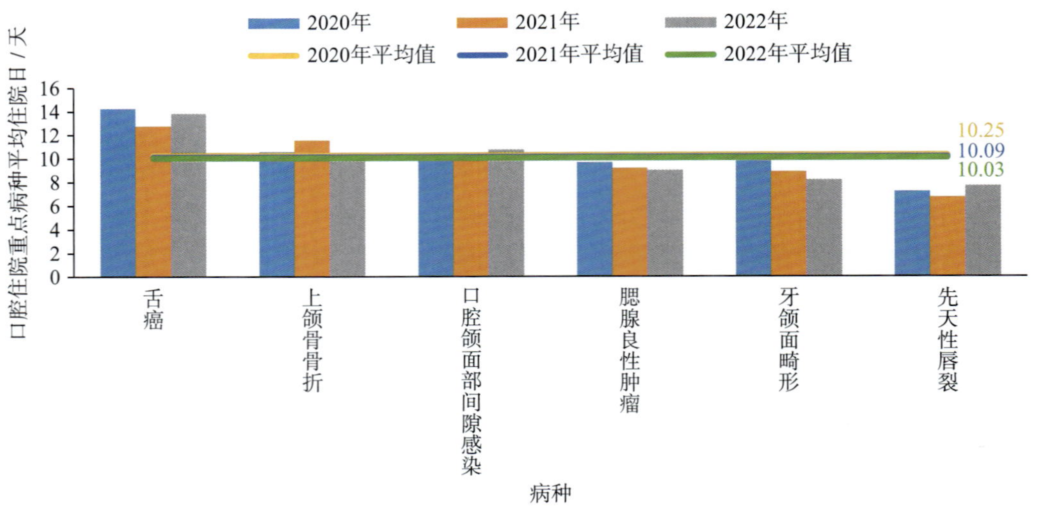


图 2-149　2020—2022 年河南省 35 家医疗机构口腔住院 6 个重点病种平均住院日比较

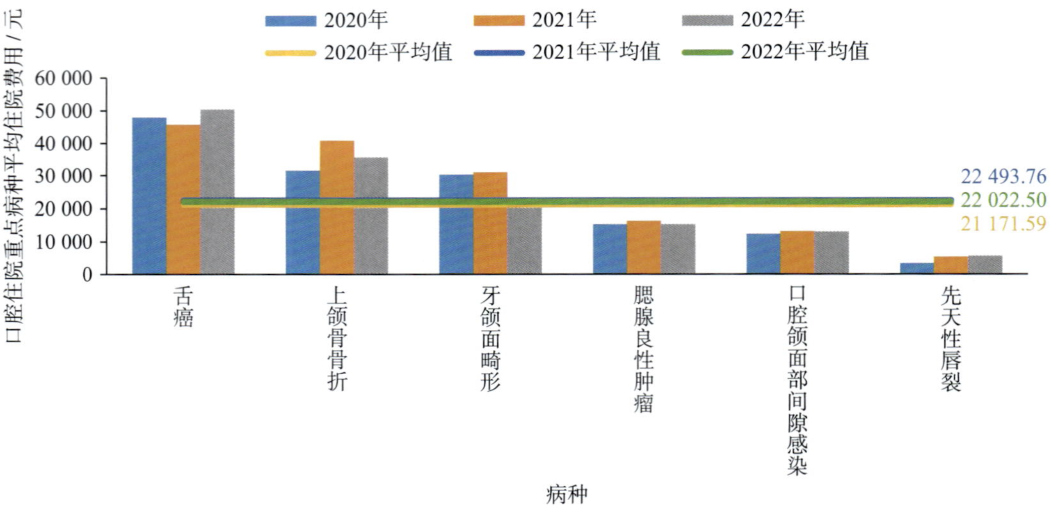


图 2-150　2020—2022 年河南省 35 家医疗机构口腔住院 6 个重点病种平均住院费用比较

（2）住院重点手术及操作相关指标比较：2020—2022 年，河南省 35 家医疗机构口腔住院 7 个重点手术及操作平均手术例数总体先升后降；按照平均手术例数排序，排名前 3 位的手术及操作依次为腮腺肿物切除 + 面神经解剖术、口腔颌面部肿瘤切除整复术、舌癌扩大切除术 + 颈淋巴结清扫术（图 2-151、图 2-152）。平均住院日总体下降，游离腓骨复合组织瓣移植术平均住院日最长，唇裂修复术平均住院日最短（图 2-153）。平均住院费用总体先降后升，游离腓骨复合组织瓣移植术平均住院费用最高，唇裂修复术平均住院费用最低（图 2-154）。

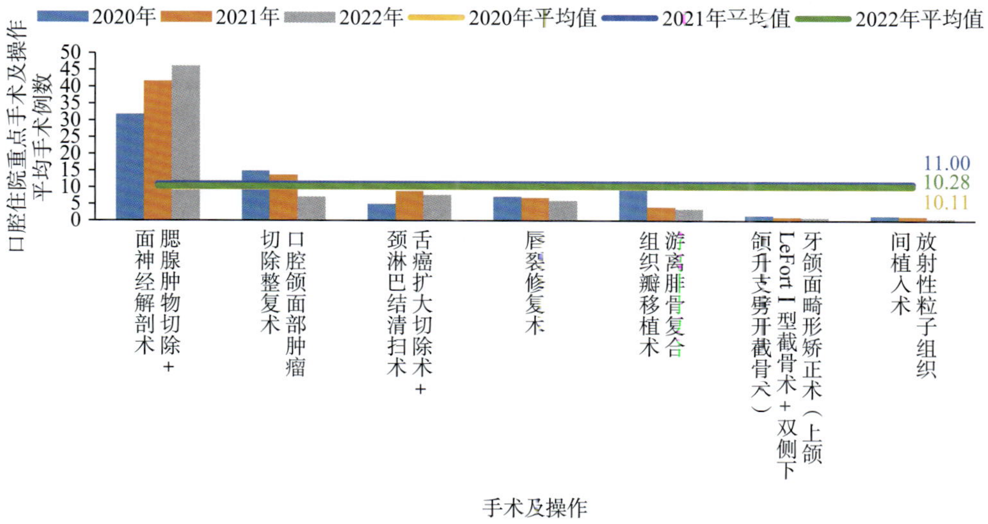


图 2-151　2020—2022 年河南省 35 家医疗机构口腔住院 7 个重点手术及操作平均手术例数比较

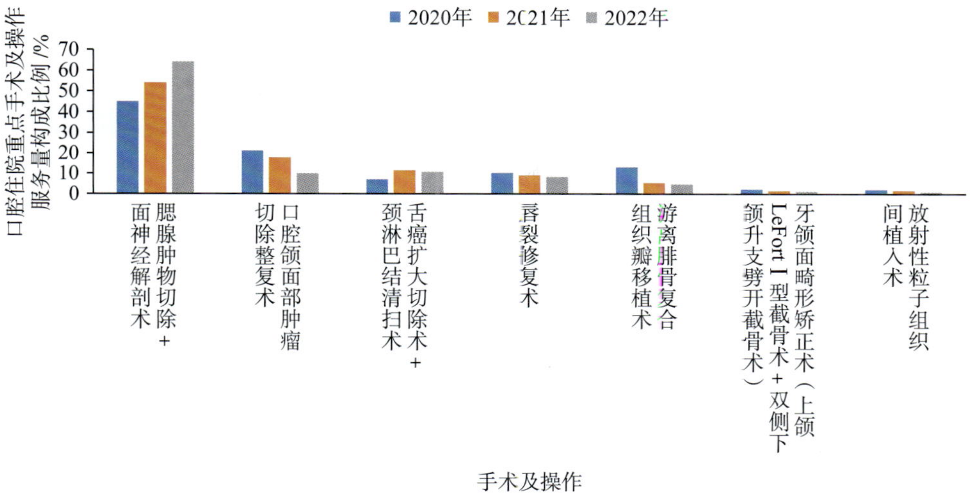


图 2-152　2020—2022 年河南省 35 家医疗机构口腔住院 7 个重点手术及操作服务量构成比例比较

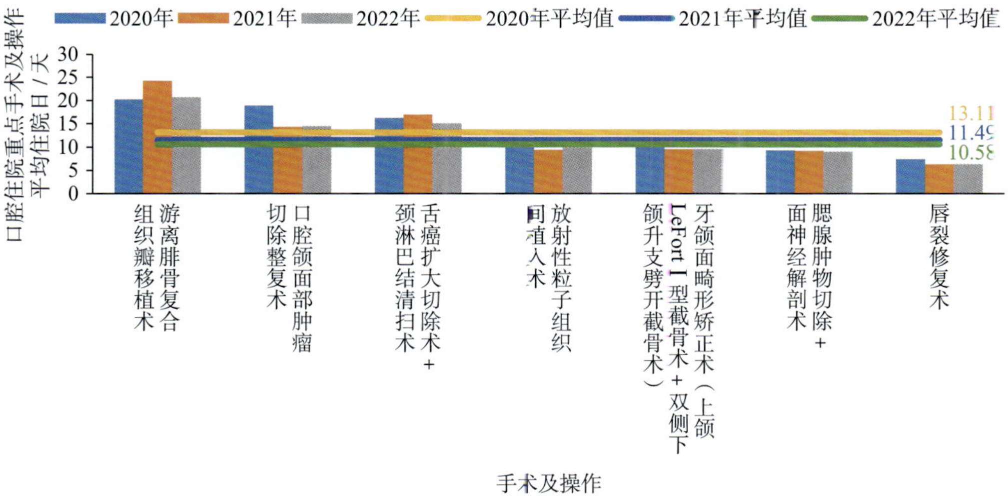


图 2-153　2020—2022 年河南省 35 家医疗机构口腔住院 7 个重点手术及操作平均住院日比较

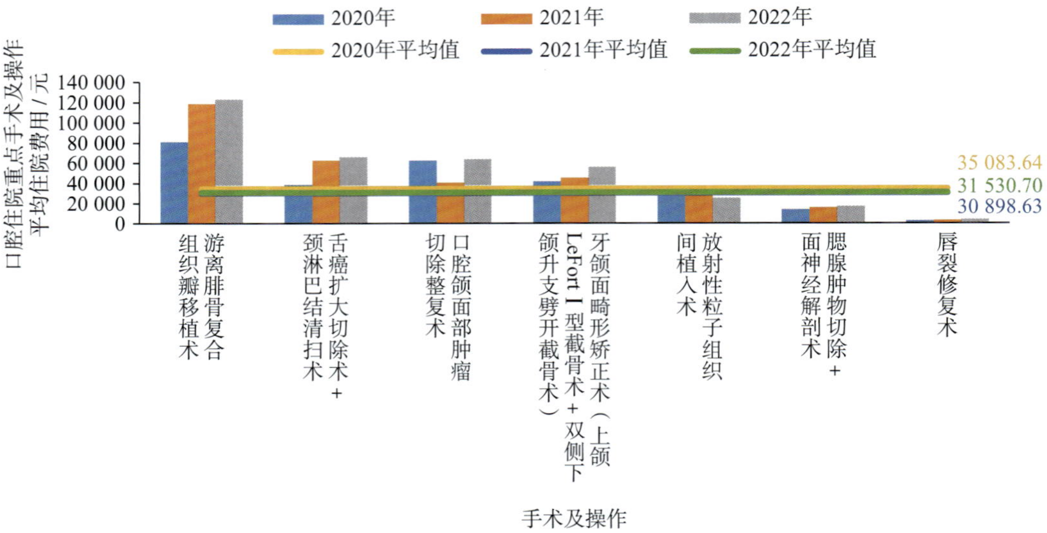


图 2-154　2020—2022 年河南省 35 家医疗机构口腔住院 7 个重点手术及操作平均住院费用比较

（3）住院部分单病种相关指标比较：2020—2022 年，河南省 35 家医疗机构口腔住院 5 大类 12 项单病种相关指标数据如表 2-88 所示。

表 2-88　河南省 35 家医疗机构口腔住院部分单病种相关指标在不同年份中的平均值比较

| 单病种 | 质控指标 | 2020 年 | 2021 年 | 2022 年 | 平均值 |
|---|---|---|---|---|---|
| 腮腺浅叶良性肿瘤 | 腮腺浅叶良性肿瘤术前术后诊断符合率 /% | 93.77 | 92.27 | 95.25 | 93.77 |
| | 腮腺浅叶良性肿瘤术后面神经麻痹发生率 /% | 11.15 | 13.10 | 8.97 | 11.03 |
| | 腮腺浅叶良性肿瘤术后涎瘘发生率 /% | 7.94 | 7.67 | 2.47 | 6.01 |
| 口腔鳞状细胞癌 | T3 / T4 期初发口腔鳞状细胞癌病例构成比例 /% | 29.55 | 35.70 | 46.28 | 36.76 |
| | 游离 / 带蒂组织瓣技术在初发口腔鳞状细胞癌手术治疗中的应用率 /% | 27.90 | 39.52 | 45.01 | 36.71 |
| | 游离 / 带蒂组织瓣移植成功率 /% | 90.77 | 90.53 | 97.25 | 92.86 |
| 下颌骨骨折（不含髁突骨折） | 下颌骨骨折（不含髁突骨折）术后伤口感染发生率 /% | 1.21 | 1.94 | 0.92 | 1.36 |
| | 下颌骨骨折（不含髁突骨折）术后咬合紊乱发生率 /% | 1.82 | 2.43 | 2.29 | 2.21 |
| 先天性唇腭裂 | 先天性唇裂术后伤口延期愈合发生率 /% | 0.00 | 0.00 | 0.00 | 0.00 |
| | 先天性腭裂术后伤口裂开及穿孔发生率 /% | 2.22 | 1.66 | 1.09 | 1.75 |
| 骨性Ⅲ类错𬌗畸形 | 骨性Ⅲ类错𬌗畸形术后伤口感染发生率 /% | 0.00 | 0.00 | 0.00 | 0.00 |
| | 骨性Ⅲ类错𬌗畸形术后咬合关系与术前设计符合率 /% | 98.31 | 96.00 | 100.00 | 98.06 |

# 十二、黑龙江省

## （一）口腔门诊工作量统计

**1. 重点病种工作量统计**　在黑龙江省的 39 家医疗机构中，2022 年门诊共治疗 10 个重点病种患者 278 373 人次。按照平均就诊人次排序，排名前 5 位的病种依次为慢性根尖周炎、错聆畸形、慢性牙周炎、牙列缺损、急性牙髓炎（表 2-89，图 2-155）。

表 2-89　2022 年黑龙江省口腔门诊 10 个重点病种在不同医疗机构中的平均就诊人次比较

| 重点病种 | 三级 | 二级 | 二级以下 | | 平均值（39 家） |
|---|---|---|---|---|---|
| | 公立（2 家） | 公立（5 家） | 公立（26 家） | 民营（6 家） | |
| 慢性根尖周炎 | 19 852.50 | 2 228.20 | 454.27 | 1 001.17 | 1 760.62 |
| 错聆畸形 | 23 258.00 | 766.60 | 153.38 | 168.17 | 1 419.13 |
| 慢性牙周炎 | 9 968.00 | 1 275.20 | 340.35 | 751.67 | 1 017.21 |
| 牙列缺损 | 8 903.00 | 1 392.80 | 373.00 | 460.83 | 954.69 |
| 急性牙髓炎 | 5 810.50 | 1 004.20 | 392.62 | 460.17 | 759.26 |
| 下颌阻生第三磨牙 | 2 919.00 | 1 504.00 | 500.69 | 430.67 | 742.56 |
| 牙列缺失 | 310.00 | 90.20 | 136.81 | 235.17 | 154.85 |
| 颞下颌关节紊乱病 | 803.00 | 162.00 | 93.46 | 78.83 | 136.38 |
| 口腔扁平苔藓 | 725.00 | 240.80 | 50.92 | 67.50 | 112.38 |
| 年轻恒牙牙外伤 | 844.00 | 73.40 | 39.88 | 9.17 | 80.69 |
| 合计 | 73 393.00 | 8 737.40 | 2 535.38 | 3 663.33 | 7 137.77 |

注：根据门急诊实际开放牙椅数，参照口腔专科医疗机构门急诊牙椅数标准对所有医疗机构进行重新分类，其中牙椅 60 台以上比照三级分析，牙椅 20～59 台比照二级分析，牙椅 3～19 台比照二级以下分析。

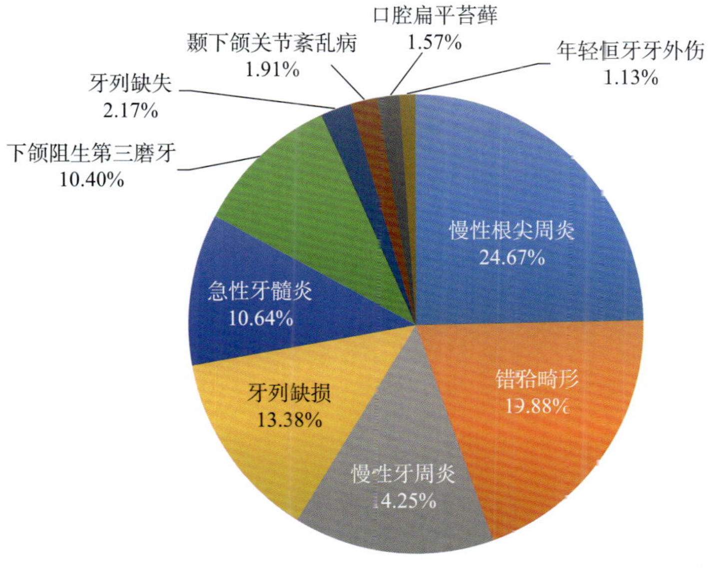


图 2-155　2022 年黑龙江省口腔门诊 10 个重点病种患者人次构成比

**2．重点技术工作量统计** 在黑龙江省的 39 家医疗机构中，2022 年门诊 9 个重点技术患者服务总量 234 311 人次。按照平均就诊人次排序，排名前 5 位的技术依次为根管治疗术、错𬌗畸形矫治术、烤瓷冠修复技术、牙周洁治术、阻生牙拔除术（表 2-90，图 2-156）。

表 2-90 2022 年黑龙江省口腔门诊 9 个重点技术在不同医疗机构中的平均就诊人次比较

| 重点技术 | 三级 | 二级 | 二级以下 | | 平均值（39 家） |
|---|---|---|---|---|---|
| | 公立（2 家） | 公立（5 家） | 公立（26 家） | 民营（6 家） | |
| 根管治疗术 | 27 992.50 | 3 789.60 | 839.62 | 608.83 | 2 574.77 |
| 错𬌗畸形矫治术 | 14 415.50 | 431.00 | 89.15 | 74.00 | 865.33 |
| 烤瓷冠修复技术 | 3 286.00 | 1 309.00 | 272.65 | 663.17 | 620.13 |
| 牙周洁治术 | 2 208.00 | 1 620.60 | 262.12 | 625.00 | 591.90 |
| 阻生牙拔除术 | 1 852.50 | 1 326.60 | 408.88 | 336.17 | 589.38 |
| 慢性牙周炎系统治疗 | 4 306.50 | 560.40 | 83.19 | 58.17 | 357.10 |
| 可摘局部义齿修复技术 | 852.50 | 353.60 | 148.54 | 393.50 | 248.62 |
| 全口义齿修复技术 | 199.00 | 61.20 | 58.96 | 198.33 | 87.87 |
| 种植体植入术 | 255.00 | 41.80 | 5.19 | 331.33 | 72.87 |
| 合计 | 55 367.50 | 9 493.80 | 2 168.31 | 3 288.50 | 6 007.97 |

注：根据门急诊实际开放牙椅数，参照口腔专科医疗机构门急诊牙椅数标准对所有医疗机构进行重新分类，其中牙椅 60 台以上比照三级分析，牙椅 20～59 台比照二级分析，牙椅 3～19 台比照二级以下分析。

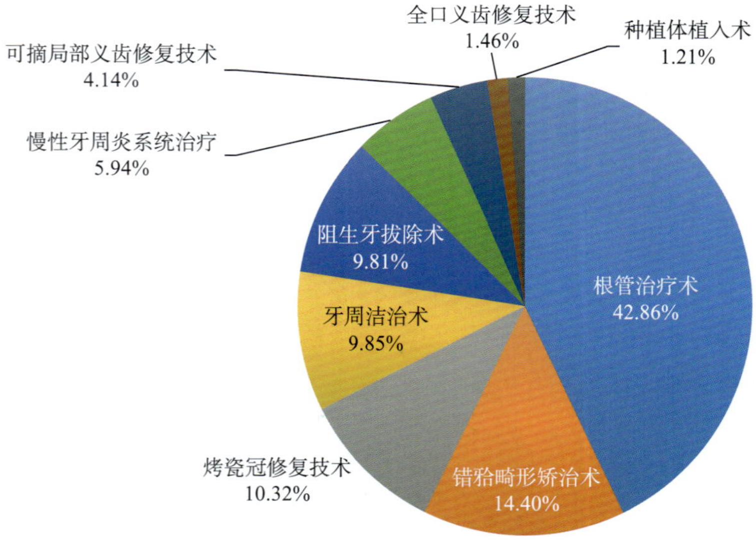


图 2-156 2022 年黑龙江省口腔门诊 9 个重点技术患者人次构成比

**3．口腔门诊部分单病种相关指标** 在黑龙江省的 39 家医疗机构中，口腔门诊根管治疗 5 项单病种相关指标数据如表 2-91 所示。

表 2-91 2022 年黑龙江省口腔门诊部分单病种相关指标在不同医疗机构中的平均值比较

| 质控指标 | 三级 | 二级 | 二级以下 | | 平均值（39家） |
|---|---|---|---|---|---|
| | 公立（2家） | 公立（5家） | 公立（26家） | 民营（6家） | |
| 根管治疗患牙术前拍摄 X 线根尖片的百分比 /% | 78.22 | 96.90 | 85.97 | 89.55 | 86.55 |
| 根管再治疗患牙术前拍摄X线根尖片的百分比/% | 100.00 | 99.95 | 91.90 | 97.74 | 98.04 |
| 橡皮障隔离术在根管治疗中的使用率 /% | 83.02 | 2.38 | 35.16 | 13.69 | 36.09 |
| 根管治疗患牙根管充填临床合格率 /% | 100.00 | 98.14 | 89.86 | 79.31 | 94.56 |
| 根管再治疗患牙根管充填临床合格率 /% | 99.12 | 95.66 | 86.23 | 98.84 | 95.77 |

## （二）口腔住院医疗质量数据统计

**1．重点病种数据统计** 在黑龙江省的15家医疗机构中，2022年住院共治疗6个重点病种患者1 015例。按照平均出院患者例数排序，排名前 3 位的病种依次为腮腺良性肿瘤、口腔颌面部间隙感染、上颌骨骨折。其中舌癌平均住院日最长，先天性唇裂平均住院日最短；牙颌面畸形平均住院费用最高，先天性唇裂平均住院费用最低（表 2-92）。

表 2-92 2022 年黑龙江省口腔住院 6 个重点病种的 3 项质控指标平均值比较

| 重点病种 | 平均出院患者例数 | 平均住院日 / 天 | 平均住院费用 / 元 |
|---|---|---|---|
| 腮腺良性肿瘤 | 36.87 | 7.18 | 10 284.46 |
| 口腔颌面部间隙感染 | 12.47 | 11.47 | 9 999.96 |
| 上颌骨骨折 | 10.07 | 11.32 | 24 355.24 |
| 舌癌 | 3.67 | 13.77 | 30 369.78 |
| 先天性唇裂 | 2.33 | 5.46 | 6 970.00 |
| 牙颌面畸形 | 2.27 | 7.94 | 57 775.19 |

**2．重点手术及操作数据统计** 在黑龙江省的 15 家医疗机构中，2022 年住院 7 个重点手术及操作共治疗患者 668 例。按照平均手术例数排序，排名前 3 位的手术及操作依次为腮腺肿物切除 + 面神经解剖术、舌癌扩大切除术 + 颈淋巴结清扫术、唇裂修复术。其中口腔颌面部肿瘤切除整复术和游离腓骨复合组织瓣移植术平均住院日最长，唇裂修复术平均住院日最短；口腔颌面部肿瘤切除整复术和游离腓骨复合组织瓣移植术平均住院费用最高，唇裂修复术平均住院费用最低（表 2-93）。

表 2-93 2022 年黑龙江省口腔住院 7 个重点手术及操作的 3 项质控指标平均值比较

| 重点手术及操作 | 平均手术例数 | 平均住院日 / 天 | 平均住院费用 / 元 |
|---|---|---|---|
| 腮腺肿物切除 + 面神经解剖术 | 35.80 | 7.02 | 11 500.02 |
| 舌癌扩大切除术 + 颈淋巴结清扫术 | 2.47 | 13.12 | 51 923.97 |
| 唇裂修复术 | 2.33 | 5.46 | 6 970.00 |

续表

| 重点手术及操作 | 平均手术例数 | 平均住院日 / 天 | 平均住院费用 / 元 |
|---|---|---|---|
| 口腔颌面部肿瘤切除整复术 | 1.60 | 13.68 | 100 602.00 |
| 游离腓骨复合组织瓣移植术 | 1.47 | 13.68 | 100 602.00 |
| 牙颌面畸形矫正术（上颌 LeFort Ⅰ型截骨术 + 双侧下颌升支劈开截骨术） | 0.87 | 9.46 | 95 526.00 |
| 放射性粒子组织间植入术 | 0.00 | — | — |

**3．口腔住院部分单病种相关指标** 在黑龙江省的15家医疗机构中，口腔住院5大类12项单病种相关指标数据如表2-94所示。

表2-94 2022年黑龙江省口腔住院部分单病种相关指标的平均值比较

| 单病种 | 质控指标 | 平均值 |
|---|---|---|
| 腮腺浅叶良性肿瘤 | 腮腺浅叶良性肿瘤术前术后诊断符合率 /% | 94.46 |
| | 腮腺浅叶良性肿瘤术后面神经麻痹发生率 /% | 7.94 |
| | 腮腺浅叶良性肿瘤术后涎瘘发生率 /% | 2.65 |
| 口腔鳞状细胞癌 | T3 / T4 期初发口腔鳞状细胞癌病例构成比例 /% | 15.49 |
| | 游离 / 带蒂组织瓣技术在初发口腔鳞状细胞癌手术治疗中的应用率 /% | 26.82 |
| | 游离 / 带蒂组织瓣移植成功率 /% | 86.67 |
| 下颌骨骨折（不含髁突骨折） | 下颌骨骨折（不含髁突骨折）术后伤口感染发生率 /% | 3.94 |
| | 下颌骨骨折（不含髁突骨折）术后咬合紊乱发生率 /% | 5.51 |
| 先天性唇腭裂 | 先天性唇裂术后伤口延期愈合发生率 /% | 0.00 |
| | 先天性腭裂术后伤口裂开及穿孔发生率 /% | 0.00 |
| 骨性Ⅲ类错殆畸形 | 骨性Ⅲ类错殆畸形术后伤口感染发生率 /% | 13.33 |
| | 骨性Ⅲ类错殆畸形术后咬合关系与术前设计符合率 /% | 93.33 |

## （三）2020—2022年医疗质量数据比较

**1．口腔门诊医疗质量数据比较**

（1）门诊重点病种相关指标比较：2020—2022年，黑龙江省5家医疗机构口腔门诊10个重点病种平均就诊人次总体先降后升。按照平均就诊人次排序，排名前5位的病种依次为错殆畸形、慢性根尖周炎、慢性牙周炎、急性牙髓炎、牙列缺损（图2-157、图2-158）。

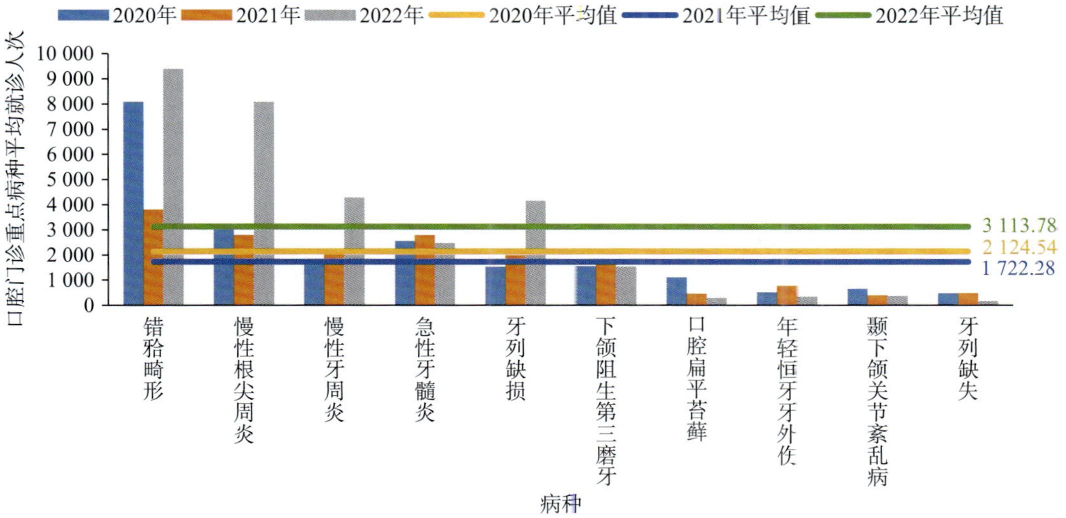


图 2-157　2020—2022 年黑龙江省 5 家医疗机构口腔门诊 10 个重点病种平均就诊人次比较

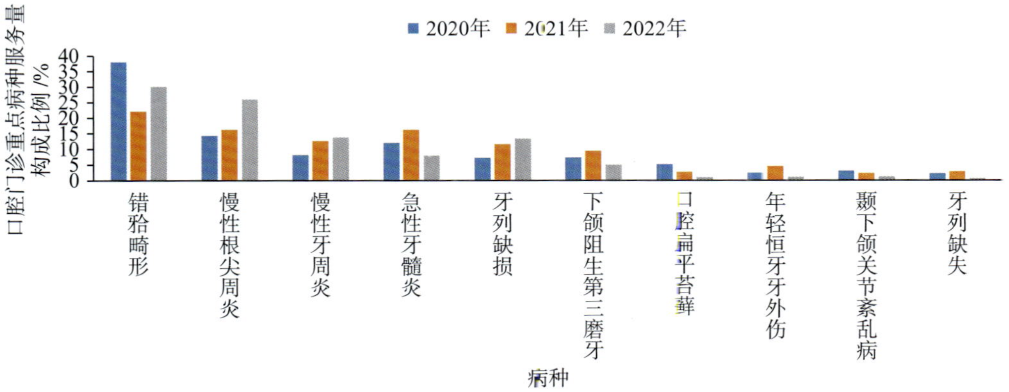


图 2-158　2020—2022 年黑龙江省 5 家医疗机构口腔门诊 10 个重点病种服务量构成比例比较

（2）门诊重点技术相关指标比较：2020—2022 年，黑龙江省 5 家医疗机构口腔门诊 9 个重点技术平均就诊人次总体先降后升。按照平均就诊人次排序，排名前 5 位的技术依次为根管治疗术、错殆畸形矫治术、慢性牙周炎系统治疗、牙周洁治术、烤瓷冠修复技术（图 2-159、图 2-160）。

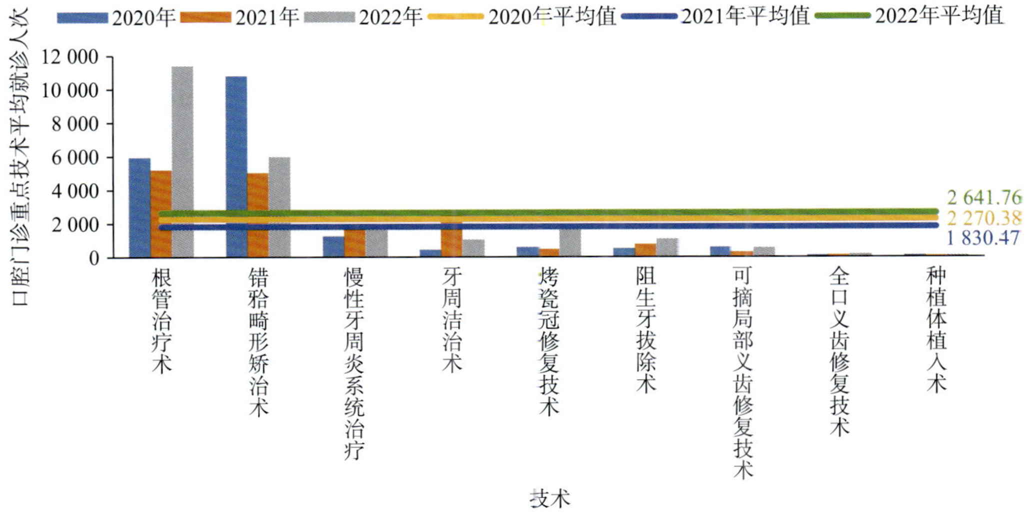


图 2-159　2020—2022 年黑龙江省 5 家医疗机构口腔门诊 9 个重点技术平均就诊人次比较

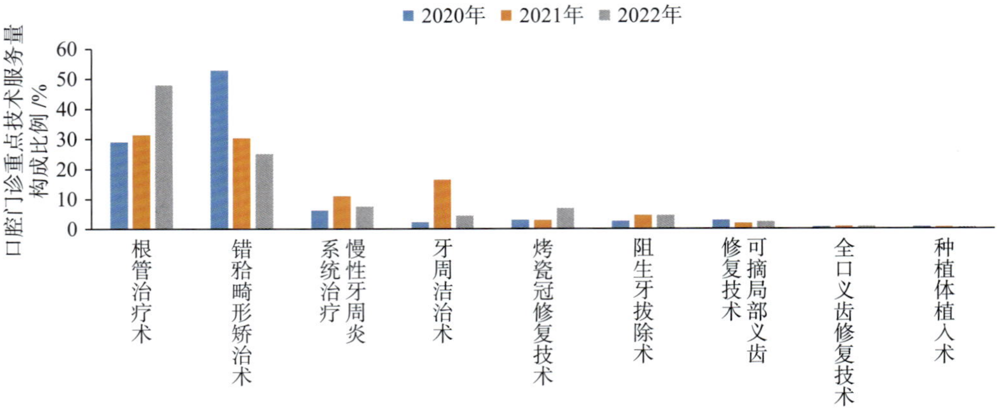


图2-160　2020—2022年黑龙江省5家医疗机构口腔门诊9个重点技术服务量构成比例比较

（3）门诊部分单病种相关指标比较：2020—2022年，黑龙江省5家医疗机构口腔门诊根管治疗5项单病种相关指标数据如表2-95所示。

表2-95　黑龙江省5家医疗机构口腔门诊部分单病种相关指标在不同年份中的平均值比较

| 质控指标 | 2020年 | 2021年 | 2022年 | 平均值 |
|---|---|---|---|---|
| 根管治疗患牙术前拍摄X线根尖片的百分比/% | 58.86 | 61.97 | 76.62 | 65.18 |
| 根管再治疗患牙术前拍摄X线根尖片的百分比/% | 99.95 | 99.27 | 99.92 | 99.61 |
| 橡皮障隔离术在根管治疗中的使用率/% | 51.11 | 58.86 | 78.22 | 65.31 |
| 根管治疗患牙根管充填临床合格率/% | 60.95 | 61.80 | 97.64 | 72.23 |
| 根管再治疗患牙根管充填临床合格率/% | 75.91 | 98.21 | 98.65 | 96.30 |

**2．口腔住院医疗质量数据比较**

（1）住院重点病种相关指标比较：2020—2022年，黑龙江省2家医疗机构口腔住院6个重点病种平均出院患者例数总体先升后降；按照平均出院患者例数排序，排名前3位的病种依次为腮腺良性肿瘤、口腔颌面部间隙感染、上颌骨骨折（图2-161、图2-162）。平均住院日总体先升后降，口腔颌面部间隙感染平均住院日最长，先天性唇裂平均住院日最短（图2-163）。平均住院费用总体下降，牙颌面畸形平均住院费用最高，先天性唇裂平均住院费用最低（图2-164）。

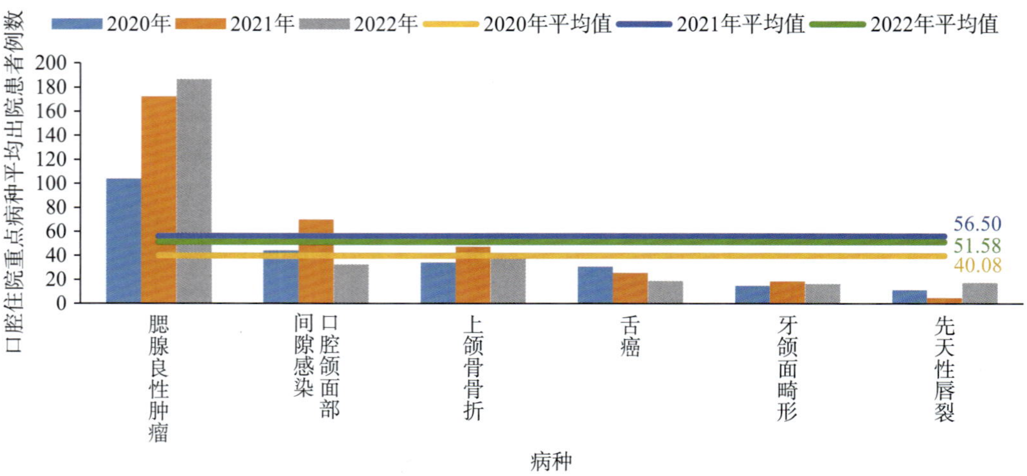


图2-161　2020—2022年黑龙江省2家医疗机构口腔住院6个重点病种平均出院患者例数比较

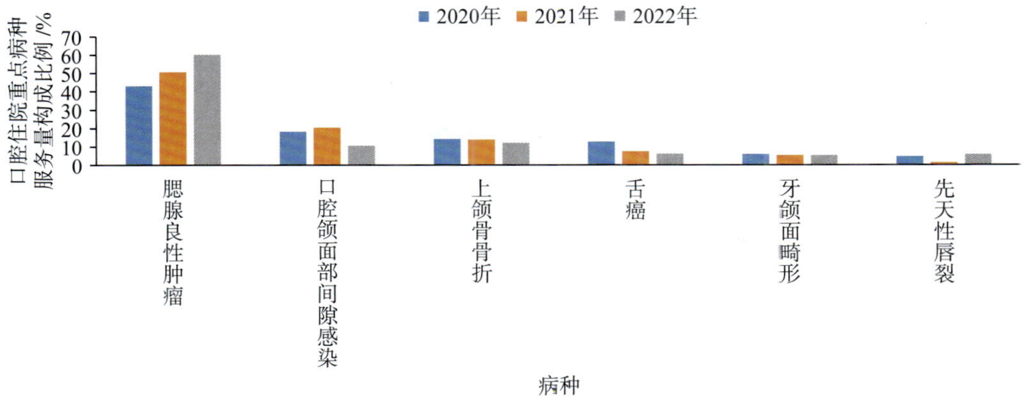


图 2-162　2020—2022 年黑龙江省 2 家医疗机构口腔住院 6 个重点病种服务量构成比例比较

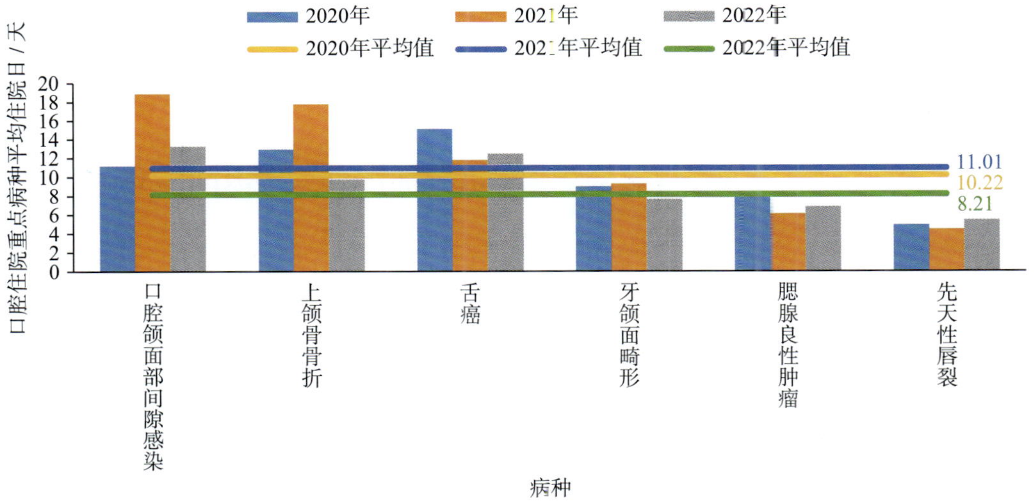


图 2-163　2020—2022 年黑龙江省 2 家医疗机构口腔住院 6 个重点病种平均住院日比较

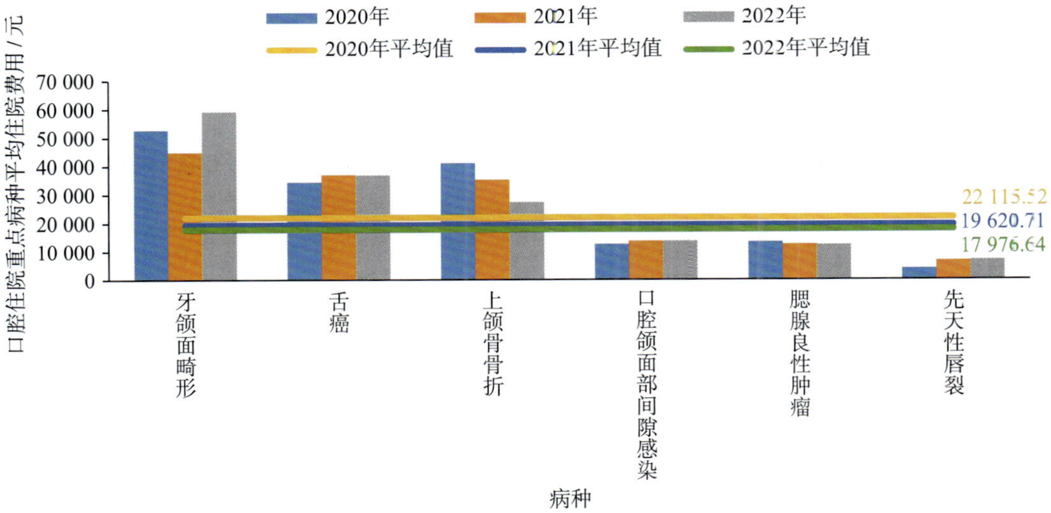


图 2-164　2020—2022 年黑龙江省 2 家医疗机构口腔住院 6 个重点病种平均住院费用比较

（2）住院重点手术及操作相关指标比较：2020—2022 年，黑龙江省 2 家医疗机构口腔住院 7 个重点手术及操作平均手术例数总体上升；按照平均手术例数排序，排名前 3 位的手术及操作依次为腮腺肿物切除 + 面神经解剖术、舌癌扩大切除术 + 颈淋巴结清扫术、口腔颌面部肿瘤切除整复术（图 2-165、图 2-166）。平均住院日总体下降，舌癌扩大切除术 + 颈淋巴结清扫术平均住院日最长，唇裂修复术平均住院日最短

（图 2-167）。平均住院费用总体先升后降，牙颌面畸形矫正术（上颌 LeFort Ⅰ型截骨术 + 双侧下颌升支劈开截骨术）平均住院费用最高，唇裂修复术平均住院费用最低（图 2-168）。

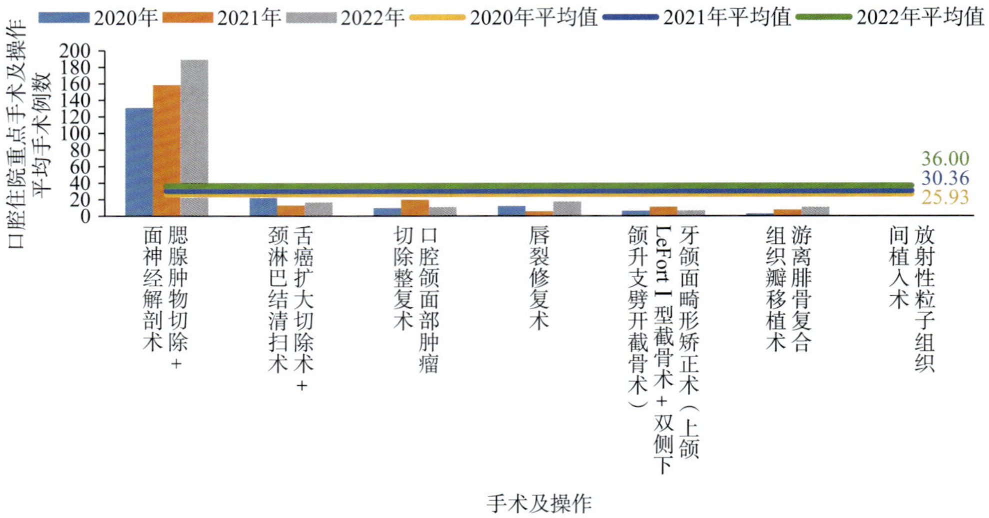


图 2-165　2020—2022 年黑龙江省 2 家医疗机构口腔住院 7 个重点手术及操作平均手术例数比较

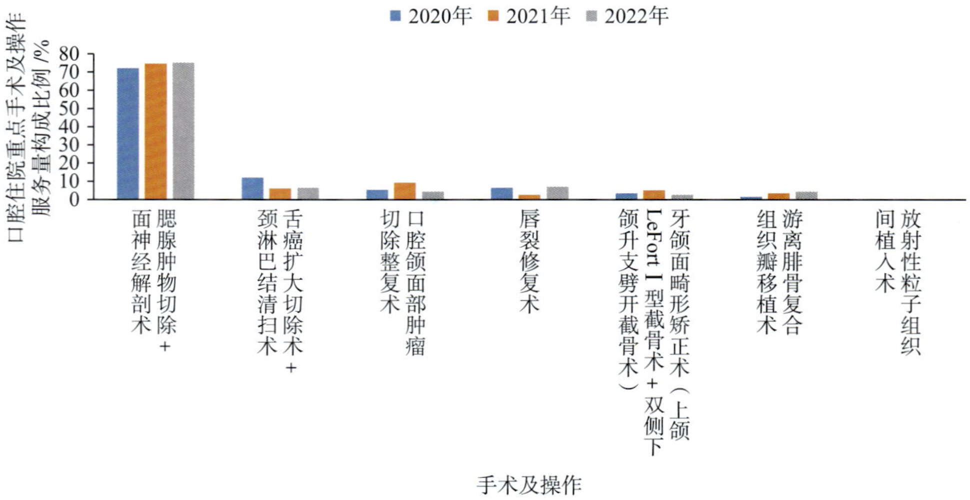


图 2-166　2020—2022 年黑龙江省 2 家医疗机构口腔住院 7 个重点手术及操作服务量构成比例比较

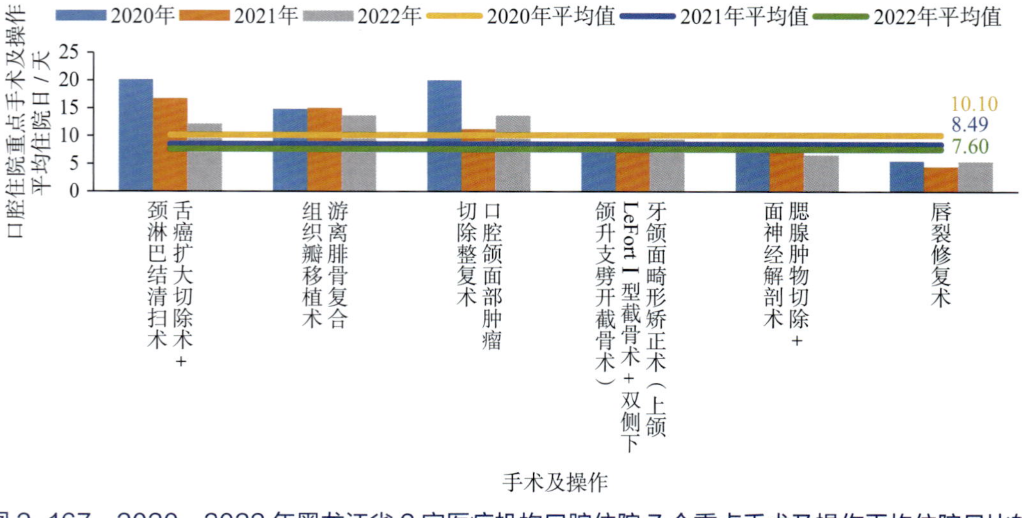


图 2-167　2020—2022 年黑龙江省 2 家医疗机构口腔住院 7 个重点手术及操作平均住院日比较

注：纳入比较的医疗机构未填报放射性粒子组织间植入术数据，故本图未显示。

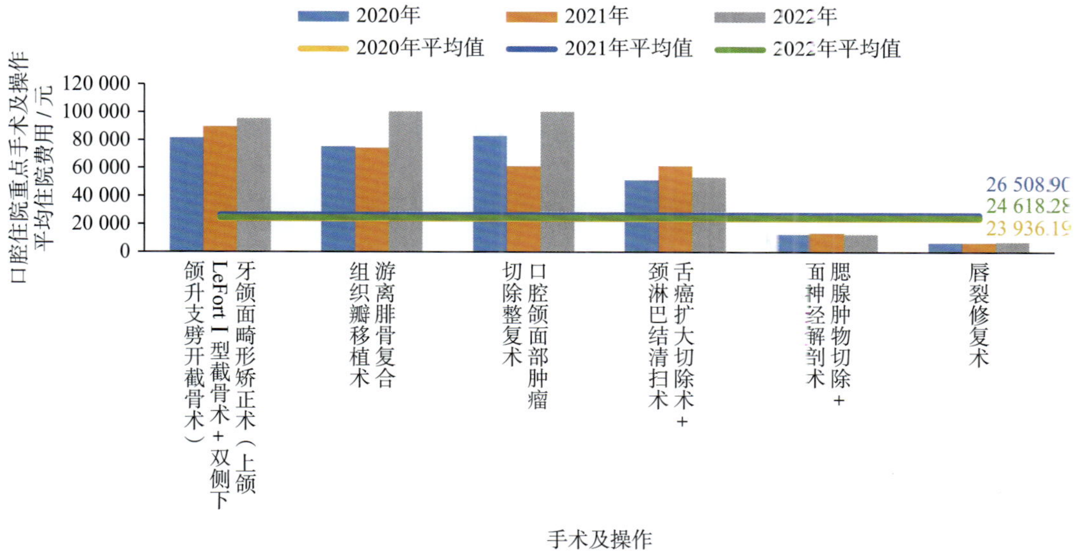


图 2-168　2020—2022 年黑龙江省 2 家医疗机构口腔住院 7 个重点手术及操作平均住院费用比较

注：纳入比较的医疗机构未填报放射性粒子组织间植入术数据，故本图未显示。

（3）住院部分单病种相关指标比较：2020—2022 年，黑龙江省 2 家医疗机构口腔住院 5 大类 12 项单病种相关指标数据如表 2-96 所示。

表 2-96　黑龙江省 2 家医疗机构口腔住院部分单病种相关指标在不同年份中的平均值比较

| 单病种 | 质控指标 | 2020 年 | 2021 年 | 2022 年 | 平均值 |
|---|---|---|---|---|---|
| 腮腺浅叶良性肿瘤 | 腮腺浅叶良性肿瘤术前术后诊断符合率 /% | 99.42 | 92.08 | 93.52 | 94.12 |
| | 腮腺浅叶良性肿瘤术后面神经麻痹发生率 /% | 1.12 | 8.80 | 9.01 | 7.31 |
| | 腮腺浅叶良性肿瘤术后涎瘘发生率 /% | 2.79 | 6.74 | 3.66 | 4.69 |
| 口腔鳞状细胞癌 | T3 / T4 期初发口腔鳞状细胞癌病例构成比例 /% | 32.73 | 37.16 | 16.11 | 27.91 |
| | 游离 / 带蒂组织瓣技术在初发口腔鳞状细胞癌手术治疗中的应用率 /% | 30.30 | 32.22 | 27.96 | 30.04 |
| | 游离 / 带蒂组织瓣移植成功率 /% | 96.00 | 91.94 | 86.67 | 91.72 |
| 下颌骨骨折（不含髁突骨折） | 下颌骨骨折（不含髁突骨折）术后伤口感染发生率 /% | 0.00 | 5.62 | 7.46 | 4.55 |
| | 下颌骨骨折（不含髁突骨折）术后咬合紊乱发生率 /% | 0.00 | 2.25 | 4.48 | 2.27 |
| 先天性唇腭裂 | 先天性唇裂术后伤口延期愈合发生率 /% | 0.00 | 0.00 | 0.00 | 0.00 |
| | 先天性腭裂术后伤口裂开及穿孔发生率 /% | 0.00 | 0.00 | 0.00 | 0.00 |
| 骨性Ⅲ类错𬌗畸形 | 骨性Ⅲ类错𬌗畸形术后伤口感染发生率 /% | 0.00 | 10.00 | 15.38 | 8.16 |
| | 骨性Ⅲ类错𬌗畸形术后咬合关系与术前设计符合率 /% | 100.00 | 95.00 | 92.31 | 95.92 |

# 十三、湖北省

## （一）口腔门诊工作量统计

**1．重点病种工作量统计** 在湖北省的 95 家医疗机构中，2022 年门诊共治疗 10 个重点病种患者 1 077 252 人次。按照平均就诊人次排序，排名前 5 位的病种依次为下颌阻生第三磨牙、慢性牙周炎、慢性根尖周炎、错（牙合）畸形、急性牙髓炎（表 2-97，图 2-169）。

表 2-97　2022 年湖北省口腔门诊 10 个重点病种在不同医疗机构中的平均就诊人次比较

| 重点病种 | 三级 | 二级 | 二级以下 | | 平均值（95 家） |
|---|---|---|---|---|---|
| | 公立（4 家） | 公立（18 家） | 公立（68 家） | 民营（5 家） | |
| 下颌阻生第三磨牙 | 22 656.75 | 3 150.06 | 895.75 | 736.00 | 2 230.73 |
| 慢性牙周炎 | 23 351.50 | 2 330.72 | 713.32 | 750.00 | 1 974.89 |
| 慢性根尖周炎 | 13 418.75 | 2 705.72 | 827.06 | 872.60 | 1 715.59 |
| 错（牙合）畸形 | 31 197.75 | 1 004.22 | 246.43 | 275.80 | 1 694.77 |
| 急性牙髓炎 | 6 264.75 | 2 323.33 | 960.00 | 508.40 | 1 417.91 |
| 牙列缺损 | 17 490.50 | 1 247.39 | 551.10 | 466.00 | 1 391.79 |
| 颞下颌关节紊乱病 | 5 351.00 | 745.28 | 85.60 | 162.20 | 436.33 |
| 牙列缺失 | 1 024.00 | 322.94 | 118.78 | 101.00 | 194.64 |
| 年轻恒牙牙外伤 | 1 806.00 | 135.22 | 65.56 | 62.40 | 151.87 |
| 口腔扁平苔藓 | 1 694.25 | 178.72 | 31.66 | 59.20 | 130.98 |
| 合计 | 124 255.25 | 14 143.61 | 4 495.26 | 3 993.60 | 11 339.49 |

注：根据门急诊实际开放牙椅数，参照口腔专科医疗机构门急诊牙椅数标准对所有医疗机构进行重新分类，其中牙椅 60 台以上比照三级分析，牙椅 20～59 台比照二级分析，牙椅 3～19 台比照二级以下分析。

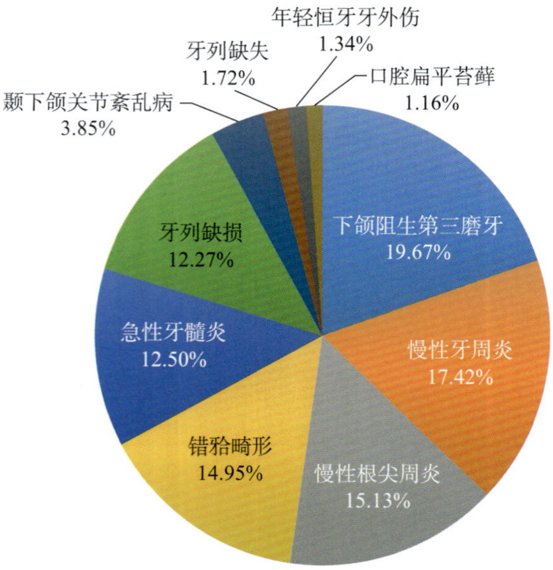


图 2-169　2022 年湖北省口腔门诊 10 个重点病种患者人次构成比

**2．重点技术工作量统计**　在湖北省的 95 家医疗机构中，2022 年门诊 9 个重点技术患者服务总量 1 040 646 人次。按照平均就诊人次排序，排名前 5 位的技术依次为根管治疗术、阻生牙拔除术、错殆畸形矫治术、牙周洁治术、烤瓷冠修复技术（表 2-98，图 2-170）。

表 2-98　2022 年湖北省口腔门诊 9 个重点技术在不同医疗机构中的平均就诊人次比较

| 重点技术 | 三级 | 二级 | 二级以下 | | 平均值（95 家） |
|---|---|---|---|---|---|
| | 公立（4 家） | 公立（18 家） | 公立（63 家） | 民营（5 家） | |
| 根管治疗术 | 29 235.00 | 4 456.56 | 1 625.07 | 1 219.00 | 3 302.72 |
| 阻生牙拔除术 | 24 774.25 | 3 063.17 | 858.37 | 906.20 | 2 285.62 |
| 错殆畸形矫治术 | 31 189.00 | 1 597.94 | 168.71 | 152.60 | 1 744.78 |
| 牙周洁治术 | 17 879.25 | 1 792.67 | 613.75 | 1 179.80 | 1 593.88 |
| 烤瓷冠修复技术 | 8 636.25 | 1 199.17 | 511.90 | 309.60 | 973.55 |
| 慢性牙周炎系统治疗 | 5 672.75 | 537.06 | 166.54 | 244.00 | 472.66 |
| 可摘局部义齿修复技术 | 1 907.25 | 473.17 | 228.75 | 131.60 | 340.62 |
| 种植体植入术 | 2 208.00 | 190.11 | 43.12 | 116.40 | 165.98 |
| 全口义齿修复技术 | 261.00 | 122.89 | 53.41 | 35.20 | 74.36 |
| 合计 | 121 762.75 | 13 432.72 | 4 269.62 | 4 294.40 | 10 954.17 |

注：根据门急诊实际开放牙椅数，参照口腔专科医疗机构门急诊牙椅数标准对所有医疗机构进行重新分类，其中牙椅 60 台以上比照三级分析，牙椅 20～59 台比照二级分析，牙椅 3～19 台比照二级以下分析。

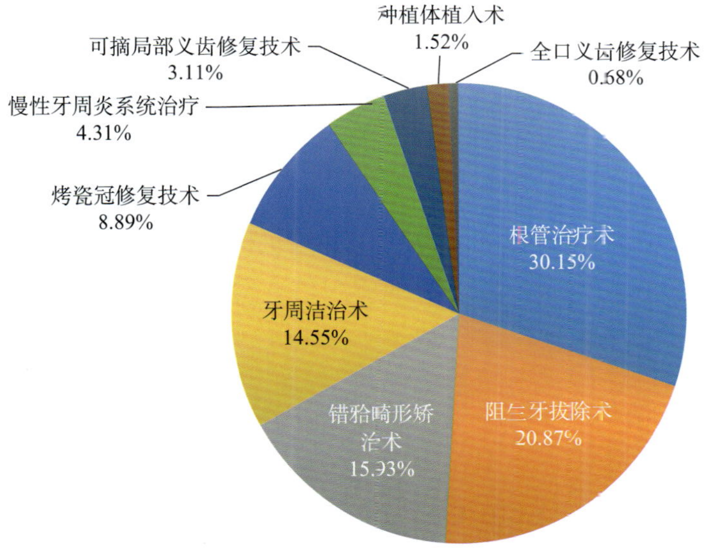


图 2-170　2022 年湖北省口腔门诊 9 个重点技术患者人次构成比

**3．口腔门诊部分单病种相关指标**　在湖北省的 95 家医疗机构中，口腔门诊根管治疗 5 项单病种相关指标数据如表 2-99 所示。

表 2-99　2022 年湖北省口腔门诊部分单病种相关指标在不同医疗机构中的平均值比较

| 质控指标 | 三级 | 二级 | 二级以下 | | 平均值（95 家） |
|---|---|---|---|---|---|
| | 公立（4 家） | 公立（18 家） | 公立（68 家） | 民营（5 家） | |
| 根管治疗患牙术前拍摄 X 线根尖片的百分比 /% | 98.73 | 91.98 | 88.62 | 98.25 | 92.91 |
| 根管再治疗患牙术前拍摄 X 线根尖片的百分比 /% | 99.89 | 99.04 | 93.21 | 100.00 | 98.82 |
| 橡皮障隔离术在根管治疗中的使用率 /% | 76.03 | 25.88 | 18.78 | 31.11 | 41.84 |
| 根管治疗患牙根管充填临床合格率 /% | 98.74 | 95.79 | 92.66 | 89.12 | 95.43 |
| 根管再治疗患牙根管充填临床合格率 /% | 99.42 | 91.70 | 86.28 | 80.37 | 94.67 |

## （二）口腔住院医疗质量数据统计

**1. 重点病种数据统计**　在湖北省的 48 家医疗机构中，2022 年住院共治疗 6 个重点病种患者 3 889 例。按照平均出院患者例数排序，排名前 3 位的病种依次为腮腺良性肿瘤、口腔颌面部间隙感染、牙颌面畸形。其中上颌骨骨折平均住院日最长，先天性唇裂平均住院日最短；舌癌平均住院费用最高，口腔颌面部间隙感染平均住院费用最低（表 2-100）。

表 2-100　2022 年湖北省口腔住院 6 个重点病种的 3 项质控指标平均值比较

| 重点病种 | 平均出院患者例数 | 平均住院日 / 天 | 平均住院费用 / 元 |
|---|---|---|---|
| 腮腺良性肿瘤 | 23.52 | 8.41 | 13 793.84 |
| 口腔颌面部间隙感染 | 16.06 | 7.66 | 6 975.27 |
| 牙颌面畸形 | 15.02 | 7.85 | 47 315.24 |
| 舌癌 | 13.58 | 11.14 | 53 368.00 |
| 上颌骨骨折 | 7.29 | 13.19 | 29 246.50 |
| 先天性唇裂 | 5.54 | 7.28 | 16 665.72 |

**2. 重点手术及操作数据统计**　在湖北省的 48 家医疗机构中，2022 年住院 7 个重点手术及操作共治疗患者 2 844 例。按照平均手术例数排序，排名前 3 位的手术及操作依次为腮腺肿物切除 + 面神经解剖术、舌癌扩大切除术 + 颈淋巴结清扫术、牙颌面畸形矫正术（上颌 LeFort Ⅰ型截骨术 + 双侧下颌升支劈开截骨术）。其中游离腓骨复合组织瓣移植术平均住院日最长，唇裂修复术平均住院日最短；游离腓骨复合组织瓣移植术平均住院费用最高，唇裂修复术平均住院费用最低（表 2-101）。

表 2-101　2022 年湖北省口腔住院 7 个重点手术及操作的 3 项质控指标平均值比较

| 重点手术及操作 | 平均手术例数 | 平均住院日 / 天 | 平均住院费用 / 元 |
|---|---|---|---|
| 腮腺肿物切除 + 面神经解剖术 | 32.98 | 8.91 | 24 046.25 |
| 舌癌扩大切除术 + 颈淋巴结清扫术 | 9.25 | 12.28 | 70 092.21 |
| 牙颌面畸形矫正术（上颌 LeFort Ⅰ型截骨术 + 双侧下颌升支劈开截骨术） | 6.10 | 7.77 | 74 586.82 |

续表

| 重点手术及操作 | 平均手术例数 | 平均住院日 / 天 | 平均住院费用 / 元 |
|---|---|---|---|
| 唇裂修复术 | 5.21 | 7.60 | 17 365.80 |
| 口腔颌面部肿瘤切除整复术 | 4.65 | 13.53 | 80 031.66 |
| 游离腓骨复合组织瓣移植术 | 1.04 | 15.58 | 106 738.39 |
| 放射性粒子组织间植入术 | 0.02 | 9.00 | 48 449.93 |

**3．口腔住院部分单病种相关指标**　在湖北省的 48 家医疗机构中，口腔住院 5 大类 12 项单病种相关指标数据如表 2-102 所示。

表 2-102　2022 年湖北省口腔住院部分单病种相关指标的平均值比较

| 单病种 | 质控指标 | 平均值 |
|---|---|---|
| 腮腺浅叶良性肿瘤 | 腮腺浅叶良性肿瘤术前术后诊断符合率 /% | 94.36 |
| | 腮腺浅叶良性肿瘤术后面神经麻痹发生率 /% | 2.18 |
| | 腮腺浅叶良性肿瘤术后涎瘘发生率 /% | 0.83 |
| 口腔鳞状细胞癌 | T3 / T4 期初发口腔鳞状细胞癌病例构成比例 /% | 70.03 |
| | 游离 / 带蒂组织瓣技术在初发口腔鳞状细胞癌手术治疗中的应用率 /% | 74.44 |
| | 游离 / 带蒂组织瓣移植成功率 /% | 96.71 |
| 下颌骨骨折（不含髁突骨折） | 下颌骨骨折（不含髁突骨折）术后伤口感染发生率 /% | 0.00 |
| | 下颌骨骨折（不含髁突骨折）术后咬合紊乱发生率 /% | 0.52 |
| 先天性唇腭裂 | 先天性唇裂术后伤口延期愈合发生率 /% | 0.00 |
| | 先天性腭裂术后伤口裂开及穿孔发生率 /% | 0.00 |
| 骨性Ⅲ类错𬌗畸形 | 骨性Ⅲ类错𬌗畸形术后伤口感染发生率 /% | 1.72 |
| | 骨性Ⅲ类错𬌗畸形术后咬合关系与术前设计符合率 /% | 100.00 |

## （三）2020—2022 年医疗质量数据比较

**1．口腔门诊医疗质量数据比较**

（1）门诊重点病种相关指标比较：2020—2022 年，湖北省 31 家医疗机构口腔门诊 10 个重点病种平均就诊人次总体先升后降。按照平均就诊人次排序，排名前 5 位的病种依次为错𬌗畸形、下颌阻生第三磨牙、慢性牙周炎、慢性根尖周炎、牙列缺损（图 2-171、图 2-172）。

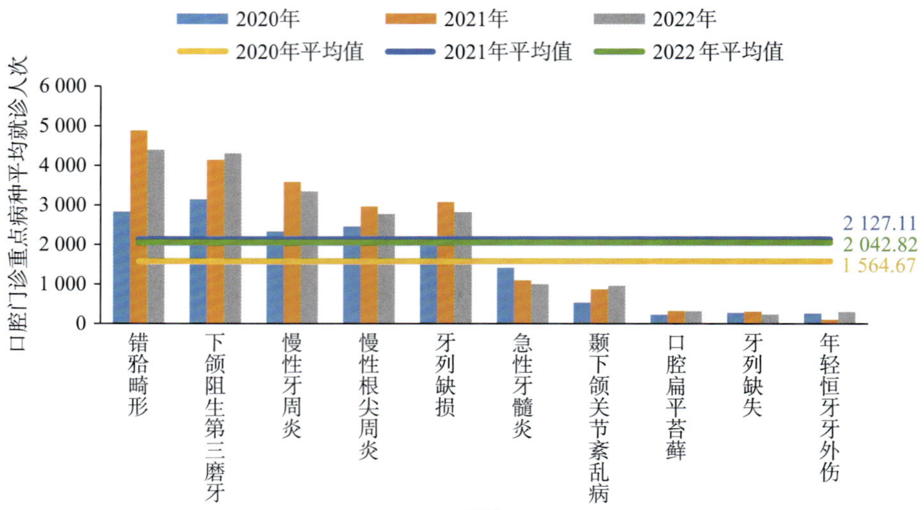


图 2-171　2020—2022 年湖北省 31 家医疗机构口腔门诊 10 个重点病种平均就诊人次比较

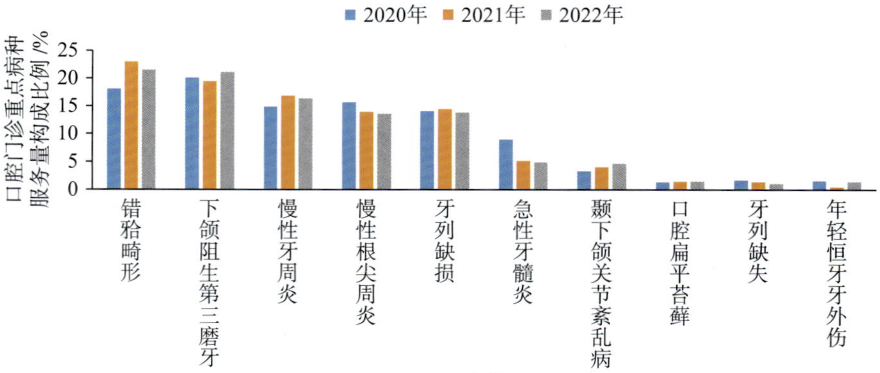


图 2-172　2020—2022 年湖北省 31 家医疗机构口腔门诊 10 个重点病种服务量构成比例比较

（2）门诊重点技术相关指标比较：2020—2022 年，湖北省 31 家医疗机构口腔门诊 9 个重点技术平均就诊人次总体上升。按照平均就诊人次排序，排名前 5 位的技术依次为根管治疗术、错𬌗畸形矫治术、阻生牙拔除术、牙周洁治术、烤瓷冠修复技术（图 2-173、图 2-174）。

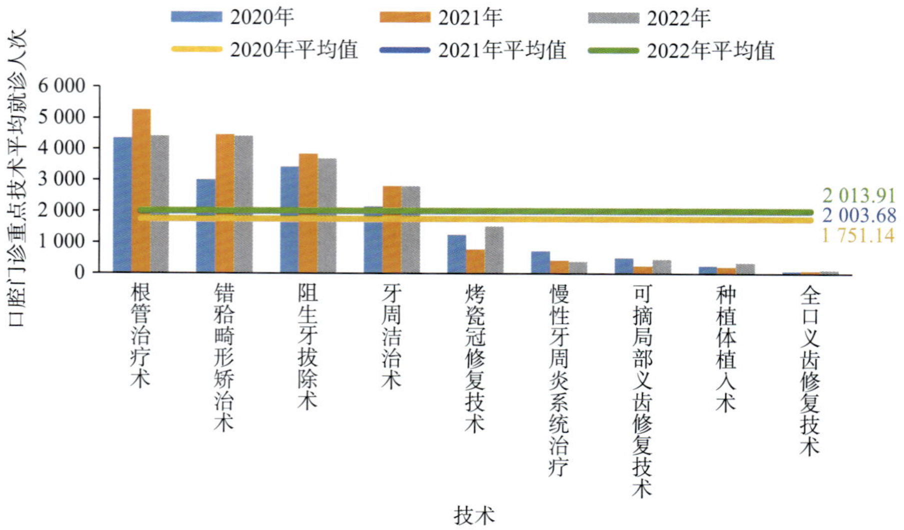


图 2-173　2020—2022 年湖北省 31 家医疗机构口腔门诊 9 个重点技术平均就诊人次比较

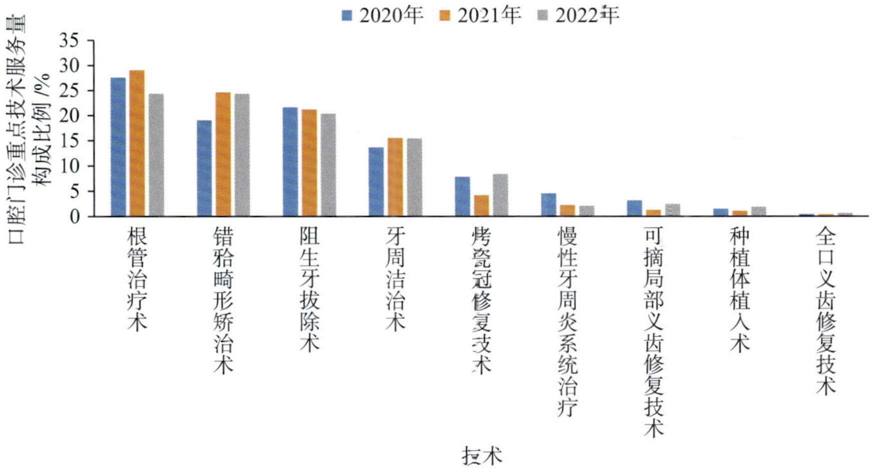


图 2-174　2020—2022 年湖北省 31 家医疗机构口腔门诊 9 个重点技术服务量构成比例比较

（3）门诊部分单病种相关指标比较：2020—2022 年，湖北省 31 家医疗机构口腔门诊根管治疗 5 项单病种相关指标数据如表 2-103 所示。

表 2-103　湖北省 31 家医疗机构口腔门诊部分单病种相关指标在不同年份中的平均值比较

| 质控指标 | 2020 年 | 2021 年 | 2022 年 | 平均值 |
|---|---|---|---|---|
| 根管治疗患牙术前拍摄 X 线根尖片的百分比 /% | 97.65 | 95.28 | 97.00 | 96.72 |
| 根管再治疗患牙术前拍摄 X 线根尖片的百分比 /% | 99.92 | 94.31 | 99.44 | 97.71 |
| 橡皮障隔离术在根管治疗中的使用率 /% | 41.42 | 45.19 | 58.83 | 48.33 |
| 根管治疗患牙根管充填临床合格率 /% | 94.24 | 95.99 | 96.92 | 95.70 |
| 根管再治疗患牙根管充填临床合格率 /% | 88.02 | 94.16 | 94.89 | 91.93 |

## 2．口腔住院医疗质量数据比较

（1）住院重点病种相关指标比较：2020—2022 年，湖北省 19 家医疗机构口腔住院 6 个重点病种平均出院患者例数总体先升后降；按照平均出院患者例数排序，排名前 3 位的病种依次为腮腺良性肿瘤、牙颌面畸形、舌癌（图 2-175、图 2-176）。平均住院日总体下降，上颌骨骨折平均住院日最长，先天性唇裂平

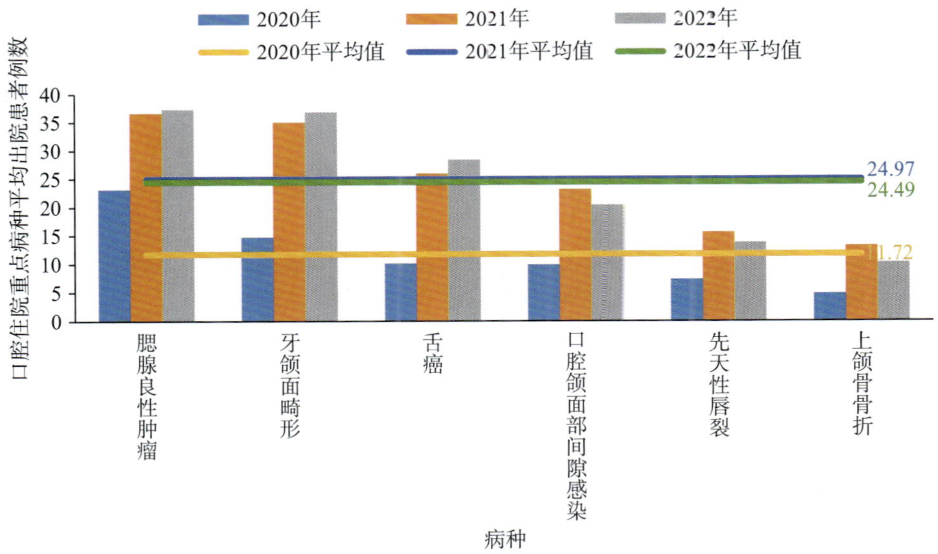


图 2-175　2020—2022 年湖北省 19 家医疗机构口腔住院 6 个重点病种平均出院患者例数比较

均住院日最短（图 2-177）。平均住院费用总体先降后升，舌癌平均住院费用最高，口腔颌面部间隙感染平均住院费用最低（图 2-178）。

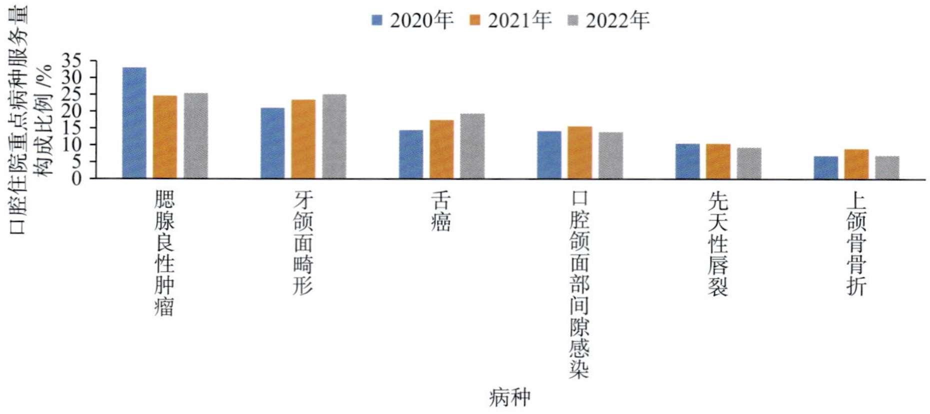


图 2-176　2020—2022 年湖北省 19 家医疗机构口腔住院 6 个重点病种服务量构成比例比较

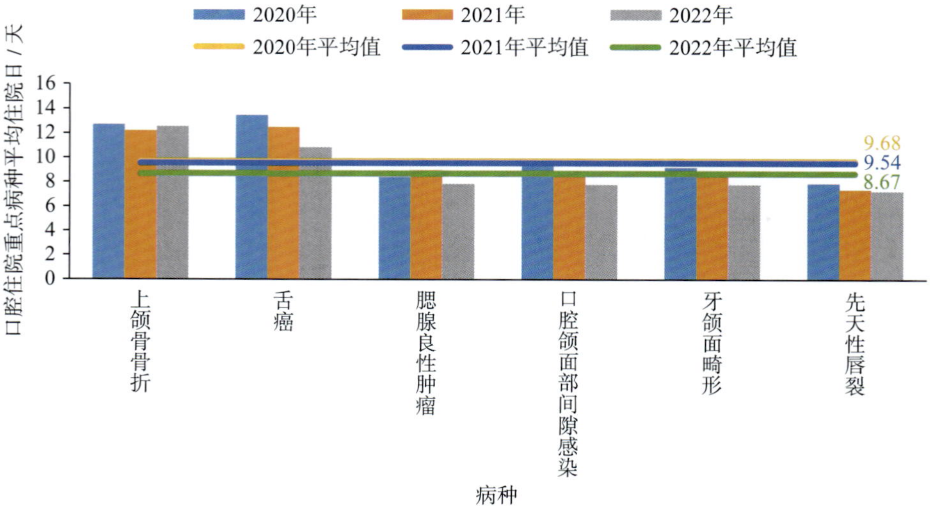


图 2-177　2020—2022 年湖北省 19 家医疗机构口腔住院 6 个重点病种平均住院日比较

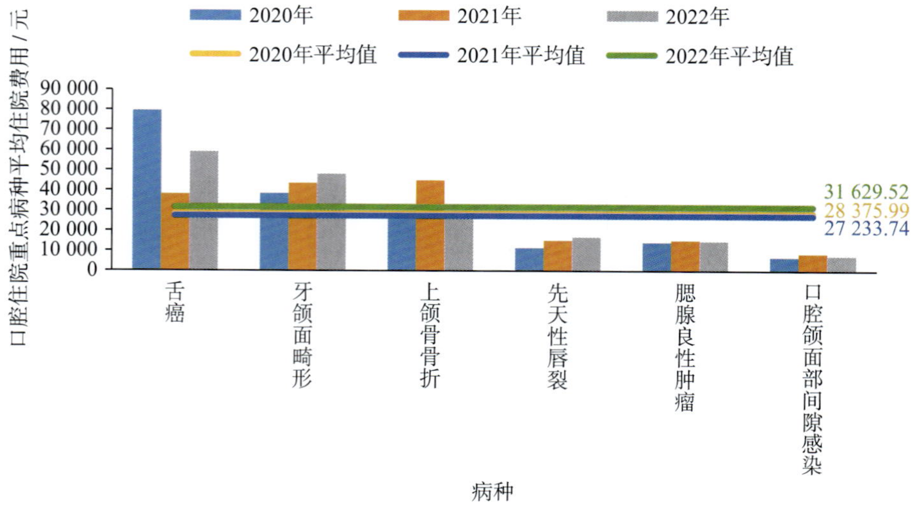


图 2-178　2020—2022 年湖北省 19 家医疗机构口腔住院 6 个重点病种平均住院费用比较

（2）住院重点手术及操作相关指标比较：2020—2022 年，湖北省 19 家医疗机构口腔住院 7 个重点手术及操作平均手术例数总体上升；按照平均手术例数排序，排名前 3 位的手术及操作依次为腮腺肿物切除 + 面神经解剖术、舌癌扩大切除术 + 颈淋巴结清扫术、牙颌面畸形矫正术（上颌 LeFort Ⅰ型截骨术 + 双侧下颌升支劈开截骨术）（图 2-179、图 2-180）。平均住院日总体下降，游离腓骨复合组织瓣移植术平均住院日最长，唇裂修复术平均住院日最短（图 2-181）。平均住院费用总体先升后降，游离腓骨复合组织瓣移植术平均住院费用最高，唇裂修复术平均住院费用最低（图 2-182）。

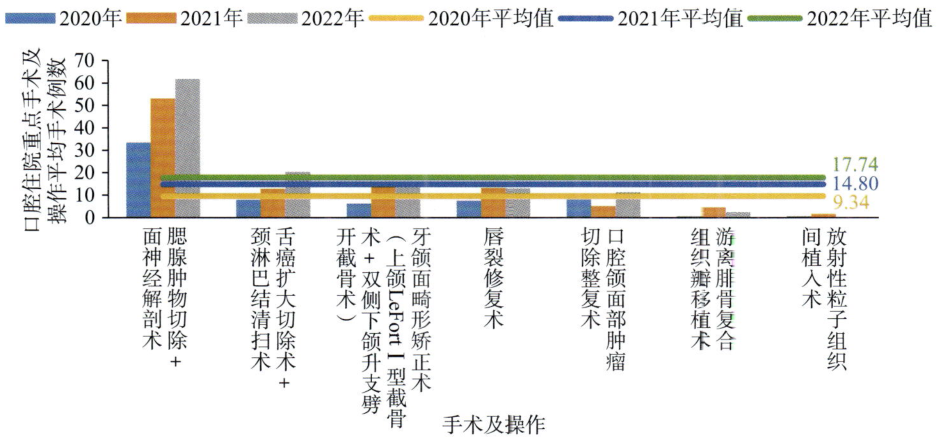


图 2-179　2020—2022 年湖北省 19 家医疗机构口腔住院 7 个重点手术及操作平均手术例数比较

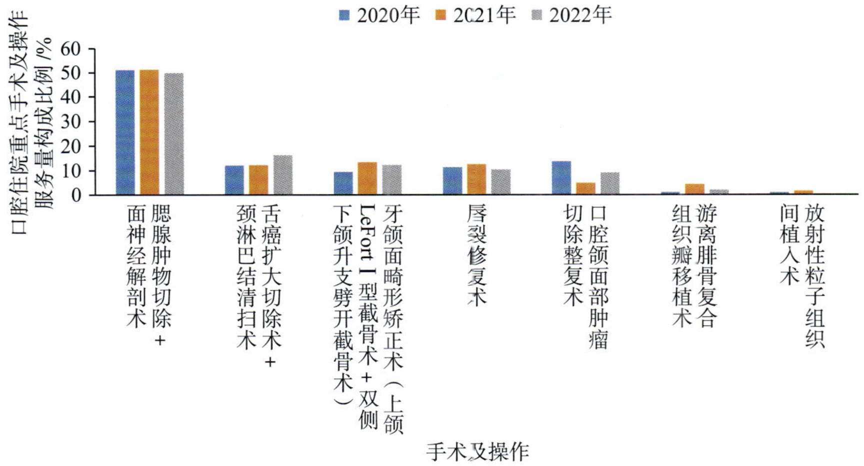


图 2-180　2020—2022 年湖北省 19 家医疗机构口腔住院 7 个重点手术及操作服务量构成比例比较

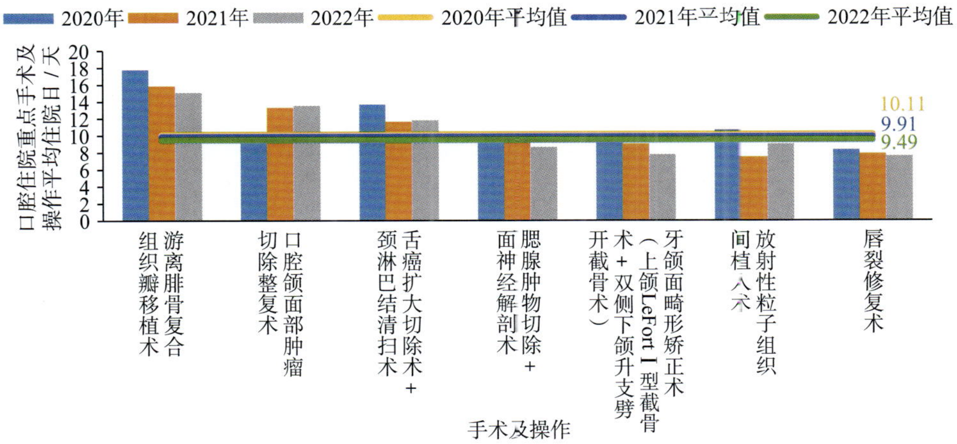


图 2-181　2020—2022 年湖北省 19 家医疗机构口腔住院 7 个重点手术及操作平均住院日比较

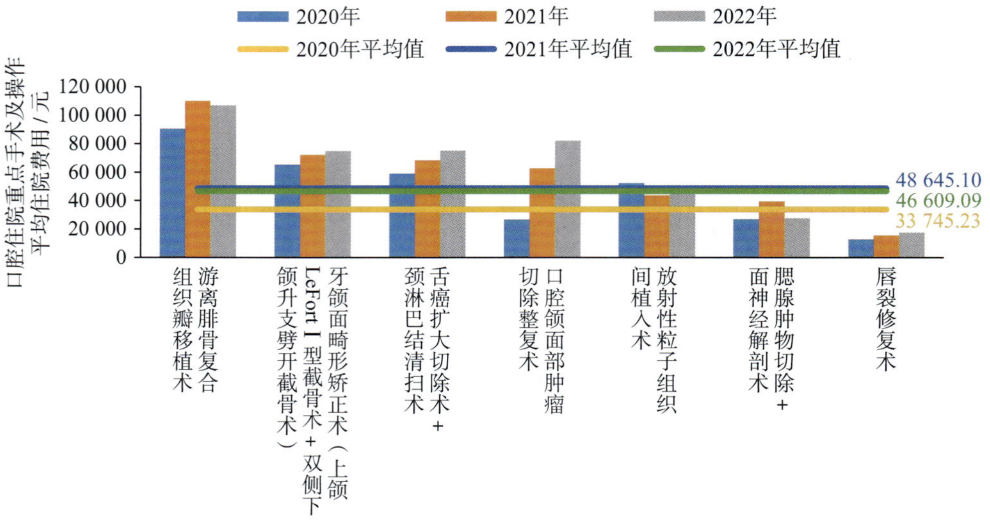


图 2-182　2020—2022 年湖北省 19 家医疗机构口腔住院 7 个重点手术及操作平均住院费用比较

（3）住院部分单病种相关指标比较：2020—2022 年，湖北省 19 家医疗机构口腔住院 5 大类 12 项单病种相关指标数据如表 2-104 所示。

表 2-104　湖北省 19 家医疗机构口腔住院部分单病种相关指标在不同年份中的平均值比较

| 单病种 | 质控指标 | 2020 年 | 2021 年 | 2022 年 | 平均值 |
|---|---|---|---|---|---|
| 腮腺浅叶良性肿瘤 | 腮腺浅叶良性肿瘤术前术后诊断符合率 /% | 93.27 | 96.97 | 94.21 | 95.09 |
| | 腮腺浅叶良性肿瘤术后面神经麻痹发生率 /% | 2.09 | 6.22 | 2.44 | 3.81 |
| | 腮腺浅叶良性肿瘤术后涎瘘发生率 /% | 5.67 | 0.98 | 0.46 | 1.75 |
| 口腔鳞状细胞癌 | T3 / T4 期初发口腔鳞状细胞癌病例构成比例 /% | 30.00 | 48.65 | 79.76 | 55.69 |
| | 游离 / 带蒂组织瓣技术在初发口腔鳞状细胞癌手术治疗中的应用率 /% | 56.82 | 49.64 | 78.63 | 61.50 |
| | 游离 / 带蒂组织瓣移植成功率 /% | 99.70 | 98.90 | 99.51 | 99.32 |
| 下颌骨骨折（不含髁突骨折） | 下颌骨骨折（不含髁突骨折）术后伤口感染发生率 /% | 0.00 | 0.58 | 0.00 | 0.20 |
| | 下颌骨骨折（不含髁突骨折）术后咬合紊乱发生率 /% | 0.00 | 0.58 | 1.02 | 0.59 |
| 先天性唇腭裂 | 先天性唇裂术后伤口延期愈合发生率 /% | 0.00 | 0.00 | 0.00 | 0.00 |
| | 先天性腭裂术后伤口裂开及穿孔发生率 /% | 0.00 | 0.42 | 0.00 | 0.15 |
| 骨性Ⅲ类错𬌗畸形 | 骨性Ⅲ类错𬌗畸形术后伤口感染发生率 /% | 0.00 | 0.00 | 1.75 | 0.86 |
| | 骨性Ⅲ类错𬌗畸形术后咬合关系与术前设计符合率 /% | 100.00 | 100.00 | 100.00 | 100.00 |

# 十四、湖南省

## （一）口腔门诊工作量统计

**1. 重点病种工作量统计**　在湖南省的75家医疗机构中，2022年门诊共治疗10个重点病种患者610 456人次。按照平均就诊人次排序，排名前5位的病种依次为慢性牙周炎、下颌阻生第三磨牙、牙列缺损、慢性根尖周炎、急性牙髓炎（表2-105，图2-183）。

表2-105　2022年湖南省口腔门诊10个重点病种在不同医疗机构中的平均就诊人次比较

| 重点病种 | 三级 | 二级 | | 二级以下 | | 平均值（75家） |
|---|---|---|---|---|---|---|
| | 公立（1家） | 公立（6家） | 民营（6家） | 公立（56家） | 民营（6家） | |
| 慢性牙周炎 | 95 272.00 | 3 362.17 | 817.17 | 740.77 | 531.00 | 2 200.23 |
| 下颌阻生第三磨牙 | 73 524.00 | 2 027.67 | 1 173.00 | 784.09 | 617.00 | 1 871.19 |
| 牙列缺损 | 38 462.00 | 2 014.00 | 832.83 | 470.32 | 1 857.67 | 1 240.36 |
| 慢性根尖周炎 | 176.00 | 2 955.00 | 1 150.17 | 1 085.25 | 553.83 | 1 185.39 |
| 急性牙髓炎 | 145.00 | 2 114.00 | 633.50 | 691.48 | 786.50 | 800.96 |
| 错𬌗畸形 | 62.00 | 969.67 | 258.50 | 233.80 | 304.50 | 301.75 |
| 牙列缺失 | 780.00 | 306.67 | 210.50 | 55.43 | 1 212.00 | 190.87 |
| 颞下颌关节紊乱病 | 1 967.00 | 353.50 | 13.67 | 103.95 | 95.00 | 140.81 |
| 口腔扁平苔藓 | 486.00 | 859.17 | 0.00 | 65.21 | 13.00 | 125.69 |
| 年轻恒牙牙外伤 | 1 023.00 | 132.67 | 24.33 | 70.82 | 38.67 | 82.17 |
| 合计 | 211 897.00 | 15 094.50 | 5 113.67 | 4 308.13 | 6 009.17 | 8 139.41 |

注：根据门急诊实际开放牙椅数，参照口腔专科医疗机构门急诊牙椅数标准对所有医疗机构进行重新分类，其中牙椅60台以上比照三级分析，牙椅20～59台比照二级分析，牙椅3～19台比照二级以下分析。

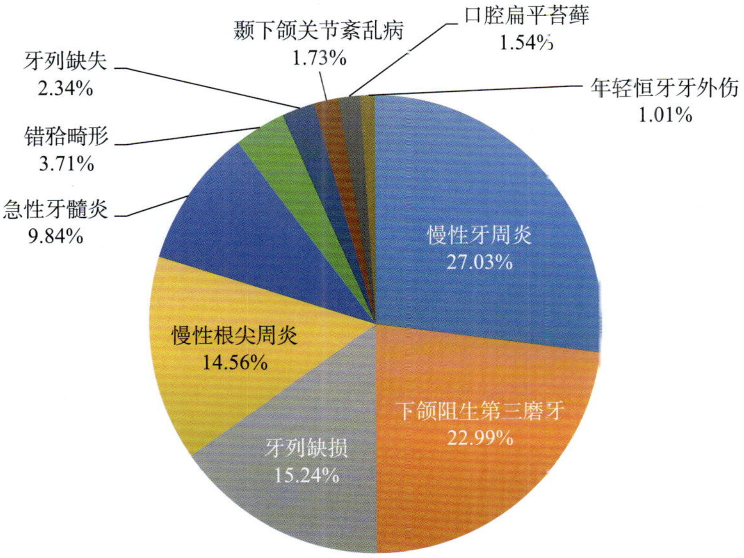


图2-183　2022年湖南省口腔门诊10个重点病种患者人次构成比

**2．重点技术工作量统计** 在湖南省的 75 家医疗机构中，2022 年门诊 9 个重点技术患者服务总量 615 684 人次。按照平均就诊人次排序，排名前 5 位的技术依次为根管治疗术、牙周洁治术、阻生牙拔除术、烤瓷冠修复技术、慢性牙周炎系统治疗（表 2-106，图 2-184）。

表 2-106 2022 年湖南省口腔门诊 9 个重点技术在不同医疗机构中的平均就诊人次比较

| 重点技术 | 三级 | 二级 | | 二级以下 | | 平均值（75 家） |
|---|---|---|---|---|---|---|
| | 公立（1 家） | 公立（6 家） | 民营（6 家） | 公立（56 家） | 民营（6 家） | |
| 根管治疗术 | 100 904.00 | 5 366.00 | 1 296.83 | 1 761.45 | 1 153.50 | 3 285.91 |
| 牙周洁治术 | 37 492.00 | 2 228.50 | 2 121.67 | 591.70 | 891.00 | 1 360.99 |
| 阻生牙拔除术 | 41 953.00 | 2 354.00 | 893.67 | 654.25 | 309.33 | 1 332.44 |
| 烤瓷冠修复技术 | 1 206.00 | 1 878.17 | 517.83 | 470.73 | 395.67 | 590.89 |
| 慢性牙周炎系统治疗 | 20 948.00 | 1 554.67 | 440.50 | 164.43 | 171.33 | 575.40 |
| 错𬌗畸形矫治术 | 8 420.00 | 1 248.83 | 226.50 | 206.13 | 609.33 | 432.95 |
| 种植体植入术 | 2 880.00 | 370.00 | 316.33 | 34.96 | 2 788.83 | 342.52 |
| 可摘局部义齿修复技术 | 3 379.00 | 618.67 | 143.17 | 156.66 | 160.83 | 235.84 |
| 全口义齿修复技术 | 566.00 | 95.50 | 18.17 | 35.27 | 115.17 | 52.19 |
| 合计 | 217 748.00 | 15 714.33 | 5 974.67 | 4 075.57 | 6 595.00 | 8 209.12 |

注：根据门急诊实际开放牙椅数，参照口腔专科医疗机构门急诊牙椅数标准对所有医疗机构进行重新分类，其中牙椅 60 台以上比照三级分析，牙椅 20～59 台比照二级分析，牙椅 3～19 台比照二级以下分析。

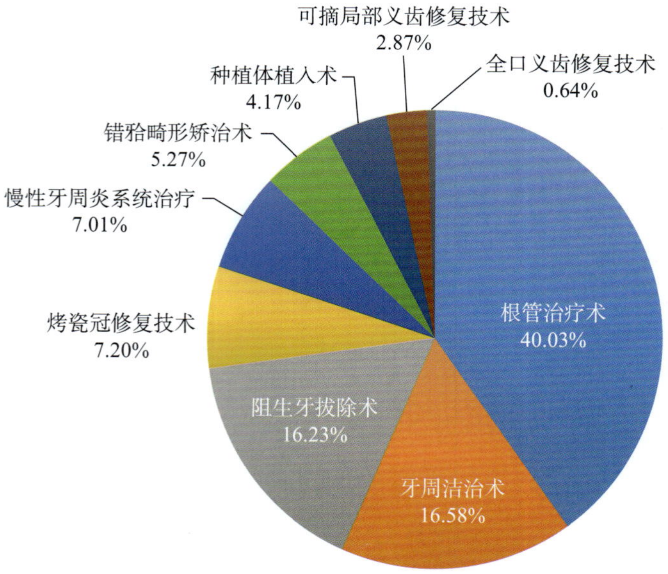


图 2-184 2022 年湖南省口腔门诊 9 个重点技术患者人次构成比

**3．口腔门诊部分单病种相关指标** 在湖南省的 75 家医疗机构中，口腔门诊根管治疗 5 项单病种相关指标数据如表 2-107 所示。

表 2-107　2022 年湖南省口腔门诊部分单病种相关指标在不同医疗机构中的平均值比较

| 质控指标 | 三级 | 二级 | | 二级以下 | | 平均值（75 家） |
|---|---|---|---|---|---|---|
| | 公立（1 家） | 公立（6 家） | 民营（6 家） | 公立（56 家） | 民营（6 家） | |
| 根管治疗患牙术前拍摄 X 线根尖片的百分比 /% | 100.00 | 98.37 | 99.68 | 88.14 | 94.57 | 94.73 |
| 根管再治疗患牙术前拍摄 X 线根尖片的百分比 /% | 100.00 | 99.75 | 100.00 | 85.04 | 98.78 | 92.00 |
| 橡皮障隔离术在根管治疗中的使用率 /% | 4.16 | 66.84 | 41.97 | 14.83 | 8.80 | 15.04 |
| 根管治疗患牙根管充填临床合格率 /% | 100.00 | 94.09 | 99.79 | 88.78 | 94.23 | 94.54 |
| 根管再治疗患牙根管充填临床合格率 /% | 100.00 | 93.08 | 99.57 | 74.19 | 85.37 | 81.43 |

## （二）口腔住院医疗质量数据统计

**1. 重点病种数据统计**　在湖南省的 23 家医疗机构中，2022 年住院共治疗 6 个重点病种患者 3 230 例。按照平均出院患者例数排序，排名前 3 位的病种依次为舌癌、腮腺良性肿瘤、口腔颌面部间隙感染。其中舌癌平均住院日最长，先天性唇裂平均住院日最短；舌癌平均住院费用最高，口腔颌面部间隙感染平均住院费用最低（表 2-108）。

表 2-108　2022 年湖南省口腔住院 6 个重点病种的 3 项质控指标平均值比较

| 重点病种 | 平均出院患者例数 | 平均住院日 / 天 | 平均住院费用 / 元 |
|---|---|---|---|
| 舌癌 | 62.52 | 15.17 | 67 074.13 |
| 腮腺良性肿瘤 | 28.91 | 7.77 | 12 959.97 |
| 口腔颌面部间隙感染 | 28.22 | 8.58 | 6 307.92 |
| 上颌骨骨折 | 14.00 | 11.18 | 19 465.51 |
| 牙颌面畸形 | 4.22 | 8.60 | 29 660.28 |
| 先天性唇裂 | 2.57 | 4.48 | 8 714.36 |

**2. 重点手术及操作数据统计**　在湖南省的 23 家医疗机构中，2022 年住院 7 个重点手术及操作共治疗患者 2 493 例。按照平均手术例数排序，排名前 3 位的手术及操作依次为舌癌扩大切除术 + 颈淋巴结清扫术、腮腺肿物切除 + 面神经解剖术、口腔颌面部肿瘤切除整复术。其中游离腓骨复合组织瓣移植术平均住院日最长，唇裂修复术平均住院日最短；游离腓骨复合组织瓣移植术平均住院费用最高，唇裂修复术平均住院费用最低（表 2-109）。

表 2-109　2022 年湖南省口腔住院 7 个重点手术及操作的 3 项质控指标平均值比较

| 重点手术及操作 | 平均手术例数 | 平均住院日 / 天 | 平均住院费用 / 元 |
|---|---|---|---|
| 舌癌扩大切除术 + 颈淋巴结清扫术 | 45.65 | 17.22 | 79 895.93 |
| 腮腺肿物切除 + 面神经解剖术 | 28.43 | 7.96 | 14 515.63 |
| 口腔颌面部肿瘤切除整复术 | 22.96 | 15.54 | 74 675.47 |

续表

| 重点手术及操作 | 平均手术例数 | 平均住院日 / 天 | 平均住院费用 / 元 |
|---|---|---|---|
| 唇裂修复术 | 5.22 | 5.01 | 9 938.65 |
| 游离腓骨复合组织瓣移植术 | 5.00 | 20.31 | 88 791.27 |
| 牙颌面畸形矫正术（上颌 LeFort Ⅰ型截骨术 + 双侧下颌升支劈开截骨术） | 1.00 | 9.87 | 56 429.36 |
| 放射性粒子组织间植入术 | 0.13 | 18.67 | 51 007.96 |

**3．口腔住院部分单病种相关指标** 在湖南省的 23 家医疗机构中，口腔住院 5 大类 12 项单病种相关指标数据如表 2-110 所示。

表 2-110 2022 年湖南省口腔住院部分单病种相关指标的平均值比较

| 单病种 | 质控指标 | 平均值 |
|---|---|---|
| 腮腺浅叶良性肿瘤 | 腮腺浅叶良性肿瘤术前术后诊断符合率 /% | 94.78 |
| | 腮腺浅叶良性肿瘤术后面神经麻痹发生率 /% | 9.92 |
| | 腮腺浅叶良性肿瘤术后涎瘘发生率 /% | 7.59 |
| 口腔鳞状细胞癌 | T3 / T4 期初发口腔鳞状细胞癌病例构成比例 /% | 35.20 |
| | 游离 / 带蒂组织瓣技术在初发口腔鳞状细胞癌手术治疗中的应用率 /% | 79.44 |
| | 游离 / 带蒂组织瓣移植成功率 /% | 94.70 |
| 下颌骨骨折（不含髁突骨折） | 下颌骨骨折（不含髁突骨折）术后伤口感染发生率 /% | 0.29 |
| | 下颌骨骨折（不含髁突骨折）术后咬合紊乱发生率 /% | 0.52 |
| 先天性唇腭裂 | 先天性唇裂术后伤口延期愈合发生率 /% | 0.00 |
| | 先天性腭裂术后伤口裂开及穿孔发生率 /% | 0.00 |
| 骨性Ⅲ类错𬌗畸形 | 骨性Ⅲ类错𬌗畸形术后伤口感染发生率 /% | 0.00 |
| | 骨性Ⅲ类错𬌗畸形术后咬合关系与术前设计符合率 /% | 62.07 |

## （三）2020—2022 年医疗质量数据比较

**1．口腔门诊医疗质量数据比较**

（1）门诊重点病种相关指标比较：2020—2022 年，湖南省 19 家医疗机构口腔门诊 10 个重点病种平均就诊人次总体下降。按照平均就诊人次排序，排名前 5 位的病种依次为慢性根尖周炎、慢性牙周炎、下颌阻生第三磨牙、急性牙髓炎、牙列缺损（图 2-185、图 2-186）。

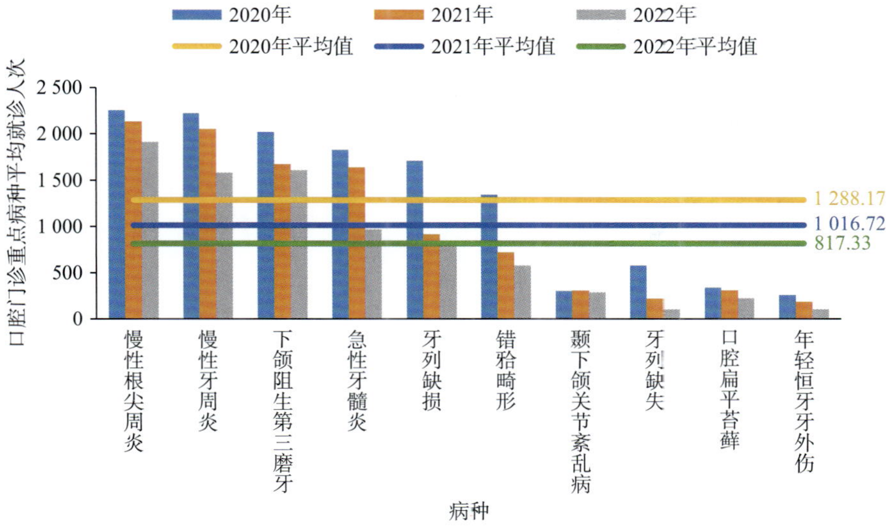


图 2-185　2020—2022 年湖南省 19 家医疗机构口腔门诊 10 个重点病种平均就诊人次比较

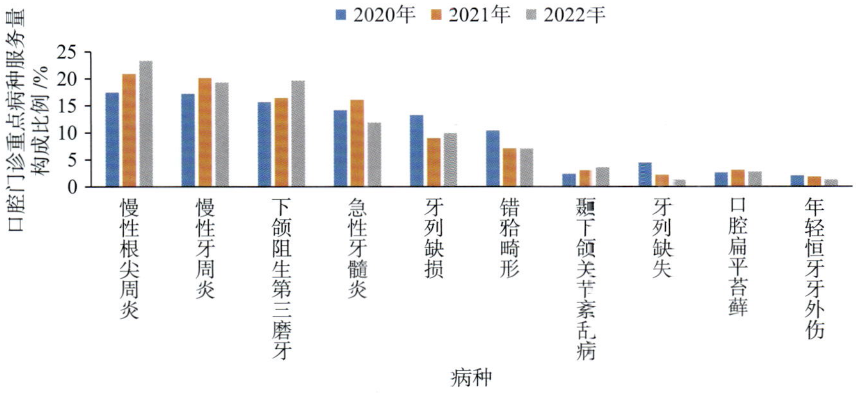


图 2-186　2020—2022 年湖南省 19 家医疗机构口腔门诊 10 个重点病种服务量构成比例比较

（2）门诊重点技术相关指标比较：2020—2022 年，湖南省 19 家医疗机构口腔门诊 9 个重点技术平均就诊人次总体下降。按照平均就诊人次排序，排名前 5 位的技术依次为根管治疗术、阻生牙拔除术、牙周洁治术、烤瓷冠修复技术、慢性牙周炎系统治疗（图 2-187、图 2-188）。

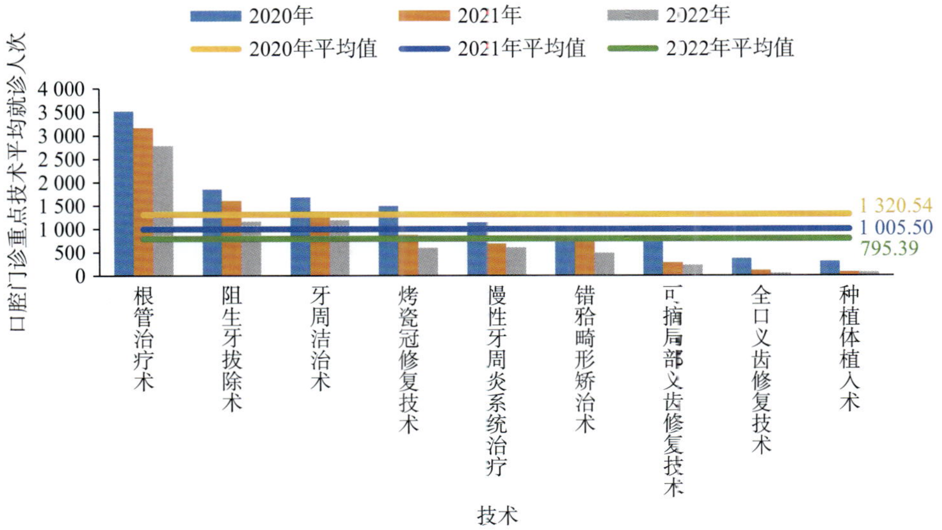


图 2-187　2020—2022 年湖南省 19 家医疗机构口腔门诊 9 个重点技术平均就诊人次比较

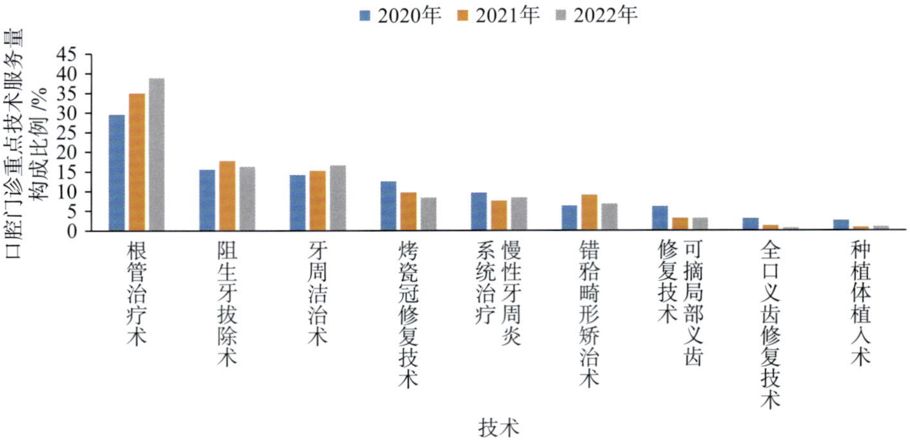


图 2-188 2020—2022 年湖南省 19 家医疗机构口腔门诊 9 个重点技术服务量构成比例比较

（3）门诊部分单病种相关指标比较：2020—2022 年，湖南省 19 家医疗机构口腔门诊根管治疗 5 项单病种相关指标数据如表 2-111 所示。

表 2-111 湖南省 19 家医疗机构口腔门诊部分单病种相关指标在不同年份中的平均值比较

| 质控指标 | 2020 年 | 2021 年 | 2022 年 | 平均值 |
|---|---|---|---|---|
| 根管治疗患牙术前拍摄 X 线根尖片的百分比 /% | 95.30 | 89.01 | 91.93 | 92.23 |
| 根管再治疗患牙术前拍摄 X 线根尖片的百分比 /% | 99.97 | 95.24 | 92.93 | 97.13 |
| 橡皮障隔离术在根管治疗中的使用率 /% | 21.99 | 22.69 | 23.72 | 22.58 |
| 根管治疗患牙根管充填临床合格率 /% | 97.07 | 95.68 | 96.49 | 96.44 |
| 根管再治疗患牙根管充填临床合格率 /% | 91.18 | 88.70 | 92.89 | 90.65 |

**2．口腔住院医疗质量数据比较**

（1）住院重点病种相关指标比较：2020—2022 年，湖南省 7 家医疗机构口腔住院 6 个重点病种平均出院患者例数总体先升后降；按照平均出院患者例数排序，排名前 3 位的病种依次为舌癌、腮腺良性肿瘤、口腔颌面部间隙感染（图 2-189、图 2-190）。平均住院日总体先降后升，舌癌平均住院日最长，先天

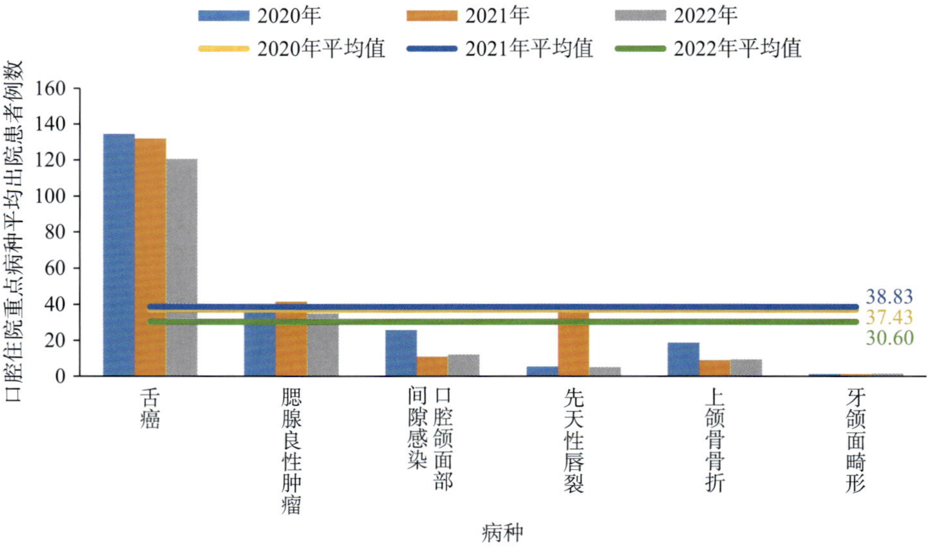


图 2-189 2020—2022 年湖南省 7 家医疗机构口腔住院 6 个重点病种平均出院患者例数比较

性唇裂平均住院日最短（图 2-191）。平均住院费用总体先降后升，舌癌平均住院费用最高，口腔颌面部间隙感染平均住院费用最低（图 2-192）。

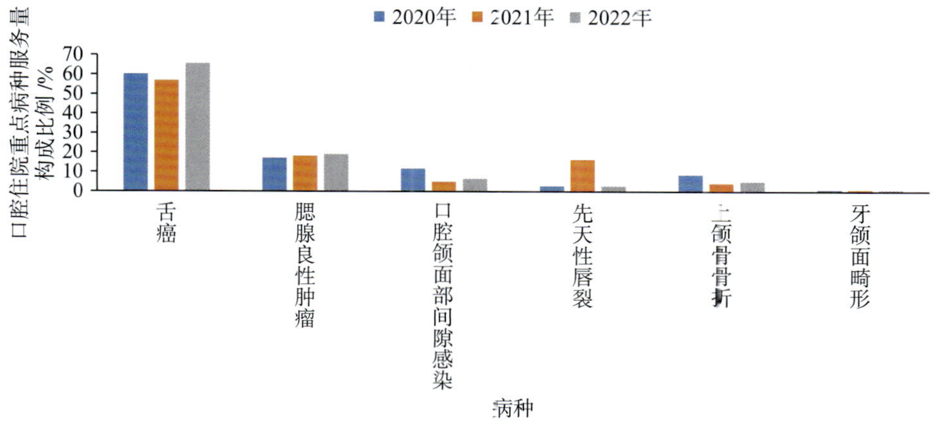


图 2-190　2020—2022 年湖南省 7 家医疗机构口腔住院 6 个重点病种服务量构成比例比较

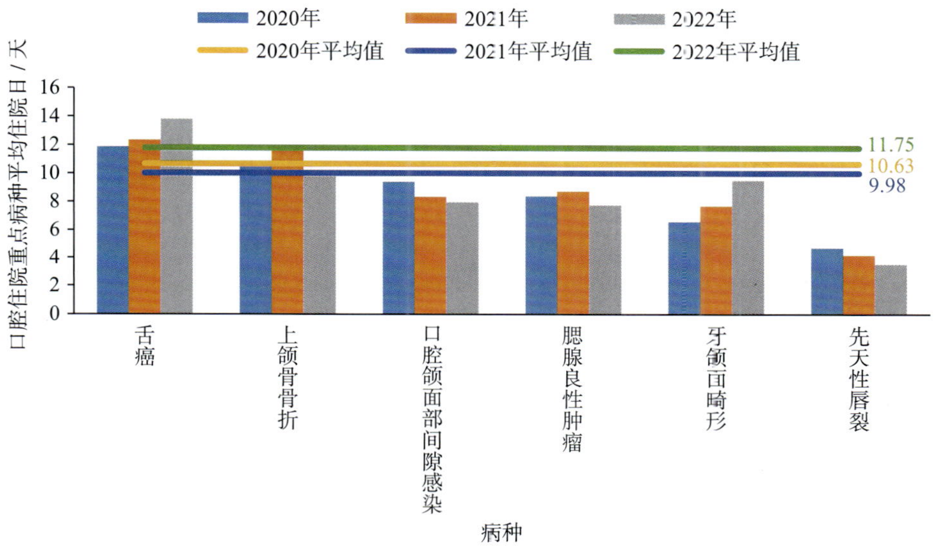


图 2-191　2020—2022 年湖南省 7 家医疗机构口腔住院 6 个重点病种平均住院日比较

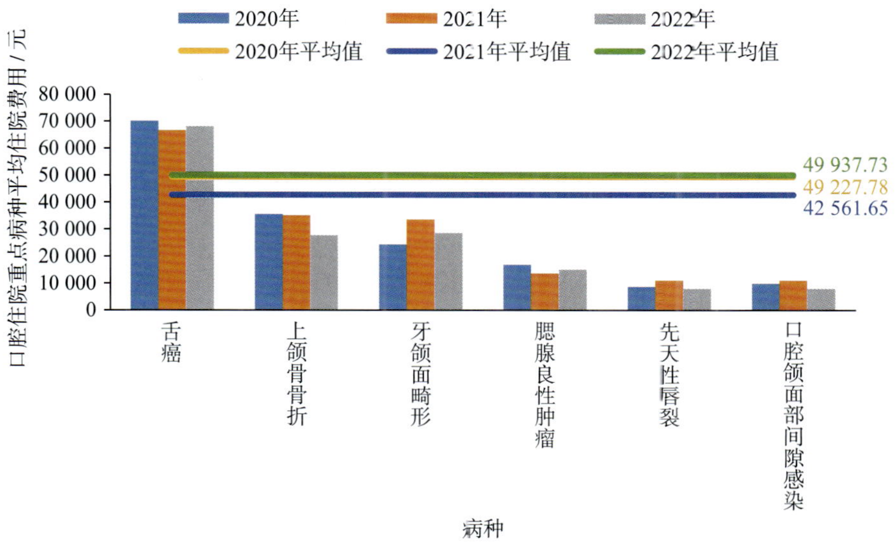


图 2-192　2020—2022 年湖南省 7 家医疗机构口腔住院 6 个重点病种平均住院费用比较

（2）住院重点手术及操作相关指标比较：2020—2022 年，湖南省 7 家医疗机构口腔住院 7 个重点手术及操作平均手术例数总体下降；按照平均手术例数排序，排名前 3 位的手术及操作依次为口腔颌面部肿瘤切除整复术、舌癌扩大切除术 + 颈淋巴结清扫术、腮腺肿物切除 + 面神经解剖术（图 2-193、图 2-194）。平均住院日总体上升，游离腓骨复合组织瓣移植术平均住院日最长，唇裂修复术平均住院日最短（图 2-195）。平均住院费用总体上升，游离腓骨复合组织瓣移植术平均住院费用最高，唇裂修复术平均住院费用最低（图 2-196）。

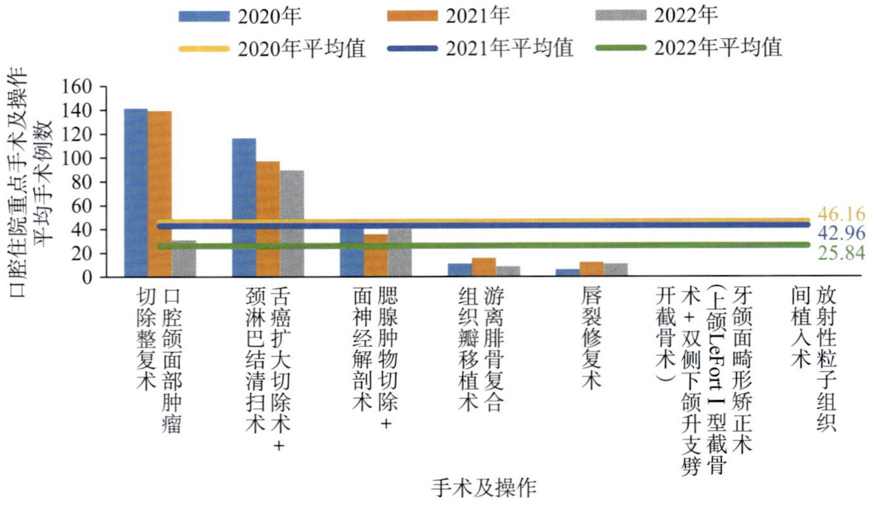


图 2-193　2020—2022 年湖南省 7 家医疗机构口腔住院 7 个重点手术及操作平均手术例数比较

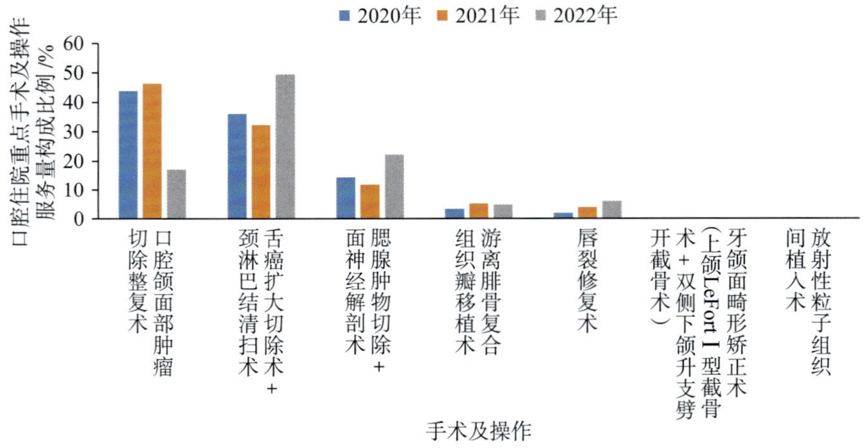


图 2-194　2020—2022 年湖南省 7 家医疗机构口腔住院 7 个重点手术及操作服务量构成比例比较

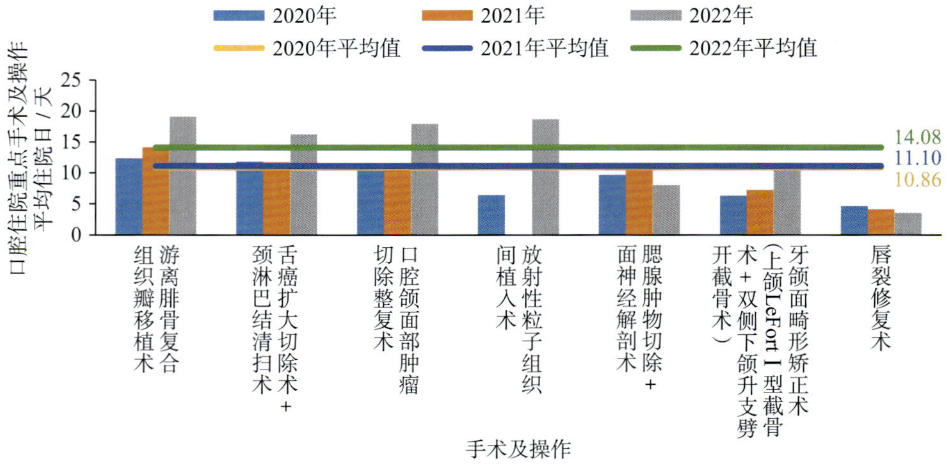


图 2-195　2020—2022 年湖南省 7 家医疗机构口腔住院 7 个重点手术及操作平均住院日比较

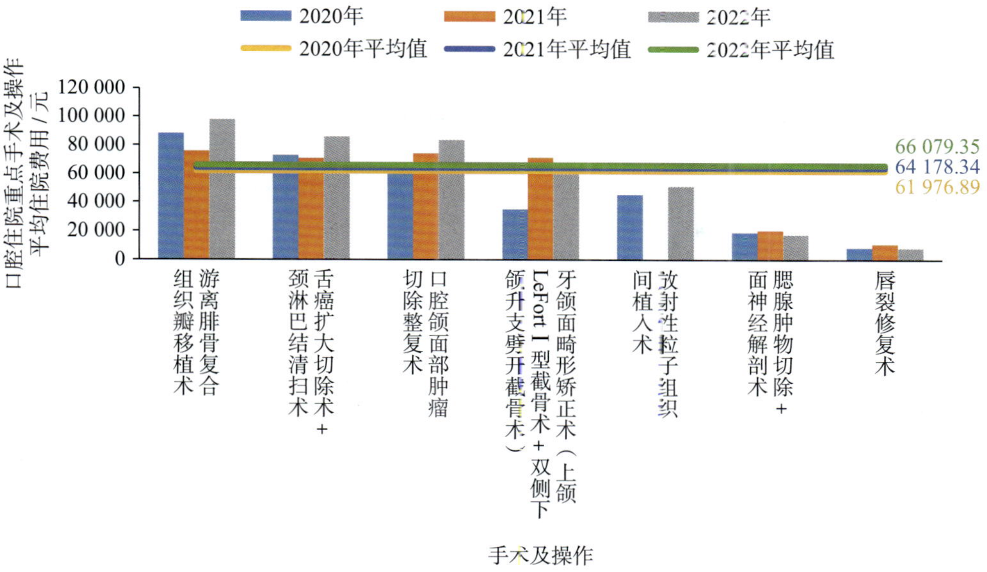


图 2-196　2020—2022 年湖南省 7 家医疗机构口腔住院 7 个重点手术及操作平均住院费用比较

（3）住院部分单病种相关指标比较：2020—2022 年，湖南省 7 家医疗机构口腔住院 5 大类 12 项单病种相关指标数据如表 2-112 所示。

表 2-112　湖南省 7 家医疗机构口腔住院部分单病种相关指标在不同年份中的平均值比较

| 单病种 | 质控指标 | 2020 年 | 2021 年 | 2022 年 | 平均值 |
|---|---|---|---|---|---|
| 腮腺浅叶良性肿瘤 | 腮腺浅叶良性肿瘤术前术后诊断符合率 /% | 90.56 | 94.38 | 90.51 | 92.08 |
| | 腮腺浅叶良性肿瘤术后面神经麻痹发生率 /% | 0.00 | 2.87 | 11.64 | 4.34 |
| | 腮腺浅叶良性肿瘤术后涎瘘发生率 /% | 1.28 | 2.05 | 8.99 | 3.74 |
| 口腔鳞状细胞癌 | T3 / T4 期初发口腔鳞状细胞癌病例构成比例 /% | 53.59 | 50.60 | 21.06 | 41.39 |
| | 游离 / 带蒂组织瓣技术在初发口腔鳞状细胞癌手术治疗中的应用率 /% | 77.23 | 81.35 | 74.90 | 77.81 |
| | 游离 / 带蒂组织瓣移植成功率 /% | 98.35 | 98.84 | 98.69 | 98.64 |
| 下颌骨骨折（不含髁突骨折） | 下颌骨骨折（不含髁突骨折）术后伤口感染发生率 /% | 0.64 | 2.33 | 1.00 | 1.17 |
| | 下颌骨骨折（不含髁突骨折）术后咬合紊乱发生率 /% | 0.00 | 2.33 | 1.00 | 0.88 |
| 先天性唇腭裂 | 先天性唇裂术后伤口延期愈合发生率 /% | 0.00 | 2.78 | 0.00 | 1.21 |
| | 先天性腭裂术后伤口裂开及穿孔发生率 /% | 1.43 | 5.21 | 0.00 | 2.46 |
| 骨性Ⅲ类错殆畸形 | 骨性Ⅲ类错殆畸形术后伤口感染发生率 /% | — | — | 0.00 | 0.00 |
| | 骨性Ⅲ类错殆畸形术后咬合关系与术前设计符合率 /% | — | — | 100.00 | 100.00 |

# 十五、吉林省

## （一）口腔门诊工作量统计

**1. 重点病种工作量统计** 在吉林省的 34 家医疗机构中，2022 年门诊共治疗 10 个重点病种患者 243 624 人次。按照平均就诊人次排序，排名前 5 位的病种依次为错𬌗畸形、慢性牙周炎、慢性根尖周炎、下颌阻生第三磨牙、牙列缺损（表 2-113，图 2-197）。

表 2-113 2022 年吉林省口腔门诊 10 个重点病种在不同医疗机构中的平均就诊人次比较

| 重点病种 | 三级 | 二级 | | 二级以下 | | 平均值（34 家） |
|---|---|---|---|---|---|---|
| | 公立（2 家） | 公立（4 家） | 民营（1 家） | 公立（20 家） | 民营（7 家） | |
| 错𬌗畸形 | 23 396.50 | 563.50 | 317.00 | 127.20 | 28.71 | 1 532.62 |
| 慢性牙周炎 | 9 327.50 | 568.25 | 1 966.00 | 879.65 | 104.86 | 1 212.38 |
| 慢性根尖周炎 | 4 104.50 | 1 165.00 | 930.00 | 885.00 | 150.14 | 957.35 |
| 下颌阻生第三磨牙 | 6 716.00 | 910.75 | 818.00 | 662.75 | 119.43 | 940.71 |
| 牙列缺损 | 7 240.50 | 722.00 | 6 103.00 | 334.80 | 169.86 | 922.26 |
| 急性牙髓炎 | 3 229.50 | 1 056.25 | 989.00 | 788.85 | 147.00 | 837.62 |
| 牙列缺失 | 2 184.00 | 141.00 | 2 225.00 | 176.80 | 43.57 | 323.47 |
| 口腔扁平苔藓 | 2 051.50 | 19.00 | 0.00 | 152.70 | 10.86 | 214.97 |
| 颞下颌关节紊乱病 | 1 454.00 | 95.00 | 0.00 | 124.35 | 19.00 | 173.76 |
| 年轻恒牙牙外伤 | 286.50 | 18.25 | 56.00 | 47.10 | 9.29 | 50.26 |
| 合计 | 59 990.50 | 5 259.00 | 13 404.00 | 4 179.20 | 802.71 | 7 165.41 |

注：根据门急诊实际开放牙椅数，参照口腔专科医疗机构门急诊牙椅数标准对所有医疗机构进行重新分类，其中牙椅 60 台以上比照三级分析，牙椅 20～59 台比照二级分析，牙椅 3～19 台比照二级以下分析。

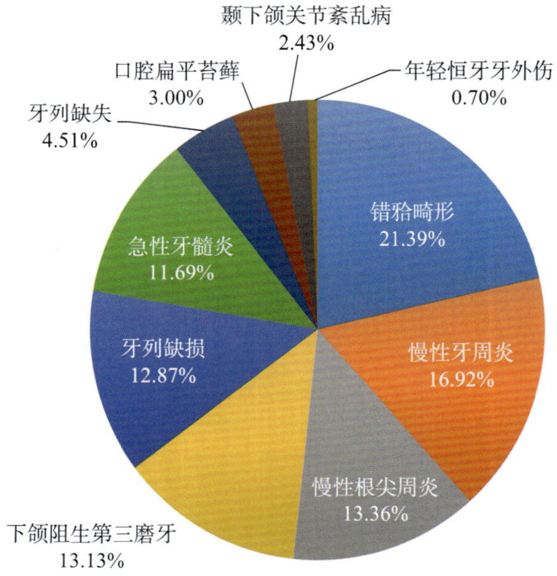


图 2-197 2022 年吉林省口腔门诊 10 个重点病种患者人次构成比

**2．重点技术工作量统计**　在吉林省的 34 家医疗机构中，2022 年门诊 9 个重点技术患者服务总量 248 466 人次。按照平均就诊人次排序，排名前 5 位的技术依次为错殆畸形矫治术、根管治疗术、牙周洁治术、阻生牙拔除术、慢性牙周炎系统治疗（表 2-114，图 2-198）。

表 2-114　2022 年吉林省口腔门诊 9 个重点技术在不同医疗机构中的平均就诊人次比较

| 重点技术 | 三级 | 二级 | | 二级以下 | | 平均值（34 家） |
|---|---|---|---|---|---|---|
| | 公立（2 家） | 公立（4 家） | 民营（1 家） | 公立（20 家） | 民营（7 家） | |
| 错殆畸形矫治术 | 35 949.00 | 887.25 | 277.00 | 73.05 | 19.14 | 2 274.09 |
| 根管治疗术 | 12 717.50 | 2 485.75 | 1 919.00 | 1 084.40 | 274.14 | 1 791.29 |
| 牙周洁治术 | 6 555.50 | 826.00 | 1 966.00 | 586.55 | 156.57 | 917.88 |
| 阻生牙拔除术 | 6 113.50 | 946.25 | 818.00 | 543.70 | 102.86 | 836.00 |
| 慢性牙周炎系统治疗 | 6 614.50 | 401.50 | 200.00 | 239.50 | 35.86 | 590.53 |
| 烤瓷冠修复技术 | 3 501.50 | 543.00 | 1 897.00 | 256.10 | 135.86 | 504.26 |
| 可摘局部义齿修复技术 | 1 133.00 | 341.25 | 198.00 | 173.35 | 49.57 | 224.79 |
| 种植体植入术 | 593.50 | 58.50 | 1 249.00 | 19.45 | 36.43 | 97.47 |
| 全口义齿修复技术 | 331.00 | 81.00 | 130.00 | 59.95 | 16.57 | 71.50 |
| 合计 | 73 509.00 | 6 570.50 | 8 654.00 | 3 036.15 | 827.00 | 7 307.82 |

注：根据门急诊实际开放牙椅数，参照口腔专科医疗机构门急诊牙椅数标准对所有医疗机构进行重新分类，其中牙椅 60 台以上比照三级分析，牙椅 20～59 台比照二级分析，牙椅 3～19 台比照二级以下分析。

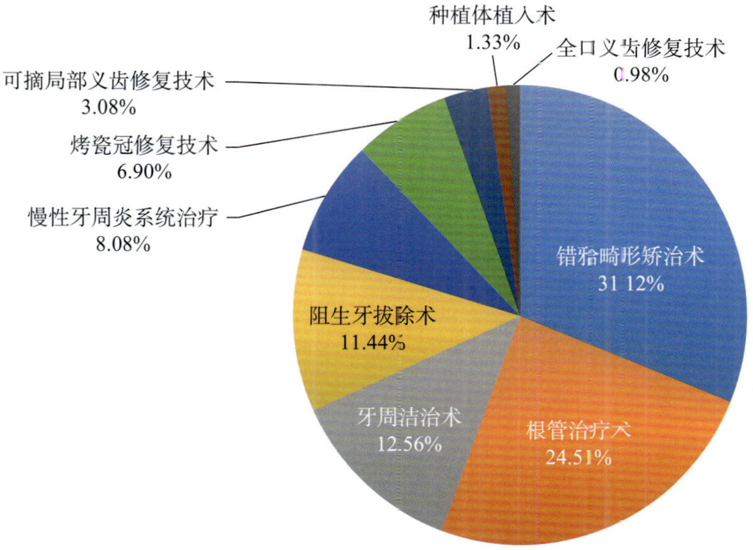


图 2-198　2022 年吉林省口腔门诊 9 个重点技术患者人次构成比

**3．口腔门诊部分单病种相关指标**　在吉林省的 34 家医疗机构中，口腔门诊根管治疗 5 项单病种相关指标数据如表 2-115 所示。

表 2-115　2022 年吉林省口腔门诊部分单病种相关指标在不同医疗机构中的平均值比较

| 质控指标 | 三级 | 二级 | | 二级以下 | | 平均值（34 家） |
|---|---|---|---|---|---|---|
| | 公立（2 家） | 公立（4 家） | 民营（1 家） | 公立（20 家） | 民营（7 家） | |
| 根管治疗患牙术前拍摄 X 线根尖片的百分比 /% | 81.79 | 91.23 | 100.00 | 94.11 | 96.67 | 88.51 |
| 根管再治疗患牙术前拍摄 X 线根尖片的百分比 /% | 79.11 | 100.00 | 100.00 | 98.35 | 100.00 | 92.64 |
| 橡皮障隔离术在根管治疗中的使用率 /% | 10.69 | 16.02 | 10.32 | 14.89 | 26.80 | 12.67 |
| 根管治疗患牙根管充填临床合格率 /% | 79.18 | 92.37 | 100.00 | 89.08 | 93.36 | 86.61 |
| 根管再治疗患牙根管充填临床合格率 /% | 92.41 | 97.32 | 100.00 | 89.68 | 94.33 | 91.86 |

## （二）口腔住院医疗质量数据统计

**1. 重点病种数据统计**　在吉林省的 13 家医疗机构中，2022 年住院共治疗 6 个重点病种患者 731 例。按照平均出院患者例数排序，排名前 3 位的病种依次为腮腺良性肿瘤、牙颌面畸形、舌癌。其中舌癌平均住院日最长，牙颌面畸形平均住院日最短；牙颌面畸形平均住院费用最高，口腔颌面部间隙感染平均住院费用最低（表 2-116）。

表 2-116　2022 年吉林省口腔住院 6 个重点病种的 3 项质控指标平均值比较

| 重点病种 | 平均出院患者例数 | 平均住院日 / 天 | 平均住院费用 / 元 |
|---|---|---|---|
| 腮腺良性肿瘤 | 34.23 | 7.60 | 8 913.01 |
| 牙颌面畸形 | 6.62 | 7.46* | 54 707.07 |
| 舌癌 | 5.46 | 14.17 | 37 688.66 |
| 上颌骨骨折 | 5.31 | 7.46* | 28 345.78 |
| 口腔颌面部间隙感染 | 3.62 | 11.76 | 8 555.19 |
| 先天性唇裂 | 1.00 | 8.54 | 8 788.36 |

* 注：四舍五入前，上颌骨骨折平均住院日较牙颌面畸形平均住院日长。

**2. 重点手术及操作数据统计**　在吉林省的 13 家医疗机构中，2022 年住院 7 个重点手术及操作共治疗患者 358 例。按照平均手术例数排序，排名前 3 位的手术及操作依次为腮腺肿物切除 + 面神经解剖术、唇裂修复术、口腔颌面部肿瘤切除整复术。其中口腔颌面部肿瘤切除整复术平均住院日最长，放射性粒子组织间植入术平均住院日最短；舌癌扩大切除术 + 颈淋巴结清扫术平均住院费用最高，腮腺肿物切除 + 面神经解剖术平均住院费用最低（表 2-117）。

表 2-117　2022 年吉林省口腔住院 7 个重点手术及操作的 3 项质控指标平均值比较

| 重点手术及操作 | 平均手术例数 | 平均住院日 / 天 | 平均住院费用 / 元 |
|---|---|---|---|
| 腮腺肿物切除 + 面神经解剖术 | 21.77 | 8.60 | 8 248.79 |
| 唇裂修复术 | 2.23 | 9.94 | 12 684.37 |
| 口腔颌面部肿瘤切除整复术 | 2.08 | 24.63 | 91 547.64 |

续表

| 重点手术及操作 | 平均手术例数 | 平均住院日 / 天 | 平均住院费用 / 元 |
| --- | --- | --- | --- |
| 游离腓骨复合组织瓣移植术 | 0.62 | 15.25 | 94 449.59 |
| 放射性粒子组织间植入术 | 0.54 | 2.50 | 15 519.82 |
| 牙颌面畸形矫正术（上颌 LeFort Ⅰ型截骨术 + 双侧下颌升支劈开截骨术） | 0.23 | 6.00 | 55 000.00 |
| 舌癌扩大切除术 + 颈淋巴结清扫术 | 0.08 | 14.00 | 135 246.24 |

**3. 口腔住院部分单病种相关指标**　在吉林省的 13 家医疗机构中，口腔住院 5 大类 12 项单病种相关指标数据如表 2-118 所示。

表 2-118　2022 年吉林省口腔住院部分单病种相关指标的平均值比较

| 单病种 | 质控指标 | 平均值 |
| --- | --- | --- |
| 腮腺浅叶良性肿瘤 | 腮腺浅叶良性肿瘤术前术后诊断符合率 /% | 93.99 |
| | 腮腺浅叶良性肿瘤术后面神经麻痹发生率 /% | 1.08 |
| | 腮腺浅叶良性肿瘤术后涎瘘发生率 /% | 0.00 |
| 口腔鳞状细胞癌 | T3 / T4 期初发口腔鳞状细胞癌病例构成比例 /% | 24.49 |
| | 游离 / 带蒂组织瓣技术在初发口腔鳞状细胞癌手术治疗中的应用率 /% | 25.26 |
| | 游离 / 带蒂组织瓣移植成功率 /% | 98.32 |
| 下颌骨骨折（不含髁突骨折） | 下颌骨骨折（不含髁突骨折）术后伤口感染发生率 /% | 1.02 |
| | 下颌骨骨折（不含髁突骨折）术后咬合紊乱发生率 /% | 0.00 |
| 先天性唇腭裂 | 先天性唇裂术后伤口延期愈合发生率 /% | 0.00 |
| | 先天性腭裂术后伤口裂开及穿孔发生率 /% | 0.00 |
| 骨性Ⅲ类错𬌗畸形 | 骨性Ⅲ类错𬌗畸形术后伤口感染发生率 /% | 0.00 |
| | 骨性Ⅲ类错𬌗畸形术后咬合关系与术前设计符合率 /% | 100.00 |

## （三）2020—2022 年医疗质量数据比较

**1. 口腔门诊医疗质量数据比较**

（1）门诊重点病种相关指标比较：2020—2022 年，吉林省 10 家医疗机构口腔门诊 10 个重点病种平均就诊人次总体先升后降。按照平均就诊人次排序，排名前 5 位的病种依次为错𬌗畸形、慢性牙周炎、牙列缺损、下颌阻生第三磨牙、慢性根尖周炎（图 2-199、图 2-200）。

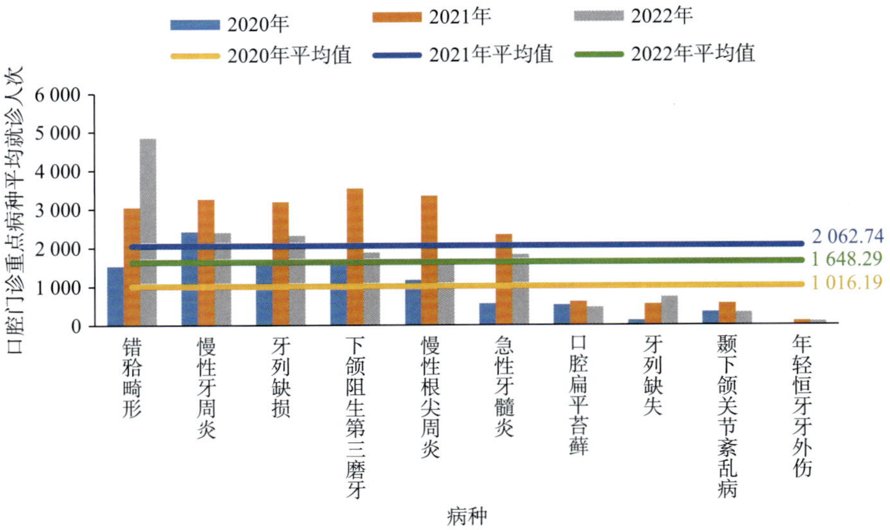


图 2-199　2020—2022 年吉林省 10 家医疗机构口腔门诊 10 个重点病种平均就诊人次比较

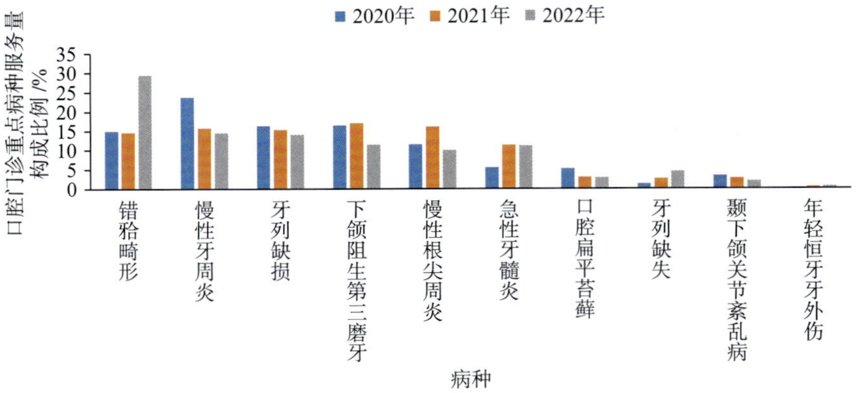


图 2-200　2020—2022 年吉林省 10 家医疗机构口腔门诊 10 个重点病种服务量构成比例比较

（2）门诊重点技术相关指标比较：2020—2022 年，吉林省 10 家医疗机构口腔门诊 9 个重点技术平均就诊人次总体先升后降。按照平均就诊人次排序，排名前 5 位的技术依次为错𬌗畸形矫治术、根管治疗术、阻生牙拔除术、牙周洁治术、慢性牙周炎系统治疗（图 2-201、图 2-202）。

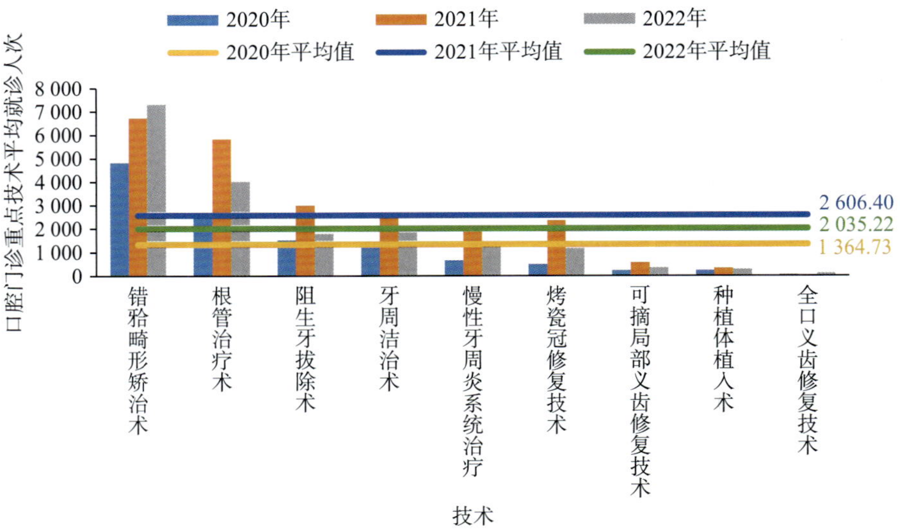


图 2-201　2020—2022 年吉林省 10 家医疗机构口腔门诊 9 个重点技术平均就诊人次比较

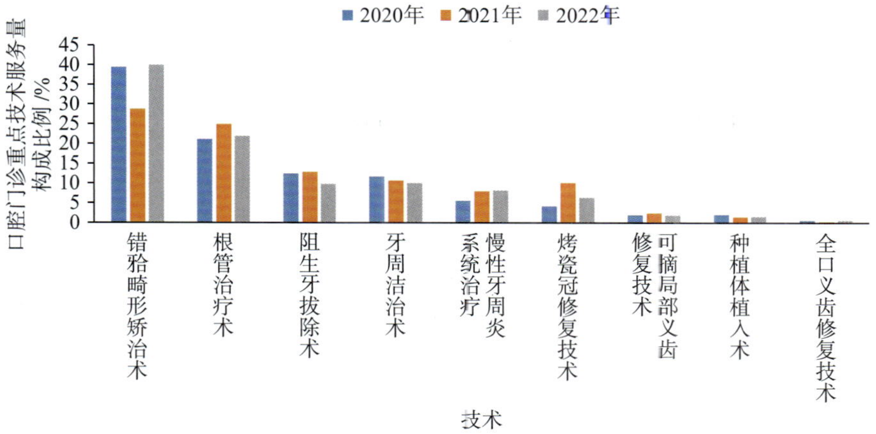


图 2-202　2020—2022 年吉林省 10 家医疗机构口腔门诊 9 个重点技术服务量构成比例比较

（3）门诊部分单病种相关指标比较：2020—2022 年，吉林省 10 家医疗机构口腔门诊根管治疗 5 项单病种相关指标数据如表 2-119 所示。

表 2-119　吉林省 10 家医疗机构口腔门诊部分单病种相关指标在不同年份中的平均值比较

| 质控指标 | 2020 年 | 2021 年 | 2022 年 | 平均值 |
|---|---|---|---|---|
| 根管治疗患牙术前拍摄 X 线根尖片的百分比 /% | 99.18 | 99.59 | 87.16 | 95.09 |
| 根管再治疗患牙术前拍摄 X 线根尖片的百分比 /% | 82.19 | 99.69 | 89.59 | 91.72 |
| 橡皮障隔离术在根管治疗中的使用率 /% | 6.26 | 19.65 | 10.33 | 12.69 |
| 根管治疗患牙根管充填临床合格率 /% | 95.98 | 96.48 | 86.22 | 93.35 |
| 根管再治疗患牙根管充填临床合格率 /% | 98.45 | 96.18 | 92.96 | 95.08 |

**2．口腔住院医疗质量数据比较**

（1）住院重点病种相关指标比较：2020—2022 年，吉林省 5 家医疗机构口腔住院 6 个重点病种平均出院患者例数总体先升后降；按照平均出院患者例数排序，排名前 3 位的病种依次为腮腺良性肿瘤、牙颌面畸形、上颌骨骨折（图 2-203、图 2-204）。平均住院日总体先降后升，舌癌平均住院日最长，腮腺良性

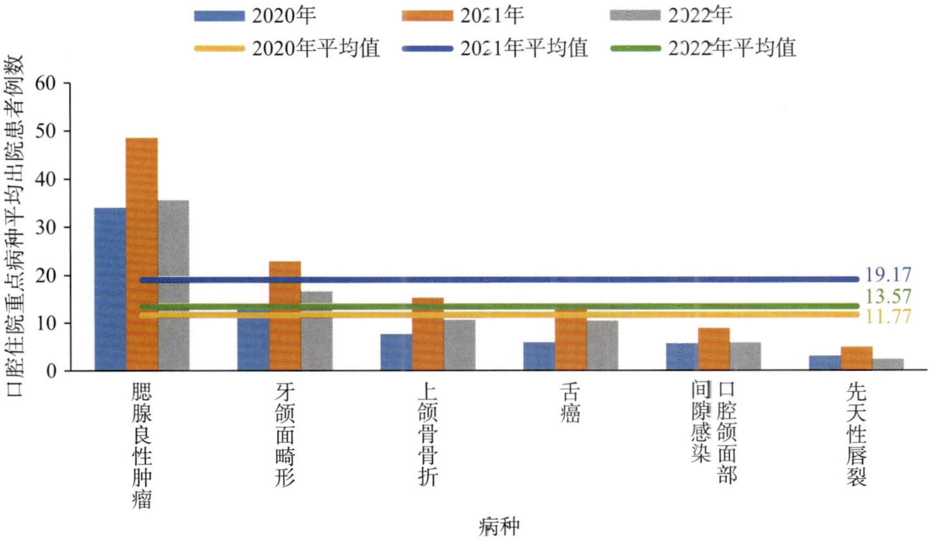


图 2-203　2020—2022 年吉林省 5 家医疗机构口腔住院 6 个重点病种平均出院患者例数比较

肿瘤平均住院日最短（图 2-205）。平均住院费用总体先升后降，牙颌面畸形平均住院费用最高，口腔颌面部间隙感染平均住院费用最低（图 2-206）。

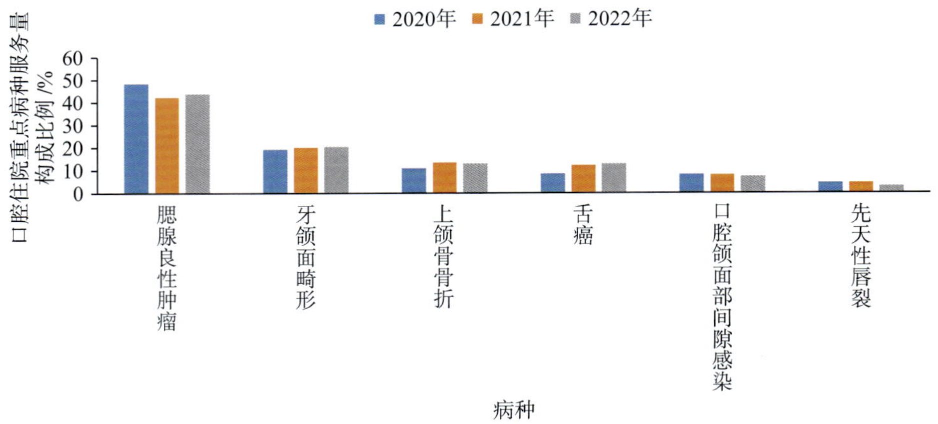


图 2-204　2020—2022 年吉林省 5 家医疗机构口腔住院 6 个重点病种服务量构成比例比较

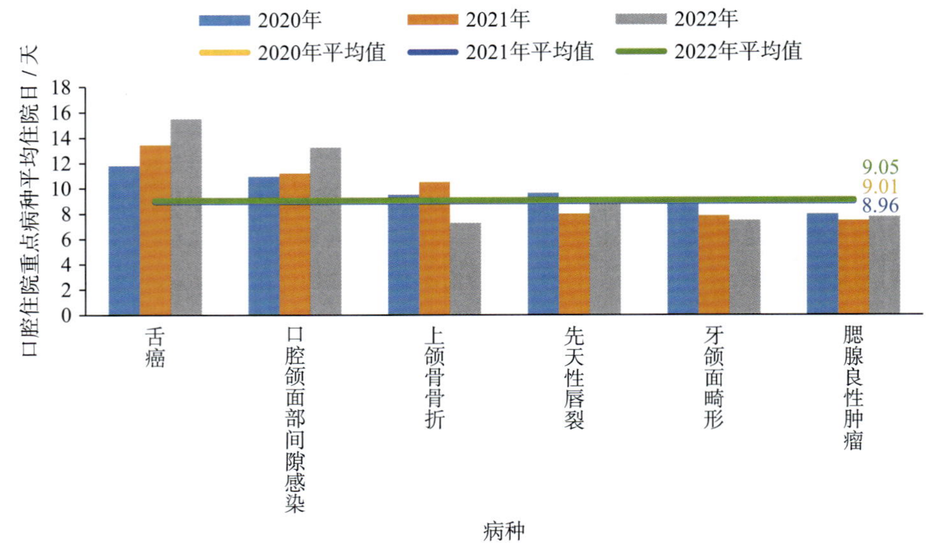


图 2-205　2020—2022 年吉林省 5 家医疗机构口腔住院 6 个重点病种平均住院日比较

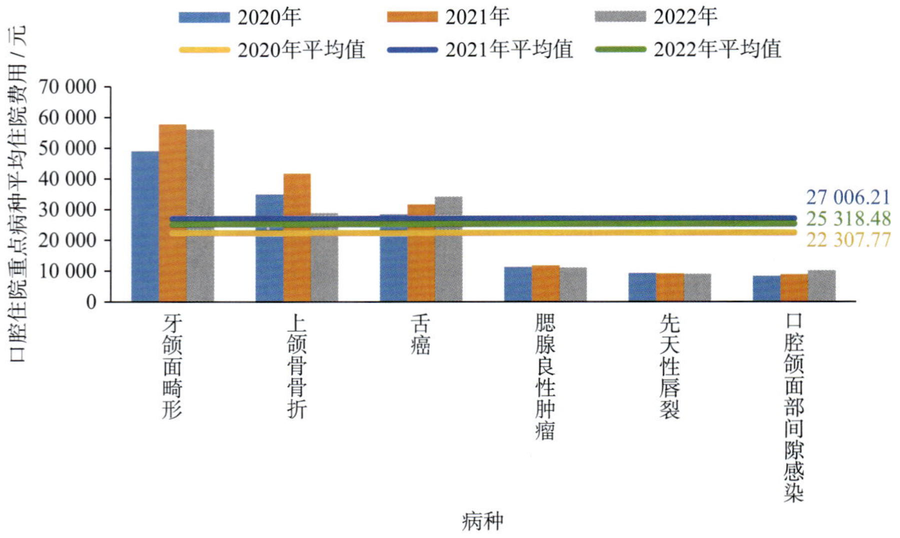


图 2-206　2020—2022 年吉林省 5 家医疗机构口腔住院 6 个重点病种平均住院费用比较

（2）住院重点手术及操作相关指标比较：2020—2022 年，吉林省 5 家医疗机构口腔住院 7 个重点手术及操作平均手术例数总体先升后降；按照平均手术例数排序，排名前 3 位的手术及操作依次为腮腺肿物切除 + 面神经解剖术、唇裂修复术、口腔颌面部肿瘤切除整复术（图 2-207、图 2-208）。平均住院日总体先降后升，游离腓骨复合组织瓣移植术平均住院日最长，牙颌面畸形矫正术（上颌 LeFort Ⅰ 型截骨术 + 双侧下颌升支劈开截骨术）平均住院日最短（图 2-209）。平均住院费用总体先降后升，游离腓骨复合组织瓣移植术平均住院费用最高，腮腺肿物切除 + 面神经解剖术平均住院费用最低（图 2-210）。

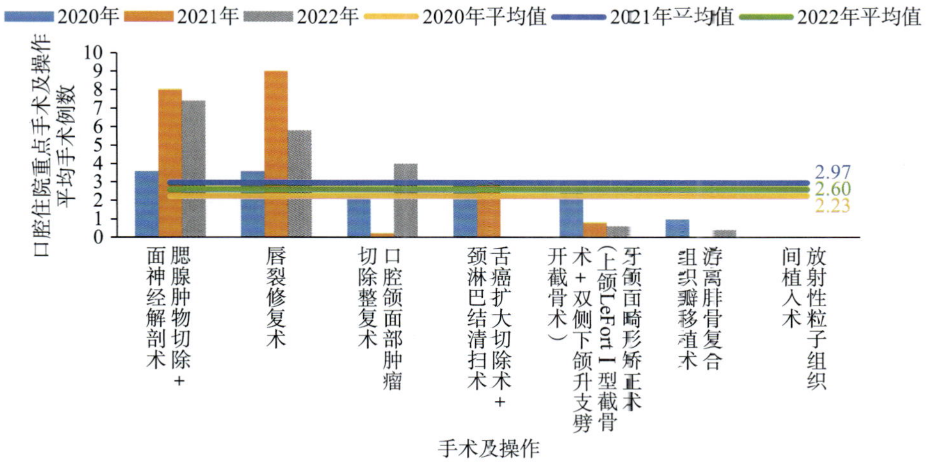


图 2-207 2020—2022 年吉林省 5 家医疗机构口腔住院 7 个重点手术及操作平均手术例数比较

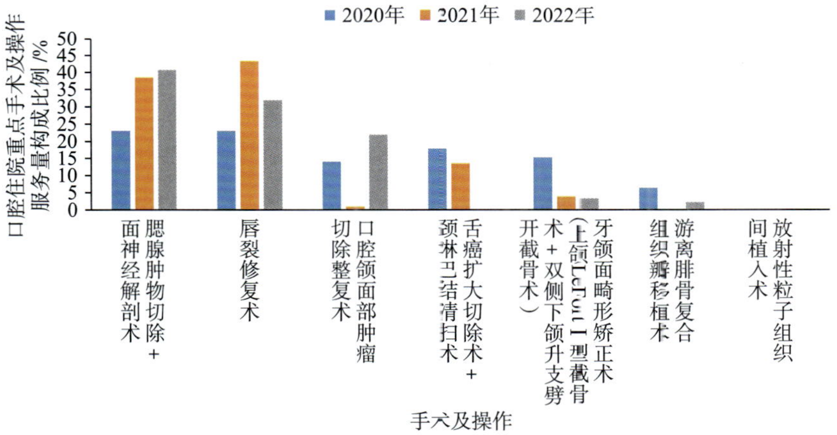


图 2-208 2020—2022 年吉林省 5 家医疗机构口腔住院 7 个重点手术及操作服务量构成比例比较

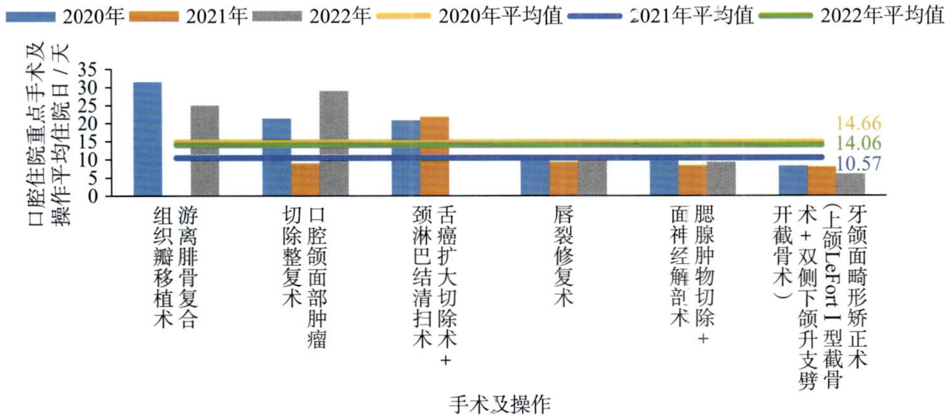


图 2-209 2020—2022 年吉林省 5 家医疗机构口腔住院 7 个重点手术及操作平均住院日比较

注：纳入比较的医疗机构未填报放射性粒子组织间植入术数据，故本图未显示。

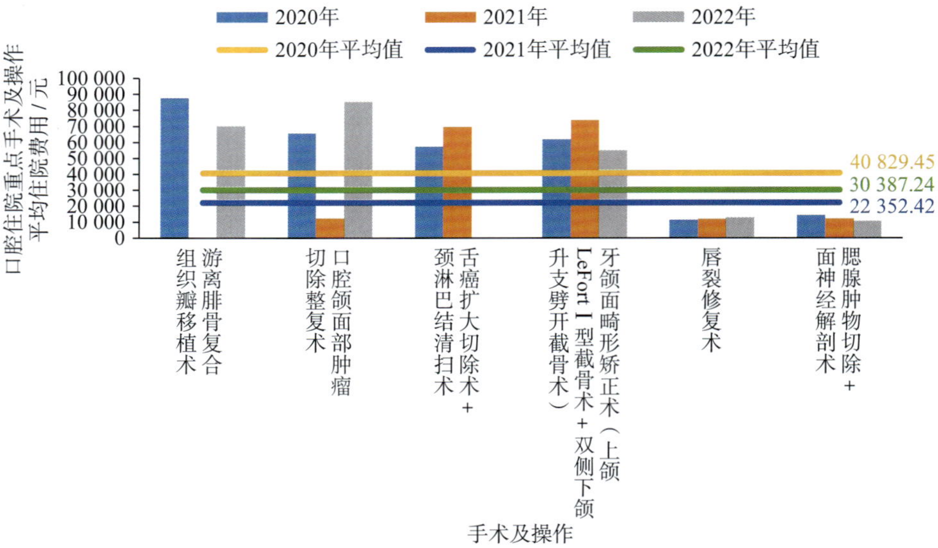


图 2-210　2020—2022 年吉林省 5 家医疗机构口腔住院 7 个重点手术及操作平均住院费用比较

注：纳入比较的医疗机构未填报放射性粒子组织间植入术数据，故本图未显示。

（3）住院部分单病种相关指标比较：2020—2022 年，吉林省 5 家医疗机构口腔住院 5 大类 12 项单病种相关指标数据如表 2-120 所示。

表 2-120　吉林省 5 家医疗机构口腔住院部分单病种相关指标在不同年份中的平均值比较

| 单病种 | 质控指标 | 2020 年 | 2021 年 | 2022 年 | 平均值 |
|---|---|---|---|---|---|
| 腮腺浅叶良性肿瘤 | 腮腺浅叶良性肿瘤术前术后诊断符合率 /% | 95.31 | 93.62 | 100.00 | 95.54 |
| | 腮腺浅叶良性肿瘤术后面神经麻痹发生率 /% | 0.00 | 0.00 | 0.45 | 0.15 |
| | 腮腺浅叶良性肿瘤术后涎瘘发生率 /% | 0.00 | 0.00 | 0.00 | 0.00 |
| 口腔鳞状细胞癌 | T3 / T4 期初发口腔鳞状细胞癌病例构成比例 /% | 0.00 | 58.01 | 24.55 | 31.60 |
| | 游离 / 带蒂组织瓣技术在初发口腔鳞状细胞癌手术治疗中的应用率 /% | 43.86 | 23.76 | 24.55 | 29.00 |
| | 游离 / 带蒂组织瓣移植成功率 /% | 100.00 | 100.00 | 98.28 | 99.48 |
| 下颌骨骨折（不含髁突骨折） | 下颌骨骨折（不含髁突骨折）术后伤口感染发生率 /% | 0.00 | 0.00 | 1.37 | 0.41 |
| | 下颌骨骨折（不含髁突骨折）术后咬合紊乱发生率 /% | 0.00 | 0.00 | 0.00 | 0.00 |
| 先天性唇腭裂 | 先天性唇裂术后伤口延期愈合发生率 /% | 0.00 | 0.00 | 0.00 | 0.00 |
| | 先天性腭裂术后伤口裂开及穿孔发生率 /% | 0.00 | 0.00 | 0.00 | 0.00 |
| 骨性Ⅲ类错䝼畸形 | 骨性Ⅲ类错䝼畸形术后伤口感染发生率 /% | 0.00 | 0.00 | 0.00 | 0.00 |
| | 骨性Ⅲ类错䝼畸形术后咬合关系与术前设计符合率 /% | 90.63 | 100.00 | 100.00 | 96.63 |

# 十六、江苏省

## （一）口腔门诊工作量统计

**1. 重点病种工作量统计**　在江苏省的 176 家医疗机构中，2022 年门诊共治疗 10 个重点病种患者 2 597 908 人次。按照平均就诊人次排序，排名前 5 位的病种依次为慢性牙周炎、下颌阻生第三磨牙、慢性根尖周炎、牙列缺损、急性牙髓炎（表 2-121，图 2-211）。

表 2-121　2022 年江苏省口腔门诊 10 个重点病种在不同医疗机构中的平均就诊人次比较

| 重点病种 | 三级 | | 二级 | | 二级以下 | | 平均值（176 家） |
|---|---|---|---|---|---|---|---|
| | 公立（9 家） | 民营（3 家） | 公立（31 家） | 民营（10 家） | 公立（97 家） | 民营（26 家） | |
| 慢性牙周炎 | 38 275.00 | 22 830.33 | 2 754.81 | 1 428.50 | 1 042.57 | 701.69 | 3 591.04 |
| 下颌阻生第三磨牙 | 24 621.67 | 7 033.67 | 3 242.03 | 953.00 | 1 256.77 | 1 408.19 | 2 904.82 |
| 慢性根尖周炎 | 14 980.33 | 11 990.33 | 3 082.61 | 1 202.30 | 1 318.80 | 1 067.85 | 2 466.28 |
| 牙列缺损 | 17 134.78 | 2 570.33 | 2 178.65 | 1 274.60 | 823.76 | 338.85 | 1 880.24 |
| 急性牙髓炎 | 2 268.33 | 1 905.67 | 2 561.39 | 887.10 | 1 296.31 | 1 051.19 | 1 519.77 |
| 错𬌗畸形 | 16 968.78 | 3 169.00 | 1 868.90 | 431.10 | 284.80 | 232.12 | 1 466.67 |
| 牙列缺失 | 1 517.11 | 173.33 | 438.84 | 671.70 | 152.55 | 300.69 | 324.49 |
| 颞下颌关节紊乱病 | 2 343.89 | 227.67 | 587.84 | 64.60 | 132.37 | 120.92 | 321.77 |
| 口腔扁平苔藓 | 1 492.78 | 77.67 | 307.61 | 12.30 | 47.88 | 35.08 | 164.11 |
| 年轻恒牙牙外伤 | 598.33 | 8.67 | 202.90 | 123.70 | 73.96 | 49.92 | 121.65 |
| 合计 | 120 201.00 | 49 986.67 | 17 225.58 | 7 048.90 | 6 429.77 | 5 306.50 | 14 760.84 |

注：根据门急诊实际开放牙椅数，参照口腔专科医疗机构门急诊牙椅数标准对所有医疗机构进行重新分类，其中牙椅 60 台以上比照三级分析，牙椅 20～59 台比照二级分析，牙椅 3～19 台比照二级以下分析。

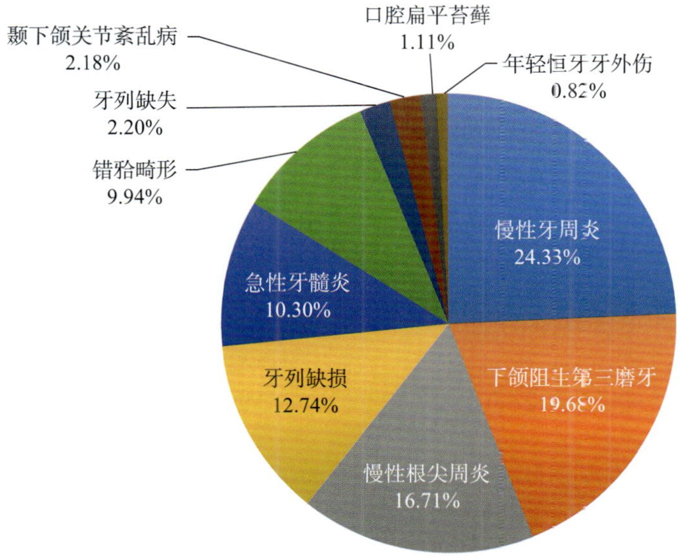


图 2-211　2022 年江苏省口腔门诊 10 个重点病种患者人次构成比

**2．重点技术工作量统计** 在江苏省的 176 家医疗机构中，2022 年门诊 9 个重点技术患者服务总量 2 566 555 人次。按照平均就诊人次排序，排名前 5 位的技术依次为根管治疗术、阻生牙拔除术、牙周洁治术、错𬌗畸形矫治术、慢性牙周炎系统治疗（表 2-122，图 2-212）。

表 2-122　2022 年江苏省口腔门诊 9 个重点技术在不同医疗机构中的平均就诊人次比较

| 重点技术 | 三级 | | 二级 | | 二级以下 | | 平均值（176 家） |
|---|---|---|---|---|---|---|---|
| | 公立（9 家） | 民营（3 家） | 公立（31 家） | 民营（10 家） | 公立（97 家） | 民营（26 家） | |
| 根管治疗术 | 20 649.22 | 9 873.00 | 6 086.13 | 3 103.30 | 2 288.54 | 1 966.92 | 4 024.39 |
| 阻生牙拔除术 | 20 070.78 | 13 818.33 | 3 188.65 | 1 576.30 | 1 171.61 | 916.31 | 2 694.16 |
| 牙周洁治术 | 20 512.22 | 17 765.33 | 2 173.74 | 3 261.10 | 705.32 | 823.62 | 2 430.30 |
| 错𬌗畸形矫治术 | 16 494.89 | 27 596.00 | 2 273.06 | 492.20 | 186.40 | 175.23 | 1 870.83 |
| 慢性牙周炎系统治疗 | 21 732.22 | 9 941.67 | 827.58 | 519.90 | 159.48 | 151.35 | 1 566.33 |
| 烤瓷冠修复技术 | 4 032.33 | 5 162.33 | 1 499.13 | 1 061.70 | 742.45 | 447.65 | 1 093.89 |
| 可摘局部义齿修复技术 | 2 872.22 | 1 093.33 | 754.42 | 469.20 | 327.86 | 213.46 | 537.28 |
| 种植体植入术 | 2 157.33 | 888.33 | 302.87 | 592.20 | 46.98 | 64.23 | 247.84 |
| 全口义齿修复技术 | 463.33 | 137.67 | 176.32 | 338.30 | 65.43 | 35.85 | 117.68 |
| 合计 | 108 984.56 | 86 276.00 | 17 281.90 | 11 414.20 | 5 694.07 | 4 794.62 | 14 582.70 |

注：根据门急诊实际开放牙椅数，参照口腔专科医疗机构门急诊牙椅数标准对所有医疗机构进行重新分类，其中牙椅 60 台以上比照三级分析，牙椅 20～59 台比照二级分析，牙椅 3～19 台比照二级以下分析。

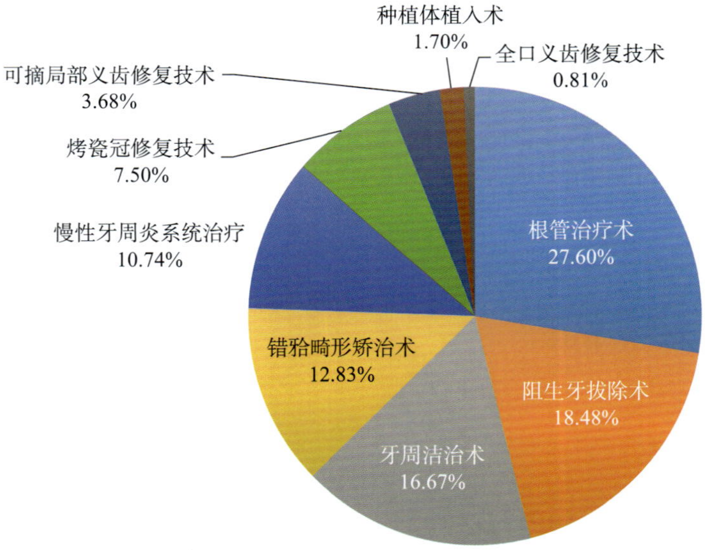


图 2-212　2022 年江苏省口腔门诊 9 个重点技术患者人次构成比

**3．口腔门诊部分单病种相关指标** 在江苏省的 176 家医疗机构中，口腔门诊根管治疗 5 项单病种相关指标数据如表 2-123 所示。

表 2-123　2022 年江苏省口腔门诊部分单病种相关指标在不同医疗机构中的平均值比较

| 质控指标 | 三级 | | 二级 | | 二级以下 | | 平均值（176 家） |
|---|---|---|---|---|---|---|---|
| | 公立（9 家） | 民营（3 家） | 公立（31 家） | 民营（10 家） | 公立（97 家） | 民营（26 家） | |
| 根管治疗患牙术前拍摄 X 线根尖片的百分比 /% | 83.69 | 87.93 | 86.93 | 97.33 | 86.17 | 91.61 | 86.79 |
| 根管再治疗患牙术前拍摄 X 线根尖片的百分比 /% | 73.87 | 94.69 | 96.32 | 93.59 | 95.50 | 97.65 | 87.22 |
| 橡皮障隔离术在根管治疗中的使用率 /% | 33.31 | 57.34 | 11.90 | 40.35 | 13.83 | 16.39 | 21.22 |
| 根管治疗患牙根管充填临床合格率 /% | 94.20 | 99.03 | 95.08 | 87.17 | 92.62 | 97.27 | 94.11 |
| 根管再治疗患牙根管充填临床合格率 /% | 83.18 | 99.32 | 86.90 | 94.29 | 83.60 | 89.61 | 86.17 |

### （二）口腔住院医疗质量数据统计

**1．重点病种数据统计**　在江苏省的 85 家医疗机构中，2022 年住院共治疗 6 个重点病种患者 6 194 例。按照平均出院患者例数排序，排名前 3 位的病种依次为腮腺良性肿瘤、上颌骨骨折、口腔颌面部间隙感染。其中舌癌平均住院日最长，先天性唇裂平均住院日最短；舌癌平均住院费用最高，口腔颌面部间隙感染平均住院费用最低（表 2-124）。

表 2-124　2022 年江苏省口腔住院 6 个重点病种的 3 项质控指标平均值比较

| 重点病种 | 平均出院患者例数 | 平均住院日 / 天 | 平均住院费用 / 元 |
|---|---|---|---|
| 腮腺良性肿瘤 | 35.65 | 7.16 | 12 539.50 |
| 上颌骨骨折 | 11.16 | 9.19 | 30 472.98 |
| 口腔颌面部间隙感染 | 10.93 | 8.81 | 9 779.10 |
| 舌癌 | 8.22 | 13.84 | 43 221.36 |
| 牙颌面畸形 | 5.98 | 7.58 | 42 876.30 |
| 先天性唇裂 | 0.93 | 6.97 | 12 124.49 |

**2．重点手术及操作数据统计**　在江苏省的 85 家医疗机构中，2022 年住院 7 个重点手术及操作共治疗患者 4 864 例。按照平均手术例数排序，排名前 3 位的手术及操作依次为腮腺肿物切除 + 面神经解剖术、口腔颌面部肿瘤切除整复术、舌癌扩大切除术 + 颈淋巴结清扫术。其中游离腓骨复合组织瓣移植术平均住院日最长，唇裂修复术平均住院日最短；游离腓骨复合组织瓣移植术平均住院费用最高，腮腺肿物切除 + 面神经解剖术平均住院费用最低（表 2-125）。

表 2-125　2022 年江苏省口腔住院 7 个重点手术及操作的 3 项质控指标平均值比较

| 重点手术及操作 | 平均手术例数 | 平均住院日 / 天 | 平均住院费用 / 元 |
|---|---|---|---|
| 腮腺肿物切除 + 面神经解剖术 | 34.52 | 8.48 | 15 218.49 |
| 口腔颌面部肿瘤切除整复术 | 9.96 | 14.92 | 53 441.08 |
| 舌癌扩大切除术 + 颈淋巴结清扫术 | 6.24 | 15.85 | 54 027.36 |

续表

| 重点手术及操作 | 平均手术例数 | 平均住院日 / 天 | 平均住院费用 / 元 |
|---|---|---|---|
| 牙颌面畸形矫正术（上颌 LeFort Ⅰ型截骨术 + 双侧下颌升支劈开截骨术） | 3.20 | 8.75 | 64 063.25 |
| 唇裂修复术 | 1.81 | 6.23 | 15 941.48 |
| 游离腓骨复合组织瓣移植术 | 1.38 | 20.07 | 88 816.23 |
| 放射性粒子组织间植入术 | 0.12 | 9.70 | 28 191.29 |

**3．口腔住院部分单病种相关指标** 在江苏省的 85 家医疗机构中，口腔住院 5 大类 12 项单病种相关指标数据如表 2-126 所示。

表 2-126　2022 年江苏省口腔住院部分单病种相关指标的平均值比较

| 单病种 | 质控指标 | 平均值 |
|---|---|---|
| 腮腺浅叶良性肿瘤 | 腮腺浅叶良性肿瘤术前术后诊断符合率 /% | 97.60 |
| | 腮腺浅叶良性肿瘤术后面神经麻痹发生率 /% | 2.09 |
| | 腮腺浅叶良性肿瘤术后涎瘘发生率 /% | 2.83 |
| 口腔鳞状细胞癌 | T3 / T4 期初发口腔鳞状细胞癌病例构成比例 /% | 46.06 |
| | 游离 / 带蒂组织瓣技术在初发口腔鳞状细胞癌手术治疗中的应用率 /% | 44.94 |
| | 游离 / 带蒂组织瓣移植成功率 /% | 98.19 |
| 下颌骨骨折（不含髁突骨折） | 下颌骨骨折（不含髁突骨折）术后伤口感染发生率 /% | 0.94 |
| | 下颌骨骨折（不含髁突骨折）术后咬合紊乱发生率 /% | 1.57 |
| 先天性唇腭裂 | 先天性唇裂术后伤口延期愈合发生率 /% | 0.00 |
| | 先天性腭裂术后伤口裂开及穿孔发生率 /% | 0.57 |
| 骨性Ⅲ类错𬌗畸形 | 骨性Ⅲ类错𬌗畸形术后伤口感染发生率 /% | 0.00 |
| | 骨性Ⅲ类错𬌗畸形术后咬合关系与术前设计符合率 /% | 100.00 |

## （三）2020—2022 年医疗质量数据比较

### 1．口腔门诊医疗质量数据比较

（1）门诊重点病种相关指标比较：2020—2022 年，江苏省 87 家医疗机构口腔门诊 10 个重点病种平均就诊人次总体先升后降。按照平均就诊人次排序，排名前 5 位的病种依次为慢性牙周炎、下颌阻生第三磨牙、慢性根尖周炎、错𬌗畸形、牙列缺损（图 2-213、图 2-214）。

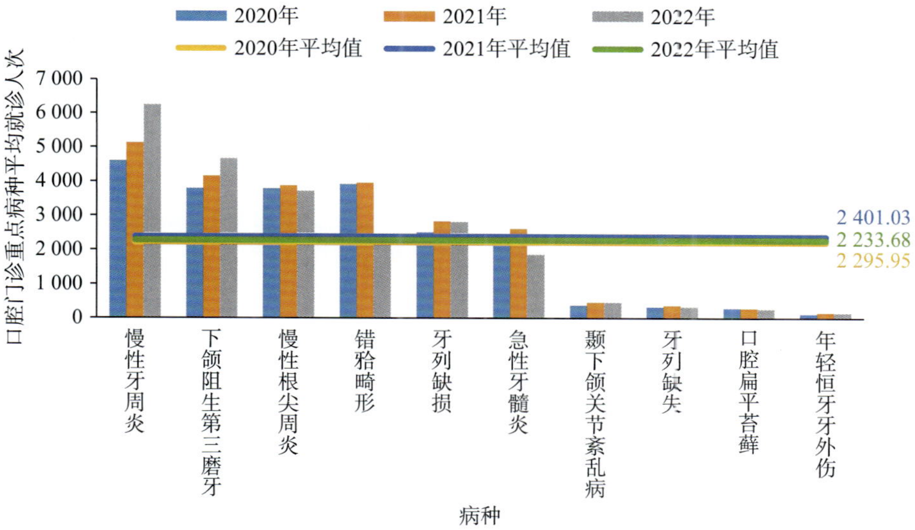


图 2-213　2020—2022 年江苏省 87 家医疗机构口腔门诊 10 个重点病种平均就诊人次比较

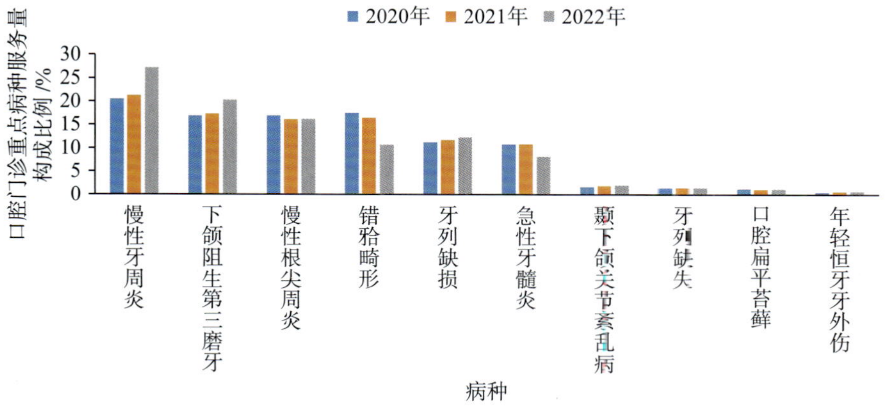


图 2-214　2020—2022 年江苏省 87 家医疗机构口腔门诊 10 个重点病种服务量构成比例比较

（2）门诊重点技术相关指标比较：2020—2022 年，江苏省 87 家医疗机构口腔门诊 9 个重点技术平均就诊人次总体先升后降。按照平均就诊人次排序，排名前 5 位的技术依次为根管治疗术、阻生牙拔除术、错𬌗畸形矫治术、牙周洁治术、慢性牙周炎系统治疗（图 2-215、图 2-216）。

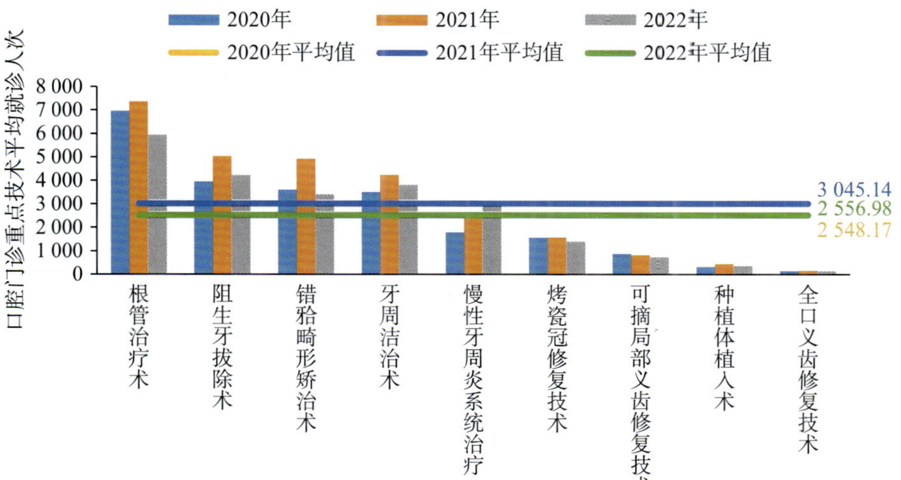


图 2-215　2020—2022 年江苏省 87 家医疗机构口腔门诊 9 个重点技术平均就诊人次比较

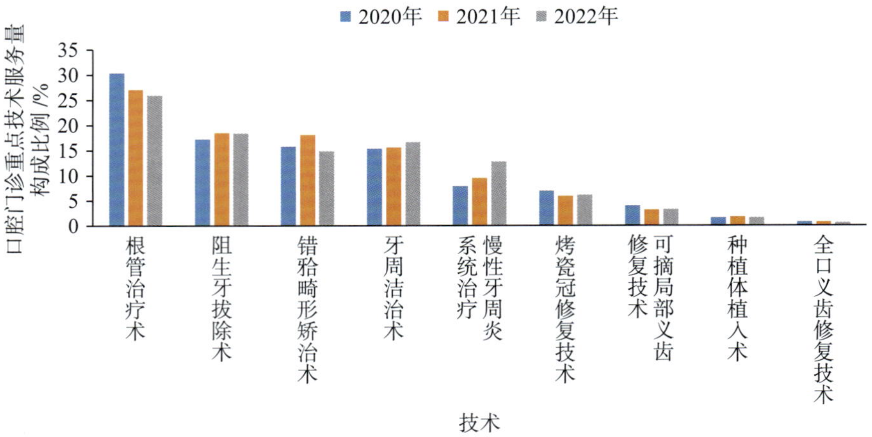


图 2-216　2020—2022 年江苏省 87 家医疗机构口腔门诊 9 个重点技术服务量构成比例比较

（3）门诊部分单病种相关指标比较：2020—2022 年，江苏省 87 家医疗机构口腔门诊根管治疗 5 项单病种相关指标数据如表 2-127 所示。

表 2-127　江苏省 87 家医疗机构口腔门诊部分单病种相关指标在不同年份中的平均值比较

| 质控指标 | 2020 年 | 2021 年 | 2022 年 | 平均值 |
|---|---|---|---|---|
| 根管治疗患牙术前拍摄 X 线根尖片的百分比 /% | 82.92 | 88.02 | 86.01 | 85.63 |
| 根管再治疗患牙术前拍摄 X 线根尖片的百分比 /% | 87.24 | 94.64 | 84.55 | 88.97 |
| 橡皮障隔离术在根管治疗中的使用率 /% | 19.97 | 25.40 | 23.58 | 23.02 |
| 根管治疗患牙根管充填临床合格率 /% | 93.15 | 94.55 | 94.78 | 94.14 |
| 根管再治疗患牙根管充填临床合格率 /% | 92.45 | 89.59 | 86.02 | 89.02 |

**2．口腔住院医疗质量数据比较**

（1）住院重点病种相关指标比较：2020—2022 年，江苏省 50 家医疗机构口腔住院 6 个重点病种平均出院患者例数总体先降后升；按照平均出院患者例数排序，排名前 3 位的病种依次为腮腺良性肿瘤、上颌骨骨折、口腔颌面部间隙感染（图 2-217、图 2-218）。平均住院日总体下降，舌癌平均住院日最长，先天性唇裂平均住院日最短（图 2-219）。平均住院费用总体上升，牙颌面畸形平均住院费用最高，口腔颌面部间隙感染平均住院费用最低（图 2-220）。

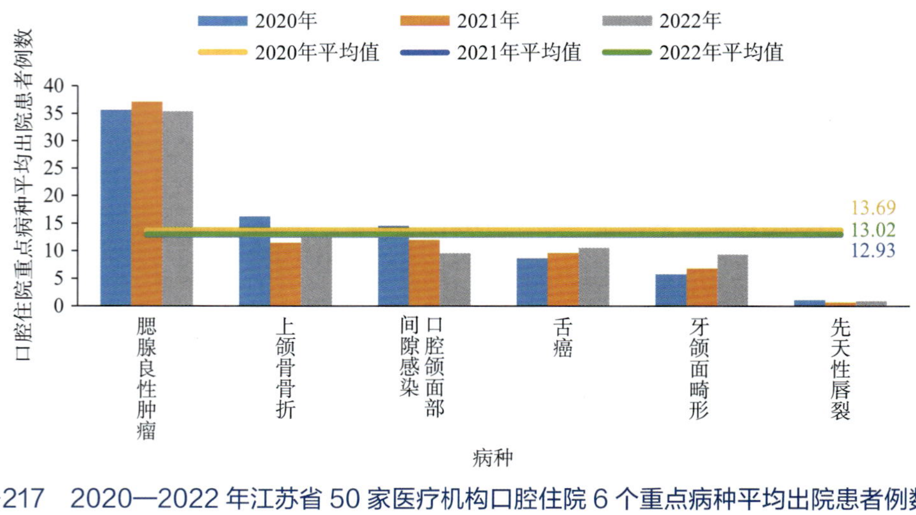


图 2-217　2020—2022 年江苏省 50 家医疗机构口腔住院 6 个重点病种平均出院患者例数比较

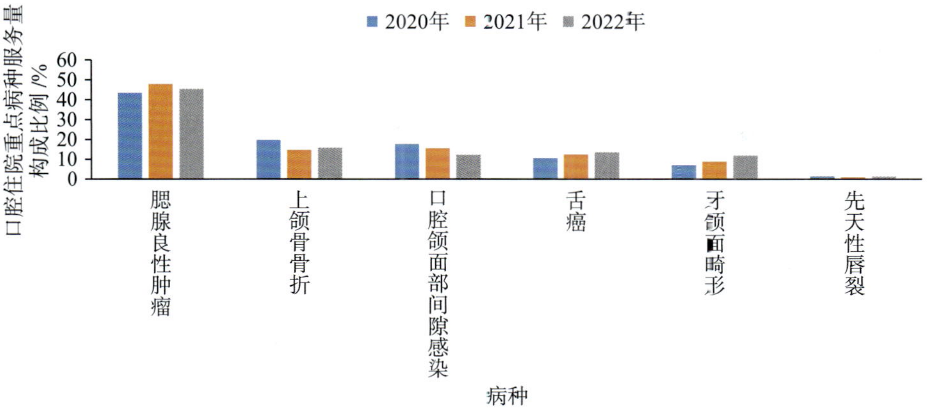


图 2-218　2020—2022 年江苏省 50 家医疗机构口腔住院 6 个重点病种服务量构成比例比较

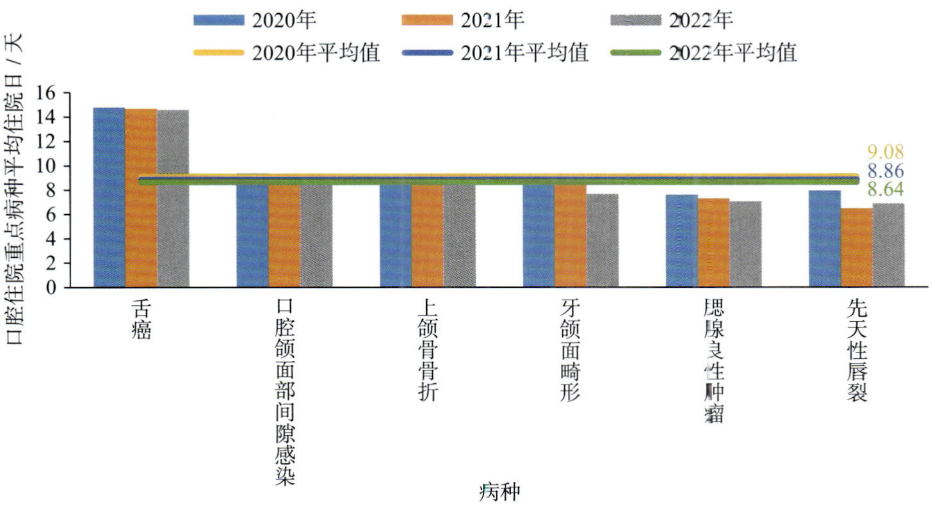


图 2-219　2020—2022 年江苏省 50 家医疗机构口腔住院 6 个重点病种平均住院日比较

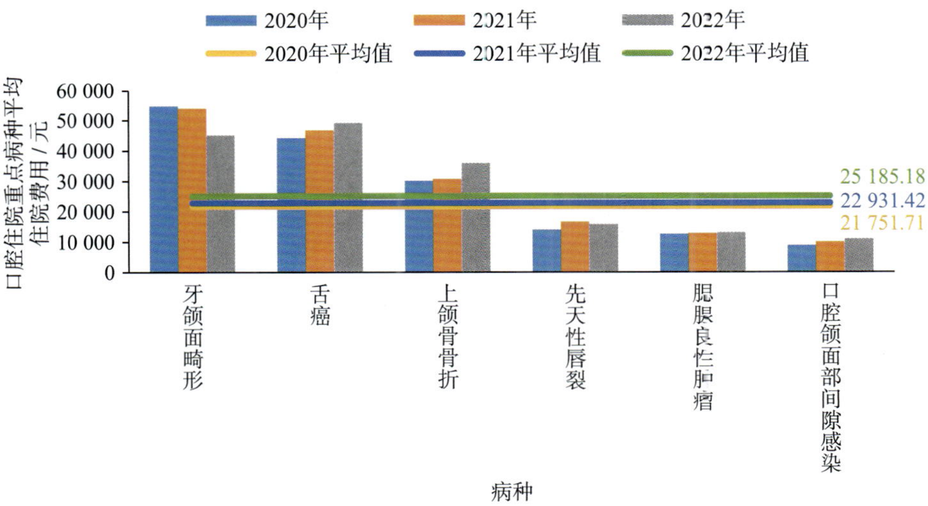


图 2-220　2020—2022 年江苏省 50 家医疗机构口腔住院 6 个重点病种平均住院费用比较

（2）住院重点手术及操作相关指标比较：2020—2022 年，江苏省 50 家医疗机构口腔住院 7 个重点手术及操作平均手术例数总体上升；按照平均手术例数排序，排名前 3 位的手术及操作依次为腮腺肿物切除 + 面神经解剖术、口腔颌面部肿瘤切除整复术、舌癌扩大切除术 + 颈淋巴结清扫术（图 2-221、图 2-222）。

平均住院日总体先降后升，游离腓骨复合组织瓣移植术平均住院日最长，唇裂修复术平均住院日最短（图 2-223）。平均住院费用总体上升，游离腓骨复合组织瓣移植术平均住院费用最高，腮腺肿物切除 + 面神经解剖术平均住院费用最低（图 2-224）。

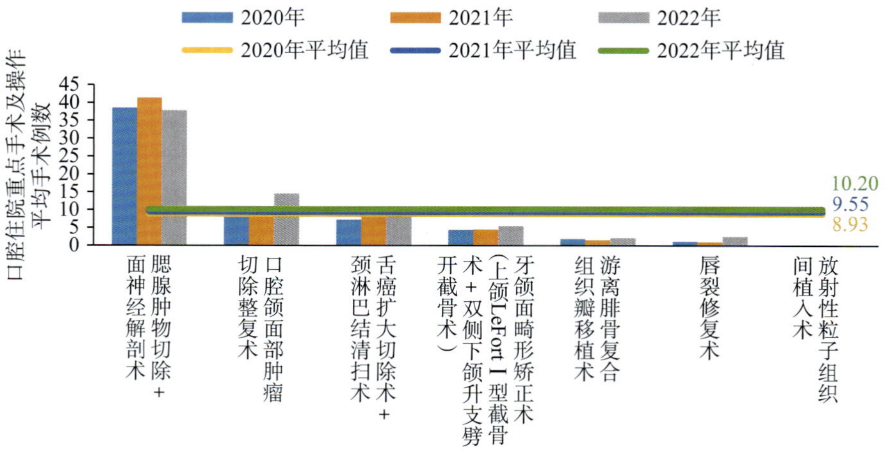


图 2-221　2020—2022 年江苏省 50 家医疗机构口腔住院 7 个重点手术及操作平均手术例数比较

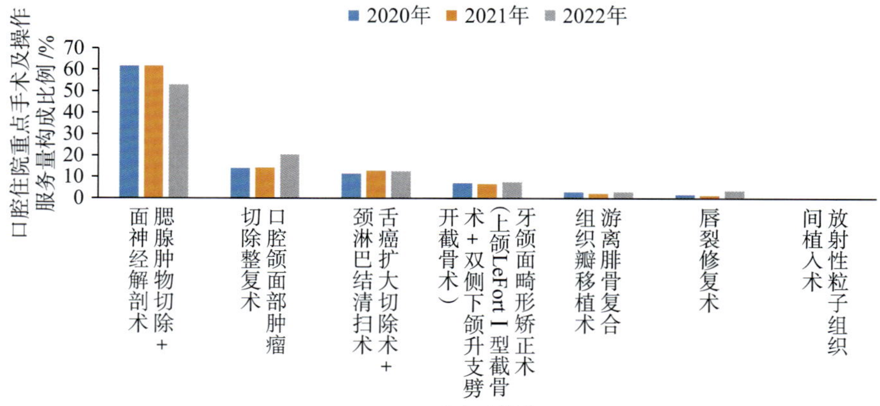


图 2-222　2020—2022 年江苏省 50 家医疗机构口腔住院 7 个重点手术及操作服务量构成比例比较

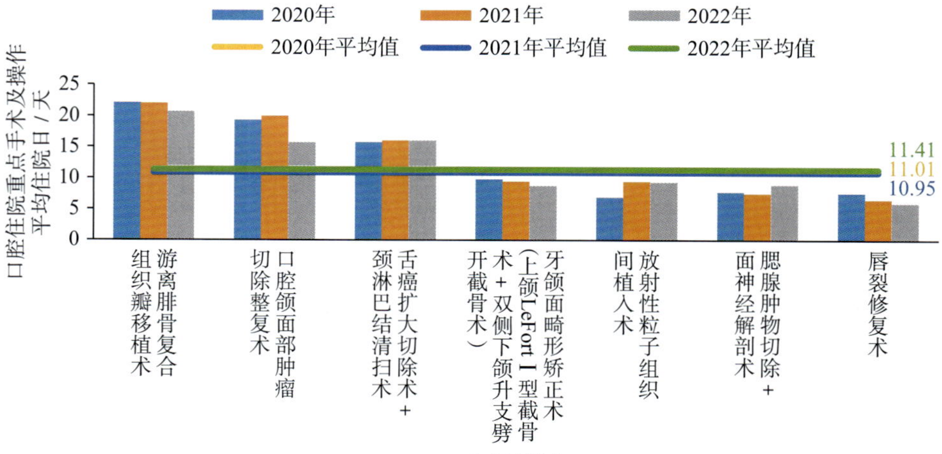


图 2-223　2020—2022 年江苏省 50 家医疗机构口腔住院 7 个重点手术及操作平均住院日比较

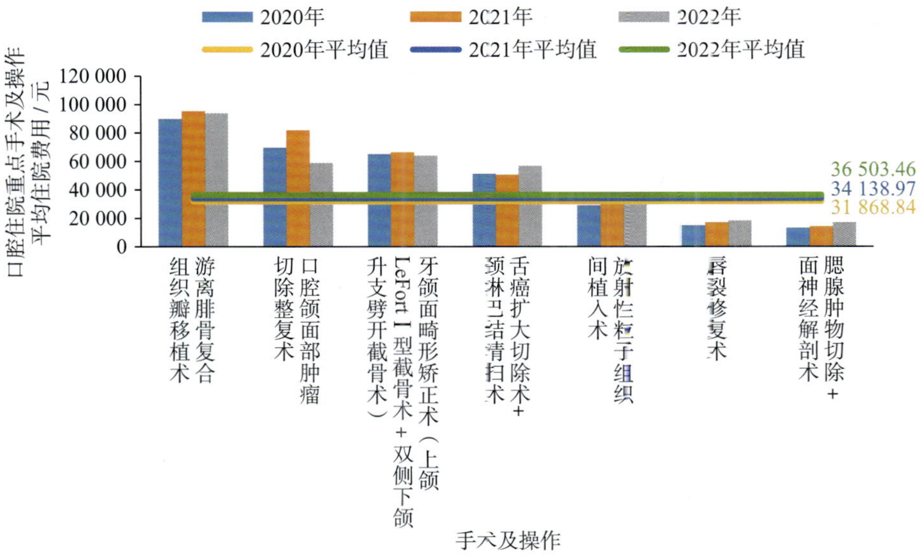


图 2-224　2020—2022 年江苏省 50 家医疗机构口腔住院 7 个重点手术及操作平均住院费用比较

（3）住院部分单病种相关指标比较：2020—2022 年，江苏省 50 家医疗机构口腔住院 5 大类 12 项单病种相关指标数据如表 2-128 所示。

表 2-128　江苏省 50 家医疗机构口腔住院部分单病种相关指标在不同年份中的平均值比较

| 单病种 | 质控指标 | 2020 年 | 2021 年 | 2022 年 | 平均值 |
|---|---|---|---|---|---|
| 腮腺浅叶良性肿瘤 | 腮腺浅叶良性肿瘤术前术后诊断符合率 /% | 97.60 | 97.14 | 97.45 | 97.39 |
| | 腮腺浅叶良性肿瘤术后面神经麻痹发生率 /% | 4.04 | 2.83 | 2.57 | 3.15 |
| | 腮腺浅叶良性肿瘤术后涎瘘发生率 /% | 5.08 | 4.31 | 3.43 | 4.27 |
| 口腔鳞状细胞癌 | T3 / T4 期初发口腔鳞状细胞癌病例构成比例 /% | 35.71 | 29.17 | 50.14 | 37.85 |
| | 游离 / 带蒂组织瓣技术在初发口腔鳞状细胞癌手术治疗中的应用率 /% | 57.69 | 34.12 | 46.49 | 45.15 |
| | 游离 / 带蒂组织瓣移植成功率 /% | 97.65 | 97.61 | 98.16 | 97.82 |
| 下颌骨骨折（不含髁突骨折） | 下颌骨骨折（不含髁突骨折）术后伤口感染发生率 /% | 1.15 | 1.32 | 0.62 | 1.02 |
| | 下颌骨骨折（不含髁突骨折）术后咬合紊乱发生率 /% | 2.13 | 2.15 | 1.54 | 1.93 |
| 先天性唇腭裂 | 先天性唇裂术后伤口延期愈合发生率 /% | 0.00 | 0.00 | 0.00 | 0.00 |
| | 先天性腭裂术后伤口裂开及穿孔发生率 /% | 0.00 | 0.00 | 0.00 | 0.00 |
| 骨性Ⅲ类错𬌗畸形 | 骨性Ⅲ类错𬌗畸形术后伤口感染发生率 /% | 0.00 | 0.00 | 0.00 | 0.00 |
| | 骨性Ⅲ类错𬌗畸形术后咬合关系与术前设计符合率 /% | 100.00 | 100.00 | 100.00 | 100.00 |

# 十七、江西省

## （一）口腔门诊工作量统计

**1. 重点病种工作量统计** 在江西省的 71 家医疗机构中，2022 年门诊共治疗 10 个重点病种患者 499 361 人次。按照平均就诊人次排序，排名前 5 位的病种依次为下颌阻生第三磨牙、慢性根尖周炎、慢性牙周炎、急性牙髓炎、错殆畸形（表 2-129，图 2-225）。

表 2-129　2022 年江西省口腔门诊 10 个重点病种在不同医疗机构中的平均就诊人次比较

| 重点病种 | 三级 | 二级 | | 二级以下 | | 平均值（71 家） |
|---|---|---|---|---|---|---|
| | 公立（4 家） | 公立（6 家） | 民营（1 家） | 公立（55 家） | 民营（5 家） | |
| 下颌阻生第三磨牙 | 9 750.50 | 3 156.50 | 230.00 | 707.18 | 225.40 | 1 383.00 |
| 慢性根尖周炎 | 5 896.75 | 2 431.83 | 516.00 | 845.13 | 104.80 | 1 207.04 |
| 慢性牙周炎 | 8 823.50 | 2 534.17 | 132.00 | 524.04 | 184.00 | 1 132.01 |
| 急性牙髓炎 | 2 188.50 | 2 539.67 | 320.00 | 812.40 | 351.40 | 996.49 |
| 错殆畸形 | 12 025.75 | 2 052.17 | 367.00 | 158.05 | 50.80 | 982.11 |
| 牙列缺损 | 6 721.75 | 1 158.83 | 1 694.00 | 487.85 | 111.80 | 886.27 |
| 颞下颌关节紊乱病 | 1 580.75 | 416.83 | 59.00 | 92.67 | 3.40 | 197.14 |
| 牙列缺失 | 298.75 | 167.50 | 130.00 | 89.65 | 95.60 | 109.00 |
| 口腔扁平苔藓 | 664.25 | 92.50 | 0.00 | 34.62 | 3.40 | 72.30 |
| 年轻恒牙牙外伤 | 281.75 | 162.50 | 29.00 | 47.98 | 10.00 | 67.89 |
| 合计 | 48 232.25 | 14 712.50 | 3 477.00 | 3 799.58 | 1 140.60 | 7 033.25 |

注：根据门急诊实际开放牙椅数，参照口腔专科医疗机构门急诊牙椅数标准对所有医疗机构进行重新分类，其中牙椅 60 台以上比照三级分析，牙椅 20 ~ 59 台比照二级分析，牙椅 3 ~ 19 台比照二级以下分析。

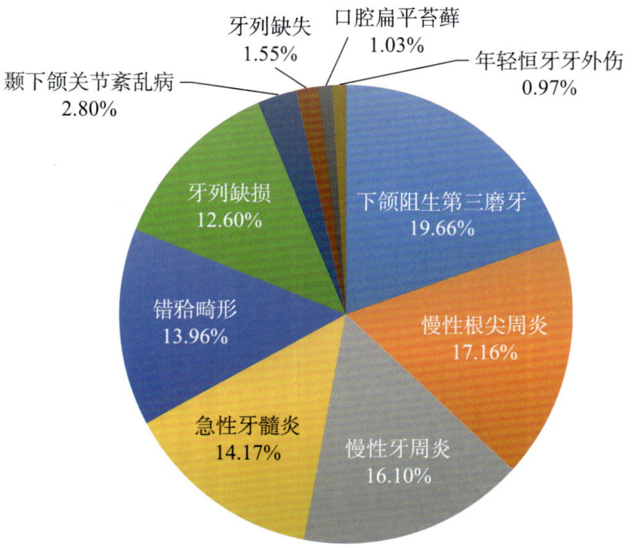


图 2-225　2022 年江西省口腔门诊 10 个重点病种患者人次构成比

**2．重点技术工作量统计**　在江西省的71家医疗机构中，2022年门诊9个重点技术患者服务总量446 309人次。按照平均就诊人次排序，排名前5位的技术依次为根管治疗术、阻生牙拔除术、牙周洁治术、烤瓷冠修复技术、错𬌗畸形矫治术（表2-130，图2-226）。

表2-130　2022年江西省口腔门诊9个重点技术在不同医疗机构中的平均就诊人次比较

| 重点技术 | 三级 | 二级 | | 二级以下 | | 平均值（71家） |
|---|---|---|---|---|---|---|
| | 公立（4家） | 公立（6家） | 民营（1家） | 公立（55家） | 民营（5家） | |
| 根管治疗术 | 10 999.00 | 2 793.83 | 382.00 | 1 599.09 | 441.60 | 2 130.97 |
| 阻生牙拔除术 | 8 208.75 | 1 956.00 | 437.00 | 681.49 | 278.80 | 1 181.46 |
| 牙周洁治术 | 7 884.50 | 2 353.50 | 1 356.00 | 414.78 | 106.60 | 991.00 |
| 烤瓷冠修复技术 | 1 504.25 | 2 013.83 | 21.00 | 641.02 | 122.60 | 760.42 |
| 错𬌗畸形矫治术 | 1 087.00 | 4 334.33 | 82.00 | 119.00 | 29.80 | 522.96 |
| 慢性牙周炎系统治疗 | 1 731.75 | 1 552.50 | 85.00 | 95.64 | 96.20 | 310.82 |
| 可摘局部义齿修复技术 | 910.50 | 564.83 | 214.00 | 194.11 | 48.60 | 255.83 |
| 种植体植入术 | 627.25 | 299.00 | 229.00 | 17.75 | 51.80 | 81.23 |
| 全口义齿修复技术 | 78.00 | 61.00 | 46.00 | 51.91 | 13.40 | 51.35 |
| 合计 | 33 031.00 | 15 928.83 | 2 852.00 | 3 814.78 | 1 189.40 | 6 286.04 |

注：根据门急诊实际开放牙椅数，参照口腔专科医疗机构门急诊牙椅数标准对所有医疗机构进行重新分类，其中牙椅60台以上比照三级分析，牙椅20～59台比照二级分析，牙椅3～19台比照二级以下分析。

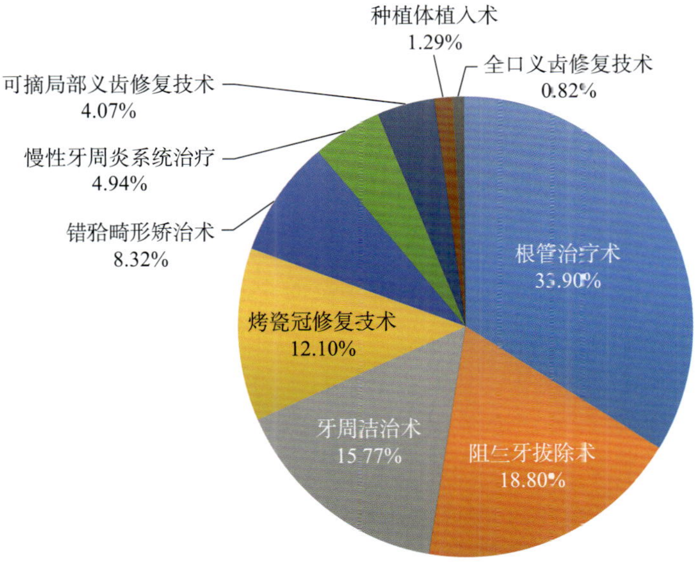


图2-226　2022年江西省口腔门诊9个重点技术患者人次构成比

**3．口腔门诊部分单病种相关指标**　在江西省的71家医疗机构中，口腔门诊根管治疗5项单病种相关指标数据如表2-131所示。

表 2-131　2022 年江西省口腔门诊部分单病种相关指标在不同医疗机构中的平均值比较

| 质控指标 | 三级 | 二级 | | 二级以下 | | 平均值（71家） |
|---|---|---|---|---|---|---|
| | 公立（4家） | 公立（6家） | 民营（1家） | 公立（55家） | 民营（5家） | |
| 根管治疗患牙术前拍摄 X 线根尖片的百分比 /% | 98.69 | 99.26 | 100.00 | 84.20 | 78.49 | 91.94 |
| 根管再治疗患牙术前拍摄X线根尖片的百分比/% | 99.75 | 100.00 | 100.00 | 93.36 | 40.00 | 96.11 |
| 橡皮障隔离术在根管治疗中的使用率 /% | 34.82 | 29.44 | 53.02 | 20.27 | 29.56 | 25.97 |
| 根管治疗患牙根管充填临床合格率 /% | 89.51 | 86.33 | 100.00 | 83.01 | 82.55 | 86.08 |
| 根管再治疗患牙根管充填临床合格率 /% | 70.91 | 85.30 | 100.00 | 88.18 | 29.29 | 81.13 |

## （二）口腔住院医疗质量数据统计

**1．重点病种数据统计**　在江西省的 19 家医疗机构中，2022 年住院共治疗 6 个重点病种患者 1 453 例。按照平均出院患者例数排序，排名前 3 位的病种依次为腮腺良性肿瘤、口腔颌面部间隙感染、舌癌。其中舌癌平均住院日最长，先天性唇裂平均住院日最短；牙颌面畸形平均住院费用最高，先天性唇裂平均住院费用最低（表 2-132）。

表 2-132　2022 年江西省口腔住院 6 个重点病种的 3 项质控指标平均值比较

| 重点病种 | 平均出院患者例数 | 平均住院日 / 天 | 平均住院费用 / 元 |
|---|---|---|---|
| 腮腺良性肿瘤 | 24.00 | 7.44 | 14 875.70 |
| 口腔颌面部间隙感染 | 15.84 | 7.00 | 6 777.65 |
| 舌癌 | 14.11 | 10.45 | 24 040.03 |
| 上颌骨骨折 | 12.84 | 8.43 | 18 222.21 |
| 牙颌面畸形 | 7.26 | 8.58 | 24 066.03 |
| 先天性唇裂 | 2.42 | 5.42 | 6 148.46 |

**2．重点手术及操作数据统计**　在江西省的 19 家医疗机构中，2022 年住院 7 个重点手术及操作共治疗患者 1 000 例。按照平均手术例数排序，排名前 3 位的手术及操作依次为腮腺肿物切除 + 面神经解剖术、舌癌扩大切除术 + 颈淋巴结清扫术、游离腓骨复合组织瓣移植术。其中舌癌扩大切除术 + 颈淋巴结清扫术平均住院日最长，唇裂修复术平均住院日最短；牙颌面畸形矫正术（上颌 LeFort Ⅰ型截骨术 + 双侧下颌升支劈开截骨术）平均住院费用最高，唇裂修复术平均住院费用最低（表 2-133）。

表 2-133　2022 年江西省口腔住院 7 个重点手术及操作的 3 项质控指标平均值比较

| 重点手术及操作 | 平均手术例数 | 平均住院日 / 天 | 平均住院费用 / 元 |
|---|---|---|---|
| 腮腺肿物切除 + 面神经解剖术 | 26.47 | 8.82 | 19 543.16 |
| 舌癌扩大切除术 + 颈淋巴结清扫术 | 10.16 | 14.23 | 33 276.42 |
| 游离腓骨复合组织瓣移植术 | 6.11 | 12.45 | 32 698.24 |

续表

| 重点手术及操作 | 平均手术例数 | 平均住院日 / 天 | 平均住院费用 / 元 |
|---|---|---|---|
| 口腔颌面部肿瘤切除整复术 | 4.95 | 11.67 | 20 200.48 |
| 唇裂修复术 | 2.63 | 5.42 | 6 040.76 |
| 牙颌面畸形矫正术（上颌 LeFort Ⅰ型截骨术 + 双侧下颌升支劈开截骨术） | 1.58 | 8.47 | 51 905.19 |
| 放射性粒子组织间植入术 | 0.74 | 7.89 | 25 678.80 |

**3．口腔住院部分单病种相关指标**　在江西省的 19 家医疗机构中，口腔住院 5 大类 12 项单病种相关指标数据如表 2-134 所示。

表 2-134　2022 年江西省口腔住院部分单病种相关指标的平均值比较

| 单病种 | 质控指标 | 平均值 |
|---|---|---|
| 腮腺浅叶良性肿瘤 | 腮腺浅叶良性肿瘤术前术后诊断符合率 /% | 97.05 |
| | 腮腺浅叶良性肿瘤术后面神经麻痹发生率 /% | 15.85 |
| | 腮腺浅叶良性肿瘤术后涎瘘发生率 /% | 1.83 |
| 口腔鳞状细胞癌 | T3 / T4 期初发口腔鳞状细胞癌病例构成比例 /% | 28.01 |
| | 游离 / 带蒂组织瓣技术在初发口腔鳞状细胞癌手术治疗中的应用率 /% | 64.36 |
| | 游离 / 带蒂组织瓣移植成功率 /% | 95.52 |
| 下颌骨骨折（不含髁突骨折） | 下颌骨骨折（不含髁突骨折）术后伤口感染发生率 /% | 0.32 |
| | 下颌骨骨折（不含髁突骨折）术后咬合紊乱发生率 /% | 4.76 |
| 先天性唇腭裂 | 先天性唇裂术后伤口延期愈合发生率 /% | 1.20 |
| | 先天性腭裂术后伤口裂开及穿孔发生率 /% | 1.20 |
| 骨性Ⅲ类错殆畸形 | 骨性Ⅲ类错殆畸形术后伤口感染发生率 /% | 2.78 |
| | 骨性Ⅲ类错殆畸形术后咬合关系与术前设计符合率 /% | 97.22 |

## （三）2020—2022 年医疗质量数据比较

### 1．口腔门诊医疗质量数据比较

（1）门诊重点病种相关指标比较：2020—2022 年，江西省 33 家医疗机构口腔门诊 10 个重点病种平均就诊人次总体先降后升。按照平均就诊人次排序，排名前 5 位的病种依次为下颌阻生第三磨牙、慢性牙周炎、慢性根尖周炎、急性牙髓炎、错殆畸形（图 2-227、图 2-228）。

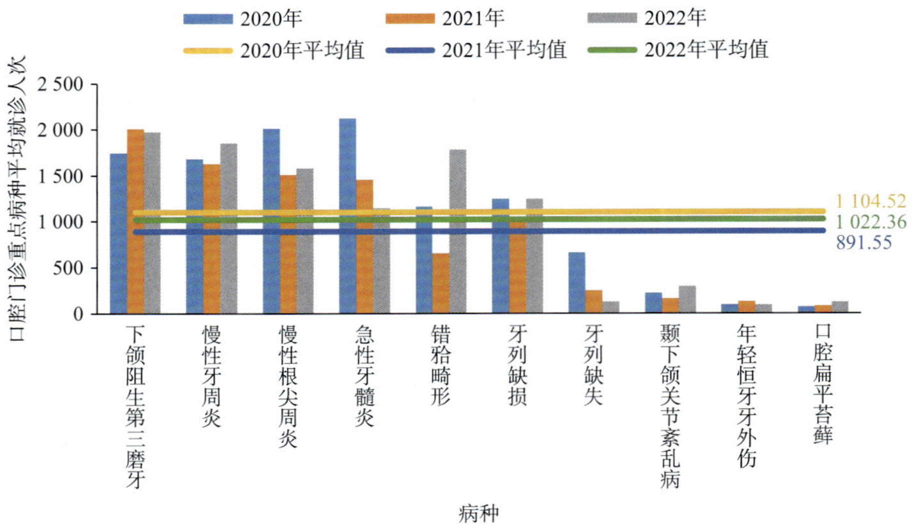


图 2-227　2020—2022 年江西省 33 家医疗机构口腔门诊 10 个重点病种平均就诊人次比较

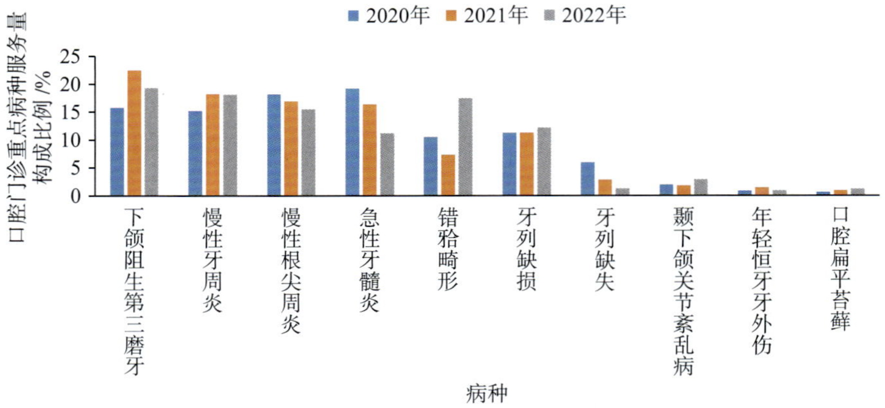


图 2-228　2020—2022 年江西省 33 家医疗机构口腔门诊 10 个重点病种服务量构成比例比较

（2）门诊重点技术相关指标比较：2020—2022 年，江西省 33 家医疗机构口腔门诊 9 个重点技术平均就诊人次总体先升后降。按照平均就诊人次排序，排名前 5 位的技术依次为根管治疗术、阻生牙拔除术、牙周洁治术、错殆畸形矫治术、烤瓷冠修复技术（图 2-229、图 2-230）。

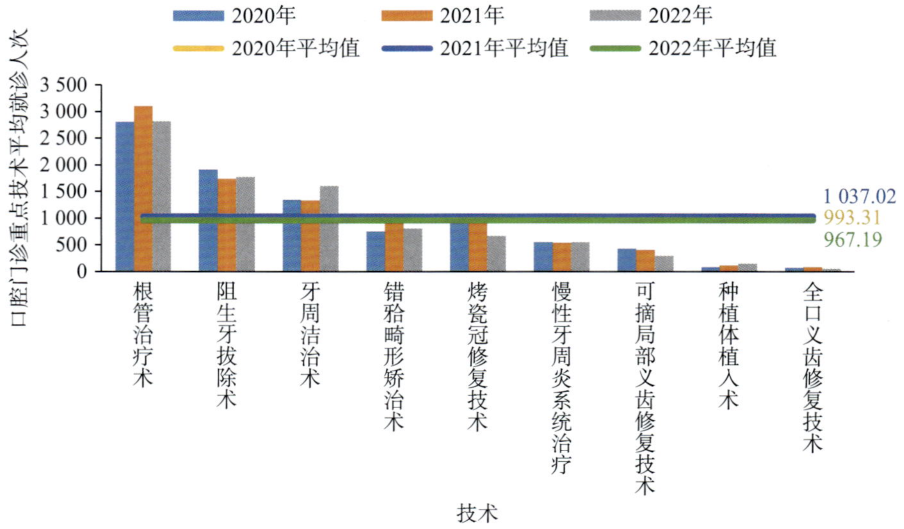


图 2-229　2020—2022 年江西省 33 家医疗机构口腔门诊 9 个重点技术平均就诊人次比较

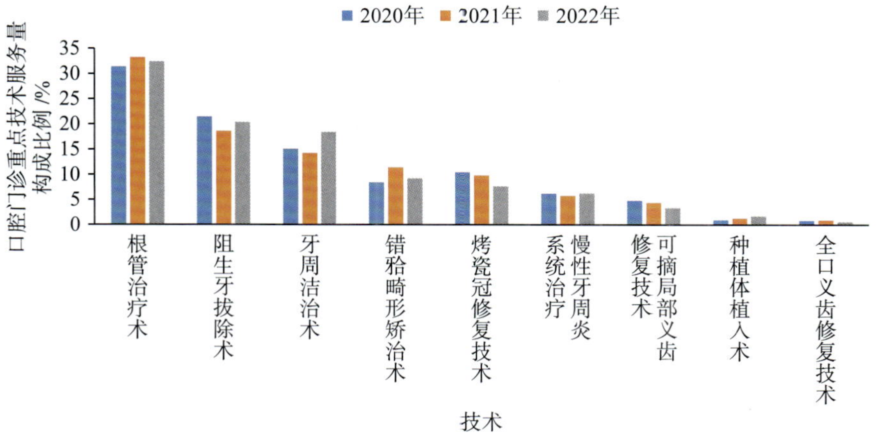


图 2-230　2020—2022 年江西省 33 家医疗机构口腔门诊 9 个重点技术服务量构成比例比较

（3）门诊部分单病种相关指标比较：2020—2022 年，江西省 33 家医疗机构口腔门诊根管治疗 5 项单病种相关指标数据如表 2-135 所示。

表 2-135　江西省 33 家医疗机构口腔门诊部分单病种相关指标在不同年份中的平均值比较

| 质控指标 | 2020 年 | 2021 年 | 2022 年 | 平均值 |
|---|---|---|---|---|
| 根管治疗患牙术前拍摄 X 线根尖片的百分比 /% | 86.28 | 91.05 | 94.41 | 91.28 |
| 根管再治疗患牙术前拍摄 X 线根尖片的百分比 /% | 96.31 | 99.39 | 97.39 | 97.53 |
| 橡皮障隔离术在根管治疗中的使用率 /% | 52.03 | 39.53 | 35.16 | 41.50 |
| 根管治疗患牙根管充填临床合格率 /% | 89.13 | 87.84 | 87.99 | 88.25 |
| 根管再治疗患牙根管充填临床合格率 /% | 84.43 | 78.98 | 75.86 | 79.75 |

**2．口腔住院医疗质量数据比较**

（1）住院重点病种相关指标比较：2020—2022 年，江西省 11 家医疗机构口腔住院 6 个重点病种平均出院患者例数总体先升后降；按照平均出院患者例数排序，排名前 3 位的病种依次为腮腺良性肿瘤、舌癌、口腔颌面部间隙感染（图 2-231、图 2-232）。平均住院日总体下降，舌癌平均住院日最长，先天性唇裂平均住院日最短（图 2-233）。平均住院费用总体先升后降，舌癌平均住院费用最高，先天性唇裂平均住院费用最低（图 2-234）。

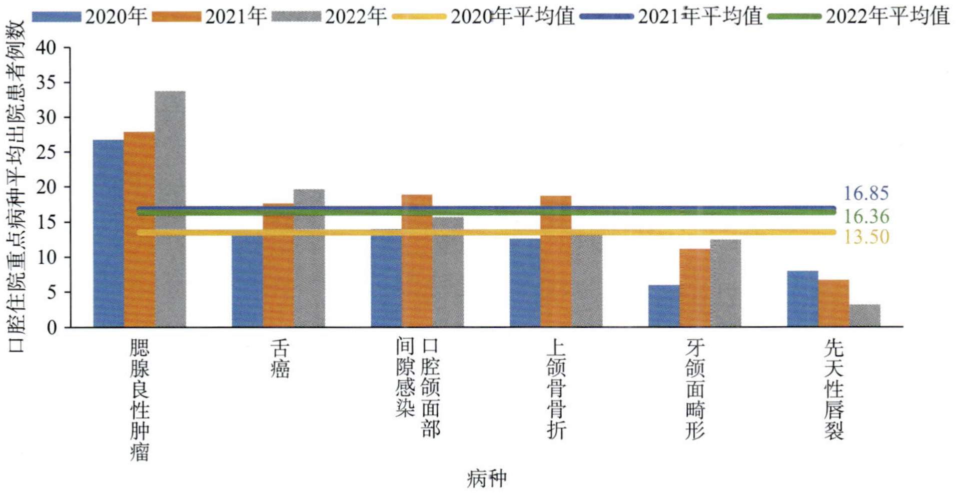


图 2-231　2020—2022 年江西省 11 家医疗机构口腔住院 6 个重点病种平均出院患者例数比较

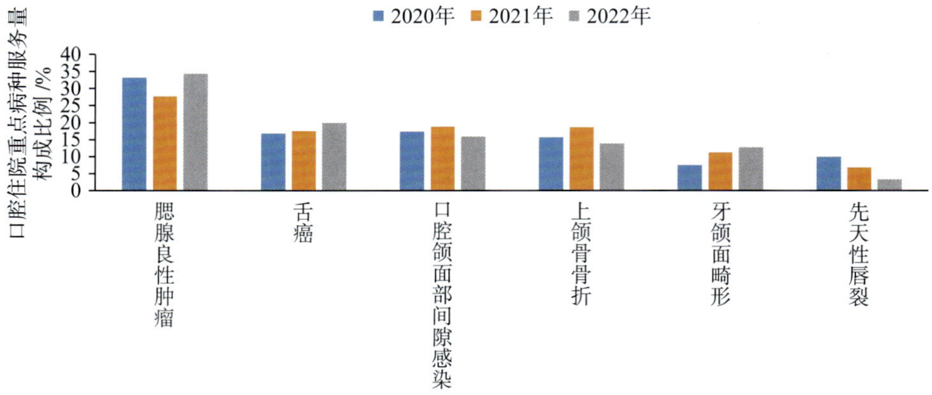


图 2-232　2020—2022 年江西省 11 家医疗机构口腔住院 6 个重点病种服务量构成比例比较

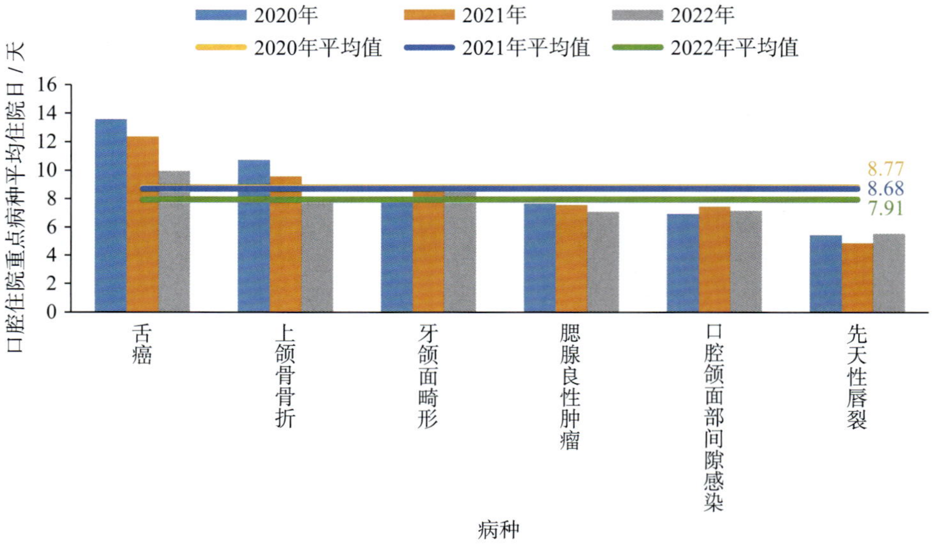


图 2-233　2020—2022 年江西省 11 家医疗机构口腔住院 6 个重点病种平均住院日比较

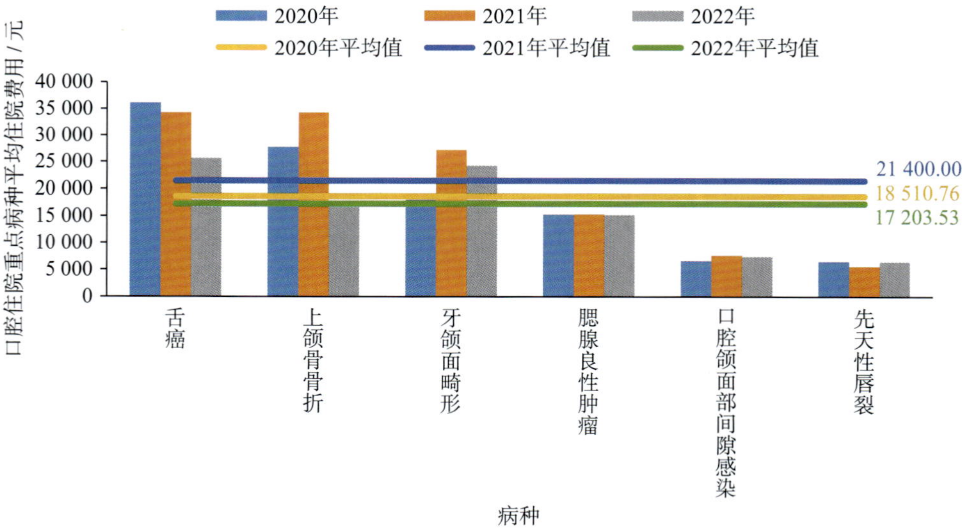


图 2-234　2020—2022 年江西省 11 家医疗机构口腔住院 6 个重点病种平均住院费用比较

（2）住院重点手术及操作相关指标比较：2020—2022 年，江西省 11 家医疗机构口腔住院 7 个重点手术及操作平均手术例数总体下降；按照平均手术例数排序，排名前 3 位的手术及操作依次为腮腺肿物切除 + 面神经解剖术、口腔颌面部肿瘤切除整复术、舌癌扩大切除术 + 颈淋巴结清扫术（图 2-235、图 2-236）。

平均住院日总体上升，舌癌扩大切除术＋颈淋巴结清扫术平均住院日最长，唇裂修复术平均住院日最短（图 2-237）。平均住院费用总体上升，牙颌面畸形矫正术（上颌 LeFort Ⅰ型截骨术＋双侧下颌升支劈开截骨术）平均住院费用最高，唇裂修复术平均住院费用最低（图 2-238）。

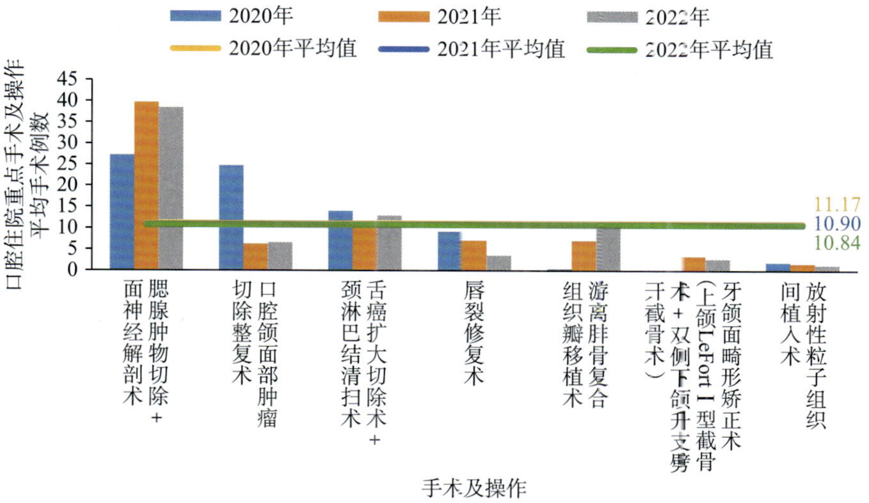


图 2-235　2020—2022 年江西省 11 家医疗机构口腔住院 7 个重点手术及操作平均手术例数比较

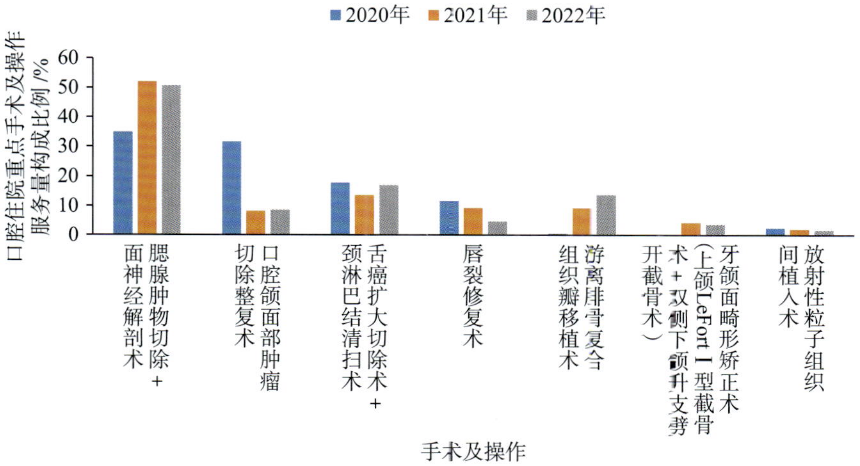


图 2-236　2020—2022 年江西省 11 家医疗机构口腔住院 7 个重点手术及操作服务量构成比例比较

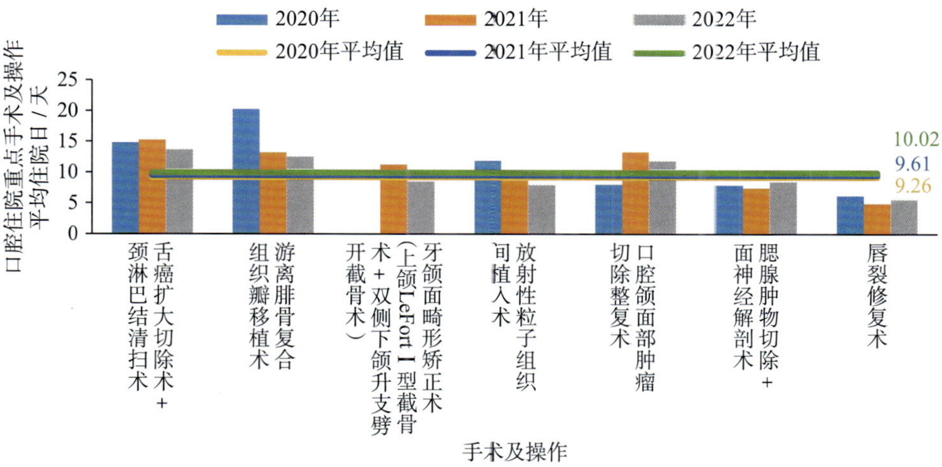


图 2-237　2020—2022 年江西省 11 家医疗机构口腔住院 7 个重点手术及操作平均住院日比较

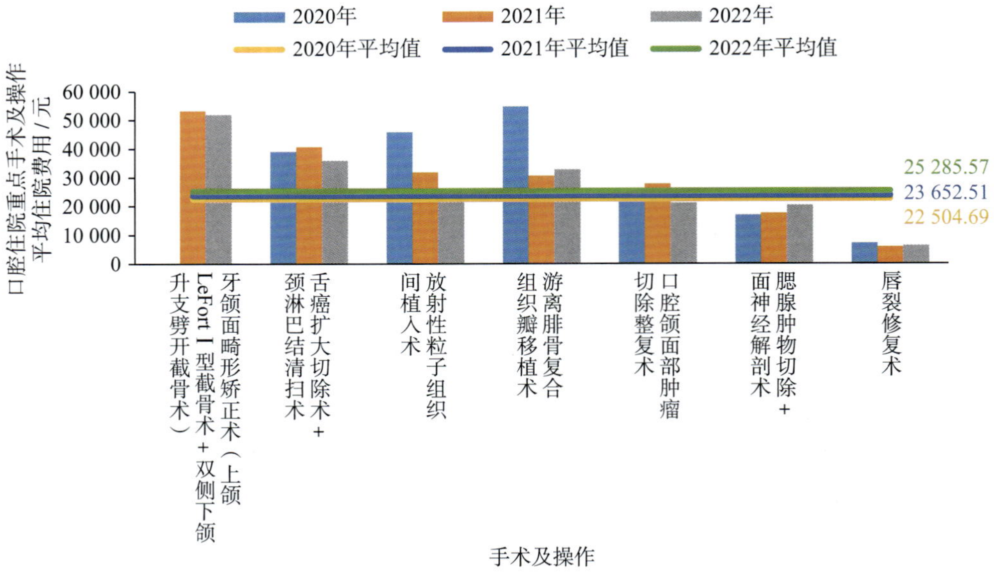


图 2-238　2020—2022 年江西省 11 家医疗机构口腔住院 7 个重点手术及操作平均住院费用比较

（3）住院部分单病种相关指标比较：2020—2022 年，江西省 11 家医疗机构口腔住院 5 大类 12 项单病种相关指标数据如表 2-136 所示。

表 2-136　江西省 11 家医疗机构口腔住院部分单病种相关指标在不同年份中的平均值比较

| 单病种 | 质控指标 | 2020 年 | 2021 年 | 2022 年 | 平均值 |
|---|---|---|---|---|---|
| 腮腺浅叶良性肿瘤 | 腮腺浅叶良性肿瘤术前术后诊断符合率 /% | 98.13 | 93.57 | 97.52 | 96.09 |
| | 腮腺浅叶良性肿瘤术后面神经麻痹发生率 /% | 4.33 | 2.03 | 21.19 | 8.80 |
| | 腮腺浅叶良性肿瘤术后涎瘘发生率 /% | 0.96 | 1.36 | 1.27 | 1.22 |
| 口腔鳞状细胞癌 | T3 / T4 期初发口腔鳞状细胞癌病例构成比例 /% | 42.77 | 35.54 | 30.20 | 35.71 |
| | 游离 / 带蒂组织瓣技术在初发口腔鳞状细胞癌手术治疗中的应用率 /% | 40.26 | 61.17 | 73.85 | 58.61 |
| | 游离 / 带蒂组织瓣移植成功率 /% | 97.59 | 96.61 | 97.14 | 97.11 |
| 下颌骨骨折（不含髁突骨折） | 下颌骨骨折（不含髁突骨折）术后伤口感染发生率 /% | 2.37 | 0.96 | 0.00 | 1.10 |
| | 下颌骨骨折（不含髁突骨折）术后咬合紊乱发生率 /% | 9.49 | 3.83 | 5.12 | 5.98 |
| 先天性唇腭裂 | 先天性唇裂术后伤口延期愈合发生率 /% | 0.00 | 1.02 | 1.39 | 0.85 |
| | 先天性腭裂术后伤口裂开及穿孔发生率 /% | 2.50 | 2.80 | 1.59 | 2.40 |
| 骨性Ⅲ类错𬌗畸形 | 骨性Ⅲ类错𬌗畸形术后伤口感染发生率 /% | 0.00 | 0.00 | 0.00 | 0.00 |
| | 骨性Ⅲ类错𬌗畸形术后咬合关系与术前设计符合率 /% | 97.06 | 100.00 | 97.06 | 98.37 |

# 十八、辽宁省

## （一）口腔门诊工作量统计

**1. 重点病种工作量统计** 在辽宁省的73家医疗机构中，2022年门诊共治疗10个重点病种患者602 235人次。按照平均就诊人次排序，排名前5位的病种依次为慢性根尖周炎、慢性牙周炎、急性牙髓炎、下颌阻生第三磨牙、牙列缺损（表2-137，图2-239）。

表2-137 2022年辽宁省口腔门诊10个重点病种在不同医疗机构中的平均就诊人次比较

| 重点病种 | 三级 | 二级 | | 二级以下 | | 平均值（73家） |
|---|---|---|---|---|---|---|
| | 公立（3家） | 公立（11家） | 民营（5家） | 公立（49家） | 民营（5家） | |
| 慢性根尖周炎 | 15 118.67 | 1 404.91 | 1 844.40 | 731.82 | 257.40 | 1 468.19 |
| 慢性牙周炎 | 16 583.33 | 1 557.91 | 1 938.00 | 462.88 | 275.40 | 1 378.56 |
| 急性牙髓炎 | 10 190.00 | 1 290.18 | 3 367.20 | 633.45 | 127.00 | 1 277.70 |
| 下颌阻生第三磨牙 | 9 228.00 | 1 853.73 | 2 676.00 | 587.29 | 298.20 | 1 256.48 |
| 牙列缺损 | 9 791.00 | 1 393.55 | 1 941.60 | 444.82 | 322.00 | 1 065.97 |
| 错殆畸形 | 17 538.67 | 881.73 | 605.80 | 180.20 | 35.00 | 1 018.48 |
| 牙列缺失 | 1 634.33 | 588.55 | 1 234.00 | 102.45 | 123.20 | 317.58 |
| 颞下颌关节紊乱病 | 1 383.67 | 356.73 | 105.40 | 169.24 | 49.60 | 234.84 |
| 口腔扁平苔藓 | 1 798.67 | 302.91 | 25.80 | 49.88 | 13.60 | 155.74 |
| 年轻恒牙牙外伤 | 717.33 | 133.09 | 80.00 | 30.47 | 11.60 | 76.26 |
| 合计 | 83 983.67 | 9 763.27 | 13 818.20 | 3 392.49 | 1 513.00 | 8 249.79 |

注：根据门急诊实际开放牙椅数，参照口腔专科医疗机构门急诊牙椅数标准对所有医疗机构进行重新分类，其中牙椅60台以上比照三级分析，牙椅20～59台比照二级分析，牙椅3～19台比照二级以下分析。

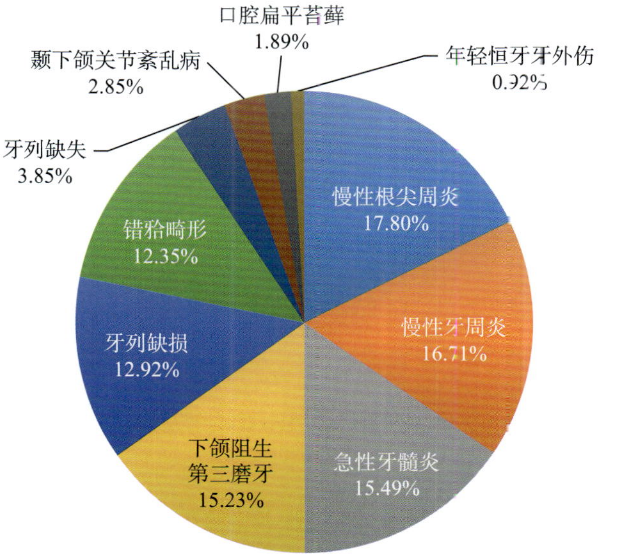


图2-239 2022年辽宁省口腔门诊10个重点病种患者人次构成比

**2．重点技术工作量统计** 在辽宁省的 73 家医疗机构中，2022 年门诊 9 个重点技术患者服务总量 534 123 人次。按照平均就诊人次排序，排名前 5 位的技术依次为根管治疗术、牙周洁治术、阻生牙拔除术、烤瓷冠修复技术、慢性牙周炎系统治疗（表 2-138，图 2-240）。

表 2-138 2022 年辽宁省口腔门诊 9 个重点技术在不同医疗机构中的平均就诊人次比较

| 重点技术 | 三级 | 二级 | | 二级以下 | | 平均值（73 家） |
|---|---|---|---|---|---|---|
| | 公立（3 家） | 公立（11 家） | 民营（5 家） | 公立（49 家） | 民营（5 家） | |
| 根管治疗术 | 19 887.33 | 3 210.18 | 3 730.40 | 1 180.96 | 884.20 | 2 409.78 |
| 牙周洁治术 | 19 680.33 | 1 330.73 | 3 001.00 | 300.14 | 193.40 | 1 429.56 |
| 阻生牙拔除术 | 13 209.00 | 1 947.00 | 2 282.40 | 495.43 | 209.40 | 1 339.44 |
| 烤瓷冠修复技术 | 6 831.33 | 928.00 | 1 401.40 | 392.37 | 611.00 | 821.78 |
| 慢性牙周炎系统治疗 | 6 279.67 | 380.64 | 969.40 | 108.71 | 188.20 | 467.68 |
| 错殆畸形矫治术 | 3 441.33 | 655.91 | 594.20 | 116.08 | 32.00 | 361.07 |
| 可摘局部义齿修复技术 | 1 616.00 | 337.64 | 837.60 | 157.02 | 142.00 | 289.78 |
| 全口义齿修复技术 | 511.00 | 126.09 | 170.00 | 79.12 | 59.40 | 108.82 |
| 种植体植入术 | 1 011.67 | 79.45 | 219.80 | 25.00 | 50.40 | 88.84 |
| 合计 | 72 467.67 | 8 995.64 | 13 206.20 | 2 854.84 | 2 370.00 | 7 316.75 |

注：根据门急诊实际开放牙椅数，参照口腔专科医疗机构门急诊牙椅数标准对所有医疗机构进行重新分类，其中牙椅 60 台以上比照三级分析，牙椅 20 ~ 59 台比照二级分析，牙椅 3 ~ 19 台比照二级以下分析。

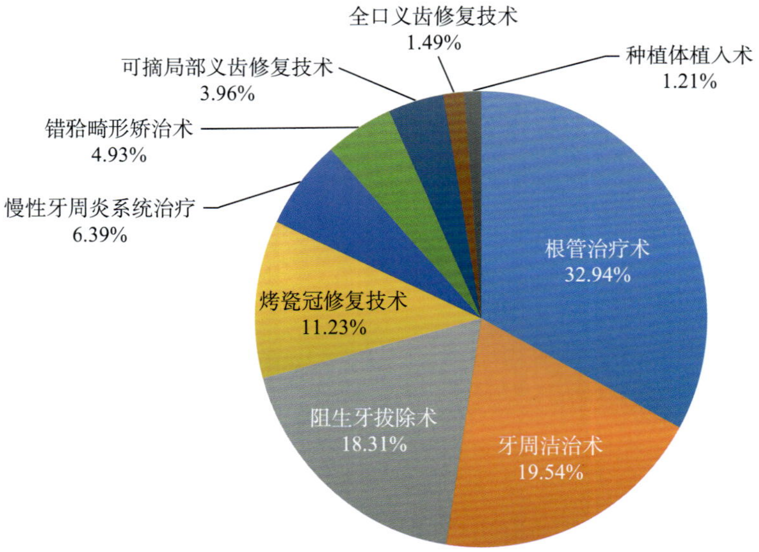


图 2-240 2022 年辽宁省口腔门诊 9 个重点技术患者人次构成比

**3．口腔门诊部分单病种相关指标** 在辽宁省的 73 家医疗机构中，口腔门诊根管治疗 5 项单病种相关指标数据如表 2-139 所示。

表 2-139　2022 年辽宁省口腔门诊部分单病种相关指标在不同医疗机构中的平均值比较

| 质控指标 | 三级 | 二级 | | 二级以下 | | 平均值（73 家） |
|---|---|---|---|---|---|---|
| | 公立（3 家） | 公立（11 家） | 民营（5 家） | 公立（49 家） | 民营（5 家） | |
| 根管治疗患牙术前拍摄 X 线根尖片的百分比 /% | 95.11 | 88.79 | 94.94 | 90.97 | 91.74 | 92.44 |
| 根管再治疗患牙术前拍摄X线根尖片的百分比/% | 96.21 | 99.40 | 99.12 | 97.62 | 100.00 | 97.89 |
| 橡皮障隔离术在根管治疗中的使用率 /% | 41.40 | 43.85 | 85.06 | 18.21 | 84.59 | 40.70 |
| 根管治疗患牙根管充填临床合格率 /% | 95.73 | 86.28 | 98.68 | 89.02 | 74.78 | 91.35 |
| 根管再治疗患牙根管充填临床合格率 /% | 95.83 | 91.15 | 99.18 | 88.75 | 99.67 | 93.34 |

### （二）口腔住院医疗质量数据统计

**1．重点病种数据统计**　在辽宁省的 38 家医疗机构中，2022 年住院共治疗 6 个重点病种患者 2 486 例。按照平均出院患者例数排序，排名前 3 位的病种依次为腮腺良性肿瘤、口腔颌面部间隙感染、牙颌面畸形。其中舌癌平均住院日最长，先天性唇裂平均住院日最短；舌癌平均住院费用最高，先天性唇裂平均住院费用最低（表 2-140）。

表 2-140　2022 年辽宁省口腔住院 6 个重点病种的 3 项质控指标平均值比较

| 重点病种 | 平均出院患者例数 | 平均住院日 / 天 | 平均住院费用 / 元 |
|---|---|---|---|
| 腮腺良性肿瘤 | 31.68 | 6.52 | 11 432.86 |
| 口腔颌面部间隙感染 | 12.18 | 10.92 | 10 537.15 |
| 牙颌面畸形 | 9.00 | 7.75 | 45 095.09 |
| 上颌骨骨折 | 6.26 | 10.59 | 30 117.94 |
| 舌癌 | 5.24 | 16.71 | 49 861.04 |
| 先天性唇裂 | 1.05 | 5.10 | 8 870.03 |

**2．重点手术及操作数据统计**　在辽宁省的 38 家医疗机构中，2022 年住院 7 个重点手术及操作共治疗患者 2 688 例。按照平均手术例数排序，排名前 3 位的手术及操作依次为腮腺肿物切除 + 面神经解剖术、唇裂修复术、游离腓骨复合组织瓣移植术。其中游离腓骨复合组织瓣移植术平均住院日最长，放射性粒子组织间植入术平均住院日最短；牙颌面畸形矫正术（上颌 LeFort Ⅰ型截骨术 + 双侧下颌升支劈开截骨术）平均住院费用最高，唇裂修复术平均住院费用最低（表 2-141）。

表 2-141　2022 年辽宁省口腔住院 7 个重点手术及操作的 3 项质控指标平均值比较

| 重点手术及操作 | 平均手术例数 | 平均住院日 / 天 | 平均住院费用 / 元 |
|---|---|---|---|
| 腮腺肿物切除 + 面神经解剖术 | 40.26 | 6.50 | 11 582.10 |
| 唇裂修复术 | 22.61 | 4.69 | 10 650.65 |
| 游离腓骨复合组织瓣移植术 | 3.87 | 16.62 | 78 229.29 |

续表

| 重点手术及操作 | 平均手术例数 | 平均住院日 / 天 | 平均住院费用 / 元 |
|---|---|---|---|
| 舌癌扩大切除术 + 颈淋巴结清扫术 | 2.34 | 16.24 | 51 574.41 |
| 口腔颌面部肿瘤切除整复术 | 1.34 | 14.99 | 69 634.76 |
| 放射性粒子组织间植入术 | 0.26 | 4.30 | 35 893.39 |
| 牙颌面畸形矫正术（上颌 LeFort Ⅰ型截骨术 + 双侧下颌升支劈开截骨术） | 0.05 | 8.60 | 86 400.00 |

**3．口腔住院部分单病种相关指标** 在辽宁省的 38 家医疗机构中，口腔住院 5 大类 12 项单病种相关指标数据如表 2-142 所示。

表 2-142　2022 年辽宁省口腔住院部分单病种相关指标的平均值比较

| 单病种 | 质控指标 | 平均值 |
|---|---|---|
| 腮腺浅叶良性肿瘤 | 腮腺浅叶良性肿瘤术前术后诊断符合率 /% | 89.06 |
| | 腮腺浅叶良性肿瘤术后面神经麻痹发生率 /% | 1.71 |
| | 腮腺浅叶良性肿瘤术后涎瘘发生率 /% | 2.40 |
| 口腔鳞状细胞癌 | T3 / T4 期初发口腔鳞状细胞癌病例构成比例 /% | 58.42 |
| | 游离 / 带蒂组织瓣技术在初发口腔鳞状细胞癌手术治疗中的应用率 /% | 39.16 |
| | 游离 / 带蒂组织瓣移植成功率 /% | 97.09 |
| 下颌骨骨折（不含髁突骨折） | 下颌骨骨折（不含髁突骨折）术后伤口感染发生率 /% | 3.38 |
| | 下颌骨骨折（不含髁突骨折）术后咬合紊乱发生率 /% | 3.38 |
| 先天性唇腭裂 | 先天性唇裂术后伤口延期愈合发生率 /% | 2.38 |
| | 先天性腭裂术后伤口裂开及穿孔发生率 /% | 0.00 |
| 骨性Ⅲ类错𬌗畸形 | 骨性Ⅲ类错𬌗畸形术后伤口感染发生率 /% | 0.86 |
| | 骨性Ⅲ类错𬌗畸形术后咬合关系与术前设计符合率 /% | 100.00 |

### （三）2020—2022 年医疗质量数据比较

**1．口腔门诊医疗质量数据比较**

（1）门诊重点病种相关指标比较：2020—2022 年，辽宁省 38 家医疗机构口腔门诊 10 个重点病种平均就诊人次总体先升后降。按照平均就诊人次排序，排名前 5 位的病种依次为慢性根尖周炎、慢性牙周炎、下颌阻生第三磨牙、错𬌗畸形、急性牙髓炎（图 2-241、图 2-242）。

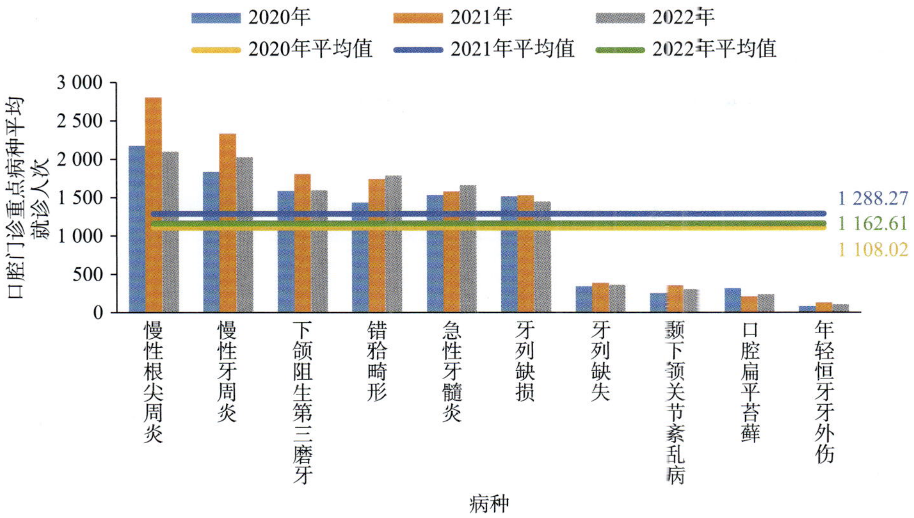


图 2-241　2020—2022 年辽宁省 38 家医疗机构口腔门诊 10 个重点病种平均就诊人次比较

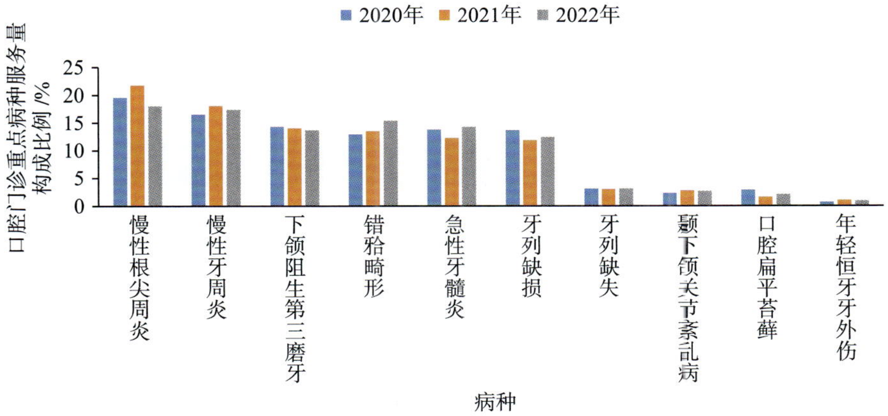


图 2-242　2020—2022 年辽宁省 38 家医疗机构口腔门诊 10 个重点病种服务量构成比例比较

（2）门诊重点技术相关指标比较：2020—2022 年，辽宁省 38 家医疗机构口腔门诊 9 个重点技术平均就诊人次总体先升后降。按照平均就诊人次排序，排名前 5 位的技术依次为根管治疗术、牙周洁治术、阻生牙拔除术、错聆畸形矫治术、烤瓷冠修复技术（图 2-243、图 2-244）。

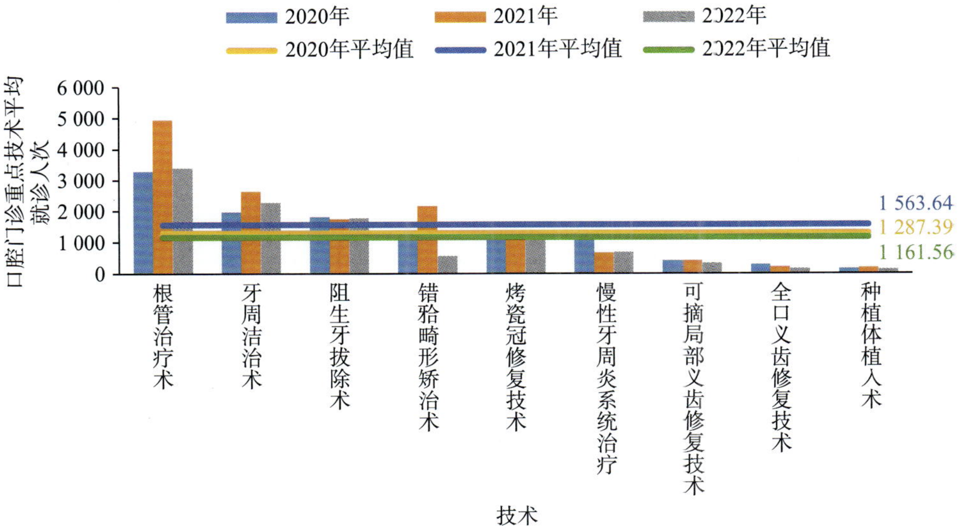


图 2-243　2020—2022 年辽宁省 38 家医疗机构口腔门诊 9 个重点技术平均就诊人次比较

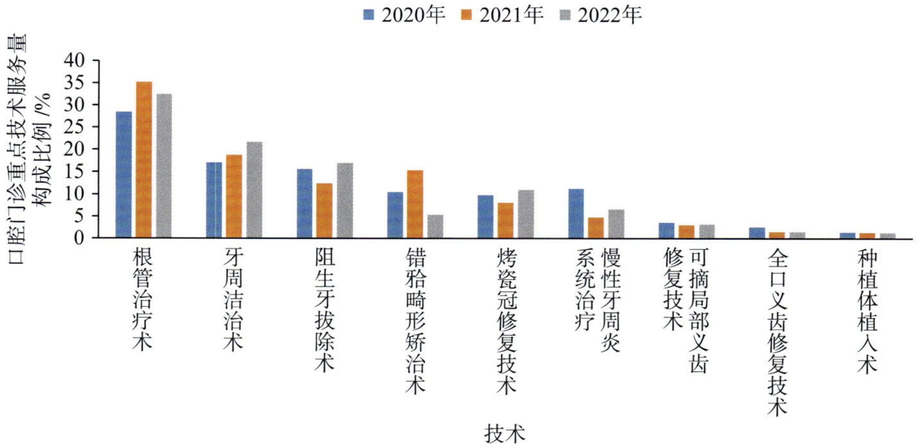


图 2-244　2020—2022 年辽宁省 38 家医疗机构口腔门诊 9 个重点技术服务量构成比例比较

（3）门诊部分单病种相关指标比较：2020—2022 年，辽宁省 38 家医疗机构口腔门诊根管治疗 5 项单病种相关指标数据如表 2-143 所示。

表 2-143　辽宁省 38 家医疗机构口腔门诊部分单病种相关指标在不同年份中的平均值比较

| 质控指标 | 2020 年 | 2021 年 | 2022 年 | 平均值 |
|---|---|---|---|---|
| 根管治疗患牙术前拍摄 X 线根尖片的百分比 /% | 88.23 | 88.78 | 92.77 | 90.01 |
| 根管再治疗患牙术前拍摄 X 线根尖片的百分比 /% | 92.79 | 94.38 | 97.77 | 95.21 |
| 橡皮障隔离术在根管治疗中的使用率 /% | 21.18 | 41.10 | 42.64 | 37.52 |
| 根管治疗患牙根管充填临床合格率 /% | 88.22 | 88.74 | 92.27 | 89.81 |
| 根管再治疗患牙根管充填临床合格率 /% | 87.00 | 87.48 | 95.47 | 90.05 |

**2．口腔住院医疗质量数据比较**

（1）住院重点病种相关指标比较：2020—2022 年，辽宁省 18 家医疗机构口腔住院 6 个重点病种平均出院患者例数总体先升后降；按照平均出院患者例数排序，排名前 3 位的病种依次为腮腺良性肿瘤、牙颌面畸形、口腔颌面部间隙感染（图 2-245、图 2-246）。平均住院日总体先降后升，舌癌平均住院日最长，

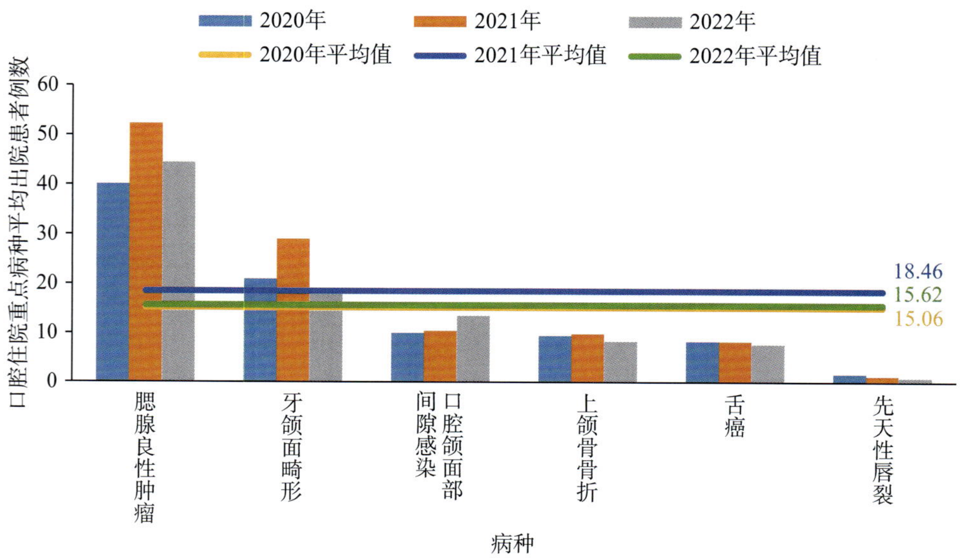


图 2-245　2020—2022 年辽宁省 18 家医疗机构口腔住院 6 个重点病种平均出院患者例数比较

先天性唇裂平均住院日最短（图 2-247）。平均住院费用总体先升后降，牙颌面畸形平均住院费用最高，口腔颌面部间隙感染平均住院费用最低（图 2-248）。

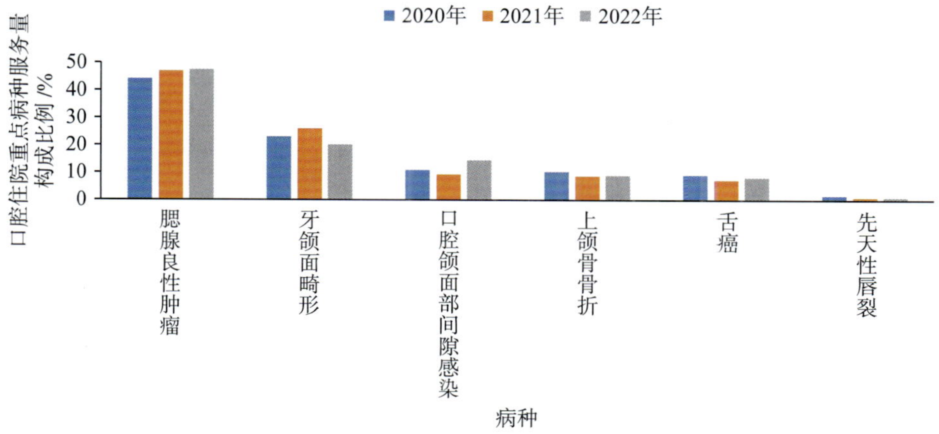


图 2-246 2020—2022 年辽宁省 18 家医疗机构口腔住院 6 个重点病种服务量构成比例比较

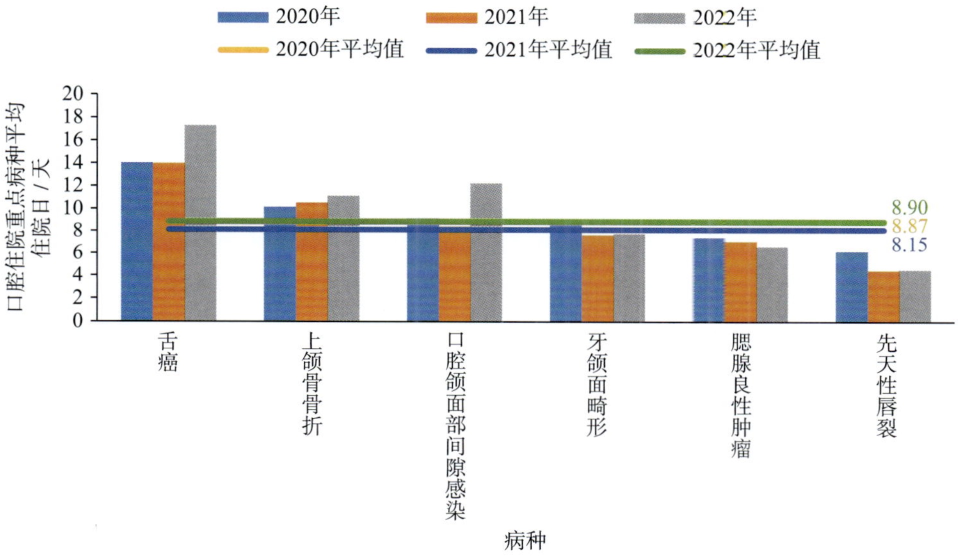


图 2-247 2020—2022 年辽宁省 18 家医疗机构口腔住院 6 个重点病种平均住院日比较

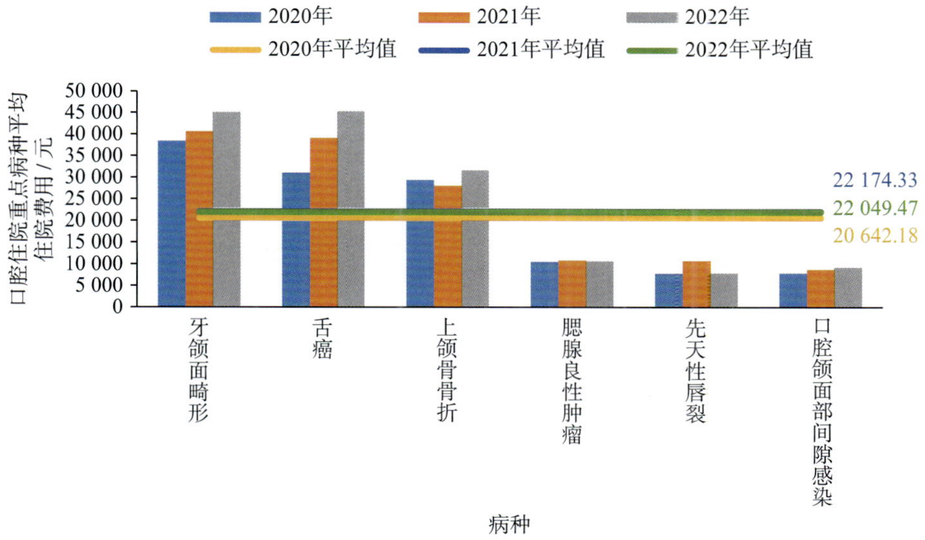


图 2-248 2020—2022 年辽宁省 18 家医疗机构口腔住院 6 个重点病种平均住院费用比较

（2）住院重点手术及操作相关指标比较：2020—2022年，辽宁省18家医疗机构口腔住院7个重点手术及操作平均手术例数总体先降后升；按照平均手术例数排序，排名前3位的手术及操作依次为腮腺肿物切除+面神经解剖术、唇裂修复术、游离腓骨复合组织瓣移植术（图2-249、图2-250）。平均住院日总体下降，游离腓骨复合组织瓣移植术平均住院日最长，唇裂修复术平均住院日最短（图2-251）。平均住院费用总体先升后降，游离腓骨复合组织瓣移植术平均住院费用最高，唇裂修复术平均住院费用最低（图2-252）。

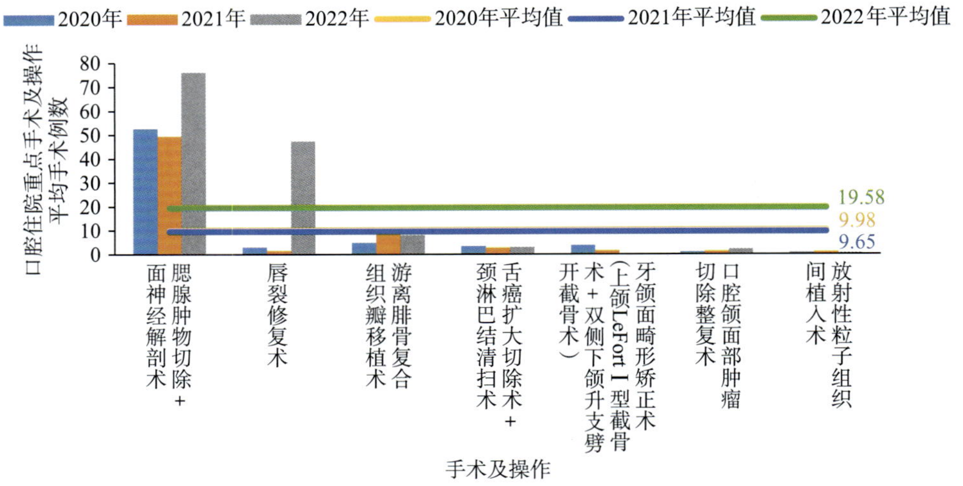


图2-249　2020—2022年辽宁省18家医疗机构口腔住院7个重点手术及操作平均手术例数比较

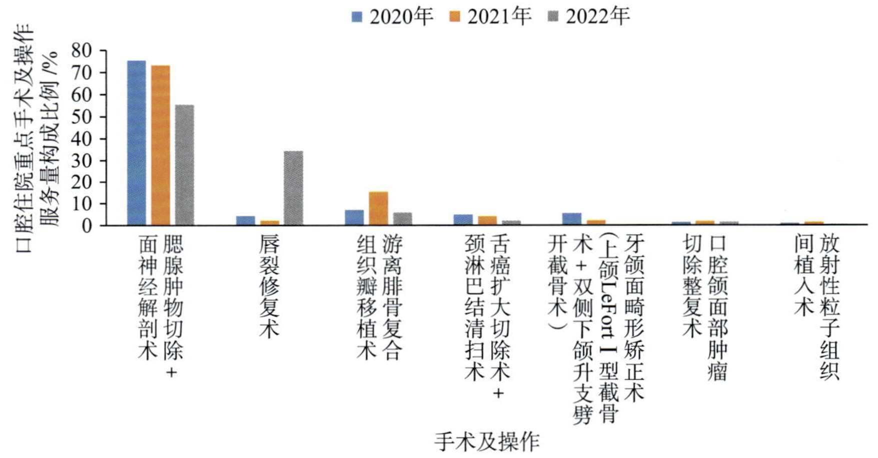


图2-250　2020—2022年辽宁省18家医疗机构口腔住院7个重点手术及操作服务量构成比例比较

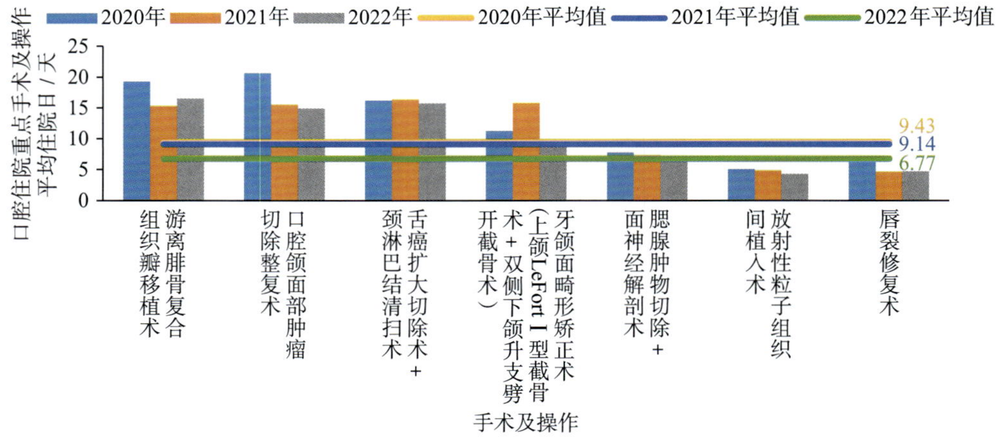


图2-251　2020—2022年辽宁省18家医疗机构口腔住院7个重点手术及操作平均住院日比较

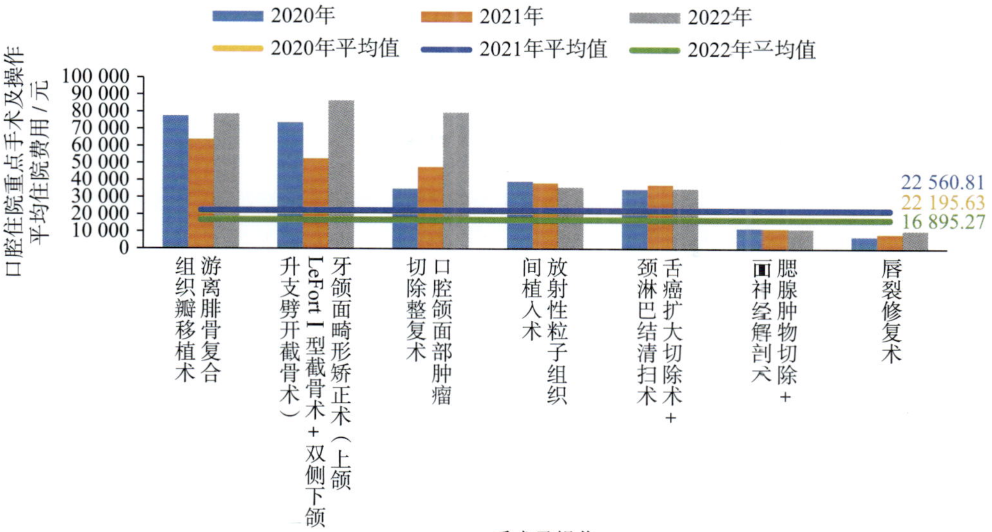


图 2-252　2020—2022 年辽宁省 18 家医疗机构口腔住院 7 个重点手术及操作平均住院费用比较

（3）住院部分单病种相关指标比较：2020—2022 年，辽宁省 18 家医疗机构口腔住院 5 大类 12 项单病种相关指标数据如表 2-144 所示。

表 2-144　辽宁省 18 家医疗机构口腔住院部分单病种相关指标在不同年份中的平均值比较

| 单病种 | 质控指标 | 2020 年 | 2021 年 | 2022 年 | 平均值 |
|---|---|---|---|---|---|
| 腮腺浅叶良性肿瘤 | 腮腺浅叶良性肿瘤术前术后诊断符合率 /% | 93.36 | 88.68 | 88.37 | 89.78 |
| | 腮腺浅叶良性肿瘤术后面神经麻痹发生率 /% | 1.04 | 0.62 | 1.64 | 1.17 |
| | 腮腺浅叶良性肿瘤术后涎瘘发生率 /% | 5.19 | 1.37 | 2.46 | 2.84 |
| 口腔鳞状细胞癌 | T3 / T4 期初发口腔鳞状细胞癌病例构成比例 /% | 46.27 | 56.05 | 54.20 | 52.50 |
| | 游离 / 带蒂组织瓣技术在初发口腔鳞状细胞癌手术治疗中的应用率 /% | 49.84 | 37.62 | 45.86 | 44.78 |
| | 游离 / 带蒂组织瓣移植成功率 /% | 98.66 | 98.08 | 97.64 | 98.03 |
| 下颌骨骨折（不含髁突骨折） | 下颌骨骨折（不含髁突骨折）术后伤口感染发生率 /% | 1.42 | 4.22 | 5.49 | 3.87 |
| | 下颌骨骨折（不含髁突骨折）术后咬合紊乱发生率 /% | 6.38 | 3.38 | 6.10 | 4.98 |
| 先天性唇腭裂 | 先天性唇裂术后伤口延期愈合发生率 /% | 0.00 | 0.00 | 5.56 | 1.23 |
| | 先天性腭裂术后伤口裂开及穿孔发生率 /% | 1.61 | 0.00 | 0.00 | 0.59 |
| 骨性Ⅲ类错𬌗畸形 | 骨性Ⅲ类错𬌗畸形术后伤口感染发生率 /% | 0.00 | 0.00 | 0.86 | 0.31 |
| | 骨性Ⅲ类错𬌗畸形术后咬合关系与术前设计符合率 /% | 100.00 | 100.00 | 100.00 | 100.00 |

# 十九、内蒙古自治区

## （一）口腔门诊工作量统计

**1. 重点病种工作量统计** 在内蒙古自治区的78家医疗机构中，2022年门诊共治疗10个重点病种患者275 976人次。按照平均就诊人次排序，排名前5位的病种依次为下颌阻生第三磨牙、急性牙髓炎、错𬌗畸形、慢性根尖周炎、慢性牙周炎（表2-145，图2-253）。

表2-145 2022年内蒙古自治区口腔门诊10个重点病种在不同医疗机构中的平均就诊人次比较

| 重点病种 | 三级 | 二级 | | 二级以下 | | 平均值（78家） |
|---|---|---|---|---|---|---|
| | 公立（4家） | 公立（9家） | 民营（2家） | 公立（60家） | 民营（3家） | |
| 下颌阻生第三磨牙 | 3 714.00 | 1 255.00 | 17.50 | 432.07 | 84.33 | 671.32 |
| 急性牙髓炎 | 1 801.50 | 750.11 | 287.50 | 479.18 | 155.00 | 560.87 |
| 错𬌗畸形 | 3 519.50 | 2 440.11 | 7.50 | 126.78 | 11.67 | 560.21 |
| 慢性根尖周炎 | 2 168.50 | 983.56 | 183.50 | 423.28 | 100.33 | 558.86 |
| 慢性牙周炎 | 3 211.50 | 924.78 | 118.50 | 290.07 | 92.67 | 501.13 |
| 牙列缺损 | 1 665.50 | 558.89 | 49.00 | 352.13 | 152.00 | 427.87 |
| 牙列缺失 | 138.50 | 74.78 | 12.50 | 134.72 | 23.00 | 120.56 |
| 颞下颌关节紊乱病 | 121.25 | 122.44 | 3.50 | 50.43 | 6.67 | 59.49 |
| 年轻恒牙牙外伤 | 164.50 | 113.78 | 1.50 | 40.92 | 9.00 | 53.42 |
| 口腔扁平苔藓 | 74.50 | 43.56 | 1.00 | 20.20 | 0.33 | 24.42 |
| 合计 | 16 579.25 | 7 267.00 | 682.00 | 2 349.78 | 635.00 | 3 538.15 |

注：根据门急诊实际开放牙椅数，参照口腔专科医疗机构门急诊牙椅数标准对所有医疗机构进行重新分类，其中牙椅60台以上比照三级分析，牙椅20～59台比照二级分析，牙椅3～19台比照二级以下分析。

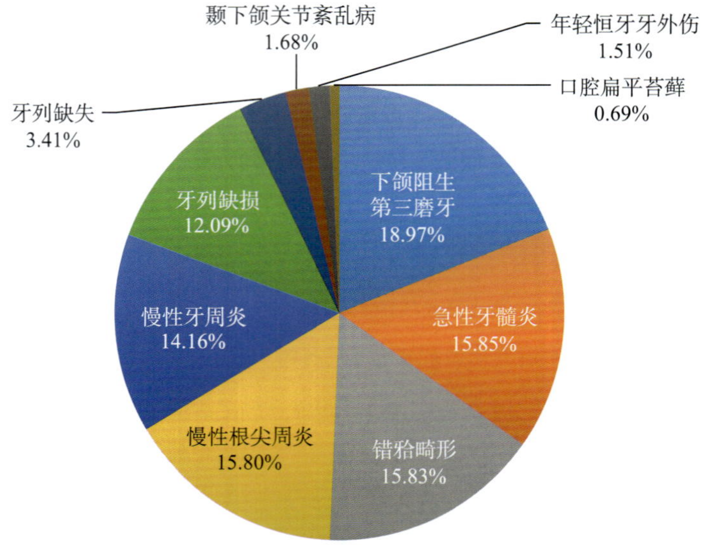


图2-253 2022年内蒙古自治区口腔门诊10个重点病种患者人次构成比

**2．重点技术工作量统计**　在内蒙古自治区的 78 家医疗机构中，2022 年门诊 9 个重点技术患者服务总量 283 668 人次。按照平均就诊人次排序，排名前 5 位的技术依次为根管治疗术、阻生牙拔除术、牙周洁治术、错殆畸形矫治术、烤瓷冠修复技术（表 2-146，图 2-254）。

表 2-146　2022 年内蒙古自治区口腔门诊 9 个重点技术在不同医疗机构中的平均就诊人次比较

| 重点技术 | 三级 | 二级 | | 二级以下 | | 平均值（78 家） |
|---|---|---|---|---|---|---|
| | 公立（4 家） | 公立（9 家） | 民营（2 家） | 公立（30 家） | 民营（3 家） | |
| 根管治疗术 | 5 198.75 | 1 712.33 | 444.50 | 1 005.08 | 215.00 | 1 256.99 |
| 阻生牙拔除术 | 2 761.75 | 1 064.11 | 37.50 | 389.93 | 96.33 | 569.03 |
| 牙周洁治术 | 3 004.25 | 770.33 | 150.50 | 320.58 | 106.33 | 497.50 |
| 错殆畸形矫治术 | 4 244.25 | 2 010.33 | 7.50 | 50.85 | 11.67 | 489.37 |
| 烤瓷冠修复技术 | 1 396.75 | 511.00 | 60.50 | 279.63 | 103.67 | 351.23 |
| 慢性牙周炎系统治疗 | 1 361.75 | 433.11 | 11.00 | 82.55 | 91.33 | 187.10 |
| 可摘局部义齿修复技术 | 476.25 | 204.67 | 12.00 | 158.08 | 27.67 | 171.01 |
| 全口义齿修复技术 | 340.25 | 35.67 | 11.50 | 49.30 | 7.00 | 60.05 |
| 种植体植入术 | 324.25 | 67.33 | 6.00 | 37.73 | 23.67 | 54.49 |
| 合计 | 19 108.25 | 6 808.89 | 741.00 | 2 373.75 | 682.67 | 3 636.77 |

注：根据门急诊实际开放牙椅数，参照口腔专科医疗机构门急诊牙椅数标准对所有医疗机构进行重新分类，其中牙椅 60 台以上比照三级分析，牙椅 20～59 台比照二级分析，牙椅 3～19 台比照二级以下分析。

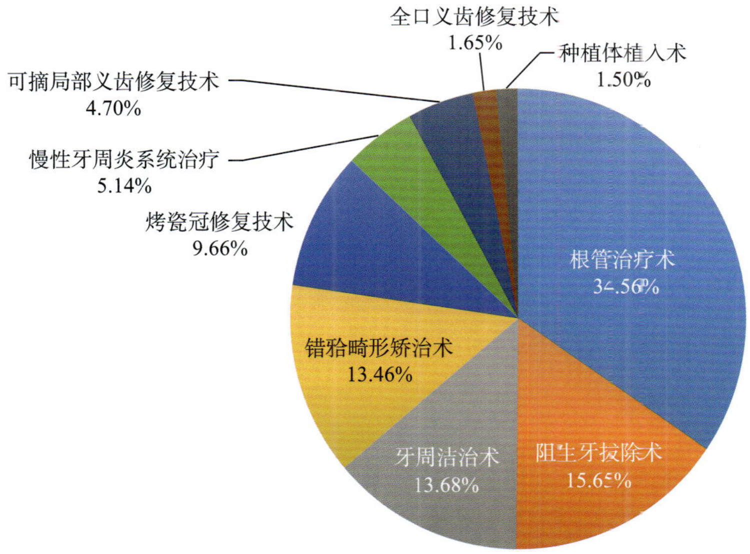


图 2-254　2022 年内蒙古自治区口腔门诊 9 个重点技术患者人次构成比

**3．口腔门诊部分单病种相关指标**　在内蒙古自治区的 78 家医疗机构中，口腔门诊根管治疗 5 项单病种相关指标数据如表 2-147 所示。

表 2-147　2022 年内蒙古自治区口腔门诊部分单病种相关指标在不同医疗机构中的平均值比较

| 质控指标 | 三级 | 二级 | | 二级以下 | | 平均值（78 家） |
|---|---|---|---|---|---|---|
| | 公立（4 家） | 公立（9 家） | 民营（2 家） | 公立（60 家） | 民营（3 家） | |
| 根管治疗患牙术前拍摄 X 线根尖片的百分比 /% | 92.87 | 94.48 | 100.00 | 87.45 | 77.30 | 89.71 |
| 根管再治疗患牙术前拍摄 X 线根尖片的百分比 /% | 98.32 | 98.74 | 100.00 | 75.93 | 82.86 | 83.21 |
| 橡皮障隔离术在根管治疗中的使用率 /% | 79.26 | 44.59 | 80.77 | 21.36 | 55.08 | 39.43 |
| 根管治疗患牙根管充填临床合格率 /% | 96.63 | 90.95 | 100.00 | 94.51 | 78.27 | 94.30 |
| 根管再治疗患牙根管充填临床合格率 /% | 97.06 | 84.38 | 100.00 | 94.66 | 74.29 | 93.56 |

## （二）口腔住院医疗质量数据统计

**1．重点病种数据统计**　在内蒙古自治区的 20 家医疗机构中，2022 年住院共治疗 6 个重点病种患者 662 例。按照平均出院患者例数排序，排名前 3 位的病种依次为腮腺良性肿瘤、口腔颌面部间隙感染、上颌骨骨折。其中舌癌平均住院日最长，腮腺良性肿瘤平均住院日最短；上颌骨骨折平均住院费用最高，先天性唇裂平均住院费用最低（表 2-148）。

表 2-148　2022 年内蒙古自治区口腔住院 6 个重点病种的 3 项质控指标平均值比较

| 重点病种 | 平均出院患者例数 | 平均住院日 / 天 | 平均住院费用 / 元 |
|---|---|---|---|
| 腮腺良性肿瘤 | 21.45 | 8.11 | 8 493.77 |
| 口腔颌面部间隙感染 | 7.05 | 11.28 | 9 277.22 |
| 上颌骨骨折 | 3.55 | 11.73 | 17 884.37 |
| 舌癌 | 0.85 | 13.17 | 12 529.54 |
| 先天性唇裂 | 0.20 | 9.33 | 8 296.05 |
| 牙颌面畸形 | 0.00 | — | — |

**2．重点手术及操作数据统计**　在内蒙古自治区的 20 家医疗机构中，2022 年住院 7 个重点手术及操作共治疗患者 421 例。按照平均手术例数排序，排名前 3 位的手术及操作依次为腮腺肿物切除 + 面神经解剖术、舌癌扩大切除术 + 颈淋巴结清扫术、唇裂修复术。其中口腔颌面部肿瘤切除整复术平均住院日最长，唇裂修复术平均住院日最短；口腔颌面部肿瘤切除整复术平均住院费用最高，唇裂修复术平均住院费用最低（表 2-149）。

表 2-149　2022 年内蒙古自治区口腔住院 7 个重点手术及操作的 3 项质控指标平均值比较

| 重点手术及操作 | 平均手术例数 | 平均住院日 / 天 | 平均住院费用 / 元 |
|---|---|---|---|
| 腮腺肿物切除 + 面神经解剖术 | 19.80 | 8.50 | 8 388.66 |
| 舌癌扩大切除术 + 颈淋巴结清扫术 | 0.55 | 18.09 | 15 063.79 |
| 唇裂修复术 | 0.30 | 7.83 | 7 555.61 |

续表

| 重点手术及操作 | 平均手术例数 | 平均住院日 / 天 | 平均住院费用 / 元 |
|---|---|---|---|
| 口腔颌面部肿瘤切除整复术 | 0.30 | 20.67 | 18 209.83 |
| 放射性粒子组织间植入术 | 0.10 | 11.00 | 8 726.00 |
| 牙颌面畸形矫正术（上颌 LeFort Ⅰ型截骨术 + 双侧下颌升支劈开截骨术） | 0.00 | — | — |
| 游离腓骨复合组织瓣移植术 | 0.00 | — | — |

**3. 口腔住院部分单病种相关指标**　在内蒙古自治区的 20 家医疗机构中，口腔住院 5 大类 12 项单病种相关指标数据如表 2-150 所示。

表 2-150　2022 年内蒙古自治区口腔住院部分单病种相关指标的平均值比较

| 单病种 | 质控指标 | 平均值 |
|---|---|---|
| 腮腺浅叶良性肿瘤 | 腮腺浅叶良性肿瘤术前术后诊断符合率 /% | 95.03 |
| | 腮腺浅叶良性肿瘤术后面神经麻痹发生率 /% | 15.03 |
| | 腮腺浅叶良性肿瘤术后涎瘘发生率 /% | 16.78 |
| 口腔鳞状细胞癌 | T3 / T4 期初发口腔鳞状细胞癌病例构成比例 /% | 72.03 |
| | 游离 / 带蒂组织瓣技术在初发口腔鳞状细胞癌手术治疗中的应用率 /% | 57.89 |
| | 游离 / 带蒂组织瓣移植成功率 /% | 100.00 |
| 下颌骨骨折（不含髁突骨折） | 下颌骨骨折（不含髁突骨折）术后伤口感染发生率 /% | 3.42 |
| | 下颌骨骨折（不含髁突骨折）术后咬合紊乱发生率 /% | 14.53 |
| 先天性唇腭裂 | 先天性唇裂术后伤口延期愈合发生率 /% | 0.00 |
| | 先天性腭裂术后伤口裂开及穿孔发生率 /% | 0.00 |
| 骨性Ⅲ类错殆畸形 | 骨性Ⅲ类错殆畸形术后伤口感染发生率 /% | — |
| | 骨性Ⅲ类错殆畸形术后咬合关系与术前设计符合率 /% | — |

## （三）2020—2022 年医疗质量数据比较

**1. 口腔门诊医疗质量数据比较**

（1）门诊重点病种相关指标比较：2020—2022 年，内蒙古自治区 26 家医疗机构口腔门诊 10 个重点病种平均就诊人次总体先降后升。按照平均就诊人次排序，排名前 5 位的病种依次为错殆畸形、下颌阻生第三磨牙、慢性牙周炎、急性牙髓炎、慢性根尖周炎（图 2-255、图 2-256）。

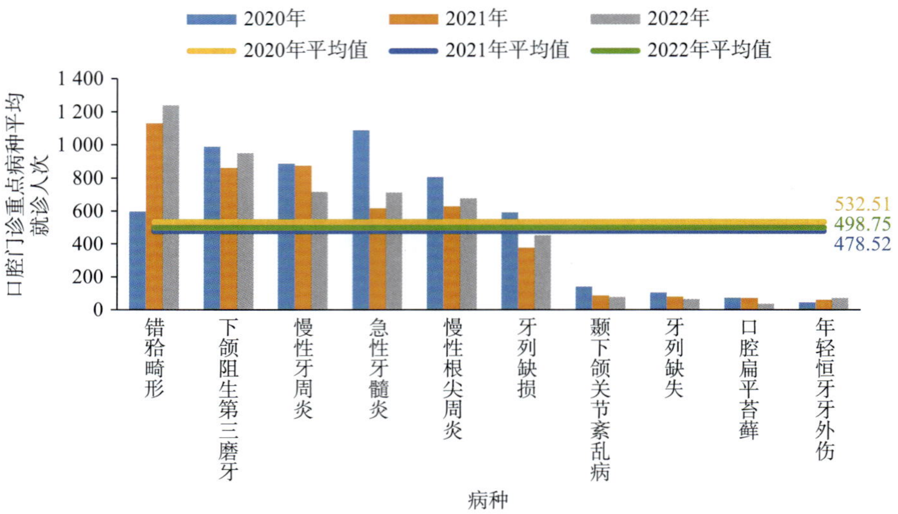


图 2-255　2020—2022 年内蒙古自治区 26 家医疗机构口腔门诊 10 个重点病种平均就诊人次比较

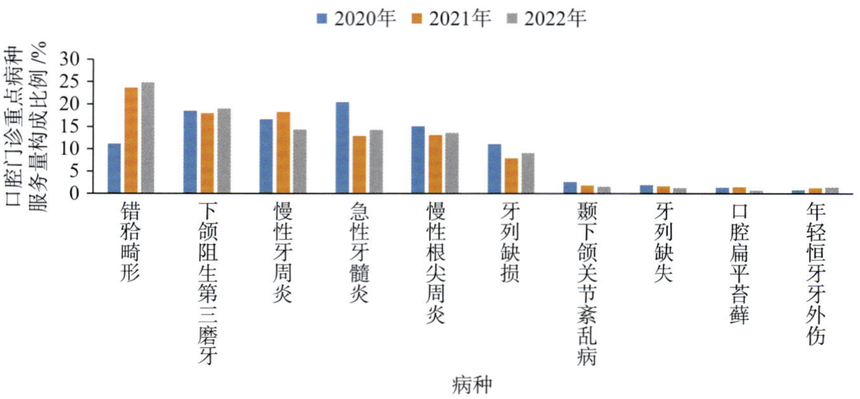


图 2-256　2020—2022 年内蒙古自治区 26 家医疗机构口腔门诊 10 个重点病种服务量构成比例比较

（2）门诊重点技术相关指标比较：2020—2022 年，内蒙古自治区 26 家医疗机构口腔门诊 9 个重点技术平均就诊人次总体下降。按照平均就诊人次排序，排名前 5 位的技术依次为根管治疗术、牙周洁治术、错㱓畸形矫治术、阻生牙拔除术、慢性牙周炎系统治疗（图 2-257、图 2-258）。

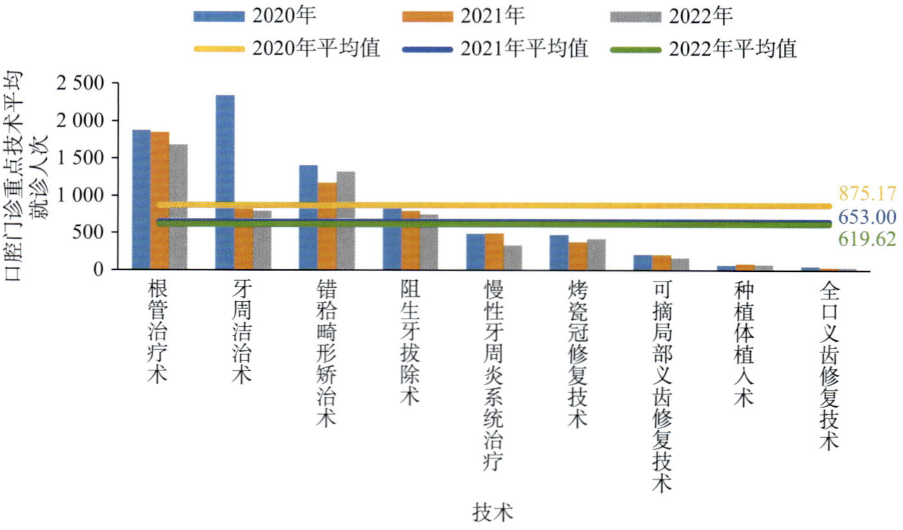


图 2-257　2020—2022 年内蒙古自治区 26 家医疗机构口腔门诊 9 个重点技术平均就诊人次比较

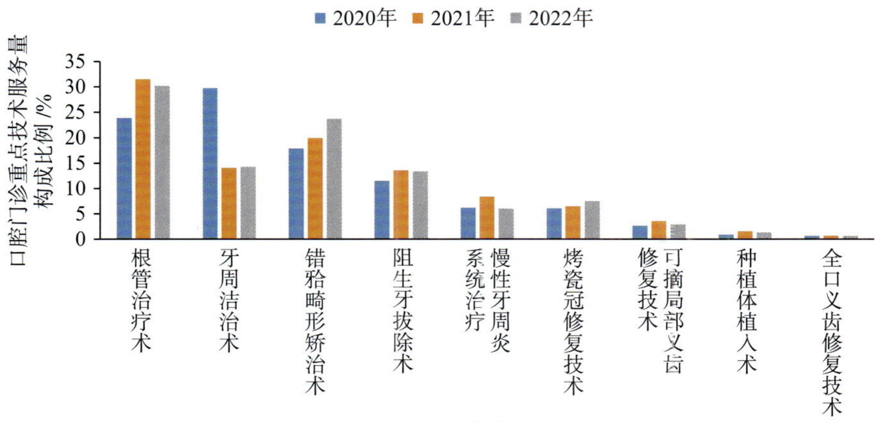


图 2-258　2020—2022 年内蒙古自治区 26 家医疗机构口腔门诊 9 个重点技术服务量构成比例比较

（3）门诊部分单病种相关指标比较：2020—2022 年，内蒙古自治区 26 家医疗机构口腔门诊根管治疗 5 项单病种相关指标数据如表 2-151 所示。

表 2-151　内蒙古自治区 26 家医疗机构口腔门诊部分单病种相关指标在不同年份中的平均值比较

| 质控指标 | 2020 年 | 2021 年 | 2022 年 | 平均值 |
|---|---|---|---|---|
| 根管治疗患牙术前拍摄 X 线根尖片的百分比 /% | 86.03 | 86.75 | 92.00 | 88.17 |
| 根管再治疗患牙术前拍摄 X 线根尖片的百分比 /% | 92.90 | 95.18 | 98.11 | 95.21 |
| 橡皮障隔离术在根管治疗中的使用率 /% | 37.42 | 35.02 | 53.20 | 41.27 |
| 根管治疗患牙根管充填临床合格率 /% | 94.45 | 86.03 | 94.61 | 90.99 |
| 根管再治疗患牙根管充填临床合格率 /% | 49.67 | 93.39 | 93.87 | 72.81 |

**2．口腔住院医疗质量数据比较**

（1）住院重点病种相关指标比较：2020—2022 年，内蒙古自治区 10 家医疗机构口腔住院 6 个重点病种平均出院患者例数总体下降；按照平均出院患者例数排序，排名前 3 位的病种依次为腮腺良性肿瘤、口腔颌面部间隙感染、上颌骨骨折（图 2-259、图 2-260）。平均住院日总体先升后降，舌癌平均住院日最

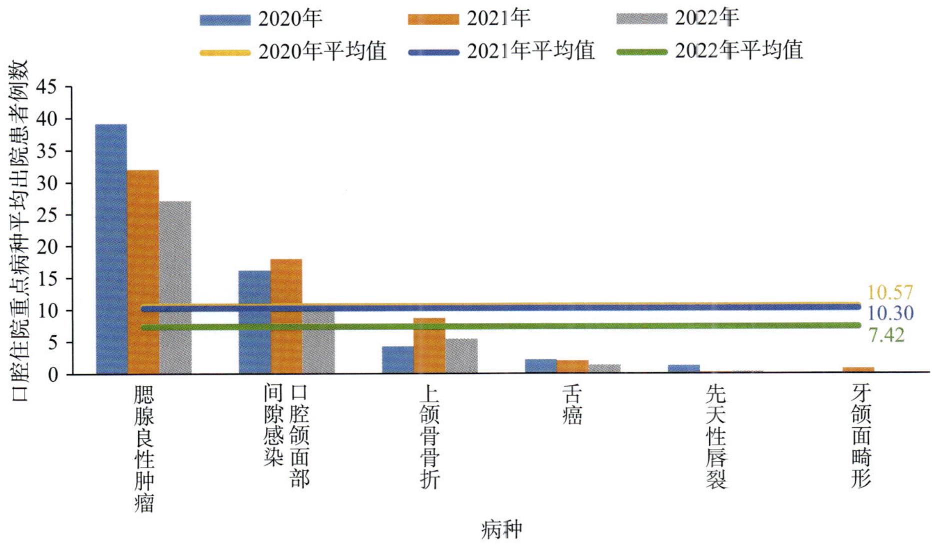


图 2-259　2020—2022 年内蒙古自治区 10 家医疗机构口腔住院 6 个重点病种平均出院患者例数比较

长，腮腺良性肿瘤平均住院日最短（图 2-261）。平均住院费用总体先升后降，上颌骨骨折平均住院费用最高，先天性唇裂平均住院费用最低（图 2-262）。

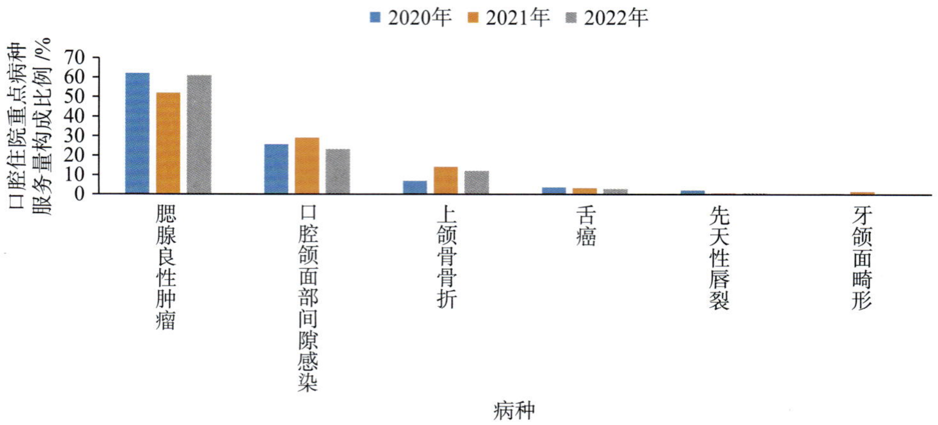


图 2-260　2020—2022 年内蒙古自治区 10 家医疗机构口腔住院 6 个重点病种服务量构成比例比较

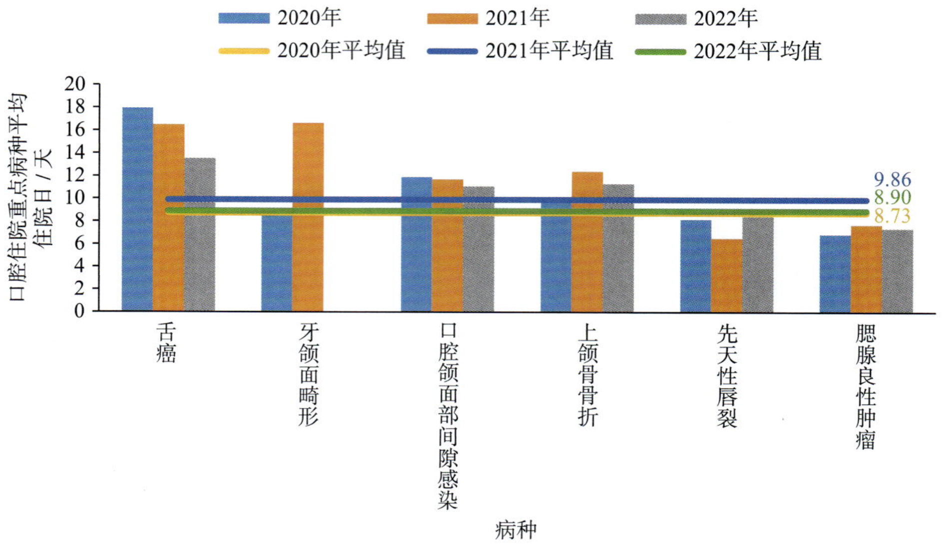


图 2-261　2020—2022 年内蒙古自治区 10 家医疗机构口腔住院 6 个重点病种平均住院日比较

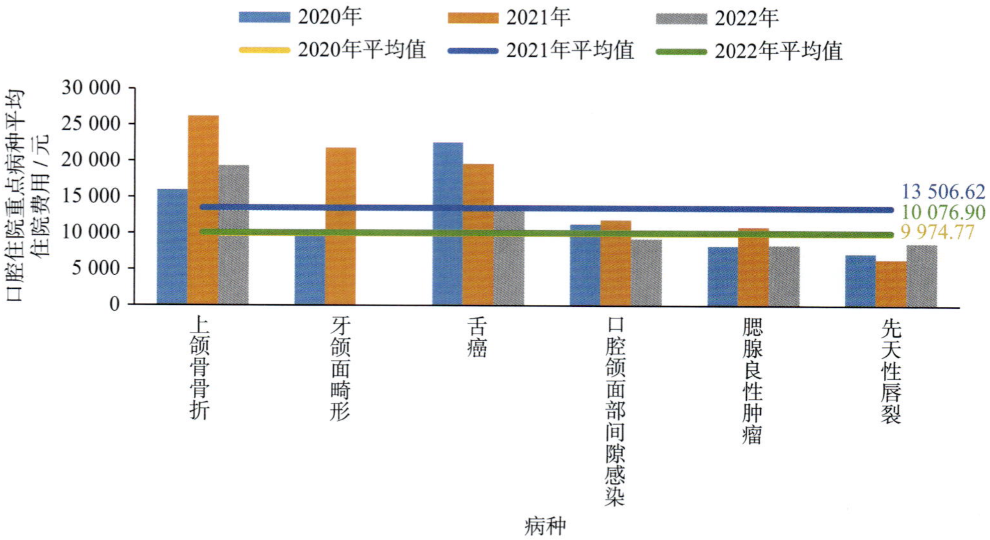


图 2-262　2020—2022 年内蒙古自治区 10 家医疗机构口腔住院 6 个重点病种平均住院费用比较

（2）住院重点手术及操作相关指标比较：2020—2022 年，内蒙古自治区 10 家医疗机构口腔住院 7 个重点手术及操作平均手术例数总体下降；按照平均手术例数排序，排名前 3 位的手术及操作依次为腮腺肿物切除 + 面神经解剖术、游离腓骨复合组织瓣移植术、舌癌扩大切除术 + 颈淋巴结清扫术（图 2-263、图 2-264）。平均住院日总体先升后降，口腔颌面部肿瘤切除整复术平均住院日最长，放射性粒子组织间植入术平均住院日最短（图 2-265）。平均住院费用总体先升后降，舌癌扩大切除术 + 颈淋巴结清扫术平均住院费用最高，腮腺肿物切除 + 面神经解剖术平均住院费用最低（图 2-266）。

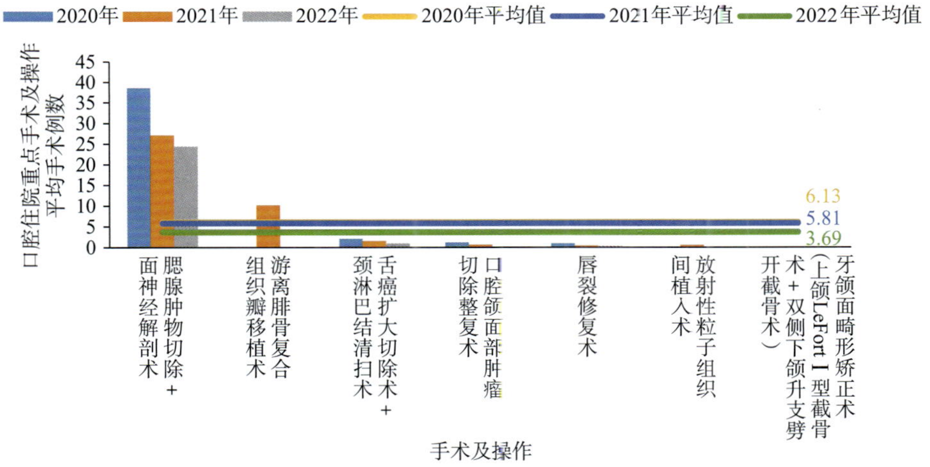


图 2-263 2020—2022 年内蒙古自治区 10 家医疗机构口腔住院 7 个重点手术及操作平均手术例数比较

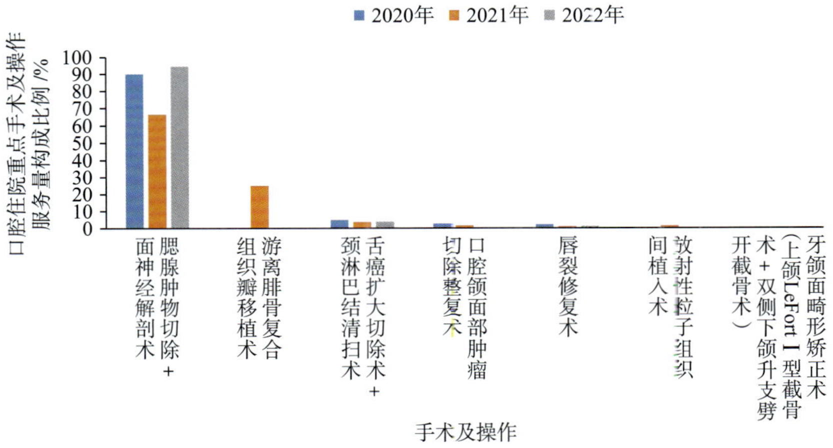


图 2-264 2020—2022 年内蒙古自治区 10 家医疗机构口腔住院 7 个重点手术及操作服务量构成比例比较

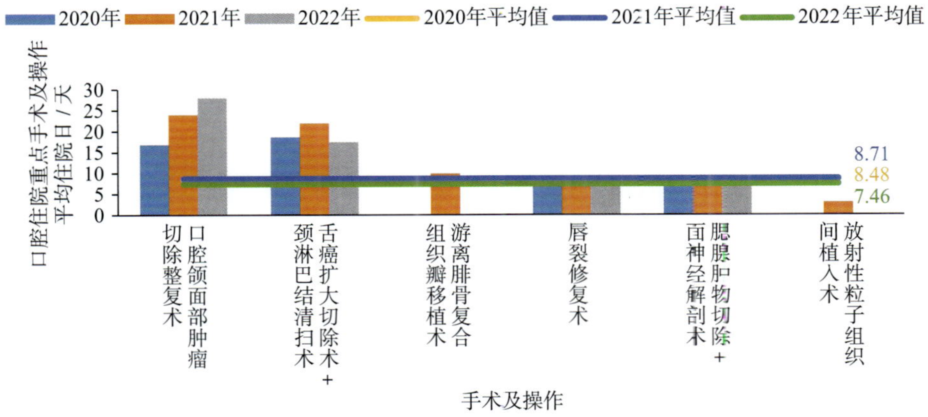


图 2-265 2020—2022 年内蒙古自治区 10 家医疗机构口腔住院 7 个重点手术及操作平均住院日比较

注：纳入比较的医疗机构未填报牙颌面畸形矫正术（上颌 LeFort Ⅰ型截骨术 + 双侧下颌升支劈开截骨术）数据，故本图未显示。

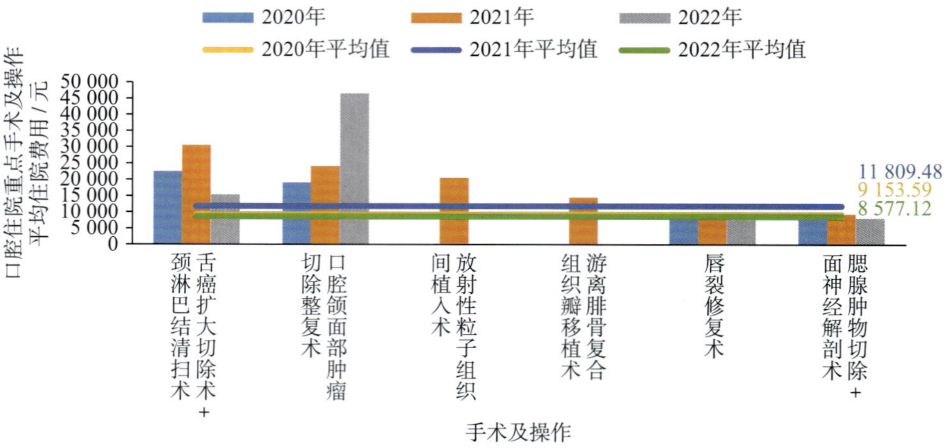


图 2-266　2020—2022 年内蒙古自治区 10 家医疗机构口腔住院 7 个重点手术及操作平均住院费用比较

注：纳入比较的医疗机构未填报牙颌面畸形矫正术（上颌 LeFort Ⅰ型截骨术＋双侧下颌升支劈开截骨术）数据，故本图未显示。

（3）住院部分单病种相关指标比较：2020—2022 年，内蒙古自治区 10 家医疗机构口腔住院 5 大类 12 项单病种相关指标数据如表 2-152 所示。

表 2-152　内蒙古自治区 10 家医疗机构口腔住院部分单病种相关指标在不同年份中的平均值比较

| 单病种 | 质控指标 | 2020 年 | 2021 年 | 2022 年 | 平均值 |
|---|---|---|---|---|---|
| 腮腺浅叶良性肿瘤 | 腮腺浅叶良性肿瘤术前术后诊断符合率 /% | 87.95 | 94.14 | 94.37 | 91.50 |
| | 腮腺浅叶良性肿瘤术后面神经麻痹发生率 /% | 31.09 | 17.44 | 20.39 | 24.12 |
| | 腮腺浅叶良性肿瘤术后涎瘘发生率 /% | 24.93 | 10.85 | 22.82 | 19.98 |
| 口腔鳞状细胞癌 | T3 / T4 期初发口腔鳞状细胞癌病例构成比例 /% | 32.00 | 36.84 | 31.25 | 32.94 |
| | 游离 / 带蒂组织瓣技术在初发口腔鳞状细胞癌手术治疗中的应用率 /% | 57.63 | 43.33 | 28.57 | 47.01 |
| | 游离 / 带蒂组织瓣移植成功率 /% | 96.77 | 68.75 | 100.00 | 88.46 |
| 下颌骨骨折（不含髁突骨折） | 下颌骨骨折（不含髁突骨折）术后伤口感染发生率 /% | 7.83 | 2.78 | 2.47 | 4.61 |
| | 下颌骨骨折（不含髁突骨折）术后咬合紊乱发生率 /% | 6.09 | 24.07 | 17.28 | 15.46 |
| 先天性唇腭裂 | 先天性唇裂术后伤口延期愈合发生率 /% | 18.18 | 0.00 | 0.00 | 11.76 |
| | 先天性腭裂术后伤口裂开及穿孔发生率 /% | 0.00 | 0.00 | 0.00 | 0.00 |
| 骨性Ⅲ类错殆畸形 | 骨性Ⅲ类错殆畸形术后伤口感染发生率 /% | — | 0.00 | — | 0.00 |
| | 骨性Ⅲ类错殆畸形术后咬合关系与术前设计符合率 /% | — | 100.00 | — | 100.00 |

# 二十、宁夏回族自治区

## （一）口腔门诊工作量统计

**1．重点病种工作量统计** 在宁夏回族自治区的27家医疗机构中，2022年门诊共治疗10个重点病种患者252 591人次。按照平均就诊人次排序，排名前5位的病种依次为错𬌗畸形、慢性牙周炎、下颌阻生第三磨牙、急性牙髓炎、慢性根尖周炎（表2-153，图2-267）。

表2-153 2022年宁夏回族自治区口腔门诊10个重点病种在不同医疗机构中的平均就诊人次比较

| 重点病种 | 三级 | 二级 | | 二级以下 | | 平均值（27家） |
|---|---|---|---|---|---|---|
| | 公立（2家） | 公立（3家） | 民营（1家） | 公立（18家） | 民营（3家） | |
| 错𬌗畸形 | 18 840.00 | 3 238.00 | 285.00 | 264.06 | 24.67 | 1 944.67 |
| 慢性牙周炎 | 11 332.50 | 883.33 | 297.00 | 827.11 | 845.33 | 1 593.93 |
| 下颌阻生第三磨牙 | 10 865.00 | 1 775.00 | 269.00 | 837.06 | 165.67 | 1 588.44 |
| 急性牙髓炎 | 3 058.00 | 3 939.33 | 1 628.00 | 1 153.67 | 751.67 | 1 577.15 |
| 慢性根尖周炎 | 3 207.00 | 4 462.67 | 1 044.00 | 999.72 | 868.67 | 1 535.07 |
| 牙列缺损 | 2 571.50 | 1 167.67 | 1 255.00 | 321.67 | 423.67 | 628.22 |
| 年轻恒牙牙外伤 | 1 480.50 | 133.00 | 35.00 | 60.89 | 22.33 | 168.81 |
| 牙列缺失 | 356.50 | 266.00 | 153.00 | 102.72 | 56.33 | 136.74 |
| 颞下颌关节紊乱病 | 325.00 | 292.33 | 10.00 | 48.67 | 23.67 | 92.00 |
| 口腔扁平苔藓 | 1 046.50 | 40.67 | 10.00 | 10.00 | 10.00 | 90.19 |
| 合计 | 53 082.50 | 16 198.00 | 4 996.00 | 4 625.56 | 3 192.00 | 9 355.22 |

注：根据门急诊实际开放牙椅数，参照口腔专科医疗机构门急诊牙椅数标准对所有医疗机构进行重新分类，其中牙椅60台以上比照三级分析，牙椅20～59台比照二级分析，牙椅3～19台比照二级以下分析。

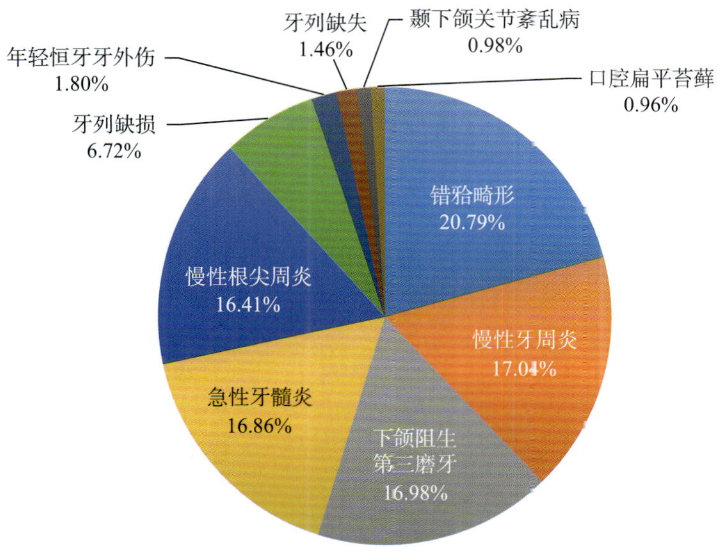


图2-267 2022年宁夏回族自治区口腔门诊10个重点病种患者人次构成比

**2．重点技术工作量统计** 在宁夏回族自治区的 27 家医疗机构中，2022 年门诊 9 个重点技术患者服务总量 287 973 人次。按照平均就诊人次排序，排名前 5 位的技术依次为根管治疗术、错𬌗畸形矫治术、牙周洁治术、阻生牙拔除术、慢性牙周炎系统治疗（表 2-154，图 2-268）。

表 2-154 2022 年宁夏回族自治区口腔门诊 9 个重点技术在不同医疗机构中的平均就诊人次比较

| 重点技术 | 三级 | 二级 | | 二级以下 | | 平均值（27 家） |
|---|---|---|---|---|---|---|
| | 公立（2 家） | 公立（3 家） | 民营（1 家） | 公立（18 家） | 民营（3 家） | |
| 根管治疗术 | 7 015.50 | 9 099.33 | 3 102.00 | 2 003.94 | 1 458.33 | 3 143.59 |
| 错𬌗畸形矫治术 | 24 997.00 | 3 519.67 | 857.00 | 150.83 | 16.33 | 2 376.81 |
| 牙周洁治术 | 16 001.50 | 2 061.33 | 1 200.00 | 502.67 | 501.33 | 1 849.59 |
| 阻生牙拔除术 | 11 498.00 | 1 499.33 | 246.00 | 672.72 | 149.33 | 1 492.48 |
| 慢性牙周炎系统治疗 | 10 027.50 | 276.33 | 149.00 | 86.22 | 403.00 | 881.26 |
| 烤瓷冠修复技术 | 1 839.50 | 528.00 | 801.00 | 282.83 | 325.67 | 449.33 |
| 可摘局部义齿修复技术 | 403.00 | 818.00 | 480.00 | 249.44 | 182.33 | 325.07 |
| 种植体植入术 | 853.00 | 37.67 | 147.00 | 8.56 | 52.00 | 84.30 |
| 全口义齿修复技术 | 212.50 | 171.67 | 61.00 | 33.39 | 35.00 | 63.22 |
| 合计 | 72 847.50 | 18 011.33 | 7 043.00 | 3 990.61 | 3 123.33 | 10 665.67 |

注：根据门急诊实际开放牙椅数，参照口腔专科医疗机构门急诊牙椅数标准对所有医疗机构进行重新分类，其中牙椅 60 台以上比照三级分析，牙椅 20 ~ 59 台比照二级分析，牙椅 3 ~ 19 台比照二级以下分析。

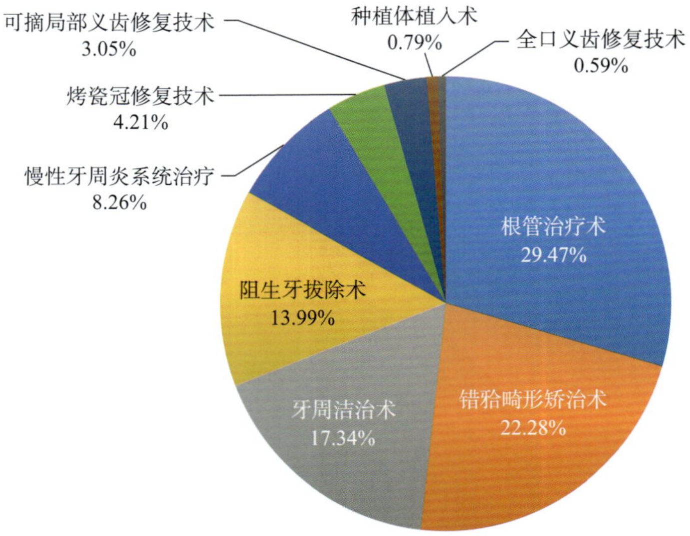


图 2-268 2022 年宁夏回族自治区口腔门诊 9 个重点技术患者人次构成比

**3．口腔门诊部分单病种相关指标** 在宁夏回族自治区的 27 家医疗机构中，口腔门诊根管治疗 5 项单病种相关指标数据如表 2-155 所示。

表 2-155　2022 年宁夏回族自治区口腔门诊部分单病种相关指标在不同医疗机构中的平均值比较

| 质控指标 | 三级 | 二级 | | 二级以下 | | 平均值（27 家） |
|---|---|---|---|---|---|---|
| | 公立（2 家） | 公立（3 家） | 民营（1 家） | 公立（18 家） | 民营（3 家） | |
| 根管治疗患牙术前拍摄 X 线根尖片的百分比 /% | 100.00 | 94.38 | 100.00 | 85.18 | 83.35 | 90.38 |
| 根管再治疗患牙术前拍摄 X 线根尖片的百分比 /% | 99.80 | 96.89 | 100.00 | 100.00 | 97.93 | 99.12 |
| 橡皮障隔离术在根管治疗中的使用率 /% | 41.07 | 34.17 | 82.56 | 5.17 | 14.74 | 26.29 |
| 根管治疗患牙根管充填临床合格率 /% | 85.03 | 94.79 | 95.85 | 89.97 | 87.04 | 89.93 |
| 根管再治疗患牙根管充填临床合格率 /% | 97.40 | 99.19 | 73.68 | 92.63 | 88.84 | 96.53 |

### （二）口腔住院医疗质量数据统计

**1. 重点病种数据统计**　在宁夏回族自治区的 9 家医疗机构中，2022 年住院共治疗 6 个重点病种患者 657 例。按照平均出院患者例数排序，排名前 3 位的病种依次为口腔颌面部间隙感染、上颌骨骨折、腮腺良性肿瘤。其中舌癌平均住院日最长，牙颌面畸形平均住院日最短；上颌骨骨折平均住院费用最高，口腔颌面部间隙感染平均住院费用最低（表 2-156）。

表 2-156　2022 年宁夏回族自治区口腔住院 6 个重点病种的 3 项质控指标平均值比较

| 重点病种 | 平均出院患者例数 | 平均住院日 / 天 | 平均住院费用 / 元 |
|---|---|---|---|
| 口腔颌面部间隙感染 | 29.89 | 10.08 | 7 082.95 |
| 上颌骨骨折 | 18.89 | 11.02 | 31 262.98 |
| 腮腺良性肿瘤 | 16.22 | 8.09 | 9 639.18 |
| 先天性唇裂 | 4.22 | 6.55 | 7 711.52 |
| 舌癌 | 1.89 | 16.30 | 26 848.49 |
| 牙颌面畸形 | 1.89 | 6.04 | 15 623.11 |

**2. 重点手术及操作数据统计**　在宁夏回族自治区的 9 家医疗机构中，2022 年住院 7 个重点手术及操作共治疗患者 308 例。按照平均手术例数排序，排名前 3 位的手术及操作依次为腮腺肿物切除 + 面神经解剖术、唇裂修复术、口腔颌面部肿瘤切除整复术。其中游离腓骨复合组织瓣移植术平均住院日最长，唇裂修复术平均住院日最短；游离腓骨复合组织瓣移植术平均住院费用最高，唇裂修复术平均住院费用最低（表 2-157）。

表 2-157　2022 年宁夏回族自治区口腔住院 7 个重点手术及操作的 3 项质控指标平均值比较

| 重点手术及操作 | 平均手术例数 | 平均住院日 / 天 | 平均住院费用 / 元 |
|---|---|---|---|
| 腮腺肿物切除 + 面神经解剖术 | 20.56 | 8.09 | 11 693.80 |
| 唇裂修复术 | 4.56 | 6.32 | 7 175.25 |
| 口腔颌面部肿瘤切除整复术 | 4.11 | 16.03 | 36 715.71 |

续表

| 重点手术及操作 | 平均手术例数 | 平均住院日 / 天 | 平均住院费用 / 元 |
|---|---|---|---|
| 牙颌面畸形矫正术（上颌 LeFort Ⅰ型截骨术 + 双侧下颌升支劈开截骨术） | 1.89 | 8.35 | 34 150.32 |
| 舌癌扩大切除术 + 颈淋巴结清扫术 | 1.78 | 17.00 | 28 200.52 |
| 游离腓骨复合组织瓣移植术 | 1.33 | 27.08 | 79 271.37 |
| 放射性粒子组织间植入术 | 0.00 | — | — |

**3．口腔住院部分单病种相关指标**　在宁夏回族自治区的 9 家医疗机构中，口腔住院 5 大类 12 项单病种相关指标数据如表 2-158 所示。

表 2-158　2022 年宁夏回族自治区口腔住院部分单病种相关指标的平均值比较

| 单病种 | 质控指标 | 平均值 |
|---|---|---|
| 腮腺浅叶良性肿瘤 | 腮腺浅叶良性肿瘤术前术后诊断符合率 /% | 98.56 |
| | 腮腺浅叶良性肿瘤术后面神经麻痹发生率 /% | 5.22 |
| | 腮腺浅叶良性肿瘤术后涎瘘发生率 /% | 0.75 |
| 口腔鳞状细胞癌 | T3 / T4 期初发口腔鳞状细胞癌病例构成比例 /% | 20.37 |
| | 游离 / 带蒂组织瓣技术在初发口腔鳞状细胞癌手术治疗中的应用率 /% | 44.44 |
| | 游离 / 带蒂组织瓣移植成功率 /% | 100.00 |
| 下颌骨骨折（不含髁突骨折） | 下颌骨骨折（不含髁突骨折）术后伤口感染发生率 /% | 0.63 |
| | 下颌骨骨折（不含髁突骨折）术后咬合紊乱发生率 /% | 0.63 |
| 先天性唇腭裂 | 先天性唇裂术后伤口延期愈合发生率 /% | 0.87 |
| | 先天性腭裂术后伤口裂开及穿孔发生率 /% | 0.00 |
| 骨性Ⅲ类错𬌗畸形 | 骨性Ⅲ类错𬌗畸形术后伤口感染发生率 /% | 0.00 |
| | 骨性Ⅲ类错𬌗畸形术后咬合关系与术前设计符合率 /% | 100.00 |

## （三）2020—2022 年医疗质量数据比较

**1．口腔门诊医疗质量数据比较**

（1）门诊重点病种相关指标比较：2020—2022 年，宁夏回族自治区 11 家医疗机构口腔门诊 10 个重点病种平均就诊人次总体先降后升。按照平均就诊人次排序，排名前 5 位的病种依次为错𬌗畸形、慢性牙周炎、急性牙髓炎、慢性根尖周炎、下颌阻生第三磨牙（图 2-269、图 2-270）。

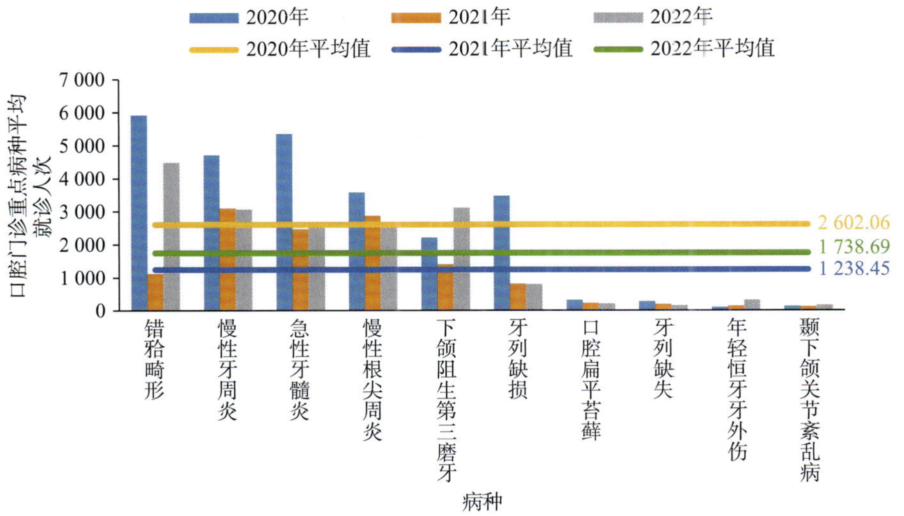


图 2-269　2020—2022 年宁夏回族自治区 11 家医疗机构口腔门诊 10 个重点病种平均就诊人次比较

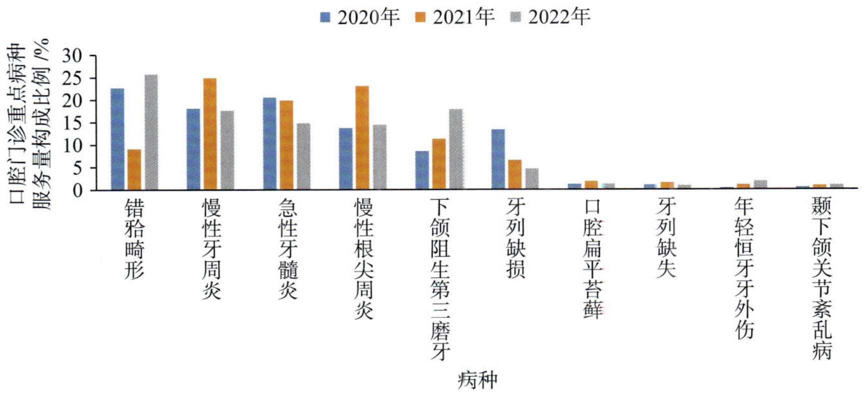


图 2-270　2020—2022 年宁夏回族自治区 11 家医疗机构口腔门诊 10 个重点病种服务量构成比例比较

（2）门诊重点技术相关指标比较：2020—2022 年，宁夏回族自治区 11 家医疗机构口腔门诊 9 个重点技术平均就诊人次总体先降后升。按照平均就诊人次排序，排名前 5 位的技术依次为根管治疗术、错𬌗畸形矫治术、牙周洁治术、慢性牙周炎系统治疗、阻生牙拔除术（图 2-271、图 2-272）。

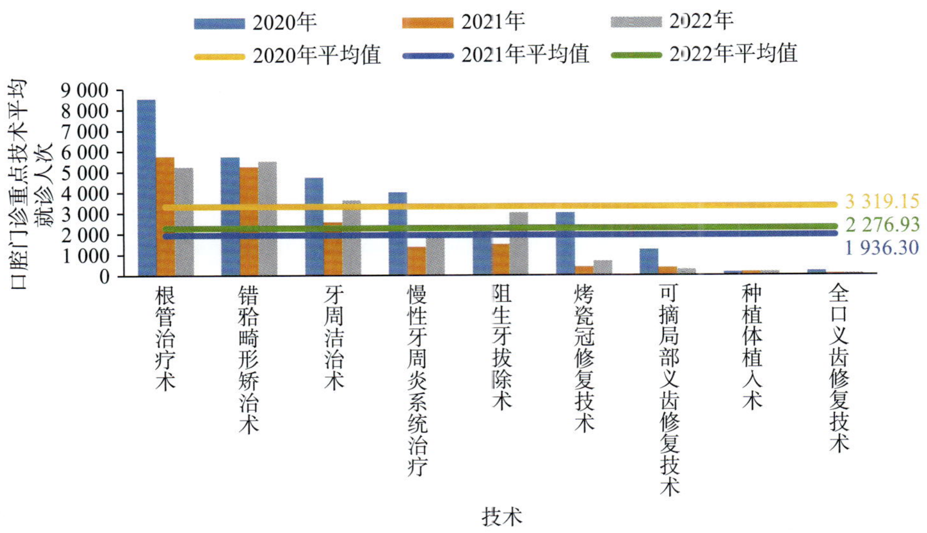


图 2-271　2020—2022 年宁夏回族自治区 11 家医疗机构口腔门诊 9 个重点技术平均就诊人次比较

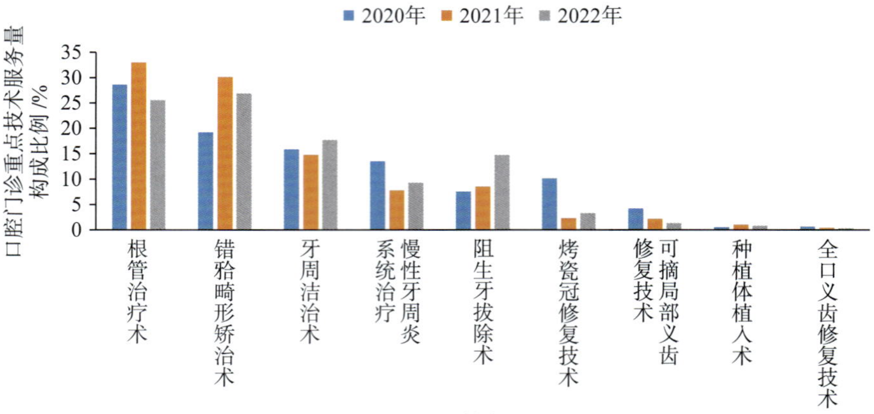


图 2-272　2020—2022 年宁夏回族自治区 11 家医疗机构口腔门诊 9 个重点技术服务量构成比例比较

（3）门诊部分单病种相关指标比较：2020—2022 年，宁夏回族自治区 11 家医疗机构口腔门诊根管治疗 5 项单病种相关指标数据如表 2-159 所示。

表 2-159　宁夏回族自治区 11 家医疗机构口腔门诊部分单病种相关指标在不同年份中的平均值比较

| 质控指标 | 2020 年 | 2021 年 | 2022 年 | 平均值 |
|---|---|---|---|---|
| 根管治疗患牙术前拍摄 X 线根尖片的百分比 /% | 95.34 | 91.49 | 92.76 | 93.37 |
| 根管再治疗患牙术前拍摄 X 线根尖片的百分比 /% | 99.04 | 88.97 | 99.18 | 93.81 |
| 橡皮障隔离术在根管治疗中的使用率 /% | 27.55 | 23.55 | 22.56 | 25.14 |
| 根管治疗患牙根管充填临床合格率 /% | 96.31 | 93.19 | 88.36 | 93.62 |
| 根管再治疗患牙根管充填临床合格率 /% | 98.68 | 94.56 | 95.41 | 95.90 |

**2．口腔住院医疗质量数据比较**

（1）住院重点病种相关指标比较：2020—2022 年，宁夏回族自治区 5 家医疗机构口腔住院 6 个重点病种平均出院患者例数总体先升后降；按照平均出院患者例数排序，排名前 3 位的病种依次为口腔颌面部间隙感染、上颌骨骨折、腮腺良性肿瘤（图 2-273、图 2-274）。平均住院日总体先降后升，舌癌平均住院日最长，牙颌面畸形平均住院日最短（图 2-275）。平均住院费用总体先升后降，上颌骨骨折平均住院费用最高，口腔颌面部间隙感染平均住院费用最低（图 2-276）。

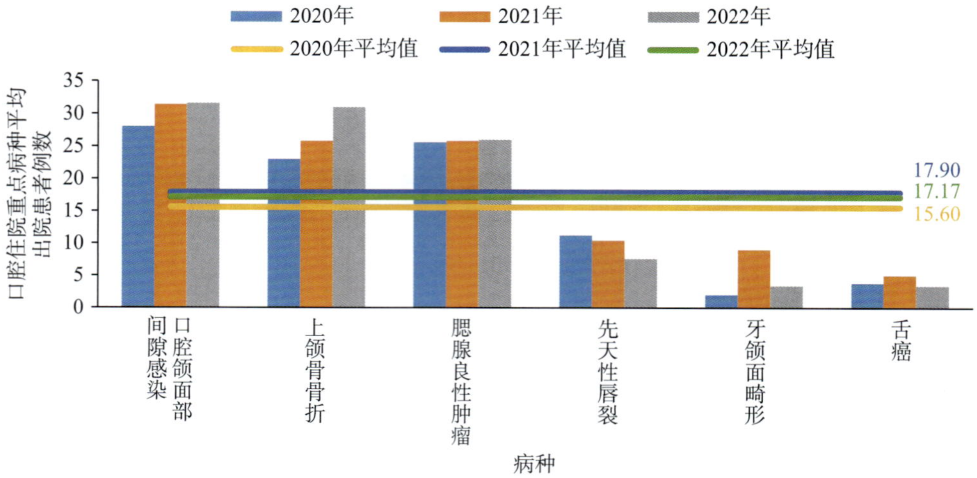


图 2-273　2020—2022 年宁夏回族自治区 5 家医疗机构口腔住院 6 个重点病种平均出院患者例数比较

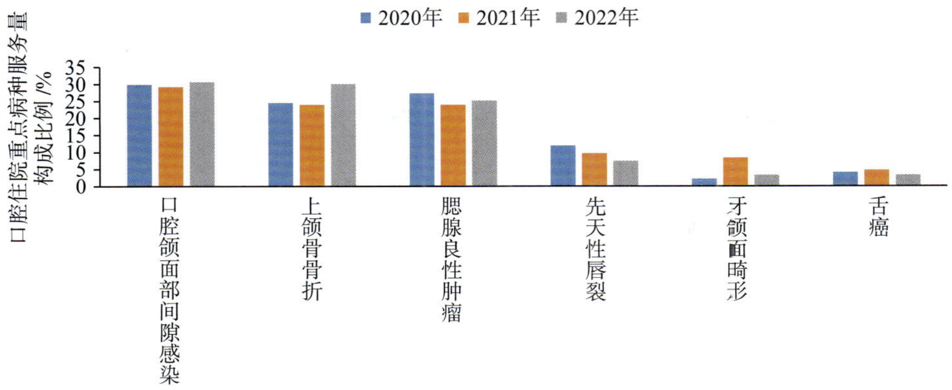


图 2-274　2020—2022 年宁夏回族自治区 5 家医疗机构口腔住院 6 个重点病种服务量构成比例比较

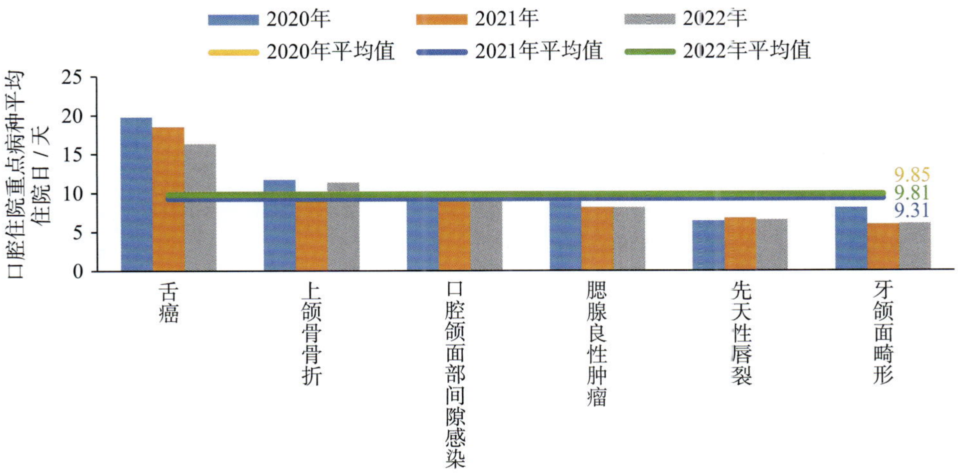


图 2-275　2020—2022 年宁夏回族自治区 5 家医疗机构口腔住院 6 个重点病种平均住院日比较

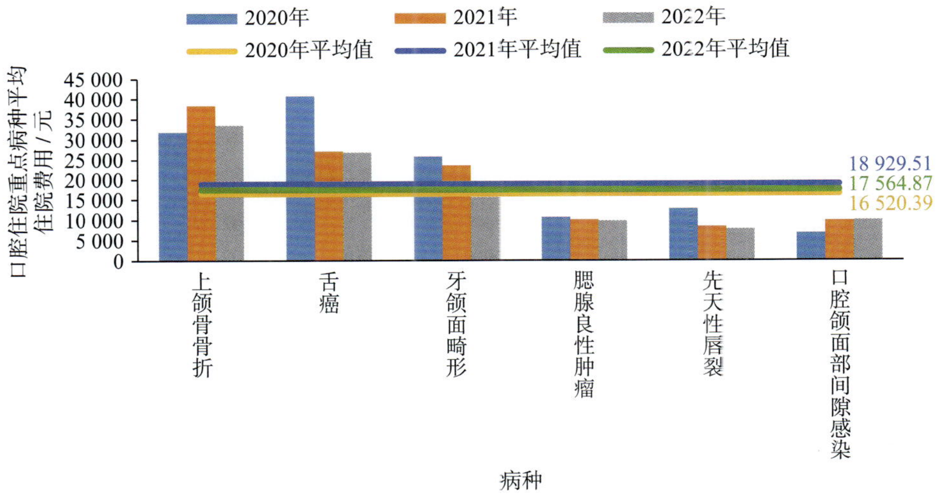


图 2-276　2020—2022 年宁夏回族自治区 5 家医疗机构口腔住院 6 个重点病种平均住院费用比较

（2）住院重点手术及操作相关指标比较：2020—2022 年，宁夏回族自治区 5 家医疗机构口腔住院 7 个重点手术及操作平均手术例数总体先升后降；按照平均手术例数排序，排名前 3 位的手术及操作依次为腮腺肿物切除 + 面神经解剖术、唇裂修复术、口腔颌面部肿瘤切除整复术（图 2-277、图 2-278）。平均住院日总体下降，游离腓骨复合组织瓣移植术平均住院日最长，唇裂修复术平均住院日最短（图 2-279）。平均住院费用总体下降，游离腓骨复合组织瓣移植术平均住院费用最高，唇裂修复术平均住院费用最低（图 2-280）。

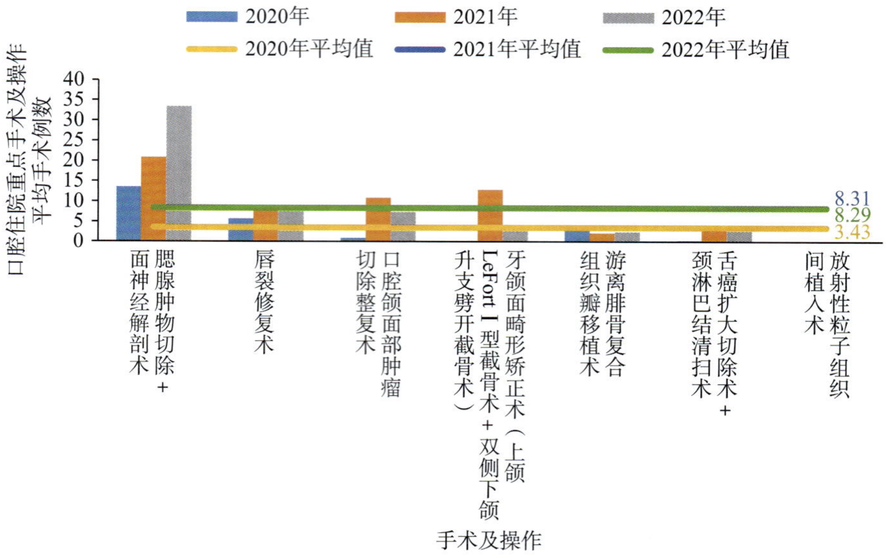


图 2-277　2020—2022 年宁夏回族自治区 5 家医疗机构口腔住院 7 个重点手术及操作平均手术例数比较

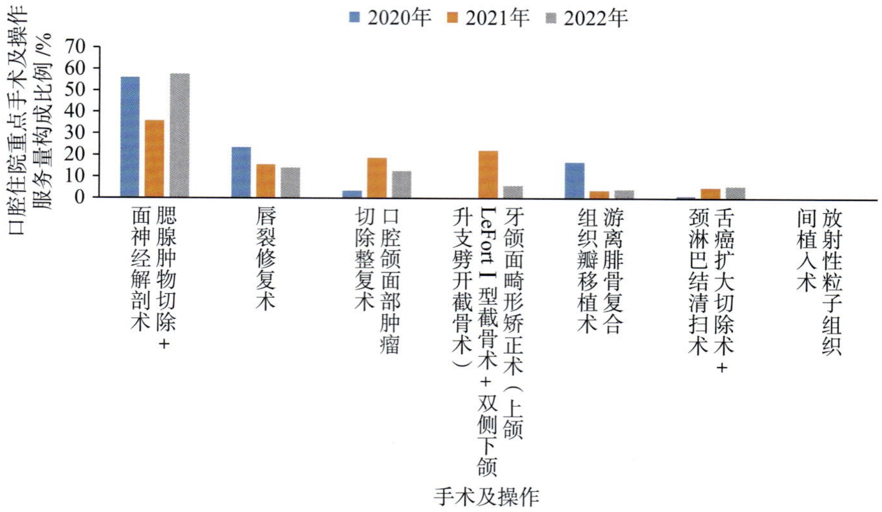


图 2-278　2020—2022 年宁夏回族自治区 5 家医疗机构口腔住院 7 个重点手术及操作服务量构成比例比较

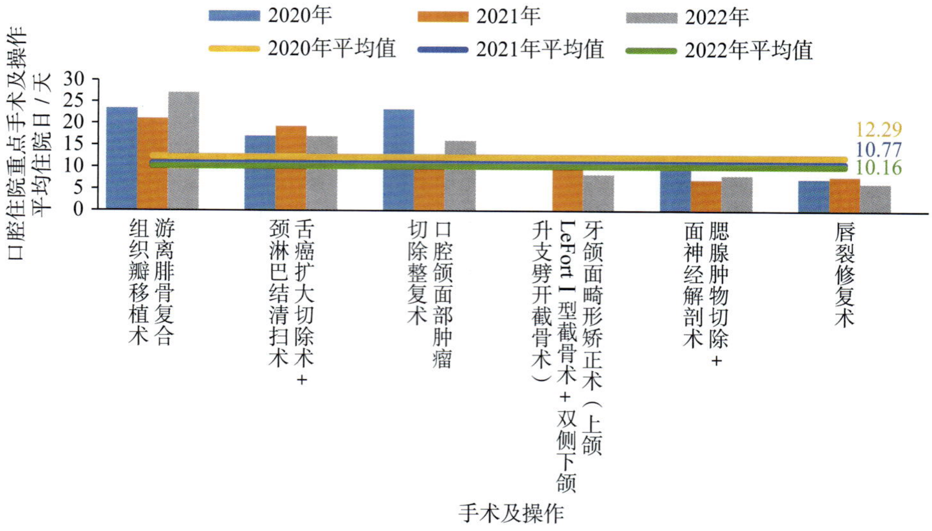


图 2-279　2020—2022 年宁夏回族自治区 5 家医疗机构口腔住院 7 个重点手术及操作平均住院日比较

注：纳入比较的医疗机构未填报放射性粒子组织间植入术数据，故本图未显示。

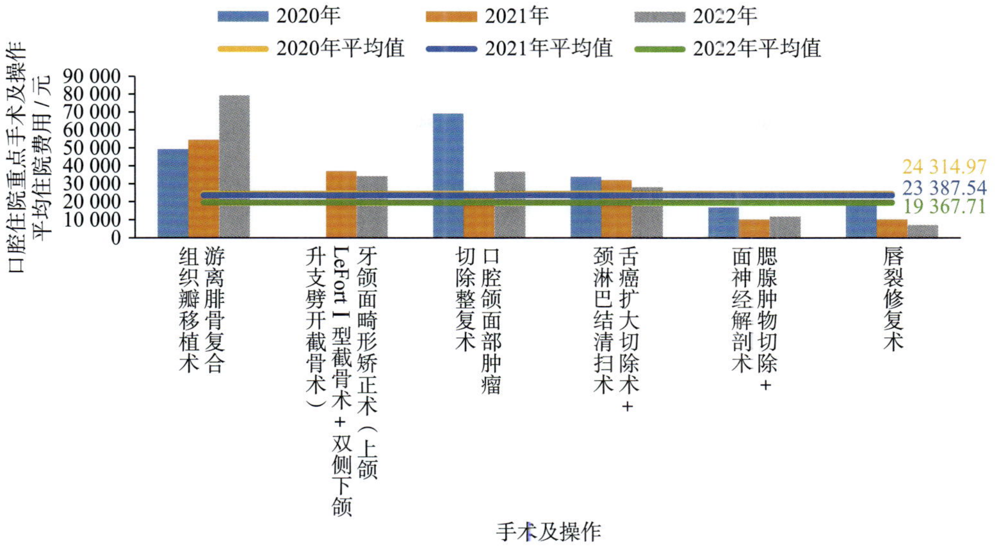


图 2-280　2020—2022 年宁夏回族自治区 5 家医疗机构口腔住院 7 个重点手术及操作平均住院费用比较

注：纳入比较的医疗机构未填报放射性粒子组织间植入术数据，故本图未显示。

（3）住院部分单病种相关指标比较：2020—2022 年，宁夏回族自治区 5 家医疗机构口腔住院 5 大类 12 项单病种相关指标数据如表 2-160 所示。

表 2-160　宁夏回族自治区 5 家医疗机构口腔住院部分单病种相关指标在不同年份中的平均值比较

| 单病种 | 质控指标 | 2020 年 | 2021 年 | 2022 年 | 平均值 |
|---|---|---|---|---|---|
| 腮腺浅叶良性肿瘤 | 腮腺浅叶良性肿瘤术前术后诊断符合率 /% | 100.00 | 93.70 | 98.37 | 97.18 |
| | 腮腺浅叶良性肿瘤术后面神经麻痹发生率 /% | 0.99 | 4.07 | 4.13 | 3.19 |
| | 腮腺浅叶良性肿瘤术后涎瘘发生率 /% | 0.00 | 4.07 | 0.83 | 1.74 |
| 口腔鳞状细胞癌 | T3 / T4 期初发口腔鳞状细胞癌病例构成比例 /% | 0.00 | 30.88 | 20.37 | 17.98 |
| | 游离 / 带蒂组织瓣技术在初发口腔鳞状细胞癌手术治疗中的应用率 /% | 25.49 | 38.98 | 46.00 | 36.88 |
| | 游离 / 带蒂组织瓣移植成功率 /% | 100.00 | 100.00 | 100.00 | 100.00 |
| 下颌骨骨折（不含髁突骨折） | 下颌骨骨折（不含髁突骨折）术后伤口感染发生率 /% | 2.88 | 4.13 | 0.67 | 2.44 |
| | 下颌骨骨折（不含髁突骨折）术后咬合紊乱发生率 /% | 2.16 | 0.00 | 0.67 | 0.98 |
| 先天性唇腭裂 | 先天性唇裂术后伤口延期愈合发生率 /% | 0.00 | 0.00 | 0.87 | 0.40 |
| | 先天性腭裂术后伤口裂开及穿孔发生率 /% | 0.00 | 1.67 | 0.00 | 0.55 |
| 骨性Ⅲ类错𬌗畸形 | 骨性Ⅲ类错𬌗畸形术后伤口感染发生率 /% | 0.00 | 0.00 | 0.00 | 0.00 |
| | 骨性Ⅲ类错𬌗畸形术后咬合关系与术前设计符合率 /% | 0.00 | 100.00 | 100.00 | 96.88 |

# 二十一、青海省

## （一）口腔门诊工作量统计

**1．重点病种工作量统计** 在青海省的 17 家医疗机构中，2022 年门诊共治疗 10 个重点病种患者 132 411 人次。按照平均就诊人次排序，排名前 5 位的病种依次为牙列缺损、慢性根尖周炎、急性牙髓炎、慢性牙周炎、下颌阻生第三磨牙（表 2-161，图 2-281）。

表 2-161 2022 年青海省口腔门诊 10 个重点病种在不同医疗机构中的平均就诊人次比较

| 重点病种 | 三级 | 二级 | 二级以下 | | 平均值（17 家） |
|---|---|---|---|---|---|
| | 公立（1 家） | 公立（2 家） | 公立（13 家） | 民营（1 家） | |
| 牙列缺损 | 9 528.00 | 10 408.00 | 389.00 | 981.00 | 2 140.12 |
| 慢性根尖周炎 | 10 198.00 | 4 632.00 | 930.62 | 204.00 | 1 868.47 |
| 急性牙髓炎 | 4 005.00 | 2 060.00 | 1 483.38 | 1 251.00 | 1 685.88 |
| 慢性牙周炎 | 4 197.00 | 1 885.00 | 561.77 | 62.00 | 901.88 |
| 下颌阻生第三磨牙 | 6 025.00 | 838.00 | 332.69 | 568.00 | 740.82 |
| 错𬌗畸形 | 1 237.00 | 720.50 | 66.92 | 113.00 | 215.35 |
| 牙列缺失 | 766.00 | 335.00 | 71.00 | 261.00 | 154.12 |
| 颞下颌关节紊乱病 | 16.00 | 59.00 | 27.38 | 57.00 | 32.18 |
| 年轻恒牙牙外伤 | 53.00 | 61.50 | 23.54 | 28.00 | 30.00 |
| 口腔扁平苔藓 | 9.00 | 142.00 | 3.46 | 3.00 | 20.06 |
| 合计 | 36 034.00 | 21 141.00 | 3 889.77 | 3 528.00 | 7 788.88 |

注：根据门急诊实际开放牙椅数，参照口腔专科医疗机构门急诊牙椅数标准对所有医疗机构进行重新分类，其中牙椅 60 台以上比照三级分析，牙椅 20～59 台比照二级分析，牙椅 3～19 台比照二级以下分析。

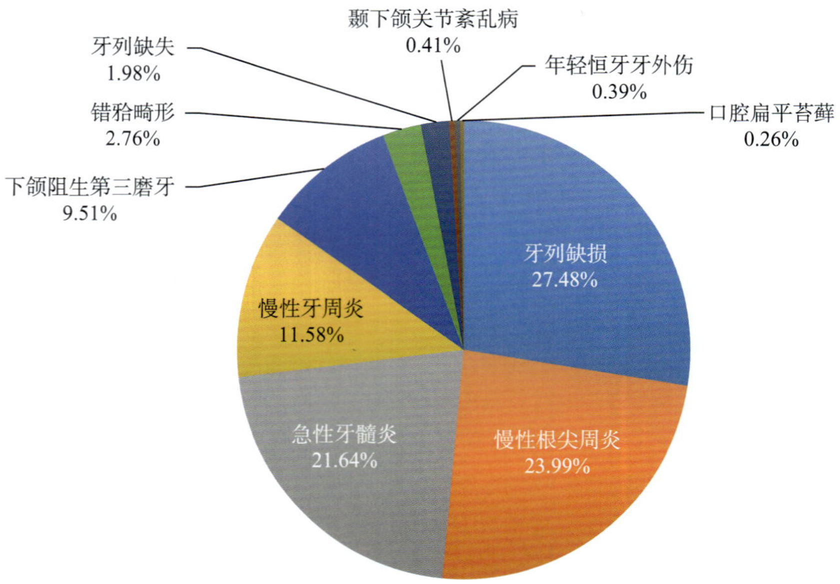


图 2-281 2022 年青海省口腔门诊 10 个重点病种患者人次构成比

**2．重点技术工作量统计**　在青海省的 17 家医疗机构中，2022 年门诊 9 个重点技术患者服务总量 94 821 人次。按照平均就诊人次排序，排名前 5 位的技术依次为根管治疗术、错𬌗畸形矫治术、阻生牙拔除术、牙周洁治术、可摘局部义齿修复技术（表 2-162，图 2-282）。

表 2-162　2022 年青海省口腔门诊 9 个重点技术在不同医疗机构中的平均就诊人次比较

| 重点技术 | 三级 | 二级 | 二级以下 | | 平均值（17 家） |
|---|---|---|---|---|---|
| | 公立（1 家） | 公立（2 家） | 公立（13 家） | 民营（1 家） | |
| 根管治疗术 | 6 676.00 | 4 302.00 | 1 081.77 | 1 020.00 | 1 786.06 |
| 错𬌗畸形矫治术 | 18 437.00 | 2 360.00 | 64.77 | 24.00 | 1 413.12 |
| 阻生牙拔除术 | 6 952.00 | 697.00 | 334.69 | 406.00 | 770.76 |
| 牙周洁治术 | 5 732.00 | 1 530.50 | 160.77 | 169.00 | 650.12 |
| 可摘局部义齿修复技术 | 1 167.00 | 1 461.00 | 94.85 | 362.00 | 334.35 |
| 烤瓷冠修复技术 | 1 244.00 | 505.00 | 84.38 | 113.00 | 203.76 |
| 慢性牙周炎系统治疗 | 1 816.00 | 357.00 | 55.85 | 43.00 | 194.06 |
| 全口义齿修复技术 | 259.00 | 1 155.50 | 26.62 | 62.00 | 175.18 |
| 种植体植入术 | 464.00 | 123.00 | 8.77 | 31.00 | 50.29 |
| 合计 | 42 747.00 | 12 491.00 | 1 912.46 | 2 230.00 | 5 577.71 |

注：根据门急诊实际开放牙椅数，参照口腔专科医疗机构门急诊牙椅数标准对所有医疗机构进行重新分类，其中牙椅 60 台以上比照三级分析，牙椅 20～59 台比照二级分析，牙椅 3～19 台比照二级以下分析。

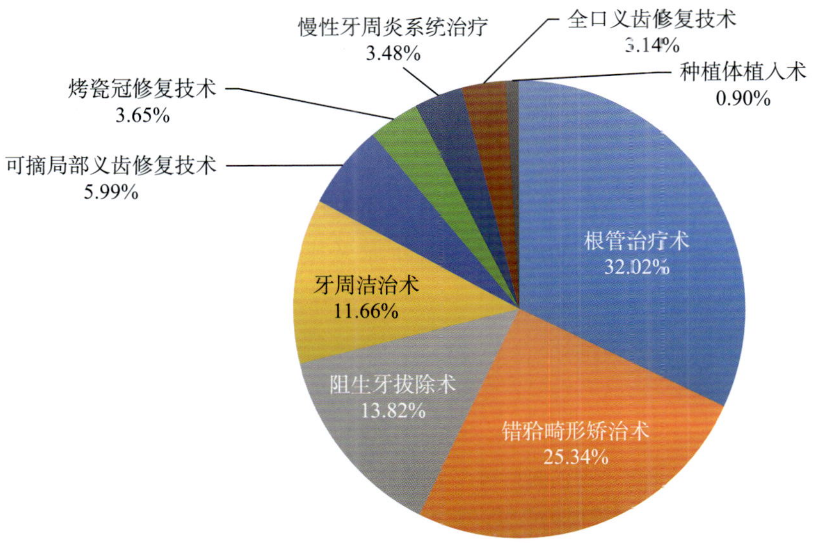


图 2-282　2022 年青海省口腔门诊 9 个重点技术患者人次构成比

**3．口腔门诊部分单病种相关指标**　在青海省的 17 家医疗机构中，口腔门诊根管治疗 5 项单病种相关指标数据如表 2-163 所示。

表 2-163　2022 年青海省口腔门诊部分单病种相关指标在不同医疗机构中的平均值比较

| 质控指标 | 三级 | 二级 | 二级以下 | | 平均值（17 家） |
|---|---|---|---|---|---|
| | 公立（1 家） | 公立（2 家） | 公立（13 家） | 民营（1 家） | |
| 根管治疗患牙术前拍摄 X 线根尖片的百分比 /% | 95.51 | 99.38 | 86.16 | 98.82 | 93.24 |
| 根管再治疗患牙术前拍摄 X 线根尖片的百分比 /% | 97.16 | 100.00 | 92.42 | 89.57 | 96.07 |
| 橡皮障隔离术在根管治疗中的使用率 /% | 76.05 | 6.44 | 8.16 | 0.00 | 20.29 |
| 根管治疗患牙根管充填临床合格率 /% | 96.03 | 91.99 | 87.65 | 97.45 | 91.42 |
| 根管再治疗患牙根管充填临床合格率 /% | 92.09 | 87.30 | 97.97 | 84.35 | 92.80 |

## （二）口腔住院医疗质量数据统计

**1．重点病种数据统计**　在青海省的 6 家医疗机构中，2022 年住院共治疗 6 个重点病种患者 641 例。按照平均出院患者例数排序，排名前 3 位的病种依次为口腔颌面部间隙感染、上颌骨骨折、腮腺良性肿瘤。其中舌癌平均住院日最长，口腔颌面部间隙感染平均住院日最短；上颌骨骨折平均住院费用最高，口腔颌面部间隙感染平均住院费用最低（表 2-164）。

表 2-164　2022 年青海省口腔住院 6 个重点病种的 3 项质控指标平均值比较

| 重点病种 | 平均出院患者例数 | 平均住院日 / 天 | 平均住院费用 / 元 |
|---|---|---|---|
| 口腔颌面部间隙感染 | 86.67 | 8.36 | 5 169.09 |
| 上颌骨骨折 | 10.67 | 17.90 | 50 566.72 |
| 腮腺良性肿瘤 | 4.50 | 15.00 | 12 961.48 |
| 牙颌面畸形 | 3.00 | 15.44 | 26 903.58 |
| 先天性唇裂 | 1.33 | 9.25 | 6 816.26 |
| 舌癌 | 0.67 | 26.30 | 36 450.02 |

**2．重点手术及操作数据统计**　在青海省的 6 家医疗机构中，2022 年住院 7 个重点手术及操作共治疗患者 82 例。按照平均手术例数排序，排名前 3 位的手术及操作依次为腮腺肿物切除 + 面神经解剖术、唇裂修复术、游离腓骨复合组织瓣移植术。其中舌癌扩大切除术 + 颈淋巴结清扫术平均住院日最长，唇裂修复术平均住院日最短；舌癌扩大切除术 + 颈淋巴结清扫术平均住院费用最高，唇裂修复术平均住院费用最低（表 2-165）。

表 2-165　2022 年青海省口腔住院 7 个重点手术及操作的 3 项质控指标平均值比较

| 重点手术及操作 | 平均手术例数 | 平均住院日 / 天 | 平均住院费用 / 元 |
|---|---|---|---|
| 腮腺肿物切除 + 面神经解剖术 | 10.83 | 15.41 | 13 524.64 |
| 唇裂修复术 | 1.67 | 10.30 | 9 696.23 |
| 游离腓骨复合组织瓣移植术 | 0.67 | 28.00 | 13 754.92 |

续表

| 重点手术及操作 | 平均手术例数 | 平均住院日 / 天 | 平均住院费用 / 元 |
|---|---|---|---|
| 舌癌扩大切除术 + 颈淋巴结清扫术 | 0.50 | 37.60 | 54 468.65 |
| 口腔颌面部肿瘤切除整复术 | 0.00 | — | — |
| 牙颌面畸形矫正术（上颌 LeFort Ⅰ型截骨术 + 双侧下颌升支劈开截骨术） | 0.00 | — | — |
| 放射性粒子组织间植入术 | 0.00 | — | — |

**3. 口腔住院部分单病种相关指标** 在青海省的 6 家医疗机构中，口腔住院 5 大类 12 项单病种相关指标数据如表 2-166 所示。

表 2-166 2022 年青海省口腔住院部分单病种相关指标的平均值比较

| 单病种 | 质控指标 | 平均值 |
|---|---|---|
| 腮腺浅叶良性肿瘤 | 腮腺浅叶良性肿瘤术前术后诊断符合率 /% | 97.98 |
| | 腮腺浅叶良性肿瘤术后面神经麻痹发生率 /% | 0.00 |
| | 腮腺浅叶良性肿瘤术后涎瘘发生率 /% | 0.00 |
| 口腔鳞状细胞癌 | T3 / T4 期初发口腔鳞状细胞癌病例构成比例 /% | 15.79 |
| | 游离 / 带蒂组织瓣技术在初发口腔鳞状细胞癌手术治疗中的应用率 /% | 17.65 |
| | 游离 / 带蒂组织瓣移植成功率 /% | 90.00 |
| 下颌骨骨折（不含髁突骨折） | 下颌骨骨折（不含髁突骨折）术后伤口感染发生率 /% | 0.00 |
| | 下颌骨骨折（不含髁突骨折）术后咬合紊乱发生率 /% | 0.00 |
| 先天性唇腭裂 | 先天性唇裂术后伤口延期愈合发生率 /% | 0.00 |
| | 先天性腭裂术后伤口裂开及穿孔发生率 /% | 12.50 |
| 骨性Ⅲ类错 𬌗 畸形 | 骨性Ⅲ类错 𬌗 畸形术后伤口感染发生率 /% | — |
| | 骨性Ⅲ类错 𬌗 畸形术后咬合关系与术前设计符合率 /% | — |

## （三）2020—2022 年医疗质量数据比较

**1. 口腔门诊医疗质量数据比较**

（1）门诊重点病种相关指标比较：2020—2022 年，青海省 9 家医疗机构口腔门诊 10 个重点病种平均就诊人次总体先降后升。按照平均就诊人次排序，排名前 5 位的病种依次为慢性根尖周炎、牙列缺损、急性牙髓炎、慢性牙周炎、下颌阻生第三磨牙（图 2-283、图 2-284）。

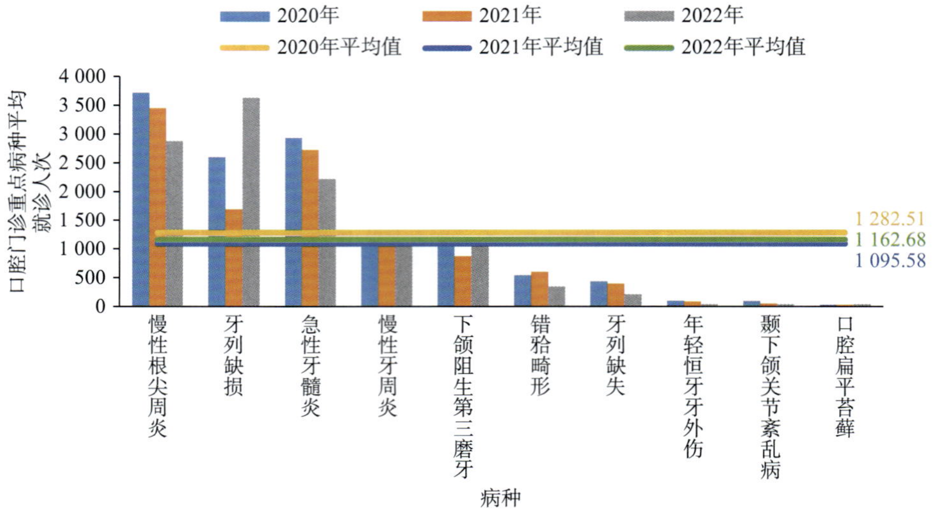


图 2-283　2020—2022 年青海省 9 家医疗机构口腔门诊 10 个重点病种平均就诊人次比较

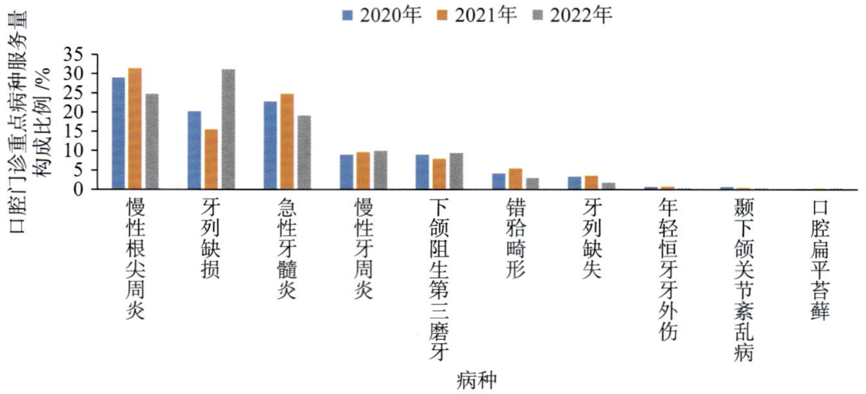


图 2-284　2020—2022 年青海省 9 家医疗机构口腔门诊 10 个重点病种服务量构成比例比较

（2）门诊重点技术相关指标比较：2020—2022 年，青海省 9 家医疗机构口腔门诊 9 个重点技术平均就诊人次总体下降。按照平均就诊人次排序，排名前 5 位的技术依次为根管治疗术、错𬌗畸形矫治术、阻生牙拔除术、牙周洁治术、可摘局部义齿修复技术（图 2-285、图 2-286）。

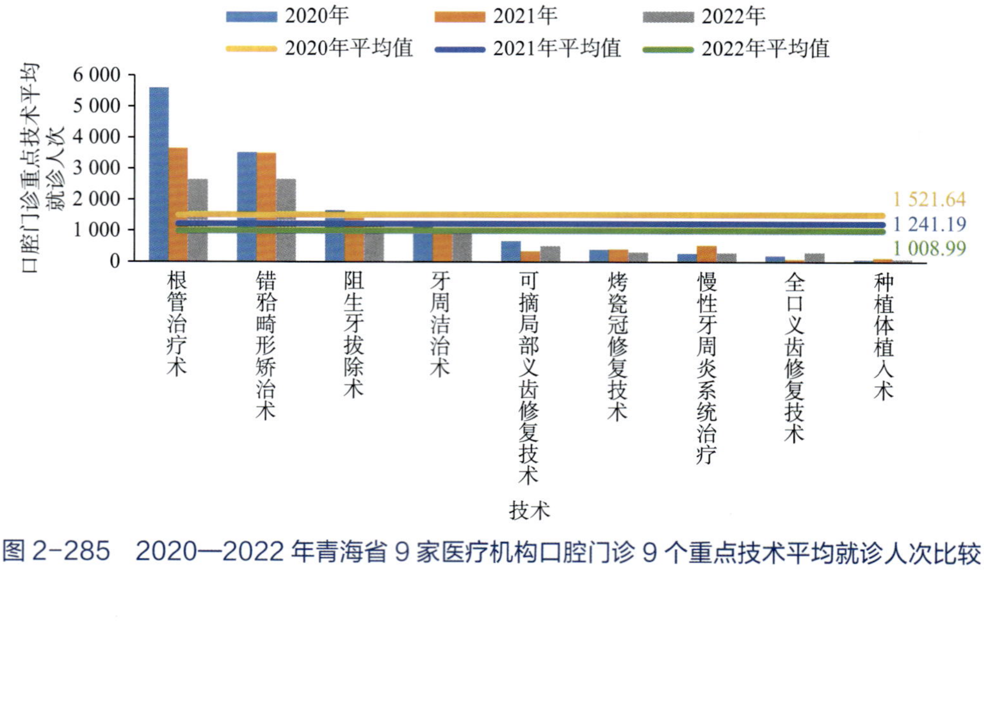


图 2-285　2020—2022 年青海省 9 家医疗机构口腔门诊 9 个重点技术平均就诊人次比较

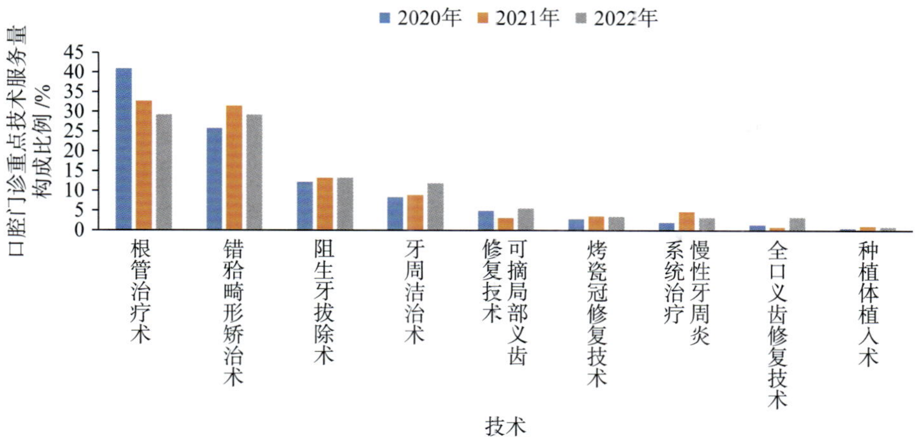


图 2-286　2020—2022 年青海省 9 家医疗机构口腔门诊 9 个重点技术服务量构成比例比较

（3）门诊部分单病种相关指标比较：2020—2022 年，青海省 9 家医疗机构口腔门诊根管治疗 5 项单病种相关指标数据如表 2-167 所示。

表 2-167　青海省 9 家医疗机构口腔门诊部分单病种相关指标在不同年份中的平均值比较

| 质控指标 | 2020 年 | 2021 年 | 2022 年 | 平均值 |
|---|---|---|---|---|
| 根管治疗患牙术前拍摄 X 线根尖片的百分比 /% | 92.28 | 98.09 | 95.94 | 95.16 |
| 根管再治疗患牙术前拍摄 X 线根尖片的百分比 /% | 99.64 | 99.45 | 98.57 | 99.36 |
| 橡皮障隔离术在根管治疗中的使用率 /% | 49.28 | 30.65 | 23.14 | 36.33 |
| 根管治疗患牙根管充填临床合格率 /% | 87.04 | 90.25 | 91.74 | 89.22 |
| 根管再治疗患牙根管充填临床合格率 /% | 90.84 | 82.42 | 92.82 | 88.10 |

**2．口腔住院医疗质量数据比较**

（1）住院重点病种相关指标比较：2020—2022 年，青海省 3 家医疗机构口腔住院 6 个重点病种平均出院患者例数总体上升；按照平均出院患者例数排序，排名前 3 位的病种依次为口腔颌面部间隙感染、上颌骨骨折、腮腺良性肿瘤（图 2-287、图 2-288）。平均住院日总体先升后降，舌癌平均住院日最长，口腔

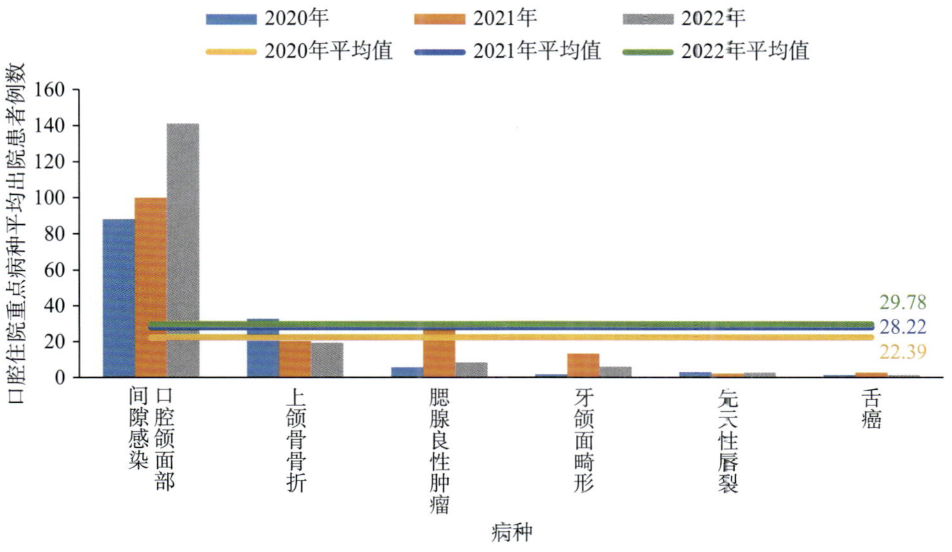


图 2-287　2020—2022 年青海省 3 家医疗机构口腔住院 6 个重点病种平均出院患者例数比较

颌面部间隙感染平均住院日最短（图 2-289）。平均住院费用总体下降，上颌骨骨折平均住院费用最高，口腔颌面部间隙感染平均住院费用最低（图 2-290）。

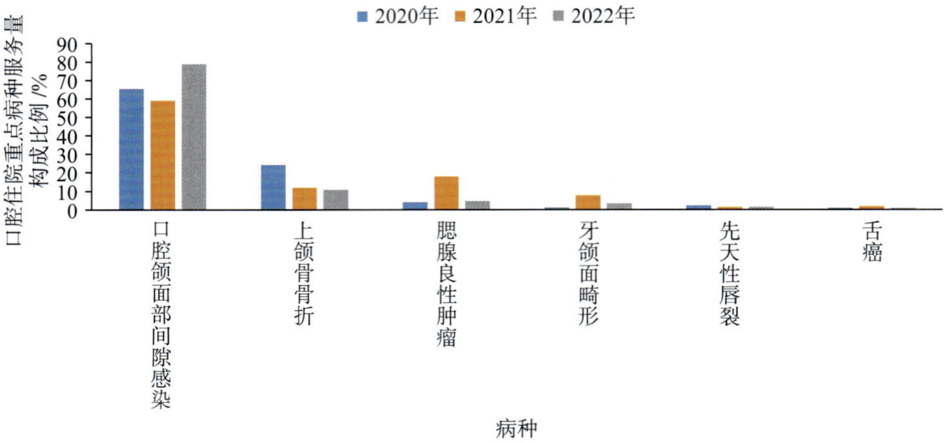


图 2-288　2020—2022 年青海省 3 家医疗机构口腔住院 6 个重点病种服务量构成比例比较

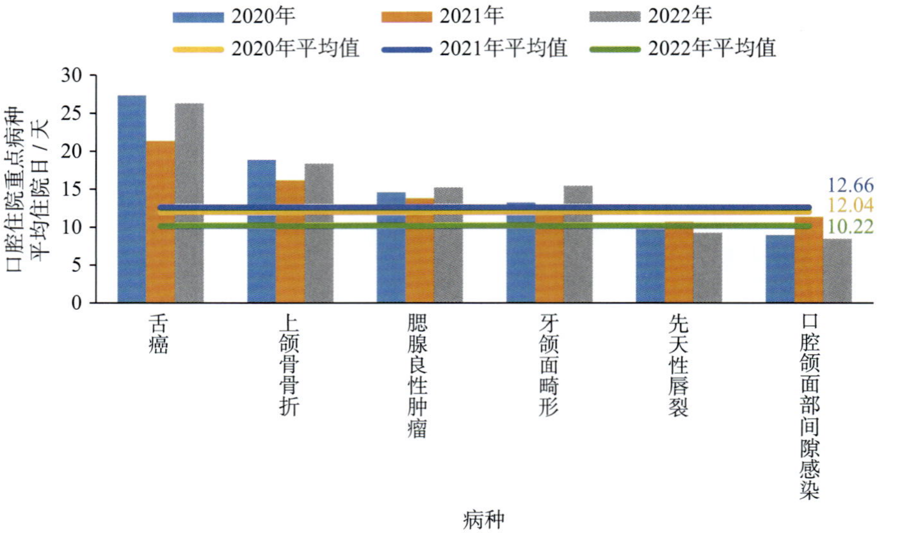


图 2-289　2020—2022 年青海省 3 家医疗机构口腔住院 6 个重点病种平均住院日比较

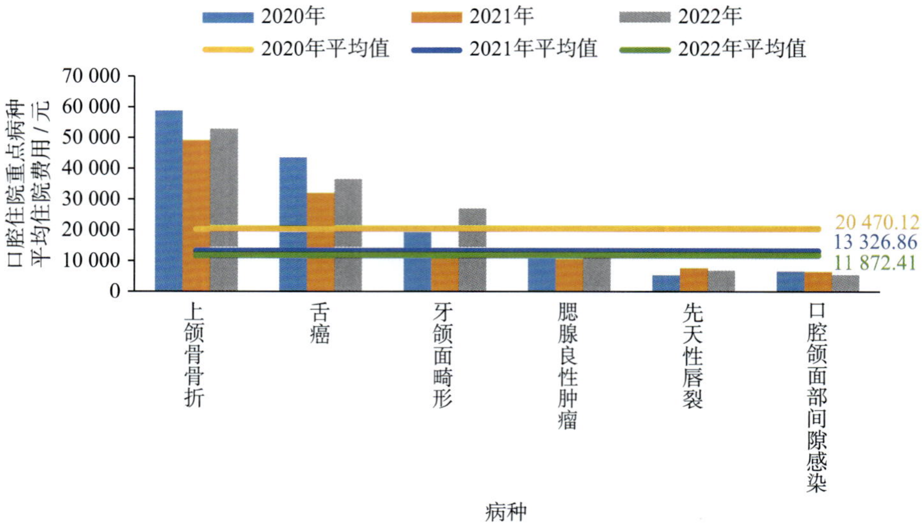


图 2-290　2020—2022 年青海省 3 家医疗机构口腔住院 6 个重点病种平均住院费用比较

（2）住院重点手术及操作相关指标比较：2020—2022 年，青海省 3 家医疗机构口腔住院 7 个重点手术及操作平均手术例数总体先升后降；按照平均手术例数排序，排名前 3 位的手术及操作依次为腮腺肿物切除 + 面神经解剖术、唇裂修复术、舌癌扩大切除术 + 颈淋巴结清扫术（图 2-291、图 2-292）。平均住院日总体先降后升，口腔颌面部肿瘤切除整复术平均住院日最长，唇裂修复术平均住院日最短（图 2-293）。平均住院费用总体先降后升，口腔颌面部肿瘤切除整复术平均住院费用最高，唇裂修复术平均住院费用最低（图 2-294）。

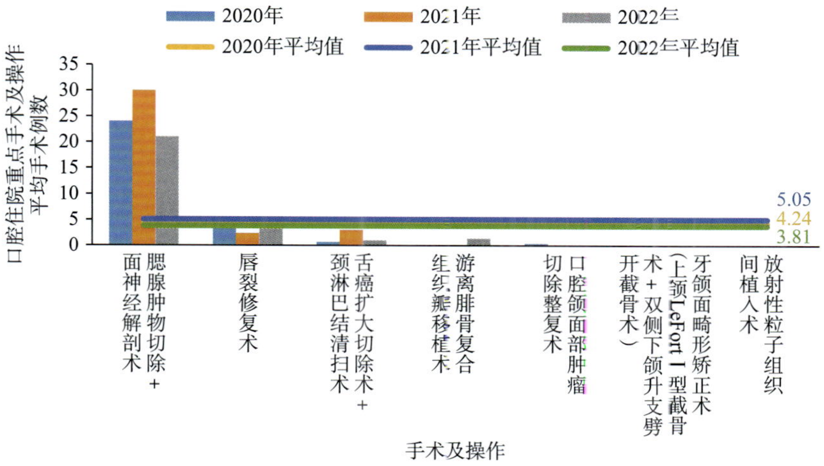


图 2-291　2020—2022 年青海省 3 家医疗机构口腔住院 7 个重点手术及操作平均手术例数比较

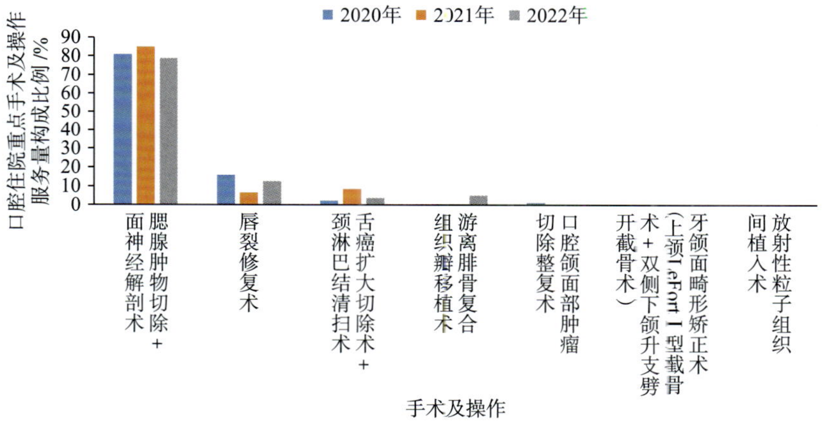


图 2-292　2020—2022 年青海省 3 家医疗机构口腔住院 7 个重点手术及操作服务量构成比例比较

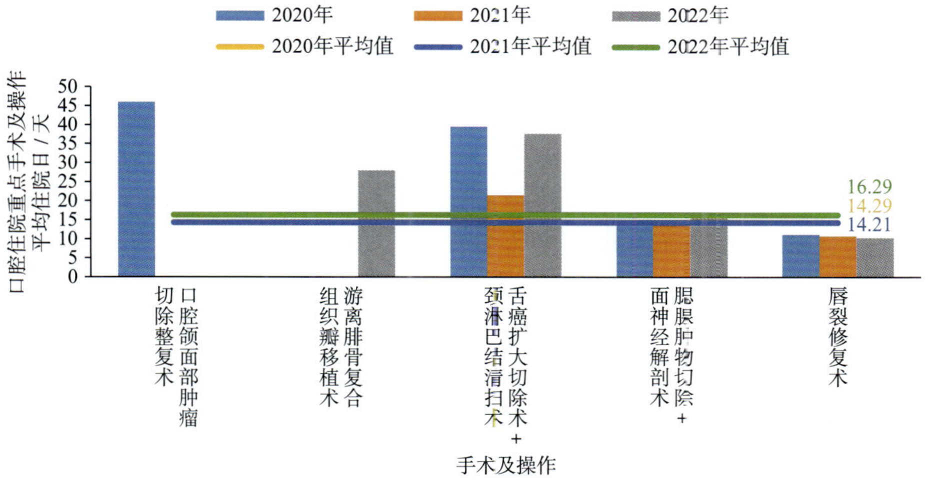


图 2-293　2020—2022 年青海省 3 家医疗机构口腔住院 7 个重点手术及操作平均住院日比较

注：纳入比较的医疗机构未填报牙颌面畸形矫正术（上颌 LeFort Ⅰ型截骨术 + 双侧下颌升支劈开截骨术）和放射性粒子组织间植入术数据，故本图未显示。

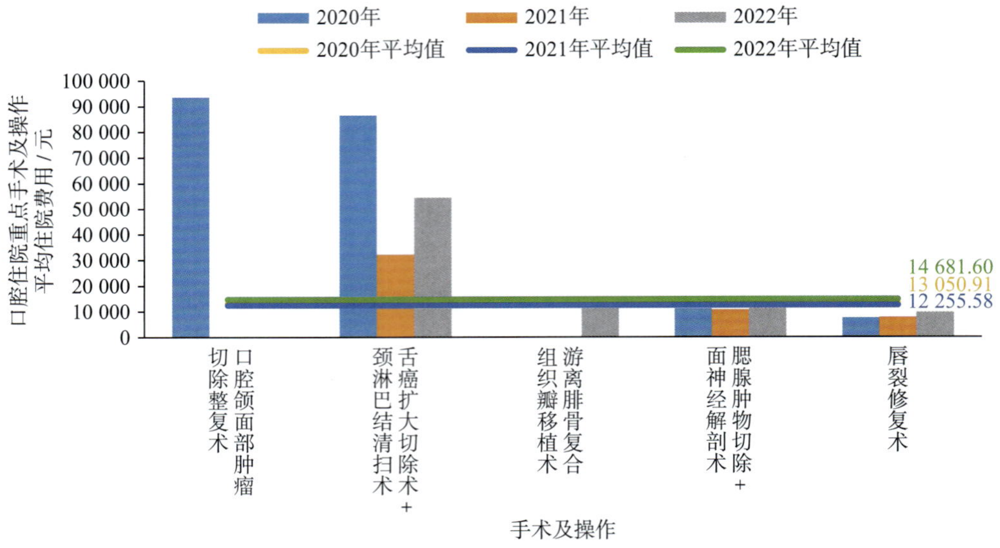


图 2-294　2020—2022 年青海省 3 家医疗机构口腔住院 7 个重点手术及操作平均住院费用比较

注：纳入比较的医疗机构未填报牙颌面畸形矫正术（上颌 LeFort Ⅰ型截骨术 + 双侧下颌升支劈开截骨术）和放射性粒子组织间植入术数据，故本图未显示。

（3）住院部分单病种相关指标比较：2020—2022 年，青海省 3 家医疗机构口腔住院 5 大类 12 项单病种相关指标数据如表 2-168 所示。

表 2-168　青海省 3 家医疗机构口腔住院部分单病种相关指标在不同年份中的平均值比较

| 单病种 | 质控指标 | 2020 年 | 2021 年 | 2022 年 | 平均值 |
|---|---|---|---|---|---|
| 腮腺浅叶良性肿瘤 | 腮腺浅叶良性肿瘤术前术后诊断符合率 /% | 100.00 | 98.89 | 97.98 | 98.55 |
| | 腮腺浅叶良性肿瘤术后面神经麻痹发生率 /% | 0.00 | 2.22 | 0.00 | 1.32 |
| | 腮腺浅叶良性肿瘤术后涎瘘发生率 /% | 0.00 | 3.33 | 0.00 | 1.99 |
| 口腔鳞状细胞癌 | T3 / T4 期初发口腔鳞状细胞癌病例构成比例 /% | 70.59 | 55.56 | 15.79 | 44.44 |
| | 游离 / 带蒂组织瓣技术在初发口腔鳞状细胞癌手术治疗中的应用率 /% | 54.55 | 55.56 | 17.65 | 37.84 |
| | 游离 / 带蒂组织瓣移植成功率 /% | 100.00 | 88.89 | 90.00 | 92.00 |
| 下颌骨骨折（不含髁突骨折） | 下颌骨骨折（不含髁突骨折）术后伤口感染发生率 /% | 2.56 | 1.72 | 0.00 | 1.63 |
| | 下颌骨骨折（不含髁突骨折）术后咬合紊乱发生率 /% | 0.00 | 1.72 | 0.00 | 0.81 |
| 先天性唇腭裂 | 先天性唇裂术后伤口延期愈合发生率 /% | 0.00 | 14.29 | 0.00 | 3.03 |
| | 先天性腭裂术后伤口裂开及穿孔发生率 /% | 0.00 | 10.00 | 12.50 | 5.26 |
| 骨性Ⅲ类错𬌗畸形 | 骨性Ⅲ类错𬌗畸形术后伤口感染发生率 /% | — | — | — | — |
| | 骨性Ⅲ类错𬌗畸形术后咬合关系与术前设计符合率 /% | — | — | — | — |

# 二十二、山东省

## （一）口腔门诊工作量统计

**1. 重点病种工作量统计** 在山东省的198家医疗机构中，2022年门诊共治疗10个重点病种患者1 968 494人次。按照平均就诊人次排序，排名前5位的病种依次为慢性根尖周炎、慢性牙周炎、下颌阻生第三磨牙、牙列缺损、急性牙髓炎（表2-169，图2-295）。

表2-169 2022年山东省口腔门诊10个重点病种在不同医疗机构中的平均就诊人次比较

| 重点病种 | 三级 | | 二级 | | 二级以下 | | 平均值（198家） |
|---|---|---|---|---|---|---|---|
| | 公立（12家） | 民营（1家） | 公立（35家） | 民营（5家） | 公立（132家） | 民营（13家） | |
| 慢性根尖周炎 | 10 334.67 | 3 427.00 | 3 342.26 | 1 103.80 | 865.88 | 932.62 | 1 900.81 |
| 慢性牙周炎 | 16 118.08 | 3 026.00 | 2 487.63 | 511.80 | 483.61 | 577.85 | 1 805.14 |
| 下颌阻生第三磨牙 | 9 923.42 | 2 041.00 | 2 865.71 | 854.40 | 748.20 | 614.85 | 1 679.04 |
| 牙列缺损 | 8 109.58 | 7 351.00 | 1 985.09 | 1 098.20 | 497.93 | 775.15 | 1 290.10 |
| 急性牙髓炎 | 3 838.67 | 1 243.00 | 2 367.63 | 907.00 | 807.56 | 741.23 | 1 267.39 |
| 错𬌗畸形 | 6 211.08 | 1 556.00 | 2 631.17 | 518.20 | 419.92 | 592.69 | 1 181.34 |
| 颞下颌关节紊乱病 | 1 317.83 | 40.00 | 489.03 | 14.60 | 115.64 | 67.00 | 248.37 |
| 牙列缺失 | 1 528.33 | 6 359.00 | 276.43 | 80.80 | 80.80 | 74.15 | 234.38 |
| 口腔扁平苔藓 | 768.00 | 20.00 | 627.00 | 43.20 | 39.03 | 25.08 | 186.24 |
| 年轻恒牙牙外伤 | 493.25 | 106.00 | 365.69 | 137.20 | 70.17 | 57.31 | 149.08 |
| 合计 | 58 642.92 | 25 169.00 | 17 437.63 | 5 269.20 | 4 128.74 | 4 457.92 | 9 941.89 |

注：根据门急诊实际开放牙椅数，参照口腔专科医疗机构门急诊牙椅数标准对所有医疗机构进行重新分类，其中牙椅50台以上比照三级分析，牙椅20～59台比照二级分析，牙椅3～19台比照二级以下分析。

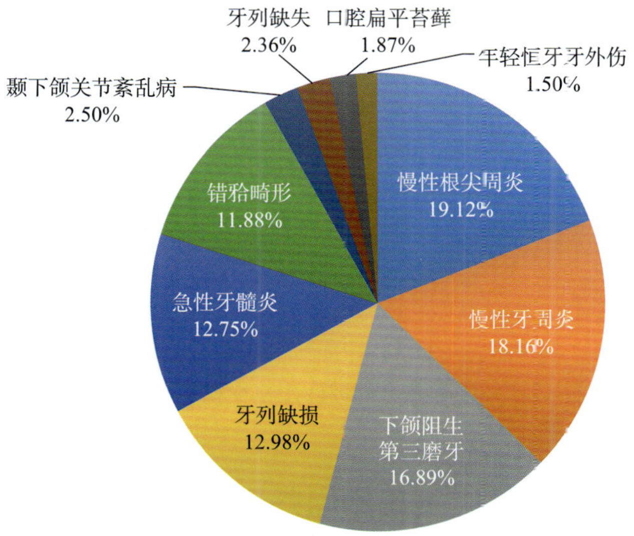


图2-295 2022年山东省口腔门诊10个重点病种患者人次构成比

**2．重点技术工作量统计** 在山东省的 198 家医疗机构中，2022 年门诊 9 个重点技术患者服务总量 2 098 577 人次。按照平均就诊人次排序，排名前 5 位的技术依次为根管治疗术、错殆畸形矫治术、阻生牙拔除术、牙周洁治术、烤瓷冠修复技术（表 2-170，图 2-296）。

表 2-170　2022 年山东省口腔门诊 9 个重点技术在不同医疗机构中的平均就诊人次比较

| 重点技术 | 三级 | | 二级 | | 二级以下 | | 平均值（198 家） |
|---|---|---|---|---|---|---|---|
| | 公立（12 家） | 民营（1 家） | 公立（35 家） | 民营（5 家） | 公立（132 家） | 民营（13 家） | |
| 根管治疗术 | 20 223.33 | 3 062.00 | 5 591.66 | 3 502.60 | 1 454.55 | 1 747.92 | 3 402.46 |
| 错殆畸形矫治术 | 18 580.17 | 847.00 | 2 557.51 | 2 848.80 | 319.04 | 498.54 | 1 899.80 |
| 阻生牙拔除术 | 8 242.25 | 928.00 | 3 024.03 | 974.40 | 669.17 | 614.85 | 1 549.86 |
| 牙周洁治术 | 9 224.75 | 5 543.00 | 2 722.89 | 1 099.60 | 473.75 | 1 038.46 | 1 480.17 |
| 烤瓷冠修复技术 | 6 643.00 | 502.00 | 1 483.11 | 739.40 | 352.73 | 664.77 | 964.78 |
| 慢性牙周炎系统治疗 | 6 028.83 | 1 842.00 | 1 061.03 | 225.20 | 115.93 | 116.54 | 652.87 |
| 可摘局部义齿修复技术 | 2 393.83 | 468.00 | 562.03 | 188.80 | 153.59 | 209.08 | 367.68 |
| 种植体植入术 | 1 259.75 | 2 503.00 | 330.14 | 182.80 | 32.72 | 106.77 | 180.79 |
| 全口义齿修复技术 | 727.92 | 611.00 | 132.63 | 40.00 | 37.90 | 54.00 | 100.47 |
| 合计 | 73 323.83 | 16 306.00 | 17 465.03 | 9 801.60 | 3 609.39 | 5 050.92 | 10 598.87 |

注：根据门急诊实际开放牙椅数，参照口腔专科医疗机构门急诊牙椅数标准对所有医疗机构进行重新分类，其中牙椅 60 台以上比照三级分析，牙椅 20 ~ 59 台比照二级分析，牙椅 3 ~ 19 台比照二级以下分析。

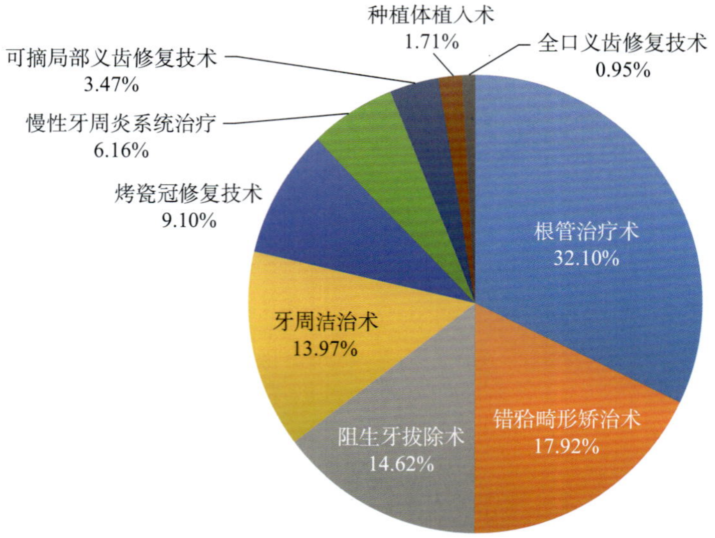


图 2-296　2022 年山东省口腔门诊 9 个重点技术患者人次构成比

**3．口腔门诊部分单病种相关指标** 在山东省的 198 家医疗机构中，口腔门诊根管治疗 5 项单病种相关指标数据如表 2-171 所示。

表 2-171　2022 年山东省口腔门诊部分单病种相关指标在不同医疗机构中的平均值比较

| 质控指标 | 三级 | | 二级 | | 二级以下 | | 平均值（198 家） |
|---|---|---|---|---|---|---|---|
| | 公立（12 家） | 民营（1 家） | 公立（35 家） | 民营（5 家） | 公立（132 家） | 民营（13 家） | |
| 根管治疗患牙术前拍摄 X 线根尖片的百分比 /% | 88.98 | 100.00 | 92.17 | 91.34 | 82.83 | 93.03 | 88.74 |
| 根管再治疗患牙术前拍摄 X 线根尖片的百分比 /% | 76.03 | 100.00 | 96.57 | 98.47 | 86.49 | 99.69 | 88.83 |
| 橡皮障隔离术在根管治疗中的使用率 /% | 65.05 | 100.00 | 46.77 | 82.41 | 25.31 | 43.65 | 48.61 |
| 根管治疗患牙根管充填临床合格率 /% | 95.27 | 100.00 | 94.55 | 92.70 | 89.73 | 94.07 | 93.38 |
| 根管再治疗患牙根管充填临床合格率 /% | 94.38 | 100.00 | 91.63 | 83.56 | 82.58 | 95.55 | 90.33 |

## （二）口腔住院医疗质量数据统计

**1．重点病种数据统计**　在山东省的 106 家医疗机构中，2022 年住院共治疗 6 个重点病种患者 7 289 例。按照平均出院患者例数排序，排名前 3 位的病种依次为腮腺良性肿瘤、口腔颌面部间隙感染、上颌骨骨折。其中舌癌平均住院日最长，先天性唇裂平均住院日最短；牙颌面畸形平均住院费用最高，口腔颌面部间隙感染平均住院费用最低（表 2-172）。

表 2-172　2022 年山东省口腔住院 6 个重点病种的 3 项质控指标平均值比较

| 重点病种 | 平均出院患者例数 | 平均住院日 / 天 | 平均住院费用 / 元 |
|---|---|---|---|
| 腮腺良性肿瘤 | 29.11 | 7.71 | 14 213.81 |
| 口腔颌面部间隙感染 | 19.75 | 8.99 | 9 382.98 |
| 上颌骨骨折 | 8.77 | 9.96 | 21 712.01 |
| 舌癌 | 6.10 | 12.33 | 44 490.22 |
| 牙颌面畸形 | 3.19 | 8.17 | 49 282.69 |
| 先天性唇裂 | 1.83 | 5.18 | 10 459.22 |

**2．重点手术及操作数据统计**　在山东省的 106 家医疗机构中，2022 年住院 7 个重点手术及操作共治疗患者 4 831 例。按照平均手术例数排序，排名前 3 位的手术及操作依次为腮腺肿物切除 + 面神经解剖术、舌癌扩大切除术 + 颈淋巴结清扫术、口腔颌面部肿瘤切除整复术。其中游离腓骨复合组织瓣移植术平均住院日最长，唇裂修复术平均住院日最短；游离腓骨复合组织瓣移植术平均住院费用最高，唇裂修复术平均住院费用最低（表 2-173）。

表 2-173　2022 年山东省口腔住院 7 个重点手术及操作的 3 项质控指标平均值比较

| 重点手术及操作 | 平均手术例数 | 平均住院日 / 天 | 平均住院费用 / 元 |
|---|---|---|---|
| 腮腺肿物切除 + 面神经解剖术 | 30.20 | 7.97 | 15 720.74 |
| 舌癌扩大切除术 + 颈淋巴结清扫术 | 4.75 | 13.24 | 44 324.73 |
| 口腔颌面部肿瘤切除整复术 | 3.65 | 16.06 | 71 385.30 |

续表

| 重点手术及操作 | 平均手术例数 | 平均住院日 / 天 | 平均住院费用 / 元 |
|---|---|---|---|
| 牙颌面畸形矫正术（上颌 LeFort Ⅰ型截骨术 + 双侧下颌升支劈开截骨术） | 2.21 | 8.83 | 60 191.42 |
| 唇裂修复术 | 1.99 | 5.41 | 10 525.82 |
| 游离腓骨复合组织瓣移植术 | 1.90 | 19.29 | 101 001.61 |
| 放射性粒子组织间植入术 | 0.89 | 8.14 | 29 768.20 |

**3．口腔住院部分单病种相关指标** 在山东省的 106 家医疗机构中，口腔住院 5 大类 12 项单病种相关指标数据如表 2-174 所示。

表 2-174 2022 年山东省口腔住院部分单病种相关指标的平均值比较

| 单病种 | 质控指标 | 平均值 |
|---|---|---|
| 腮腺浅叶良性肿瘤 | 腮腺浅叶良性肿瘤术前术后诊断符合率 /% | 94.41 |
| | 腮腺浅叶良性肿瘤术后面神经麻痹发生率 /% | 13.88 |
| | 腮腺浅叶良性肿瘤术后涎瘘发生率 /% | 6.96 |
| 口腔鳞状细胞癌 | T3 / T4 期初发口腔鳞状细胞癌病例构成比例 /% | 35.79 |
| | 游离 / 带蒂组织瓣技术在初发口腔鳞状细胞癌手术治疗中的应用率 /% | 44.31 |
| | 游离 / 带蒂组织瓣移植成功率 /% | 96.77 |
| 下颌骨骨折（不含髁突骨折） | 下颌骨骨折（不含髁突骨折）术后伤口感染发生率 /% | 1.86 |
| | 下颌骨骨折（不含髁突骨折）术后咬合紊乱发生率 /% | 1.17 |
| 先天性唇腭裂 | 先天性唇裂术后伤口延期愈合发生率 /% | 0.00 |
| | 先天性腭裂术后伤口裂开及穿孔发生率 /% | 2.01 |
| 骨性Ⅲ类错𬌗畸形 | 骨性Ⅲ类错𬌗畸形术后伤口感染发生率 /% | 0.00 |
| | 骨性Ⅲ类错𬌗畸形术后咬合关系与术前设计符合率 /% | 98.26 |

## （三）2020—2022 年医疗质量数据比较

**1．口腔门诊医疗质量数据比较**

（1）门诊重点病种相关指标比较：2020—2022 年，山东省 118 家医疗机构口腔门诊 10 个重点病种平均就诊人次总体下降。按照平均就诊人次排序，排名前 5 位的病种依次为慢性根尖周炎、慢性牙周炎、下颌阻生第三磨牙、牙列缺损、错𬌗畸形（图 2-297、图 2-298）。

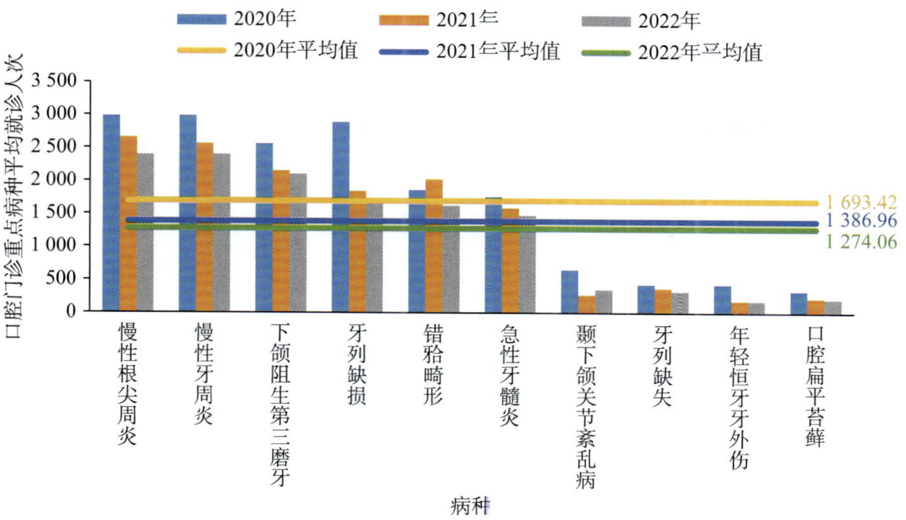


图 2-297　2020—2022 年山东省 118 家医疗机构口腔门诊 10 个重点病种平均就诊人次比较

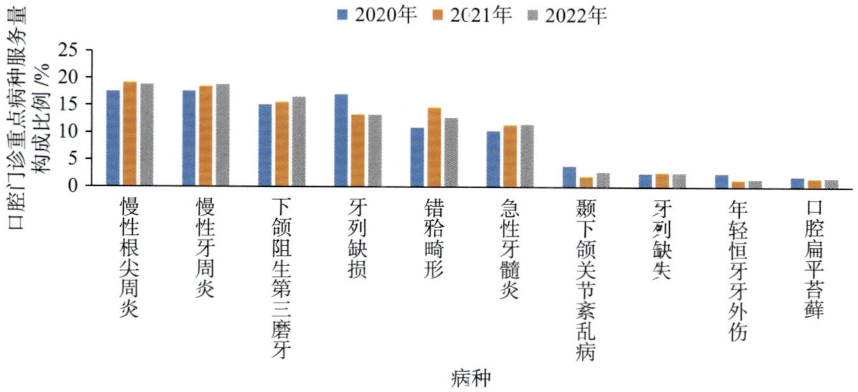


图 2-298　2020—2022 年山东省 118 家医疗机构口腔门诊 10 个重点病种服务量构成比例比较

（2）门诊重点技术相关指标比较：2020—2022 年，山东省 118 家医疗机构口腔门诊 9 个重点技术平均就诊人次总体先升后降。按照平均就诊人次排序，排名前 5 位的技术依次为根管治疗术、错殆畸形矫治术、阻生牙拔除术、牙周洁治术、烤瓷冠修复技术（图 2-299、图 2-300）。

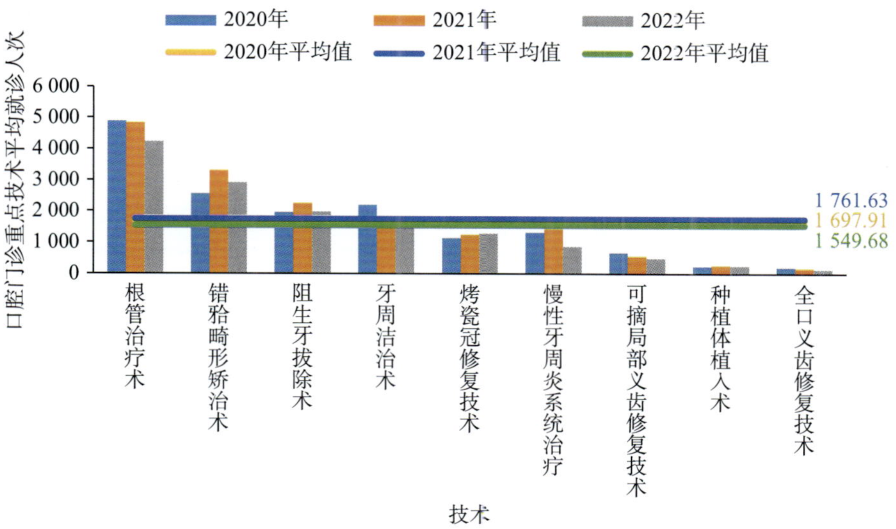


图 2-299　2020—2022 年山东省 118 家医疗机构口腔门诊 9 个重点技术平均就诊人次比较

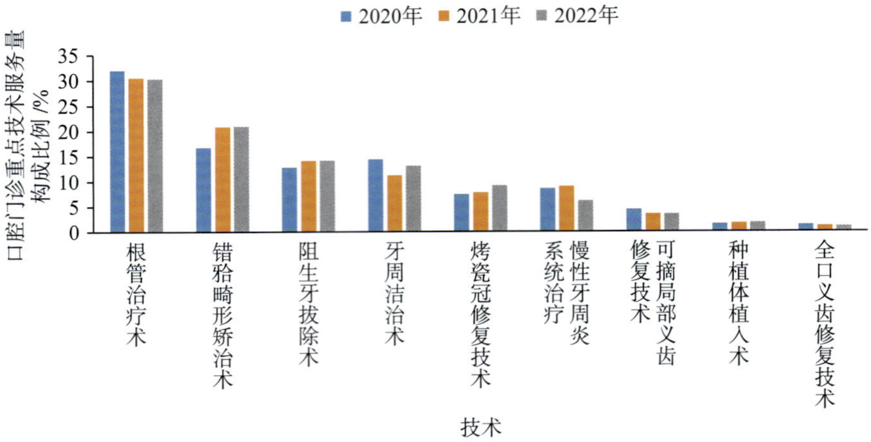


图 2-300　2020—2022 年山东省 118 家医疗机构口腔门诊 9 个重点技术服务量构成比例比较

（3）门诊部分单病种相关指标比较：2020—2022 年，山东省 118 家医疗机构口腔门诊根管治疗 5 项单病种相关指标数据如表 2-175 所示。

表 2-175　山东省 118 家医疗机构口腔门诊部分单病种相关指标在不同年份中的平均值比较

| 质控指标 | 2020 年 | 2021 年 | 2022 年 | 平均值 |
|---|---|---|---|---|
| 根管治疗患牙术前拍摄 X 线根尖片的百分比 /% | 91.49 | 89.44 | 88.86 | 89.92 |
| 根管再治疗患牙术前拍摄 X 线根尖片的百分比 /% | 98.95 | 96.44 | 89.79 | 95.60 |
| 橡皮障隔离术在根管治疗中的使用率 /% | 51.07 | 44.10 | 47.15 | 47.31 |
| 根管治疗患牙根管充填临床合格率 /% | 89.64 | 90.83 | 93.32 | 91.24 |
| 根管再治疗患牙根管充填临床合格率 /% | 90.34 | 89.27 | 91.35 | 90.28 |

**2．口腔住院医疗质量数据比较**

（1）住院重点病种相关指标比较：2020—2022 年，山东省 74 家医疗机构口腔住院 6 个重点病种平均出院患者例数总体先升后降；按照平均出院患者例数排序，排名前 3 位的病种依次为腮腺良性肿瘤、口腔颌面部间隙感染、上颌骨骨折（图 2-301、图 2-302）。平均住院日总体先升后降，舌癌平均住院日最长，

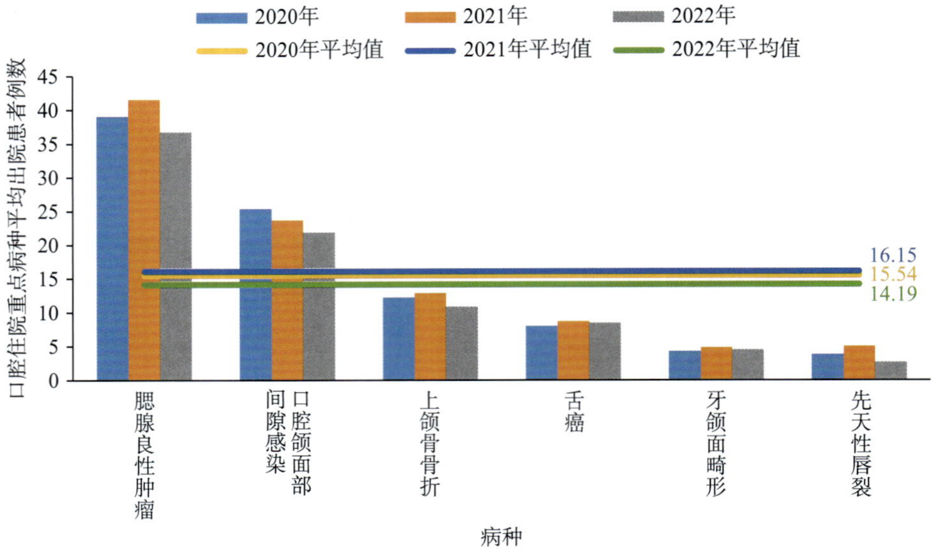


图 2-301　2020—2022 年山东省 74 家医疗机构口腔住院 6 个重点病种平均出院患者例数比较

先天性唇裂平均住院日最短（图 2-303）。平均住院费用总体上升，牙颌面畸形平均住院费用最高，口腔颌面部间隙感染平均住院费用最低（图 2-304）。

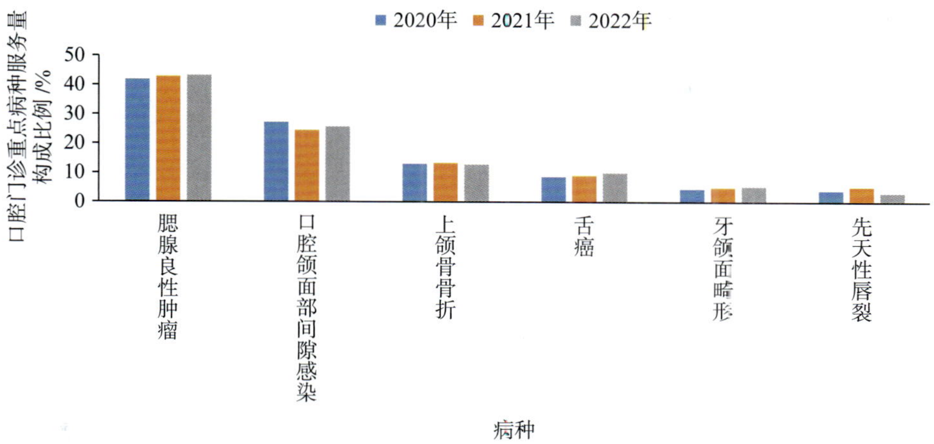


图 2-302　2020—2022 年山东省 74 家医疗机构口腔住院 6 个重点病种服务量构成比例比较

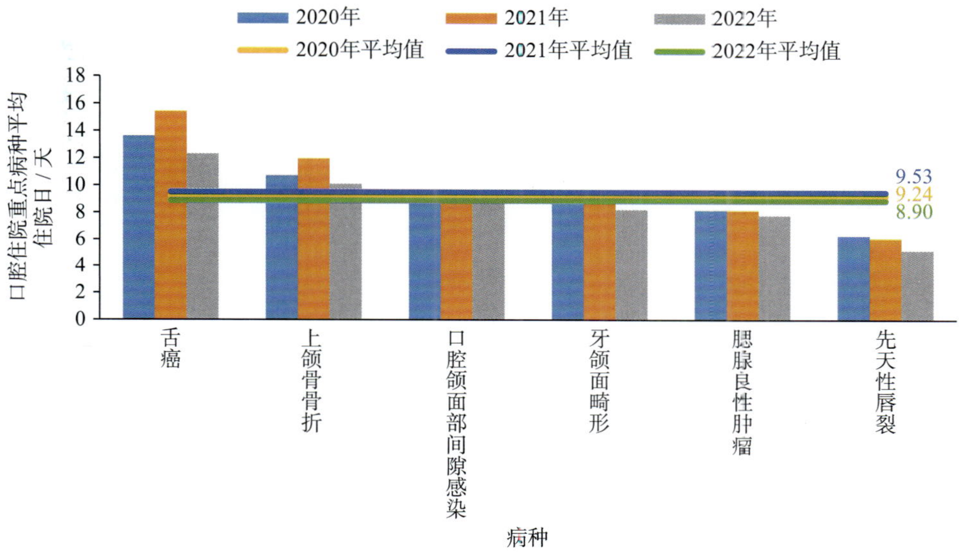


图 2-303　2020—2022 年山东省 74 家医疗机构口腔住院 6 个重点病种平均住院日比较

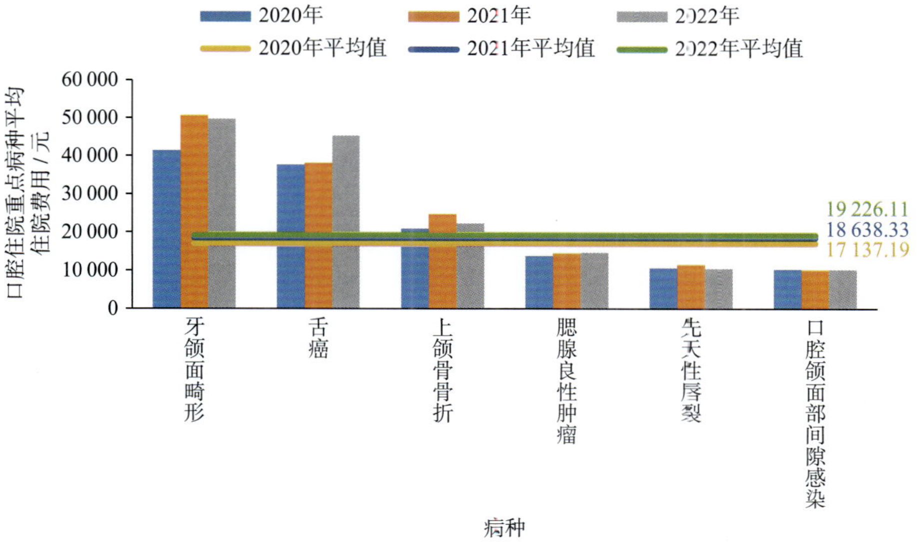


图 2-304　2020—2022 年山东省 74 家医疗机构口腔住院 6 个重点病种平均住院费用比较

（2）住院重点手术及操作相关指标比较：2020—2022年，山东省74家医疗机构口腔住院7个重点手术及操作平均手术例数总体下降；按照平均手术例数排序，排名前3位的手术及操作依次为腮腺肿物切除＋面神经解剖术、舌癌扩大切除术＋颈淋巴结清扫术、口腔颌面部肿瘤切除整复术（图2-305、图2-306）。平均住院日总体先降后升，游离腓骨复合组织瓣移植术平均住院日最长，唇裂修复术平均住院日最短（图2-307）。平均住院费用总体先降后升，游离腓骨复合组织瓣移植术平均住院费用最高，唇裂修复术平均住院费用最低（图2-308）。

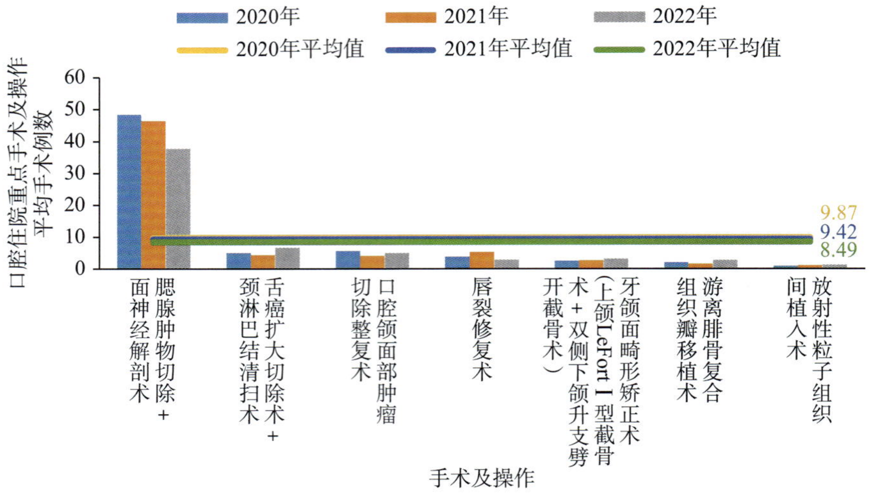


图2-305　2020—2022年山东省74家医疗机构口腔住院7个重点手术及操作平均手术例数比较

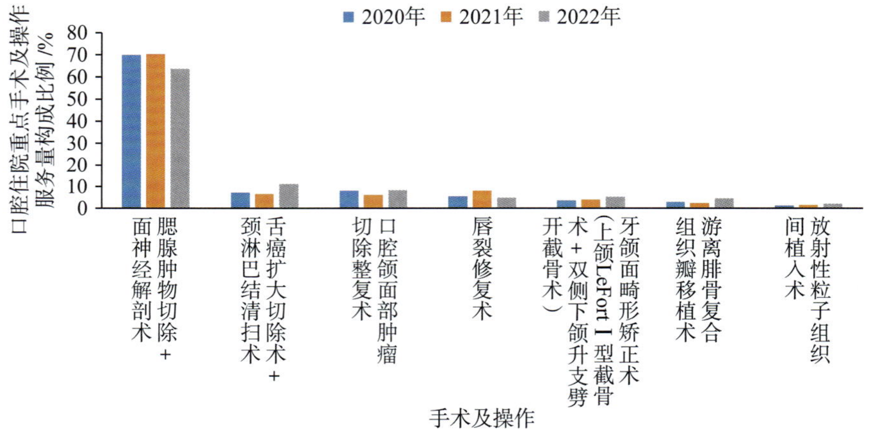


图2-306　2020—2022年山东省74家医疗机构口腔住院7个重点手术及操作服务量构成比例比较

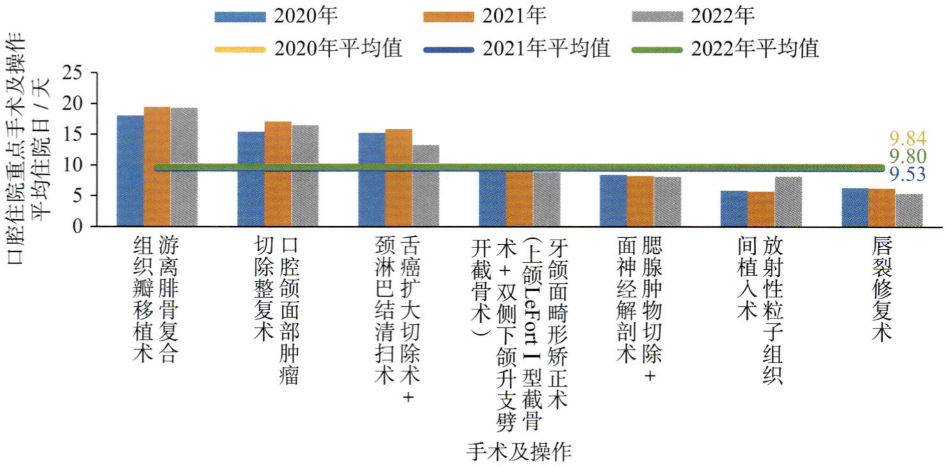


图2-307　2020—2022年山东省74家医疗机构口腔住院7个重点手术及操作平均住院日比较

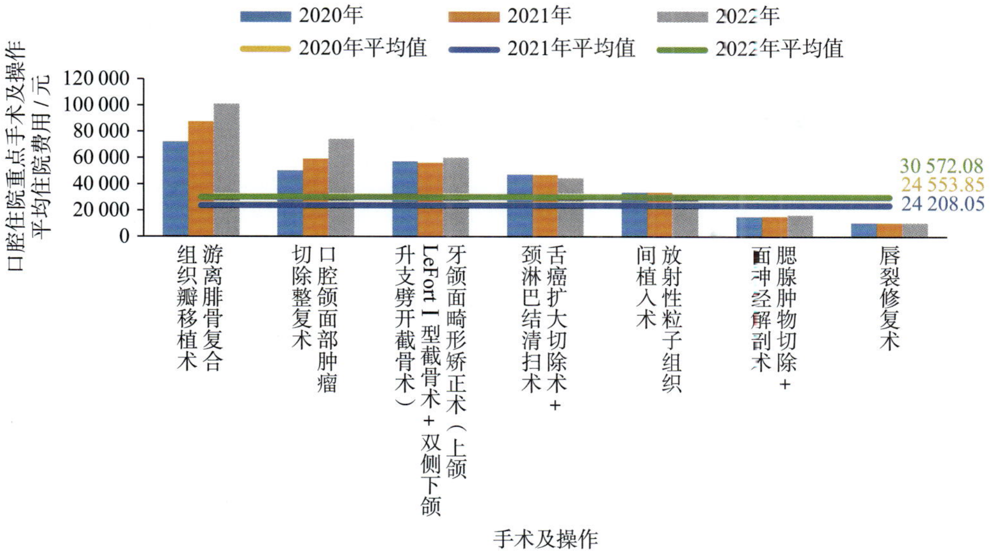


图 2-308　2020—2022 年山东省 74 家医疗机构口腔住院 7 个重点手术及操作平均住院费用比较

（3）住院部分单病种相关指标比较：2020—2022 年，山东省 74 家医疗机构口腔住院 5 大类 12 项单病种相关指标数据如表 2-176 所示。

表 2-176　山东省 74 家医疗机构口腔住院部分单病种相关指标在不同年份中的平均值比较

| 单病种 | 质控指标 | 2020 年 | 2021 年 | 2022 年 | 平均值 |
|---|---|---|---|---|---|
| 腮腺浅叶良性肿瘤 | 腮腺浅叶良性肿瘤术前术后诊断符合率 /% | 92.24 | 96.62 | 94.10 | 94.36 |
| | 腮腺浅叶良性肿瘤术后面神经麻痹发生率 /% | 4.20 | 6.90 | 14.89 | 8.42 |
| | 腮腺浅叶良性肿瘤术后涎瘘发生率 /% | 2.79 | 2.64 | 7.09 | 4.07 |
| 口腔鳞状细胞癌 | T3 / T4 期初发口腔鳞状细胞癌病例构成比例 /% | 31.44 | 40.35 | 36.63 | 35.93 |
| | 游离 / 带蒂组织瓣技术在初发口腔鳞状细胞癌手术治疗中的应用率 /% | 49.05 | 38.65 | 45.27 | 44.37 |
| | 游离 / 带蒂组织瓣移植成功率 /% | 98.10 | 96.39 | 97.52 | 97.36 |
| 下颌骨骨折（不含髁突骨折） | 下颌骨骨折（不含髁突骨折）术后伤口感染发生率 /% | 1.67 | 1.51 | 1.97 | 1.71 |
| | 下颌骨骨折（不含髁突骨折）术后咬合紊乱发生率 /% | 2.26 | 1.61 | 1.39 | 1.75 |
| 先天性唇腭裂 | 先天性唇裂术后伤口延期愈合发生率 /% | 1.81 | 0.23 | 0.00 | 0.67 |
| | 先天性腭裂术后伤口裂开及穿孔发生率 /% | 1.79 | 0.62 | 2.03 | 1.39 |
| 骨性Ⅲ类错𬌗畸形 | 骨性Ⅲ类错𬌗畸形术后伤口感染发生率 /% | 0.66 | 0.00 | 0.00 | 0.17 |
| | 骨性Ⅲ类错𬌗畸形术后咬合关系与术前设计符合率 /% | 99.34 | 93.14 | 98.24 | 96.16 |

# 二十三、山西省

## （一）口腔门诊工作量统计

**1．重点病种工作量统计** 在山西省的 81 家医疗机构中，2022 年门诊共治疗 10 个重点病种患者 406 786 人次。按照平均就诊人次排序，排名前 5 位的病种依次为慢性根尖周炎、慢性牙周炎、下颌阻生第三磨牙、急性牙髓炎、牙列缺损（表 2-177，图 2-309）。

表 2-177 2022 年山西省口腔门诊 10 个重点病种在不同医疗机构中的平均就诊人次比较

| 重点病种 | 三级 | | 二级 | | 二级以下 | | 平均值（81 家） |
|---|---|---|---|---|---|---|---|
| | 公立（3 家） | 民营（1 家） | 公立（5 家） | 民营（2 家） | 公立（64 家） | 民营（6 家） | |
| 慢性根尖周炎 | 6 925.33 | 1 773.00 | 1 897.60 | 4 432.50 | 705.92 | 433.00 | 1 094.80 |
| 慢性牙周炎 | 8 209.67 | 450.00 | 1 265.40 | 3 654.50 | 417.88 | 424.50 | 839.58 |
| 下颌阻生第三磨牙 | 6 494.00 | 1 807.00 | 2 806.80 | 409.00 | 379.91 | 205.67 | 761.59 |
| 急性牙髓炎 | 866.67 | 1 320.00 | 1 527.80 | 617.00 | 690.86 | 548.50 | 744.43 |
| 牙列缺损 | 5 806.67 | 1 221.00 | 2 009.60 | 431.50 | 358.25 | 604.50 | 692.68 |
| 错㿻畸形 | 2 405.00 | 576.00 | 2 431.40 | 3 325.00 | 176.92 | 214.67 | 484.06 |
| 牙列缺失 | 596.33 | 99.00 | 526.40 | 186.50 | 121.23 | 350.33 | 182.15 |
| 颞下颌关节紊乱病 | 1 118.67 | 0.00 | 165.80 | 0.50 | 74.89 | 48.50 | 114.44 |
| 口腔扁平苔藓 | 917.67 | 0.00 | 43.80 | 0.50 | 25.03 | 13.17 | 57.46 |
| 年轻恒牙牙外伤 | 159.67 | 38.00 | 84.60 | 7.50 | 43.98 | 58.17 | 50.85 |
| 合计 | 33 499.67 | 7 284.00 | 12 759.20 | 13 064.50 | 2 994.88 | 2 901.00 | 5 022.05 |

注：根据门急诊实际开放牙椅数，参照口腔专科医疗机构门急诊牙椅数标准对所有医疗机构进行重新分类，其中牙椅 60 台以上比照三级分析，牙椅 20～59 台比照二级分析，牙椅 3～19 台比照二级以下分析。

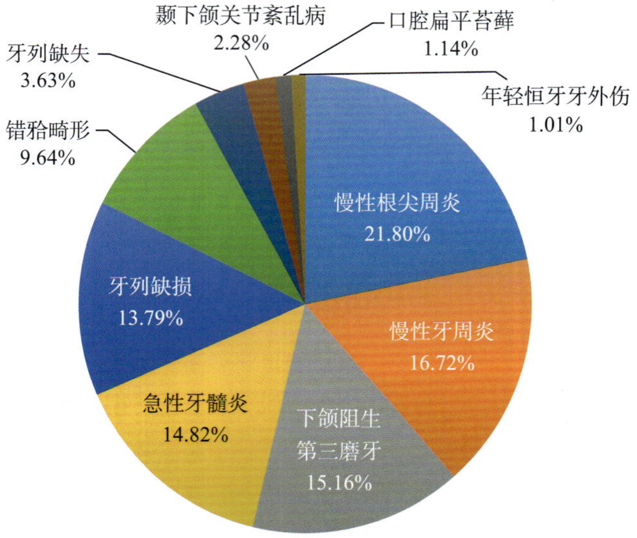


图 2-309 2022 年山西省口腔门诊 10 个重点病种患者人次构成比

**2．重点技术工作量统计**　在山西省的 81 家医疗机构中，2022 年门诊 9 个重点技术患者服务总量 460 895 人次。按照平均就诊人次排序，排名前 5 位的技术依次为根管治疗术、牙周洁治术、阻生牙拔除术、错𬌗畸形矫治术、烤瓷冠修复技术（表 2-178，图 2-310）。

表 2-178　2022 年山西省口腔门诊 9 个重点技术在不同医疗机构中的平均就诊人次比较

| 重点技术 | 三级 |  | 二级 |  | 二级以下 |  | 平均值（81 家） |
|---|---|---|---|---|---|---|---|
|  | 公立（3 家） | 民营（1 家） | 公立（5 家） | 民营（2 家） | 公立（64 家） | 民营（6 家） |  |
| 根管治疗术 | 18 484.00 | 3 093.00 | 3 291.20 | 967.50 | 1 300.53 | 802.83 | 2 036.88 |
| 牙周洁治术 | 7 839.00 | 10 210.00 | 1 708.80 | 4 150.00 | 527.17 | 494.00 | 1 077.46 |
| 阻生牙拔除术 | 6 227.67 | 1 807.00 | 2 409.00 | 314.00 | 385.98 | 149.00 | 725.43 |
| 错𬌗畸形矫治术 | 9 363.00 | 562.00 | 2 084.60 | 392.00 | 108.20 | 192.17 | 591.80 |
| 烤瓷冠修复技术 | 5 057.00 | 2 392.00 | 795.80 | 239.50 | 250.05 | 283.33 | 490.42 |
| 慢性牙周炎系统治疗 | 4 738.00 | 231.00 | 469.60 | 662.00 | 106.34 | 147.83 | 318.64 |
| 可摘局部义齿修复技术 | 2 740.33 | 491.00 | 376.80 | 37.00 | 169.34 | 238.17 | 283.17 |
| 全口义齿修复技术 | 388.67 | 99.00 | 212.40 | 34.00 | 61.28 | 229.17 | 94.96 |
| 种植体植入术 | 512.67 | 1 221.00 | 272.00 | 200.00 | 13.19 | 68.67 | 71.30 |
| 合计 | 55 350.33 | 20 106.00 | 11 620.20 | 6 996.00 | 2 922.09 | 2 605.17 | 5 690.06 |

注：根据门急诊实际开放牙椅数，参照口腔专科医疗机构门急诊牙椅数标准对所有医疗机构进行重新分类，其中牙椅 60 台以上比照三级分析，牙椅 20 ~ 59 台比照二级分析，牙椅 3 ~ 19 台比照二级以下分析。

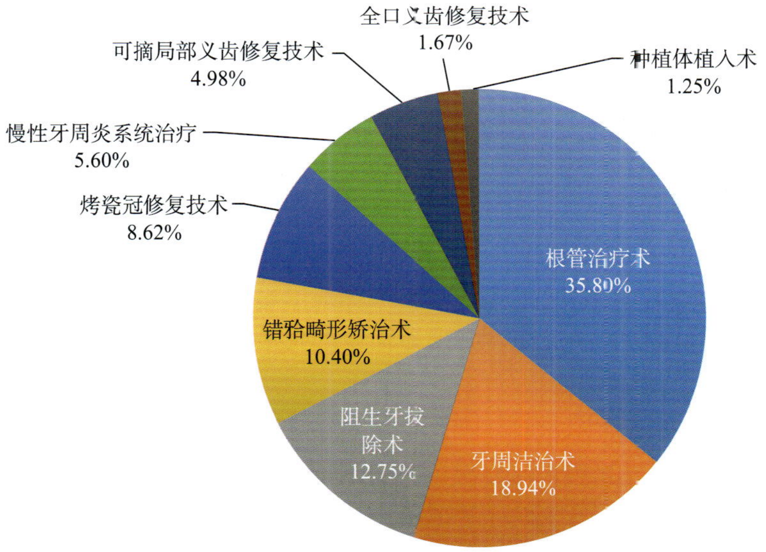


图 2-310　2022 年山西省口腔门诊 9 个重点技术患者人次构成比

**3．口腔门诊部分单病种相关指标**　在山西省的 81 家医疗机构中，口腔门诊根管治疗 5 项单病种相关指标数据如表 2-179 所示。

表 2-179　2022 年山西省口腔门诊部分单病种相关指标在不同医疗机构中的平均值比较

| 质控指标 | 三级 | | 二级 | | 二级以下 | | 平均值（81 家） |
|---|---|---|---|---|---|---|---|
| | 公立（3 家） | 民营（1 家） | 公立（5 家） | 民营（2 家） | 公立（64 家） | 民营（6 家） | |
| 根管治疗患牙术前拍摄 X 线根尖片的百分比 /% | 98.25 | 97.30 | 94.55 | 94.22 | 86.57 | 70.58 | 90.32 |
| 根管再治疗患牙术前拍摄 X 线根尖片的百分比 /% | 99.86 | 97.91 | 98.56 | 93.26 | 87.91 | 50.69 | 89.45 |
| 橡皮障隔离术在根管治疗中的使用率 /% | 80.05 | 99.55 | 46.26 | 95.68 | 44.15 | 29.26 | 57.67 |
| 根管治疗患牙根管充填临床合格率 /% | 95.84 | 98.21 | 89.40 | 93.80 | 88.77 | 69.78 | 90.29 |
| 根管再治疗患牙根管充填临床合格率 /% | 80.39 | 98.10 | 82.89 | 93.83 | 90.10 | 53.56 | 84.65 |

## （二）口腔住院医疗质量数据统计

**1．重点病种数据统计**　在山西省的 22 家医疗机构中，2022 年住院共治疗 6 个重点病种患者 1 651 例。按照平均出院患者例数排序，排名前 3 位的病种依次为口腔颌面部间隙感染、腮腺良性肿瘤、上颌骨骨折。其中舌癌平均住院日最长，牙颌面畸形平均住院日最短；舌癌平均住院费用最高，先天性唇裂平均住院费用最低（表 2-180）。

表 2-180　2022 年山西省口腔住院 6 个重点病种的 3 项质控指标平均值比较

| 重点病种 | 平均出院患者例数 | 平均住院日 / 天 | 平均住院费用 / 元 |
|---|---|---|---|
| 口腔颌面部间隙感染 | 29.23 | 10.93 | 9 167.47 |
| 腮腺良性肿瘤 | 23.05 | 7.98 | 10 216.74 |
| 上颌骨骨折 | 15.91 | 10.80 | 14 385.27 |
| 舌癌 | 3.55 | 17.14 | 32 089.04 |
| 牙颌面畸形 | 2.27 | 7.14 | 12 525.41 |
| 先天性唇裂 | 1.05 | 8.96 | 6 711.46 |

**2．重点手术及操作数据统计**　在山西省的 22 家医疗机构中，2022 年住院 7 个重点手术及操作共治疗患者 1 055 例。按照平均手术例数排序，排名前 3 位的手术及操作依次为腮腺肿物切除 + 面神经解剖术、口腔颌面部肿瘤切除整复术、舌癌扩大切除术 + 颈淋巴结清扫术。其中游离腓骨复合组织瓣移植术平均住院日最长，腮腺肿物切除 + 面神经解剖术平均住院日最短；牙颌面畸形矫正术（上颌 LeFort Ⅰ型截骨术 + 双侧下颌升支劈开截骨术）平均住院费用最高，唇裂修复术平均住院费用最低（表 2-181）。

表 2-181　2022 年山西省口腔住院 7 个重点手术及操作的 3 项质控指标平均值比较

| 重点手术及操作 | 平均手术例数 | 平均住院日 / 天 | 平均住院费用 / 元 |
|---|---|---|---|
| 腮腺肿物切除 + 面神经解剖术 | 29.73 | 7.49 | 10 897.02 |
| 口腔颌面部肿瘤切除整复术 | 12.82 | 16.17 | 27 671.17 |
| 舌癌扩大切除术 + 颈淋巴结清扫术 | 2.77 | 16.62 | 31 555.28 |

续表

| 重点手术及操作 | 平均手术例数 | 平均住院日 / 天 | 平均住院费用 / 元 |
|---|---|---|---|
| 游离腓骨复合组织瓣移植术 | 1.18 | 21.50 | 43 071.37 |
| 唇裂修复术 | 1.09 | 8.79 | 6 530.06 |
| 牙颌面畸形矫正术（上颌 LeFort Ⅰ 型截骨术 + 双侧下颌升支劈开截骨术） | 0.27 | 20.50 | 43 319.28 |
| 放射性粒子组织间植入术 | 0.09 | 9.00 | 7 430.00 |

**3．口腔住院部分单病种相关指标**　在山西省的 22 家医疗机构中，口腔住院 5 大类 12 项单病种相关指标数据如表 2-182 所示。

表 2-182　2022 年山西省口腔住院部分单病种相关指标的平均值比较

| 单病种 | 质控指标 | 平均值 |
|---|---|---|
| 腮腺浅叶良性肿瘤 | 腮腺浅叶良性肿瘤术前术后诊断符合率 /% | 93.86 |
| | 腮腺浅叶良性肿瘤术后面神经麻痹发生率 /% | 3.29 |
| | 腮腺浅叶良性肿瘤术后涎瘘发生率 /% | 3.95 |
| 口腔鳞状细胞癌 | T3 / T4 期初发口腔鳞状细胞癌病例构成比例 /% | 52.35 |
| | 游离 / 带蒂组织瓣技术在初发口腔鳞状细胞癌手术治疗中的应用率 /% | 64.26 |
| | 游离 / 带蒂组织瓣移植成功率 /% | 96.95 |
| 下颌骨骨折（不含髁突骨折） | 下颌骨骨折（不含髁突骨折）术后伤口感染发生率 /% | 2.57 |
| | 下颌骨骨折（不含髁突骨折）术后咬合紊乱发生率 /% | 1.71 |
| 先天性唇腭裂 | 先天性唇裂术后伤口延期愈合发生率 /% | 0.00 |
| | 先天性腭裂术后伤口裂开及穿孔发生率 /% | 0.00 |
| 骨性Ⅲ类错𬌗畸形 | 骨性Ⅲ类错𬌗畸形术后伤口感染发生率 /% | 96.15 |
| | 骨性Ⅲ类错𬌗畸形术后咬合关系与术前设计符合率 /% | 100.00 |

## （三）2020—2022 年医疗质量数据比较

**1．口腔门诊医疗质量数据比较**

（1）门诊重点病种相关指标比较：2020—2022 年，山西省 31 家医疗机构口腔门诊 10 个重点病种平均就诊人次总体先降后升。按照平均就诊人次排序，排名前 5 位的病种依次为慢性根尖周炎、慢性牙周炎、牙列缺损、下颌阻生第三磨牙、错𬌗畸形（图 2-311、图 2-312）。

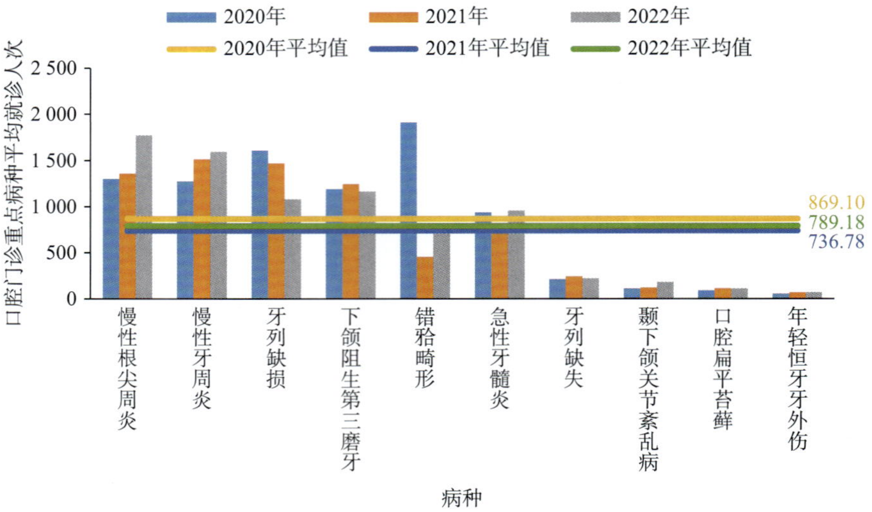


图 2-311　2020—2022 年山西省 31 家医疗机构口腔门诊 10 个重点病种平均就诊人次比较

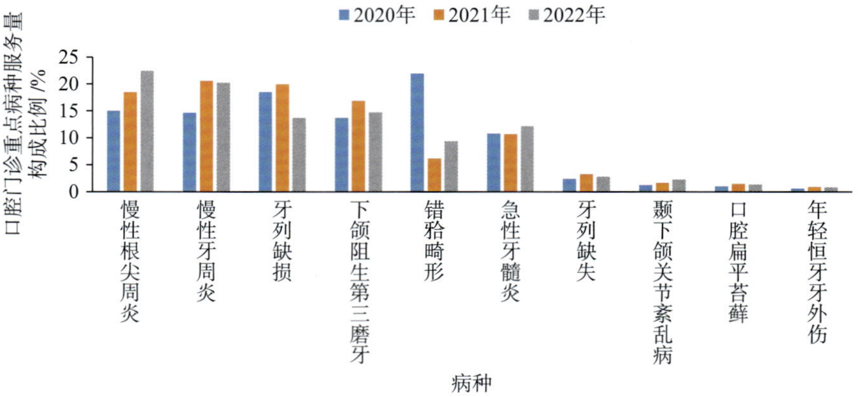


图 2-312　2020—2022 年山西省 31 家医疗机构口腔门诊 10 个重点病种服务量构成比例比较

（2）门诊重点技术相关指标比较：2020—2022 年，山西省 31 家医疗机构口腔门诊 9 个重点技术平均就诊人次总体先降后升。按照平均就诊人次排序，排名前 5 位的技术依次为根管治疗术、牙周洁治术、错𬌗畸形矫治术、阻生牙拔除术、烤瓷冠修复技术（图 2-313、图 2-314）。

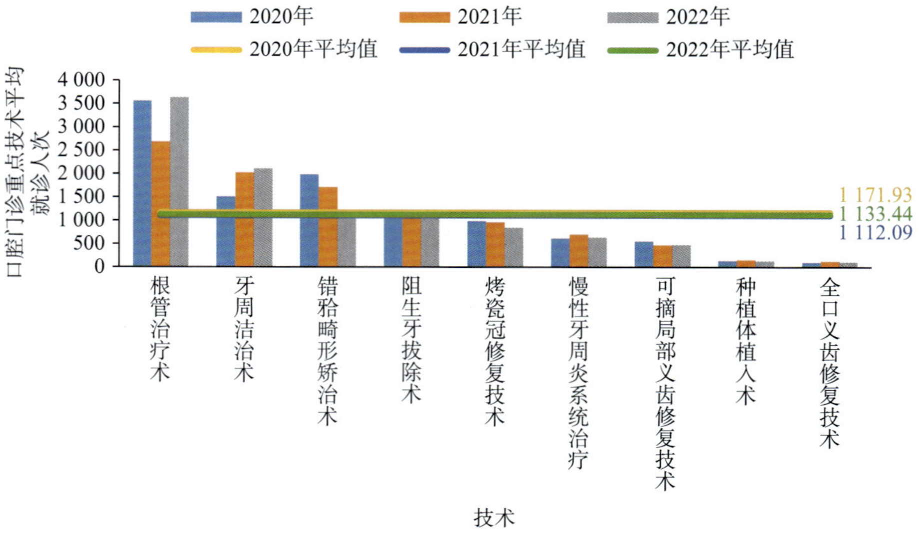


图 2-313　2020—2022 年山西省 31 家医疗机构口腔门诊 9 个重点技术平均就诊人次比较

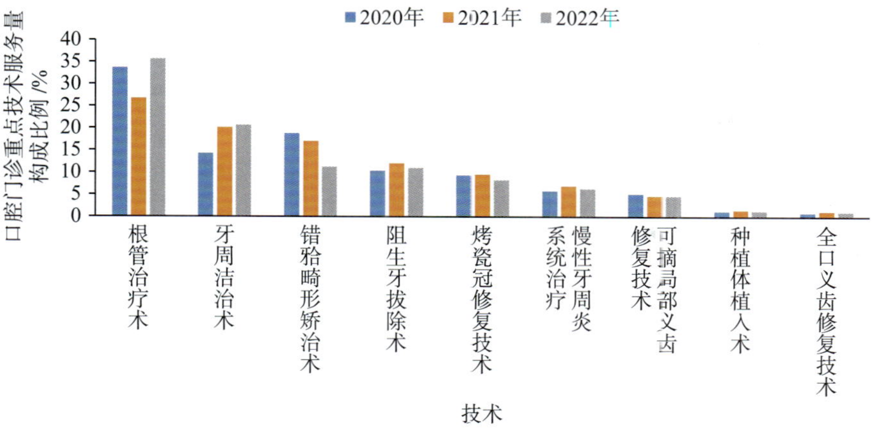


图 2-314　2020—2022 年山西省 31 家医疗机构口腔门诊 9 个重点技术服务量构成比例比较

（3）门诊部分单病种相关指标比较：2020—2022 年，山西省 31 家医疗机构口腔门诊根管治疗 5 项单病种相关指标数据如表 2-183 所示。

表 2-183　山西省 31 家医疗机构口腔门诊部分单病种相关指标在不同年份中的平均值比较

| 质控指标 | 2020 年 | 2021 年 | 2022 年 | 平均值 |
|---|---|---|---|---|
| 根管治疗患牙术前拍摄 X 线根尖片的百分比 /% | 77.33 | 91.58 | 92.85 | 87.49 |
| 根管再治疗患牙术前拍摄 X 线根尖片的百分比 /% | 99.76 | 82.19 | 89.76 | 88.72 |
| 橡皮障隔离术在根管治疗中的使用率 /% | 53.28 | 59.77 | 64.41 | 59.63 |
| 根管治疗患牙根管充填临床合格率 /% | 81.56 | 92.54 | 92.07 | 88.93 |
| 根管再治疗患牙根管充填临床合格率 /% | 98.06 | 85.57 | 86.54 | 88.35 |

**2．口腔住院医疗质量数据比较**

（1）住院重点病种相关指标比较：2020—2022 年，山西省 11 家医疗机构口腔住院 6 个重点病种平均出院患者例数总体先升后降；按照平均出院患者例数排序，排名前 3 位的病种依次为口腔颌面部间隙感染、腮腺良性肿瘤、上颌骨骨折（图 2-315、图 2-316）。平均住院日总体先降后升，舌癌平均住院日最长，牙颌面畸形平均住院日最短（图 2-317）。平均住院费用总体先降后升，舌癌平均住院费用最高，先天性唇裂平均住院费用最低（图 2-318）。

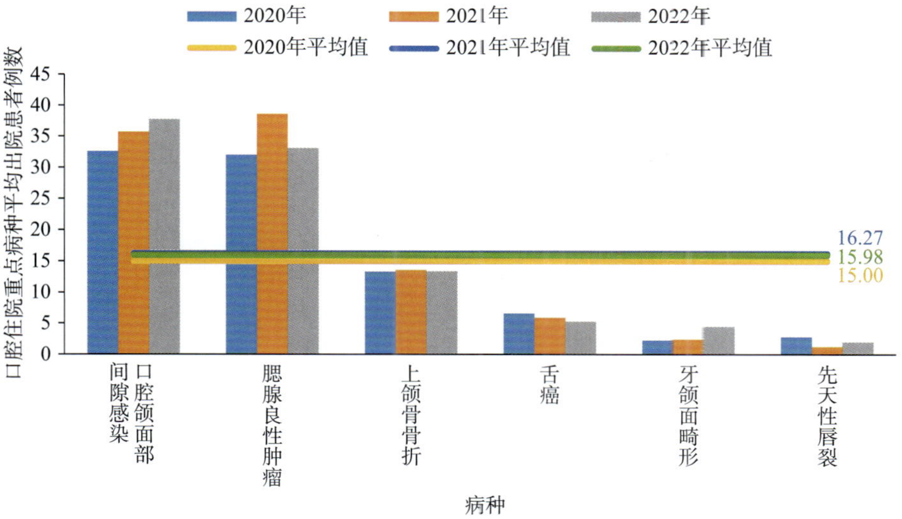


图 2-315　2020—2022 年山西省 11 家医疗机构口腔住院 6 个重点病种平均出院患者例数比较

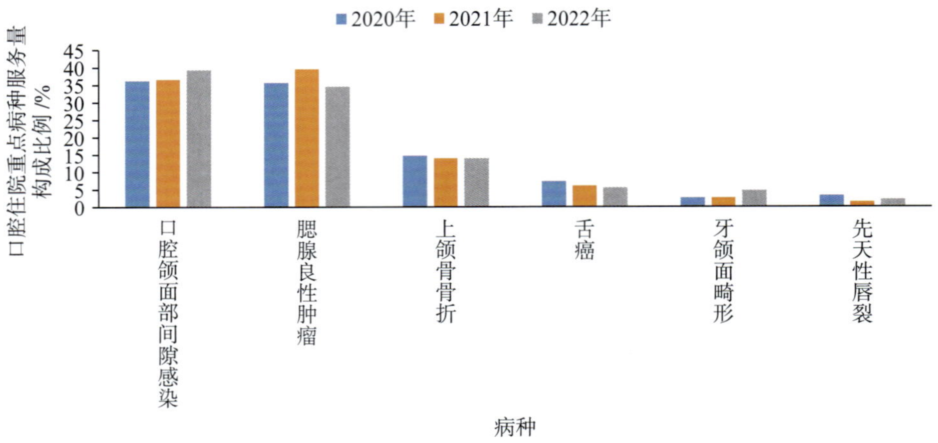


图 2-316　2020—2022 年山西省 11 家医疗机构口腔住院 6 个重点病种服务量构成比例比较

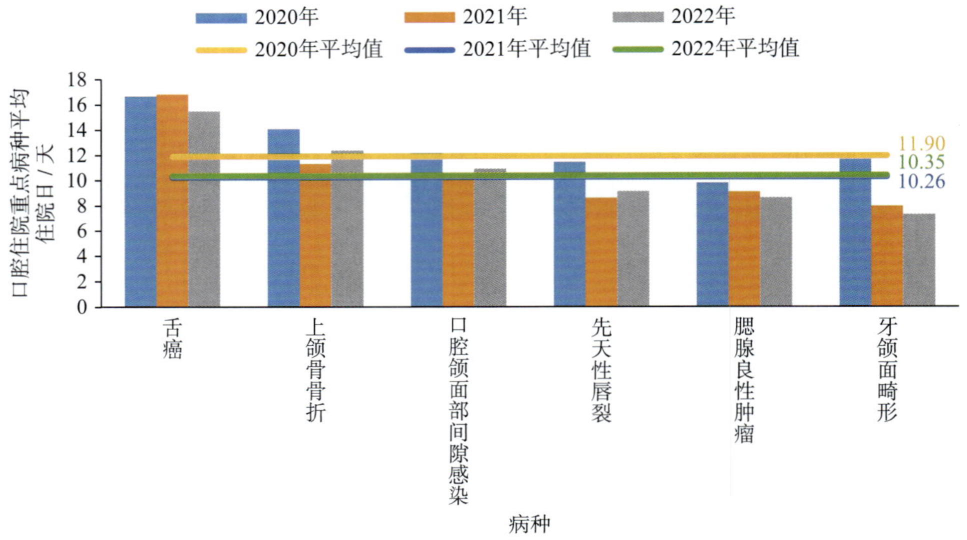


图 2-317　2020—2022 年山西省 11 家医疗机构口腔住院 6 个重点病种平均住院日比较

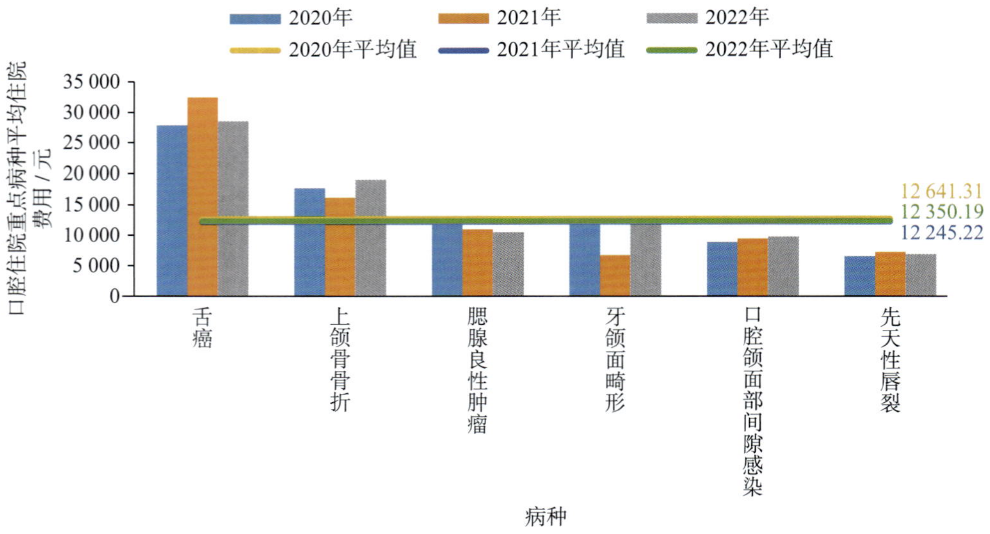


图 2-318　2020—2022 年山西省 11 家医疗机构口腔住院 6 个重点病种平均住院费用比较

（2）住院重点手术及操作相关指标比较：2020—2022 年，山西省 11 家医疗机构口腔住院 7 个重点手术及操作平均手术例数总体上升；按照平均手术例数排序，排名前 3 位的手术及操作依次为腮腺肿物切除 + 面神经解剖术、口腔颌面部肿瘤切除整复术、舌癌扩大切除术 + 颈淋巴结清扫术（图 2-319、图 2-320）。

平均住院日总体下降，游离腓骨复合组织瓣移植术平均住院日最长，放射性粒子组织间植入术平均住院日最短（图 2-321）。平均住院费用总体下降，牙颌面畸形矫正术（上颌 LeFort Ⅰ型截骨术＋双侧下颌升支劈开截骨术）平均住院费用最高，唇裂修复术平均住院费用最低（图 2-322）。

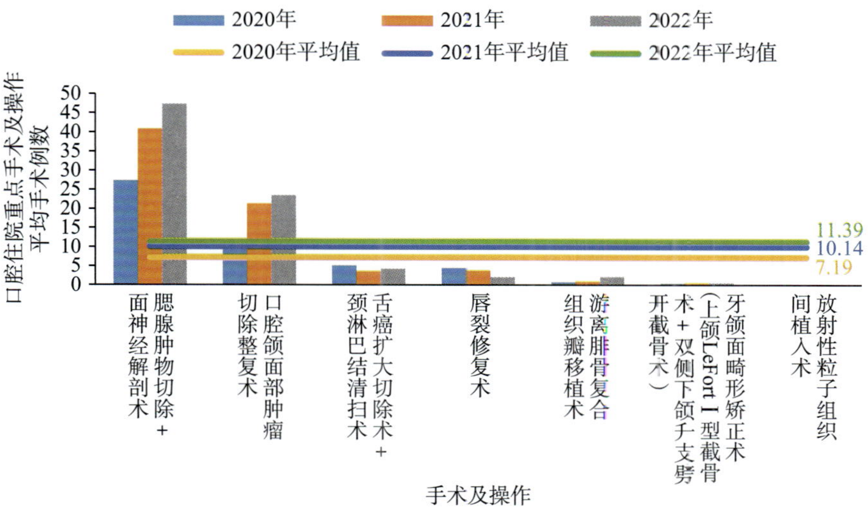


图 2-319　2020—2022 年山西省 11 家医疗机构口腔住院 7 个重点手术及操作平均手术例数比较

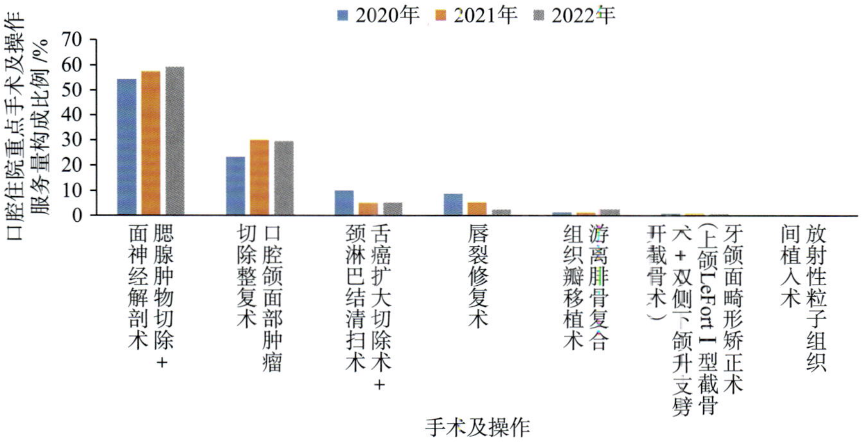


图 2-320　2020—2022 年山西省 11 家医疗机构口腔住院 7 个重点手术及操作服务量构成比例比较

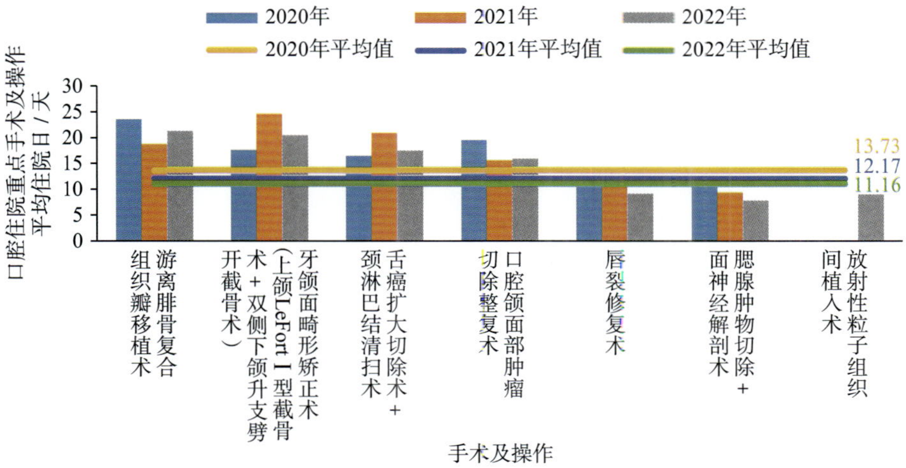


图 2-321　2020—2022 年山西省 11 家医疗机构口腔住院 7 个重点手术及操作平均住院日比较

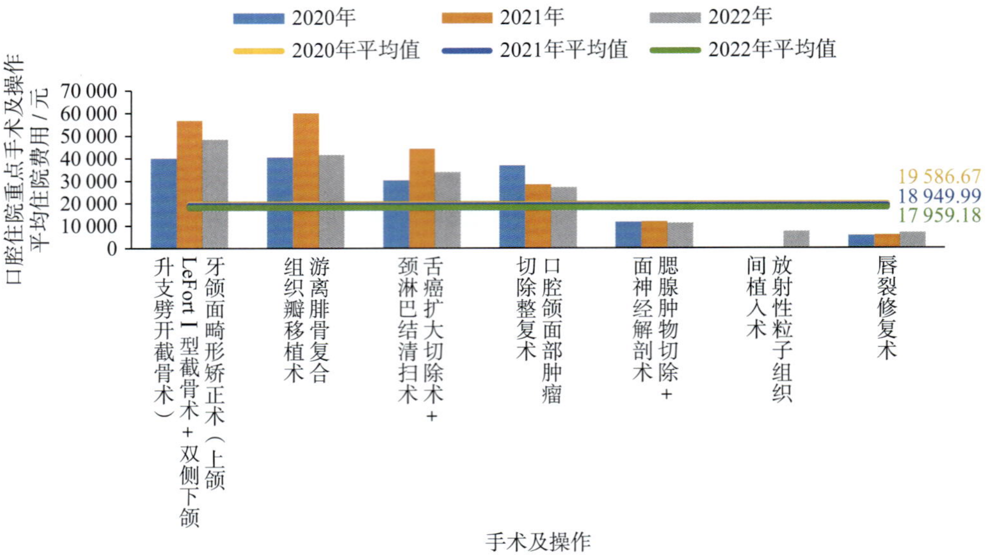


图 2-322　2020—2022 年山西省 11 家医疗机构口腔住院 7 个重点手术及操作平均住院费用比较

（3）住院部分单病种相关指标比较：2020—2022 年，山西省 11 家医疗机构口腔住院 5 大类 12 项单病种相关指标数据如表 2-184 所示。

表 2-184　山西省 11 家医疗机构口腔住院部分单病种相关指标在不同年份中的平均值比较

| 单病种 | 质控指标 | 2020 年 | 2021 年 | 2022 年 | 平均值 |
|---|---|---|---|---|---|
| 腮腺浅叶良性肿瘤 | 腮腺浅叶良性肿瘤术前术后诊断符合率 /% | 93.29 | 94.56 | 94.07 | 94.04 |
| | 腮腺浅叶良性肿瘤术后面神经麻痹发生率 /% | 2.26 | 3.75 | 3.01 | 3.07 |
| | 腮腺浅叶良性肿瘤术后涎瘘发生率 /% | 3.87 | 25.50 | 4.52 | 12.38 |
| 口腔鳞状细胞癌 | T3 / T4 期初发口腔鳞状细胞癌病例构成比例 /% | 56.27 | 51.89 | 57.21 | 55.03 |
| | 游离 / 带蒂组织瓣技术在初发口腔鳞状细胞癌手术治疗中的应用率 /% | 37.60 | 64.14 | 61.47 | 53.12 |
| | 游离 / 带蒂组织瓣移植成功率 /% | 97.92 | 96.72 | 97.01 | 97.16 |
| 下颌骨骨折（不含髁突骨折） | 下颌骨骨折（不含髁突骨折）术后伤口感染发生率 /% | 2.48 | 1.25 | 2.62 | 2.23 |
| | 下颌骨骨折（不含髁突骨折）术后咬合紊乱发生率 /% | 0.99 | 1.88 | 1.87 | 1.59 |
| 先天性唇腭裂 | 先天性唇裂术后伤口延期愈合发生率 /% | 0.00 | 0.00 | 0.00 | 0.00 |
| | 先天性腭裂术后伤口裂开及穿孔发生率 /% | 2.41 | 3.85 | 0.00 | 2.15 |
| 骨性Ⅲ类错殆畸形 | 骨性Ⅲ类错殆畸形术后伤口感染发生率 /% | 0.00 | 0.00 | 96.15 | 78.13 |
| | 骨性Ⅲ类错殆畸形术后咬合关系与术前设计符合率 /% | 100.00 | 100.00 | 100.00 | 100.00 |

# 二十四、陕西省

## （一）口腔门诊工作量统计

**1. 重点病种工作量统计**　在陕西省的108家医疗机构中，2022年门诊共治疗10个重点病种患者742 808人次。按照平均就诊人次排序，排名前5位的病种依次为急性牙髓炎、慢性牙周炎、慢性根尖周炎、下颌阻生第三磨牙、牙列缺损（表2-185，图2-323）。

表2-185　2022年陕西省口腔门诊10个重点病种在不同医疗机构中的平均就诊人次比较

| 重点病种 | 三级 | 二级 | | 二级以下 | | 平均值（108家） |
|---|---|---|---|---|---|---|
| | 公立（3家） | 公立（7家） | 民营（3家） | 公立（86家） | 民营（9家） | |
| 急性牙髓炎 | 28 106.00 | 2 108.29 | 418.33 | 870.83 | 911.22 | 1 698.36 |
| 慢性牙周炎 | 20 792.00 | 3 118.43 | 749.67 | 545.73 | 801.78 | 1 301.88 |
| 慢性根尖周炎 | 15 547.67 | 1 874.86 | 1 066.67 | 718.06 | 885.22 | 1 228.58 |
| 下颌阻生第三磨牙 | 12 789.67 | 1 993.43 | 886.00 | 655.48 | 1 078.22 | 1 120.89 |
| 牙列缺损 | 11 082.33 | 1 088.14 | 327.67 | 393.71 | 429.22 | 736.75 |
| 错殆畸形 | 4 509.67 | 449.71 | 300.00 | 253.85 | 233.56 | 384.35 |
| 牙列缺失 | 833.33 | 340.71 | 431.00 | 114.90 | 68.89 | 154.44 |
| 颞下颌关节紊乱病 | 1 435.00 | 249.57 | 251.33 | 59.35 | 104.78 | 119.01 |
| 年轻恒牙牙外伤 | 1 255.00 | 247.57 | 29.67 | 44.64 | 42.78 | 90.84 |
| 口腔扁平苔藓 | 746.67 | 48.71 | 0.00 | 22.29 | 13.22 | 42.75 |
| 合计 | 97 097.33 | 11 519.43 | 4 460.33 | 3 678.83 | 4 568.89 | 6 877.85 |

注：根据门急诊实际开放牙椅数，参照口腔专科医疗机构门急诊牙椅数标准对所有医疗机构进行重新分类，其中牙椅60台以上比照三级分析，牙椅20～59台比照二级分析，牙椅3～19台比照二级以下分析。

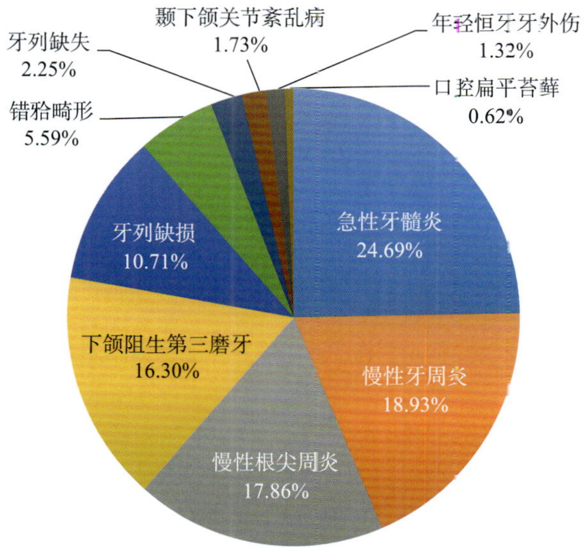


图2-323　2022年陕西省口腔门诊10个重点病种患者人次构成比

**2．重点技术工作量统计** 在陕西省的 108 家医疗机构中，2022 年门诊 9 个重点技术患者服务总量 780 765 人次。按照平均就诊人次排序，排名前 5 位的技术依次为根管治疗术、错𬌗畸形矫治术、阻生牙拔除术、牙周洁治术、慢性牙周炎系统治疗（表 2-186，图 2-324）。

表 2-186　2022 年陕西省口腔门诊 9 个重点技术在不同医疗机构中的平均就诊人次比较

| 重点技术 | 三级 | 二级 | | 二级以下 | | 平均值（108 家） |
|---|---|---|---|---|---|---|
| | 公立（3 家） | 公立（7 家） | 民营（3 家） | 公立（86 家） | 民营（9 家） | |
| 根管治疗术 | 22 951.33 | 6 758.00 | 1 151.67 | 1 480.28 | 2 005.56 | 2 453.42 |
| 错𬌗畸形矫治术 | 38 439.67 | 440.43 | 626.67 | 210.28 | 215.11 | 1 299.09 |
| 阻生牙拔除术 | 17 448.67 | 1 768.71 | 872.00 | 544.01 | 707.00 | 1 115.66 |
| 牙周洁治术 | 10 577.33 | 2 374.43 | 873.33 | 396.45 | 573.00 | 835.42 |
| 慢性牙周炎系统治疗 | 16 783.33 | 589.57 | 366.67 | 83.03 | 62.33 | 585.92 |
| 烤瓷冠修复技术 | 5 465.67 | 968.00 | 272.67 | 345.51 | 330.11 | 524.78 |
| 可摘局部义齿修复技术 | 2 470.67 | 682.86 | 226.67 | 202.72 | 105.56 | 289.41 |
| 全口义齿修复技术 | 280.33 | 86.43 | 122.67 | 56.21 | 35.78 | 64.54 |
| 种植体植入术 | 891.00 | 126.43 | 454.00 | 14.59 | 46.89 | 61.08 |
| 合计 | 115 308.00 | 13 794.86 | 4 966.33 | 3 333.09 | 4 081.33 | 7 229.31 |

注：根据门急诊实际开放牙椅数，参照口腔专科医疗机构门急诊牙椅数标准对所有医疗机构进行重新分类，其中牙椅 60 台以上比照三级分析，牙椅 20～59 台比照二级分析，牙椅 3～19 台比照二级以下分析。

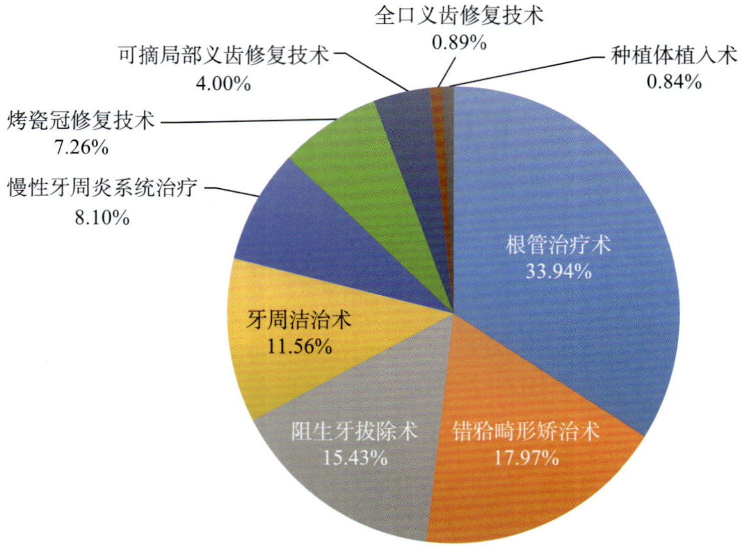


图 2-324　2022 年陕西省口腔门诊 9 个重点技术患者人次构成比

**3．口腔门诊部分单病种相关指标** 在陕西省的 108 家医疗机构中，口腔门诊根管治疗 5 项单病种相关指标数据如表 2-187 所示。

表 2-187　2022 年陕西省口腔门诊部分单病种相关指标在不同医疗机构中的平均值比较

| 质控指标 | 三级 | 二级 | | 二级以下 | | 平均值（108 家） |
|---|---|---|---|---|---|---|
| | 公立（3 家） | 公立（7 家） | 民营（3 家） | 公立（86 家） | 民营（9 家） | |
| 根管治疗患牙术前拍摄 X 线根尖片的百分比 /% | 99.16 | 97.42 | 100.00 | 86.79 | 87.72 | 92.25 |
| 根管再治疗患牙术前拍摄 X 线根尖片的百分比 /% | 100.00 | 84.43 | 100.00 | 85.82 | 54.14 | 91.18 |
| 橡皮障隔离术在根管治疗中的使用率 /% | 26.86 | 54.84 | 90.24 | 8.93 | 18.81 | 21.63 |
| 根管治疗患牙根管充填临床合格率 /% | 98.20 | 92.51 | 100.00 | 82.90 | 89.59 | 89.66 |
| 根管再治疗患牙根管充填临床合格率 /% | 98.35 | 97.19 | 100.00 | 96.61 | 58.62 | 95.43 |

## （二）口腔住院医疗质量数据统计

**1. 重点病种数据统计**　在陕西省的 18 家医疗机构中，2022 年住院共治疗 6 个重点病种患者 962 例。按照平均出院患者例数排序，排名前 3 位的病种依次为口腔颌面部间隙感染、腮腺良性肿瘤、上颌骨骨折。其中舌癌平均住院日最长，牙颌面畸形平均住院日最短；舌癌平均住院费用最高，口腔颌面部间隙感染平均住院费用最低（表 2-188）。

表 2-188　2022 年陕西省口腔住院 6 个重点病种的 3 项质控指标平均值比较

| 重点病种 | 平均出院患者例数 | 平均住院日 / 天 | 平均住院费用 / 元 |
|---|---|---|---|
| 口腔颌面部间隙感染 | 19.50 | 9.97 | 8 666.74 |
| 腮腺良性肿瘤 | 15.00 | 8.41 | 10 999.05 |
| 上颌骨骨折 | 10.22 | 10.80 | 23 813.74 |
| 舌癌 | 3.56 | 16.13 | 32 323.58 |
| 牙颌面畸形 | 2.89 | 8.04* | 31 313.28 |
| 先天性唇裂 | 2.28 | 8.04* | 12 409.98 |

* 注：四舍五入前，先天性唇裂平均住院日较牙颌面畸形平均住院日长。

**2. 重点手术及操作数据统计**　在陕西省的 18 家医疗机构中，2022 年住院 7 个重点手术及操作共治疗患者 536 例。按照平均手术例数排序，排名前 3 位的手术及操作依次为腮腺肿物切除 + 面神经解剖术、唇裂修复术、口腔颌面部肿瘤切除整复术。其中游离腓骨复合组织瓣移植术平均住院日最长，唇裂修复术平均住院日最短；游离腓骨复合组织瓣移植术平均住院费用最高，腮腺肿物切除 + 面神经解剖术平均住院费用最低（表 2-189）。

表 2-189　2022 年陕西省口腔住院 7 个重点手术及操作的 3 项质控指标平均值比较

| 重点手术及操作 | 平均手术例数 | 平均住院日 / 天 | 平均住院费用 / 元 |
|---|---|---|---|
| 腮腺肿物切除 + 面神经解剖术 | 16.83 | 8.83 | 11 971.51 |
| 唇裂修复术 | 5.06 | 8.18 | 12 791.76 |
| 口腔颌面部肿瘤切除整复术 | 2.83 | 22.09 | 59 568.80 |

续表

| 重点手术及操作 | 平均手术例数 | 平均住院日 / 天 | 平均住院费用 / 元 |
|---|---|---|---|
| 舌癌扩大切除术 + 颈淋巴结清扫术 | 2.67 | 20.01 | 42 381.38 |
| 牙颌面畸形矫正术（上颌 LeFort Ⅰ 型截骨术 + 双侧下颌升支劈开截骨术） | 1.28 | 9.17 | 50 198.08 |
| 游离腓骨复合组织瓣移植术 | 1.11 | 25.19 | 69 838.31 |
| 放射性粒子组织间植入术 | 0.00 | — | — |

**3．口腔住院部分单病种相关指标**　在陕西省的 18 家医疗机构中，口腔住院 5 大类 12 项单病种相关指标数据如表 2-190 所示。

表 2-190　2022 年陕西省口腔住院部分单病种相关指标的平均值比较

| 单病种 | 质控指标 | 平均值 |
|---|---|---|
| 腮腺浅叶良性肿瘤 | 腮腺浅叶良性肿瘤术前术后诊断符合率 /% | 96.82 |
| | 腮腺浅叶良性肿瘤术后面神经麻痹发生率 /% | 10.09 |
| | 腮腺浅叶良性肿瘤术后涎瘘发生率 /% | 1.19 |
| 口腔鳞状细胞癌 | T3 / T4 期初发口腔鳞状细胞癌病例构成比例 /% | 34.97 |
| | 游离 / 带蒂组织瓣技术在初发口腔鳞状细胞癌手术治疗中的应用率 /% | 47.59 |
| | 游离 / 带蒂组织瓣移植成功率 /% | 100.00 |
| 下颌骨骨折（不含髁突骨折） | 下颌骨骨折（不含髁突骨折）术后伤口感染发生率 /% | 0.48 |
| | 下颌骨骨折（不含髁突骨折）术后咬合紊乱发生率 /% | 0.48 |
| 先天性唇腭裂 | 先天性唇裂术后伤口延期愈合发生率 /% | 0.00 |
| | 先天性腭裂术后伤口裂开及穿孔发生率 /% | 0.00 |
| 骨性Ⅲ类错𬌗畸形 | 骨性Ⅲ类错𬌗畸形术后伤口感染发生率 /% | 0.00 |
| | 骨性Ⅲ类错𬌗畸形术后咬合关系与术前设计符合率 /% | 100.00 |

## （三）2020—2022 年医疗质量数据比较

**1．口腔门诊医疗质量数据比较**

（1）门诊重点病种相关指标比较：2020—2022 年，陕西省 46 家医疗机构口腔门诊 10 个重点病种平均就诊人次总体先升后降。按照平均就诊人次排序，排名前 5 位的病种依次为慢性牙周炎、急性牙髓炎、慢性根尖周炎、下颌阻生第三磨牙、牙列缺损（图 2-325、图 2-326）。

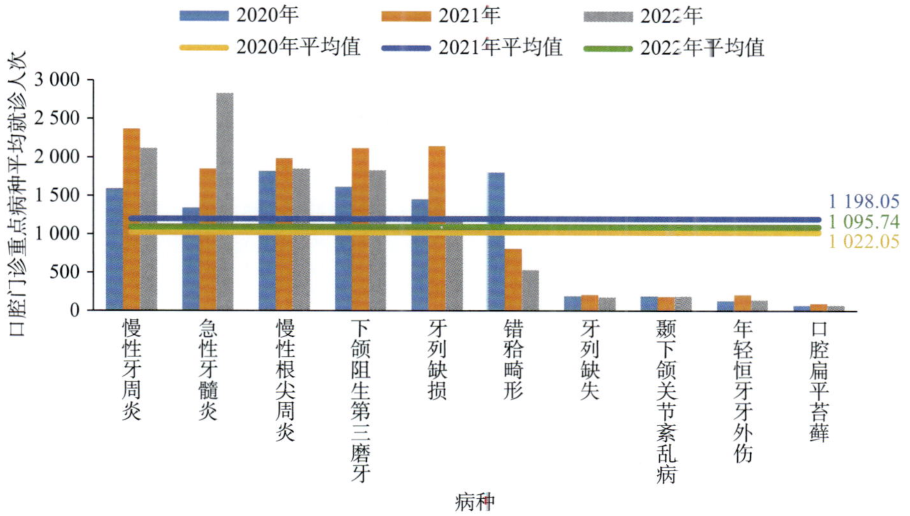


图 2-325　2020—2022 年陕西省 46 家医疗机构口腔门诊 10 个重点病种平均就诊人次比较

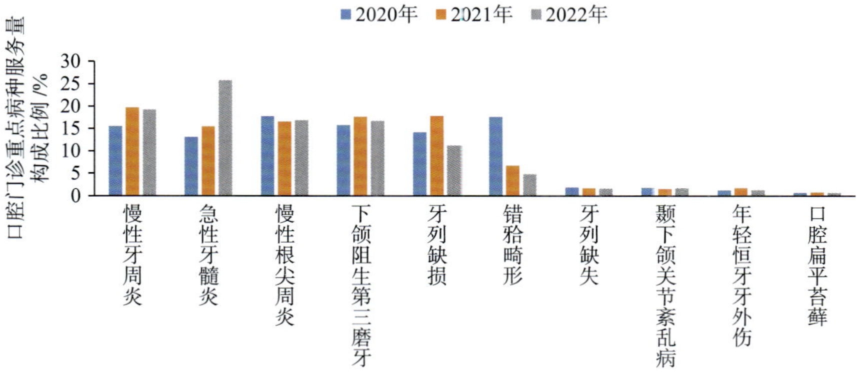


图 2-326　2020—2022 年陕西省 46 家医疗机构口腔门诊 10 个重点病种服务量构成比例比较

（2）门诊重点技术相关指标比较：2020—2022 年，陕西省 46 家医疗机构口腔门诊 9 个重点技术平均就诊人次总体先升后降。按照平均就诊人次排序，排名前 5 位的技术依次为根管治疗术、错𬌗畸形矫治术、阻生牙拔除术、牙周洁治术、慢性牙周炎系统治疗（图 2-327、图 2-328）。

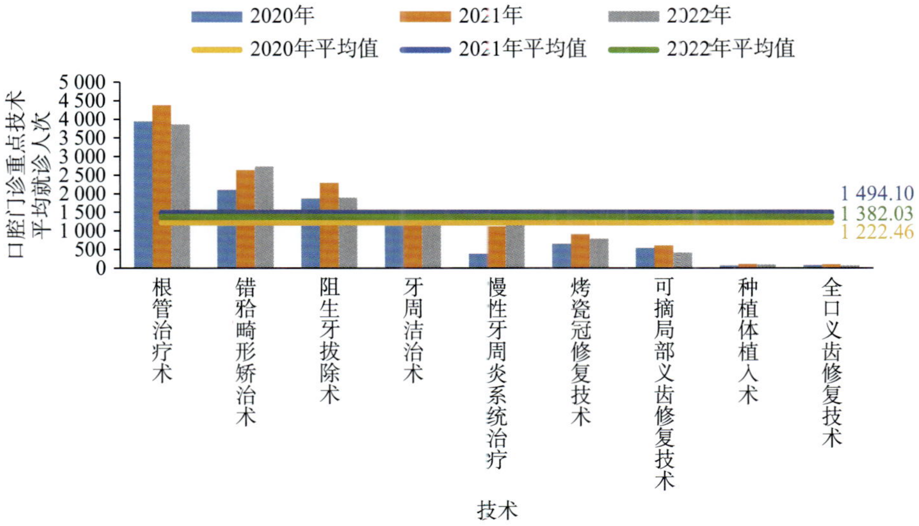


图 2-327　2020—2022 年陕西省 46 家医疗机构口腔门诊 9 个重点技术平均就诊人次比较

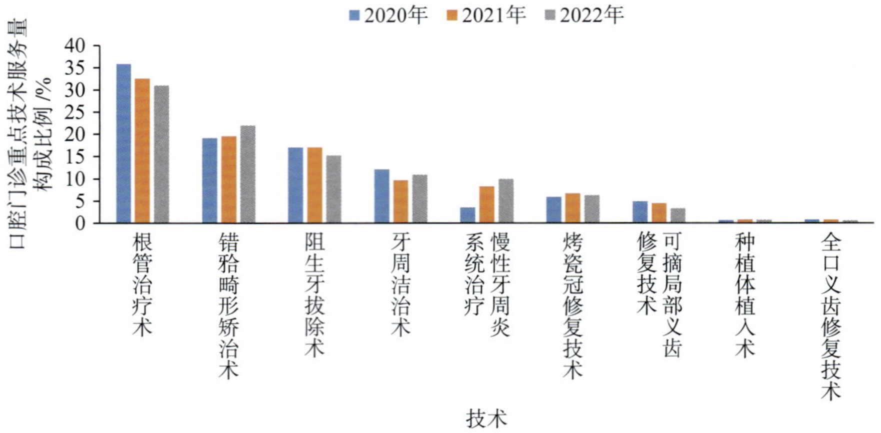


图 2-328　2020—2022 年陕西省 46 家医疗机构口腔门诊 9 个重点技术服务量构成比例比较

（3）门诊部分单病种相关指标比较：2020—2022 年，陕西省 46 家医疗机构口腔门诊根管治疗 5 项单病种相关指标数据如表 2-191 所示。

表 2-191　陕西省 46 家医疗机构口腔门诊部分单病种相关指标在不同年份中的平均值比较

| 质控指标 | 2020 年 | 2021 年 | 2022 年 | 平均值 |
|---|---|---|---|---|
| 根管治疗患牙术前拍摄 X 线根尖片的百分比 /% | 92.46 | 96.23 | 97.80 | 95.44 |
| 根管再治疗患牙术前拍摄 X 线根尖片的百分比 /% | 98.78 | 98.96 | 95.96 | 97.83 |
| 橡皮障隔离术在根管治疗中的使用率 /% | 10.72 | 16.58 | 26.44 | 17.84 |
| 根管治疗患牙根管充填临床合格率 /% | 90.51 | 96.66 | 96.11 | 94.34 |
| 根管再治疗患牙根管充填临床合格率 /% | 93.35 | 95.81 | 97.40 | 95.75 |

## 2．口腔住院医疗质量数据比较

（1）住院重点病种相关指标比较：2020—2022 年，陕西省 9 家医疗机构口腔住院 6 个重点病种平均出院患者例数总体先升后降；按照平均出院患者例数排序，排名前 3 位的病种依次为口腔颌面部间隙感染、腮腺良性肿瘤、上颌骨骨折（图 2-329、图 2-330）。平均住院日总体下降，舌癌平均住院日最长，先

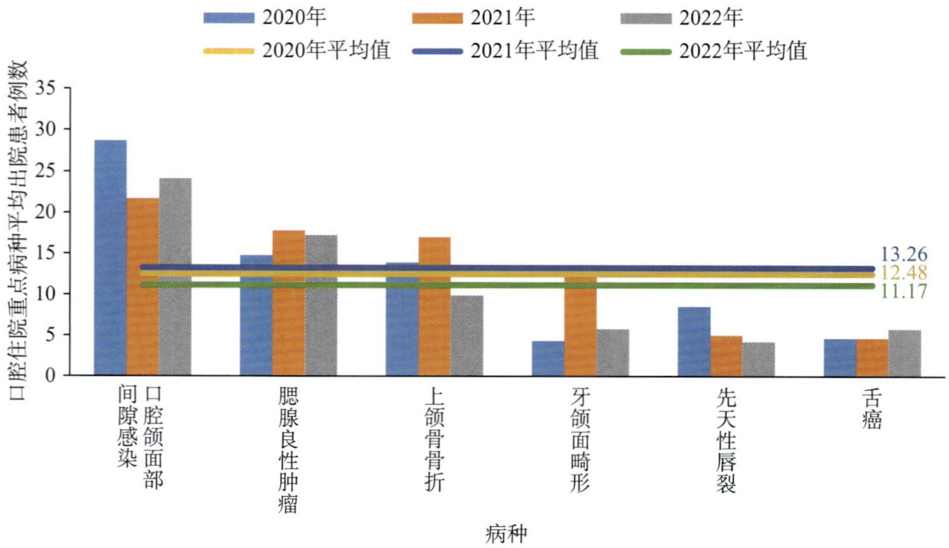


图 2-329　2020—2022 年陕西省 9 家医疗机构口腔住院 6 个重点病种平均出院患者例数比较

天性唇裂平均住院日最短（图 2-331）。平均住院费用总体上升，舌癌平均住院费用最高，口腔颌面部间隙感染平均住院费用最低（图 2-332）。

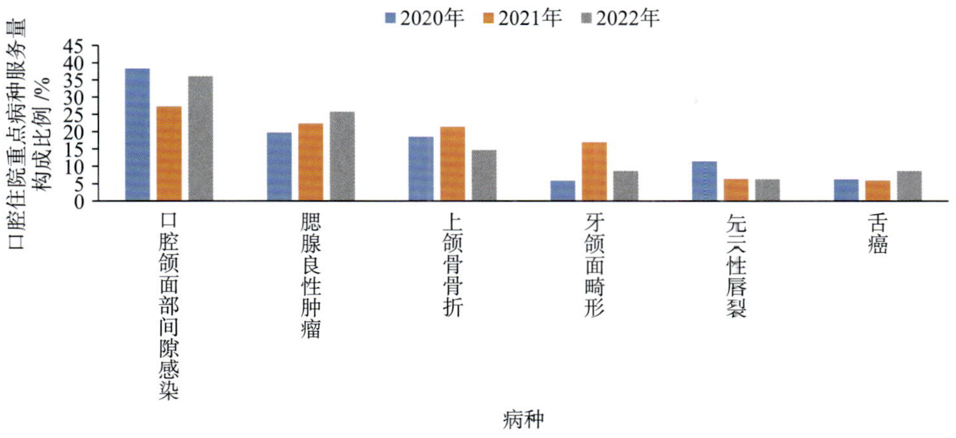


图 2-330　2020—2022 年陕西省 9 家医疗机构口腔住院 6 个重点病种服务量构成比例比较

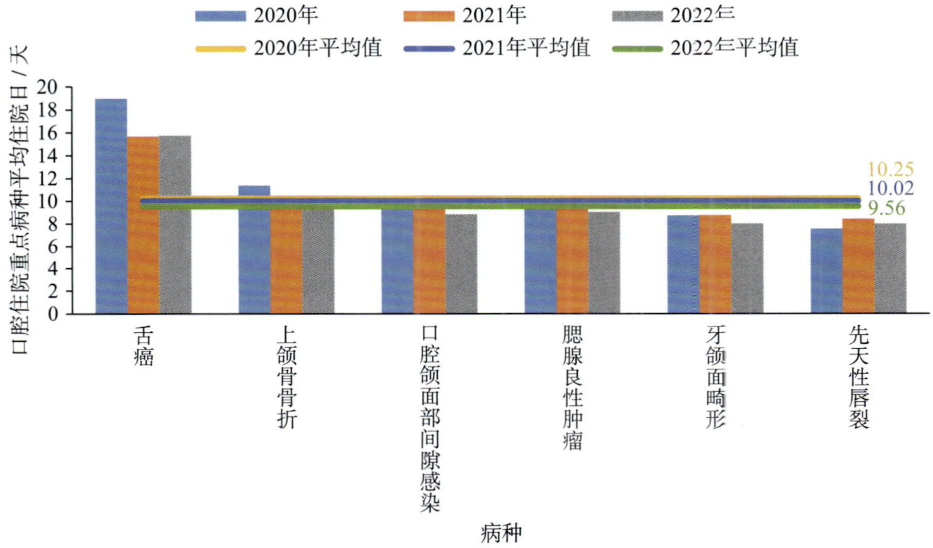


图 2-331　2020—2022 年陕西省 9 家医疗机构口腔住院 6 个重点病种平均住院日比较

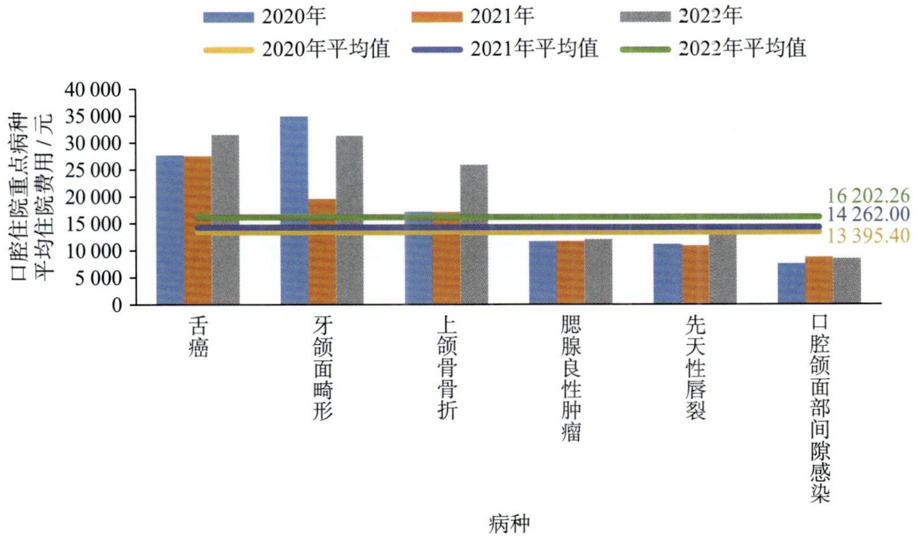


图 2-332　2020—2022 年陕西省 9 家医疗机构口腔住院 6 个重点病种平均住院费用比较

（2）住院重点手术及操作相关指标比较：2020—2022 年，陕西省 9 家医疗机构口腔住院 7 个重点手术及操作平均手术例数总体上升；按照平均手术例数排序，排名前 3 位的手术及操作依次为腮腺肿物切除 + 面神经解剖术、唇裂修复术、舌癌扩大切除术 + 颈淋巴结清扫术（图 2-333、图 2-334）。平均住院日总体上升，游离腓骨复合组织瓣移植术平均住院日最长，唇裂修复术平均住院日最短（图 2-335）。平均住院费用总体上升，游离腓骨复合组织瓣移植术平均住院费用最高，腮腺肿物切除 + 面神经解剖术平均住院费用最低（图 2-336）。

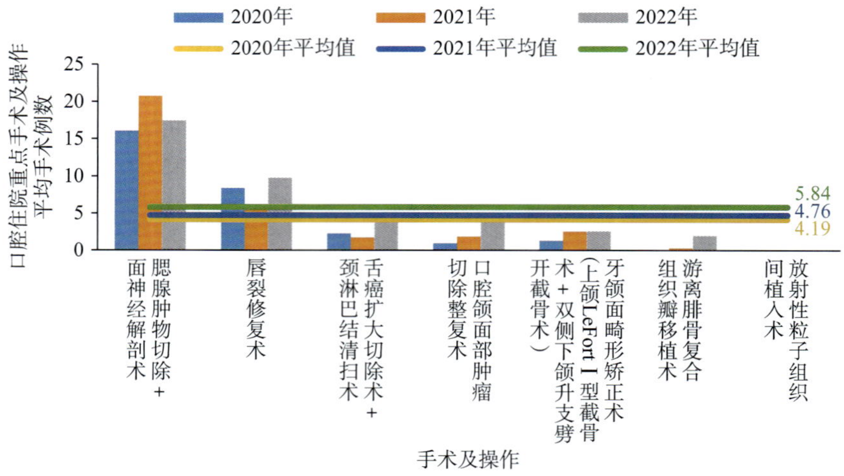


图 2-333　2020—2022 年陕西省 9 家医疗机构口腔住院 7 个重点手术及操作平均手术例数比较

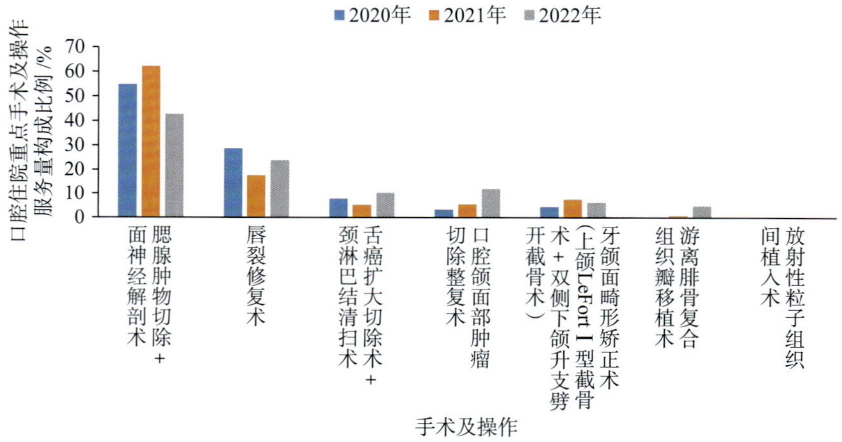


图 2-334　2020—2022 年陕西省 9 家医疗机构口腔住院 7 个重点手术及操作服务量构成比例比较

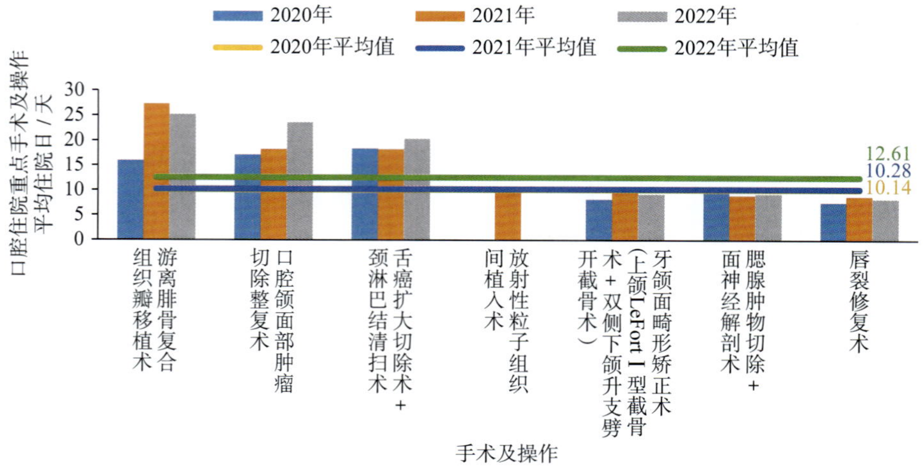


图 2-335　2020—2022 年陕西省 9 家医疗机构口腔住院 7 个重点手术及操作平均住院日比较

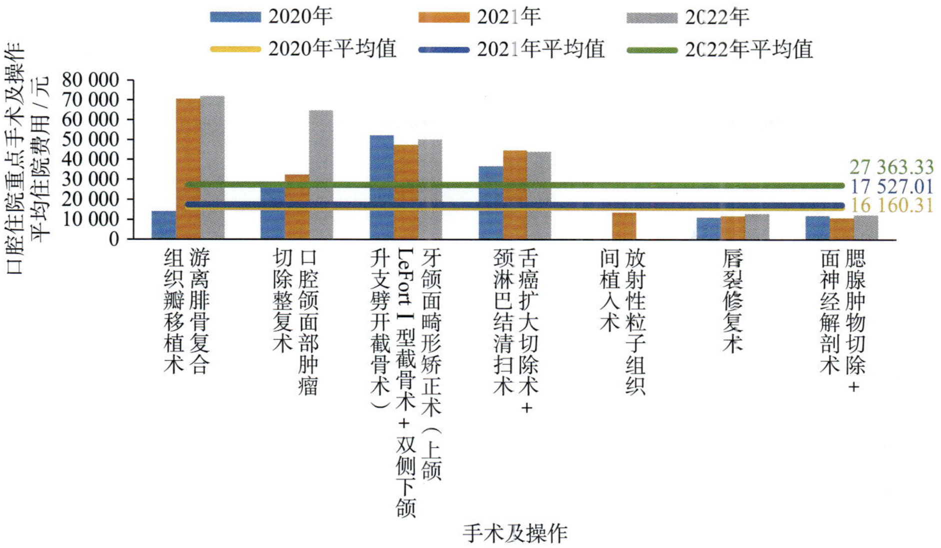


图 2-336 2020—2022 年陕西省 9 家医疗机构口腔住院 7 个重点手术及操作平均住院费用比较

（3）住院部分单病种相关指标比较：2020—2022 年，陕西省 9 家医疗机构口腔住院 5 大类 12 项单病种相关指标数据如表 2-192 所示。

表 2-192 陕西省 9 家医疗机构口腔住院部分单病种相关指标在不同年份中的平均值比较

| 单病种 | 质控指标 | 2020 年 | 2021 年 | 2022 年 | 平均值 |
|---|---|---|---|---|---|
| 腮腺浅叶良性肿瘤 | 腮腺浅叶良性肿瘤术前术后诊断符合率 /% | 95.20 | 93.79 | 95.83 | 94.93 |
| | 腮腺浅叶良性肿瘤术后面神经麻痹发生率 /% | 6.87 | 7.01 | 1.23 | 4.89 |
| | 腮腺浅叶良性肿瘤术后涎瘘发生率 /% | 0.76 | 5.10 | 1.23 | 2.44 |
| 口腔鳞状细胞癌 | T3 / T4 期初发口腔鳞状细胞癌病例构成比例 /% | 26.42 | 33.33 | 26.32 | 28.91 |
| | 游离 / 带蒂组织瓣技术在初发口腔鳞状细胞癌手术治疗中的应用率 /% | 23.86 | 27.27 | 52.14 | 35.28 |
| | 游离 / 带蒂组织瓣移植成功率 /% | 100.00 | 75.86 | 100.00 | 93.33 |
| 下颌骨骨折（不含髁突骨折） | 下颌骨骨折（不含髁突骨折）术后伤口感染发生率 /% | 2.96 | 0.70 | 0.85 | 1.63 |
| | 下颌骨骨折（不含髁突骨折）术后咬合紊乱发生率 /% | 2.96 | 0.00 | 0.85 | 1.40 |
| 先天性唇腭裂 | 先天性唇裂术后伤口延期愈合发生率 /% | 0.00 | 1.85 | 0.00 | 0.56 |
| | 先天性腭裂术后伤口裂开及穿孔发生率 /% | 1.94 | 0.00 | 0.00 | 0.86 |
| 骨性Ⅲ类错𬌗畸形 | 骨性Ⅲ类错𬌗畸形术后伤口感染发生率 /% | 0.00 | 0.00 | 0.00 | 0.00 |
| | 骨性Ⅲ类错𬌗畸形术后咬合关系与术前设计符合率 /% | 100.00 | 100.00 | 100.00 | 100.00 |

# 二十五、上海市

## （一）口腔门诊工作量统计

**1．重点病种工作量统计** 在上海市的 76 家医疗机构中，2022 年门诊共治疗 10 个重点病种患者 1 827 047 人次。按照平均就诊人次排序，排名前 5 位的病种依次为慢性牙周炎、下颌阻生第三磨牙、慢性根尖周炎、牙列缺损、急性牙髓炎（表 2-193，图 2-337）。

表 2-193 2022 年上海市口腔门诊 10 个重点病种在不同医疗机构中的平均就诊人次比较

| 重点病种 | 三级 | 二级 | | 二级以下 | | 平均值（76 家） |
|---|---|---|---|---|---|---|
| | 公立（3 家） | 公立（21 家） | 民营（2 家） | 公立（35 家） | 民营（15 家） | |
| 慢性牙周炎 | 63 380.67 | 5 680.29 | 1 025.50 | 1 854.34 | 914.40 | 5 132.86 |
| 下颌阻生第三磨牙 | 76 001.67 | 5 611.81 | 1 585.50 | 1 002.66 | 219.60 | 5 097.51 |
| 慢性根尖周炎 | 26 782.67 | 6 541.33 | 653.50 | 1 896.60 | 770.20 | 3 907.33 |
| 牙列缺损 | 47 613.00 | 3 848.38 | 1 288.50 | 633.89 | 495.00 | 3 366.36 |
| 急性牙髓炎 | 29 790.33 | 2 621.33 | 936.00 | 1 219.03 | 1 008.87 | 2 685.39 |
| 错殆畸形 | 46 010.67 | 2 056.52 | 180.00 | 182.74 | 168.67 | 2 506.64 |
| 牙列缺失 | 4 653.00 | 672.29 | 296.00 | 127.91 | 357.87 | 506.76 |
| 颞下颌关节紊乱病 | 7 068.00 | 179.76 | 0.00 | 111.89 | 14.80 | 383.12 |
| 口腔扁平苔藓 | 7 627.33 | 27.67 | 0.00 | 48.83 | 5.07 | 332.21 |
| 年轻恒牙牙外伤 | 2 100.67 | 42.67 | 3.00 | 47.26 | 27.13 | 121.91 |
| 合计 | 311 028.00 | 27 282.05 | 5 968.00 | 7 125.14 | 3 981.60 | 24 040.09 |

注：根据门急诊实际开放牙椅数，参照口腔专科医疗机构门急诊牙椅数标准对所有医疗机构进行重新分类，其中牙椅 60 台以上比照三级分析，牙椅 20 ~ 59 台比照二级分析，牙椅 3 ~ 19 台比照二级以下分析。

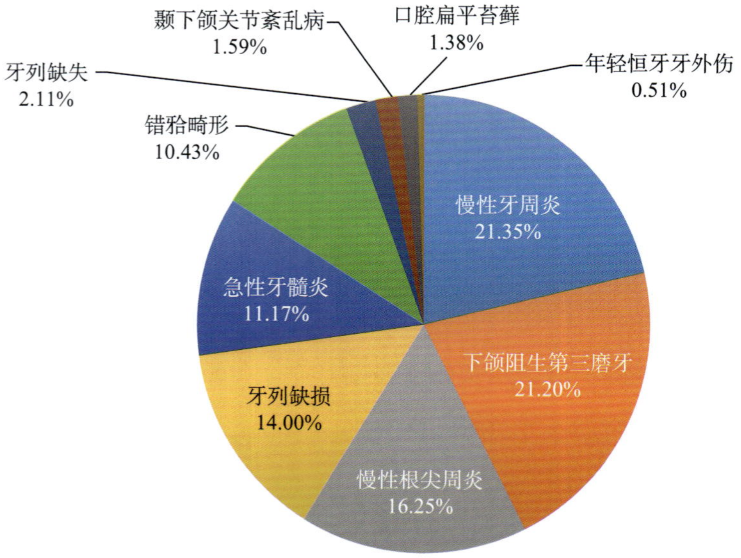


图 2-337 2022 年上海市口腔门诊 10 个重点病种患者人次构成比

**2．重点技术工作量统计**　在上海市的 76 家医疗机构中，2022 年门诊 9 个重点技术患者服务总量 1 371 938 人次。按照平均就诊人次排序，排名前 5 位的技术依次为根管治疗术、阻生牙拔除术、牙周洁治术、慢性牙周炎系统治疗、烤瓷冠修复技术（表 2-194，图 2-338）。

表 2-194　2022 年上海市口腔门诊 9 个重点技术在不同医疗机构中的平均就诊人次比较

| 重点技术 | 三级 | 二级 | | 二级以下 | | 平均值（76 家） |
|---|---|---|---|---|---|---|
| | 公立（3 家） | 公立（21 家） | 民营（2 家） | 公立（35 家） | 民营（15 家） | |
| 根管治疗术 | 54 526.33 | 8 814.81 | 3 355.00 | 2 019.85 | 1 589.93 | 5 920.32 |
| 阻生牙拔除术 | 33 079.33 | 5 321.29 | 1 455.50 | 1 229.14 | 453.87 | 3 470.05 |
| 牙周洁治术 | 22 092.00 | 3 290.71 | 1 105.00 | 499.54 | 990.47 | 2 235.95 |
| 慢性牙周炎系统治疗 | 42 024.67 | 1 651.52 | 171.50 | 135.11 | 72.80 | 2 196.32 |
| 烤瓷冠修复技术 | 9 275.33 | 2 563.10 | 614.50 | 417.60 | 678.67 | 1 416.79 |
| 错𬌗畸形矫治术 | 24 312.00 | 1 147.95 | 77.00 | 104.91 | 144.73 | 1 355.79 |
| 可摘局部义齿修复技术 | 8 050.33 | 1 317.62 | 419.00 | 284.89 | 108.00 | 845.39 |
| 种植体植入术 | 3 471.33 | 445.14 | 369.50 | 64.45 | 179.53 | 334.87 |
| 全口义齿修复技术 | 3 988.33 | 258.33 | 107.50 | 80.17 | 39.40 | 276.34 |
| 合计 | 200 819.67 | 24 810.48 | 7 674.50 | 4 835.69 | 4 257.40 | 18 051.82 |

注：根据门急诊实际开放牙椅数，参照口腔专科医疗机构门急诊牙椅数标准对所有医疗机构进行重新分类，其中牙椅 60 台以上比照三级分析，牙椅 20～59 台比照二级分析，牙椅 3～19 台比照二级以下分析。

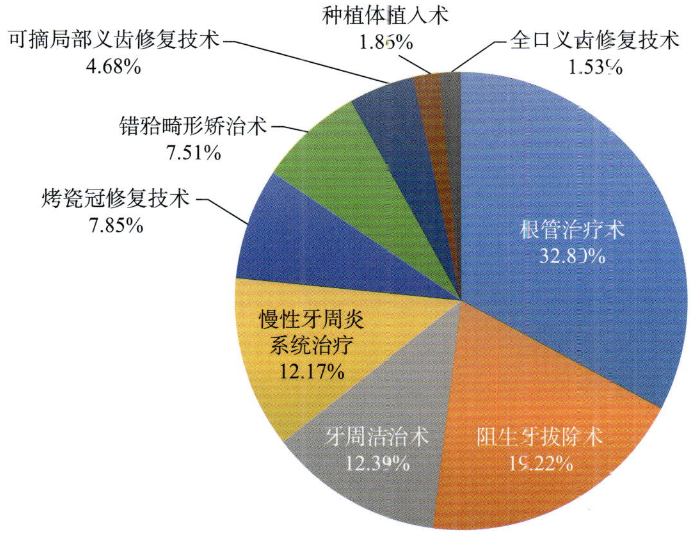


图 2-338　2022 年上海市口腔门诊 9 个重点技术患者人次构成比

**3．口腔门诊部分单病种相关指标**　在上海市的 76 家医疗机构中，口腔门诊根管治疗 5 项单病种相关指标数据如表 2-195 所示。

表 2-195　2022 年上海市口腔门诊部分单病种相关指标在不同医疗机构中的平均值比较

| 质控指标 | 三级 | 二级 | | 二级以下 | | 平均值（76 家） |
|---|---|---|---|---|---|---|
| | 公立（3 家） | 公立（21 家） | 民营（2 家） | 公立（35 家） | 民营（15 家） | |
| 根管治疗患牙术前拍摄 X 线根尖片的百分比 /% | 99.25 | 93.67 | 100.00 | 91.29 | 97.43 | 95.37 |
| 根管再治疗患牙术前拍摄X线根尖片的百分比/% | 100.00 | 99.30 | 100.00 | 97.87 | 100.00 | 99.47 |
| 橡皮障隔离术在根管治疗中的使用率 /% | 45.67 | 38.24 | 44.12 | 34.30 | 38.41 | 39.53 |
| 根管治疗患牙根管充填临床合格率 /% | 98.23 | 95.37 | 96.45 | 92.20 | 94.93 | 95.71 |
| 根管再治疗患牙根管充填临床合格率 /% | 97.87 | 96.96 | 95.03 | 90.16 | 96.66 | 96.33 |

### （二）口腔住院医疗质量数据统计

**1．重点病种数据统计**　在上海市的 10 家医疗机构中，2022 年住院共治疗 6 个重点病种患者 4 782 例。按照平均出院患者例数排序，排名前 3 位的病种依次为牙颌面畸形、舌癌、腮腺良性肿瘤。其中舌癌平均住院日最长，先天性唇裂平均住院日最短；舌癌平均住院费用最高，先天性唇裂平均住院费用最低（表 2-196）。

表 2-196　2022 年上海市口腔住院 6 个重点病种的 3 项质控指标平均值比较

| 重点病种 | 平均出院患者例数 | 平均住院日 / 天 | 平均住院费用 / 元 |
|---|---|---|---|
| 牙颌面畸形 | 236.10 | 6.16 | 49 851.58 |
| 舌癌 | 110.30 | 10.30 | 67 235.01 |
| 腮腺良性肿瘤 | 81.80 | 6.40 | 25 969.14 |
| 上颌骨骨折 | 30.80 | 6.39 | 40 309.05 |
| 先天性唇裂 | 15.30 | 5.73 | 16 420.51 |
| 口腔颌面部间隙感染 | 3.90 | 8.53 | 30 507.05 |

**2．重点手术及操作数据统计**　在上海市的 10 家医疗机构中，2022 年住院 7 个重点手术及操作共治疗患者 2 449 例。按照平均手术例数排序，排名前 3 位的手术及操作依次为牙颌面畸形矫正术（上颌 LeFort Ⅰ型截骨术＋双侧下颌升支劈开截骨术）、腮腺肿物切除＋面神经解剖术、游离腓骨复合组织瓣移植术。其中游离腓骨复合组织瓣移植术平均住院日最长，放射性粒子组织间植入术平均住院日最短；游离腓骨复合组织瓣移植术平均住院费用最高，腮腺肿物切除＋面神经解剖术平均住院费用最低（表 2-197）。

表 2-197　2022 年上海市口腔住院 7 个重点手术及操作的 3 项质控指标平均值比较

| 重点手术及操作 | 平均手术例数 | 平均住院日 / 天 | 平均住院费用 / 元 |
|---|---|---|---|
| 牙颌面畸形矫正术（上颌 LeFort Ⅰ型截骨术＋双侧下颌升支劈开截骨术） | 103.90 | 6.07 | 78 806.09 |
| 腮腺肿物切除＋面神经解剖术 | 39.40 | 7.49 | 20 588.20 |
| 游离腓骨复合组织瓣移植术 | 38.50 | 19.22 | 145 666.52 |

续表

| 重点手术及操作 | 平均手术例数 | 平均住院日 / 天 | 平均住院费用 / 元 |
|---|---|---|---|
| 唇裂修复术 | 30.40 | 6.00 | 25 162.90 |
| 舌癌扩大切除术 + 颈淋巴结清扫术 | 26.50 | 15.94 | 95 179.58 |
| 口腔颌面部肿瘤切除整复术 | 5.40 | 17.02 | 127 212.49 |
| 放射性粒子组织间植入术 | 0.80 | 4.63 | 50 303.03 |

**3．口腔住院部分单病种相关指标**　在上海市的 10 家医疗机构中，口腔住院 5 大类 12 项单病种相关指标数据如表 2-198 所示。

表 2-198　2022 年上海市口腔住院部分单病种相关指标的平均值比较

| 单病种 | 质控指标 | 平均值 |
|---|---|---|
| 腮腺浅叶良性肿瘤 | 腮腺浅叶良性肿瘤术前术后诊断符合率 /% | 85.66 |
| | 腮腺浅叶良性肿瘤术后面神经麻痹发生率 /% | 27.63 |
| | 腮腺浅叶良性肿瘤术后涎瘘发生率 /% | 5.02 |
| 口腔鳞状细胞癌 | T3 / T4 期初发口腔鳞状细胞癌病例构成比例 /% | 45.27 |
| | 游离 / 带蒂组织瓣技术在初发口腔鳞状细胞癌手术治疗中的应用率 /% | 62.14 |
| | 游离 / 带蒂组织瓣移植成功率 /% | 98.98 |
| 下颌骨骨折（不含髁突骨折） | 下颌骨骨折（不含髁突骨折）术后伤口感染发生率 /% | 0.50 |
| | 下颌骨骨折（不含髁突骨折）术后咬合紊乱发生率 /% | 0.50 |
| 先天性唇腭裂 | 先天性唇裂术后伤口延期愈合发生率 /% | 0.00 |
| | 先天性腭裂术后伤口裂开及穿孔发生率 /% | 0.89 |
| 骨性Ⅲ类错 𬌗 畸形 | 骨性Ⅲ类错 𬌗 畸形术后伤口感染发生率 /% | 0.00 |
| | 骨性Ⅲ类错 𬌗 畸形术后咬合关系与术前设计符合率 /% | 99.77 |

## （三）2020—2022 年医疗质量数据比较

**1．口腔门诊医疗质量数据比较**

（1）门诊重点病种相关指标比较：2020—2022 年，上海市 18 家医疗机构口腔门诊 10 个重点病种平均就诊人次总体先升后降。按照平均就诊人次排序，排名前 5 位的病种依次为下颌阻生第三磨牙、慢性牙周炎、错 𬌗 畸形、慢性根尖周炎、牙列缺损（图 2-339、图 2-340）。

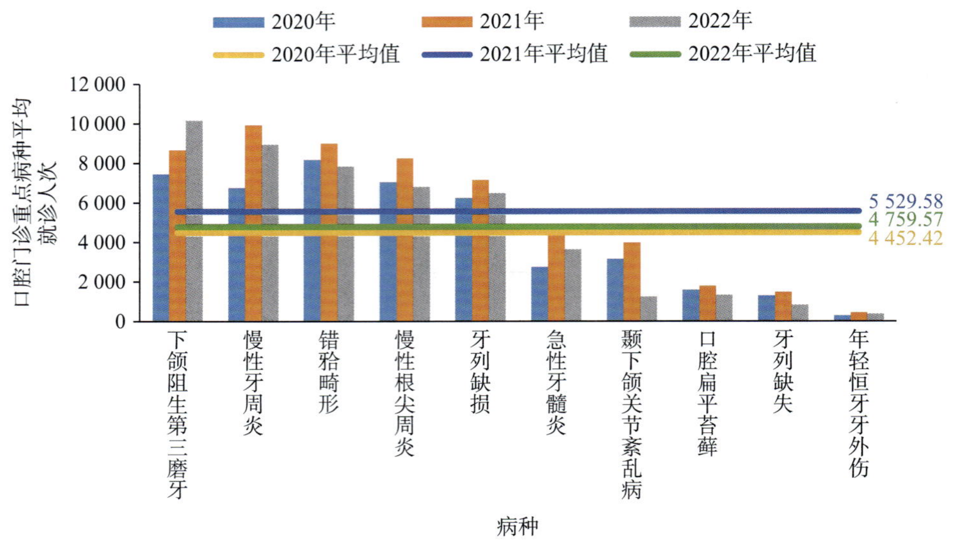


图 2-339　2020—2022 年上海市 18 家医疗机构口腔门诊 10 个重点病种平均就诊人次比较

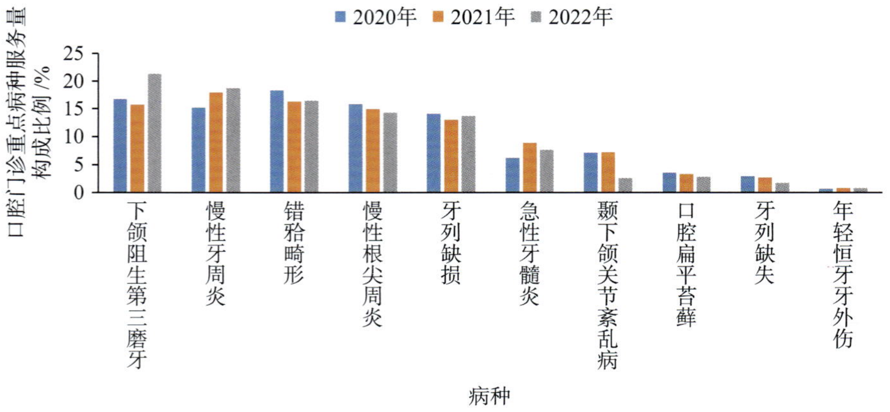


图 2-340　2020—2022 年上海市 18 家医疗机构口腔门诊 10 个重点病种服务量构成比例比较

（2）门诊重点技术相关指标比较：2020—2022 年，上海市 18 家医疗机构口腔门诊 9 个重点技术平均就诊人次总体下降。按照平均就诊人次排序，排名前 5 位的技术依次为根管治疗术、错殆畸形矫治术、阻生牙拔除术、烤瓷冠修复技术、牙周洁治术（图 2-341、图 2-342）。

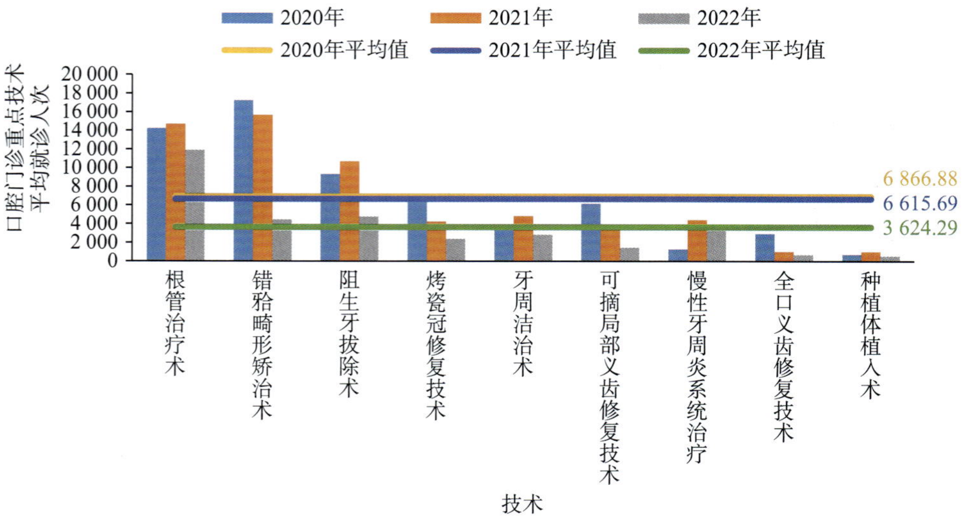


图 2-341　2020—2022 年上海市 18 家医疗机构口腔门诊 9 个重点技术平均就诊人次比较

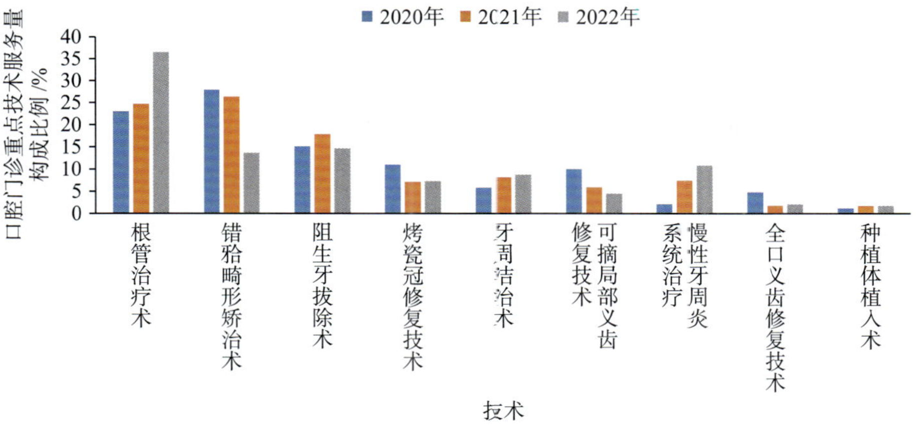


图 2-342　2020—2022 年上海市 18 家医疗机构口腔门诊 9 个重点技术服务量构成比例比较

（3）门诊部分单病种相关指标比较：2020—2022 年，上海市 18 家医疗机构口腔门诊根管治疗 5 项单病种相关指标数据如表 2-199 所示。

表 2-199　上海市 18 家医疗机构口腔门诊部分单病种相关指标在不同年份中的平均值比较

| 质控指标 | 2020 年 | 2021 年 | 2022 年 | 平均值 |
| --- | --- | --- | --- | --- |
| 根管治疗患牙术前拍摄 X 线根尖片的百分比 /% | 69.70 | 98.47 | 97.72 | 86.45 |
| 根管再治疗患牙术前拍摄 X 线根尖片的百分比 /% | 91.19 | 99.82 | 99.95 | 96.56 |
| 橡皮障隔离术在根管治疗中的使用率 /% | 32.06 | 25.90 | 41.25 | 32.57 |
| 根管治疗患牙根管充填临床合格率 /% | 93.28 | 94.36 | 96.67 | 94.74 |
| 根管再治疗患牙根管充填临床合格率 /% | 95.26 | 84.81 | 97.88 | 93.93 |

**2．口腔住院医疗质量数据比较**

（1）住院重点病种相关指标比较：2020—2022 年，上海市 3 家医疗机构口腔住院 6 个重点病种平均出院患者例数总体先升后降；按照平均出院患者例数排序，排名前 3 位的病种依次为牙颌面畸形、腮腺良性肿瘤、舌癌（图 2-343、图 2-344）。平均住院日总体下降，舌癌平均住院日最长，先天性唇裂平均住院日最短（图 2-345）。平均住院费用总体先升后降，舌癌平均住院费用最高，先天性唇裂平均住院费用最低（图 2-346）。

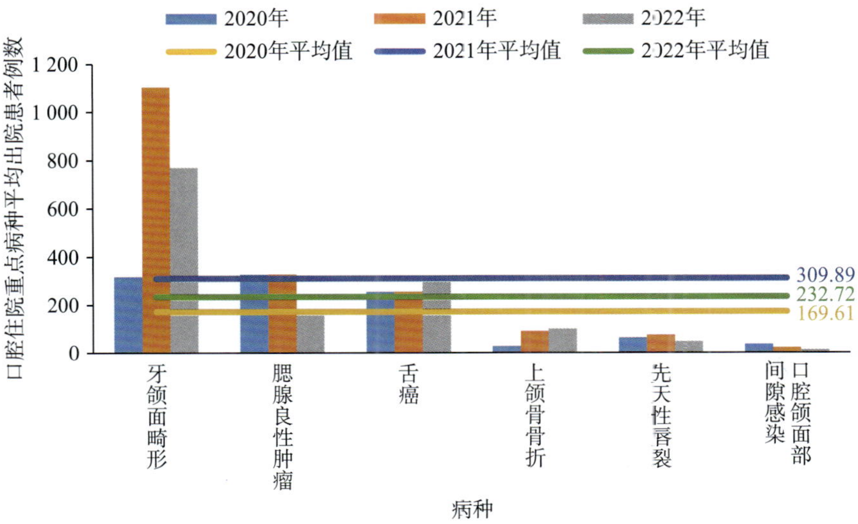


图 2-343　2020—2022 年上海市 3 家医疗机构口腔住院 6 个重点病种平均出院患者例数比较

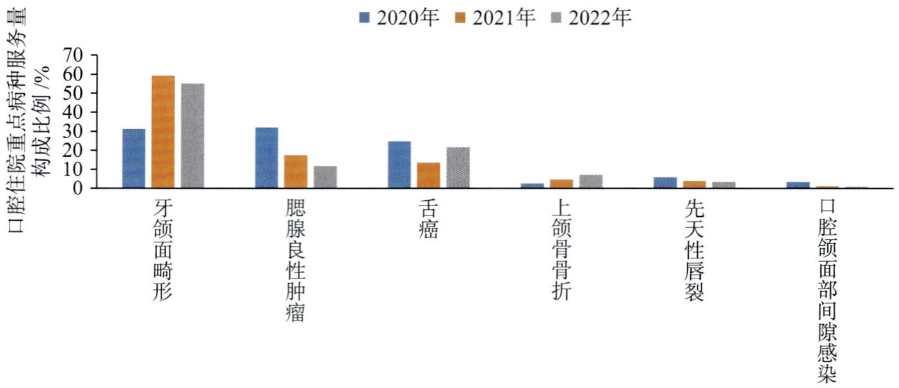


图 2-344　2020—2022 年上海市 3 家医疗机构口腔住院 6 个重点病种服务量构成比例比较

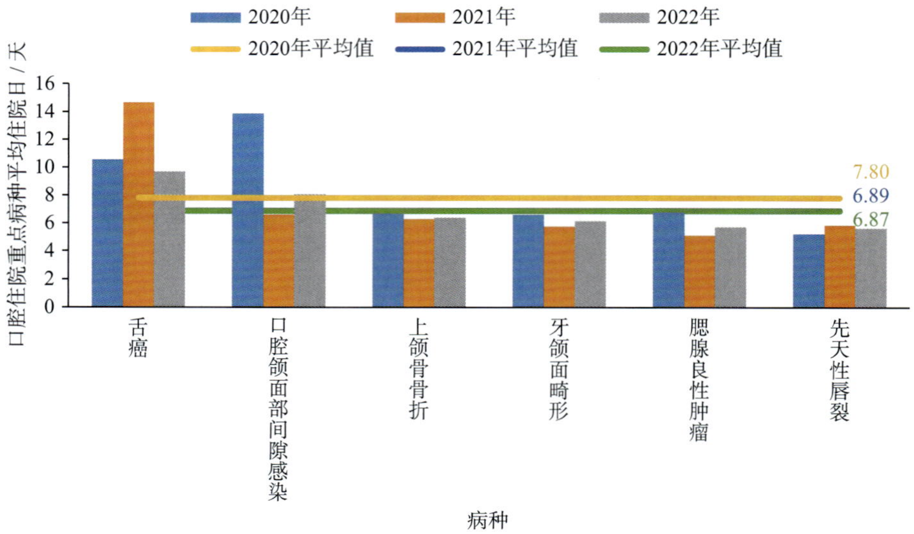


图 2-345　2020—2022 年上海市 3 家医疗机构口腔住院 6 个重点病种平均住院日比较

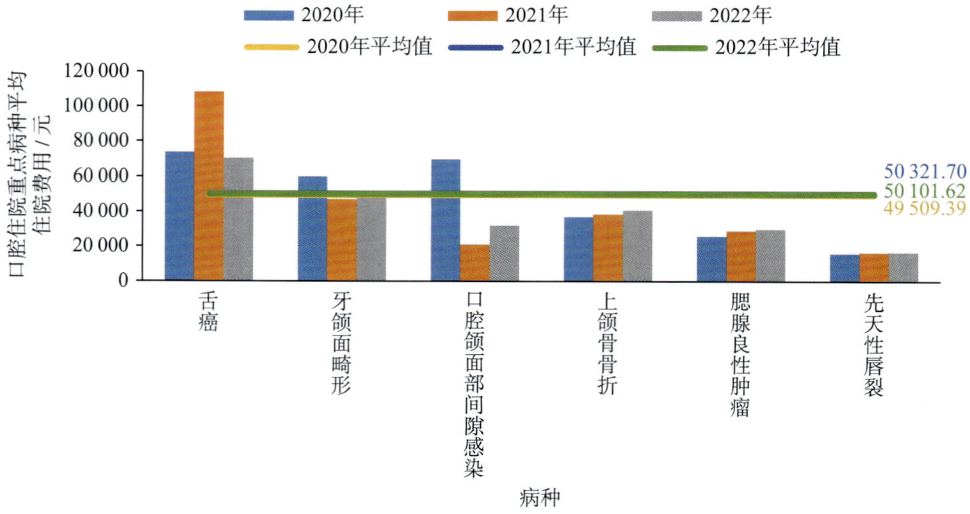


图 2-346　2020—2022 年上海市 3 家医疗机构口腔住院 6 个重点病种平均住院费用比较

（2）住院重点手术及操作相关指标比较：2020—2022 年，上海市 3 家医疗机构口腔住院 7 个重点手术及操作平均手术例数总体先升后降；按照平均手术例数排序，排名前 3 位的手术及操作依次为牙颌面畸形矫正术（上颌 LeFort Ⅰ型截骨术 + 双侧下颌升支劈开截骨术）、腮腺肿物切除 + 面神经解剖术、舌癌扩大切除术+颈淋巴结清扫术（图 2-347、图 2-348）。平均住院日总体上升，游离腓骨复合组织瓣移植术平均住院日最长，放射性粒子组织间植入术平均住院日最短（图 2-349）。平均住院费用总体上升，游离腓骨复合组织瓣移植术平均住院费用最高，唇裂修复术平均住院费用最低（图 2-350）。

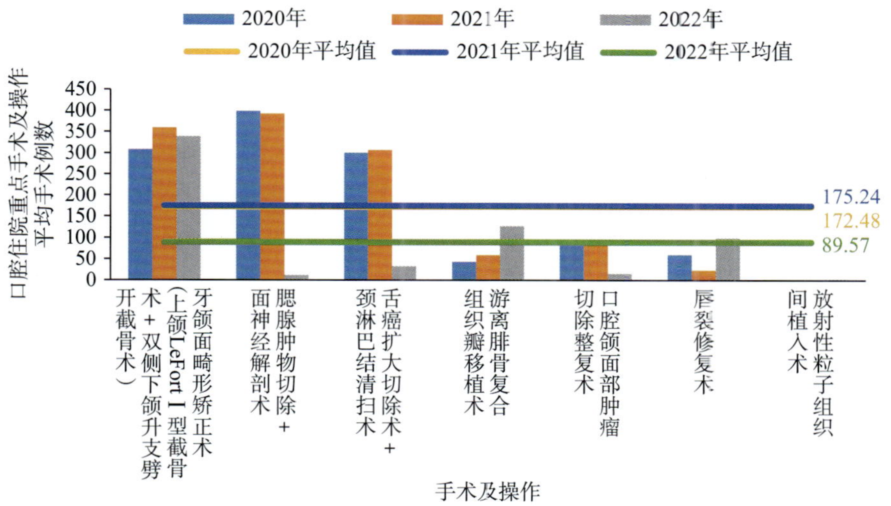


图 2-347 2020—2022 年上海市 3 家医疗机构口腔住院 7 个重点手术及操作平均手术例数比较

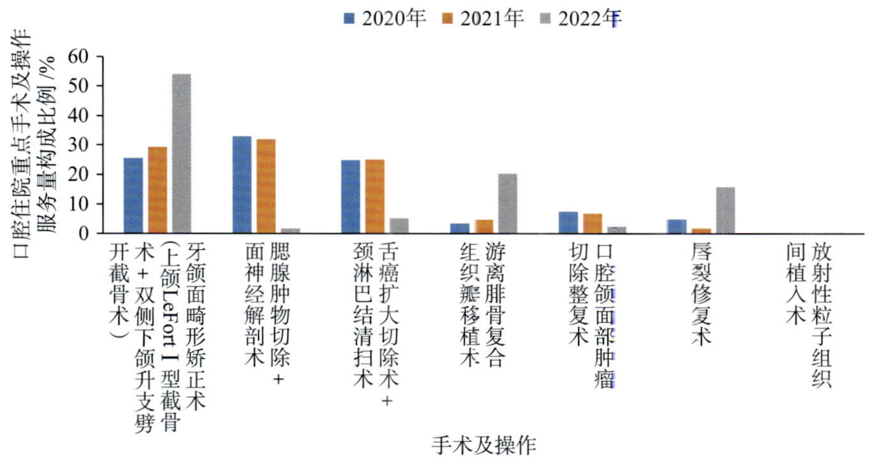


图 2-348 2020—2022 年上海市 3 家医疗机构口腔住院 7 个重点手术及操作服务量构成比例比较

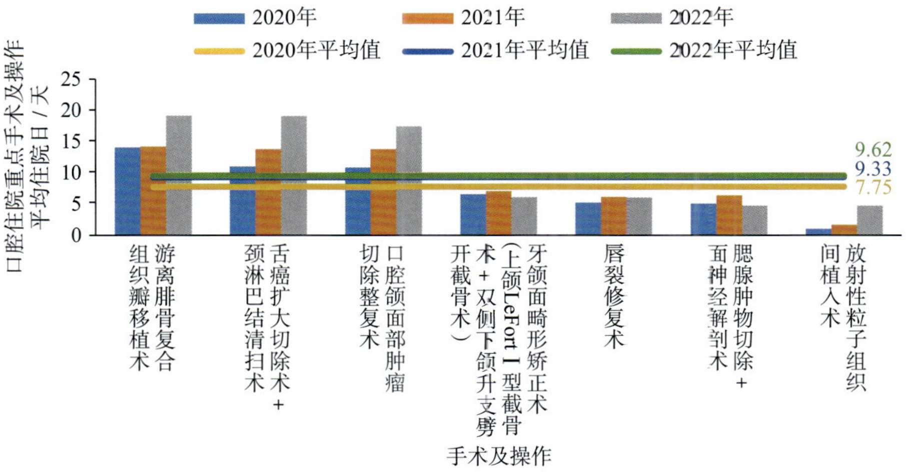


图 2-349 2020—2022 年上海市 3 家医疗机构口腔住院 7 个重点手术及操作平均住院日比较

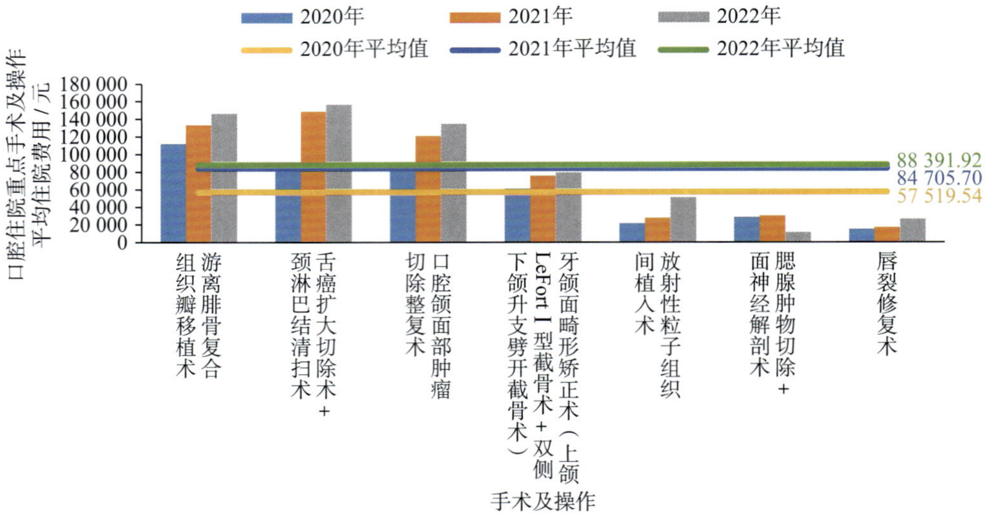


图 2-350　2020—2022 年上海市 3 家医疗机构口腔住院 7 个重点手术及操作平均住院费用比较

（3）住院部分单病种相关指标比较：2020—2022 年，上海市 3 家医疗机构口腔住院 5 大类 12 项单病种相关指标数据如表 2-200 所示。

表 2-200　上海市 3 家医疗机构口腔住院部分单病种相关指标在不同年份中的平均值比较

| 单病种 | 质控指标 | 2020 年 | 2021 年 | 2022 年 | 平均值 |
|---|---|---|---|---|---|
| 腮腺浅叶良性肿瘤 | 腮腺浅叶良性肿瘤术前术后诊断符合率 /% | 95.17 | 93.99 | 82.68 | 90.04 |
| | 腮腺浅叶良性肿瘤术后面神经麻痹发生率 /% | 1.35 | 0.00 | 33.79 | 12.28 |
| | 腮腺浅叶良性肿瘤术后涎瘘发生率 /% | 0.23 | 0.23 | 5.47 | 2.06 |
| 口腔鳞状细胞癌 | T3 / T4 期初发口腔鳞状细胞癌病例构成比例 /% | 42.55 | 43.30 | 46.76 | 43.79 |
| | 游离 / 带蒂组织瓣技术在初发口腔鳞状细胞癌手术治疗中的应用率 /% | 48.81 | 40.51 | 65.59 | 49.87 |
| | 游离 / 带蒂组织瓣移植成功率 /% | 99.50 | 99.63 | 99.00 | 99.41 |
| 下颌骨骨折（不含髁突骨折） | 下颌骨骨折（不含髁突骨折）术后伤口感染发生率 /% | 0.00 | 0.35 | 0.00 | 0.17 |
| | 下颌骨骨折（不含髁突骨折）术后咬合紊乱发生率 /% | 0.00 | 0.70 | 0.00 | 0.34 |
| 先天性唇腭裂 | 先天性唇裂术后伤口延期愈合发生率 /% | 0.00 | 0.30 | 0.00 | 0.21 |
| | 先天性腭裂术后伤口裂开及穿孔发生率 /% | 0.43 | 0.00 | 0.00 | 0.09 |
| 骨性Ⅲ类错𬌗畸形 | 骨性Ⅲ类错𬌗畸形术后伤口感染发生率 /% | 0.00 | 0.65 | 0.00 | 0.13 |
| | 骨性Ⅲ类错𬌗畸形术后咬合关系与术前设计符合率 /% | 100.00 | 99.57 | 99.77 | 99.82 |

# 二十六、四川省

## （一）口腔门诊工作量统计

**1. 重点病种工作量统计**　在四川省的180家医疗机构中，2022年门诊共治疗10个重点病种患者1 652 283人次。按照平均就诊人次排序，排名前5位的病种依次为慢性根尖周炎、牙列缺损、慢性牙周炎、下颌阻生第三磨牙、急性牙髓炎（表2-201，图2-351）。

表2-201　2022年四川省口腔门诊10个重点病种在不同医疗机构中的平均就诊人次比较

| 重点病种 | 三级 | | 二级 | | 二级以下 | | 平均值（180家） |
|---|---|---|---|---|---|---|---|
| | 公立（2家） | 民营（2家） | 公立（14家） | 民营（2家） | 公立（144家） | 民营（16家） | |
| 慢性根尖周炎 | 28 942.50 | 3 214.00 | 4 684.50 | 363.00 | 1 345.49 | 581.94 | 1 853.80 |
| 牙列缺损 | 50 031.00 | 2 108.50 | 4 297.64 | 483.50 | 718.22 | 439.69 | 1 532.62 |
| 慢性牙周炎 | 31 913.50 | 3 688.50 | 4 073.43 | 256.50 | 963.23 | 301.13 | 1 512.60 |
| 下颌阻生第三磨牙 | 19 311.00 | 3 108.00 | 4 835.29 | 310.00 | 974.31 | 442.44 | 1 447.39 |
| 急性牙髓炎 | 7 549.00 | 1 780.50 | 1 722.71 | 378.00 | 1 077.39 | 532.31 | 1 151.08 |
| 错殆畸形 | 29 200.00 | 2 147.50 | 5 270.57 | 91.00 | 246.58 | 382.19 | 990.49 |
| 牙列缺失 | 3 038.50 | 93.50 | 478.36 | 174.00 | 172.19 | 124.25 | 222.73 |
| 口腔扁平苔藓 | 11 102.50 | 46.50 | 250.29 | 0.00 | 68.89 | 5.25 | 198.92 |
| 颞下颌关节紊乱病 | 3 773.50 | 924.50 | 288.07 | 11.00 | 135.67 | 20.00 | 185.04 |
| 年轻恒牙牙外伤 | 1 043.00 | 113.50 | 220.29 | 7.50 | 66.38 | 16.94 | 84.67 |
| 合计 | 185 904.50 | 17 225.00 | 26 121.14 | 2 074.50 | 5 768.34 | 2 846.13 | 9 179.35 |

注：根据门急诊实际开放牙椅数，参照口腔专科医疗机构门急诊牙椅数标准对所有医疗机构进行重新分类，其中牙椅60台以上比照三级分析，牙椅20～59台比照二级分析，牙椅3～19台比照二级以下分析。

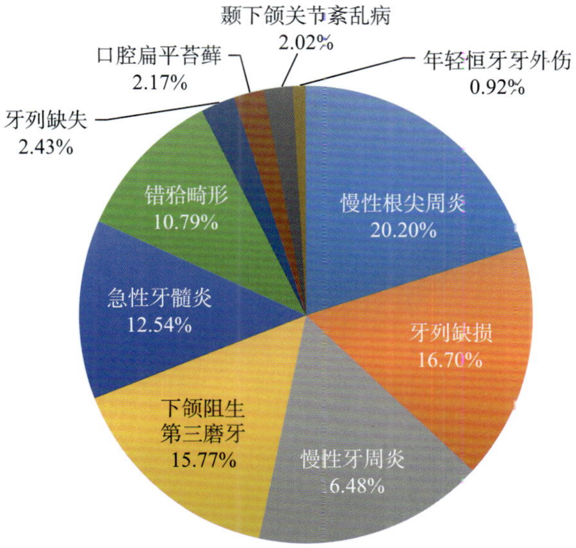


图2-351　2022年四川省口腔门诊10个重点病种患者人次构成比

**2．重点技术工作量统计** 在四川省的 180 家医疗机构中，2022 年门诊 9 个重点技术患者服务总量 1 856 026 人次。按照平均就诊人次排序，排名前 5 位的技术依次为根管治疗术、错𬌗畸形矫治术、阻生牙拔除术、牙周洁治术、烤瓷冠修复技术（表 2-202，图 2-352）。

表 2-202　2022 年四川省口腔门诊 9 个重点技术在不同医疗机构中的平均就诊人次比较

| 重点技术 | 三级 | | 二级 | | 二级以下 | | 平均值（180 家） |
|---|---|---|---|---|---|---|---|
| | 公立（2 家） | 民营（2 家） | 公立（14 家） | 民营（2 家） | 公立（144 家） | 民营（16 家） | |
| 根管治疗术 | 51 757.50 | 9 632.50 | 6 699.07 | 832.50 | 2 204.33 | 1 155.81 | 3 078.60 |
| 错𬌗畸形矫治术 | 141 646.50 | 19 024.50 | 5 193.86 | 91.00 | 273.73 | 348.94 | 2 440.21 |
| 阻生牙拔除术 | 32 913.00 | 4 869.50 | 5 885.21 | 456.00 | 1 015.83 | 476.56 | 1 737.64 |
| 牙周洁治术 | 32 113.50 | 3 807.00 | 3 066.93 | 1 024.50 | 573.90 | 436.38 | 1 146.94 |
| 烤瓷冠修复技术 | 7 655.50 | 849.00 | 2 311.86 | 467.00 | 464.60 | 419.50 | 688.46 |
| 可摘局部义齿修复技术 | 6 841.50 | 524.00 | 2 489.57 | 253.50 | 385.19 | 309.38 | 613.94 |
| 慢性牙周炎系统治疗 | 11 632.50 | 2 184.50 | 2 320.07 | 123.50 | 131.33 | 34.63 | 443.49 |
| 种植体植入术 | 3 716.00 | 405.50 | 158.50 | 92.00 | 26.17 | 25.94 | 82.38 |
| 全口义齿修复技术 | 1 675.00 | 67.50 | 164.43 | 32.00 | 56.17 | 24.19 | 79.59 |
| 合计 | 289 951.00 | 41 364.00 | 28 289.50 | 3 372.00 | 5 131.24 | 3 231.31 | 10 311.26 |

注：根据门急诊实际开放牙椅数，参照口腔专科医疗机构门急诊牙椅数标准对所有医疗机构进行重新分类，其中牙椅 60 台以上比照三级分析，牙椅 20～59 台比照二级分析，牙椅 3～19 台比照二级以下分析。

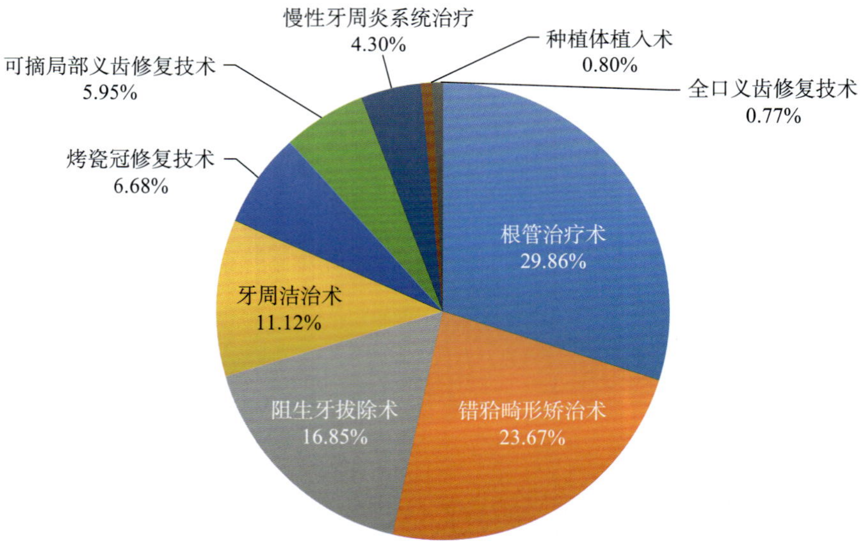


图 2-352　2022 年四川省口腔门诊 9 个重点技术患者人次构成比

**3．口腔门诊部分单病种相关指标** 在四川省的 180 家医疗机构中，口腔门诊根管治疗 5 项单病种相关指标数据如表 2-203 所示。

表 2-203　2022 年四川省口腔门诊部分单病种相关指标在不同医疗机构中的平均值比较

| 质控指标 | 三级 | | 二级 | | 二级以下 | | 平均值（180 家） |
|---|---|---|---|---|---|---|---|
| | 公立（2 家） | 民营（2 家） | 公立（14 家） | 民营（2 家） | 公立（144 家） | 民营（16 家） | |
| 根管治疗患牙术前拍摄 X 线根尖片的百分比 /% | 97.98 | 100.00 | 98.82 | 100.00 | 85.14 | 93.21 | 90.45 |
| 根管再治疗患牙术前拍摄 X 线根尖片的百分比 /% | 99.11 | 90.20 | 99.01 | 100.00 | 97.83 | 100.00 | 98.43 |
| 橡皮障隔离术在根管治疗中的使用率 /% | 60.34 | 46.42 | 29.46 | 0.00 | 12.03 | 14.78 | 26.47 |
| 根管治疗患牙根管充填临床合格率 /% | 96.10 | 97.51 | 97.49 | 100.00 | 89.67 | 91.52 | 92.47 |
| 根管再治疗患牙根管充填临床合格率 /% | 94.11 | 97.32 | 91.06 | 100.00 | 91.12 | 92.79 | 92.21 |

## （二）口腔住院医疗质量数据统计

**1. 重点病种数据统计**　在四川省的 37 家医疗机构中，2022 年住院共治疗 6 个重点病种患者 4 605 例。按照平均出院患者例数排序，排名前 3 位的病种依次为口腔颌面部间隙感染、牙颌面畸形、腮腺良性肿瘤。其中舌癌平均住院日最长，先天性唇裂平均住院日最短；牙颌面畸形平均住院费用最高，口腔颌面部间隙感染平均住院费用最低（表 2-204）。

表 2-204　2022 年四川省口腔住院 6 个重点病种的 3 项质控指标平均值比较

| 重点病种 | 平均出院患者例数 | 平均住院日 / 天 | 平均住院费用 / 元 |
|---|---|---|---|
| 口腔颌面部间隙感染 | 33.43 | 9.32 | 9 803.98 |
| 牙颌面畸形 | 25.27 | 7.08 | 46 292.67 |
| 腮腺良性肿瘤 | 18.16 | 8.05 | 14 564.99 |
| 上颌骨骨折 | 17.84 | 9.91 | 38 177.95 |
| 先天性唇裂 | 17.24 | 6.41 | 21 647.82 |
| 舌癌 | 12.51 | 13.30 | 45 990.44 |

**2. 重点手术及操作数据统计**　在四川省的 37 家医疗机构中，2022 年住院 7 个重点手术及操作共治疗患者 2 594 例。按照平均手术例数排序，排名前 3 位的手术及操作依次为腮腺肿物切除 + 面神经解剖术、唇裂修复术、舌癌扩大切除术 + 颈淋巴结清扫术。其中舌癌扩大切除术 + 颈淋巴结清扫术平均住院日最长，唇裂修复术平均住院日最短；牙颌面畸形矫正术（上颌 LeFort Ⅰ型截骨术 + 双侧下颌升支劈开截骨术）平均住院费用最高，腮腺肿物切除 + 面神经解剖术平均住院费用最低（表 2-205）。

表 2-205　2022 年四川省口腔住院 7 个重点手术及操作的 3 项质控指标平均值比较

| 重点手术及操作 | 平均手术例数 | 平均住院日 / 天 | 平均住院费用 / 元 |
|---|---|---|---|
| 腮腺肿物切除 + 面神经解剖术 | 30.46 | 9.33 | 16 201.63 |
| 唇裂修复术 | 15.11 | 6.85 | 23 919.26 |
| 舌癌扩大切除术 + 颈淋巴结清扫术 | 6.70 | 15.87 | 67 283.43 |

续表

| 重点手术及操作 | 平均手术例数 | 平均住院日 / 天 | 平均住院费用 / 元 |
|---|---|---|---|
| 牙颌面畸形矫正术（上颌 LeFort Ⅰ型截骨术 + 双侧下颌升支劈开截骨术） | 6.41 | 8.39 | 78 183.12 |
| 口腔颌面部肿瘤切除整复术 | 5.73 | 12.77 | 39 752.62 |
| 游离腓骨复合组织瓣移植术 | 5.11 | 12.09 | 51 565.60 |
| 放射性粒子组织间植入术 | 0.59 | 13.82 | 31 869.30 |

**3．口腔住院部分单病种相关指标** 在四川省的 37 家医疗机构中，口腔住院 5 大类 12 项单病种相关指标数据如表 2-206 所示。

表 2-206 2022 年四川省口腔住院部分单病种相关指标的平均值比较

| 单病种 | 质控指标 | 平均值 |
|---|---|---|
| 腮腺浅叶良性肿瘤 | 腮腺浅叶良性肿瘤术前术后诊断符合率 /% | 86.04 |
| | 腮腺浅叶良性肿瘤术后面神经麻痹发生率 /% | 9.86 |
| | 腮腺浅叶良性肿瘤术后涎瘘发生率 /% | 0.64 |
| 口腔鳞状细胞癌 | T3 / T4 期初发口腔鳞状细胞癌病例构成比例 /% | 43.04 |
| | 游离 / 带蒂组织瓣技术在初发口腔鳞状细胞癌手术治疗中的应用率 /% | 69.43 |
| | 游离 / 带蒂组织瓣移植成功率 /% | 97.41 |
| 下颌骨骨折（不含髁突骨折） | 下颌骨骨折（不含髁突骨折）术后伤口感染发生率 /% | 0.96 |
| | 下颌骨骨折（不含髁突骨折）术后咬合紊乱发生率 /% | 1.73 |
| 先天性唇腭裂 | 先天性唇裂术后伤口延期愈合发生率 /% | 0.00 |
| | 先天性腭裂术后伤口裂开及穿孔发生率 /% | 0.00 |
| 骨性Ⅲ类错𬌗畸形 | 骨性Ⅲ类错𬌗畸形术后伤口感染发生率 /% | 0.21 |
| | 骨性Ⅲ类错𬌗畸形术后咬合关系与术前设计符合率 /% | 100.00 |

## （三）2020—2022 年医疗质量数据比较

**1．口腔门诊医疗质量数据比较**

（1）门诊重点病种相关指标比较：2020—2022 年，四川省 70 家医疗机构口腔门诊 10 个重点病种平均就诊人次总体先升后降。按照平均就诊人次排序，排名前 5 位的病种依次为慢性根尖周炎、下颌阻生第三磨牙、慢性牙周炎、牙列缺损、错𬌗畸形（图 2-353、图 2-354）。

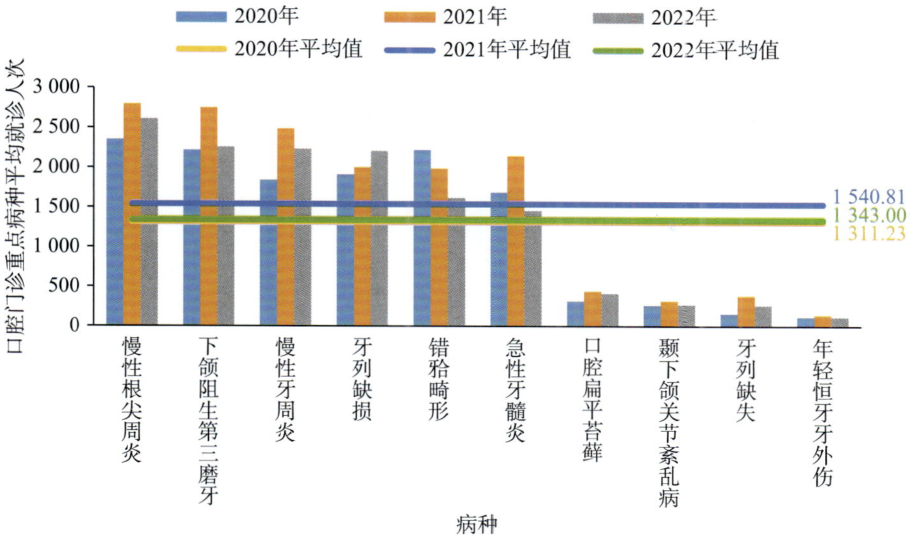


图 2-353　2020—2022 年四川省 70 家医疗机构口腔门诊 10 个重点病种平均就诊人次比较

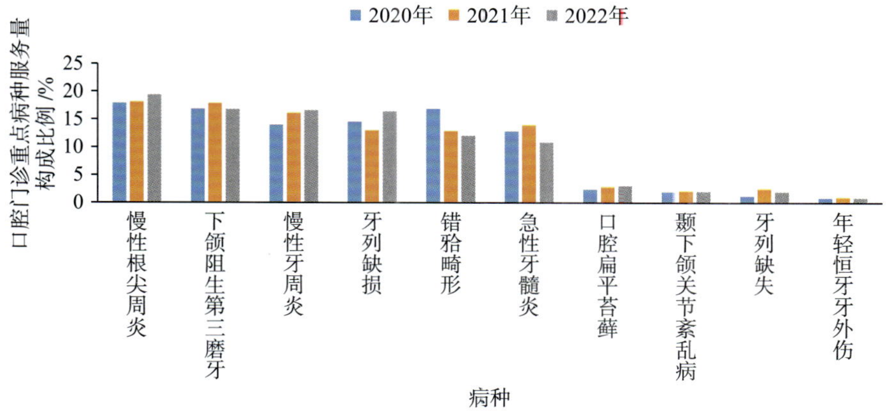


图 2-354　2020—2022 年四川省 70 家医疗机构口腔门诊 10 个重点病种服务量构成比例比较

（2）门诊重点技术相关指标比较：2020—2022 年，四川省 70 家医疗机构口腔门诊 9 个重点技术平均就诊人次总体先升后降。按照平均就诊人次排序，排名前 5 位的技术依次为错𬌗畸形矫治术、根管治疗术、阻生牙拔除术、牙周洁治术、烤瓷冠修复技术（图 2-355、图 2-356）。

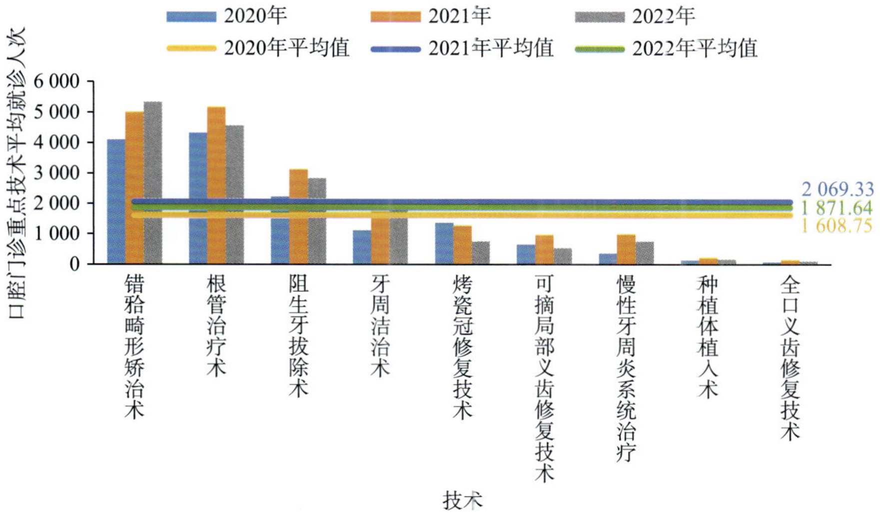


图 2-355　2020—2022 年四川省 70 家医疗机构口腔门诊 9 个重点技术平均就诊人次比较

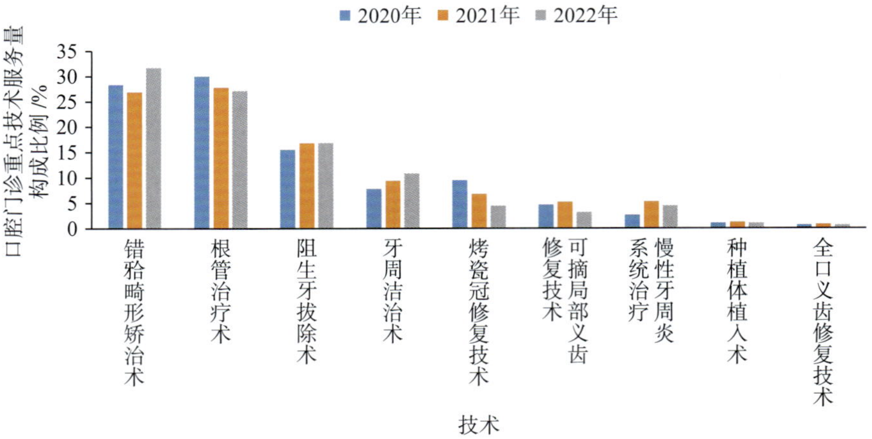


图 2-356 2020—2022 年四川省 70 家医疗机构口腔门诊 9 个重点技术服务量构成比例比较

（3）门诊部分单病种相关指标比较：2020—2022 年，四川省 70 家医疗机构口腔门诊根管治疗 5 项单病种相关指标数据如表 2-207 所示。

表 2-207 四川省 70 家医疗机构口腔门诊部分单病种相关指标在不同年份中的平均值比较

| 质控指标 | 2020 年 | 2021 年 | 2022 年 | 平均值 |
|---|---|---|---|---|
| 根管治疗患牙术前拍摄 X 线根尖片的百分比 /% | 87.94 | 85.40 | 93.38 | 88.64 |
| 根管再治疗患牙术前拍摄 X 线根尖片的百分比 /% | 89.98 | 94.67 | 98.52 | 94.75 |
| 橡皮障隔离术在根管治疗中的使用率 /% | 24.33 | 31.04 | 36.95 | 30.92 |
| 根管治疗患牙根管充填临床合格率 /% | 92.76 | 94.11 | 94.30 | 93.77 |
| 根管再治疗患牙根管充填临床合格率 /% | 85.58 | 88.38 | 93.10 | 89.03 |

## 2．口腔住院医疗质量数据比较

（1）住院重点病种相关指标比较：2020—2022 年，四川省 14 家医疗机构口腔住院 6 个重点病种平均出院患者例数总体上升；按照平均出院患者例数排序，排名前 3 位的病种依次为牙颌面畸形、口腔颌面部间隙感染、腮腺良性肿瘤（图 2-357、图 2-358）。平均住院日总体下降，舌癌平均住院日最长，先天性唇

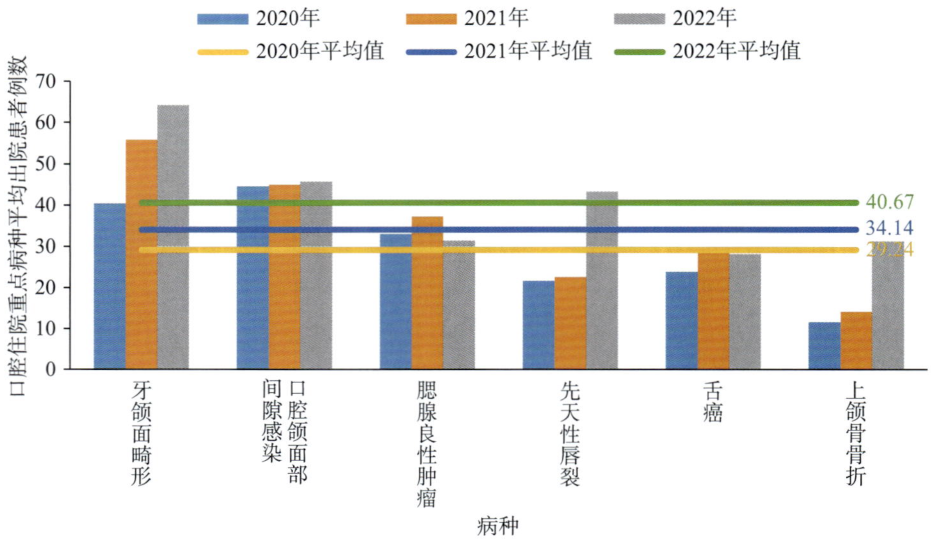


图 2-357 2020—2022 年四川省 14 家医疗机构口腔住院 6 个重点病种平均出院患者例数比较

裂平均住院日最短（图 2-359）。平均住院费用总体上升，牙颌面畸形平均住院费用最高，口腔颌面部间隙感染平均住院费用最低（图 2-360）。

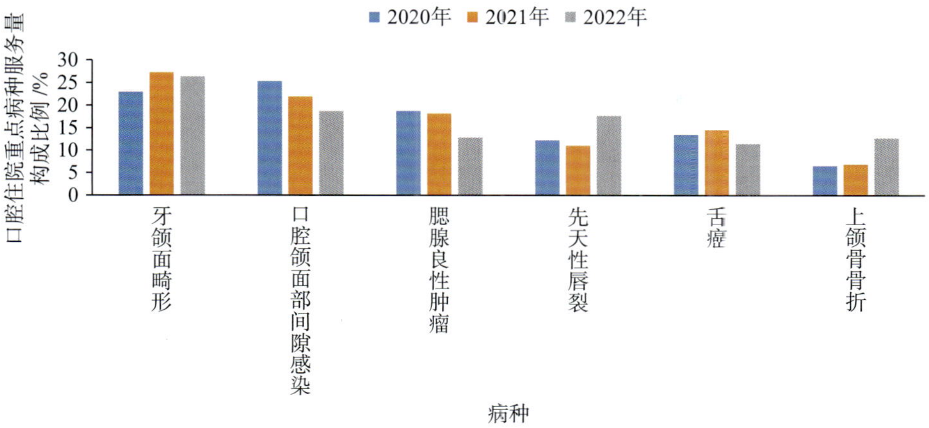


图 2-358　2020—2022 年四川省 14 家医疗机构口腔住院 6 个重点病种服务量构成比例比较

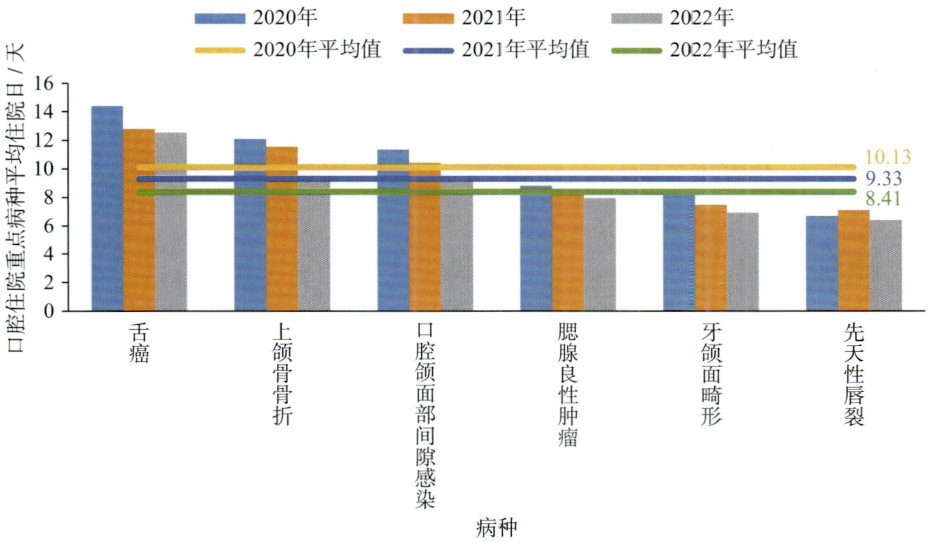


图 2-359　2020—2022 年四川省 14 家医疗机构口腔住院 6 个重点病种平均住院日比较

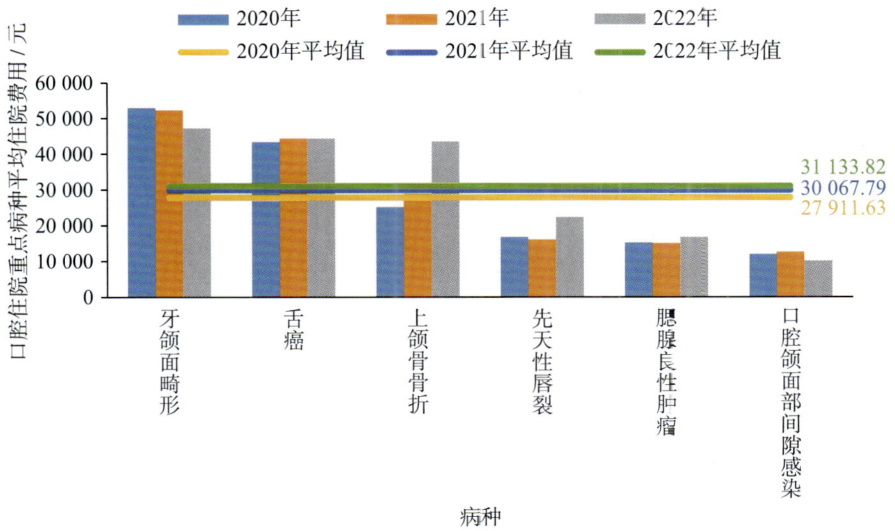


图 2-360　2020—2022 年四川省 14 家医疗机构口腔住院 6 个重点病种平均住院费用比较

（2）住院重点手术及操作相关指标比较：2020—2022 年，四川省 14 家医疗机构口腔住院 7 个重点手术及操作平均手术例数总体上升；按照平均手术例数排序，排名前 3 位的手术及操作依次为腮腺肿物切除 + 面神经解剖术、唇裂修复术、舌癌扩大切除术 + 颈淋巴结清扫术（图 2-361、图 2-362）。平均住院日总体下降，舌癌扩大切除术 + 颈淋巴结清扫术平均住院日最长，唇裂修复术平均住院日最短（图 2-363）。平均住院费用总体先升后降，牙颌面畸形矫正术（上颌 LeFort Ⅰ型截骨术 + 双侧下颌升支劈开截骨术）平均住院费用最高，腮腺肿物切除 + 面神经解剖术平均住院费用最低（图 2-364）。

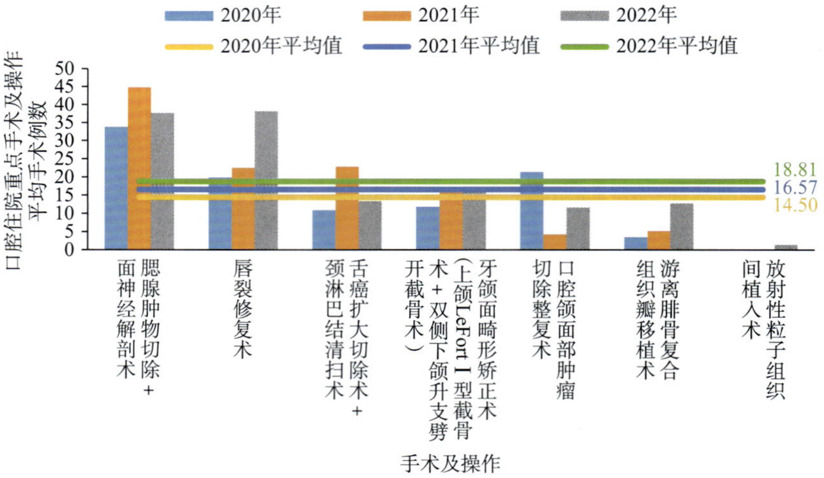


图 2-361　2020—2022 年四川省 14 家医疗机构口腔住院 7 个重点手术及操作平均手术例数比较

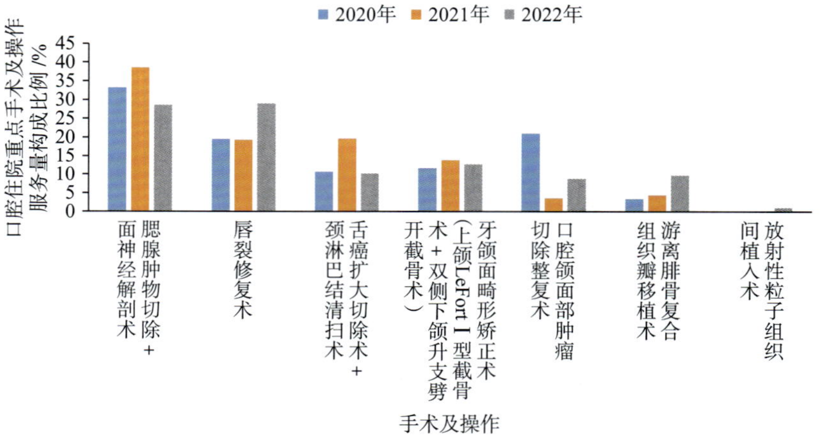


图 2-362　2020—2022 年四川省 14 家医疗机构口腔住院 7 个重点手术及操作服务量构成比例比较

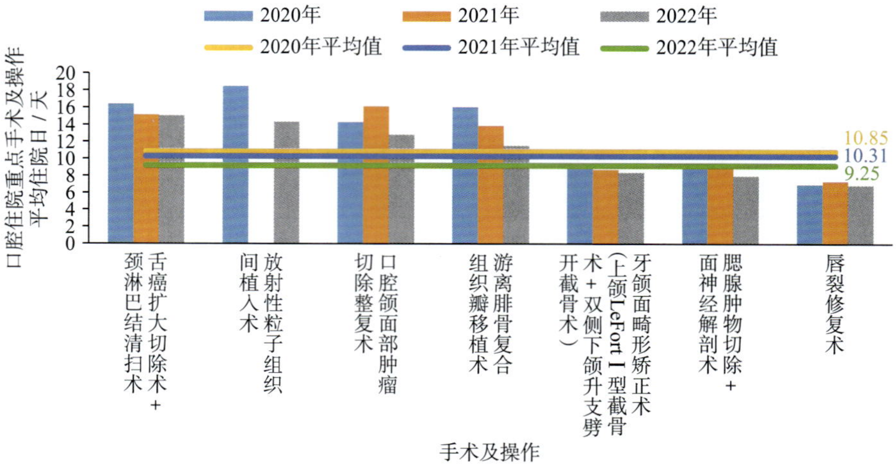


图 2-363　2020—2022 年四川省 14 家医疗机构口腔住院 7 个重点手术及操作平均住院日比较

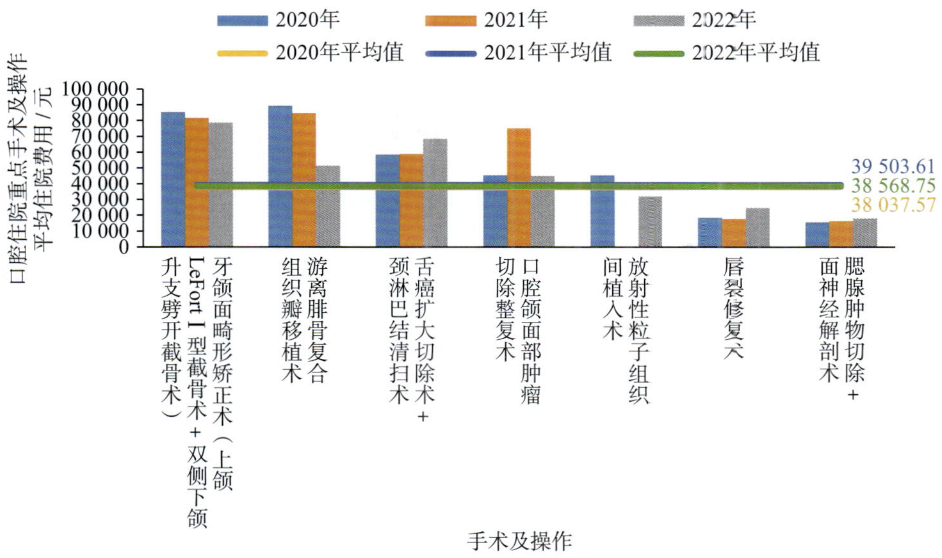


图 2-364　2020—2022 年四川省 14 家医疗机构口腔住院 7 个重点手术及操作平均住院费用比较

（3）住院部分单病种相关指标比较：2020—2022 年，四川省 14 家医疗机构口腔住院 5 大类 12 项单病种相关指标数据如表 2-208 所示。

表 2-208　四川省 14 家医疗机构口腔住院部分单病种相关指标在不同年份中的平均值比较

| 单病种 | 质控指标 | 2020 年 | 2021 年 | 2022 年 | 平均值 |
|---|---|---|---|---|---|
| 腮腺浅叶良性肿瘤 | 腮腺浅叶良性肿瘤术前术后诊断符合率 /% | 90.78 | 93.78 | 90.16 | 91.49 |
| | 腮腺浅叶良性肿瘤术后面神经麻痹发生率 /% | 6.58 | 7.89 | 6.76 | 7.07 |
| | 腮腺浅叶良性肿瘤术后涎瘘发生率 /% | 2.53 | 1.27 | 0.48 | 1.41 |
| 口腔鳞状细胞癌 | T3 / T4 期初发口腔鳞状细胞癌病例构成比例 /% | 51.60 | 41.10 | 43.06 | 44.87 |
| | 游离 / 带蒂组织瓣技术在初发口腔鳞状细胞癌手术治疗中的应用率 /% | 46.84 | 45.21 | 71.65 | 54.65 |
| | 游离 / 带蒂组织瓣移植成功率 /% | 98.24 | 97.25 | 97.84 | 97.76 |
| 下颌骨骨折（不含髁突骨折） | 下颌骨骨折（不含髁突骨折）术后伤口感染发生率 /% | 0.98 | 1.98 | 1.07 | 1.36 |
| | 下颌骨骨折（不含髁突骨折）术后咬合紊乱发生率 /% | 2.44 | 3.57 | 1.43 | 2.44 |
| 先天性唇腭裂 | 先天性唇裂术后伤口延期愈合发生率 /% | 0.00 | 0.34 | 0.00 | 0.09 |
| | 先天性腭裂术后伤口裂开及穿孔发生率 /% | 0.41 | 0.22 | 0.00 | 0.20 |
| 骨性Ⅲ类错𬌗畸形 | 骨性Ⅲ类错𬌗畸形术后伤口感染发生率 /% | 0.00 | 0.00 | 0.22 | 0.10 |
| | 骨性Ⅲ类错𬌗畸形术后咬合关系与术前设计符合率 /% | 100.00 | 2.02 | 100.00 | 80.66 |

# 二十七、天津市

## （一）口腔门诊工作量统计

**1. 重点病种工作量统计** 在天津市的73家医疗机构中，2022年门诊共治疗10个重点病种患者650 687人次。按照平均就诊人次排序，排名前5位的病种依次为慢性牙周炎、慢性根尖周炎、下颌阻生第三磨牙、急性牙髓炎、牙列缺损（表2-209，图2-365）。

表2-209 2022年天津市口腔门诊10个重点病种在不同医疗机构中的平均就诊人次比较

| 重点病种 | 三级 | 二级 | | 二级以下 | | 平均值（73家） |
|---|---|---|---|---|---|---|
| | 公立（2家） | 公立（9家） | 民营（1家） | 公立（38家） | 民营（23家） | |
| 慢性牙周炎 | 55 794.50 | 4 836.67 | 348.00 | 1 079.11 | 382.87 | 2 812.04 |
| 慢性根尖周炎 | 13 064.50 | 2 302.78 | 124.00 | 1 430.84 | 260.48 | 1 470.42 |
| 下颌阻生第三磨牙 | 23 711.00 | 1 839.56 | 985.00 | 895.63 | 162.87 | 1 407.44 |
| 急性牙髓炎 | 4 729.00 | 1 947.00 | 84.00 | 1 061.61 | 259.52 | 1 005.14 |
| 牙列缺损 | 13 014.50 | 1 740.44 | 2 471.00 | 432.11 | 220.39 | 899.36 |
| 错𬌗畸形 | 8 351.00 | 3 457.67 | 0.00 | 92.08 | 34.61 | 713.92 |
| 牙列缺失 | 3 504.00 | 593.44 | 66.00 | 83.08 | 74.39 | 236.75 |
| 口腔扁平苔藓 | 6 640.50 | 41.67 | 0.00 | 30.34 | 0.17 | 202.92 |
| 颞下颌关节紊乱病 | 1 086.00 | 293.56 | 121.00 | 100.87 | 4.00 | 121.37 |
| 年轻恒牙牙外伤 | 392.50 | 118.78 | 0.00 | 32.34 | 6.13 | 44.16 |
| 合计 | 130 287.50 | 17 171.56 | 4 199.00 | 5 238.00 | 1 405.43 | 8 913.52 |

注：根据门急诊实际开放牙椅数，参照口腔专科医疗机构门急诊牙椅数标准对所有医疗机构进行重新分类，其中牙椅60台以上比照三级分析，牙椅20～59台比照二级分析，牙椅3～19台比照二级以下分析。

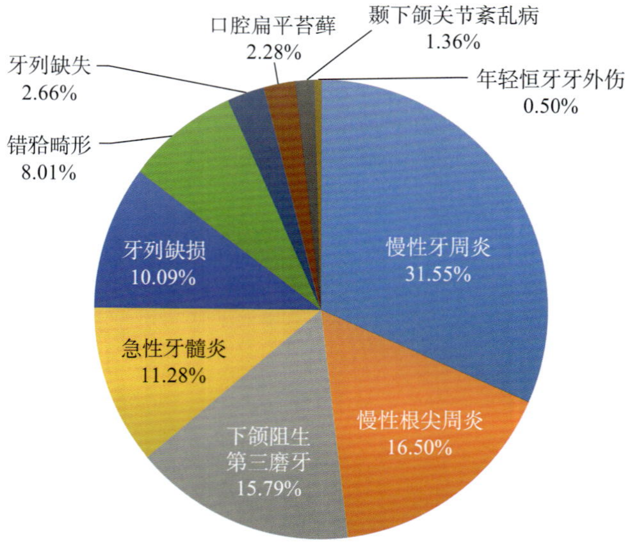


图2-365 2022年天津市口腔门诊10个重点病种患者人次构成比

**2．重点技术工作量统计**　在天津市的 73 家医疗机构中，2022 年门诊 9 个重点技术患者服务总量 554 334 人次。按照平均就诊人次排序，排名前 5 位的技术依次为根管治疗术、牙周洁治术、阻生牙拔除术、慢性牙周炎系统治疗、烤瓷冠修复技术（表 2-210，图 2-366）。

表 2-210　2022 年天津市口腔门诊 9 个重点技术在不同医疗机构中的平均就诊人次比较

| 重点技术 | 三级 | 二级 | | 二级以下 | | 平均值（73 家） |
|---|---|---|---|---|---|---|
| | 公立（2 家） | 公立（9 家） | 民营（1 家） | 公立（38 家） | 民营（23 家） | |
| 根管治疗术 | 21 425.00 | 4 241.44 | 674.00 | 1 756.55 | 674.61 | 2 246.05 |
| 牙周洁治术 | 29 093.50 | 3 012.11 | 213.00 | 960.05 | 736.04 | 1 903.01 |
| 阻生牙拔除术 | 9 231.50 | 1 741.33 | 728.00 | 841.63 | 199.35 | 978.49 |
| 慢性牙周炎系统治疗 | 20 370.50 | 1 336.78 | 257.00 | 104.61 | 121.39 | 819.12 |
| 烤瓷冠修复技术 | 9 137.50 | 1 004.56 | 154.00 | 351.05 | 257.30 | 640.11 |
| 错牙合畸形矫治术 | 7 124.50 | 928.56 | 0.00 | 74.47 | 152.74 | 396.56 |
| 可摘局部义齿修复技术 | 2 271.50 | 776.11 | 243.00 | 215.74 | 123.52 | 312.47 |
| 种植体植入术 | 2 860.00 | 272.89 | 2 537.00 | 20.08 | 104.00 | 189.97 |
| 全口义齿修复技术 | 1 005.00 | 300.22 | 89.00 | 54.32 | 26.39 | 107.82 |
| 合计 | 102 519.00 | 13 614.00 | 4 895.00 | 4 389.00 | 2 395.35 | 7 593.62 |

注：根据门急诊实际开放牙椅数，参照口腔专科医疗机构门急诊牙椅数标准对所有医疗机构进行重新分类，其中牙椅 50 台以上比照三级分析，牙椅 20～59 台比照二级分析，牙椅 3～19 台比照二级以下分析。

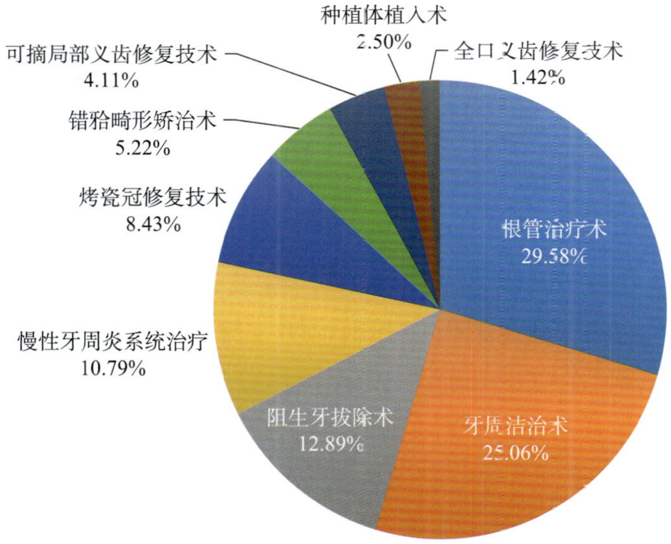


图 2-366　2022 年天津市口腔门诊 9 个重点技术患者人次构成比

**3．口腔门诊部分单病种相关指标**　在天津市的 73 家医疗机构中，口腔门诊根管治疗 5 项单病种相关指标数据如表 2-211 所示。

表 2-211　2022 年天津市口腔门诊部分单病种相关指标在不同医疗机构中的平均值比较

| 质控指标 | 三级 | 二级 | | 二级以下 | | 平均值（73 家） |
|---|---|---|---|---|---|---|
| | 公立（2 家） | 公立（9 家） | 民营（1 家） | 公立（38 家） | 民营（23 家） | |
| 根管治疗患牙术前拍摄 X 线根尖片的百分比 /% | 98.25 | 96.28 | 100.00 | 85.26 | 93.17 | 93.95 |
| 根管再治疗患牙术前拍摄X线根尖片的百分比/% | 100.00 | 99.58 | 100.00 | 90.95 | 93.37 | 96.75 |
| 橡皮障隔离术在根管治疗中的使用率 /% | 91.06 | 45.71 | 86.35 | 26.53 | 34.93 | 55.69 |
| 根管治疗患牙根管充填临床合格率 /% | 97.83 | 94.81 | 77.30 | 94.53 | 93.92 | 96.04 |
| 根管再治疗患牙根管充填临床合格率 /% | 99.57 | 95.42 | 62.69 | 95.12 | 94.82 | 97.65 |

### （二）口腔住院医疗质量数据统计

**1．重点病种数据统计**　在天津市的 14 家医疗机构中，2022 年住院共治疗 6 个重点病种患者 1 063 例。按照平均出院患者例数排序，排名前 3 位的病种依次为腮腺良性肿瘤、牙颌面畸形、口腔颌面部间隙感染。其中上颌骨骨折平均住院日最长，先天性唇裂平均住院日最短；牙颌面畸形平均住院费用最高，口腔颌面部间隙感染平均住院费用最低（表 2-212）。

表 2-212　2022 年天津市口腔住院 6 个重点病种的 3 项质控指标平均值比较

| 重点病种 | 平均出院患者例数 | 平均住院日 / 天 | 平均住院费用 / 元 |
|---|---|---|---|
| 腮腺良性肿瘤 | 32.36 | 6.87 | 17 398.17 |
| 牙颌面畸形 | 15.43 | 7.37 | 53 837.95 |
| 口腔颌面部间隙感染 | 11.86 | 8.69 | 10 558.21 |
| 舌癌 | 9.29 | 10.10 | 28 132.07 |
| 上颌骨骨折 | 6.21 | 12.24 | 52 914.76 |
| 先天性唇裂 | 0.79 | 5.40 | 16 115.29 |

**2．重点手术及操作数据统计**　在天津市的 14 家医疗机构中，2022 年住院 7 个重点手术及操作共治疗患者 921 例。按照平均手术例数排序，排名前 3 位的手术及操作依次为腮腺肿物切除 + 面神经解剖术、牙颌面畸形矫正术（上颌 LeFort Ⅰ型截骨术 + 双侧下颌升支劈开截骨术）、放射性粒子组织间植入术。其中游离腓骨复合组织瓣移植术平均住院日最长，腮腺肿物切除 + 面神经解剖术平均住院日最短；牙颌面畸形矫正术（上颌 LeFort Ⅰ型截骨术 + 双侧下颌升支劈开截骨术）平均住院费用最高，腮腺肿物切除 + 面神经解剖术平均住院费用最低（表 2-213）。

表 2-213　2022 年天津市口腔住院 7 个重点手术及操作的 3 项质控指标平均值比较

| 重点手术及操作 | 平均手术例数 | 平均住院日 / 天 | 平均住院费用 / 元 |
|---|---|---|---|
| 腮腺肿物切除 + 面神经解剖术 | 41.79 | 6.18 | 15 483.83 |
| 牙颌面畸形矫正术（上颌 LeFort Ⅰ型截骨术 + 双侧下颌升支劈开截骨术） | 8.00 | 9.00 | 73 986.30 |

续表

| 重点手术及操作 | 平均手术例数 | 平均住院日 / 天 | 平均住院费用 / 元 |
|---|---|---|---|
| 放射性粒子组织间植入术 | 6.79 | 10.14 | 51 839.00 |
| 唇裂修复术 | 3.71 | 7.89 | 17 099.67 |
| 舌癌扩大切除术 + 颈淋巴结清扫术 | 2.57 | 14.81 | 40 388.47 |
| 口腔颌面部肿瘤切除整复术 | 2.36 | 10.48 | 36 935.14 |
| 游离腓骨复合组织瓣移植术 | 0.57 | 17.50 | 71 028.31 |

**3．口腔住院部分单病种相关指标**　在天津市的 14 家医疗机构中，口腔住院 5 大类 12 项单病种相关指标数据如表 2-214 所示。

表 2-214　2022 年天津市口腔住院部分单病种相关指标的平均值比较

| 单病种 | 质控指标 | 平均值 |
|---|---|---|
| 腮腺浅叶良性肿瘤 | 腮腺浅叶良性肿瘤术前术后诊断符合率 /% | 96.49 |
| | 腮腺浅叶良性肿瘤术后面神经麻痹发生率 /% | 14.89 |
| | 腮腺浅叶良性肿瘤术后涎瘘发生率 /% | 1.24 |
| 口腔鳞状细胞癌 | T3 / T4 期初发口腔鳞状细胞癌病例构成比例 /% | 16.93 |
| | 游离 / 带蒂组织瓣技术在初发口腔鳞状细胞癌手术治疗中的应用率 /% | 20.79 |
| | 游离 / 带蒂组织瓣移植成功率 /% | 93.26 |
| 下颌骨骨折（不含髁突骨折） | 下颌骨骨折（不含髁突骨折）术后伤口感染发生率 /% | 3.23 |
| | 下颌骨骨折（不含髁突骨折）术后咬合紊乱发生率 /% | 1.61 |
| 先天性唇腭裂 | 先天性唇裂术后伤口延期愈合发生率 /% | 2.82 |
| | 先天性腭裂术后伤口裂开及穿孔发生率 /% | 0.00 |
| 骨性Ⅲ类错殆畸形 | 骨性Ⅲ类错殆畸形术后伤口感染发生率 /% | 2.44 |
| | 骨性Ⅲ类错殆畸形术后咬合关系与术前设计符合率 /% | 100.00 |

## （三）2020—2022 年医疗质量数据比较

**1．口腔门诊医疗质量数据比较**

（1）门诊重点病种相关指标比较：2020—2022 年，天津市 45 家医疗机构口腔门诊 10 个重点病种平均就诊人次总体先升后降。按照平均就诊人次排序，排名前 5 位的病种依次为慢性牙周炎、下颌阻生第三磨牙、慢性根尖周炎、急性牙髓炎、牙列缺损（图 2-367、图 2-368）。

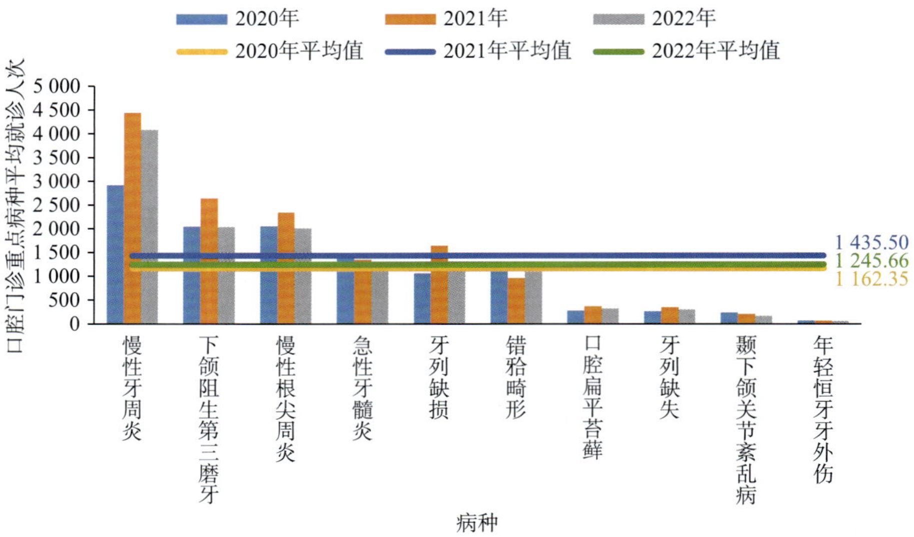


图 2-367　2020—2022 年天津市 45 家医疗机构口腔门诊 10 个重点病种平均就诊人次比较

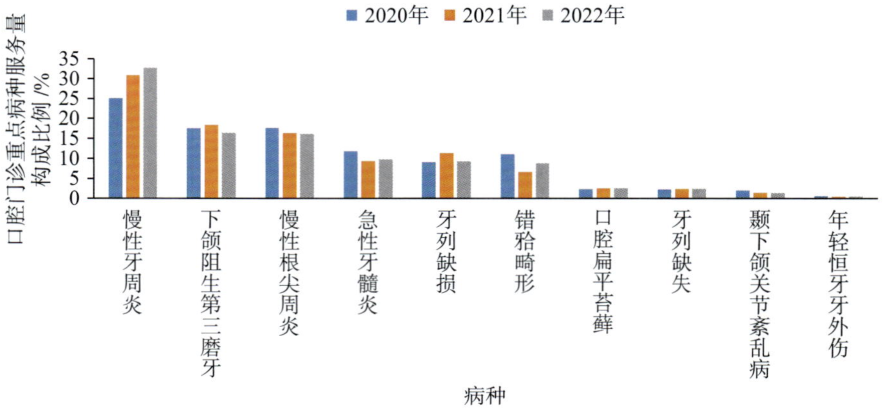


图 2-368　2020—2022 年天津市 45 家医疗机构口腔门诊 10 个重点病种服务量构成比例比较

（2）门诊重点技术相关指标比较：2020—2022 年，天津市 45 家医疗机构口腔门诊 9 个重点技术平均就诊人次总体先升后降。按照平均就诊人次排序，排名前 5 位的技术依次为根管治疗术、牙周洁治术、阻生牙拔除术、慢性牙周炎系统治疗、错𬌗畸形矫治术（图 2-369、图 2-370）。

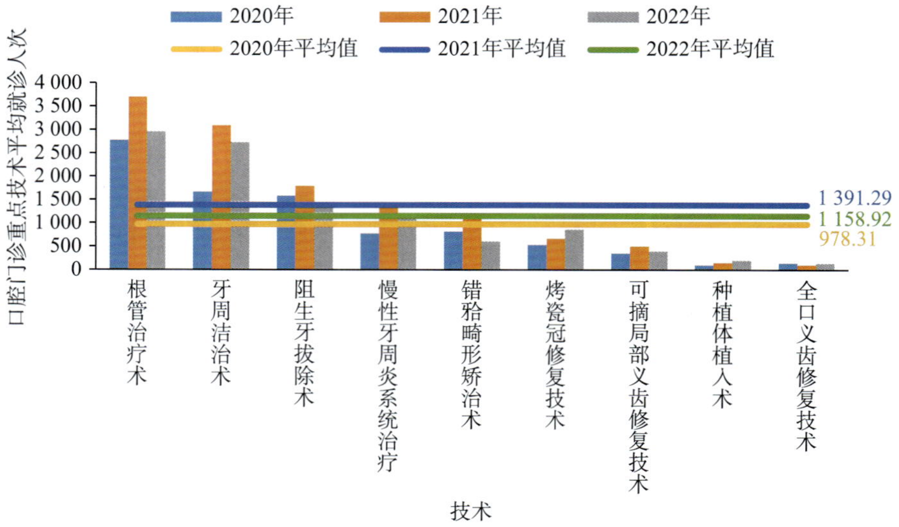


图 2-369　2020—2022 年天津市 45 家医疗机构口腔门诊 9 个重点技术平均就诊人次比较

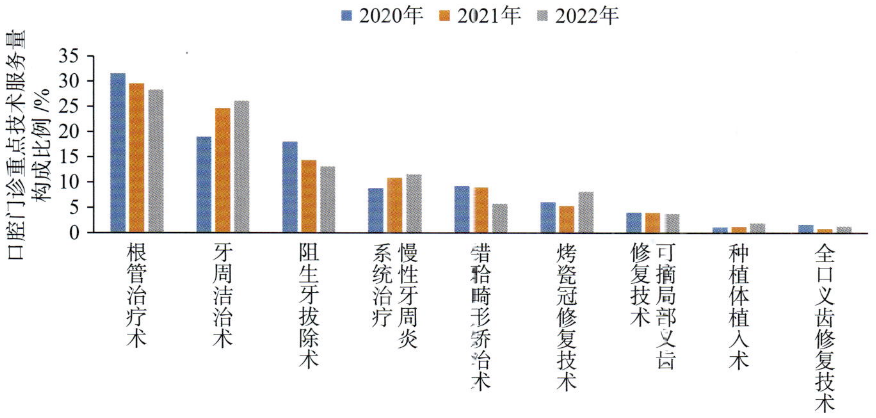


图 2-370　2020—2022 年天津市 45 家医疗机构口腔门诊 9 个重点技术服务量构成比例比较

（3）门诊部分单病种相关指标比较：2020—2022 年，天津市 45 家医疗机构口腔门诊根管治疗 5 项单病种相关指标数据如表 2-215 所示。

表 2-215　天津市 45 家医疗机构口腔门诊部分单病种相关指标在不同年份中的平均值比较

| 质控指标 | 2020 年 | 2021 年 | 2022 年 | 平均值 |
|---|---|---|---|---|
| 根管治疗患牙术前拍摄 X 线根尖片的百分比 /% | 93.08 | 93.50 | 94.43 | 93.75 |
| 根管再治疗患牙术前拍摄 X 线根尖片的百分比 /% | 97.07 | 98.67 | 98.91 | 98.42 |
| 橡皮障隔离术在根管治疗中的使用率 /% | 40.59 | 47.79 | 61.06 | 50.17 |
| 根管治疗患牙根管充填临床合格率 /% | 96.98 | 95.71 | 96.43 | 96.30 |
| 根管再治疗患牙根管充填临床合格率 /% | 69.22 | 89.89 | 97.93 | 86.77 |

### 2．口腔住院医疗质量数据比较

（1）住院重点病种相关指标比较：2020—2022 年，天津市 10 家医疗机构口腔住院 6 个重点病种平均出院患者例数总体先升后降；按照平均出院患者例数排序，排名前 3 位的病种依次为腮腺良性肿瘤、牙颌面畸形、口腔颌面部间隙感染（图 2-371、图 2-372）。平均住院日总体下降，舌癌平均住院日最长，先天

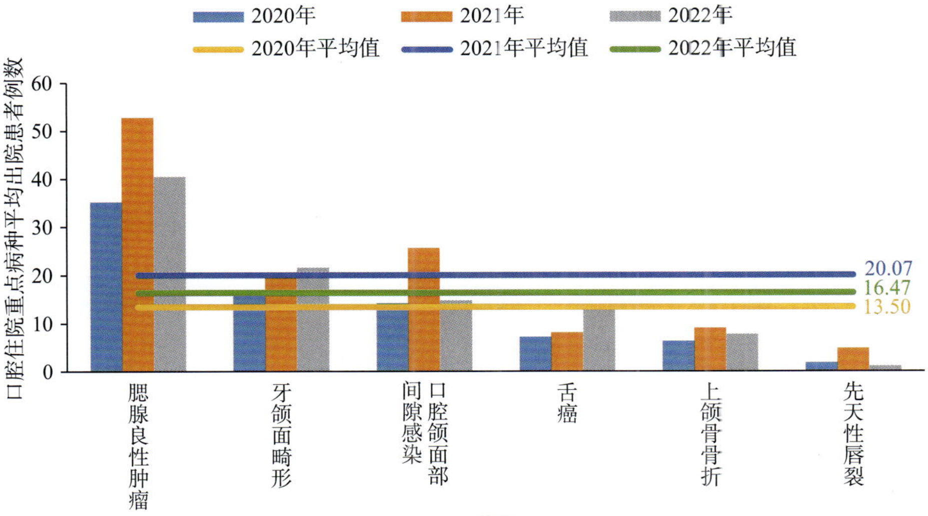


图 2-371　2020—2022 年天津市 10 家医疗机构口腔住院 6 个重点病种平均出院患者例数比较

性唇裂平均住院日最短（图 2-373）。平均住院费用总体先降后升，上颌骨骨折平均住院费用最高，口腔颌面部间隙感染平均住院费用最低（图 2-374）。

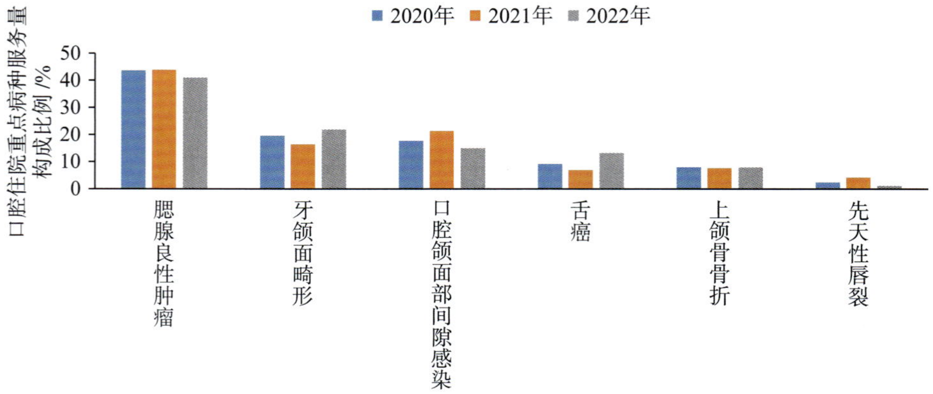


图 2-372　2020—2022 年天津市 10 家医疗机构口腔住院 6 个重点病种服务量构成比例比较

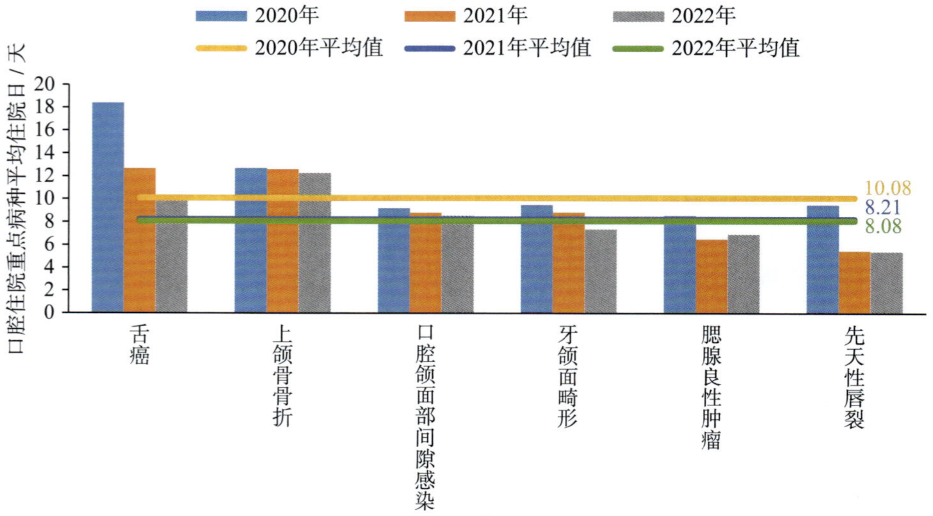


图 2-373　2020—2022 年天津市 10 家医疗机构口腔住院 6 个重点病种平均住院日比较

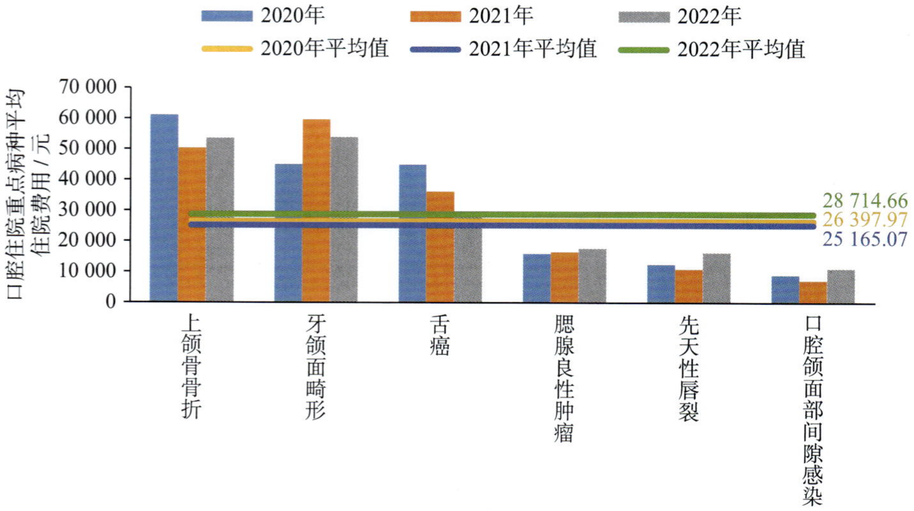


图 2-374　2020—2022 年天津市 10 家医疗机构口腔住院 6 个重点病种平均住院费用比较

（2）住院重点手术及操作相关指标比较：2020—2022 年，天津市 10 家医疗机构口腔住院 7 个重点手术及操作平均手术例数总体上升；按照平均手术例数排序，排名前 3 位的手术及操作依次为腮腺肿物切除 + 面神经解剖术、牙颌面畸形矫正术（上颌 LeFort Ⅰ型截骨术 + 双侧下颌升支劈开截骨术）、口腔颌面部肿瘤切除整复术（图 2-375、图 2-376）。平均住院日总体下降，游离腓骨复合组织瓣移植术平均住院日最长，腮腺肿物切除 + 面神经解剖术平均住院日最短（图 2-377）。平均住院费用总体上升，游离腓骨复合组织瓣移植术平均住院费用最高，唇裂修复术平均住院费用最低（图 2-378）。

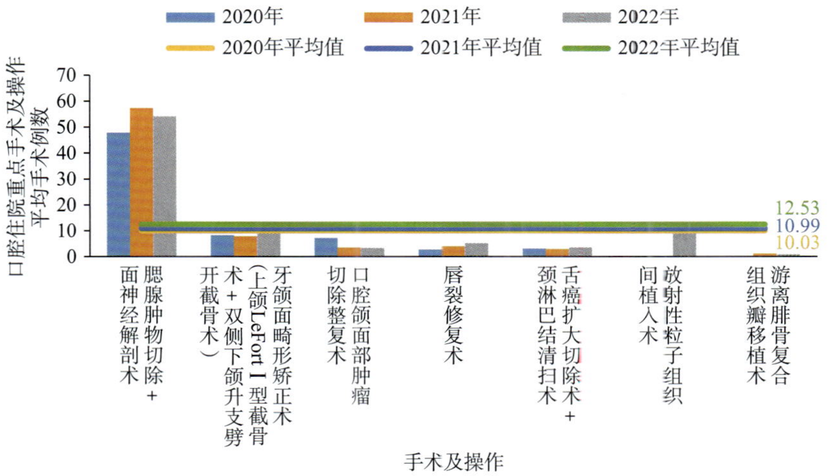


图 2-375 2020—2022 年天津市 10 家医疗机构口腔住院 7 个重点手术及操作平均手术例数比较

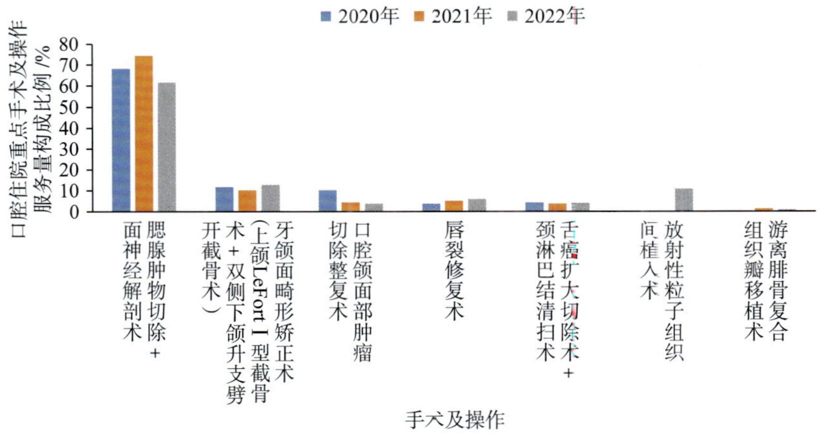


图 2-376 2020—2022 年天津市 10 家医疗机构口腔住院 7 个重点手术及操作服务量构成比例比较

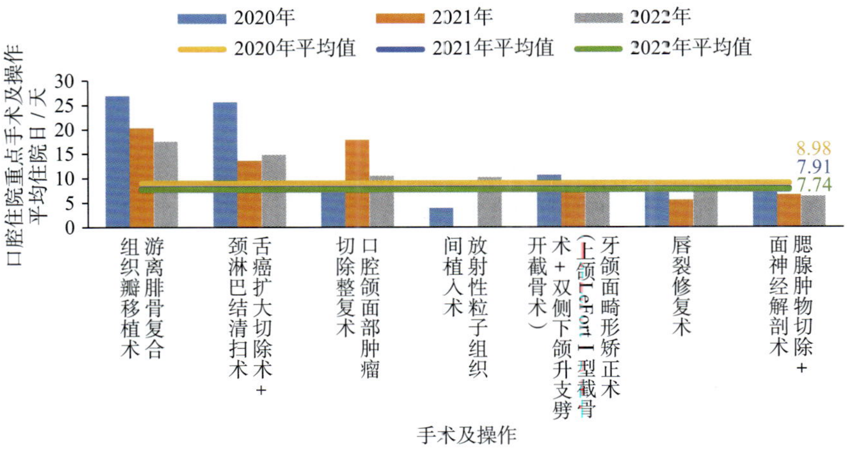


图 2-377 2020—2022 年天津市 10 家医疗机构口腔住院 7 个重点手术及操作平均住院日比较

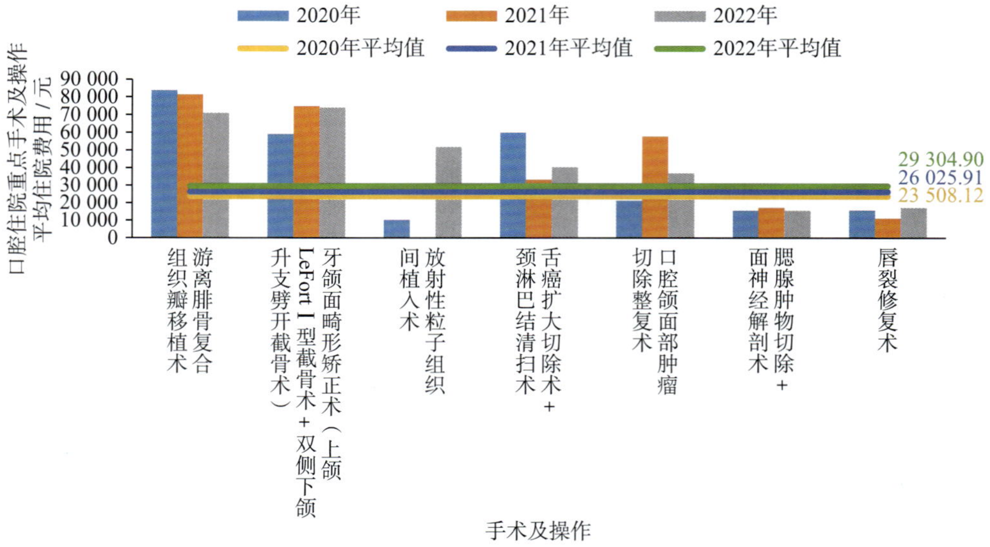


图 2-378　2020—2022 年天津市 10 家医疗机构口腔住院 7 个重点手术及操作平均住院费用比较

（3）住院部分单病种相关指标比较：2020—2022 年，天津市 10 家医疗机构口腔住院 5 大类 12 项单病种相关指标数据如表 2-216 所示。

表 2-216　天津市 10 家医疗机构口腔住院部分单病种相关指标在不同年份中的平均值比较

| 单病种 | 质控指标 | 2020 年 | 2021 年 | 2022 年 | 平均值 |
|---|---|---|---|---|---|
| 腮腺浅叶良性肿瘤 | 腮腺浅叶良性肿瘤术前术后诊断符合率 /% | 100.00 | 93.45 | 97.21 | 96.42 |
| | 腮腺浅叶良性肿瘤术后面神经麻痹发生率 /% | 0.65 | 3.10 | 6.91 | 3.65 |
| | 腮腺浅叶良性肿瘤术后涎瘘发生率 /% | 0.97 | 0.44 | 0.55 | 0.62 |
| 口腔鳞状细胞癌 | T3 / T4 期初发口腔鳞状细胞癌病例构成比例 /% | 45.16 | 38.69 | 17.02 | 32.68 |
| | 游离 / 带蒂组织瓣技术在初发口腔鳞状细胞癌手术治疗中的应用率 /% | 34.93 | 25.64 | 20.90 | 26.72 |
| | 游离 / 带蒂组织瓣移植成功率 /% | 90.00 | 96.15 | 93.26 | 93.19 |
| 下颌骨骨折（不含髁突骨折） | 下颌骨骨折（不含髁突骨折）术后伤口感染发生率 /% | 3.33 | 1.20 | 3.36 | 2.74 |
| | 下颌骨骨折（不含髁突骨折）术后咬合紊乱发生率 /% | 0.00 | 3.61 | 1.68 | 1.71 |
| 先天性唇腭裂 | 先天性唇裂术后伤口延期愈合发生率 /% | 0.00 | 0.00 | 2.82 | 1.61 |
| | 先天性腭裂术后伤口裂开及穿孔发生率 /% | 0.00 | 0.00 | 0.00 | 0.00 |
| 骨性Ⅲ类错𬌗畸形 | 骨性Ⅲ类错𬌗畸形术后伤口感染发生率 /% | 0.00 | 3.47 | 2.44 | 2.20 |
| | 骨性Ⅲ类错𬌗畸形术后咬合关系与术前设计符合率 /% | 100.00 | 100.00 | 100.00 | 100.00 |

# 二十八、西藏自治区

## （一）口腔门诊工作量统计

**1. 重点病种工作量统计**　在西藏自治区的5家医疗机构中，2022年门诊共治疗10个重点病种患者19 122人次。按照平均就诊人次排序，排名前5位的病种依次为急性牙髓炎、慢性牙周炎、慢性根尖周炎、下颌阻生第三磨牙、牙列缺损（表2-217，图2-379）。

表2-217　2022年西藏自治区口腔门诊10个重点病种在不同医疗机构中的平均就诊人次比较

| 重点病种 | 二级以下 | | 平均值（5家） |
|---|---|---|---|
| | 公立（3家） | 民营（2家） | |
| 急性牙髓炎 | 1 476.67 | 1 002.00 | 1 286.80 |
| 慢性牙周炎 | 245.33 | 1 889.50 | 903.00 |
| 慢性根尖周炎 | 436.33 | 1 043.00 | 679.00 |
| 下颌阻生第三磨牙 | 413.67 | 645.00 | 506.20 |
| 牙列缺损 | 165.00 | 304.00 | 220.50 |
| 错𬌗畸形 | 32.00 | 182.50 | 92.20 |
| 牙列缺失 | 24.33 | 107.50 | 57.50 |
| 颞下颌关节紊乱病 | 36.33 | 72.00 | 50.50 |
| 年轻恒牙牙外伤 | 25.67 | 13.50 | 20.80 |
| 口腔扁平苔藓 | 12.67 | 0.00 | 7.60 |
| 合计 | 2 868.00 | 5 259.00 | 3 824.40 |

注：根据门急诊实际开放牙椅数，参照口腔专科医疗机构门急诊牙椅数标准对所有医疗机构进行重新分类，其中牙椅60台以上比照三级分析，牙椅20～59台比照二级分析，牙椅3～19台比照二级以下分析。

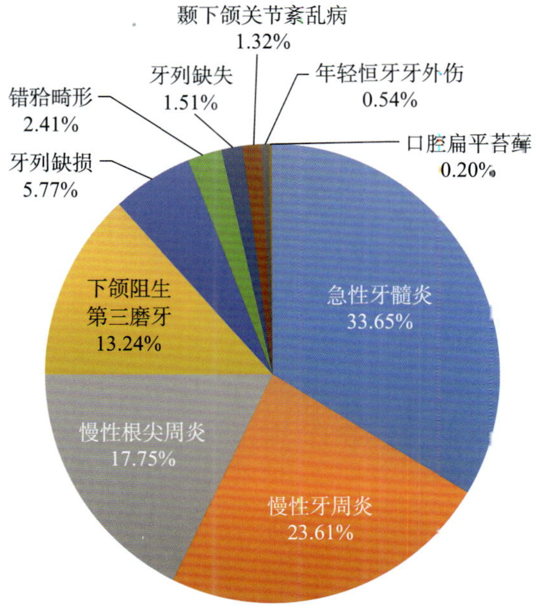


图2-379　2022年西藏自治区口腔门诊10个重点病种患者人次构成比

**2．重点技术工作量统计** 在西藏自治区的 5 家医疗机构中，2022 年门诊 9 个重点技术患者服务总量 15 742 人次。按照平均就诊人次排序，排名前 5 位的技术依次为根管治疗术、牙周洁治术、阻生牙拔除术、烤瓷冠修复技术、可摘局部义齿修复技术（表 2-218，图 2-380）。

表 2-218 2022 年西藏自治区口腔门诊 9 个重点技术在不同医疗机构中的平均就诊人次比较

| 重点技术 | 二级以下 | | 平均值（5 家） |
|---|---|---|---|
| | 公立（3 家） | 民营（2 家） | |
| 根管治疗术 | 615.00 | 2 148.00 | 1 228.20 |
| 牙周洁治术 | 170.33 | 1 702.00 | 783.00 |
| 阻生牙拔除术 | 259.00 | 580.00 | 387.40 |
| 烤瓷冠修复技术 | 66.33 | 481.00 | 232.20 |
| 可摘局部义齿修复技术 | 93.00 | 209.50 | 139.60 |
| 慢性牙周炎系统治疗 | 17.67 | 265.50 | 116.80 |
| 错殆畸形矫治术 | 71.67 | 182.50 | 116.00 |
| 种植体植入术 | 24.33 | 170.50 | 82.80 |
| 全口义齿修复技术 | 16.00 | 132.00 | 62.40 |
| 合计 | 1 333.33 | 5 871.00 | 3 148.40 |

注：根据门急诊实际开放牙椅数，参照口腔专科医疗机构门急诊牙椅数标准对所有医疗机构进行重新分类，其中牙椅 60 台以上比照三级分析，牙椅 20～59 台比照二级分析，牙椅 3～19 台比照二级以下分析。

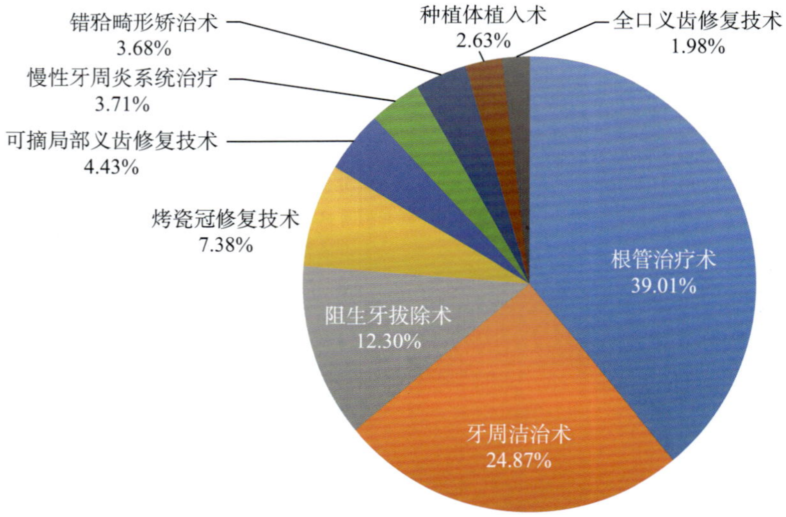


图 2-380 2022 年西藏自治区口腔门诊 9 个重点技术患者人次构成比

**3．口腔门诊部分单病种相关指标** 在西藏自治区的 5 家医疗机构中，口腔门诊根管治疗 5 项单病种相关指标数据如表 2-219 所示。

表 2-219　2022 年西藏自治区口腔门诊部分单病种相关指标在不同医疗机构中的平均值比较

| 质控指标 | 二级以下 | | 平均值（5 家） |
|---|---|---|---|
| | 公立（3 家） | 民营（2 家） | |
| 根管治疗患牙术前拍摄 X 线根尖片的百分比 /% | 98.33 | 94.65 | 96.16 |
| 根管再治疗患牙术前拍摄X线根尖片的百分比/% | 100.00 | 95.41 | 96.96 |
| 橡皮障隔离术在根管治疗中的使用率 /% | 5.77 | 95.97 | 57.34 |
| 根管治疗患牙根管充填临床合格率 /% | 95.57 | 99.86 | 98.08 |
| 根管再治疗患牙根管充填临床合格率 /% | 87.72 | 85.21 | 85.57 |

## （二）口腔住院医疗质量数据统计

**1．重点病种数据统计**　在西藏自治区的 1 家医疗机构中，2022 年住院共治疗 6 个重点病种患者 75 例。按照平均出院患者例数排序，排名前 3 位的病种依次为上颌骨骨折、口腔颌面部间隙感染、先天性唇裂。其中上颌骨骨折平均住院日最长，腮腺良性肿瘤平均住院日最短；上颌骨骨折平均住院费用最高，先天性唇裂平均住院费用最低（表 2-220）。

表 2-220　2022 年西藏自治区口腔住院 6 个重点病种的 3 项质控指标平均值比较

| 重点病种 | 平均出院患者例数 | 平均住院日 / 天 | 平均住院费用 / 元 |
|---|---|---|---|
| 上颌骨骨折 | 39.00 | 13.10 | 32 704.90 |
| 口腔颌面部间隙感染 | 19.00 | 10.47 | 16 507.40 |
| 先天性唇裂 | 13.00 | 9.80 | 8 331.90 |
| 腮腺良性肿瘤 | 4.00 | 9.00 | 9 492.10 |
| 舌癌 | 0.00 | — | — |
| 牙颌面畸形 | 0.00 | — | — |

**2．重点手术及操作数据统计**　在西藏自治区的 1 家医疗机构中，2022 年住院 7 个重点手术及操作共治疗患者 20 例。按照平均手术例数排序，最多的手术及操作为唇裂修复术。其中唇裂修复术平均住院日比腮腺肿物切除 + 面神经解剖术长，唇裂修复术平均住院费用比腮腺肿物切除 + 面神经解剖术低（表 2-221）。

表 2-221　2022 年西藏自治区口腔住院 7 个重点手术及操作的 3 项质控指标平均值比较

| 重点手术及操作 | 平均手术例数 | 平均住院日 / 天 | 平均住院费用 / 元 |
|---|---|---|---|
| 唇裂修复术 | 14.00 | 10.10 | 8 792.10 |
| 腮腺肿物切除 + 面神经解剖术 | 6.00 | 9.00 | 9 572.10 |
| 舌癌扩大切除术 + 颈淋巴结清扫术 | 0.00 | — | — |
| 口腔颌面部肿瘤切除整复术 | 0.00 | — | — |

续表

| 重点手术及操作 | 平均手术例数 | 平均住院日 / 天 | 平均住院费用 / 元 |
|---|---|---|---|
| 牙颌面畸形矫正术（上颌 LeFort Ⅰ型截骨术 + 双侧下颌升支劈开截骨术） | 0.00 | — | — |
| 放射性粒子组织间植入术 | 0.00 | — | — |
| 游离腓骨复合组织瓣移植术 | 0.00 | — | — |

**3. 口腔住院部分单病种相关指标** 在西藏自治区的 1 家医疗机构中，口腔住院 5 大类 12 项单病种相关指标数据如表 2-222 所示。

表 2-222 2022 年西藏自治区口腔住院部分单病种相关指标的平均值比较

| 单病种 | 质控指标 | 平均值 |
|---|---|---|
| 腮腺浅叶良性肿瘤 | 腮腺浅叶良性肿瘤术前术后诊断符合率 /% | 100.00 |
| | 腮腺浅叶良性肿瘤术后面神经麻痹发生率 /% | 0.00 |
| | 腮腺浅叶良性肿瘤术后涎瘘发生率 /% | 0.00 |
| 口腔鳞状细胞癌 | T3 / T4 期初发口腔鳞状细胞癌病例构成比例 /% | — |
| | 游离 / 带蒂组织瓣技术在初发口腔鳞状细胞癌手术治疗中的应用率 /% | — |
| | 游离 / 带蒂组织瓣移植成功率 /% | — |
| 下颌骨骨折（不含髁突骨折） | 下颌骨骨折（不含髁突骨折）术后伤口感染发生率 /% | 0.00 |
| | 下颌骨骨折（不含髁突骨折）术后咬合紊乱发生率 /% | 0.00 |
| 先天性唇腭裂 | 先天性唇裂术后伤口延期愈合发生率 /% | 0.00 |
| | 先天性腭裂术后伤口裂开及穿孔发生率 /% | — |
| 骨性Ⅲ类错殆畸形 | 骨性Ⅲ类错殆畸形术后伤口感染发生率 /% | — |
| | 骨性Ⅲ类错殆畸形术后咬合关系与术前设计符合率 /% | — |

## （三）2020—2022 年医疗质量数据比较

### 1. 口腔门诊医疗质量数据比较

（1）门诊重点病种相关指标比较：2020—2022 年，西藏自治区 1 家医疗机构口腔门诊 10 个重点病种平均就诊人次总体先升后降。按照平均就诊人次排序，排名前 5 位的病种依次为慢性牙周炎、下颌阻生第三磨牙、牙列缺损、慢性根尖周炎、急性牙髓炎（图 2-381、图 2-382）。

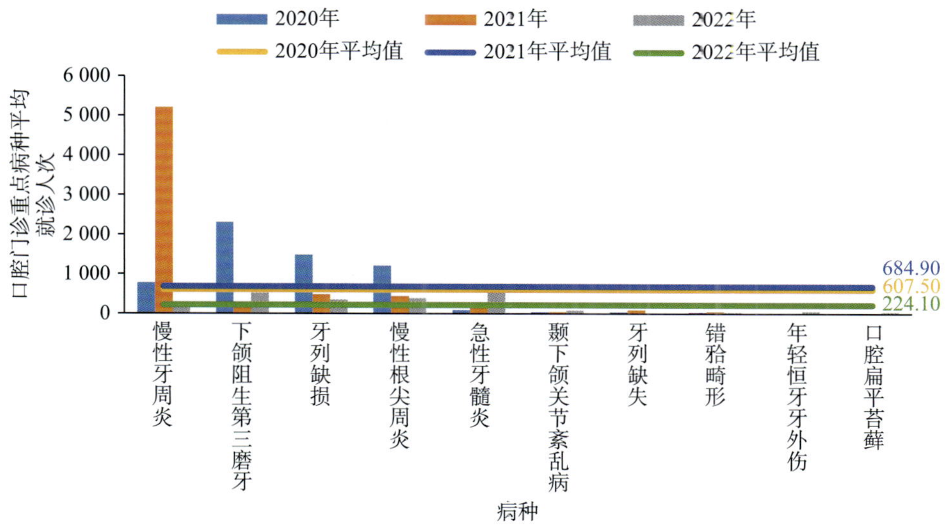


图 2-381　2020—2022 年西藏自治区 1 家医疗机构口腔门诊 10 个重点病种平均就诊人次比较

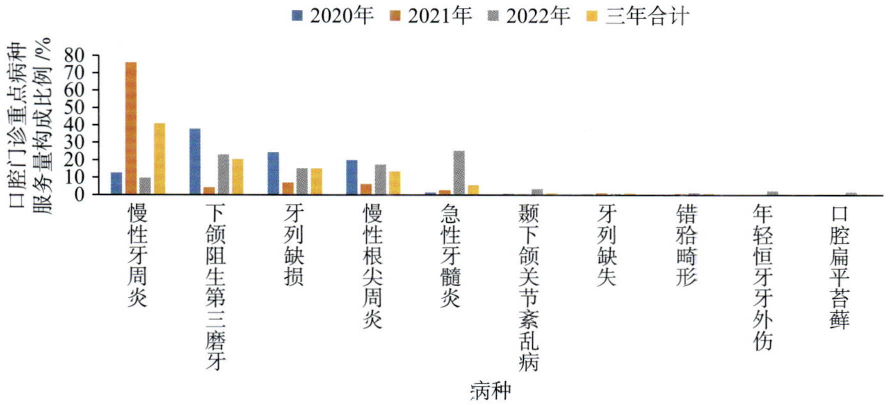


图 2-382　2020—2022 年西藏自治区 1 家医疗机构口腔门诊 10 个重点病种服务量构成比例比较

（2）门诊重点技术相关指标比较：2020—2022 年，西藏自治区 1 家医疗机构口腔门诊 9 个重点技术平均就诊人次总体下降。按照平均就诊人次排序，排名前 5 位的技术依次为根管治疗术、阻生牙拔除术、可摘局部义齿修复技术、错殆畸形矫治术、烤瓷冠修复技术（图 2-383、图 2-384）。

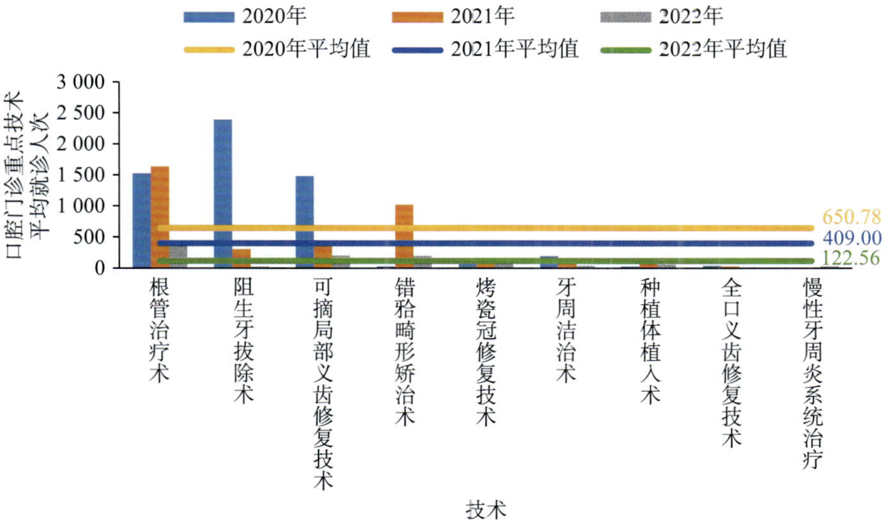


图 2-383　2020—2022 年西藏自治区 1 家医疗机构口腔门诊 9 个重点技术平均就诊人次比较

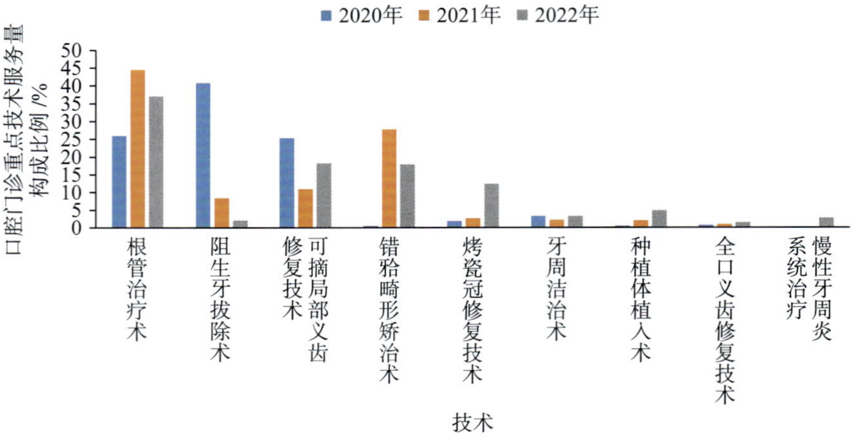


图 2-384　2020—2022 年西藏自治区 1 家医疗机构口腔门诊 9 个重点技术服务量构成比例比较

（3）门诊部分单病种相关指标比较：2020—2022 年，西藏自治区 1 家医疗机构口腔门诊根管治疗 5 项单病种相关指标数据如表 2-223 所示。

表 2-223　西藏自治区 1 家医疗机构口腔门诊部分单病种相关指标在不同年份中的平均值比较

| 质控指标 | 2020 年 | 2021 年 | 2022 年 | 平均值 |
|---|---|---|---|---|
| 根管治疗患牙术前拍摄 X 线根尖片的百分比 /% | 100.00 | 98.63 | 96.30 | 98.33 |
| 根管再治疗患牙术前拍摄 X 线根尖片的百分比 /% | 100.00 | 100.00 | 100.00 | 100.00 |
| 橡皮障隔离术在根管治疗中的使用率 /% | 4.59 | 5.94 | 4.28 | 4.96 |
| 根管治疗患牙根管充填临床合格率 /% | 100.00 | 95.89 | 98.89 | 98.21 |
| 根管再治疗患牙根管充填临床合格率 /% | 100.00 | 100.00 | 88.24 | 96.08 |

**2．口腔住院医疗质量数据比较**

（1）住院重点病种相关指标比较：2020—2022 年，西藏自治区 1 家医疗机构口腔住院 6 个重点病种平均出院患者例数总体下降；按照平均出院患者例数排序，排名前 3 位的病种依次为口腔颌面部间隙感染、上颌骨骨折、先天性唇裂（图 2-385、图 2-386）。平均住院日总体先降后升，上颌骨骨折平均住院日

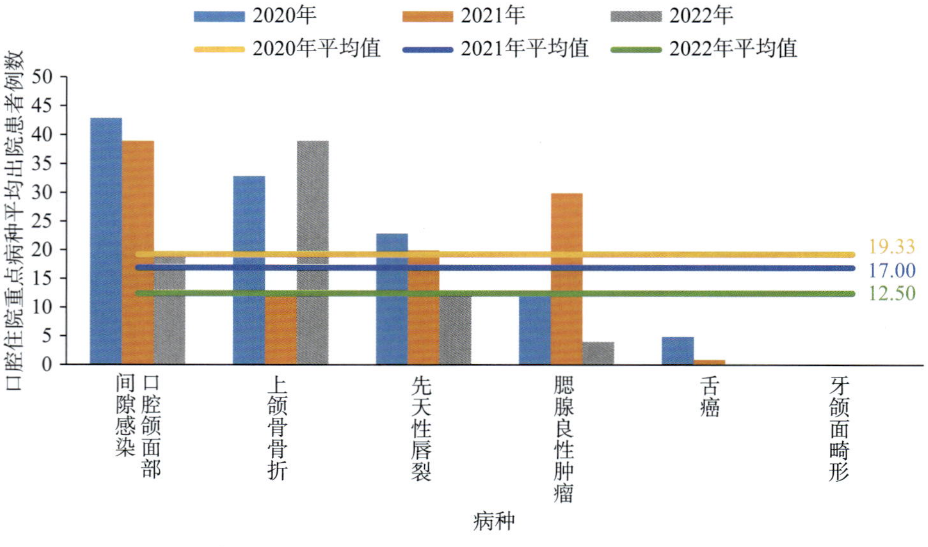


图 2-385　2020—2022 年西藏自治区 1 家医疗机构口腔住院 6 个重点病种平均出院患者例数比较

最长，腮腺良性肿瘤平均住院日最短（图 2-387）。平均住院费用总体先降后升，上颌骨骨折平均住院费用最高，先天性唇裂平均住院费用最低（图 2-388）。

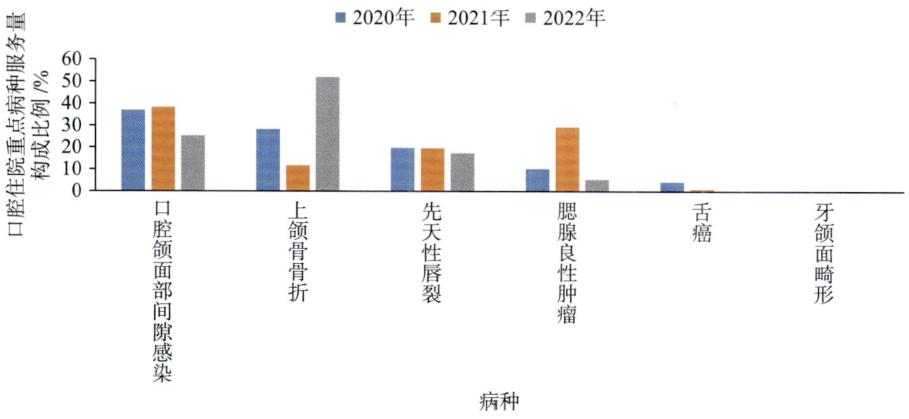


图 2-386　2020—2022 年西藏自治区 1 家医疗机构口腔住院 6 个重点病种服务量构成比例比较

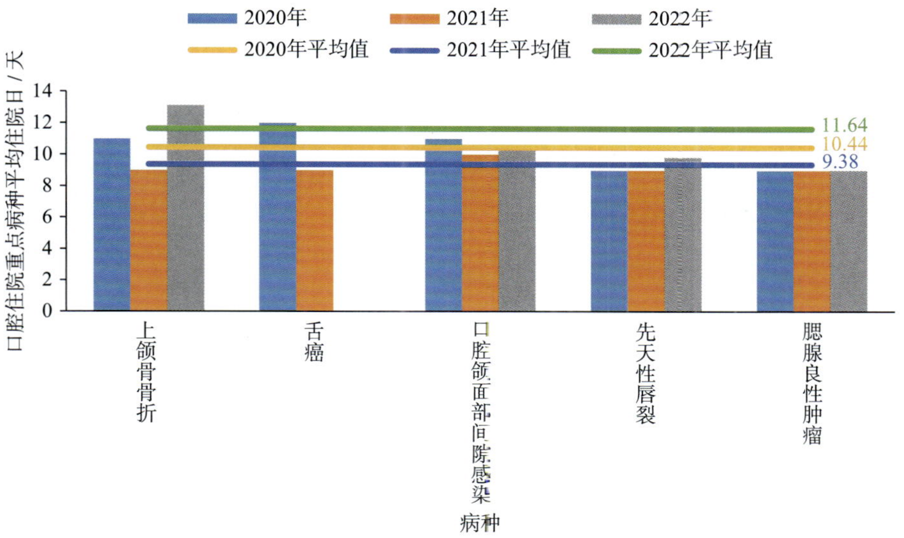


图 2-387　2020—2022 年西藏自治区 1 家医疗机构口腔住院 6 个重点病种平均住院日比较

注：纳入比较的医疗机构未填报牙颌面畸形数据，故本图未显示。

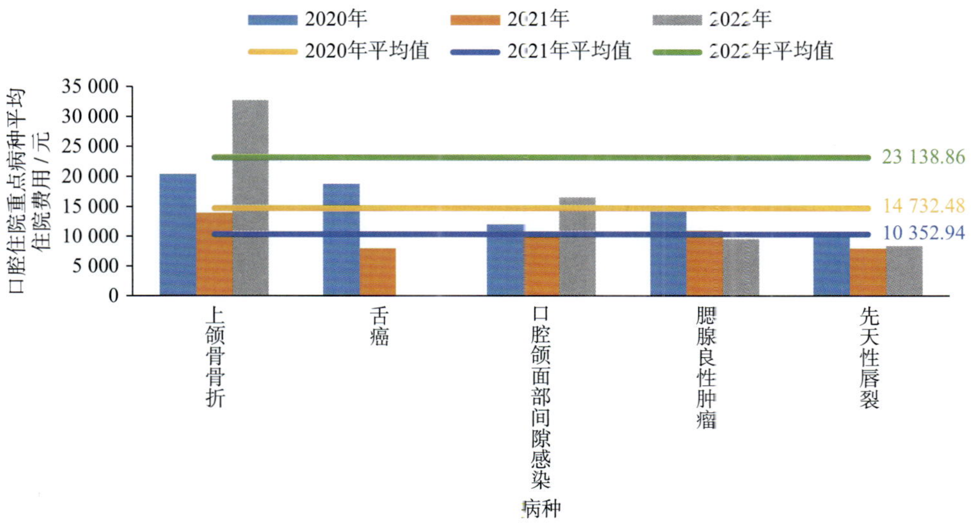


图 2-388　2020—2022 年西藏自治区 1 家医疗机构口腔住院 6 个重点病种平均住院费用比较

注：纳入比较的医疗机构未填报牙颌面畸形数据，故本图未显示。

（2）住院重点手术及操作相关指标比较：2020—2022年，西藏自治区1家医疗机构口腔住院7个重点手术及操作平均手术例数总体先升后降；按照平均手术例数排序，排名前3位的手术及操作依次为唇裂修复术、腮腺肿物切除＋面神经解剖术、舌癌扩大切除术＋颈淋巴结清扫术（图2-389、图2-390）。平均住院日总体先降后升，舌癌扩大切除术＋颈淋巴结清扫术平均住院日最长，腮腺肿物切除＋面神经解剖术平均住院日最短（图2-391）。平均住院费用总体下降，舌癌扩大切除术＋颈淋巴结清扫术平均住院费用最高，唇裂修复术平均住院费用最低（图2-392）。

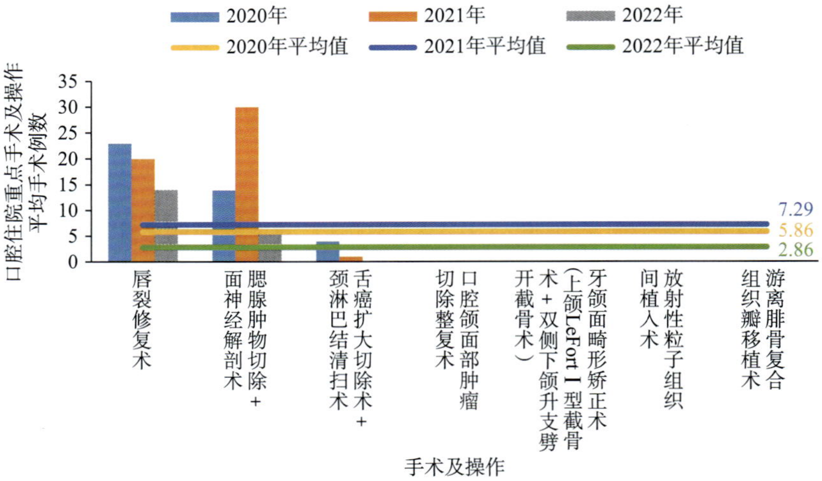


图2-389　2020—2022年西藏自治区1家医疗机构口腔住院7个重点手术及操作平均手术例数比较

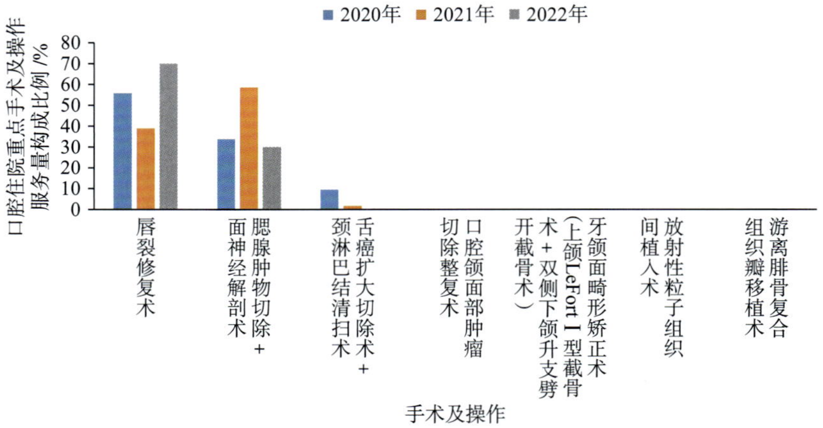


图2-390　2020—2022年西藏自治区1家医疗机构口腔住院7个重点手术及操作服务量构成比例比较

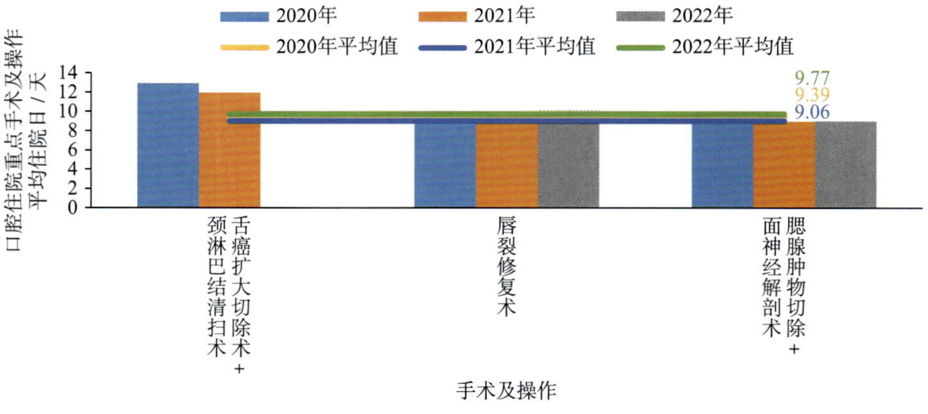


图2-391　2020—2022年西藏自治区1家医疗机构口腔住院7个重点手术及操作平均住院日比较

注：纳入比较的医疗机构未填报游离腓骨复合组织瓣移植术、口腔颌面部肿瘤切除整复术、放射性粒子组织间植入术、牙颌面畸形矫正术（上颌LeFort Ⅰ型截骨术＋双侧下颌升支劈开截骨术）数据，故本图未显示。

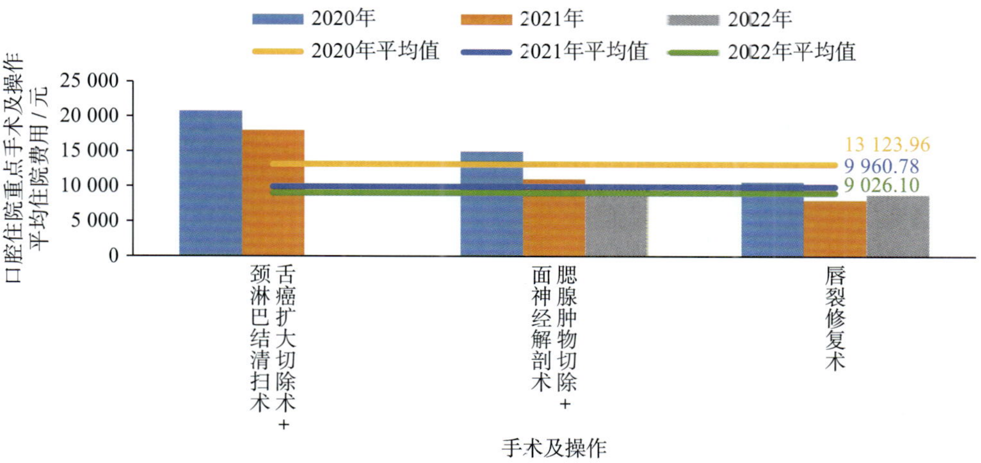


图 2-392　2020—2022 年西藏自治区 1 家医疗机构口腔住院 7 个重点手术及操作平均住院费用比较

注：纳入比较的医疗机构未填报游离腓骨复合组织瓣移植术、口腔颌面部肿瘤切除整复术、放射性粒子组织间植入术、牙颌面畸形矫正术（上颌 LeFort Ⅰ型截骨术 + 双侧下颌升支劈开截骨术）数据，故本图未显示。

（3）住院部分单病种相关指标比较：2020—2022 年，西藏自治区 1 家医疗机构口腔住院 5 大类 12 项单病种相关指标数据如表 2-224 所示。

表 2-224　西藏自治区 1 家医疗机构口腔住院部分单病种相关指标在不同年份中的平均值比较

| 单病种 | 质控指标 | 2020 年 | 2021 年 | 2022 年 | 平均值 |
|---|---|---|---|---|---|
| 腮腺浅叶良性肿瘤 | 腮腺浅叶良性肿瘤术前术后诊断符合率 /% | 100.00 | — | 100.00 | 100.00 |
| | 腮腺浅叶良性肿瘤术后面神经麻痹发生率 /% | 0.00 | 0.00 | 0.00 | 0.00 |
| | 腮腺浅叶良性肿瘤术后涎瘘发生率 /% | 0.00 | 3.33 | 0.00 | 2.86 |
| 口腔鳞状细胞癌 | T3 / T4 期初发口腔鳞状细胞癌病例构成比例 /% | — | 50.00 | — | 50.00 |
| | 游离 / 带蒂组织瓣技术在初发口腔鳞状细胞癌手术治疗中的应用率 /% | — | 0.00 | — | 0.00 |
| | 游离 / 带蒂组织瓣移植成功率 /% | — | — | — | — |
| 下颌骨骨折（不含髁突骨折） | 下颌骨骨折（不含髁突骨折）术后伤口感染发生率 /% | 0.00 | 6.67 | 0.00 | 2.78 |
| | 下颌骨骨折（不含髁突骨折）术后咬合紊乱发生率 /% | 0.00 | 3.33 | 0.00 | 1.39 |
| 先天性唇腭裂 | 先天性唇裂术后伤口延期愈合发生率 /% | 4.35 | 5.00 | 0.00 | 3.57 |
| | 先天性腭裂术后伤口裂开及穿孔发生率 /% | 0.00 | 5.00 | — | 3.13 |
| 骨性Ⅲ类错𬌗畸形 | 骨性Ⅲ类错𬌗畸形术后伤口感染发生率 /% | — | — | — | — |
| | 骨性Ⅲ类错𬌗畸形术后咬合关系与术前设计符合率 /% | — | — | — | — |

# 二十九、新疆维吾尔自治区

## （一）口腔门诊工作量统计

**1．重点病种工作量统计** 在新疆维吾尔自治区的 79 家医疗机构中，2022 年门诊共治疗 10 个重点病种患者 321 094 人次。按照平均就诊人次排序，排名前 5 位的病种依次为慢性根尖周炎、急性牙髓炎、慢性牙周炎、下颌阻生第三磨牙、牙列缺损（表 2-225，图 2-393）。

表 2-225　2022 年新疆维吾尔自治区口腔门诊 10 个重点病种在不同医疗机构中的平均就诊人次比较

| 重点病种 | 三级 | 二级 | 二级以下 | | 平均值（79 家） |
|---|---|---|---|---|---|
| | 公立（2 家） | 公立（9 家） | 公立（66 家） | 民营（2 家） | |
| 慢性根尖周炎 | 4 221.00 | 1 804.78 | 840.08 | 255.50 | 1 020.77 |
| 急性牙髓炎 | 1 357.00 | 587.89 | 869.95 | 304.50 | 835.84 |
| 慢性牙周炎 | 11 277.50 | 1 284.56 | 337.85 | 369.00 | 723.44 |
| 下颌阻生第三磨牙 | 3 289.50 | 1 096.67 | 419.14 | 179.00 | 562.91 |
| 牙列缺损 | 4 825.50 | 489.56 | 287.02 | 185.00 | 422.41 |
| 错𬌗畸形 | 4 527.00 | 894.44 | 68.64 | 136.50 | 277.30 |
| 牙列缺失 | 511.50 | 74.56 | 78.53 | 21.00 | 87.58 |
| 年轻恒牙牙外伤 | 252.00 | 159.22 | 45.65 | 3.50 | 62.75 |
| 颞下颌关节紊乱病 | 640.50 | 130.11 | 28.76 | 12.00 | 55.37 |
| 口腔扁平苔藓 | 15.00 | 61.89 | 10.32 | 2.50 | 16.11 |
| 合计 | 30 916.50 | 6 583.67 | 2 985.92 | 1 468.50 | 4 064.48 |

注：根据门急诊实际开放牙椅数，参照口腔专科医疗机构门急诊牙椅数标准对所有医疗机构进行重新分类，其中牙椅 60 台以上比照三级分析，牙椅 20～59 台比照二级分析，牙椅 3～19 台比照二级以下分析。

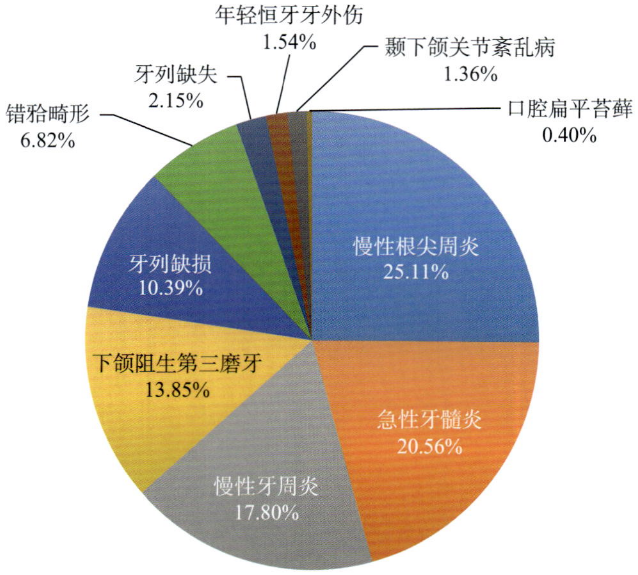


图 2-393　2022 年新疆维吾尔自治区口腔门诊 10 个重点病种患者人次构成比

**2．重点技术工作量统计**　在新疆维吾尔自治区的79家医疗机构中，2022年门诊9个重点技术患者服务总量327 799人次。按照平均就诊人次排序，排名前5位的技术依次为根管治疗术、阻生牙拔除术、牙周洁治术、慢性牙周炎系统治疗、烤瓷冠修复技术（表2-226，图2-394）。

表2-226　2022年新疆维吾尔自治区口腔门诊9个重点技术在不同医疗机构中的平均就诊人次比较

| 重点技术 | 三级 | 二级 | 二级以下 | | 平均值（79家） |
|---|---|---|---|---|---|
| | 公立（2家） | 公立（9家） | 公立（66家） | 民营（2家） | |
| 根管治疗术 | 11 406.00 | 2 897.00 | 1 493.26 | 560.00 | 1 880.51 |
| 阻生牙拔除术 | 4 190.00 | 1 081.00 | 419.88 | 168.00 | 584.27 |
| 牙周洁治术 | 6 601.00 | 976.89 | 305.27 | 395.50 | 543.46 |
| 慢性牙周炎系统治疗 | 9 783.00 | 370.44 | 92.39 | 42.00 | 368.13 |
| 烤瓷冠修复技术 | 946.50 | 542.56 | 212.95 | 227.50 | 269.44 |
| 错𬌗畸形矫治术 | 5 134.50 | 832.44 | 44.33 | 135.50 | 265.29 |
| 可摘局部义齿修复技术 | 548.00 | 227.67 | 155 79 | 94.50 | 172.35 |
| 全口义齿修复技术 | 135.00 | 44.11 | 28 97 | 19.50 | 33.14 |
| 种植体植入术 | 641.00 | 67.33 | 9 36 | 41.50 | 32.77 |
| 合计 | 39 385.00 | 7 039.44 | 2 762 21 | 1 684.00 | 4 149.35 |

注：根据门急诊实际开放牙椅数，参照口腔专科医疗机构门急诊牙椅数标准对所有医疗机构进行重新分类，其中牙椅60台以上比照三级分析，牙椅20～59台比照二级分析，牙椅3～19台比照二级以下分析。

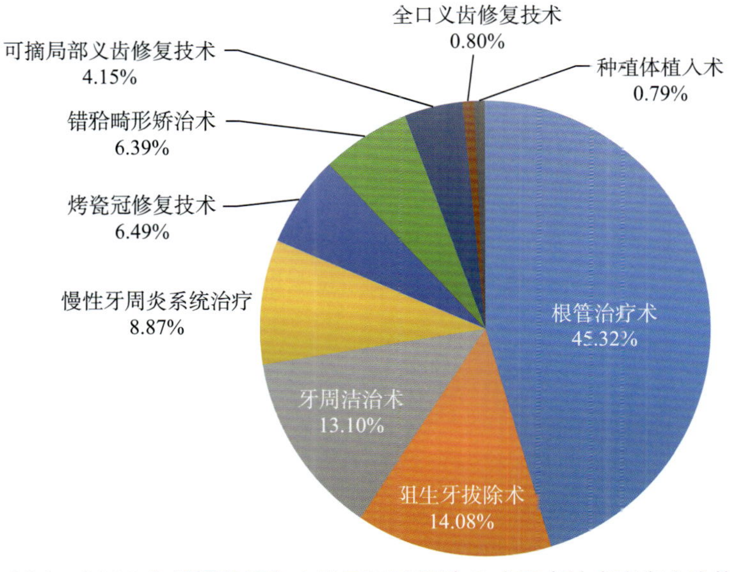


图2-394　2022年新疆维吾尔自治区口腔门诊9个重点技术患者人次构成比

**3．口腔门诊部分单病种相关指标**　在新疆维吾尔自治区的79家医疗机构中，口腔门诊根管治疗5项单病种相关指标数据如表2-227所示。

表 2-227　2022 年新疆维吾尔自治区口腔门诊部分单病种相关指标在不同医疗机构中的平均值比较

| 质控指标 | 三级 | 二级 | 二级以下 | | 平均值（79 家） |
|---|---|---|---|---|---|
| | 公立（2 家） | 公立（9 家） | 公立（66 家） | 民营（2 家） | |
| 根管治疗患牙术前拍摄 X 线根尖片的百分比 /% | 93.28 | 92.97 | 87.09 | 100.00 | 88.62 |
| 根管再治疗患牙术前拍摄X线根尖片的百分比/% | 96.71 | 87.92 | 87.07 | 100.00 | 88.43 |
| 橡皮障隔离术在根管治疗中的使用率 /% | 65.13 | 32.55 | 5.14 | 49.46 | 22.29 |
| 根管治疗患牙根管充填临床合格率 /% | 99.99 | 90.79 | 90.26 | 98.90 | 91.52 |
| 根管再治疗患牙根管充填临床合格率 /% | 99.61 | 83.78 | 88.44 | 100.00 | 88.03 |

## （二）口腔住院医疗质量数据统计

**1. 重点病种数据统计**　在新疆维吾尔自治区的 23 家医疗机构中，2022 年住院共治疗 6 个重点病种患者 1 628 例。按照平均出院患者例数排序，排名前 3 位的病种依次为口腔颌面部间隙感染、腮腺良性肿瘤、上颌骨骨折。其中舌癌平均住院日最长，口腔颌面部间隙感染平均住院日最短；舌癌平均住院费用最高，口腔颌面部间隙感染平均住院费用最低（表 2-228）。

表 2-228　2022 年新疆维吾尔自治区口腔住院 6 个重点病种的 3 项质控指标平均值比较

| 重点病种 | 平均出院患者例数 | 平均住院日 / 天 | 平均住院费用 / 元 |
|---|---|---|---|
| 口腔颌面部间隙感染 | 35.83 | 8.11 | 7 980.18 |
| 腮腺良性肿瘤 | 12.13 | 10.41 | 17 693.92 |
| 上颌骨骨折 | 11.61 | 12.76 | 36 763.00 |
| 牙颌面畸形 | 5.70 | 10.03 | 14 975.62 |
| 先天性唇裂 | 2.91 | 9.76 | 8 025.50 |
| 舌癌 | 2.61 | 22.49 | 64 277.35 |

**2. 重点手术及操作数据统计**　在新疆维吾尔自治区的 23 家医疗机构中，2022 年住院 7 个重点手术及操作共治疗患者 1 228 例。按照平均手术例数排序，排名前 3 位的手术及操作依次为口腔颌面部肿瘤切除整复术、腮腺肿物切除 + 面神经解剖术、唇裂修复术。其中游离腓骨复合组织瓣移植术平均住院日最长，唇裂修复术平均住院日最短；游离腓骨复合组织瓣移植术平均住院费用最高，唇裂修复术平均住院费用最低（表 2-229）。

表 2-229　2022 年新疆维吾尔自治区口腔住院 7 个重点手术及操作的 3 项质控指标平均值比较

| 重点手术及操作 | 平均手术例数 | 平均住院日 / 天 | 平均住院费用 / 元 |
|---|---|---|---|
| 口腔颌面部肿瘤切除整复术 | 28.78 | 18.77 | 61 373.68 |
| 腮腺肿物切除 + 面神经解剖术 | 15.04 | 9.46 | 13 793.52 |
| 唇裂修复术 | 6.83 | 8.94 | 9 351.26 |

续表

| 重点手术及操作 | 平均手术例数 | 平均住院日 / 天 | 平均住院费用 / 元 |
|---|---|---|---|
| 舌癌扩大切除术 + 颈淋巴结清扫术 | 1.74 | 19.50 | 48 987.90 |
| 游离腓骨复合组织瓣移植术 | 0.78 | 25.80 | 78 441.50 |
| 牙颌面畸形矫正术（上颌 LeFort Ⅰ型截骨术 + 双侧下颌升支劈开截骨术） | 0.22 | 13.20 | 62 210.95 |
| 放射性粒子组织间植入术 | 0.00 | — | — |

**3．口腔住院部分单病种相关指标**　在新疆维吾尔自治区的 23 家医疗机构中，口腔住院 5 大类 12 项单病种相关指标数据如表 2-230 所示。

表 2-230　2022 年新疆维吾尔自治区口腔住院部分单病种相关指标的平均值比较

| 单病种 | 质控指标 | 平均值 |
|---|---|---|
| 腮腺浅叶良性肿瘤 | 腮腺浅叶良性肿瘤术前术后诊断符合率 /% | 80.97 |
| | 腮腺浅叶良性肿瘤术后面神经麻痹发生率 /% | 5.00 |
| | 腮腺浅叶良性肿瘤术后涎瘘发生率 /% | 2.14 |
| 口腔鳞状细胞癌 | T3 / T4 期初发口腔鳞状细胞癌病例构成比例 /% | 82.39 |
| | 游离 / 带蒂组织瓣技术在初发口腔鳞状细胞癌手术治疗中的应用率 /% | 82.39 |
| | 游离 / 带蒂组织瓣移植成功率 /% | 87.50 |
| 下颌骨骨折（不含髁突骨折） | 下颌骨骨折（不含髁突骨折）术后伤口感染发生率 /% | 2.04 |
| | 下颌骨骨折（不含髁突骨折）术后咬合紊乱发生率 /% | 0.68 |
| 先天性唇腭裂 | 先天性唇裂术后伤口延期愈合发生率 /% | 0.00 |
| | 先天性腭裂术后伤口裂开及穿孔发生率 /% | 0.00 |
| 骨性Ⅲ类错𬌗畸形 | 骨性Ⅲ类错𬌗畸形术后伤口感染发生率 /% | 0.00 |
| | 骨性Ⅲ类错𬌗畸形术后咬合关系与术前设计符合率 /% | 100.00 |

## （三）2020—2022 年医疗质量数据比较

**1．口腔门诊医疗质量数据比较**

（1）门诊重点病种相关指标比较：2020—2022 年，新疆维吾尔自治区 28 家医疗机构口腔门诊 10 个重点病种平均就诊人次总体先升后降。按照平均就诊人次排序，排名前 5 位的病种依次为慢性牙周炎、慢性根尖周炎、急性牙髓炎、牙列缺损、下颌阻生第三磨牙（图 2-395、图 2-396）。

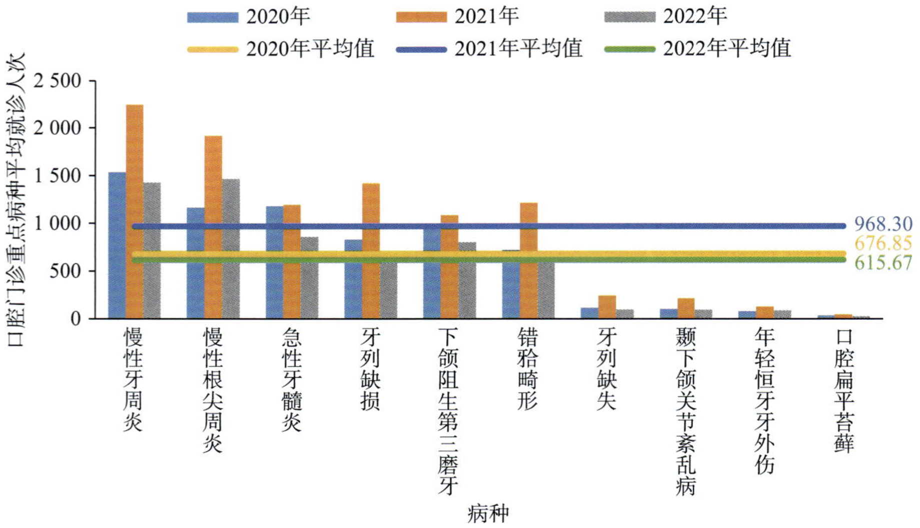


图 2-395　2020—2022 年新疆维吾尔自治区 28 家医疗机构口腔门诊 10 个重点病种平均就诊人次比较

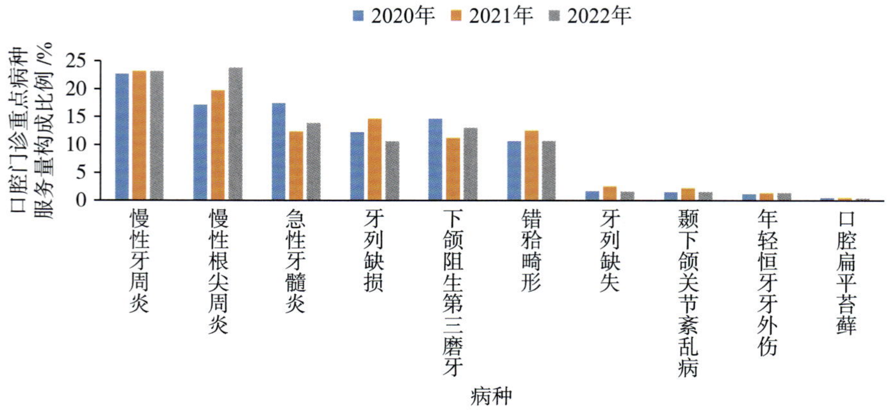


图 2-396　2020—2022 年新疆维吾尔自治区 28 家医疗机构口腔门诊 10 个重点病种服务量构成比例比较

（2）门诊重点技术相关指标比较：2020—2022 年，新疆维吾尔自治区 28 家医疗机构口腔门诊 9 个重点技术平均就诊人次总体先升后降。按照平均就诊人次排序，排名前 5 位的技术依次为根管治疗术、慢性牙周炎系统治疗、牙周洁治术、阻生牙拔除术、错𬌗畸形矫治术（图 2-397、图 2-398）。

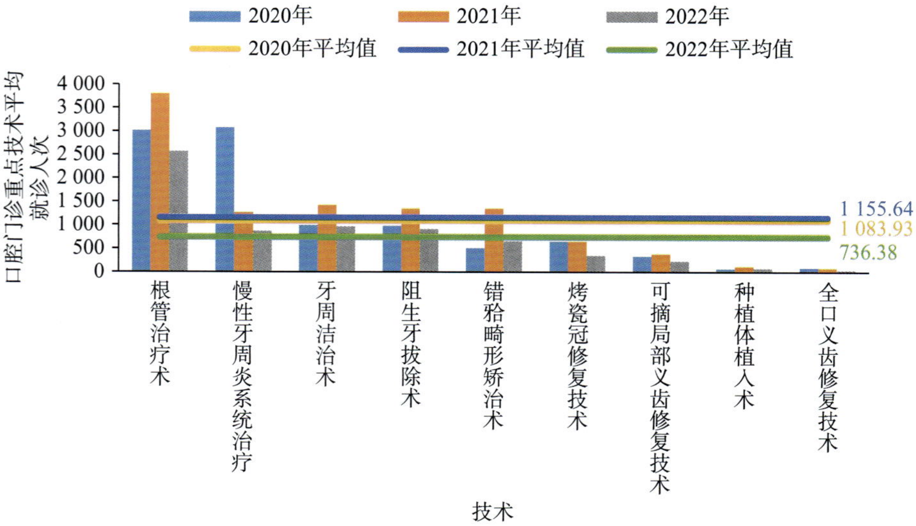


图 2-397　2020—2022 年新疆维吾尔自治区 28 家医疗机构口腔门诊 9 个重点技术平均就诊人次比较

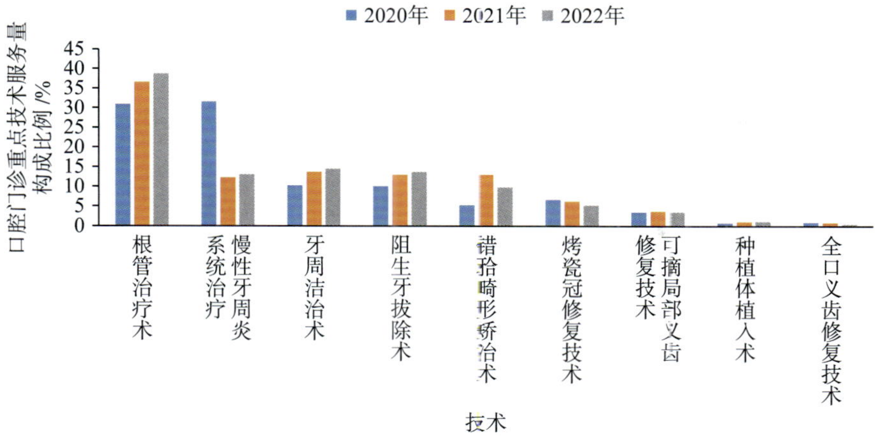


图 2-398　2020—2022 年新疆维吾尔自治区 28 家医疗机构口腔门诊 9 个重点技术服务量构成比例比较

（3）门诊部分单病种相关指标比较：2020—2022 年，新疆维吾尔自治区 28 家医疗机构口腔门诊根管治疗 5 项单病种相关指标数据如表 2-231 所示。

表 2-231　新疆维吾尔自治区 28 家医疗机构口腔门诊部分单病种相关指标在不同年份中的平均值比较

| 质控指标 | 2020 年 | 2021 年 | 2022 年 | 平均值 |
|---|---|---|---|---|
| 根管治疗患牙术前拍摄 X 线根尖片的百分比 /% | 96.17 | 95.55 | 87.79 | 93.69 |
| 根管再治疗患牙术前拍摄 X 线根尖片的百分比 /% | 98.38 | 99.23 | 92.22 | 97.01 |
| 橡皮障隔离术在根管治疗中的使用率 /% | 34.58 | 32.83 | 32.26 | 33.23 |
| 根管治疗患牙根管充填临床合格率 /% | 94.86 | 97.68 | 92.35 | 95.31 |
| 根管再治疗患牙根管充填临床合格率 /% | 91.12 | 96.65 | 90.80 | 93.57 |

## 2．口腔住院医疗质量数据比较

（1）住院重点病种相关指标比较：2020—2022 年，新疆维吾尔自治区 8 家医疗机构口腔住院 6 个重点病种平均出院患者例数总体下降；按照平均出院患者例数排序，排名前 3 位的病种依次为口腔颌面部间隙感染、腮腺良性肿瘤、上颌骨骨折（图 2-399、图 2-400）。平均住院日总体上升，舌癌平均住院日最

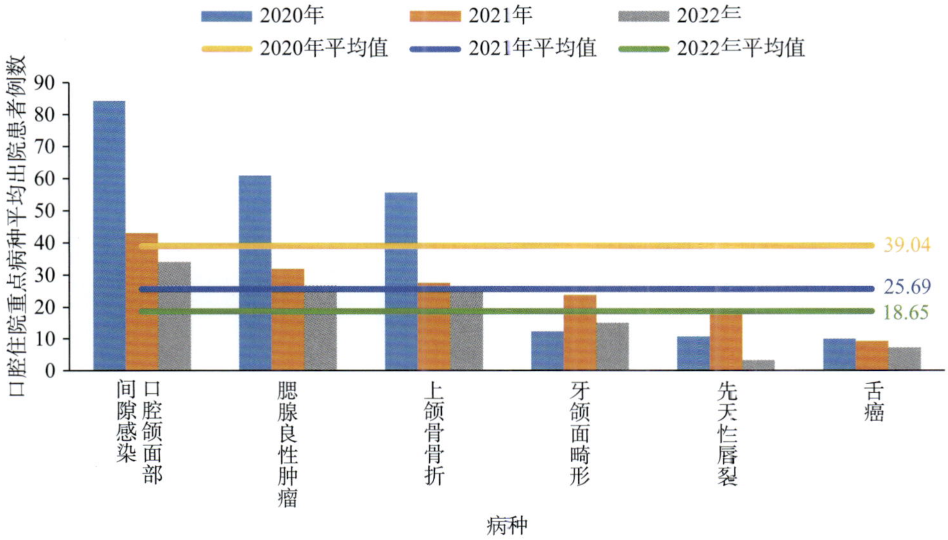


图 2-399　2020—2022 年新疆维吾尔自治区 8 家医疗机构口腔住院 6 个重点病种平均出院患者例数比较

长，先天性唇裂平均住院日最短（图 2-401）。平均住院费用总体上升，舌癌平均住院费用最高，先天性唇裂平均住院费用最低（图 2-402）。

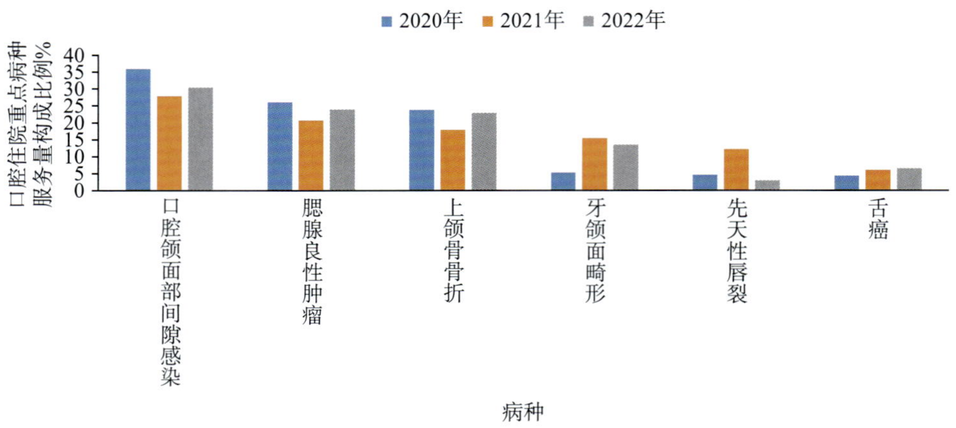


图 2-400　2020—2022 年新疆维吾尔自治区 8 家医疗机构口腔住院 6 个重点病种服务量构成比例比较

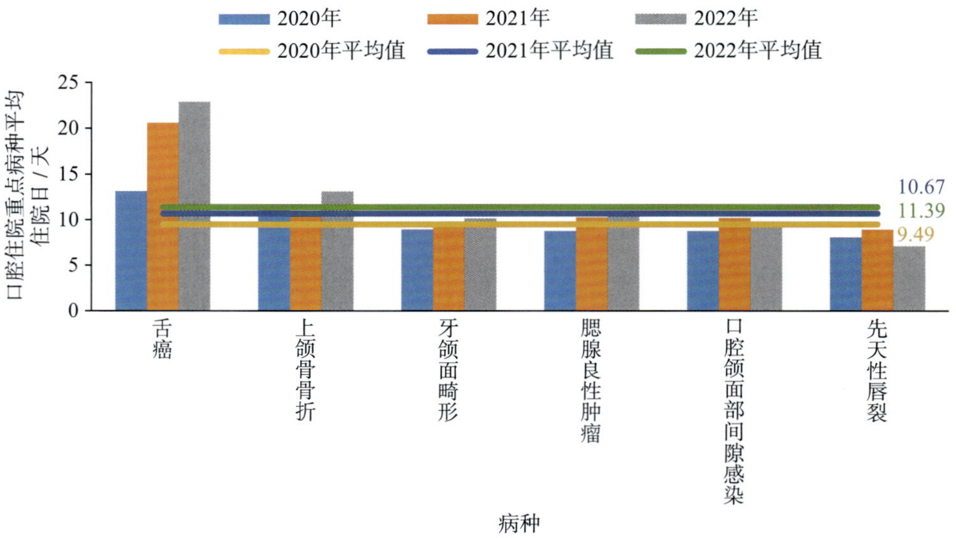


图 2-401　2020—2022 年新疆维吾尔自治区 8 家医疗机构口腔住院 6 个重点病种平均住院日比较

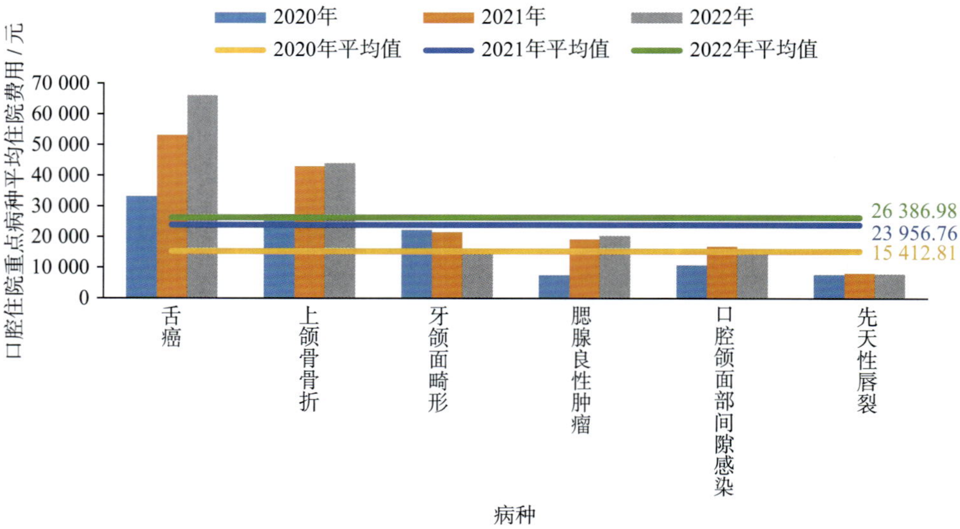


图 2-402　2020—2022 年新疆维吾尔自治区 8 家医疗机构口腔住院 6 个重点病种平均住院费用比较

（2）住院重点手术及操作相关指标比较：2020—2022 年，新疆维吾尔自治区 8 家医疗机构口腔住院 7 个重点手术及操作平均手术例数总体先降后升；按照平均手术例数排序，排名前 3 位的手术及操作依次为口腔颌面部肿瘤切除整复术、腮腺肿物切除＋面神经解剖术、唇裂修复术（图 2-403、图 2-404）。平均住院日总体先升后降，游离腓骨复合组织瓣移植术平均住院日最长，唇裂修复术平均住院日最短（图 2-405）。平均住院费用总体先升后降，牙颌面畸形矫正术（上颌 LeFort Ⅰ型截骨术＋双侧下颌升支劈开截骨术）平均住院费用最高，唇裂修复术平均住院费用最低（图 2-406）。

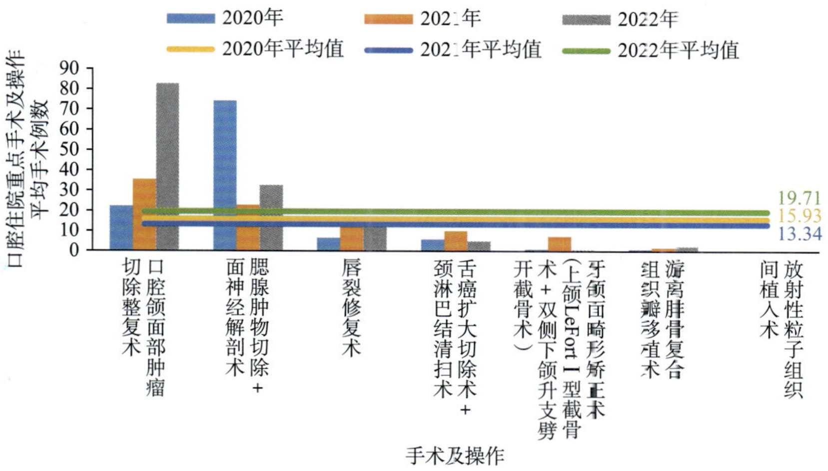


图 2-403　2020—2022 年新疆维吾尔自治区 8 家医疗机构口腔住院 7 个重点手术及操作平均手术例数比较

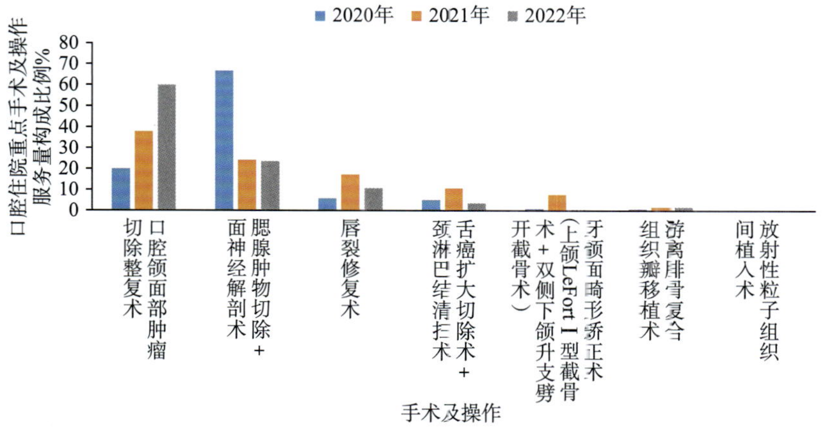


图 2-404　2020—2022 年新疆维吾尔自治区 8 家医疗机构口腔住院 7 个重点手术及操作服务量构成比例比较

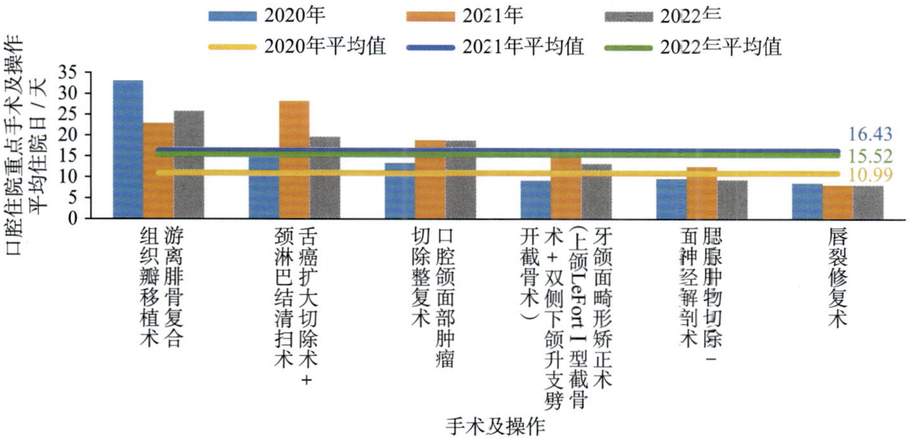


图 2-405　2020—2022 年新疆维吾尔自治区 8 家医疗机构口腔住院 7 个重点手术及操作平均住院日比较

注：纳入比较的医疗机构未填报放射性粒子组织间植入术数据，故本图未显示。

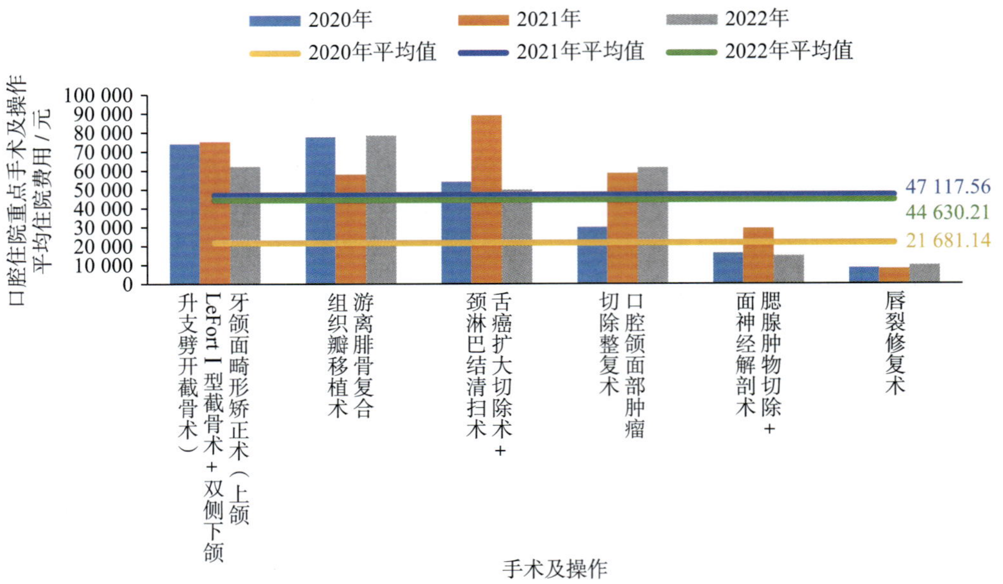


图 2-406　2020—2022 年新疆维吾尔自治区 8 家医疗机构口腔住院 7 个重点手术及操作平均住院费用比较

注：纳入比较的医疗机构未填报放射性粒子组织间植入术数据，故本图未显示。

（3）住院部分单病种相关指标比较：2020—2022 年，新疆维吾尔自治区 8 家医疗机构口腔住院 5 大类 12 项单病种相关指标数据如表 2-232 所示。

表 2-232　新疆维吾尔自治区 8 家医疗机构口腔住院部分单病种相关指标在不同年份中的平均值比较

| 单病种 | 质控指标 | 2020 年 | 2021 年 | 2022 年 | 平均值 |
|---|---|---|---|---|---|
| 腮腺浅叶良性肿瘤 | 腮腺浅叶良性肿瘤术前术后诊断符合率 /% | 96.94 | 96.99 | 78.10 | 91.82 |
| | 腮腺浅叶良性肿瘤术后面神经麻痹发生率 /% | 5.67 | 6.39 | 4.27 | 5.72 |
| | 腮腺浅叶良性肿瘤术后涎瘘发生率 /% | 6.70 | 3.38 | 1.71 | 4.16 |
| 口腔鳞状细胞癌 | T3 / T4 期初发口腔鳞状细胞癌病例构成比例 /% | 42.42 | 18.14 | 83.12 | 44.03 |
| | 游离 / 带蒂组织瓣技术在初发口腔鳞状细胞癌手术治疗中的应用率 /% | 46.83 | 21.03 | 84.52 | 47.68 |
| | 游离 / 带蒂组织瓣移植成功率 /% | 98.93 | 93.62 | 87.50 | 96.08 |
| 下颌骨骨折（不含髁突骨折） | 下颌骨骨折（不含髁突骨折）术后伤口感染发生率 /% | 0.35 | 0.00 | 0.00 | 0.22 |
| | 下颌骨骨折（不含髁突骨折）术后咬合紊乱发生率 /% | 0.00 | 0.95 | 0.93 | 0.34 |
| 先天性唇腭裂 | 先天性唇裂术后伤口延期愈合发生率 /% | 2.35 | 0.00 | 0.00 | 1.03 |
| | 先天性腭裂术后伤口裂开及穿孔发生率 /% | 4.17 | 7.76 | 0.00 | 5.74 |
| 骨性Ⅲ类错𬌗畸形 | 骨性Ⅲ类错𬌗畸形术后伤口感染发生率 /% | 6.67 | 0.00 | 0.00 | 2.86 |
| | 骨性Ⅲ类错𬌗畸形术后咬合关系与术前设计符合率 /% | 86.67 | 100.00 | 100.00 | 94.29 |

# 三十、新疆生产建设兵团

## （一）口腔门诊工作量统计

**1. 重点病种工作量统计**　在新疆生产建设兵团的13家医疗机构中，2022年门诊共治疗10个重点病种患者86 178人次。按照平均就诊人次排序，排名前5位的病种依次为慢性根尖周炎、急性牙髓炎、下颌阻生第三磨牙、慢性牙周炎、牙列缺损（表2-233，图2-407）。

表2-233　2022年新疆生产建设兵团口腔门诊10个重点病种在不同医疗机构中的平均就诊人次比较

| 重点病种 | 三级 | 二级 | 二级以下 | 平均值（13家） |
|---|---|---|---|---|
| | 公立（1家） | 公立（3家） | 公立（9家） | |
| 慢性根尖周炎 | 2 671.00 | 2 618.33 | 2 735.11 | 2 703.23 |
| 急性牙髓炎 | 730.00 | 1 403.00 | 1 037.22 | 1 098.00 |
| 下颌阻生第三磨牙 | 1 942.00 | 1 102.67 | 774.00 | 939.69 |
| 慢性牙周炎 | 1 805.00 | 572.67 | 694.67 | 751.92 |
| 牙列缺损 | 2 016.00 | 458.00 | 520.44 | 621.08 |
| 错㿻畸形 | 497.00 | 315.67 | 206.33 | 253.92 |
| 牙列缺失 | 102.00 | 139.67 | 129.78 | 129.92 |
| 年轻恒牙牙外伤 | 184.00 | 45.33 | 47.78 | 57.69 |
| 颞下颌关节紊乱病 | 42.00 | 36.00 | 60.56 | 53.46 |
| 口腔扁平苔藓 | 73.00 | 14.00 | 16.33 | 20.15 |
| 合计 | 10 062.00 | 6 705.33 | 6 222.22 | 6 629.08 |

注：根据门急诊实际开放牙椅数，参照口腔专科医疗机构门急诊牙椅数标准对所有医疗机构进行重新分类，其中牙椅60台以上比照三级分析，牙椅20～59台比照二级分析，牙椅3～19台比照二级以下分析。

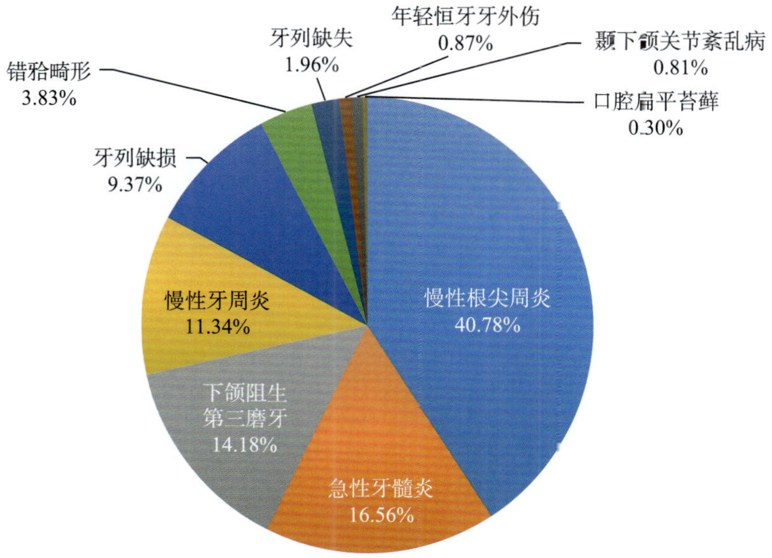


图2-407　2022年新疆生产建设兵团口腔门诊10个重点病种患者人次构成比

**2．重点技术工作量统计** 在新疆生产建设兵团的13家医疗机构中，2022年门诊9个重点技术患者服务总量104 159人次。按照平均就诊人次排序，排名前5位的技术依次为根管治疗术、错𬌗畸形矫治术、阻生牙拔除术、牙周洁治术、烤瓷冠修复技术（表2-234，图2-408）。

表2-234 2022年新疆生产建设兵团口腔门诊9个重点技术在不同医疗机构中的平均就诊人次比较

| 重点技术 | 三级 | 二级 | 二级以下 | 平均值（13家） |
|---|---|---|---|---|
| | 公立（1家） | 公立（3家） | 公立（9家） | |
| 根管治疗术 | 4 954.00 | 7 207.00 | 3 473.56 | 4 449.00 |
| 错𬌗畸形矫治术 | 5 678.00 | 2 102.33 | 238.22 | 1 086.85 |
| 阻生牙拔除术 | 1 241.00 | 1 357.00 | 704.33 | 896.23 |
| 牙周洁治术 | 1 567.00 | 304.33 | 498.89 | 536.15 |
| 烤瓷冠修复技术 | 184.00 | 292.33 | 643.11 | 526.85 |
| 可摘局部义齿修复技术 | 59.00 | 149.67 | 288.00 | 238.46 |
| 慢性牙周炎系统治疗 | 366.00 | 186.00 | 99.56 | 140.00 |
| 全口义齿修复技术 | 5.00 | 71.67 | 110.00 | 93.08 |
| 种植体植入术 | 119.00 | 119.00 | 13.00 | 45.62 |
| 合计 | 14 173.00 | 11 789.33 | 6 068.67 | 8 012.23 |

注：根据门急诊实际开放牙椅数，参照口腔专科医疗机构门急诊牙椅数标准对所有医疗机构进行重新分类，其中牙椅60台以上比照三级分析，牙椅20～59台比照二级分析，牙椅3～19台比照二级以下分析。

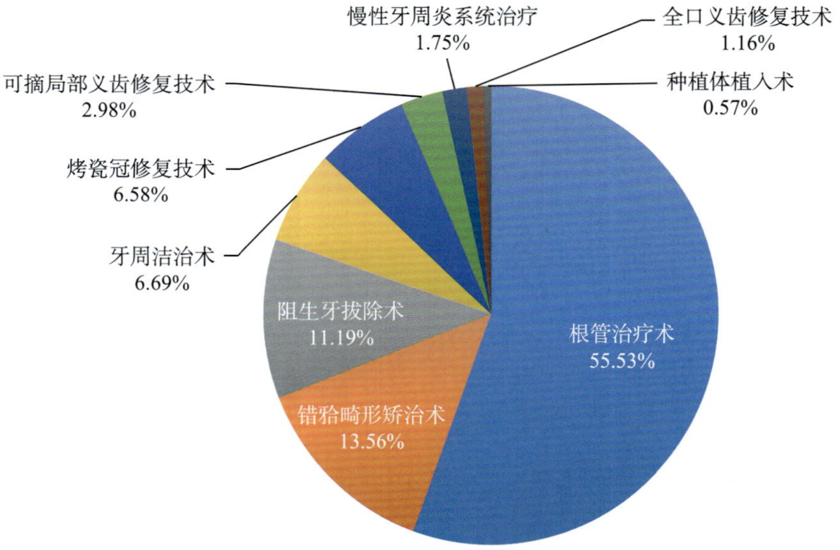


图2-408 2022年新疆生产建设兵团口腔门诊9个重点技术患者人次构成比

**3．口腔门诊部分单病种相关指标** 在新疆生产建设兵团的13家医疗机构中，口腔门诊根管治疗5项单病种相关指标数据如表2-235所示。

表 2-235　2022 年新疆生产建设兵团口腔门诊部分单病种相关指标在不同医疗机构中的平均值比较

| 质控指标 | 三级 | 二级 | 二级以下 | 平均值（13 家） |
|---|---|---|---|---|
| | 公立（1 家） | 公立（3 家） | 公立（9 家） | |
| 根管治疗患牙术前拍摄 X 线根尖片的百分比 /% | 91.46 | 96.37 | 90.27 | 93.71 |
| 根管再治疗患牙术前拍摄 X 线根尖片的百分比 /% | 87.92 | 98.42 | 87.05 | 90.08 |
| 橡皮障隔离术在根管治疗中的使用率 /% | 4.03 | 55.89 | 10.45 | 31.36 |
| 根管治疗患牙根管充填临床合格率 /% | 97.28 | 97.03 | 84.45 | 92.30 |
| 根管再治疗患牙根管充填临床合格率 /% | 93.96 | 97.37 | 84.89 | 89.95 |

## （二）口腔住院医疗质量数据统计

**1. 重点病种数据统计**　在新疆生产建设兵团的 5 家医疗机构中，2022 年住院共治疗 6 个重点病种患者 216 例。按照平均出院患者例数排序，排名前 3 位的病种依次为口腔颌面部间隙感染、腮腺良性肿瘤、上颌骨骨折。其中舌癌平均住院日最长，牙颌面畸形平均住院日最短；上颌骨骨折平均住院费用最高，口腔颌面部间隙感染平均住院费用最低（表 2-236）。

表 2-236　2022 年新疆生产建设兵团口腔住院 6 个重点病种的 3 项质控指标平均值比较

| 重点病种 | 平均出院患者例数 | 平均住院日 / 天 | 平均住院费用 / 元 |
|---|---|---|---|
| 口腔颌面部间隙感染 | 22.40 | 7.90 | 7 937.48 |
| 腮腺良性肿瘤 | 10.60 | 8.22 | 10 838.03 |
| 上颌骨骨折 | 5.80 | 9.07 | 27 788.23 |
| 牙颌面畸形 | 2.60 | 7.85 | 12 508.28 |
| 舌癌 | 1.80 | 10.11 | 16 093.65 |
| 先天性唇裂 | 0.00 | — | — |

**2. 重点手术及操作数据统计**　在新疆生产建设兵团的 5 家医疗机构中，2022 年住院 7 个重点手术及操作共治疗患者 27 例。按照平均手术例数排序，最多的手术及操作为腮腺肿物切除 + 面神经解剖术。其中口腔颌面部肿瘤切除整复术平均住院日最长，腮腺肿物切除 + 面神经解剖术平均住院日最短；口腔颌面部肿瘤切除整复术平均住院费用最高，腮腺肿物切除 + 面神经解剖术平均住院费用最低（表 2-237）。

表 2-237　2022 年新疆生产建设兵团口腔住院 7 个重点手术及操作的 3 项质控指标平均值比较

| 重点手术及操作 | 平均手术例数 | 平均住院日 / 天 | 平均住院费用 / 元 |
|---|---|---|---|
| 腮腺肿物切除 + 面神经解剖术 | 4.20 | 7.81 | 11 635.93 |
| 口腔颌面部肿瘤切除整复术 | 0.60 | 22.30 | 62 880.00 |
| 游离腓骨复合组织瓣移植术 | 0.60 | 13.30 | 42 120.68 |
| 唇裂修复术 | 0.00 | — | — |
| 舌癌扩大切除术 + 颈淋巴结清扫术 | 0.00 | — | — |

续表

| 重点手术及操作 | 平均手术例数 | 平均住院日 / 天 | 平均住院费用 / 元 |
|---|---|---|---|
| 牙颌面畸形矫正术（上颌 LeFort Ⅰ型截骨术 + 双侧下颌升支劈开截骨术） | 0.00 | — | — |
| 放射性粒子组织间植入术 | 0.00 | — | — |

**3．口腔住院部分单病种相关指标** 在新疆生产建设兵团的 5 家医疗机构中，口腔住院 5 大类 12 项单病种相关指标数据如表 2-238 所示。

表 2-238 2022 年新疆生产建设兵团口腔住院部分单病种相关指标的平均值比较

| 单病种 | 质控指标 | 平均值 |
|---|---|---|
| 腮腺浅叶良性肿瘤 | 腮腺浅叶良性肿瘤术前术后诊断符合率 /% | 94.74 |
| | 腮腺浅叶良性肿瘤术后面神经麻痹发生率 /% | 10.42 |
| | 腮腺浅叶良性肿瘤术后涎瘘发生率 /% | 0.00 |
| 口腔鳞状细胞癌 | T3 / T4 期初发口腔鳞状细胞癌病例构成比例 /% | 15.00 |
| | 游离 / 带蒂组织瓣技术在初发口腔鳞状细胞癌手术治疗中的应用率 /% | 57.89 |
| | 游离 / 带蒂组织瓣移植成功率 /% | 90.91 |
| 下颌骨骨折（不含髁突骨折） | 下颌骨骨折（不含髁突骨折）术后伤口感染发生率 /% | 4.00 |
| | 下颌骨骨折（不含髁突骨折）术后咬合紊乱发生率 /% | 2.00 |
| 先天性唇腭裂 | 先天性唇裂术后伤口延期愈合发生率 /% | 0.00 |
| | 先天性腭裂术后伤口裂开及穿孔发生率 /% | 0.00 |
| 骨性Ⅲ类错𬌗畸形 | 骨性Ⅲ类错𬌗畸形术后伤口感染发生率 /% | — |
| | 骨性Ⅲ类错𬌗畸形术后咬合关系与术前设计符合率 /% | — |

## （三）2020—2022 年医疗质量数据比较

### 1．口腔门诊医疗质量数据比较

（1）门诊重点病种相关指标比较：2020—2022 年，新疆生产建设兵团 7 家医疗机构口腔门诊 10 个重点病种平均就诊人次总体先升后降。按照平均就诊人次排序，排名前 5 位的病种依次为慢性根尖周炎、下颌阻生第三磨牙、急性牙髓炎、牙列缺损、慢性牙周炎（图 2-409、图 2-410）。

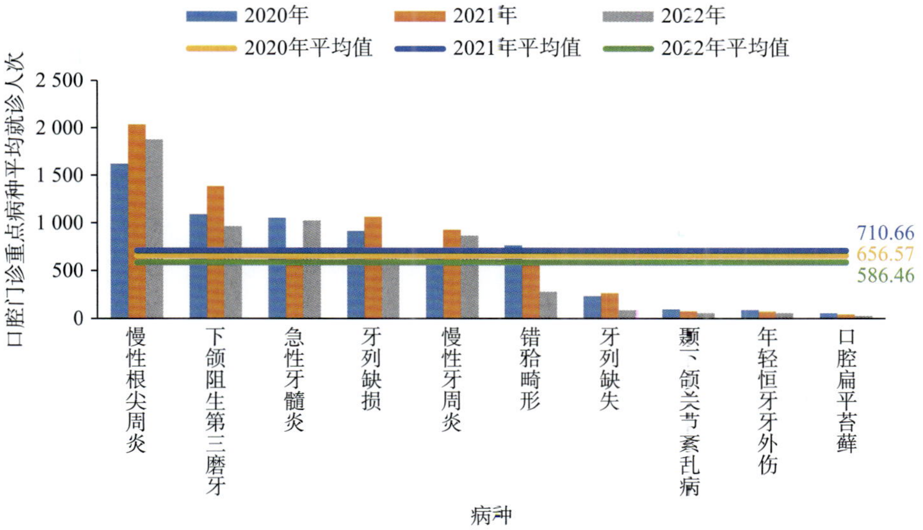


图 2-409　2020—2022 年新疆生产建设兵团 7 家医疗机构口腔门诊 10 个重点病种平均就诊人次比较

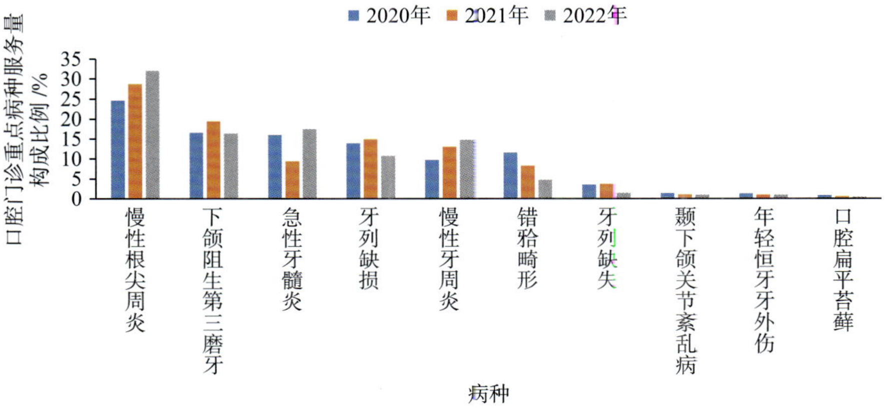


图 2-410　2020—2022 年新疆生产建设兵团 7 家医疗机构口腔门诊 10 个重点病种服务量构成比例比较

（2）门诊重点技术相关指标比较：2020—2022 年，新疆生产建设兵团 7 家医疗机构口腔门诊 9 个重点技术平均就诊人次总体下降。按照平均就诊人次排序，排名前 5 位的技术依次为根管治疗术、错𬌗畸形矫治术、阻生牙拔除术、牙周洁治术、烤瓷冠修复技术（图 2-411、图 2-412）。

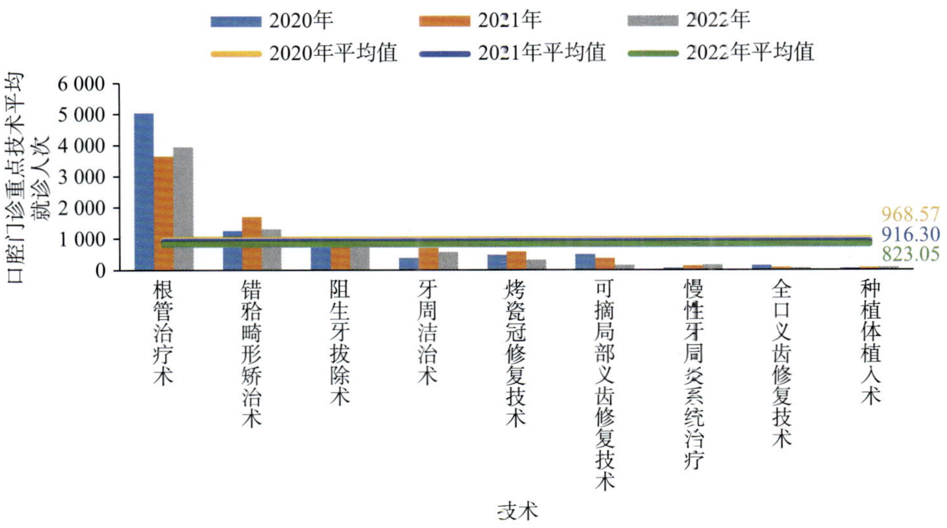


图 2-411　2020—2022 年新疆生产建设兵团 7 家医疗机构口腔门诊 9 个重点技术平均就诊人次比较

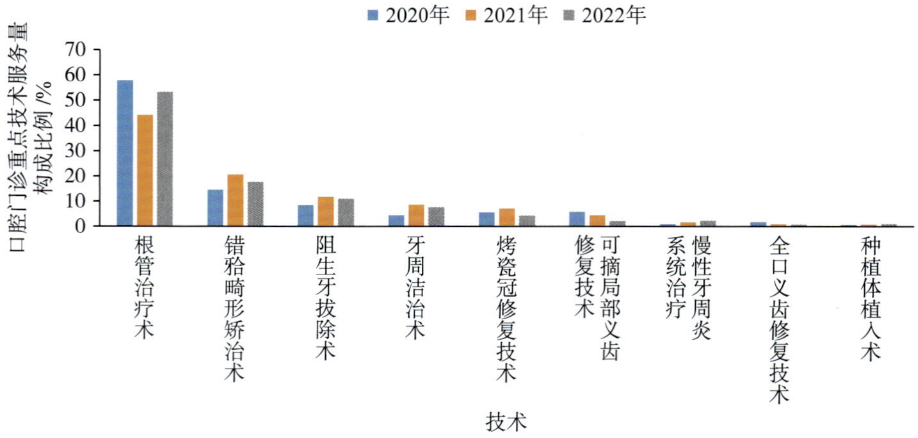


图 2-412　2020—2022 年新疆生产建设兵团 7 家医疗机构口腔门诊 9 个重点技术服务量构成比例比较

（3）门诊部分单病种相关指标比较：2020—2022 年，新疆生产建设兵团 7 家医疗机构口腔门诊根管治疗 5 项单病种相关指标数据如表 2-239 所示。

表 2-239　新疆生产建设兵团 7 家医疗机构口腔门诊部分单病种相关指标在不同年份中的平均值比较

| 质控指标 | 2020 年 | 2021 年 | 2022 年 | 平均值 |
|---|---|---|---|---|
| 根管治疗患牙术前拍摄 X 线根尖片的百分比 /% | 76.17 | 91.40 | 95.20 | 88.19 |
| 根管再治疗患牙术前拍摄 X 线根尖片的百分比 /% | 95.05 | 99.54 | 93.85 | 96.55 |
| 橡皮障隔离术在根管治疗中的使用率 /% | 23.67 | 18.54 | 45.58 | 30.69 |
| 根管治疗患牙根管充填临床合格率 /% | 89.12 | 92.82 | 96.89 | 93.38 |
| 根管再治疗患牙根管充填临床合格率 /% | 95.62 | 96.76 | 94.99 | 95.94 |

**2．口腔住院医疗质量数据比较**

（1）住院重点病种相关指标比较：2020—2022 年，新疆生产建设兵团 4 家医疗机构口腔住院 6 个重点病种平均出院患者例数总体下降；按照平均出院患者例数排序，排名前 3 位的病种依次为口腔颌面部间隙感染、腮腺良性肿瘤、上颌骨骨折（图 2-413、图 2-414）。平均住院日总体上升，舌癌平均住院日最

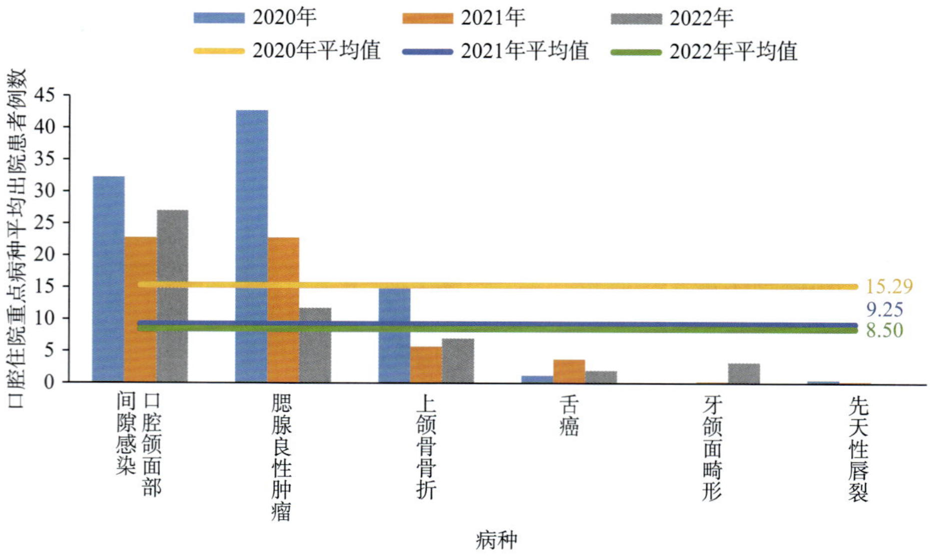


图 2-413　2020—2022 年新疆生产建设兵团 4 家医疗机构口腔住院 6 个重点病种平均出院患者例数比较

长，先天性唇裂平均住院日最短（图 2-415）。平均住院费用总体先降后升，舌癌平均住院费用最高，先天性唇裂平均住院费用最低（图 2-416）。

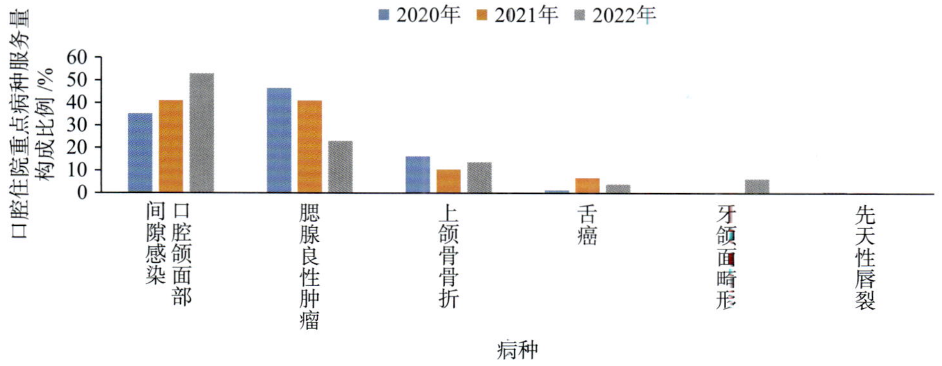


图 2-414 2020—2022 年新疆生产建设兵团 4 家医疗机构口腔住院 6 个重点病种服务量构成比例比较

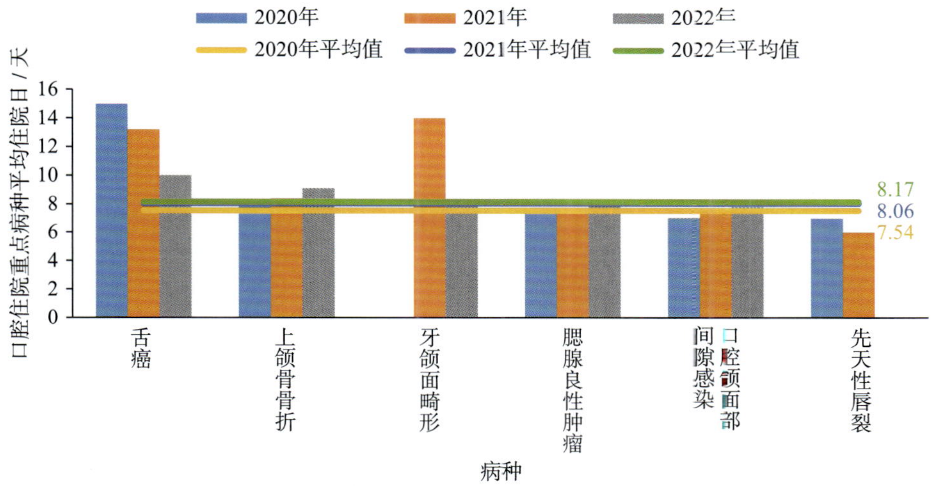


图 2-415 2020—2022 年新疆生产建设兵团 4 家医疗机构口腔住院 6 个重点病种平均住院日比较

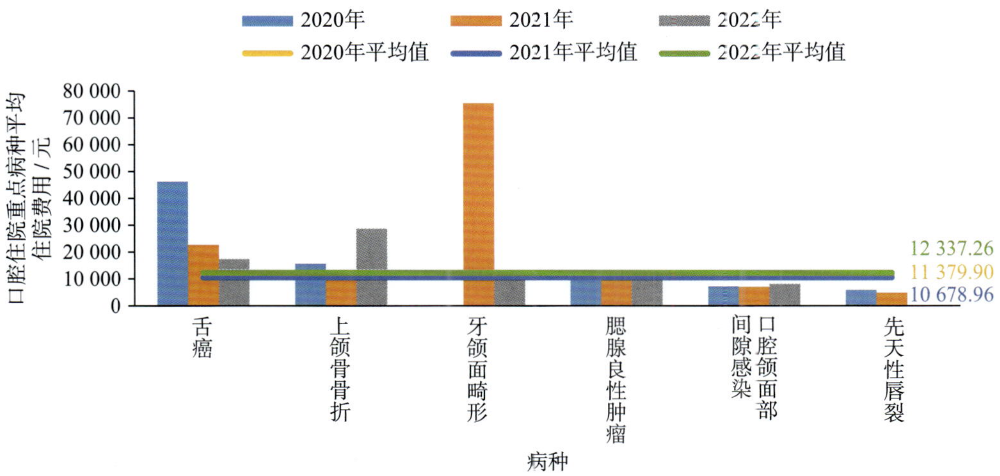


图 2-416 2020—2022 年新疆生产建设兵团 4 家医疗机构口腔住院 6 个重点病种平均住院费用比较

（2）住院重点手术及操作相关指标比较：2020—2022 年，新疆生产建设兵团 4 家医疗机构口腔住院 7 个重点手术及操作平均手术例数总体下降；按照平均手术例数排序，排名前 3 位的手术及操作依次为腮腺肿物切除＋面神经解剖术、口腔颌面部肿瘤切除整复术、舌癌扩大切除术＋颈淋巴结清扫术（图 2-417、图 2-418）。平均住院日总体先升后降，口腔颌面部肿瘤切除整复术平均住院日最长，唇裂修复术平均住院日最短（图 2-419）。平均住院费用总体先降后升，牙颌面畸形矫正术（上颌 LeFort Ⅰ型截骨术＋双侧下颌升支劈开截骨术）平均住院费用最高，唇裂修复术平均住院费用最低（图 2-420）。

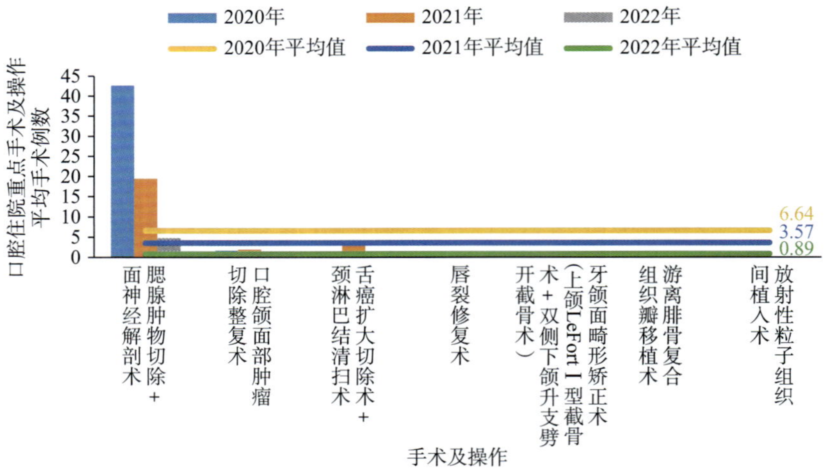


图 2-417　2020—2022 年新疆生产建设兵团 4 家医疗机构口腔住院 7 个重点手术及操作平均手术例数比较

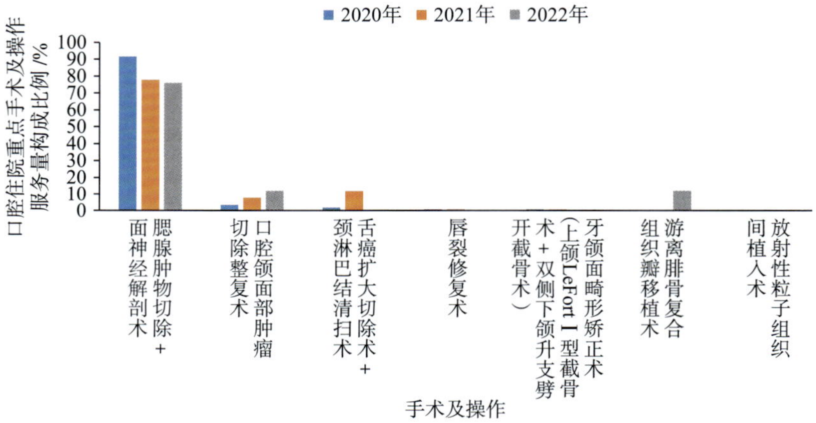


图 2-418　2020—2022 年新疆生产建设兵团 4 家医疗机构口腔住院 7 个重点手术及操作服务量构成比例比较

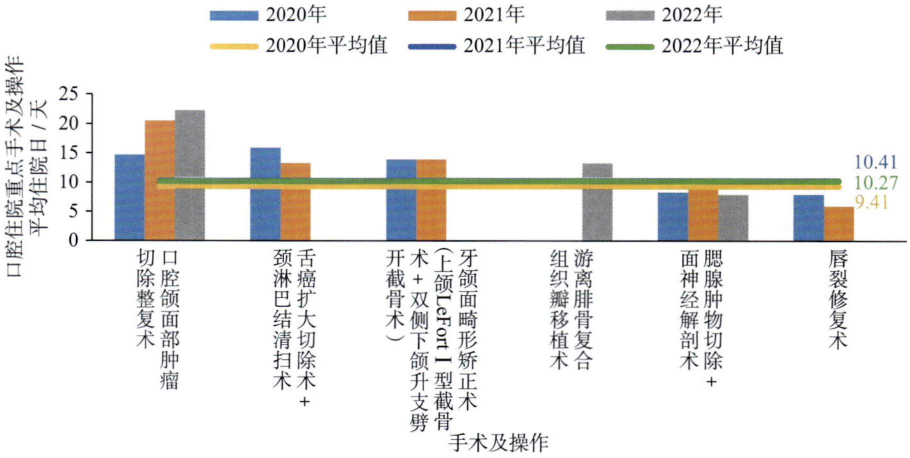


图 2-419　2020—2022 年新疆生产建设兵团 4 家医疗机构口腔住院 7 个重点手术及操作平均住院日比较

注：纳入比较的医疗机构未填报放射性粒子组织间植入术数据，故本图未显示。

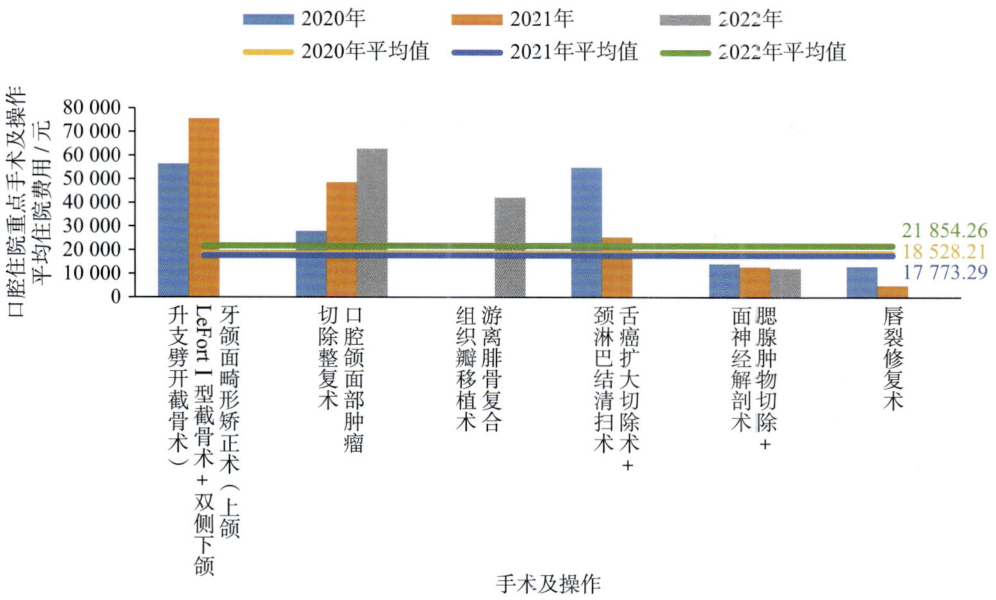


图 2-420　2020—2022 年新疆生产建设兵团 4 家医疗机构口腔住院 7 个重点手术及操作平均住院费用比较

注：纳入比较的医疗机构未填报放射性粒子组织间植入术数据，故本图未显示。

（3）住院部分单病种相关指标比较：2020—2022 年，新疆生产建设兵团 4 家医疗机构口腔住院 5 大类 12 项单病种相关指标数据如表 2-240 所示。

表 2-240　新疆生产建设兵团 4 家医疗机构口腔住院部分单病种相关指标在不同年份中的平均值比较

| 单病种 | 质控指标 | 2020 年 | 2021 年 | 2022 年 | 平均值 |
|---|---|---|---|---|---|
| 腮腺浅叶良性肿瘤 | 腮腺浅叶良性肿瘤术前术后诊断符合率 /% | 97.52 | 97.53 | 96.88 | 97.51 |
| | 腮腺浅叶良性肿瘤术后面神经麻痹发生率 /% | 1.35 | 0.00 | 0.00 | 0.57 |
| | 腮腺浅叶良性肿瘤术后涎瘘发生率 /% | 0.00 | 0.00 | 0.00 | 0.00 |
| 口腔鳞状细胞癌 | T3 / T4 期初发口腔鳞状细胞癌病例构成比例 /% | 64.29 | 14.29 | 11.11 | 30.86 |
| | 游离 / 带蒂组织瓣技术在初发口腔鳞状细胞癌手术治疗中的应用率 /% | 51.85 | 51.43 | 52.94 | 51.90 |
| | 游离 / 带蒂组织瓣移植成功率 /% | 83.33 | 100.00 | 100.00 | 94.87 |
| 下颌骨骨折（不含髁突骨折） | 下颌骨骨折（不含髁突骨折）术后伤口感染发生率 /% | 0.00 | 2.56 | 4.17 | 0.97 |
| | 下颌骨骨折（不含髁突骨折）术后咬合紊乱发生率 /% | 0.00 | 5.13 | 2.08 | 0.97 |
| 先天性唇腭裂 | 先天性唇裂术后伤口延期愈合发生率 /% | 0.00 | 0.00 | 0.00 | 0.00 |
| | 先天性腭裂术后伤口裂开及穿孔发生率 /% | 0.00 | 0.00 | 0.00 | 0.00 |
| 骨性Ⅲ类错殆畸形 | 骨性Ⅲ类错殆畸形术后伤口感染发生率 /% | — | 0.00 | — | 0.00 |
| | 骨性Ⅲ类错殆畸形术后咬合关系与术前设计符合率 /% | — | 100.00 | — | 100.00 |

# 三十一、云南省

## （一）口腔门诊工作量统计

**1. 重点病种工作量统计** 在云南省的 158 家医疗机构中，2022 年门诊共治疗 10 个重点病种患者 1 082 546 人次。按照平均就诊人次排序，排名前 5 位的病种依次为慢性根尖周炎、急性牙髓炎、下颌阻生第三磨牙、错㿻畸形、慢性牙周炎（表 2-241，图 2-421）。

表 2-241 2022 年云南省口腔门诊 10 个重点病种在不同医疗机构中的平均就诊人次比较

| 重点病种 | 三级 | 二级 | | 二级以下 | | 平均值（158 家） |
|---|---|---|---|---|---|---|
| | 公立（2 家） | 公立（13 家） | 民营（2 家） | 公立（125 家） | 民营（16 家） | |
| 慢性根尖周炎 | 10 286.00 | 2 988.23 | 625.50 | 1 211.16 | 580.75 | 1 400.99 |
| 急性牙髓炎 | 7 044.00 | 2 676.15 | 1 103.50 | 1 023.98 | 366.25 | 1 170.53 |
| 下颌阻生第三磨牙 | 13 005.50 | 2 358.85 | 2 543.00 | 807.21 | 871.25 | 1 117.74 |
| 错㿻畸形 | 40 091.50 | 3 285.23 | 4 588.50 | 322.61 | 85.56 | 1 099.77 |
| 慢性牙周炎 | 8 284.00 | 3 922.08 | 1 978.00 | 490.78 | 409.94 | 882.39 |
| 牙列缺损 | 6 590.50 | 2 213.62 | 7 317.50 | 476.44 | 182.63 | 753.61 |
| 牙列缺失 | 1 229.50 | 482.69 | 4 898.00 | 124.66 | 129.13 | 228.97 |
| 颞下颌关节紊乱病 | 1 741.00 | 308.38 | 286.00 | 48.98 | 51.25 | 94.97 |
| 年轻恒牙牙外伤 | 737.00 | 187.38 | 36.00 | 52.76 | 13.69 | 68.33 |
| 口腔扁平苔藓 | 1 106.00 | 108.92 | 1.50 | 14.03 | 1.75 | 34.26 |
| 合计 | 90 115.00 | 18 531.54 | 23 377.50 | 4 572.61 | 2 692.19 | 6 851.56 |

注：根据门急诊实际开放牙椅数，参照口腔专科医疗机构门急诊牙椅数标准对所有医疗机构进行重新分类，其中牙椅 60 台以上比照三级分析，牙椅 20～59 台比照二级分析，牙椅 3～19 台比照二级以下分析。

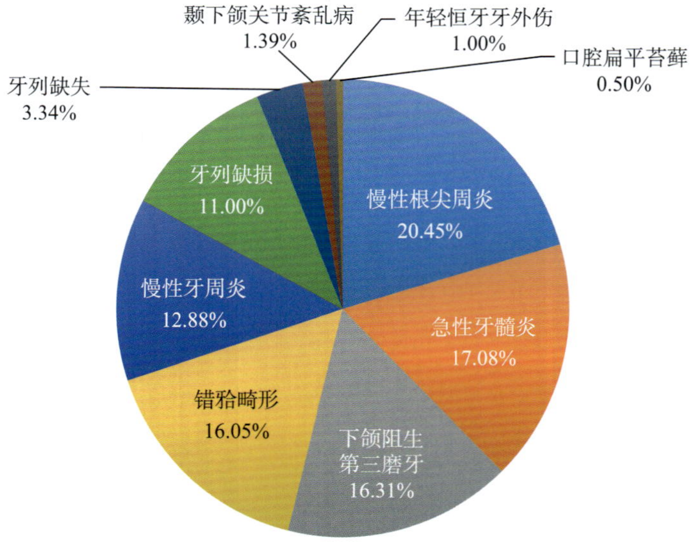


图 2-421 2022 年云南省口腔门诊 10 个重点病种患者人次构成比

**2．重点技术工作量统计**　在云南省的158家医疗机构中，2022年门诊9个重点技术患者服务总量1 073 720人次。按照平均就诊人次排序，排名前5位的技术依次为根管治疗术、错𬌗畸形矫治术、阻生牙拔除术、牙周洁治术、烤瓷冠修复技术（表2-242，图2-422）。

表2-242　2022年云南省口腔门诊9个重点技术在不同医疗机构中的平均就诊人次比较

| 重点技术 | 三级 | 二级 | | 二级以下 | | 平均值（158家） |
|---|---|---|---|---|---|---|
| | 公立（2家） | 公立（13家） | 民营（2家） | 公立（125家） | 民营（16家） | |
| 根管治疗术 | 23 815.00 | 5 058.46 | 10 666.00 | 1 903.82 | 748.44 | 2 434.65 |
| 错𬌗畸形矫治术 | 49 398.50 | 2 550.08 | 1 446.00 | 281.95 | 40.75 | 1 080.61 |
| 阻生牙拔除术 | 12 260.00 | 2 080.77 | 2 891.00 | 801.70 | 394.56 | 1 037.20 |
| 牙周洁治术 | 6 205.00 | 3 253.92 | 12 057.00 | 473.98 | 922.88 | 967.34 |
| 烤瓷冠修复技术 | 5 173.00 | 2 008.46 | 5 898.00 | 337.54 | 144.38 | 587.05 |
| 可摘局部义齿修复技术 | 2 267.50 | 934.92 | 271.00 | 235.19 | 116.13 | 306.89 |
| 慢性牙周炎系统治疗 | 5 316.50 | 960.92 | 1 942.50 | 101.94 | 57.44 | 257.42 |
| 全口义齿修复技术 | 869.50 | 153.85 | 536.00 | 61.51 | 18.63 | 81.00 |
| 种植体植入术 | 1 129.00 | 129.00 | 566.00 | 9.01 | 43.00 | 43.55 |
| 合计 | 106 434.00 | 17 130.38 | 36 273.50 | 4 206.65 | 2 486.19 | 6 795.70 |

注：根据门急诊实际开放牙椅数，参照口腔专科医疗机构门急诊牙椅数标准对所有医疗机构进行重新分类，其中牙椅60台以上比照三级分析，牙椅20～59台比照二级分析，牙椅3～19台比照二级以下分析。

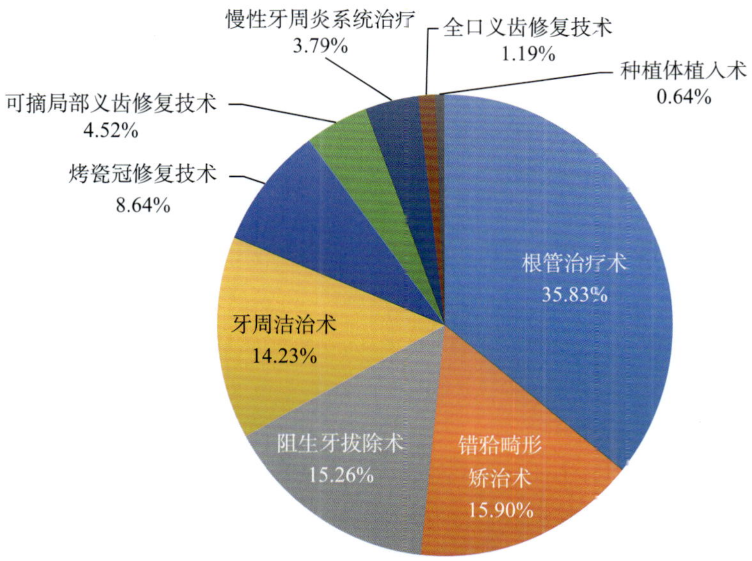


图2-422　2022年云南省口腔门诊9个重点技术患者人次构成比

**3．口腔门诊部分单病种相关指标**　在云南省的158家医疗机构中，口腔门诊根管治疗5项单病种相关指标数据如表2-243所示。

表 2-243　2022 年云南省口腔门诊部分单病种相关指标在不同医疗机构中的平均值比较

| 质控指标 | 三级 | 二级 | | 二级以下 | | 平均值（158 家） |
|---|---|---|---|---|---|---|
| | 公立（2 家） | 公立（13 家） | 民营（2 家） | 公立（125 家） | 民营（16 家） | |
| 根管治疗患牙术前拍摄 X 线根尖片的百分比 /% | 95.19 | 95.04 | 99.94 | 75.57 | 97.32 | 81.05 |
| 根管再治疗患牙术前拍摄 X 线根尖片的百分比 /% | 99.53 | 96.68 | 100.00 | 76.08 | 100.00 | 85.29 |
| 橡皮障隔离术在根管治疗中的使用率 /% | 64.20 | 41.59 | 13.07 | 16.91 | 34.78 | 25.19 |
| 根管治疗患牙根管充填临床合格率 /% | 97.34 | 92.63 | 99.94 | 84.12 | 95.75 | 87.14 |
| 根管再治疗患牙根管充填临床合格率 /% | 94.06 | 87.10 | 100.00 | 84.50 | 96.78 | 87.06 |

## （二）口腔住院医疗质量数据统计

**1．重点病种数据统计**　在云南省的 25 家医疗机构中，2022 年住院共治疗 6 个重点病种患者 3 093 例。按照平均出院患者例数排序，排名前 3 位的病种依次为口腔颌面部间隙感染、腮腺良性肿瘤、上颌骨骨折。其中舌癌平均住院日最长，先天性唇裂平均住院日最短；牙颌面畸形平均住院费用最高，口腔颌面部间隙感染平均住院费用最低（表 2-244）。

表 2-244　2022 年云南省口腔住院 6 个重点病种的 3 项质控指标平均值比较

| 重点病种 | 平均出院患者例数 | 平均住院日 / 天 | 平均住院费用 / 元 |
|---|---|---|---|
| 口腔颌面部间隙感染 | 50.48 | 8.76 | 7 669.89 |
| 腮腺良性肿瘤 | 24.92 | 8.69 | 10 292.47 |
| 上颌骨骨折 | 24.88 | 11.21 | 15 884.87 |
| 先天性唇裂 | 13.00 | 6.08 | 8 922.43 |
| 牙颌面畸形 | 5.48 | 9.74 | 28 446.96 |
| 舌癌 | 4.96 | 15.11 | 23 112.56 |

**2．重点手术及操作数据统计**　在云南省的 25 家医疗机构中，2022 年住院 7 个重点手术及操作共治疗患者 1 032 例。按照平均手术例数排序，排名前 3 位的手术及操作依次为腮腺肿物切除 + 面神经解剖术、唇裂修复术、口腔颌面部肿瘤切除整复术。其中游离腓骨复合组织瓣移植术平均住院日最长，唇裂修复术平均住院日最短；牙颌面畸形矫正术（上颌 LeFort Ⅰ型截骨术 + 双侧下颌升支劈开截骨术）平均住院费用最高，唇裂修复术平均住院费用最低（表 2-245）。

表 2-245　2022 年云南省口腔住院 7 个重点手术及操作的 3 项质控指标平均值比较

| 重点手术及操作 | 平均手术例数 | 平均住院日 / 天 | 平均住院费用 / 元 |
|---|---|---|---|
| 腮腺肿物切除 + 面神经解剖术 | 23.12 | 8.65 | 10 197.70 |
| 唇裂修复术 | 8.88 | 6.01 | 9 738.31 |
| 口腔颌面部肿瘤切除整复术 | 3.72 | 15.66 | 27 854.68 |

续表

| 重点手术及操作 | 平均手术例数 | 平均住院日 / 天 | 平均住院费用 / 元 |
|---|---|---|---|
| 舌癌扩大切除术 + 颈淋巴结清扫术 | 3.28 | 17.55 | 29 938.16 |
| 牙颌面畸形矫正术（上颌 LeFort Ⅰ型截骨术 + 双侧下颌升支劈开截骨术） | 1.44 | 11.39 | 52 568.39 |
| 游离腓骨复合组织瓣移植术 | 0.84 | 22.64 | 51 319.67 |
| 放射性粒子组织间植入术 | 0.00 | — | — |

**3．口腔住院部分单病种相关指标**　在云南省的 25 家医疗机构中，口腔住院 5 大类 12 项单病种相关指标数据如表 2-246 所示。

表 2-246　2022 年云南省口腔住院部分单病种相关指标的平均值比较

| 单病种 | 质控指标 | 平均值 |
|---|---|---|
| 腮腺浅叶良性肿瘤 | 腮腺浅叶良性肿瘤术前术后诊断符合率 /% | 95.41 |
| | 腮腺浅叶良性肿瘤术后面神经麻痹发生率 /% | 3.58 |
| | 腮腺浅叶良性肿瘤术后涎瘘发生率 /% | 4.06 |
| 口腔鳞状细胞癌 | T3 / T4 期初发口腔鳞状细胞癌病例构成比例 /% | 42.04 |
| | 游离 / 带蒂组织瓣技术在初发口腔鳞状细胞癌手术治疗中的应用率 /% | 47.09 |
| | 游离 / 带蒂组织瓣移植成功率 /% | 94.57 |
| 下颌骨骨折（不含髁突骨折） | 下颌骨骨折（不含髁突骨折）术后伤口感染发生率 /% | 2.14 |
| | 下颌骨骨折（不含髁突骨折）术后咬合紊乱发生率 /% | 1.36 |
| 先天性唇腭裂 | 先天性唇裂术后伤口延期愈合发生率 /% | 0.48 |
| | 先天性腭裂术后伤口裂开及穿孔发生率 /% | 3.10 |
| 骨性Ⅲ类错殆畸形 | 骨性Ⅲ类错殆畸形术后伤口感染发生率 /% | 0.00 |
| | 骨性Ⅲ类错殆畸形术后咬合关系与术前设计符合率 /% | 93.94 |

## （三）2020—2022 年医疗质量数据比较

**1．口腔门诊医疗质量数据比较**

（1）门诊重点病种相关指标比较：2020—2022 年，云南省 74 家医疗机构口腔门诊 10 个重点病种平均就诊人次总体先升后降。按照平均就诊人次排序，排名前 5 位的病种依次为慢性根尖周炎、急性牙髓炎、错殆畸形、下颌阻生第三磨牙、慢性牙周炎（图 2-423、图 2-424）。

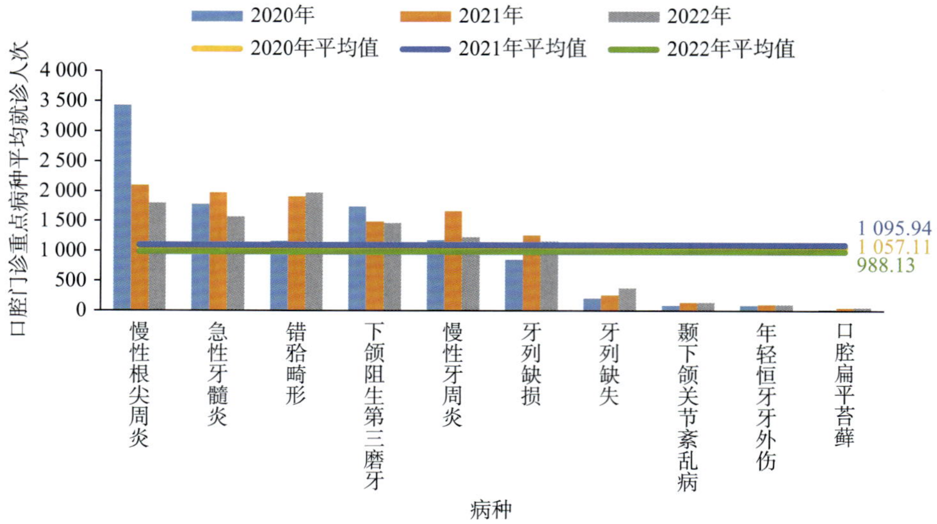


图 2-423　2020—2022 年云南省 74 家医疗机构口腔门诊 10 个重点病种平均就诊人次比较

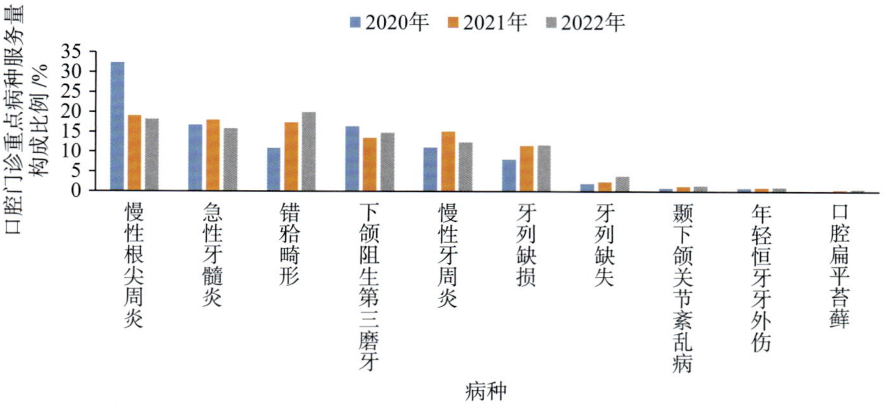


图 2-424　2020—2022 年云南省 74 家医疗机构口腔门诊 10 个重点病种服务量构成比例比较

（2）门诊重点技术相关指标比较：2020—2022 年，云南省 74 家医疗机构口腔门诊 9 个重点技术平均就诊人次总体先升后降。按照平均就诊人次排序，排名前 5 位的技术依次为根管治疗术、错𬌗畸形矫治术、阻生牙拔除术、牙周洁治术、烤瓷冠修复技术（图 2-425、图 2-426）。

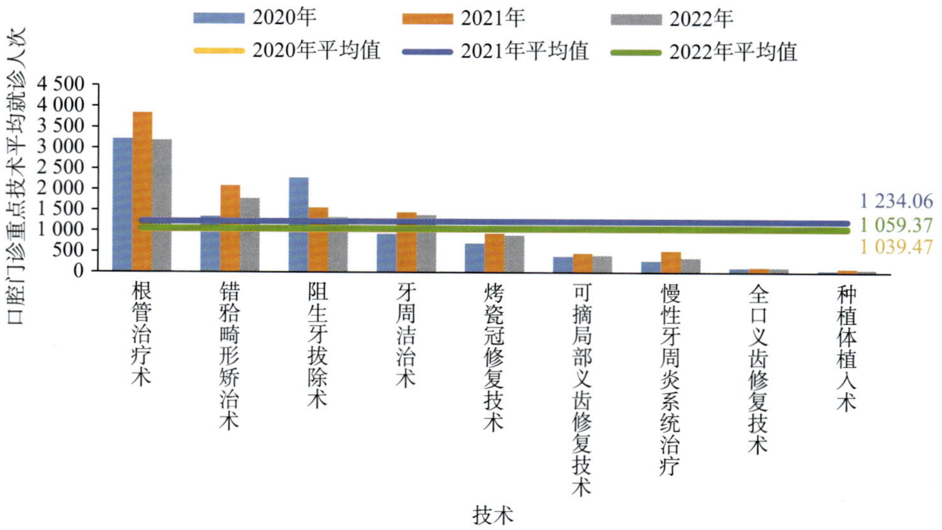


图 2-425　2020—2022 年云南省 74 家医疗机构口腔门诊 9 个重点技术平均就诊人次比较

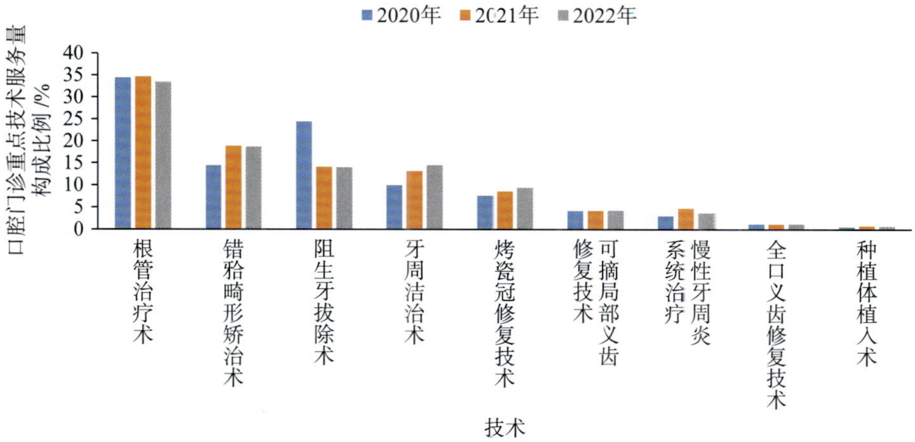


图 2-426　2020—2022 年云南省 74 家医疗机构口腔门诊 9 个重点技术服务量构成比例比较

（3）门诊部分单病种相关指标比较：2020—2022 年，云南省 74 家医疗机构口腔门诊根管治疗 5 项单病种相关指标数据如表 2-247 所示。

表 2-247　云南省 74 家医疗机构口腔门诊部分单病种相关指标在不同年份中的平均值比较

| 质控指标 | 2020 年 | 2021 年 | 2022 年 | 平均值 |
|---|---|---|---|---|
| 根管治疗患牙术前拍摄 X 线根尖片的百分比 /% | 76.51 | 88.11 | 86.09 | 83.83 |
| 根管再治疗患牙术前拍摄 X 线根尖片的百分比 /% | 71.17 | 94.69 | 97.92 | 88.79 |
| 橡皮障隔离术在根管治疗中的使用率 /% | 10.87 | 22.72 | 29.38 | 20.90 |
| 根管治疗患牙根管充填临床合格率 /% | 86.38 | 91.35 | 89.12 | 89.06 |
| 根管再治疗患牙根管充填临床合格率 /% | 44.71 | 93.70 | 91.13 | 71.28 |

## 2．口腔住院医疗质量数据比较

（1）住院重点病种相关指标比较：2020—2022 年，云南省 11 家医疗机构口腔住院 6 个重点病种平均出院患者例数总体先降后升；按照平均出院患者例数排序，排名前 3 位的病种依次为口腔颌面部间隙感染、腮腺良性肿瘤、上颌骨骨折（图 2-427、图 2-428）。平均住院日总体上升，舌癌平均住院日最长，先

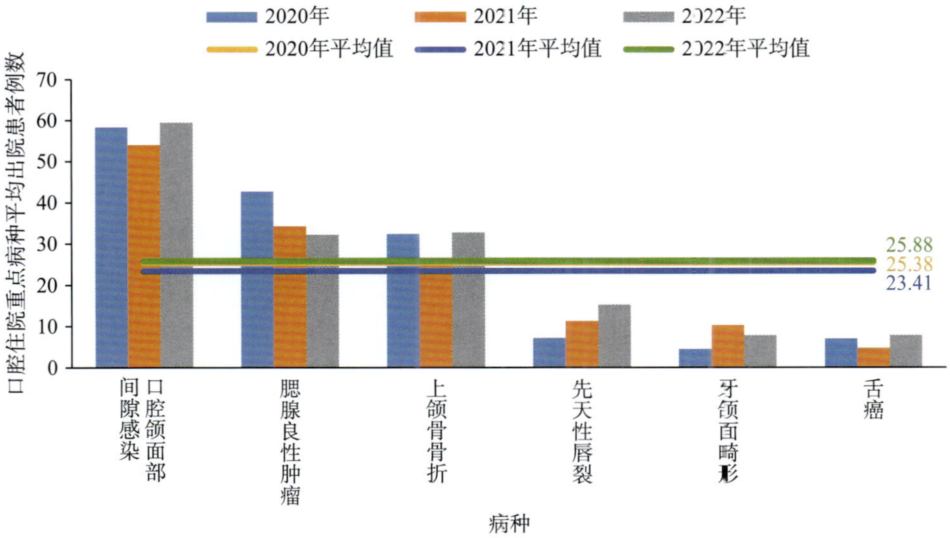


图 2-427　2020—2022 年云南省 11 家医疗机构口腔住院 6 个重点病种平均出院患者例数比较

天性唇裂平均住院日最短（图 2-429）。平均住院费用总体上升，牙颌面畸形平均住院费用最高，口腔颌面部间隙感染平均住院费用最低（图 2-430）。

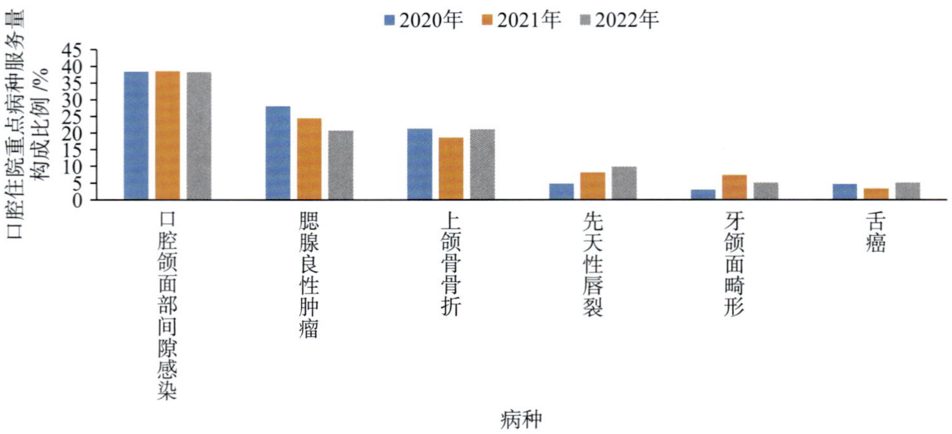


图 2-428　2020—2022 年云南省 11 家医疗机构口腔住院 6 个重点病种服务量构成比例比较

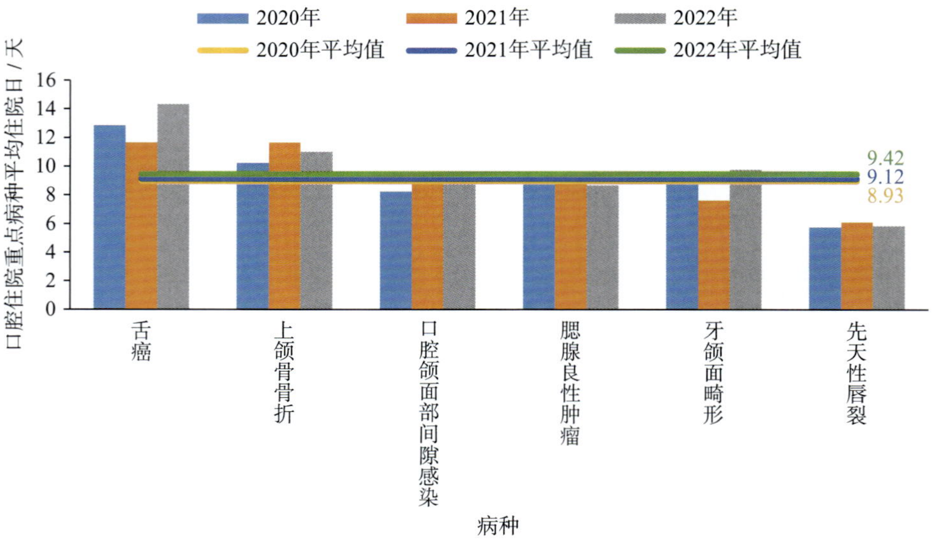


图 2-429　2020—2022 年云南省 11 家医疗机构口腔住院 6 个重点病种平均住院日比较

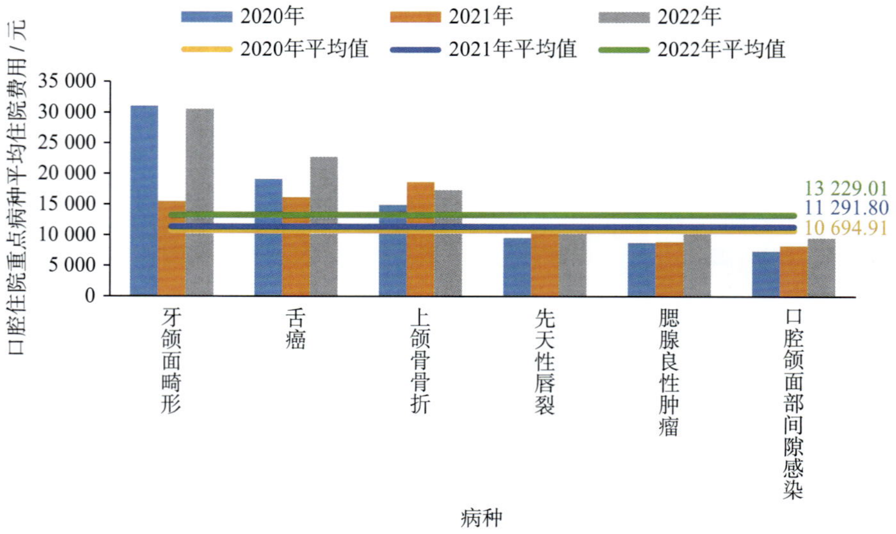


图 2-430　2020—2022 年云南省 11 家医疗机构口腔住院 6 个重点病种平均住院费用比较

（2）住院重点手术及操作相关指标比较：2020—2022 年，云南省 11 家医疗机构口腔住院 7 个重点手术及操作平均手术例数总体先升后降；按照平均手术例数排序，排名前 3 位的手术及操作依次为腮腺肿物切除＋面神经解剖术、唇裂修复术、口腔颌面部肿瘤切除整复术（图 2-431、图 2-432）。平均住院日总体先升后降，游离腓骨复合组织瓣移植术平均住院日最长，唇裂修复术平均住院日最短（图 2-433）。平均住院费用总体上升，牙颌面畸形矫正术（上颌 LeFort Ⅰ型截骨术＋双侧下颌升支劈开截骨术）平均住院费用最高，腮腺肿物切除＋面神经解剖术平均住院费用最低（图 2-434）。

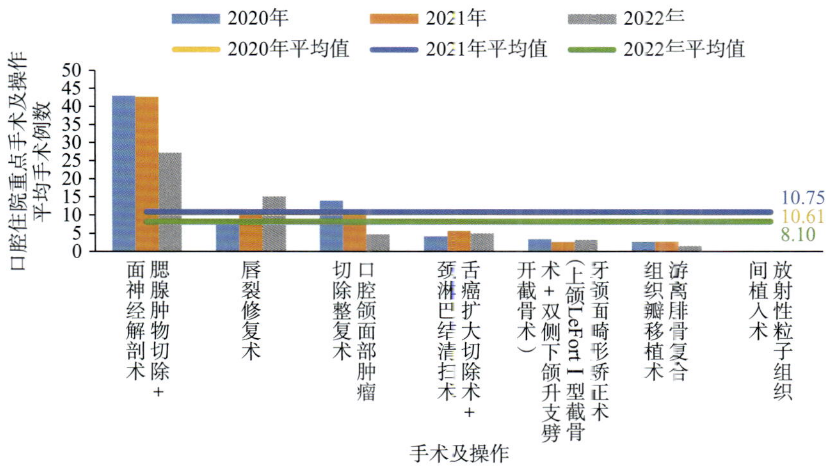


图 2-431　2020—2022 年云南省 11 家医疗机构口腔住院 7 个重点手术及操作平均手术例数比较

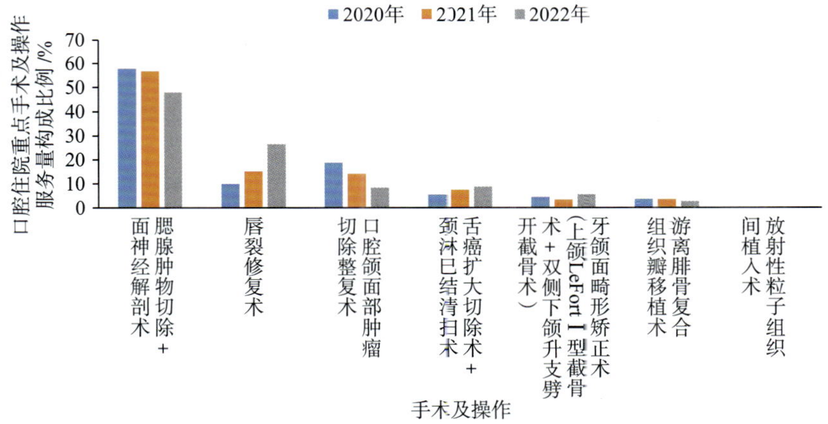


图 2-432　2020—2022 年云南省 11 家医疗机构口腔住院 7 个重点手术及操作服务量构成比例比较

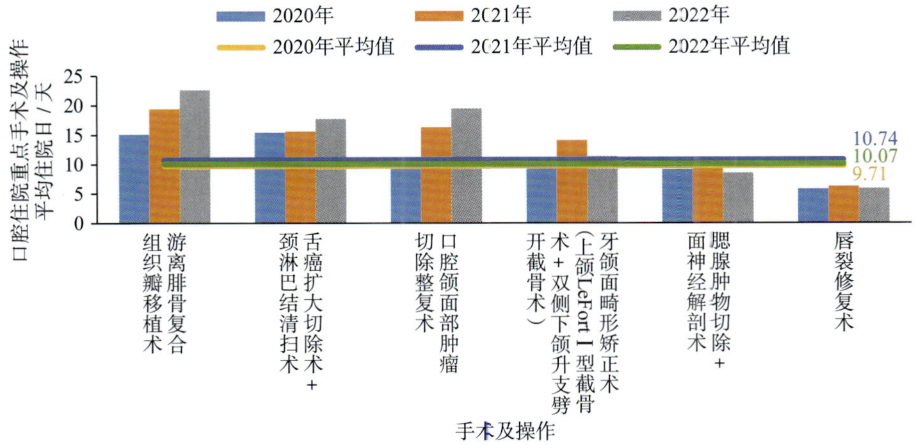


图 2-433　2020—2022 年云南省 11 家医疗机构口腔住院 7 个重点手术及操作平均住院日比较

注：纳入比较的医疗机构未填报放射性粒子组织间植入术数据，故本图未显示。

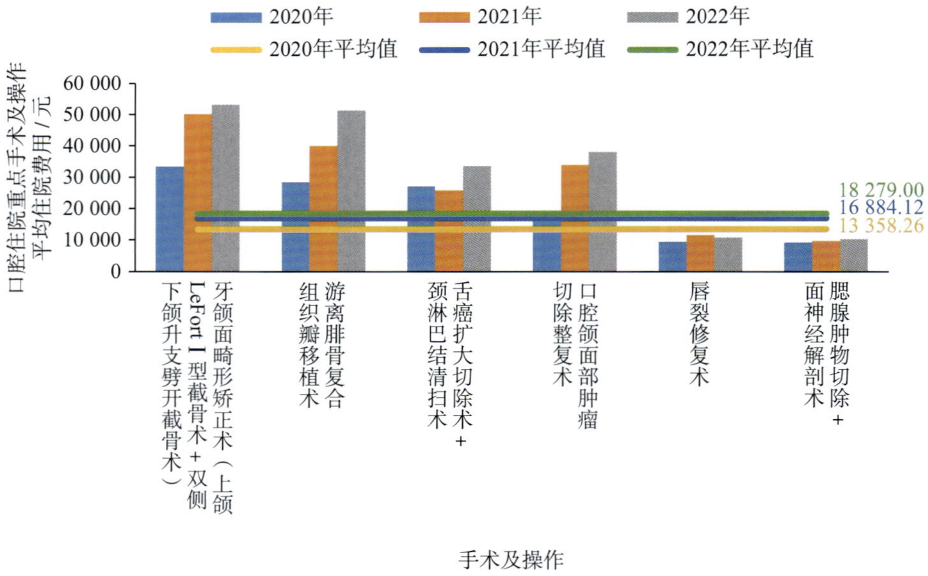


图 2-434　2020—2022 年云南省 11 家医疗机构口腔住院 7 个重点手术及操作平均住院费用比较

注：纳入比较的医疗机构未填报放射性粒子组织间植入术数据，故本图未显示。

（3）住院部分单病种相关指标比较：2020—2022 年，云南省 11 家医疗机构口腔住院 5 大类 12 项单病种相关指标数据如表 2-248 所示。

表 2-248　云南省 11 家医疗机构口腔住院部分单病种相关指标在不同年份中的平均值比较

| 单病种 | 质控指标 | 2020 年 | 2021 年 | 2022 年 | 平均值 |
|---|---|---|---|---|---|
| 腮腺浅叶良性肿瘤 | 腮腺浅叶良性肿瘤术前术后诊断符合率 /% | 87.08 | 94.12 | 95.93 | 91.69 |
| | 腮腺浅叶良性肿瘤术后面神经麻痹发生率 /% | 1.23 | 2.43 | 3.94 | 2.31 |
| | 腮腺浅叶良性肿瘤术后涎瘘发生率 /% | 19.75 | 4.37 | 5.12 | 11.79 |
| 口腔鳞状细胞癌 | T3 / T4 期初发口腔鳞状细胞癌病例构成比例 /% | 48.25 | 33.33 | 45.14 | 42.68 |
| | 游离 / 带蒂组织瓣技术在初发口腔鳞状细胞癌手术治疗中的应用率 /% | 68.32 | 49.00 | 52.55 | 56.21 |
| | 游离 / 带蒂组织瓣移植成功率 /% | 97.80 | 98.37 | 95.71 | 98.15 |
| 下颌骨骨折（不含髁突骨折） | 下颌骨骨折（不含髁突骨折）术后伤口感染发生率 /% | 0.22 | 0.32 | 2.13 | 0.76 |
| | 下颌骨骨折（不含髁突骨折）术后咬合紊乱发生率 /% | 0.44 | 0.00 | 1.77 | 0.67 |
| 先天性唇腭裂 | 先天性唇裂术后伤口延期愈合发生率 /% | 0.00 | 0.00 | 0.62 | 0.24 |
| | 先天性腭裂术后伤口裂开及穿孔发生率 /% | 0.00 | 2.35 | 4.94 | 2.25 |
| 骨性Ⅲ类错𬌗畸形 | 骨性Ⅲ类错𬌗畸形术后伤口感染发生率 /% | 6.82 | 0.00 | 0.00 | 3.53 |
| | 骨性Ⅲ类错𬌗畸形术后咬合关系与术前设计符合率 /% | 81.82 | 100.00 | 93.75 | 88.24 |

# 三十二、浙江省

## （一）口腔门诊工作量统计

**1. 重点病种工作量统计**　在浙江省的 167 家医疗机构中，2022 年门诊共治疗 10 个重点病种患者 2 863 443 人次。按照平均就诊人次排序，排名前 5 位的病种依次为慢性根尖周炎、错𬌗畸形、下颌阻生第三磨牙、慢性牙周炎、牙列缺损（表 2-249，图 2-435）。

表 2-249　2022 年浙江省口腔门诊 10 个重点病种在不同医疗机构中的平均就诊人次比较

| 重点病种 | 三级 | | 二级 | | 二级以下 | | 平均值（167 家） |
|---|---|---|---|---|---|---|---|
| | 公立（4 家） | 民营（1 家） | 公立（30 家） | 民营（1 家） | 公立（117 家） | 民营（14 家） | |
| 慢性根尖周炎 | 18 748.50 | 27 086.00 | 5 498.90 | 8.00 | 2 189.98 | 1 816.14 | 3 285.68 |
| 错𬌗畸形 | 38 592.00 | 133 880.00 | 3 777.77 | 0.00 | 691.43 | 250.21 | 2 910.07 |
| 下颌阻生第三磨牙 | 21 193.50 | 26 880.00 | 4 787.77 | 221.00 | 1 845.67 | 827.71 | 2 892.45 |
| 慢性牙周炎 | 39 221.25 | 51 940.00 | 3 852.80 | 5.00 | 1 196.24 | 865.50 | 2 853.24 |
| 牙列缺损 | 21 987.75 | 36 868.00 | 3 223.60 | 25.00 | 1 047.81 | 552.36 | 2 107.06 |
| 急性牙髓炎 | 1 768.75 | 17 327.00 | 2 919.10 | 682.00 | 1 652.38 | 1 118.50 | 1 926.02 |
| 颞下颌关节紊乱病 | 6 453.75 | 189.00 | 741.70 | 0.00 | 172.35 | 78.64 | 416.29 |
| 牙列缺失 | 4 822.75 | 1 794.00 | 472.70 | 290.00 | 214.96 | 172.00 | 377.93 |
| 年轻恒牙牙外伤 | 3 221.25 | 997.00 | 356.00 | 0.00 | 118.71 | 21.29 | 232.03 |
| 口腔扁平苔藓 | 2 566.25 | 362.00 | 204.40 | 0.00 | 61.79 | 23.36 | 145.60 |
| 合计 | 158 575.75 | 297 323.00 | 25 834.73 | 1 231.00 | 9 191.32 | 5 725.71 | 17 146.37 |

注：根据门急诊实际开放牙椅数，参照口腔专科医疗机构门急诊牙椅数标准对所有医疗机构进行重新分类，其中牙椅 60 台以上比照三级分析，牙椅 20～59 台比照二级分析，牙椅 3～19 台比照二级以下分析。

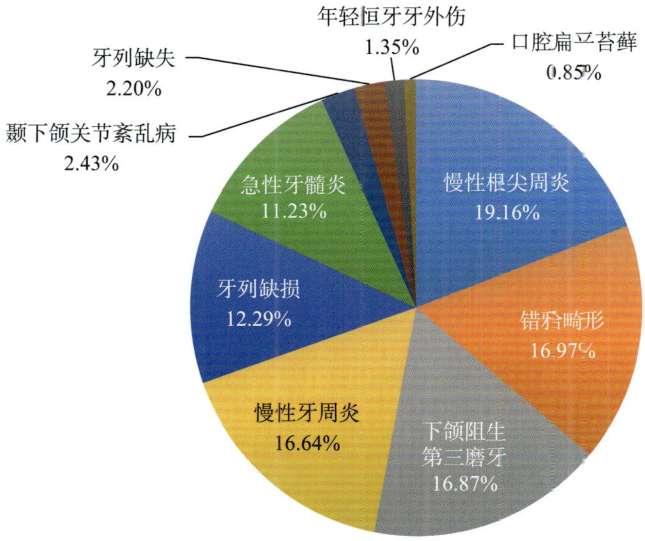


图 2-435　2022 年浙江省口腔门诊 10 个重点病种患者人次构成比

**2．重点技术工作量统计** 在浙江省的 167 家医疗机构中，2022 年门诊 9 个重点技术患者服务总量 2 159 459 人次。按照平均就诊人次排序，排名前 5 位的技术依次为根管治疗术、阻生牙拔除术、错殆畸形矫治术、牙周洁治术、烤瓷冠修复技术（表 2-250，图 2-436）。

表 2-250 2022 年浙江省口腔门诊 9 个重点技术在不同医疗机构中的平均就诊人次比较

| 重点技术 | 三级 | | 二级 | | 二级以下 | | 平均值（167 家） |
|---|---|---|---|---|---|---|---|
| | 公立（4 家） | 民营（1 家） | 公立（30 家） | 民营（1 家） | 公立（117 家） | 民营（14 家） | |
| 根管治疗术 | 52 180.75 | 18 952.00 | 6 889.93 | 470.00 | 2 571.01 | 1 855.93 | 4 560.68 |
| 阻生牙拔除术 | 22 857.25 | 27 749.00 | 4 120.37 | 221.00 | 1 368.28 | 977.50 | 2 495.71 |
| 错殆畸形矫治术 | 42 022.00 | 5 618.00 | 2 588.60 | 158.00 | 346.44 | 52.64 | 1 753.25 |
| 牙周洁治术 | 17 913.25 | 12 558.00 | 2 459.97 | 138.00 | 816.00 | 976.79 | 1 600.57 |
| 烤瓷冠修复技术 | 6 063.50 | 6 244.00 | 2 093.13 | 483.00 | 618.51 | 647.50 | 1 049.14 |
| 慢性牙周炎系统治疗 | 20 050.00 | 3 431.00 | 1 218.57 | 0.00 | 148.18 | 227.64 | 842.59 |
| 可摘局部义齿修复技术 | 1 404.75 | 1 908.00 | 486.33 | 5.00 | 261.03 | 89.93 | 322.88 |
| 种植体植入术 | 2 426.50 | 4 108.00 | 376.33 | 41.00 | 72.88 | 156.21 | 214.72 |
| 全口义齿修复技术 | 536.75 | 816.00 | 118.57 | 0.00 | 71.81 | 23.86 | 91.35 |
| 合计 | 165 454.75 | 81 384.00 | 20 351.80 | 1 516.00 | 6 274.14 | 5 008.00 | 12 930.89 |

注：根据门急诊实际开放牙椅数，参照口腔专科医疗机构门急诊牙椅数标准对所有医疗机构进行重新分类，其中牙椅 60 台以上比照三级分析，牙椅 20 ~ 59 台比照二级分析，牙椅 3 ~ 19 台比照二级以下分析。

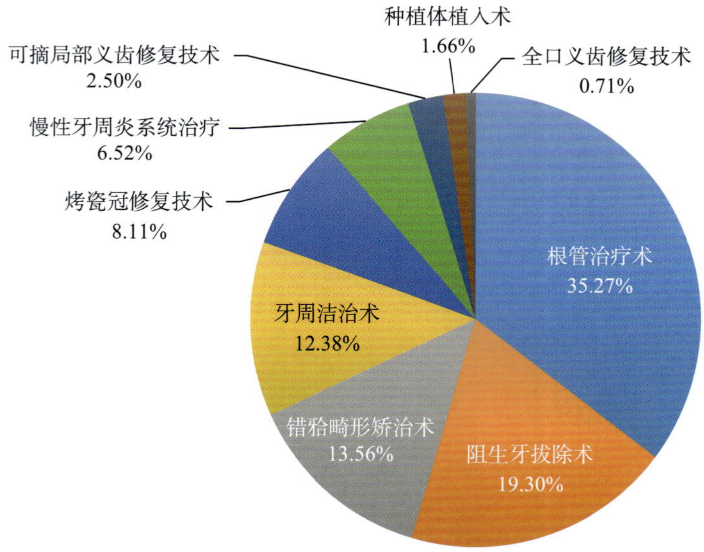


图 2-436 2022 年浙江省口腔门诊 9 个重点技术患者人次构成比

**3．口腔门诊部分单病种相关指标** 在浙江省的 167 家医疗机构中，口腔门诊根管治疗 5 项单病种相关指标数据如表 2-251 所示。

表 2-251　2022 年浙江省口腔门诊部分单病种相关指标在不同医疗机构中的平均值比较

| 质控指标 | 三级 | | 二级 | | 二级以下 | | 平均值（167 家） |
|---|---|---|---|---|---|---|---|
| | 公立（4 家） | 民营（1 家） | 公立（30 家） | 民营（1 家） | 公立（117 家） | 民营（14 家） | |
| 根管治疗患牙术前拍摄 X 线根尖片的百分比 /% | 90.08 | 99.83 | 83.78 | 89.36 | 78.16 | 96.46 | 84.86 |
| 根管再治疗患牙术前拍摄 X 线根尖片的百分比 /% | 87.96 | 100.00 | 84.37 | 100.00 | 72.50 | 99.94 | 81.69 |
| 橡皮障隔离术在根管治疗中的使用率 /% | 35.90 | 99.84 | 22.79 | 5.32 | 7.67 | 11.66 | 19.98 |
| 根管治疗患牙根管充填临床合格率 /% | 96.83 | 92.42 | 88.94 | 100.00 | 80.41 | 94.79 | 88.96 |
| 根管再治疗患牙根管充填临床合格率 /% | 96.13 | 100.00 | 87.02 | 100.00 | 76.46 | 94.91 | 85.37 |

## （二）口腔住院医疗质量数据统计

**1. 重点病种数据统计**　在浙江省的 65 家医疗机构中，2022 年住院共治疗 6 个重点病种患者 4 615 例。按照平均出院患者例数排序，排名前 3 位的病种依次为腮腺良性肿瘤、上颌骨骨折、口腔颌面部间隙感染。其中舌癌平均住院日最长，先天性唇裂平均住院日最短；舌癌平均住院费用最高，先天性唇裂平均住院费用最低（表 2-252）。

表 2-252　2022 年浙江省口腔住院 6 个重点病种的 3 项质控指标平均值比较

| 重点病种 | 平均出院患者例数 | 平均住院日 / 天 | 平均住院费用 / 元 |
|---|---|---|---|
| 腮腺良性肿瘤 | 37.05 | 5.99 | 9 849.00 |
| 上颌骨骨折 | 15.46 | 7.98 | 20 849.38 |
| 口腔颌面部间隙感染 | 8.92 | 9.97 | 12 508.39 |
| 舌癌 | 5.85 | 12.09 | 30 257.97 |
| 牙颌面畸形 | 3.03 | 6.14 | 26 277.78 |
| 先天性唇裂 | 0.69 | 5.44 | 7 914.14 |

**2. 重点手术及操作数据统计**　在浙江省的 65 家医疗机构中，2022 年住院 7 个重点手术及操作共治疗患者 4 036 例。按照平均手术例数排序，排名前 3 位的手术及操作依次为腮腺肿物切除 + 面神经解剖术、口腔颌面部肿瘤切除整复术、舌癌扩大切除术 + 颈淋巴结清扫术。其中舌癌扩大切除术 + 颈淋巴结清扫术平均住院日最长，唇裂修复术平均住院日最短；牙颌面畸形矫正术（上颌 LeFort Ⅰ型截骨术 + 双侧下颌升支劈开截骨术）平均住院费用最高，唇裂修复术平均住院费用最低（表 2-253）。

表 2-253　2022 年浙江省口腔住院 7 个重点手术及操作的 3 项质控指标平均值比较

| 重点手术及操作 | 平均手术例数 | 平均住院日 / 天 | 平均住院费用 / 元 |
|---|---|---|---|
| 腮腺肿物切除 + 面神经解剖术 | 36.98 | 6.45 | 11 019.86 |
| 口腔颌面部肿瘤切除整复术 | 16.60 | 7.91 | 20 190.87 |
| 舌癌扩大切除术 + 颈淋巴结清扫术 | 3.77 | 15.24 | 46 146.67 |

| 重点手术及操作 | 平均手术例数 | 平均住院日 / 天 | 平均住院费用 / 元 |
|---|---|---|---|
| 游离腓骨复合组织瓣移植术 | 2.88 | 14.68 | 46 580.42 |
| 唇裂修复术 | 1.49 | 5.34 | 9 496.55 |
| 牙颌面畸形矫正术（上颌 LeFort Ⅰ型截骨术 + 双侧下颌升支劈开截骨术） | 0.29 | 8.60 | 72 725.17 |
| 放射性粒子组织间植入术 | 0.08 | 9.10 | 57 815.38 |

**3．口腔住院部分单病种相关指标**　在浙江省的 65 家医疗机构中，口腔住院 5 大类 12 项单病种相关指标数据如表 2-254 所示。

表 2-254　2022 年浙江省口腔住院部分单病种相关指标的平均值比较

| 单病种 | 质控指标 | 平均值 |
|---|---|---|
| 腮腺浅叶良性肿瘤 | 腮腺浅叶良性肿瘤术前术后诊断符合率 /% | 95.34 |
| | 腮腺浅叶良性肿瘤术后面神经麻痹发生率 /% | 1.87 |
| | 腮腺浅叶良性肿瘤术后涎瘘发生率 /% | 2.77 |
| 口腔鳞状细胞癌 | T3 / T4 期初发口腔鳞状细胞癌病例构成比例 /% | 34.27 |
| | 游离 / 带蒂组织瓣技术在初发口腔鳞状细胞癌手术治疗中的应用率 /% | 50.41 |
| | 游离 / 带蒂组织瓣移植成功率 /% | 98.47 |
| 下颌骨骨折（不含髁突骨折） | 下颌骨骨折（不含髁突骨折）术后伤口感染发生率 /% | 1.92 |
| | 下颌骨骨折（不含髁突骨折）术后咬合紊乱发生率 /% | 1.10 |
| 先天性唇腭裂 | 先天性唇裂术后伤口延期愈合发生率 /% | 0.00 |
| | 先天性腭裂术后伤口裂开及穿孔发生率 /% | 0.00 |
| 骨性Ⅲ类错殆畸形 | 骨性Ⅲ类错殆畸形术后伤口感染发生率 /% | 0.00 |
| | 骨性Ⅲ类错殆畸形术后咬合关系与术前设计符合率 /% | 100.00 |

## （三）2020—2022 年医疗质量数据比较

**1．口腔门诊医疗质量数据比较**

（1）门诊重点病种相关指标比较：2020—2022 年，浙江省 104 家医疗机构口腔门诊 10 个重点病种平均就诊人次总体上升。按照平均就诊人次排序，排名前 5 位的病种依次为慢性根尖周炎、下颌阻生第三磨牙、慢性牙周炎、错殆畸形、牙列缺损（图 2-437、图 2-438）。

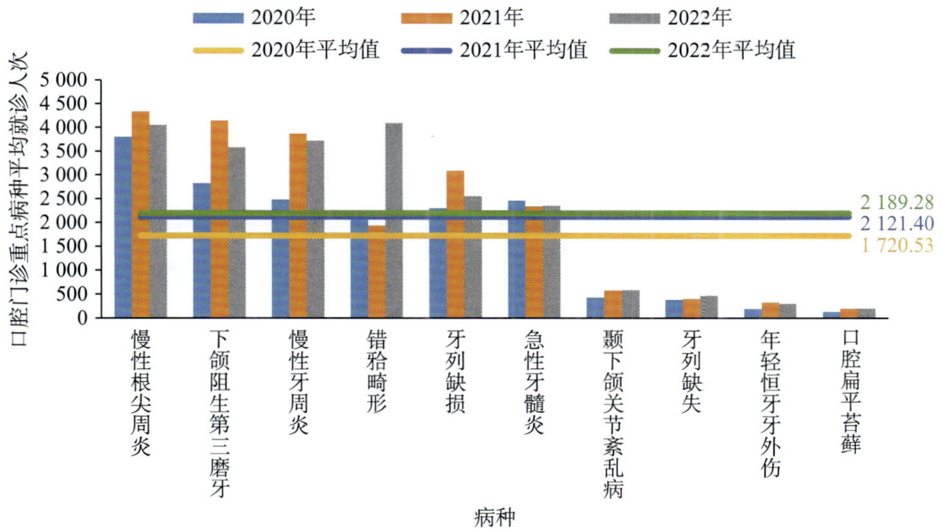


图 2-437 2020—2022 年浙江省 104 家医疗机构口腔门诊 10 个重点病种平均就诊人次比较

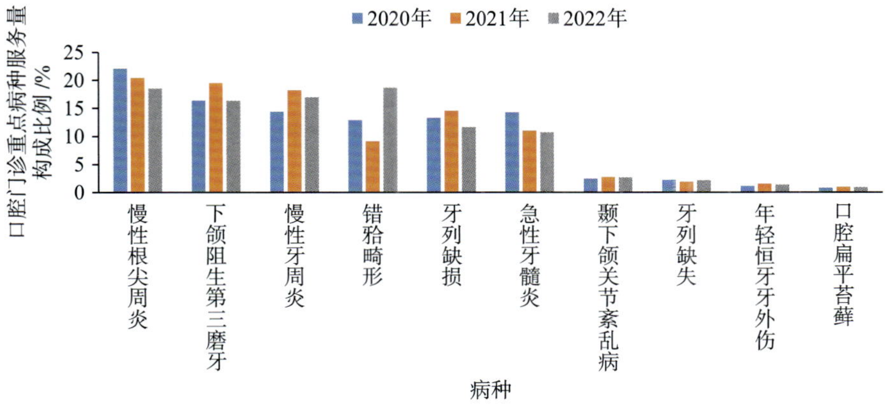


图 2-438 2020—2022 年浙江省 104 家医疗机构口腔门诊 10 个重点病种服务量构成比例比较

（2）门诊重点技术相关指标比较：2020—2022 年，浙江省 104 家医疗机构口腔门诊 9 个重点技术平均就诊人次总体先升后降。按照平均就诊人次排序，排名前 5 位的技术依次为根管治疗术、阻生牙拔除术、牙周洁治术、错𬌗畸形矫治术、烤瓷冠修复技术（图 2-439、图 2-440）。

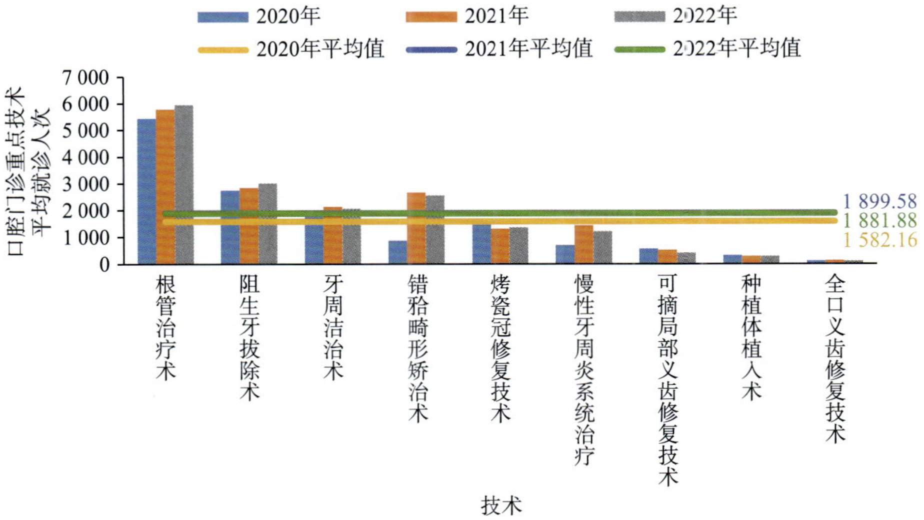


图 2-439 2020—2022 年浙江省 104 家医疗机构口腔门诊 9 个重点技术平均就诊人次比较

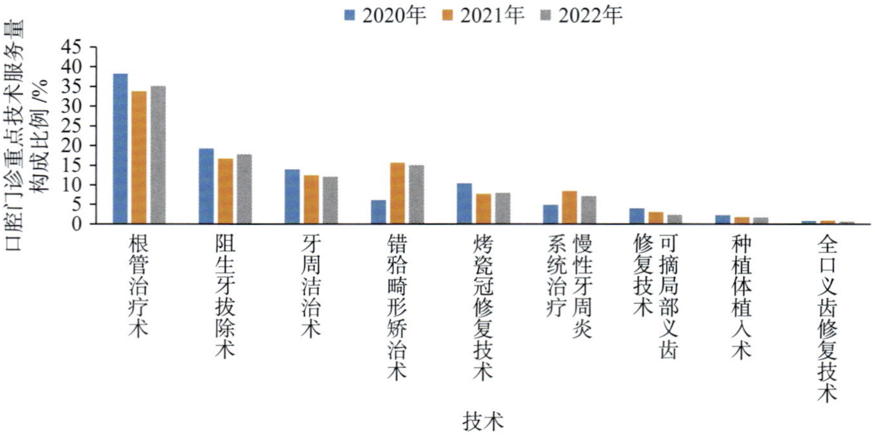


图 2-440　2020—2022 年浙江省 104 家医疗机构口腔门诊 9 个重点技术服务量构成比例比较

（3）门诊部分单病种相关指标比较：2020—2022 年，浙江省 104 家医疗机构口腔门诊根管治疗 5 项单病种相关指标数据如表 2-255 所示。

表 2-255　浙江省 104 家医疗机构口腔门诊部分单病种相关指标在不同年份中的平均值比较

| 质控指标 | 2020 年 | 2021 年 | 2022 年 | 平均值 |
|---|---|---|---|---|
| 根管治疗患牙术前拍摄 X 线根尖片的百分比 /% | 76.31 | 88.36 | 86.30 | 83.65 |
| 根管再治疗患牙术前拍摄 X 线根尖片的百分比 /% | 85.06 | 94.25 | 85.02 | 87.73 |
| 橡皮障隔离术在根管治疗中的使用率 /% | 20.97 | 24.35 | 21.96 | 22.40 |
| 根管治疗患牙根管充填临床合格率 /% | 85.40 | 89.81 | 91.33 | 88.96 |
| 根管再治疗患牙根管充填临床合格率 /% | 85.14 | 88.67 | 87.40 | 86.61 |

**2．口腔住院医疗质量数据比较**

（1）住院重点病种相关指标比较：2020—2022 年，浙江省 38 家医疗机构口腔住院 6 个重点病种平均出院患者例数总体先降后升；按照平均出院患者例数排序，排名前 3 位的病种依次为腮腺良性肿瘤、上颌骨骨折、口腔颌面部间隙感染（图 2-441、图 2-442）。平均住院日总体下降，舌癌平均住院日最长，先天

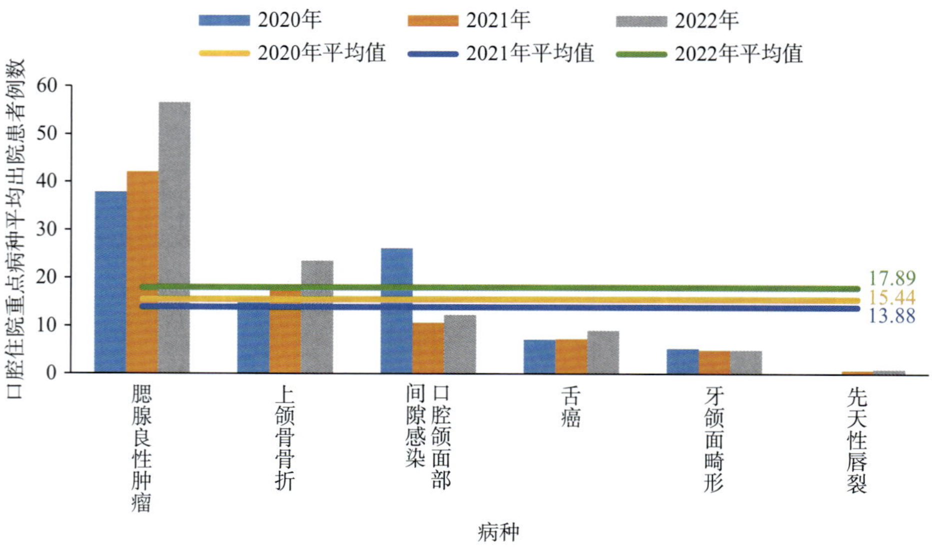


图 2-441　2020—2022 年浙江省 38 家医疗机构口腔住院 6 个重点病种平均出院患者例数比较

性唇裂平均住院日最短（图 2-443）。平均住院费用总体先降后升，舌癌平均住院费用最高，先天性唇裂平均住院费用最低（图 2-444）。

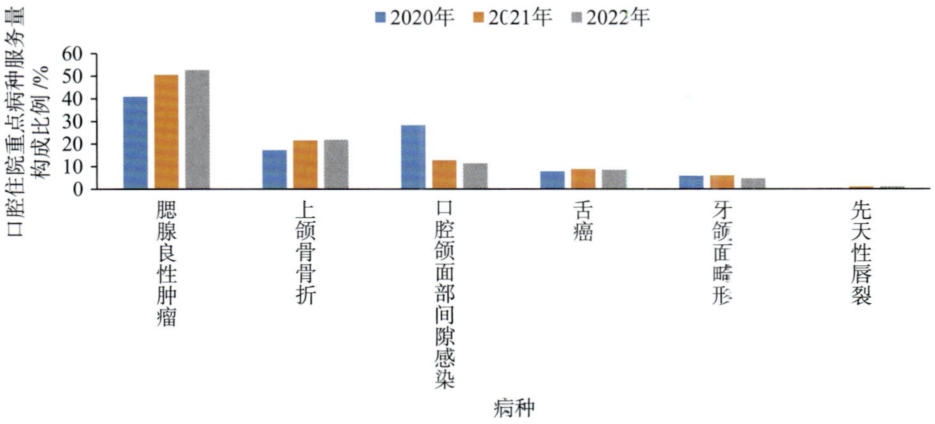


图 2-442　2020—2022 年浙江省 38 家医疗机构口腔住院 6 个重点病种服务量构成比例比较

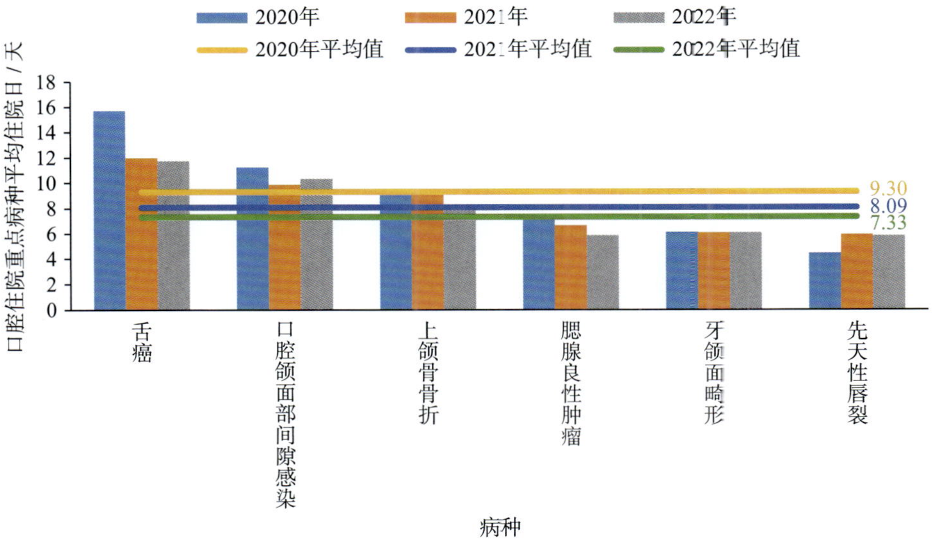


图 2-443　2020—2022 年浙江省 38 家医疗机构口腔住院 6 个重点病种平均住院日比较

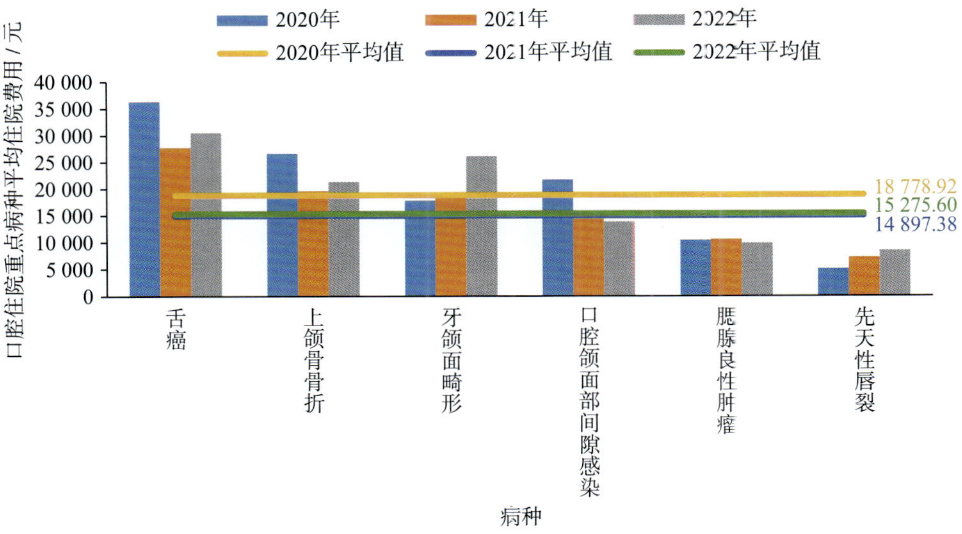


图 2-444　2020—2022 年浙江省 38 家医疗机构口腔住院 6 个重点病种平均住院费用比较

（2）住院重点手术及操作相关指标比较：2020—2022 年，浙江省 38 家医疗机构口腔住院 7 个重点手术及操作平均手术例数总体下降；按照平均手术例数排序，排名前 3 位的手术及操作依次为腮腺肿物切除＋面神经解剖术、口腔颌面部肿瘤切除整复术、舌癌扩大切除术＋颈淋巴结清扫术（图 2-445、图 2-446）。平均住院日总体下降，游离腓骨复合组织瓣移植术平均住院日最长，唇裂修复术平均住院日最短（图 2-447）。平均住院费用总体先降后升，游离腓骨复合组织瓣移植术平均住院费用最高，唇裂修复术平均住院费用最低（图 2-448）。

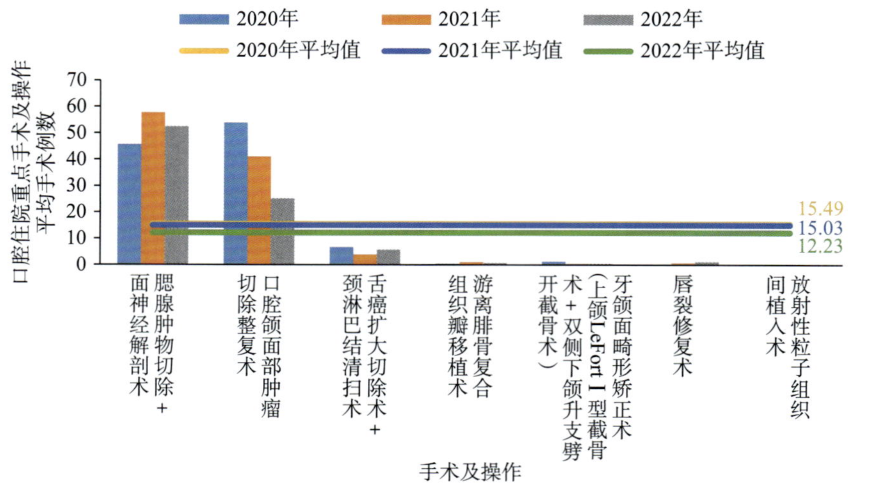


图 2-445　2020—2022 年浙江省 38 家医疗机构口腔住院 7 个重点手术及操作平均手术例数比较

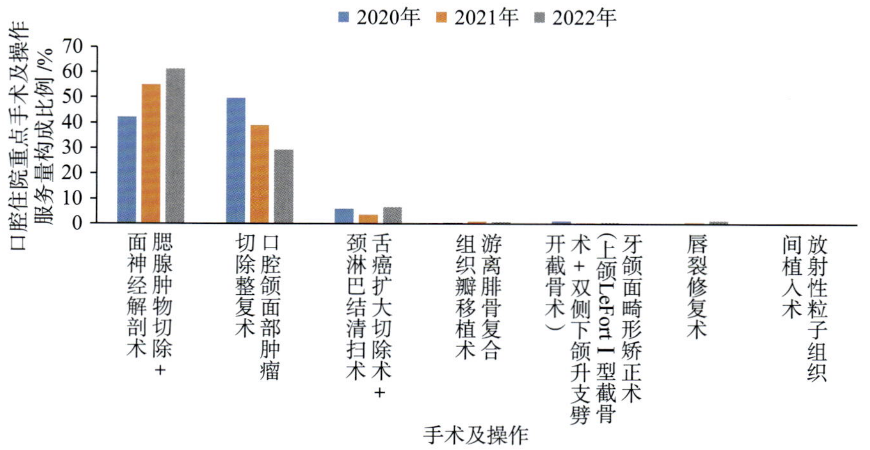


图 2-446　2020—2022 年浙江省 38 家医疗机构口腔住院 7 个重点手术及操作服务量构成比例比较

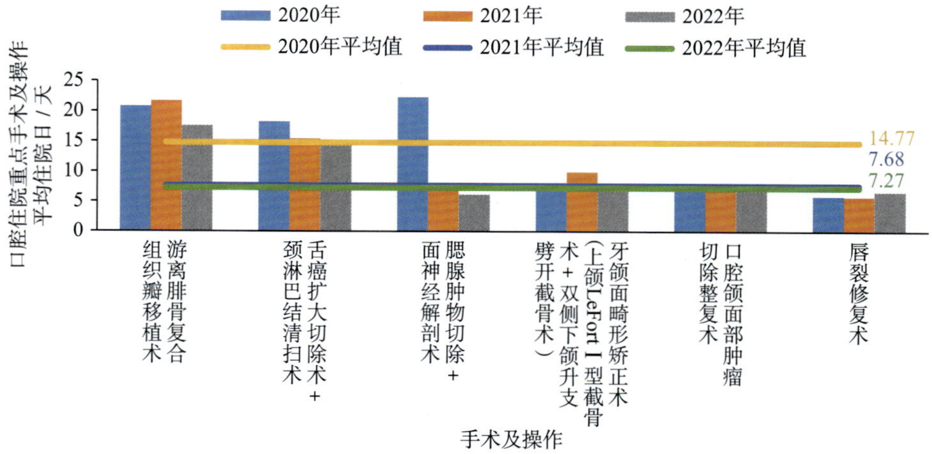


图 2-447　2020—2022 年浙江省 38 家医疗机构口腔住院 7 个重点手术及操作平均住院日比较

注：纳入比较的医疗机构未填报放射性粒子组织间植入术数据，故本图未显示。

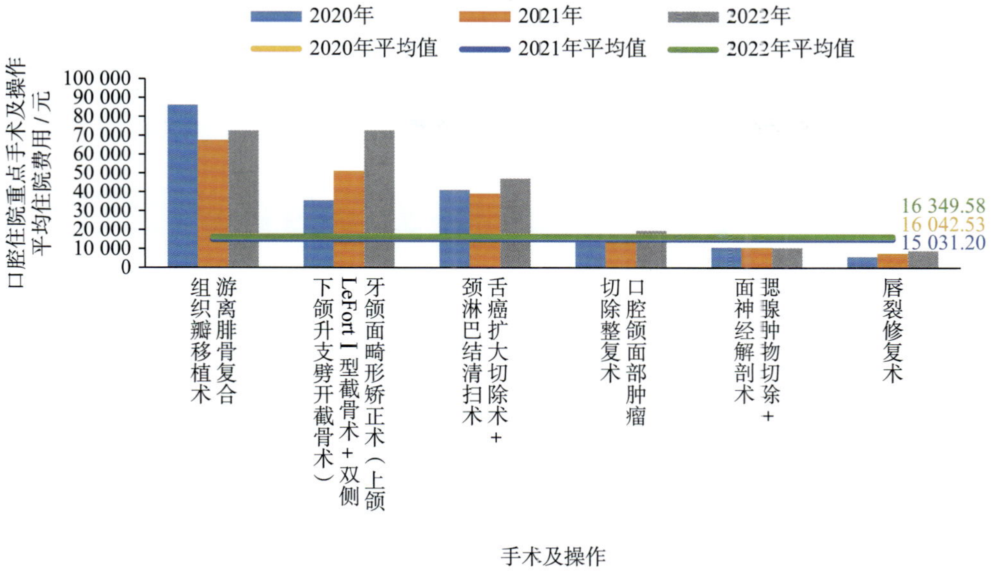


图 2-448　2020—2022 年浙江省 38 家医疗机构口腔住院 7 个重点手术及操作平均住院费用比较

注：纳入比较的医疗机构未填报放射性粒子组织间植入术数据，故本图未显示。

（3）住院部分单病种相关指标比较：2020—2022 年，浙江省 38 家医疗机构口腔住院 5 大类 12 项单病种相关指标数据如表 2-256 所示。

表 2-256　浙江省 38 家医疗机构口腔住院部分单病种相关指标在不同年份中的平均值比较

| 单病种 | 质控指标 | 2020 年 | 2021 年 | 2022 年 | 平均值 |
|---|---|---|---|---|---|
| 腮腺浅叶良性肿瘤 | 腮腺浅叶良性肿瘤术前术后诊断符合率 /% | 96.09 | 95.48 | 95.63 | 95.72 |
| | 腮腺浅叶良性肿瘤术后面神经麻痹发生率 /% | 1.57 | 4.42 | 1.82 | 2.66 |
| | 腮腺浅叶良性肿瘤术后涎瘘发生率 /% | 2.51 | 3.33 | 3.06 | 3.02 |
| 口腔鳞状细胞癌 | T3 / T4 期初发口腔鳞状细胞癌病例构成比例 /% | 25.32 | 28.59 | 31.84 | 28.56 |
| | 游离 / 带蒂组织瓣技术在初发口腔鳞状细胞癌手术治疗中的应用率 /% | 36.01 | 33.93 | 52.03 | 40.65 |
| | 游离 / 带蒂组织瓣移植成功率 /% | 96.22 | 96.98 | 98.29 | 97.26 |
| 下颌骨骨折（不含髁突骨折） | 下颌骨骨折（不含髁突骨折）术后伤口感染发生率 /% | 1.43 | 1.72 | 2.03 | 1.73 |
| | 下颌骨骨折（不含髁突骨折）术后咬合紊乱发生率 /% | 1.43 | 2.40 | 1.25 | 1.67 |
| 先天性唇腭裂 | 先天性唇裂术后伤口延期愈合发生率 /% | 0.00 | 0.00 | 0.00 | 0.00 |
| | 先天性腭裂术后伤口裂开及穿孔发生率 /% | 3.13 | 0.00 | 0.00 | 0.58 |
| 骨性Ⅲ类错 𬌗 畸形 | 骨性Ⅲ类错𬌗畸形术后伤口感染发生率 /% | 0.00 | 0.00 | 0.00 | 0.00 |
| | 骨性Ⅲ类错𬌗畸形术后咬合关系与术前设计符合率 /% | 100.00 | 100.00 | 100.00 | 100.00 |

# 第三章

# 口腔专科与综合医疗机构口腔专业质控数据比较分析报告

## 一、数据纳入统计情况

全国31个省、区、市（不含香港特别行政区、澳门特别行政区、台湾省）和新疆生产建设兵团的2 990家医疗机构纳入2022年医疗服务与质量安全数据口腔门诊相关质控指标分析，其中口腔专科医疗机构287家，其他专科医疗机构245家，综合医疗机构2 458家。957家医疗机构纳入口腔住院相关质控指标分析，其中口腔专科医疗机构72家，其他专科医疗机构21家，综合医疗机构864家（表3-1，图3-1）。本章节主要对口腔专科与综合医疗机构口腔专业质控数据进行比较分析。

表3-1　2022年医疗服务与质量安全数据纳入口腔相关质控指标统计的不同医疗机构数量　单位：家

| 分类 | | 三级 | | 二级 | | 二级以下 | | 合计 |
|---|---|---|---|---|---|---|---|---|
| | | 公立 | 民营 | 公立 | 民营 | 公立 | 民营 | |
| 门诊 | 口腔专科 | 74 | 13 | 43 | 88 | 2 | 67 | 287 |
| | 其他专科 | 1 | — | 14 | — | 220 | 10 | 245 |
| | 综合 | 33 | 1 | 343 | 8 | 1 864 | 209 | 2 458 |
| 住院 | 口腔专科 | 52 | 2 | 13 | 3 | 1 | 1 | 72 |
| | 其他专科 | 2 | — | 1 | — | 18 | — | 21 |
| | 综合 | 23 | — | 212 | 10 | 588 | 31 | 864 |

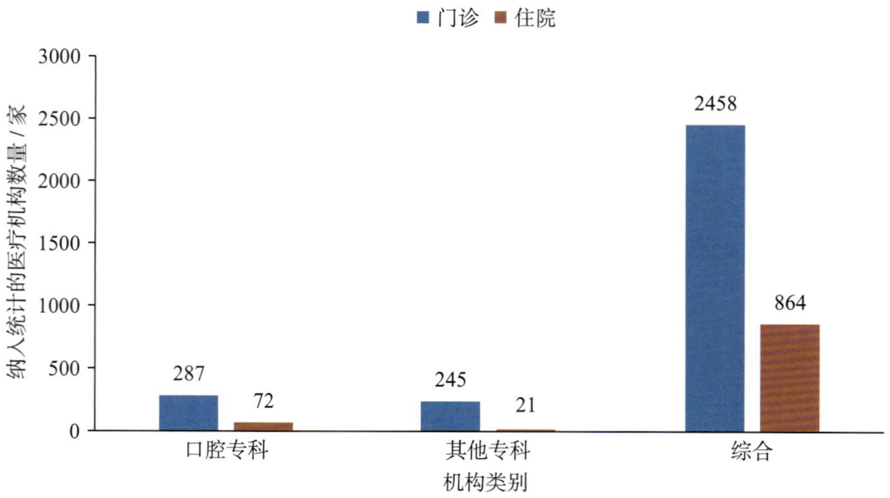


图3-1　2022年医疗服务与质量安全数据纳入口腔相关质控指标统计的医疗机构分类及数量

## 二、口腔门诊工作量统计

### （一）重点病种工作量统计

在全国31个省、区、市（不含香港特别行政区、澳门特别行政区、台湾省）和新疆生产建设兵团的2 990家医疗机构中，2022年门诊共治疗10个重点病种患者30 619 175人次。由表3-2计算可知，纳入统计的口腔专科医疗机构10个重点病种平均就诊人次是综合医疗机构口腔科的4.96倍。按照平均就诊人次排序，口腔专科医疗机构排名前5位的病种依次为慢性牙周炎、错㿻畸形、下颌阻生第三磨牙、牙列缺损、慢性根尖周炎，综合医疗机构口腔科排名前5位的病种依次为慢性根尖周炎、下颌阻生第三磨牙、慢性牙周炎、急性牙髓炎、牙列缺损（图3-2、图3-3）。

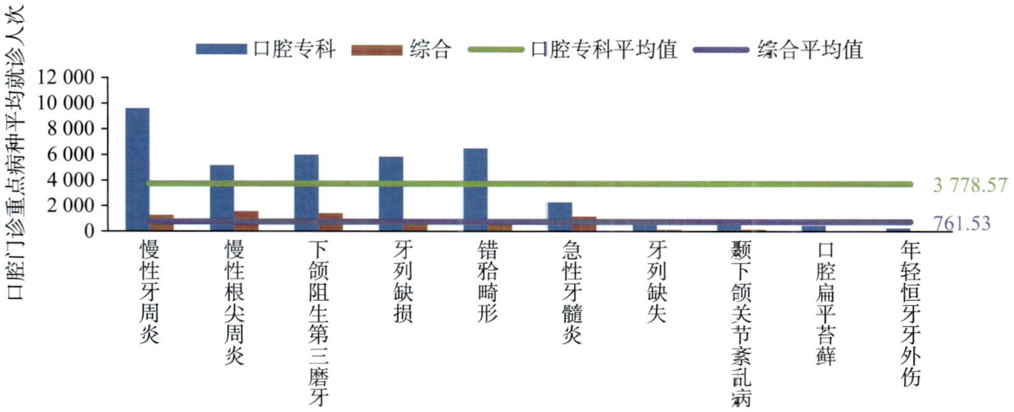


图3-2　2022年口腔门诊10个重点病种患者平均就诊人次比较

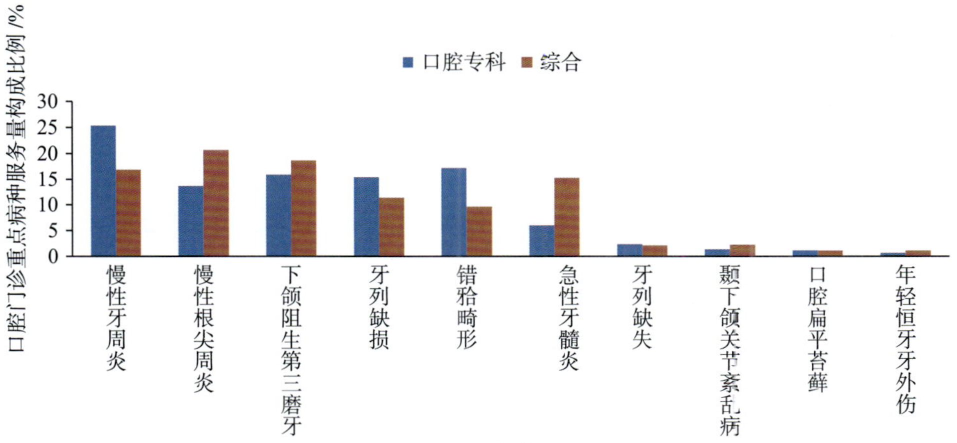


图3-3　2022年口腔门诊10个重点病种患者服务量构成比例比较

### （二）重点技术工作量统计

在全国31个省、区、市（不含香港特别行政区、澳门特别行政区、台湾省）和新疆生产建设兵团的2 990家医疗机构中，2022年门诊9个重点技术患者服务总量29 578 558人次。由表3-2计算可知，纳入统计的口腔专科医疗机构9个重点技术平均就诊人次是综合医疗机构口腔科的5.50倍。按照平均就诊人次排序，口腔专科医疗机构排名前5位的技术依次为根管治疗术、错㿻畸形矫治术、牙周洁治术、阻生牙

表 3-2　2022 年口腔门诊 10 个重点病种、9 个重点技术在不同医疗机构中的平均就诊人次比较

| 分类 | 病种或技术 | 三级公立 | | 三级民营 | | 二级公立 | | 二级民营 | | 二级以下公立 | | 二级以下民营 | | 平均值 | |
|---|---|---|---|---|---|---|---|---|---|---|---|---|---|---|---|
| | | 口腔专科 | 综合 | 口腔专科 | 综合 | 口腔专科 | 综合 | 口腔专科 | 综合 | 口腔专科 | 综合 | 口腔专科 | 综合 | 口腔专科 | 综合 |
| 重点病种 | 慢性牙周炎 | 31 535.51 | 11 089.94 | 12 798.00 | 2 953.00 | 3 315.77 | 3 373.34 | 985.52 | 5 168.00 | 781.50 | 786.15 | 429.39 | 653.73 | 9 615.46 | 1 289.39 |
| | 慢性根尖周炎 | 14 736.69 | 7 746.85 | 7 070.15 | 2 742.00 | 3 923.35 | 3 420.96 | 1 206.16 | 1 796.50 | 1 763.00 | 1 215.56 | 440.67 | 833.28 | 5 192.77 | 1 581.00 |
| | 下颌阻生第三磨牙 | 18 945.07 | 10 135.85 | 5 673.54 | 2 124.00 | 2 988.67 | 3 405.86 | 1 148.99 | 1 974.63 | 945.50 | 984.30 | 390.06 | 719.69 | 6 039.51 | 1 426.26 |
| | 牙列缺损 | 18 075.47 | 6 232.76 | 5 910.08 | 1 524.00 | 2 470.47 | 2 101.54 | 1 377.89 | 1 207.75 | 547.00 | 605.12 | 616.00 | 391.53 | 5 868.52 | 873.66 |
| | 错𬌗畸形 | 19 045.08 | 10 403.06 | 17 267.00 | 59.00 | 3 642.86 | 2 452.14 | 758.14 | 1 074.75 | 938.00 | 314.75 | 266.67 | 194.61 | 6 539.75 | 740.60 |
| | 急性牙髓炎 | 5 260.82 | 4 384.73 | 2 834.69 | 1 325.00 | 2 429.02 | 2 044.20 | 1 100.01 | 559.63 | 1 465.00 | 1 006.58 | 431.54 | 739.89 | 2 297.02 | 1 172.73 |
| | 牙列缺失 | 1 618.49 | 906.39 | 1 185.46 | 83.00 | 927.60 | 337.17 | 756.72 | 285.88 | 137.00 | 128.28 | 348.12 | 123.00 | 924.23 | 167.92 |
| | 颞下颌关节紊乱病 | 1 958.57 | 2 090.64 | 421.38 | 202.00 | 52.93 | 456.20 | 60.67 | 206.75 | 20.50 | 105.33 | 12.49 | 69.57 | 553.68 | 178.27 |
| | 口腔扁平苔藓 | 1 793.15 | 1 620.64 | 60.31 | 2.00 | 41.19 | 260.78 | 9.63 | 112.00 | 10.50 | 42.91 | 0.67 | 21.95 | 474.43 | 92.92 |
| | 年轻恒牙牙外伤 | 910.47 | 542.00 | 121.46 | 0.00 | 112.65 | 217.30 | 64.58 | 108.13 | 33.50 | 67.54 | 13.70 | 38.98 | 280.37 | 92.48 |
| | 合计 | 113 879.32 | 55 152.85 | 53 342.08 | 11 014.00 | 19 904.51 | 18 069.48 | 7 468.30 | 12 494.00 | 6 641.50 | 5 256.51 | 2 949.31 | 3 786.22 | 37 785.74 | 7 615.26 |
| 重点技术 | 根管治疗术 | 25 198.00 | 18 873.09 | 10 002.54 | 4 400.00 | 6 480.81 | 5 623.77 | 2 506.02 | 6 211.00 | 1 697.50 | 1 925.95 | 1 003.93 | 1 417.78 | 8 935.71 | 2 641.22 |
| | 阻生牙拔除术 | 18 781.58 | 7 863.94 | 7 530.92 | 3 008.00 | 3 374.93 | 3 281.75 | 1 074.07 | 2 391.00 | 660.00 | 928.32 | 320.22 | 644.51 | 6 098.10 | 1 331.32 |
| | 牙周洁治术 | 19 092.57 | 6 123.18 | 9 385.31 | 10 517.00 | 3 344.37 | 2 613.52 | 2 364.70 | 3 920.75 | 801.00 | 595.11 | 1 038.37 | 564.79 | 6 822.07 | 963.27 |
| | 错𬌗畸形矫治术 | 27 545.23 | 12 711.06 | 12 323.69 | 59.00 | 2 591.28 | 2 194.30 | 845.89 | 835.00 | 938.00 | 242.13 | 336.66 | 100.81 | 8 393.21 | 671.79 |
| | 烤瓷冠修复技术 | 5 539.22 | 3 177.27 | 2 896.31 | 473.00 | 1 528.51 | 1 539.74 | 838.58 | 1 042.38 | 801.00 | 451.84 | 475.49 | 345.70 | 2 162.14 | 633.14 |
| | 慢性牙周炎系统治疗 | 14 533.20 | 4 965.48 | 3 511.31 | 1 499.00 | 1 544.28 | 1 179.31 | 416.86 | 2 949.25 | 217.00 | 144.53 | 163.58 | 130.44 | 4 305.18 | 362.13 |
| | 可摘局部义齿修复技术 | 2 428.76 | 1 612.39 | 801.23 | 75.00 | 856.37 | 734.49 | 310.32 | 232.13 | 367.00 | 228.24 | 192.13 | 149.34 | 933.39 | 310.71 |
| | 种植体植入术 | 2 139.36 | 1 021.48 | 1 270.46 | 563.00 | 291.35 | 252.26 | 608.91 | 310.00 | 83.00 | 30.97 | 436.97 | 52.59 | 942.10 | 78.11 |
| | 全口义齿修复技术 | 517.50 | 671.12 | 219.15 | 18.00 | 204.37 | 132.36 | 155.41 | 69.38 | 127.50 | 54.60 | 60.55 | 36.10 | 236.66 | 72.19 |
| | 合计 | 115 775.42 | 57 019.03 | 47 940.92 | 20 612.00 | 20 216.28 | 17 551.50 | 9 120.76 | 17 960.88 | 5 692.00 | 4 601.69 | 4 027.91 | 3 442.07 | 38 828.55 | 7 063.89 |

拔除术、慢性牙周炎系统治疗，综合医疗机构口腔科排名前5位的技术依次为根管治疗术、阻生牙拔除术、牙周洁治术、错𬌗畸形矫治术、烤瓷冠修复技术（图3-4、图3-5）。

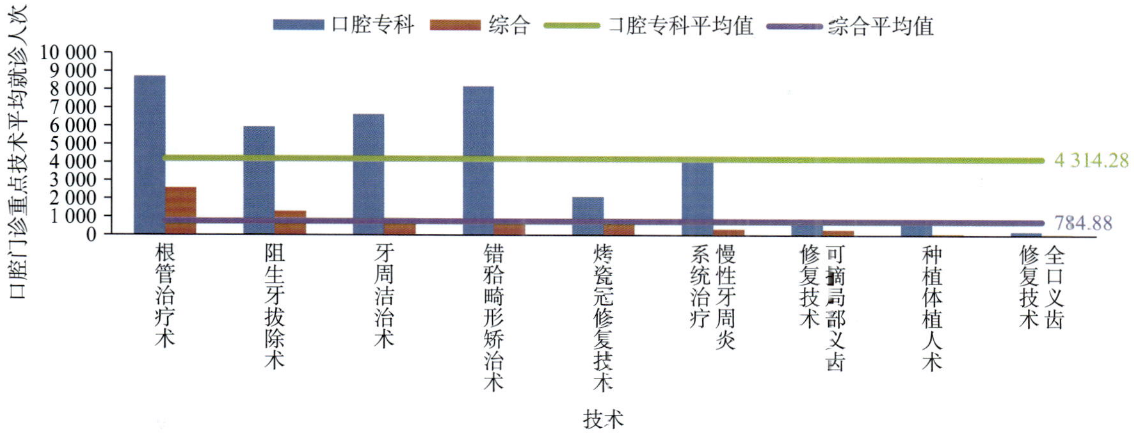


图3-4　2022年口腔门诊9个重点技术患者平均就诊人次比较

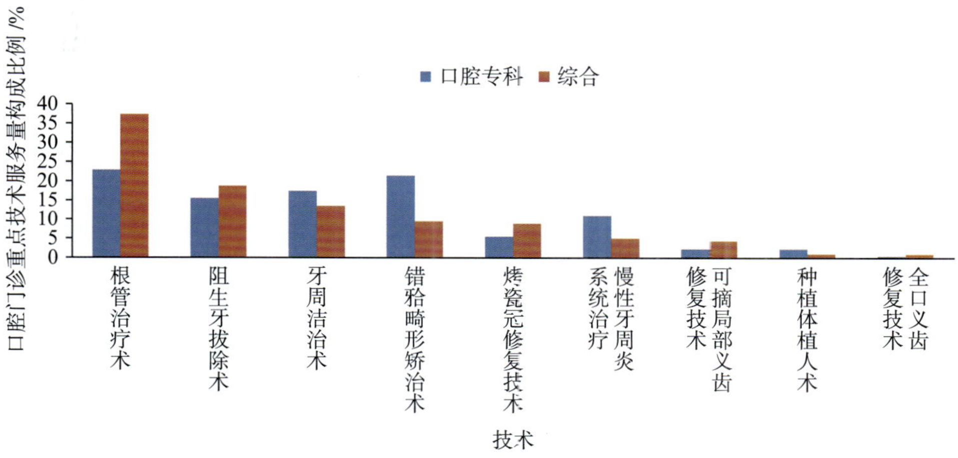


图3-5　2022年口腔门诊9个重点技术患者服务量构成比例比较

## 三、口腔住院医疗质量数据统计

### （一）重点病种数据统计

在全国31个省、区、市（不含香港特别行政区、澳门特别行政区、台湾省）和新疆生产建设兵团的957家医疗机构中，2022年住院共治疗6个重点病种患者84 060例。由表3-3计算可知，纳入统计的口腔专科医疗机构6个重点病种平均出院患者例数是综合医疗机构口腔科的2.65倍。按照平均出院患者例数排序，口腔专科医疗机构排名前3位的病种依次为牙颌面畸形、腮腺良性肿瘤、舌癌，综合医疗机构口腔科排名前3位的病种依次为腮腺良性肿瘤、口腔颌面部间隙感染、上颌骨骨折（图3-6、图3-7）。先天性唇裂、牙颌面畸形、口腔颌面部间隙感染3个病种平均住院日口腔专科医疗机构比综合医疗机构口腔科长，上颌骨骨折、舌癌、腮腺良性肿瘤3个病种平均住院日口腔专科医疗机构比综合医疗机构口腔科短（图3-8）。除了舌癌外，其余5个病种平均住院费用口腔专科医疗机构均比综合医疗机构口腔科高（图3-9）。

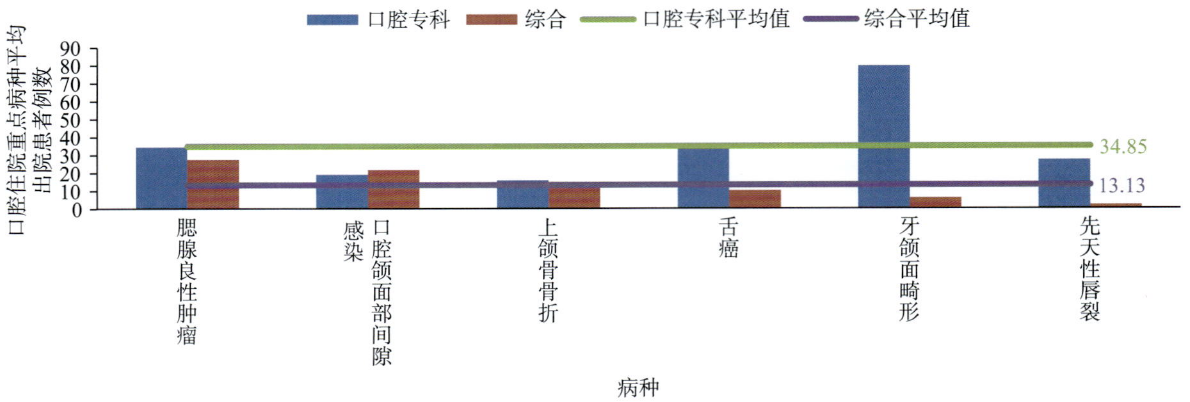


图 3-6　2022 年口腔住院 6 个重点病种平均出院患者例数比较

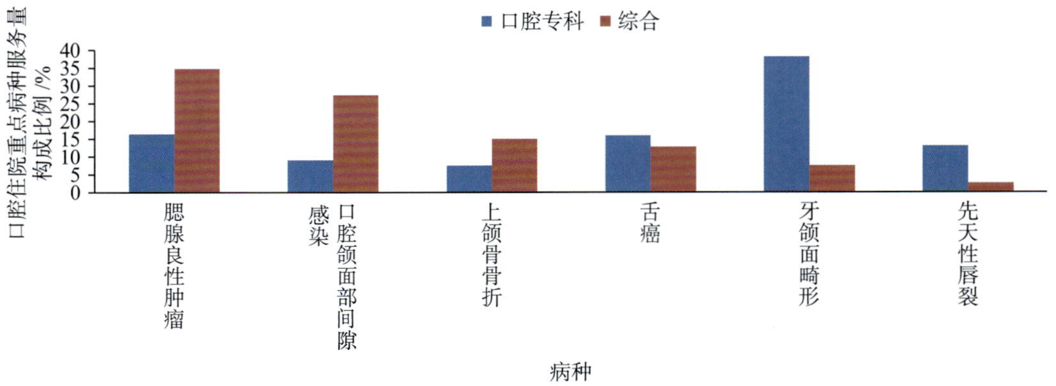


图 3-7　2022 年口腔住院 6 个重点病种服务量构成比例比较

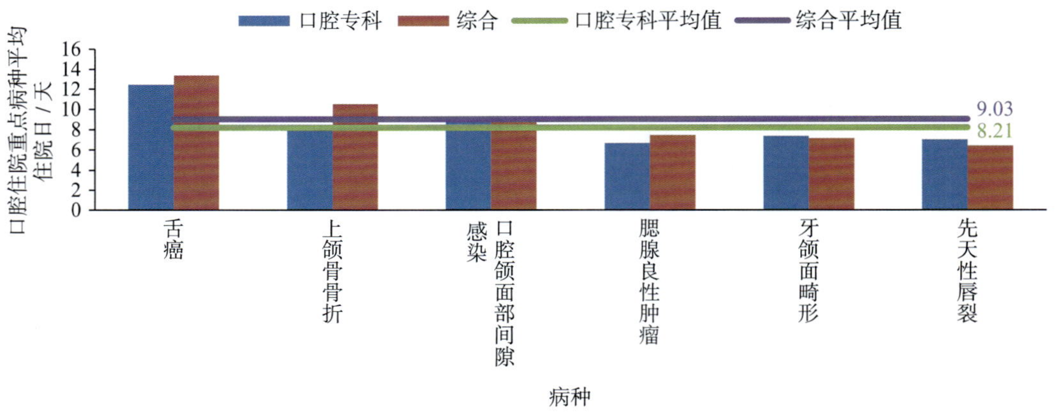


图 3-8　2022 年口腔住院 6 个重点病种平均住院日比较

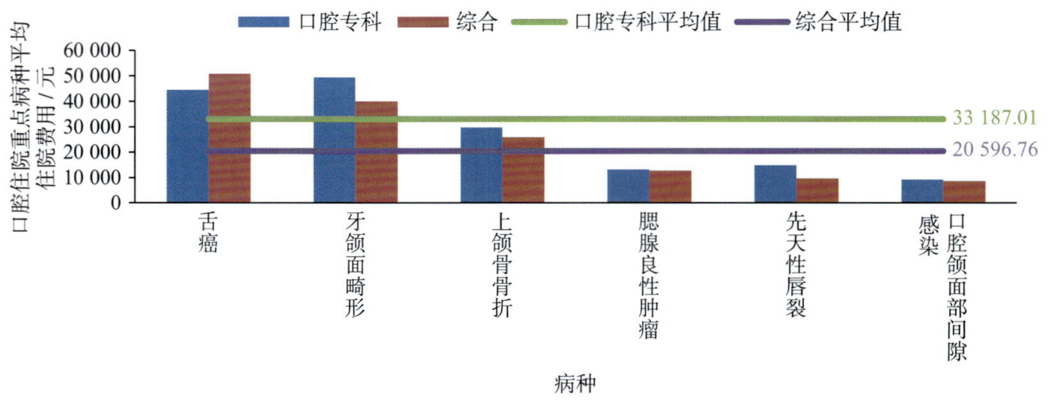


图 3-9　2022 年口腔住院 6 个重点病种平均住院费用比较

表 3-3 2022 年口腔住院 6 个重点病种的 3 项质控指标在不同医疗机构中的平均值比较

| 质控指标 | 重点病种 | 三级公立 | | 三级民营 | | 二级公立 | | 二级民营 | | 二级以下公立 | | 二级以下民营 | | 平均值 | |
|---|---|---|---|---|---|---|---|---|---|---|---|---|---|---|---|
| | | 口腔专科 | 综合 | 口腔专科 | 综合 | 口腔专科 | 综合 | 口腔专科 | 综合 | 口腔专科 | 综合 | 口腔专科 | 综合 | 口腔专科 | 综合 |
| 平均出院患者例数 | 腮腺良性肿瘤 | 45.38 | 168.39 | 2.50 | — | 7.92 | 55.09 | 0.00 | 22.90 | 5.00 | 13.06 | 0.00 | 5.84 | 34.35 | 27.36 |
| | 口腔颌面部间隙感染 | 22.67 | 48.48 | 6.00 | — | 8.69 | 40.97 | 19.67 | 31.60 | 0.00 | 14.12 | 0.00 | 6.55 | 18.93 | 21.55 |
| | 上颌骨骨折 | 20.77 | 62.22 | 3.00 | — | 3.38 | 26.03 | 0.00 | 5.20 | 0.00 | 5.29 | 0.00 | 3.29 | 15.69 | 11.82 |
| | 舌癌 | 44.90 | 165.87 | 2.50 | — | 4.85 | 16.28 | 0.00 | 5.00 | 0.00 | 2.34 | 0.00 | 0.52 | 33.38 | 10.08 |
| | 牙颌面畸形 | 109.04 | 135.09 | 1.50 | — | 3.69 | 6.63 | 0.00 | 30.20 | 3.00 | 0.43 | 0.00 | 0.45 | 79.50 | 5.88 |
| | 先天性唇裂 | 37.35 | 16.78 | 1.00 | — | 1.08 | 4.69 | 0.00 | 15.30 | 3.00 | 0.43 | 0.00 | 0.23 | 27.24 | 2.08 |
| 平均住院日 / 天 | 腮腺良性肿瘤 | 6.65 | 7.22 | 6.00 | — | 7.05 | 7.66 | — | 6.94 | 5.00 | 7.29 | — | 8.20 | 6.66 | 7.46 |
| | 口腔颌面部间隙感染 | 9.15 | 10.61 | 10.00 | — | 9.24 | 9.67 | 4.73 | 6.69 | — | 7.97 | — | 10.10 | 8.97 | 8.93 |
| | 上颌骨骨折 | 7.96 | 9.19 | 10.33 | — | 7.96 | 11.26 | — | 13.26 | — | 9.82 | — | 10.46 | 7.97 | 10.53 |
| | 舌癌 | 12.42 | 12.41 | 15.20 | — | 13.76 | 14.76 | — | 12.61 | — | 12.65 | — | 14.62 | 12.47 | 13.39 |
| | 牙颌面畸形 | 7.35 | 6.87 | 14.30 | — | 10.42 | 7.88 | — | 5.92 | 7.00 | 8.15 | — | 6.93 | 7.38 | 7.15 |
| | 先天性唇裂 | 7.03 | 5.72 | 10.00 | — | 5.98 | 6.13 | — | 8.43 | 5.00 | 7.40 | — | 7.07 | 7.03 | 6.42 |
| 平均住院费用 / 元 | 腮腺良性肿瘤 | 13 410.71 | 19 697.50 | 14 343.33 | — | 9 394.52 | 12 695.14 | — | 8 818.97 | 7 500.00 | 9 871.18 | — | 9 865.21 | 13 233.37 | 12 876.50 |
| | 口腔颌面部间隙感染 | 9 247.01 | 22 218.15 | 9 321.32 | — | 12 771.82 | 10 081.55 | 5 116.91 | 6 445.14 | — | 5 797.97 | — | 7 657.49 | 9 361.11 | 8 841.92 |
| | 上颌骨骨折 | 30 357.79 | 42 577.90 | 47 103.83 | — | 14 484.14 | 26 915.69 | — | 26 572.67 | — | 17 105.02 | — | 23 504.76 | 29 828.62 | 26 134.10 |
| | 舌癌 | 45 232.08 | 68 562.31 | 19 421.13 | — | 23 203.99 | 41 880.49 | — | 23 736.05 | — | 25 251.33 | — | 32 305.39 | 44 600.86 | 50 902.91 |
| | 牙颌面畸形 | 49 654.49 | 46 813.08 | 84 629.00 | — | 41 073.12 | 25 283.07 | — | 52 839.12 | 55 000.00 | 24 099.47 | — | 25 597.04 | 49 603.66 | 40 130.83 |
| | 先天性唇裂 | 15 030.68 | 12 172.81 | 8 487.07 | — | 5 596.76 | 8 083.34 | — | 17 596.28 | 4 500.00 | 8 086.67 | — | 7 707.49 | 14 940.55 | 9 773.55 |

## （二）重点手术及操作数据统计

在全国 31 个省、区、市（不含香港特别行政区、澳门特别行政区、台湾省）和新疆生产建设兵团的 957 家医疗机构中，2022 年住院 7 个重点手术及操作共治疗患者 57 438 例。由表 3-4 计算可知，纳入统计的口腔专科医疗机构 7 个重点手术及操作平均手术例数是综合医疗机构口腔科的 4.50 倍。按照平均手术例数排序，口腔专科医疗机构排名前 3 位的手术及操作依次为腮腺肿物切除 + 面神经解剖术、唇裂修复术、口腔颌面部肿瘤切除整复术，综合医疗机构口腔科排名前 3 位的手术及操作依次为腮腺肿物切除 + 面神经解剖术、口腔颌面部肿瘤切除整复术、舌癌扩大切除术 + 颈淋巴结清扫术（图 3-10、图 3-11）。除了牙颌面畸形矫正术（上颌 LeFort Ⅰ型截骨术 + 双侧下颌升支劈开截骨术）外，其余 6 个手术及操作平均住院日口腔专科医疗机构均比综合医疗机构口腔科短（图 3-12）。口腔颌面部肿瘤切除整复术、腮腺肿物切除 + 面神经解剖术、唇裂修复术、游离腓骨复合组织瓣移植术 4 个手术及操作平均住院费用口腔专科医疗机构比综合医疗机构口腔科高，放射性粒子组织间植入术、牙颌面畸形矫正术（上颌 LeFort Ⅰ型截骨术 + 双侧下颌升支劈开截骨术）、舌癌扩大切除术 + 颈淋巴结清扫术 3 个手术及操作平均住院费用口腔专科医疗机构比综合医疗机构口腔科低（图 3-13）。

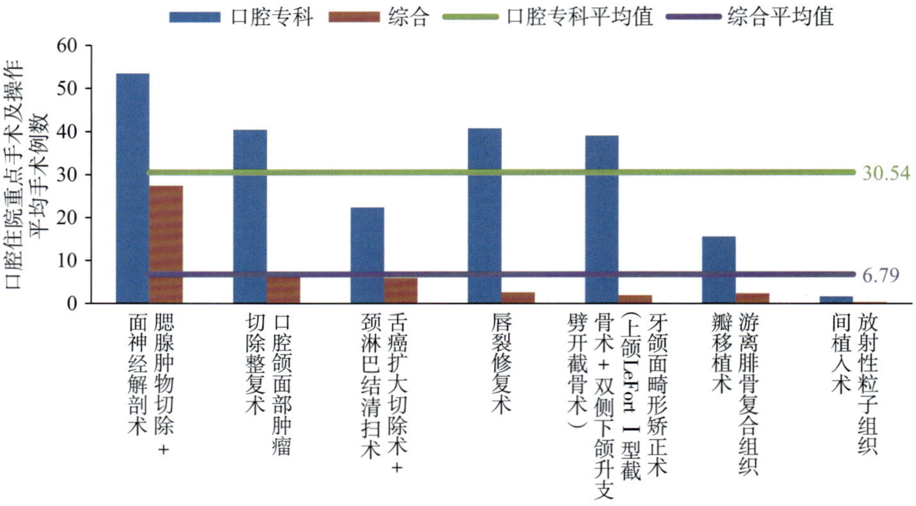


图 3-10　2022 年口腔住院 7 个重点手术及操作平均手术例数比较

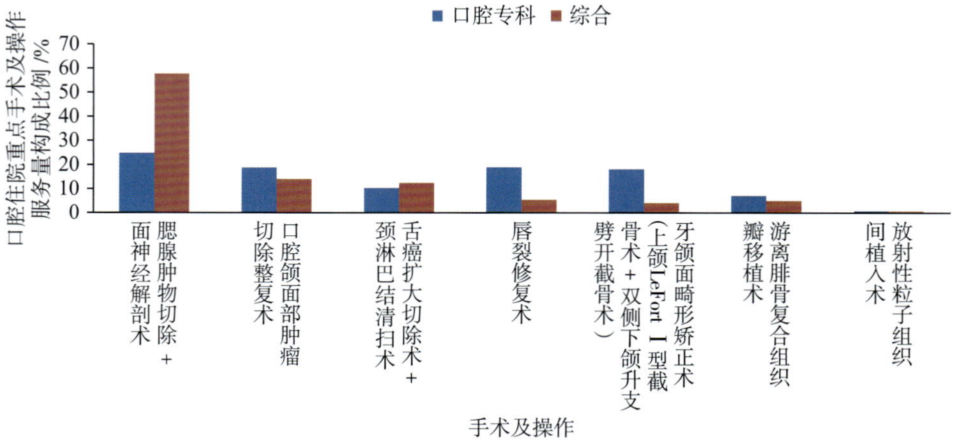


图 3-11　2022 年口腔住院 7 个重点手术及操作服务量构成比例比较

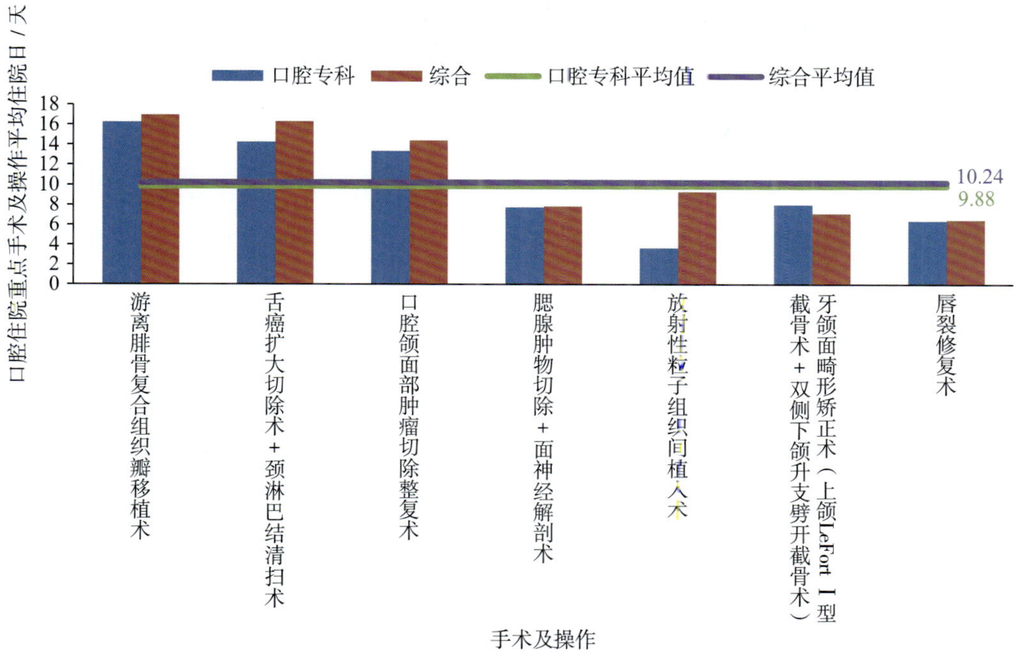


图 3-12　2022 年口腔住院 7 个重点手术及操作平均住院日比较

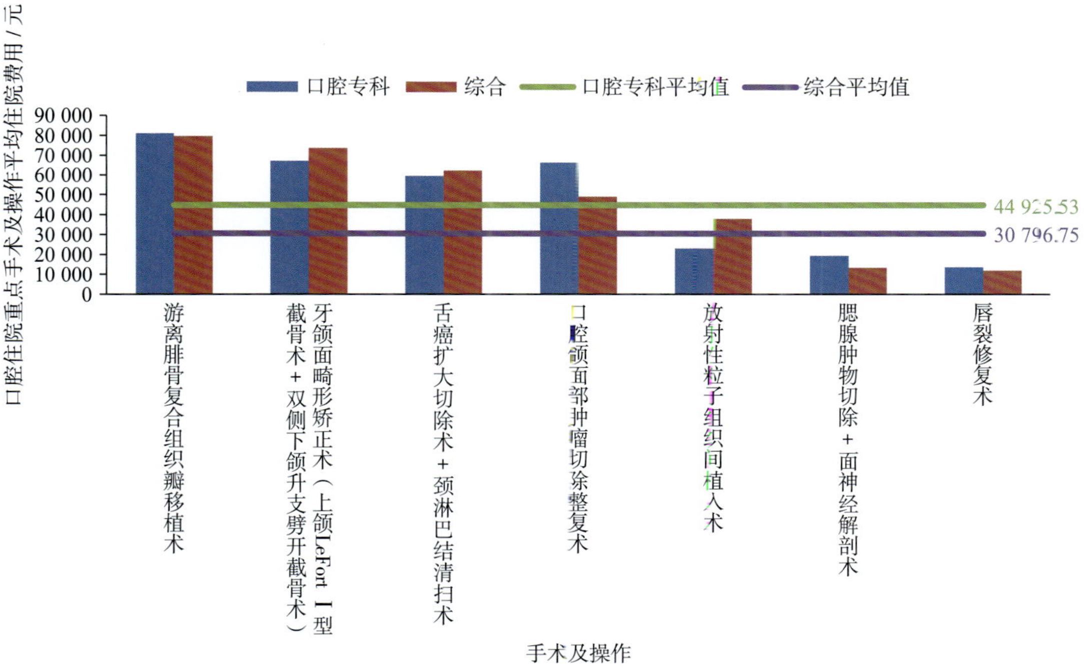


图 3-13　2022 年口腔住院 7 个重点手术及操作平均住院费用比较

表 3-4　2022 年口腔住院 7 个重点手术及操作的 3 项质控指标在不同医疗机构中的平均值比较

| 质控指标 | 手术及操作 | 三级公立 | | 三级民营 | | 二级公立 | | 二级民营 | | 二级以下公立 | | 二级以下民营 | | 平均值 | |
|---|---|---|---|---|---|---|---|---|---|---|---|---|---|---|---|
| | | 口腔专科 | 综合 | 口腔专科 | 综合 | 口腔专科 | 综合 | 口腔专科 | 综合 | 口腔专科 | 综合 | 口腔专科 | 综合 | 口腔专科 | 综合 |
| 平均手术例数 | 腮腺肿物切除 + 面神经解剖术 | 72.25 | 162.87 | 0.00 | — | 7.23 | 57.17 | 0.00 | 31.20 | 0.00 | 12.59 | 0.00 | 5.13 | 53.49 | 27.48 |
| | 口腔颌面部肿瘤切除整复术 | 55.38 | 75.70 | 3.00 | — | 2.46 | 13.77 | 0.00 | 5.10 | 0.00 | 1.79 | 0.00 | 2.39 | 40.53 | 6.75 |
| | 舌癌扩大切除术 + 颈淋巴结清扫术 | 29.94 | 93.65 | 0.50 | — | 4.38 | 10.47 | 0.00 | 2.10 | 0.00 | 1.26 | 0.00 | 0.23 | 22.43 | 5.95 |
| | 唇裂修复术 | 56.25 | 27.00 | 0.50 | — | 1.08 | 5.62 | 0.00 | 18.00 | 0.00 | 0.43 | 0.00 | 0.23 | 40.83 | 2.61 |
| | 牙颌面畸形矫正术 * | 53.44 | 52.96 | 1.50 | — | 2.62 | 1.06 | 0.00 | 19.90 | 3.00 | 0.09 | 0.00 | 0.06 | 39.15 | 1.97 |
| | 游离腓骨复合组织瓣移植术 | 21.56 | 38.22 | 0.00 | — | 0.23 | 5.15 | 0.00 | 1.00 | 0.00 | 0.20 | 0.00 | 0.00 | 15.61 | 2.43 |
| | 放射性粒子组织间植入术 | 2.44 | 6.17 | 0.00 | — | 0.00 | 0.36 | 0.00 | 0.00 | 0.00 | 0.18 | 0.00 | 0.00 | 1.76 | 0.38 |
| 平均住院日 / 天 | 腮腺肿物切除 + 面神经解剖术 | 7.79 | 7.94 | — | — | 7.01 | 8.05 | — | 8.22 | — | 7.45 | — | 8.28 | 7.77 | 7.86 |
| | 口腔颌面部肿瘤切除整复术 | 13.40 | 14.18 | 7.17 | — | 11.66 | 16.62 | — | 9.43 | — | 9.59 | — | 6.52 | 13.37 | 14.44 |
| | 舌癌扩大切除术 + 颈淋巴结清扫术 | 14.26 | 15.66 | 20.00 | — | 13.84 | 17.10 | — | 14.05 | — | 16.04 | — | 20.29 | 14.25 | 16.33 |
| | 唇裂修复术 | 6.41 | 5.87 | 9.00 | — | 5.98 | 6.34 | — | 8.61 | — | 7.38 | — | 7.86 | 6.41 | 6.51 |
| | 牙颌面畸形矫正术 * | 7.96 | 6.72 | 14.30 | — | 11.38 | 9.18 | — | 6.96 | 6.00 | 8.97 | — | 11.50 | 8.01 | 7.16 |
| | 游离腓骨复合组织瓣移植术 | 16.25 | 18.92 | — | — | 17.60 | 15.73 | — | 6.00 | — | 14.99 | — | — | 16.25 | 16.98 |
| | 放射性粒子组织间植入术 | 3.69 | 8.28 | — | — | — | 10.79 | — | — | — | 9.59 | — | — | 3.69 | 9.30 |
| 平均住院费用 / 元 | 腮腺肿物切除 + 面神经解剖术 | 19 771.76 | 20 474.22 | — | — | 9 490.19 | 13 430.83 | — | 13 598.88 | — | 9 969.88 | — | 10 373.49 | 19 520.79 | 13 473.11 |
| | 口腔颌面部肿瘤切除整复术 | 67 370.86 | 58 584.66 | 9 294.76 | — | 16 916.12 | 53 431.79 | — | 70 559.31 | — | 23 856.75 | — | 12 156.47 | 66 698.14 | 49 271.21 |
| | 舌癌扩大切除术 + 颈淋巴结清扫术 | 61 053.48 | 84 035.26 | 36 459.20 | — | 23 956.13 | 49 934.40 | — | 31 722.38 | — | 38 268.83 | — | 54 844.92 | 59 728.93 | 62 541.37 |
| | 唇裂修复术 | 13 971.47 | 17 841.80 | 8 068.96 | — | 5 596.76 | 9 193.71 | — | 18 620.55 | — | 7 419.34 | — | 8 676.11 | 13 929.58 | 12 133.87 |
| | 牙颌面畸形矫正术 * | 67 575.15 | 78 572.39 | 84 629.00 | — | 53 855.03 | 58 550.35 | — | 69 128.82 | 55 000.00 | 54 031.41 | — | 48 450.18 | 67 414.43 | 73 984.85 |
| | 游离腓骨复合组织瓣移植术 | 81 394.95 | 124 114.28 | — | — | 43 289.36 | 48 149.72 | — | 20 724.00 | — | 48 754.26 | — | — | 81 293.24 | 79 910.76 |
| | 放射性粒子组织间植入术 | 23 258.36 | 31 406.19 | — | — | — | 36 752.60 | — | — | — | 48 142.93 | — | — | 23 258.36 | 38 162.34 |

* 注：指牙颌面畸形矫正术（上颌 LeFort Ⅰ 型截骨术 + 双侧下颌升支劈开截骨术）。

# 第四章

# 口腔专科医疗机构医疗质控报告

## 一、数据纳入统计情况

全国 31 个省、区、市（不含新疆生产建设兵团、香港特别行政区、澳门特别行政区、台湾省）的 287 家医疗机构纳入 2022 年医疗服务与质量安全数据口腔门诊相关质控指标分析，全国 29 个省、区、市（不含青海省、西藏自治区、新疆生产建设兵团、香港特别行政区、澳门特别行政区、台湾省）的 72 家医疗机构纳入 2022 年医疗服务与质量安全数据口腔住院相关质控指标分析（表 4-1）。各省、区、市纳入口腔门诊、口腔住院相关质控指标统计的医疗机构数量分布如图 4-1 至图 4-4 所示。

表 4-1　2022 年医疗服务与质量安全数据最终纳入口腔相关质控指标统计的不同医疗机构数量　单位：家

| 分类 | 三级 | | 二级 | | 二级以下 | | 合计 |
|---|---|---|---|---|---|---|---|
| | 公立 | 民营 | 公立 | 民营 | 公立 | 民营 | |
| 门诊 | 74 | 13 | 43 | 88 | 2 | 67 | 287 |
| 住院 | 52 | 2 | 13 | 3 | 1 | 1 | 72 |

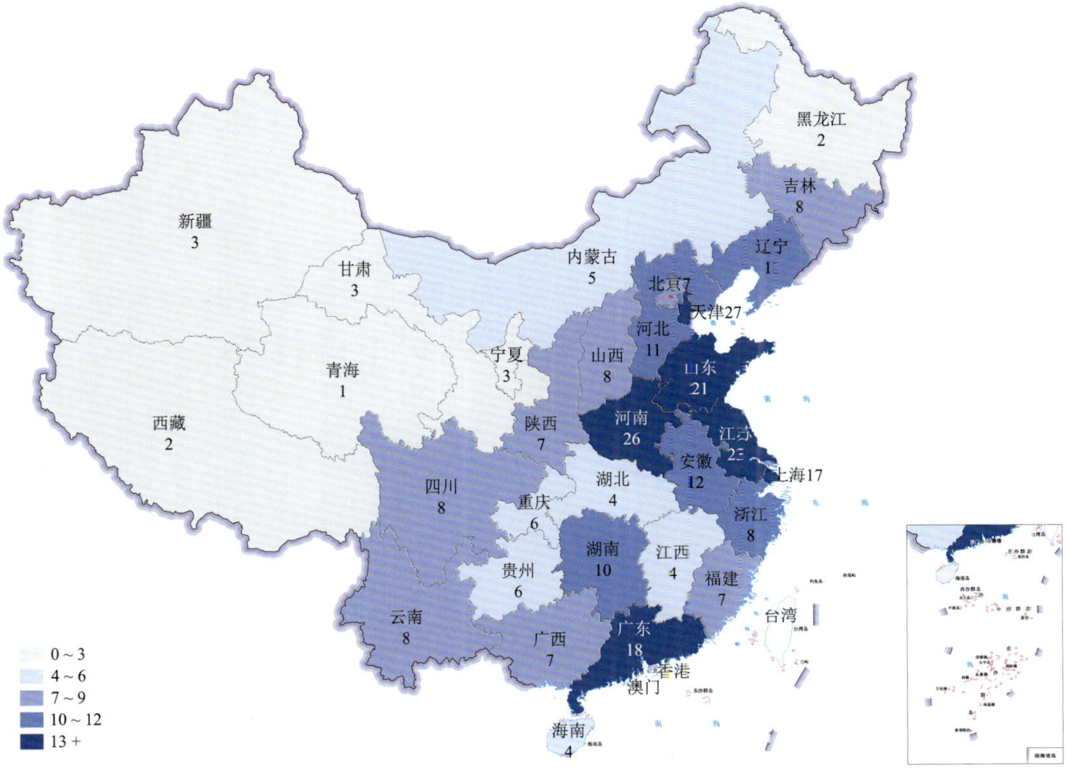


图 4-1　2022 年各省、区、市纳入口腔门诊相关质控指标统计医疗机构数量及分布

注：不含香港特别行政区、澳门特别行政区、台湾省数据。

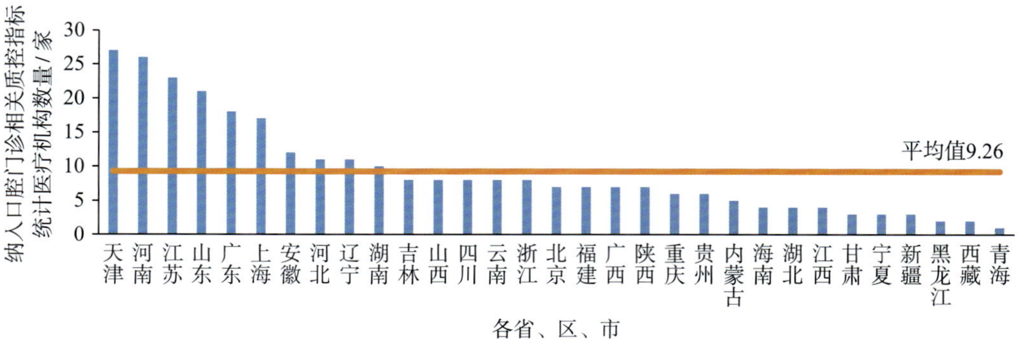


图 4-2　2022 年各省、区、市纳入口腔门诊相关质控指标统计医疗机构数量

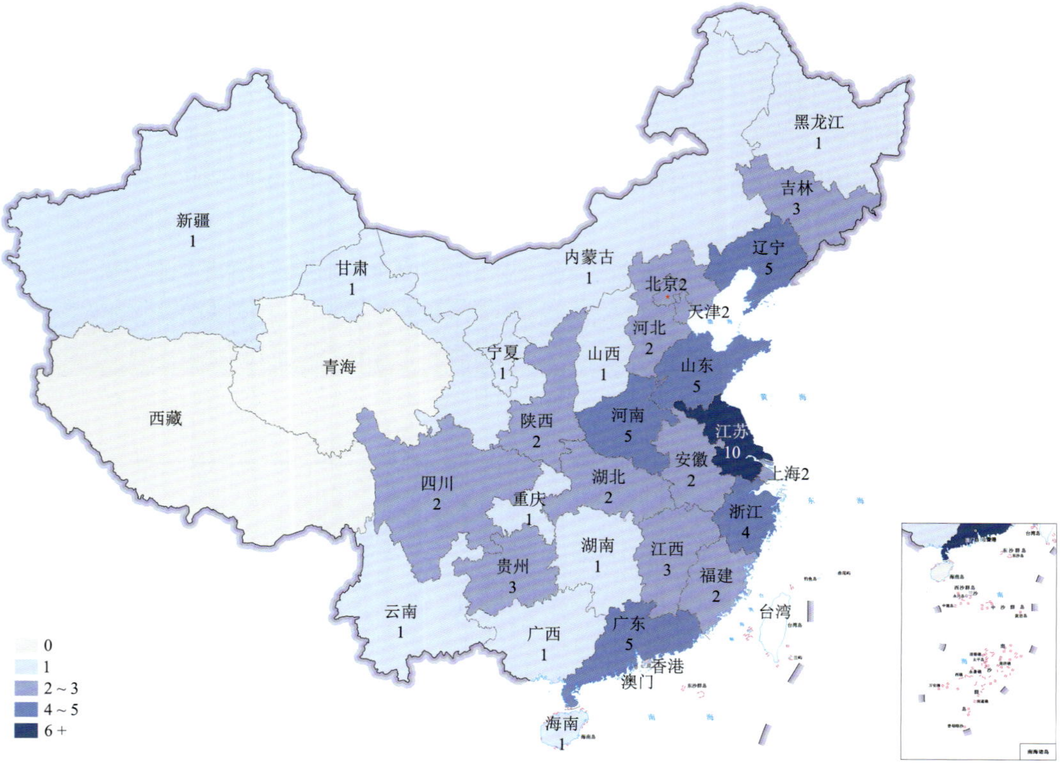


图 4-3　2022 年各省、区、市纳入口腔住院相关质控指标统计医疗机构数量及分布

注：不含香港特别行政区、澳门特别行政区、台湾省数据。

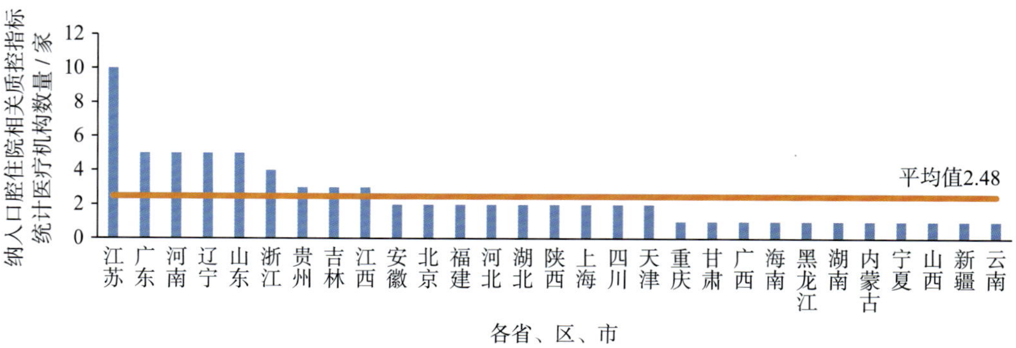


图 4-4　2022 年各省、区、市纳入口腔住院相关质控指标统计医疗机构数量

## 二、口腔门诊工作量统计

### （一）重点病种工作量统计

在全国31个省、区、市（不含新疆生产建设兵团、香港特别行政区、澳门特别行政区、台湾省）的287家医疗机构中，2022年门诊共治疗10个重点病种患者10 844 508人次。按照平均就诊人次排序，排名前5位的病种依次为慢性牙周炎、错𬌗畸形、下颌阻生第三磨牙、牙列缺损、慢性根尖周炎（表4-2）。各省、区、市10个重点病种平均就诊人次构成情况如图4-5和图4-6所示。其中慢性牙周炎患者构成比最高的是新疆维吾尔自治区，错𬌗畸形患者构成比最高的是海南省，下颌阻生第三磨牙患者构成比最高的是湖南省，牙列缺损患者构成比最高的是青海省，慢性根尖周炎患者构成比最高的是青海省（图4-7至图4-16）。

表4-2　2022年口腔门诊10个重点病种在各级各类医疗机构的年平均就诊人次比较

| 重点病种 | 三级 | | 二级 | | 二级以下 | | 平均值 |
|---|---|---|---|---|---|---|---|
| | 公立 | 民营 | 公立 | 民营 | 公立 | 民营 | |
| 慢性牙周炎 | 31 535.51 | 12 798.00 | 3 315.77 | 985.52 | 781.50 | 429.39 | 9 615.46 |
| 错𬌗畸形 | 19 045.08 | 17 267.00 | 3 642.86 | 758.14 | 938.00 | 266.67 | 6 539.75 |
| 下颌阻生第三磨牙 | 18 945.07 | 5 673.54 | 2 988.67 | 1 148.99 | 945.50 | 390.06 | 6 039.51 |
| 牙列缺损 | 18 075.47 | 5 910.08 | 2 470.47 | 1 377.89 | 547.00 | 616.00 | 5 868.52 |
| 慢性根尖周炎 | 14 736.69 | 7 070.15 | 3 923.35 | 1 206.16 | 1 763.00 | 440.67 | 5 192.77 |
| 急性牙髓炎 | 5 260.82 | 2 834.69 | 2 429.02 | 1 100.01 | 1 465.00 | 431.54 | 2 297.02 |
| 牙列缺失 | 1 618.49 | 1 185.46 | 927.60 | 756.72 | 137.00 | 348.12 | 924.23 |
| 颞下颌关节紊乱病 | 1 958.57 | 421.38 | 52.93 | 60.67 | 20.50 | 12.49 | 553.68 |
| 口腔扁平苔藓 | 1 793.15 | 60.31 | 41.19 | 9.63 | 10.50 | 0.67 | 474.43 |
| 年轻恒牙牙外伤 | 910.47 | 121.46 | 112.65 | 64.58 | 33.50 | 13.70 | 280.37 |
| 合计 | 113 879.32 | 53 342.08 | 19 904.51 | 7 468.30 | 5 641.50 | 2 949.31 | 37 785.74 |

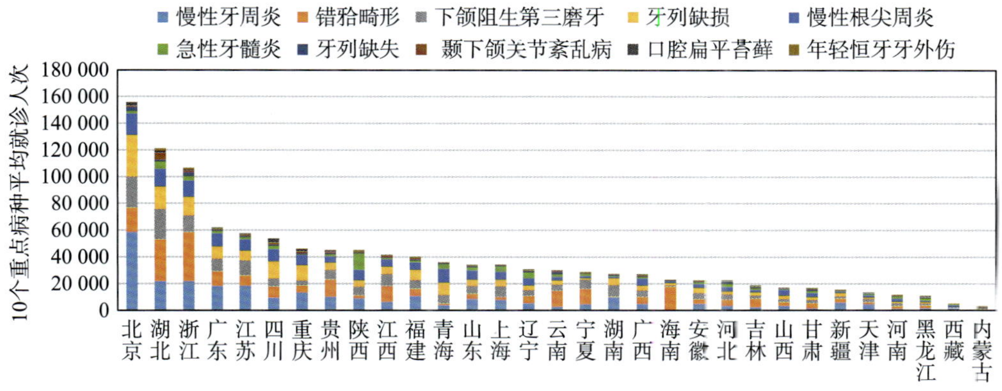


图4-5　2022年口腔门诊10个重点病种平均就诊人次构成情况省际比较

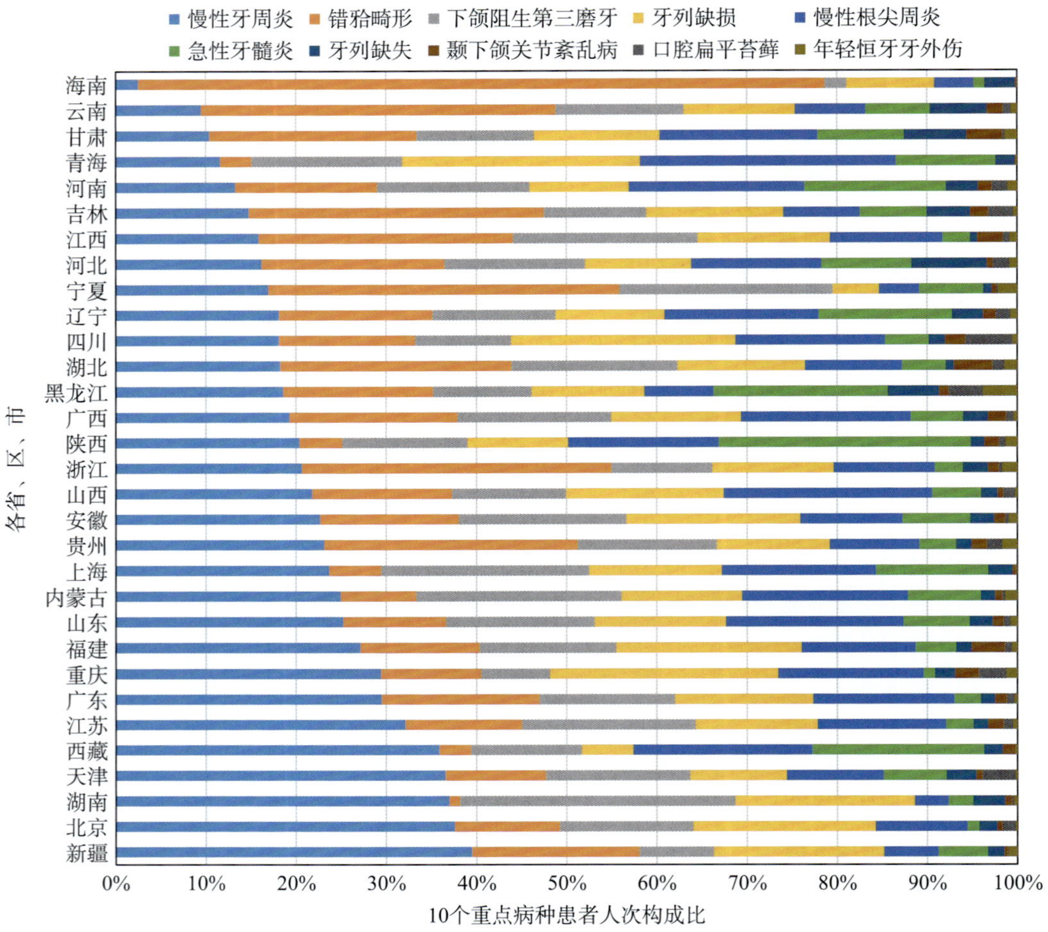


图 4-6 2022 年口腔门诊 10 个重点病种患者人次构成比例省际比较

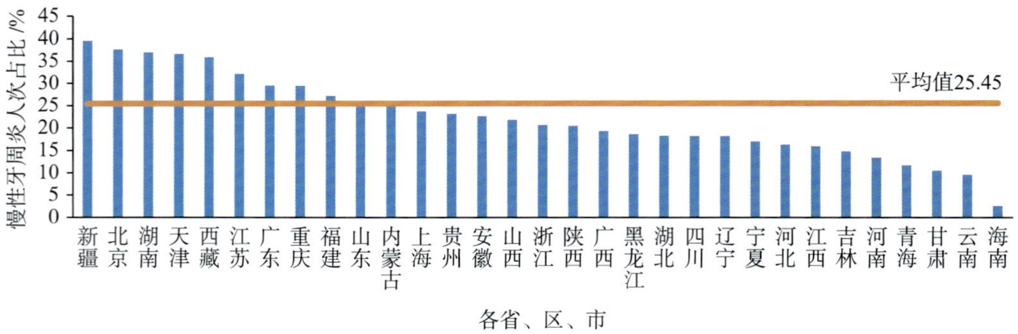


图 4-7 2022 年慢性牙周炎人次占口腔门诊 10 个重点病种患者人次比例省际比较

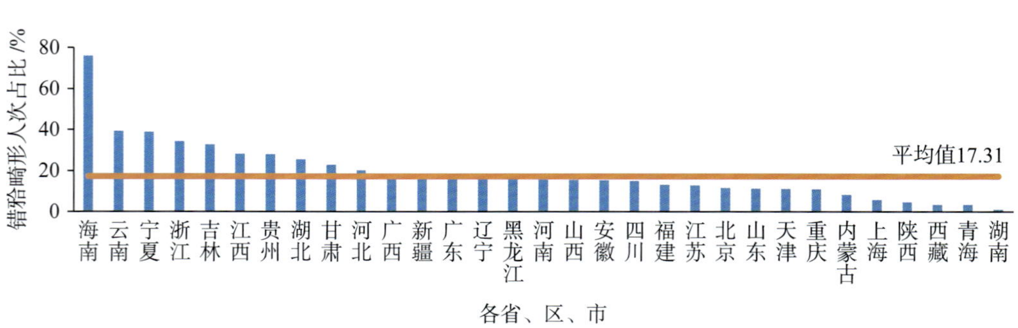


图 4-8 2022 年错殆畸形人次占口腔门诊 10 个重点病种患者人次比例省际比较

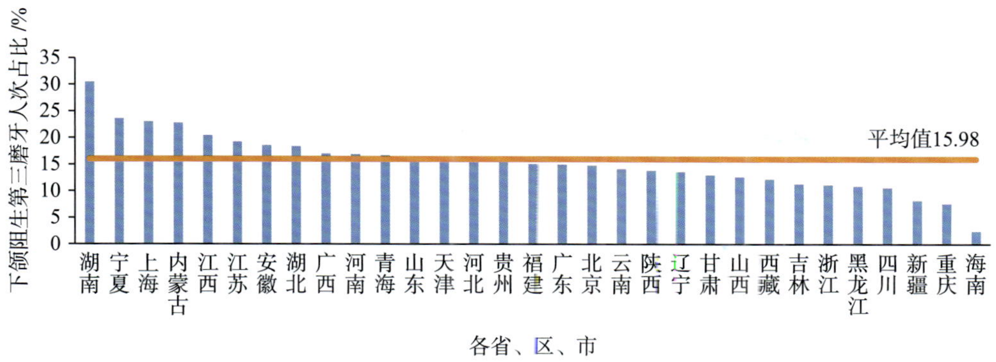


图 4-9 2022 年下颌阻生第三磨牙人次占口腔门诊 10 个重点病种患者人次比例省际比较

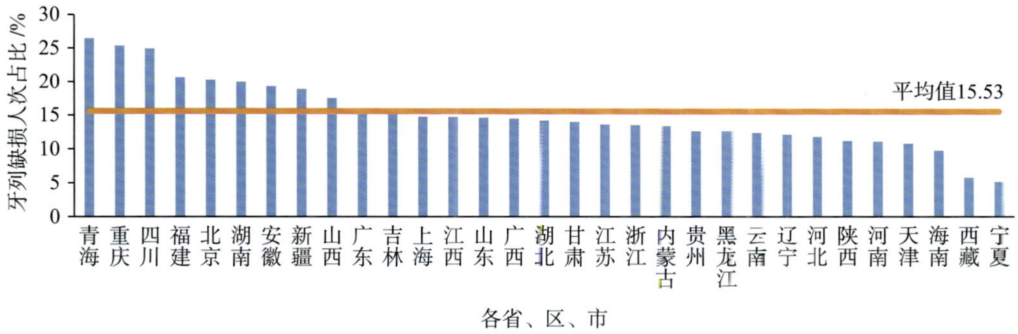


图 4-10 2022 年牙列缺损人次占口腔门诊 10 个重点病种患者人次比例省际比较

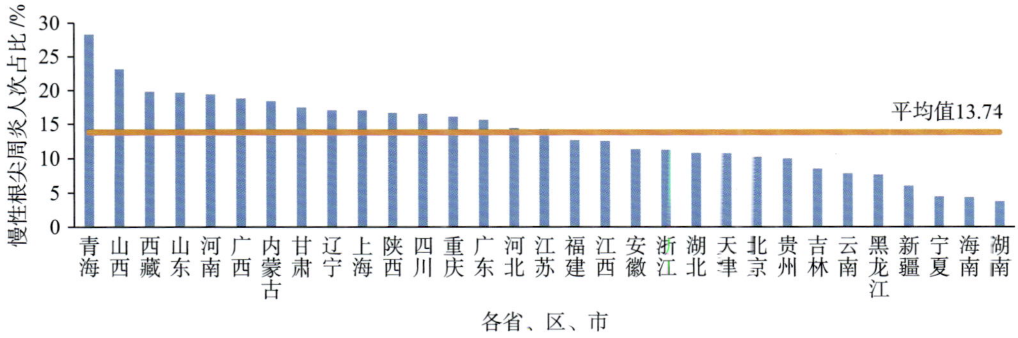


图 4-11 2022 年慢性根尖周炎人次占口腔门诊 10 个重点病种患者人次比例省际比较

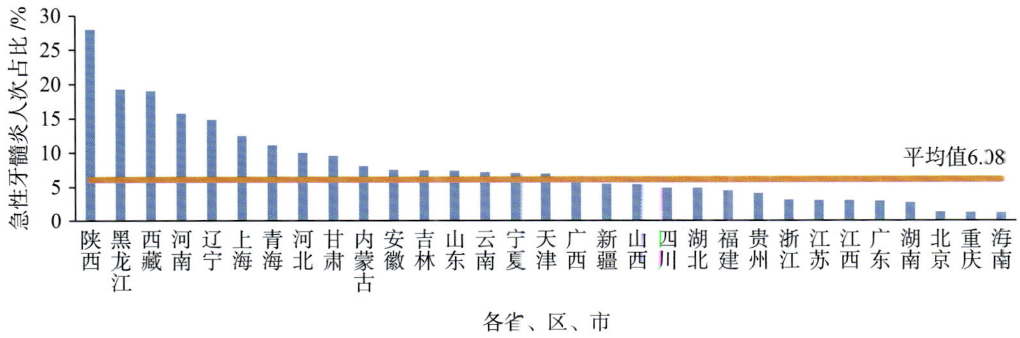


图 4-12 2022 年急性牙髓炎人次占口腔门诊 10 个重点病种患者人次比例省际比较

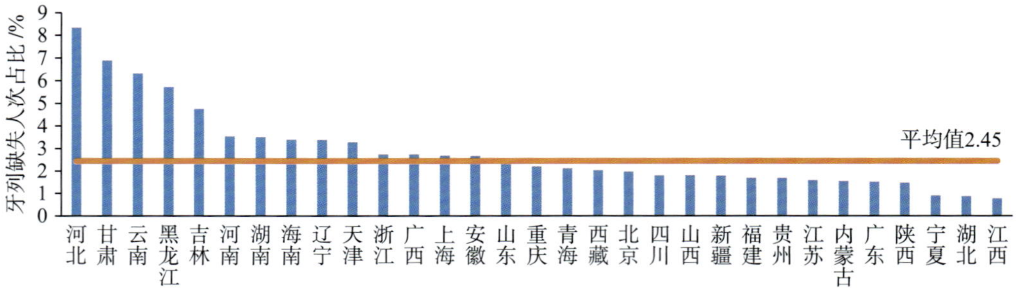


图 4-13　2022 年牙列缺失人次占口腔门诊 10 个重点病种患者人次比例省际比较

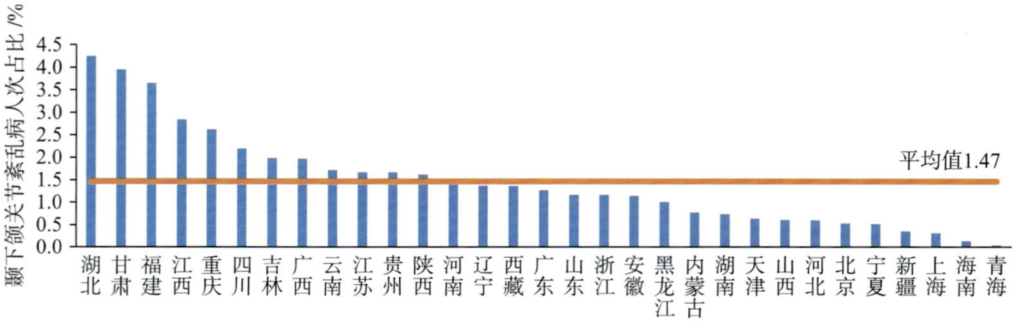


图 4-14　2022 年颞下颌关节紊乱病人次占口腔门诊 10 个重点病种患者人次比例省际比较

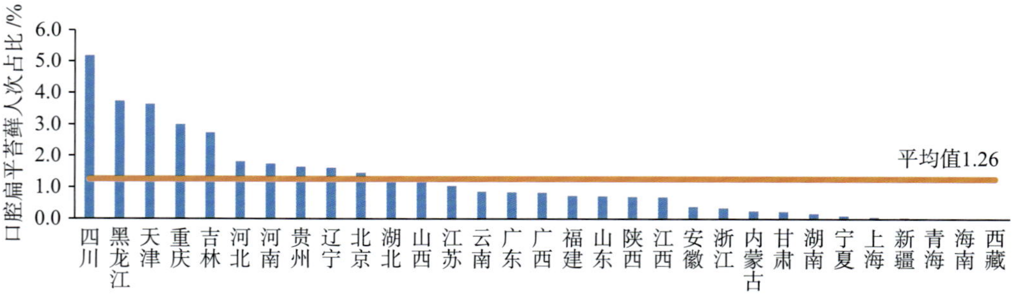


图 4-15　2022 年口腔扁平苔藓人次占口腔门诊 10 个重点病种患者人次比例省际比较

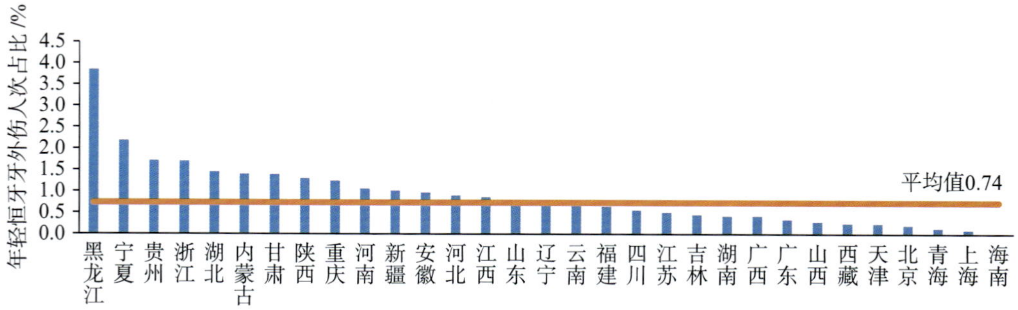


图 4-16　2022 年年轻恒牙牙外伤人次占口腔门诊 10 个重点病种患者人次比例省际比较

## （二）重点技术工作量统计

在全国31个省、区、市（不含新疆生产建设兵团、香港特别行政区、澳门特别行政区、台湾省）的287家医疗机构中，2022年门诊9个重点技术患者服务总量11 143 794人次。按照平均就诊人次排序，排名前5位的技术依次为根管治疗术、错殆畸形矫治术、牙周洁治术、阻生牙拔除术、慢性牙周炎系统治疗（表4-3）。各省、区、市9个重点技术平均就诊人次构成情况如图4-17和图4-18所示。其中根管治疗术构成比最高的是海南省，错殆畸形矫治术构成比最高的是四川省，牙周洁治术构成比最高的是西藏自治区，阻生牙拔除术构成比最高的是内蒙古自治区，慢性牙周炎系统治疗构成比最高的是新疆维吾尔自治区（图4-19至图4-27）。

表4-3 2022年口腔门诊9个重点技术在各级各类医疗机构的年平均就诊人次比较

| 重点技术 | 三级 | | 二级 | | 二级以下 | | 平均值 |
|---|---|---|---|---|---|---|---|
| | 公立 | 民营 | 公立 | 民营 | 公立 | 民营 | |
| 根管治疗术 | 25 198.00 | 10 002.54 | 6 480.81 | 2 506.02 | 1 697.50 | 1 003.93 | 8 935.71 |
| 错殆畸形矫治术 | 27 545.23 | 12 323.69 | 2 591.28 | 845.89 | 938.00 | 336.66 | 8 393.21 |
| 牙周洁治术 | 19 092.57 | 9 385.31 | 3 344.37 | 2 364.70 | 801.00 | 1 038.37 | 6 822.07 |
| 阻生牙拔除术 | 18 781.58 | 7 530.92 | 3 374.93 | 1 074.07 | 660.00 | 320.22 | 6 098.10 |
| 慢性牙周炎系统治疗 | 14 533.20 | 3 511.31 | 1 544.28 | 416.86 | 217.00 | 163.58 | 4 305.18 |
| 烤瓷冠修复技术 | 5 539.22 | 2 896.31 | 1 528.51 | 838.58 | 801.00 | 475.49 | 2 162.14 |
| 种植体植入术 | 2 139.36 | 1 270.46 | 291.35 | 608.91 | 83.00 | 436.97 | 942.10 |
| 可摘局部义齿修复技术 | 2 428.76 | 801.23 | 856.37 | 310.32 | 367.00 | 192.13 | 933.39 |
| 全口义齿修复技术 | 517.50 | 219.15 | 204.37 | 155.41 | 127.50 | 60.55 | 236.66 |
| 合计 | 115 775.42 | 47 940.92 | 20 216.28 | 9 120.76 | 5 692.00 | 4 027.91 | 38 828.55 |

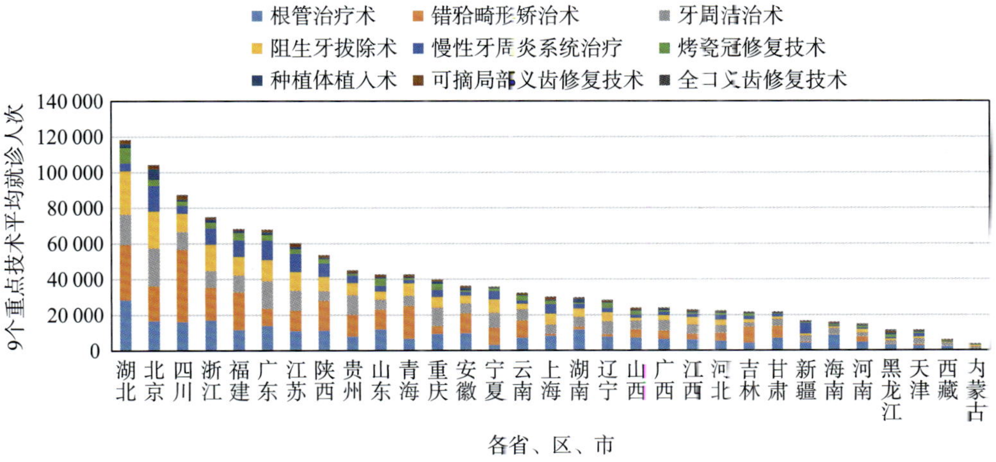


图4-17 2022年口腔门诊9个重点技术平均就诊人次构成情况省际比较

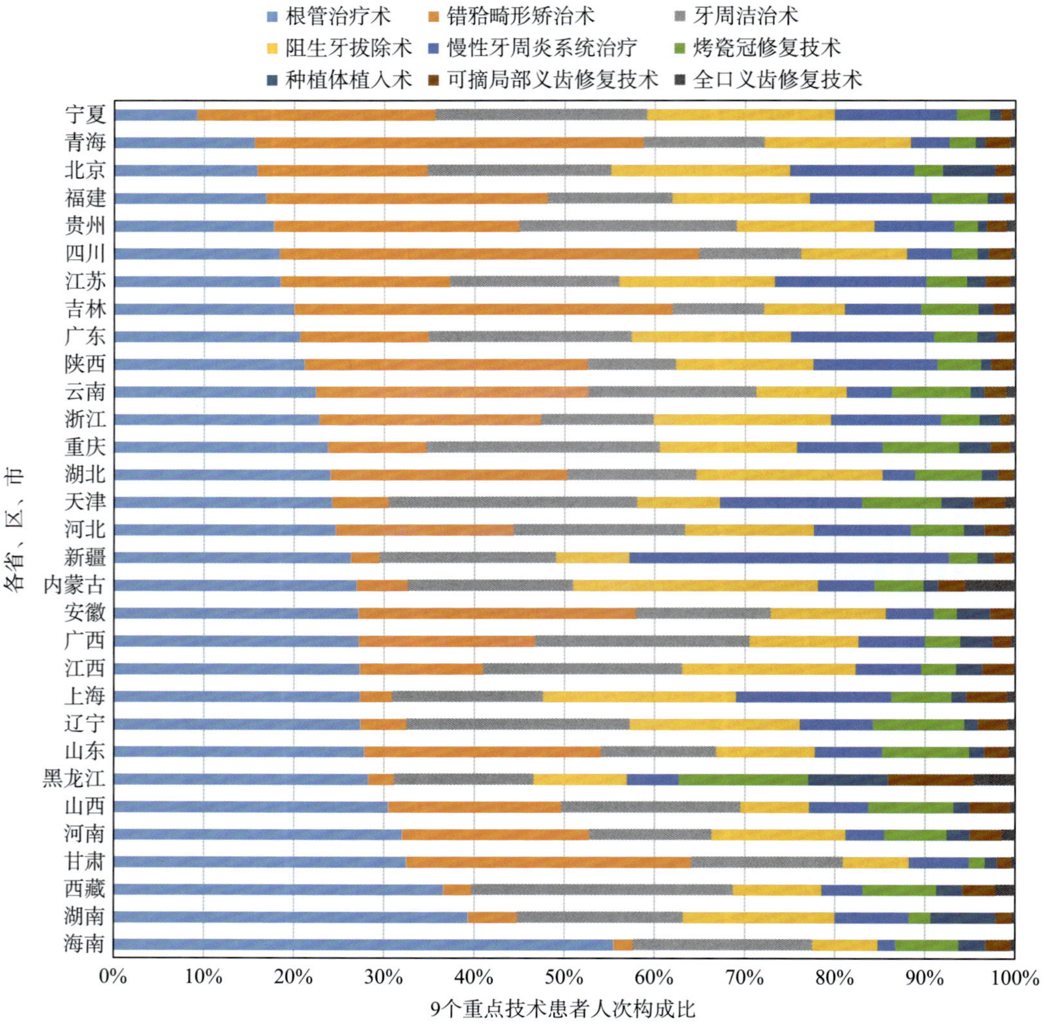


图 4-18　2022 年口腔门诊 9 个重点技术患者人次构成比例省际比较

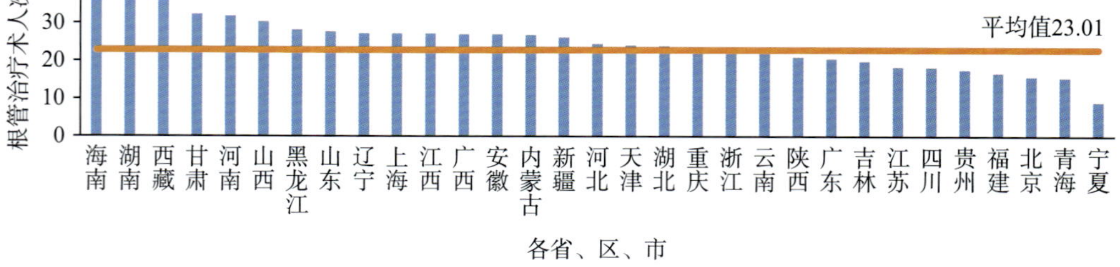


图 4-19　2022 年根管治疗术人次占口腔门诊 9 个重点技术患者人次比例省际比较

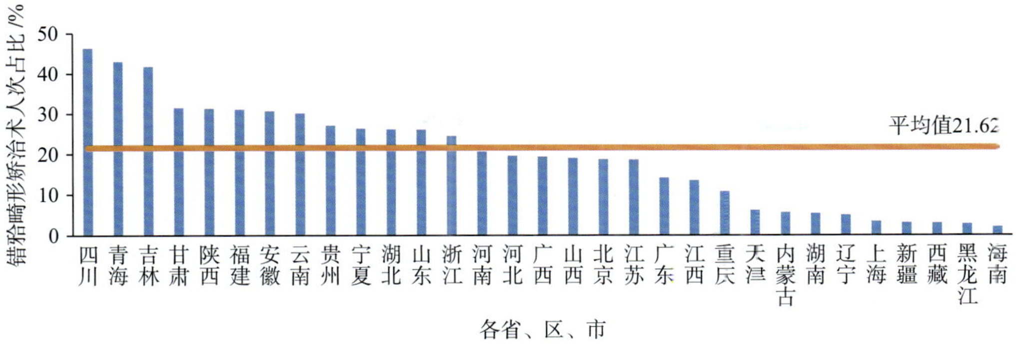


图 4-20　2022 年错殆畸形矫治术人次占口腔门诊 9 个重点技术患者人次比例省际比较

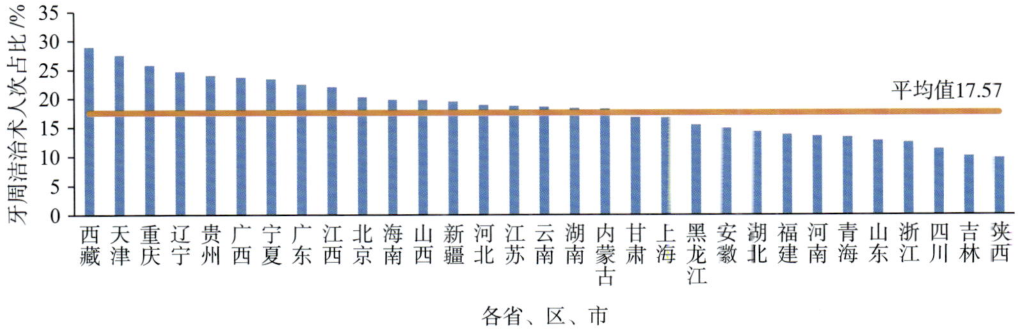


图 4-21　2022 年牙周洁治术人次占口腔门诊 9 个重点技术患者人次比例省际比较

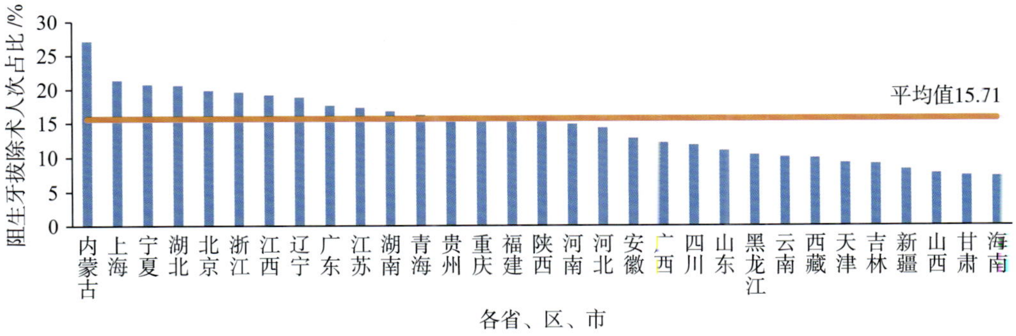


图 4-22　2022 年阻生牙拔除术人次占口腔门诊 9 个重点技术患者人次比例省际比较

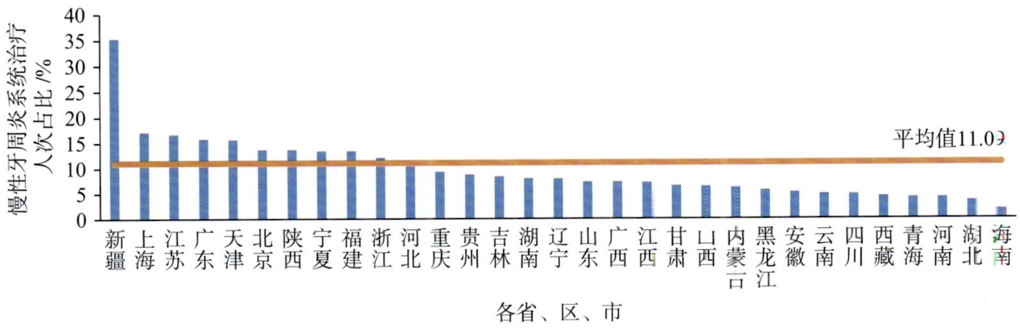


图 4-23　2022 年慢性牙周炎系统治疗人次占口腔门诊 9 个重点技术患者人次比例省际比较

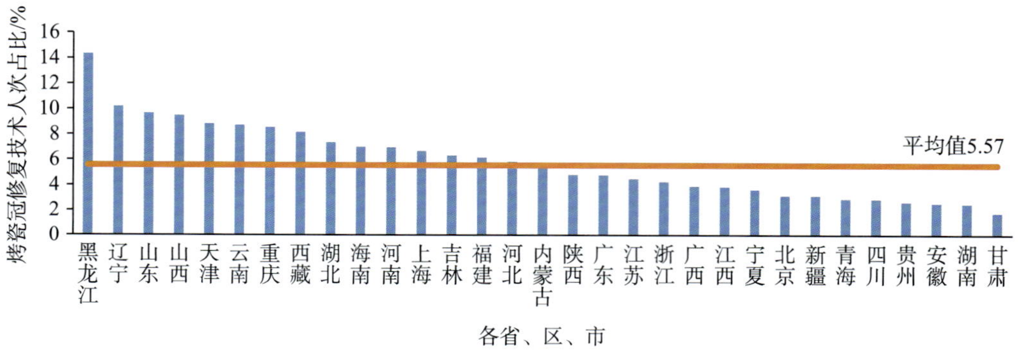


图 4-24　2022 年烤瓷冠修复技术人次占口腔门诊 9 个重点技术患者人次比例省际比较

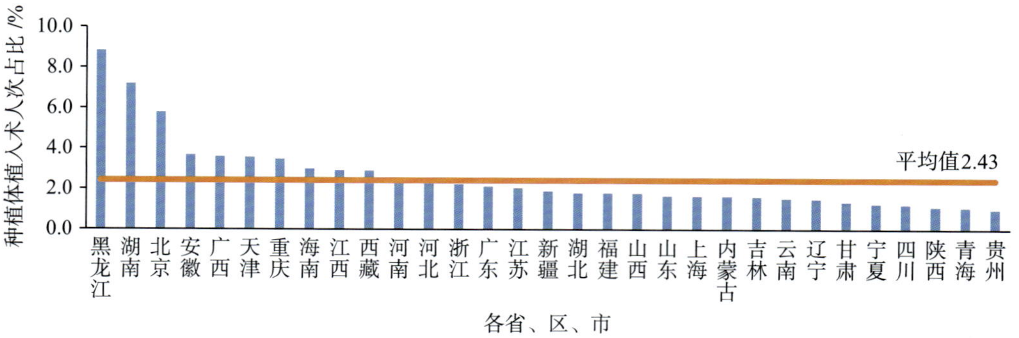


图 4-25　2022 年种植体植入术人次占口腔门诊 9 个重点技术患者人次比例省际比较

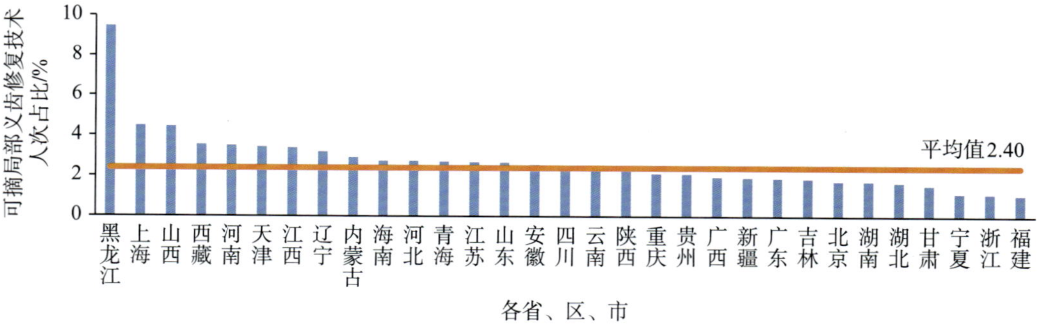


图 4-26　2022 年可摘局部义齿修复技术人次占口腔门诊 9 个重点技术患者人次比例省际比较

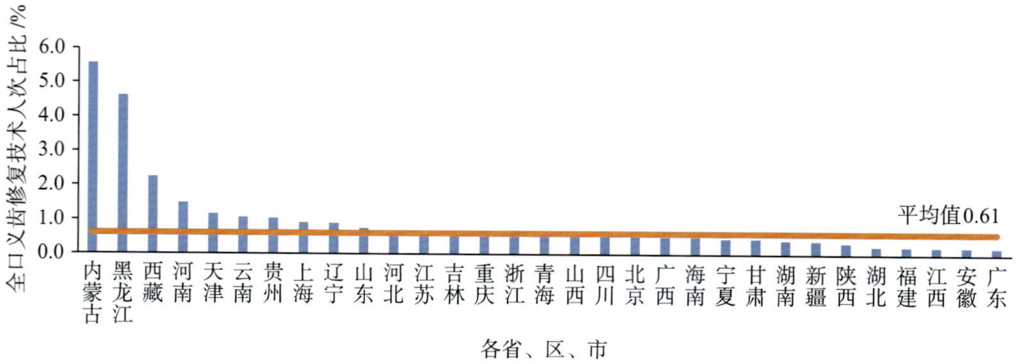


图 4-27　2022 年全口义齿修复技术人次占口腔门诊 9 个重点技术患者人次比例省际比较

### （三）患者安全类数据统计

在全国 31 个省、区、市（不含新疆生产建设兵团、香港特别行政区、澳门特别行政区、台湾省）的 287 家医疗机构中，2022 年门诊患者 33 112 854 人次，门诊 7 类常见并发症共发生 15 791 例次，总体发生率为 0.05%。按照平均发生数量排序，排名前 5 位的并发症依次为门诊手术并发症、种植体脱落、根管内器械分离（根管治疗断针）、口腔软组织损伤、误吞或误吸异物（表 4-4）。口腔门诊 7 类常见并发症构成比例如图 4-28 所示。

表 4-4　2022 年口腔门诊 7 类常见并发症在各级各类医疗机构的年平均发生人次比较

| 常见并发症 | 三级 | | 二级 | | 二级以下 | | 平均值 |
|---|---|---|---|---|---|---|---|
| | 公立 | 民营 | 公立 | 民营 | 公立 | 民营 | |
| 门诊手术并发症 | 65.26 | 65.85 | 16.23 | 4.76 | 2.50 | 1.67 | 24.11 |
| 种植体脱落 | 36.42 | 23.38 | 5.58 | 8.11 | 0.50 | 3.63 | 14.62 |
| 根管内器械分离（根管治疗断针） | 16.14 | 15.69 | 12.28 | 4.08 | 1.50 | 2.36 | 8.52 |
| 口腔软组织损伤 | 16.66 | 12.77 | 5.19 | 4.57 | 2.50 | 0.60 | 7.24 |
| 误吞或误吸异物 | 0.80 | 0.23 | 0.37 | 0.05 | 0.00 | 0.01 | 0.29 |
| 治疗牙位错误 | 0.24 | 0.15 | 0.26 | 0.03 | 0.00 | 0.00 | 0.12 |
| 拔牙错误 | 0.35 | 0.23 | 0.09 | 0.01 | 0.00 | 0.00 | 0.12 |
| 合计 | 135.86 | 118.31 | 40.00 | 21.72 | 7.00 | 8.27 | 55.02 |

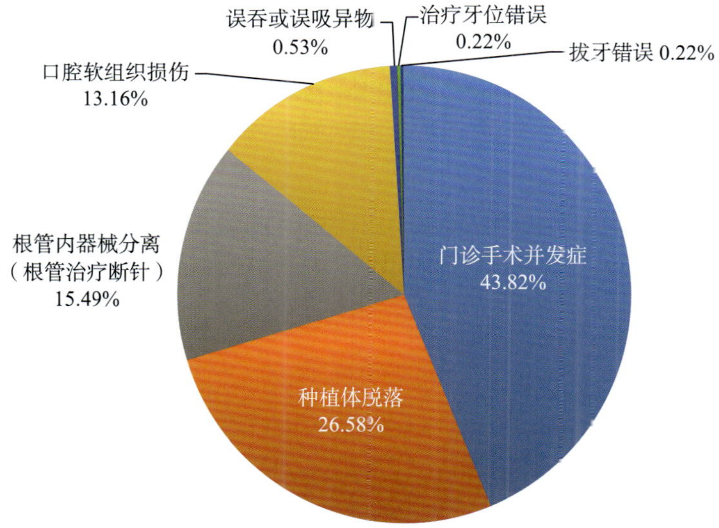


图 4-28　2022 年口腔门诊 7 类常见并发症构成比

### （四）门诊部分单病种相关指标

在全国 31 个省、区、市（不含新疆生产建设兵团、香港特别行政区、澳门特别行政区、台湾省）的 287 家医疗机构中，口腔门诊根管治疗 5 项单病种相关指标如表 4-5 所示：根管治疗患牙术前拍摄 X 线根尖片的百分比为 93.82%，根管再治疗患牙术前拍摄 X 线根尖片的百分比为 95.79%，橡皮障隔离术在根管治疗中的使用率为 52.63%，根管治疗患牙根管充填临床合格率为 95.89%，根管再治疗患牙根管充填临床合格率为 94.45%。

表 4-5　2022 年口腔门诊部分单病种相关指标在不同医疗机构中的平均值比较

| 质控指标 | 三级 | | 二级 | | 二级以下 | | 平均值 |
|---|---|---|---|---|---|---|---|
| | 公立 | 民营 | 公立 | 民营 | 公立 | 民营 | |
| 根管治疗患牙术前拍摄 X 线根尖片的百分比 /% | 94.05 | 95.33 | 92.06 | 93.39 | 94.03 | 93.50 | 93.82 |
| 根管再治疗患牙术前拍摄 X 线根尖片的百分比 /% | 94.65 | 97.40 | 99.43 | 98.42 | 100.00 | 97.72 | 95.79 |
| 橡皮障隔离术在根管治疗中的使用率 /% | 54.78 | 52.81 | 39.66 | 52.81 | 56.11 | 40.53 | 52.63 |
| 根管治疗患牙根管充填临床合格率 /% | 95.99 | 97.35 | 94.82 | 96.44 | 88.13 | 93.74 | 95.89 |
| 根管再治疗患牙根管充填临床合格率 /% | 93.71 | 98.30 | 96.48 | 96.40 | 87.90 | 93.43 | 94.45 |

## 三、口腔住院医疗质量数据统计

### （一）住院死亡类数据统计

在全国 29 个省、区、市（不含青海省、西藏自治区、新疆生产建设兵团、香港特别行政区、澳门特别行政区、台湾省）的 72 家医疗机构中，2022 年出院患者总数 89 754 人，住院患者死亡 3 例（6 个重点病种死亡 0 例），总体住院死亡率为 0.03‰，均发生在三级公立医疗机构。非医嘱离院患者 617 例，非医嘱离院率为 0.69%（表 4-6）。

表 4-6　2022 年口腔住院死亡类指标在不同医疗机构中的平均值比较

| 质控指标 | 三级 | | 二级 | | 二级以下 | | 平均值 |
|---|---|---|---|---|---|---|---|
| | 公立 | 民营 | 公立 | 民营 | 公立 | 民营 | |
| 年平均出院患者人数 | 1 585.52 | 354.50 | 358.92 | 544.67 | 241.00 | 57.00 | 1 246.58 |
| 住院死亡率 /‰ | 0.04 | 0.00 | 0.00 | 0.00 | 0.00 | 0.00 | 0.03 |
| 非医嘱离院率 /% | 0.69 | 0.42 | 1.05 | 0.00 | 0.00 | 0.00 | 0.69 |
| 年平均出院患者手术人数 | 1 455.85 | 330.50 | 334.15 | 255.67 | 222.00 | 57.00 | 1 135.49 |
| 手术患者住院死亡率 /‰ | 0.04 | 0.00 | 0.00 | 0.00 | 0.00 | 0.00 | 0.04 |
| 手术患者非医嘱离院率 /% | 0.09 | 0.30 | 1.01 | 0.00 | 0.00 | 0.00 | 0.14 |
| 住院择期手术患者死亡率 /‰ | 0.03 | 0.00 | 0.00 | 0.00 | 0.00 | — | 0.03 |

### （二）住院重返类数据统计

在全国 29 个省、区、市（不含青海省、西藏自治区、新疆生产建设兵团、香港特别行政区、澳门特别行政区、台湾省）的 72 家医疗机构中，2022 年出院患者总数 89 754 人，住院患者出院后 31 天内非预期再住院患者 279 人（6 个重点病种出院后 31 天内非预期再住院患者 44 人，其中牙颌面畸形 17 人、舌癌 13 人、口腔颌面部间隙感染 8 人、先天性唇裂 3 人、上颌骨骨折 2 人、腮腺良性肿瘤 1 人），住院患者出院后 31 天内非预期再住院率为 0.31%。2022 年出院手术患者总数 81 755 人，术后 31 天内非计划重返手术室再次手术 393 人［7 个重点手术及操作术后 31 天内非计划重返手术室再次手术 222 人，其中口腔颌面部肿瘤切除整复术 100 人、游离腓骨复合组织瓣移植术 64 人、舌癌扩大切除术 + 颈淋巴结清扫术 50 人、牙颌面畸形矫正术（上颌 LeFort Ⅰ型截骨术 + 双侧下颌升支劈开截骨术）6 人、腮腺肿物切除 + 面神经解剖术 2 人］，术后 31 天内非计划重返手术室再次手术率为 0.48%（表 4-7）。住院患者出院后 31 天内非预期再住院构成比例及术后 31 天内非计划重返手术室再次手术构成比例如图 4-29 和图 4-30 所示。

表 4-7　2022 年口腔住院重返类指标在不同医疗机构中的平均值比较

| 质控指标 | 三级 | | 二级 | | 二级以下 | | 平均值 |
|---|---|---|---|---|---|---|---|
| | 公立 | 民营 | 公立 | 民营 | 公立 | 民营 | |
| 住院患者出院后 31 天内非预期再住院患者人数 | 5.12 | 1.50 | 0.77 | 0.00 | 0.00 | 0.00 | 3.88 |
| 住院患者出院后 31 天内非预期再住院率 /% | 0.32 | 0.42 | 0.21 | 0.00 | 0.00 | 0.00 | 0.31 |
| 住院患者出院当天非预期再住院率 /% | 0.01 | 0.00 | 0.00 | 0.00 | 0.00 | 0.00 | 0.01 |
| 住院患者出院 2～15 天内非预期再住院率 /% | 0.18 | 0.28 | 0.13 | 0.00 | 0.00 | 0.00 | 0.18 |
| 住院患者出院 16～31 天内非预期再住院率 /% | 0.13 | 0.14 | 0.09 | 0.00 | 0.00 | 0.00 | 0.12 |
| 术后 31 天内非计划重返手术室再次手术人数 | 7.40 | 0.50 | 0.54 | 0.00 | 0.00 | 0.00 | 5.46 |
| 术后 31 天内非计划重返手术室再次手术率 /% | 0.51 | 0.15 | 0.16 | 0.00 | 0.00 | 0.00 | 0.48 |
| 术后 48 小时内非计划重返手术室再次手术率 /% | 0.28 | 0.00 | 0.16 | 0.00 | 0.00 | 0.00 | 0.27 |
| 术后 3～31 天内非计划重返手术室再次手术率 /% | 0.23 | 0.15 | 0.00 | 0.00 | 0.00 | 0.00 | 0.21 |

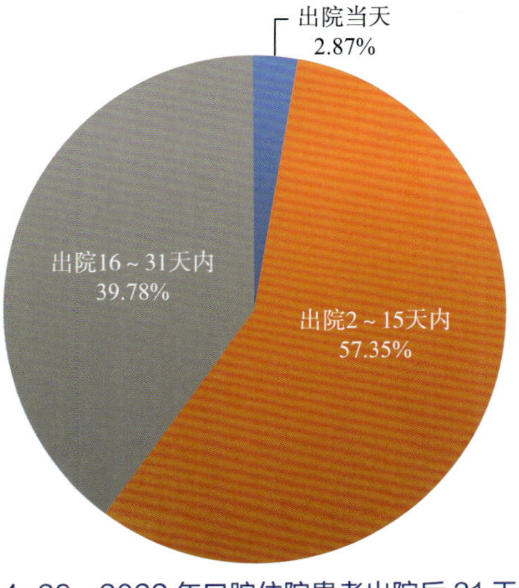

图 4-29　2022 年口腔住院患者出院后 31 天内非预期再住院构成比

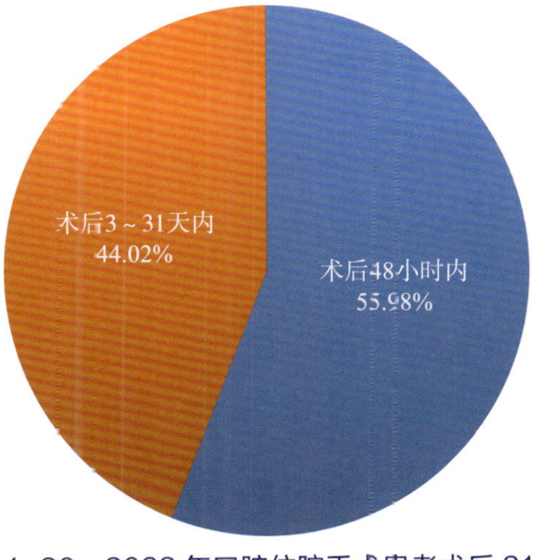

图 4-30　2022 年口腔住院手术患者术后 31 天内非计划重返手术室再次手术构成比

## （三）患者安全类数据统计

在全国 29 个省、区、市（不含青海省、西藏自治区、新疆生产建设兵团、香港特别行政区、澳门特别行政区、台湾省）的 72 家医疗机构中，2022 年出院患者总数 89 754 人，住院患者 8 类常见并发症共发生 692 例，总体发生率为 0.77%。按照平均发生数量排序，排名前 5 位的并发症依次为手术并发症、各系统术后并发症（唾液腺瘘、下牙槽神经损伤、面神经损伤）、移植的并发症（骨移植失败、皮肤移植失败）、住院患者发生压疮、植入物的并发症（不包括脓毒症）（图 4-31）。2022 年出院患者手术总例数 83 021 例，手术患者 9 类常见并发症共发生 517 例，总体发生率为 0.62%。按照平均发生数量排序，排名前 5 位的并发症依次为与手术 / 操作相关感染、手术后出血或血肿、手术后生理 / 代谢紊乱、手术后呼吸道并发症、手术伤口裂开（图 4-32）。

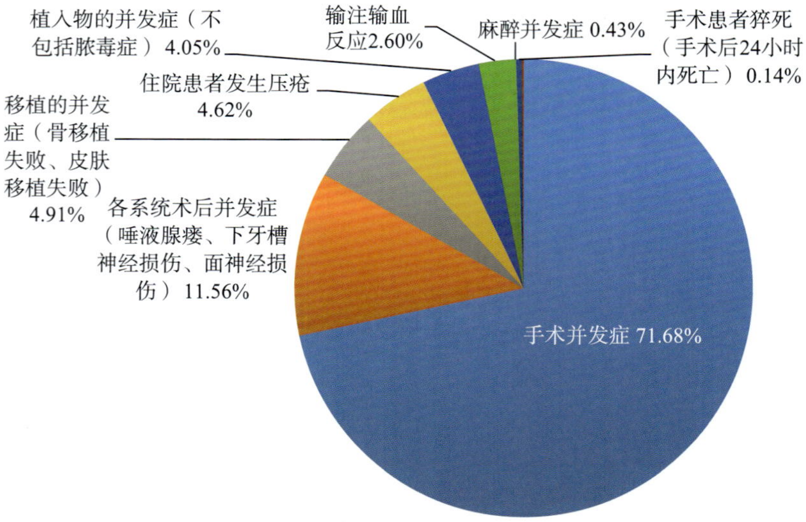


图 4-31　2022 年口腔住院患者 8 类常见并发症构成比

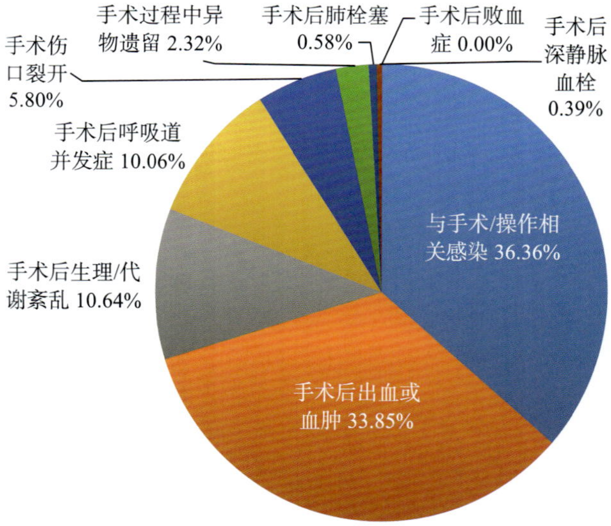


图 4-32　2022 年口腔住院手术患者 9 类常见并发症构成比

### （四）重点病种数据统计

在全国29个省、区、市（不含青海省、西藏自治区、新疆生产建设兵团、香港特别行政区、澳门特别行政区、台湾省）的72家医疗机构中，2022年住院共治疗6个重点病种患者15 054例。按照平均出院患者例数排序，排名前3位的病种依次为牙颌面畸形、腮腺良性肿瘤、舌癌。舌癌平均住院日最长，腮腺良性肿瘤平均住院日最短；牙颌面畸形平均住院费用最高，口腔颌面部间隙感染平均住院费用最低（表4-8至表4-10，图4-33至图4-52）。

表4-8　2022年口腔住院6个重点病种的3项质控指标在不同医疗机构中的平均值比较

| 质控指标 | 医疗机构级别 | 牙颌面畸形 | 腮腺良性肿瘤 | 舌癌 | 先天性唇裂 | 口腔颌面部间隙感染 | 上颌骨骨折 |
|---|---|---|---|---|---|---|---|
| 平均出院患者例数 | 三级 | 105.06 | 43.80 | 43.33 | 36.00 | 22.06 | 20.11 |
| | 二级 | 3.00 | 6.44 | 3.94 | 0.88 | 10.75 | 2.75 |
| | 二级以下 | 1.50 | 2.50 | 0.00 | 1.50 | 0.00 | 0.00 |
| | 平均值 | 79.50 | 34.35 | 33.38 | 27.24 | 18.93 | 15.69 |
| 平均住院日/天 | 三级 | 7.35 | 6.64 | 12.43 | 7.04 | 9.16 | 7.97 |
| | 二级 | 10.42 | 7.05 | 13.76 | 5.98 | 7.69 | 7.96 |
| | 二级以下 | 7.00 | 5.00 | — | 5.00 | — | — |
| | 平均值 | 7.38 | 6.66 | 12.47 | 7.03 | 8.97 | 7.97 |
| 平均住院费用/元 | 三级 | 49 672.99 | 13 412.68 | 45 176.93 | 15 023.95 | 9 247.76 | 30 450.31 |
| | 二级 | 41 073.12 | 9 394.52 | 23 203.99 | 5 596.76 | 10 146.01 | 14 484.14 |
| | 二级以下 | 55 000.00 | 7 500.00 | — | 4 500.00 | — | — |
| | 平均值 | 49 603.66 | 13 233.37 | 44 600.86 | 14 940.55 | 9 361.11 | 29 828.62 |

表4-9　2022年各省、区、市口腔住院6个重点病种的平均住院日比较　　单位：天

| 各省、区、市 | 牙颌面畸形 | 腮腺良性肿瘤 | 舌癌 | 先天性唇裂 | 口腔颌面部间隙感染 | 上颌骨骨折 |
|---|---|---|---|---|---|---|
| 安徽 | 4.00 | 11.00 | 16.00 | 6.00 | 13.00 | 9.00 |
| 北京 | 7.55 | 4.74 | 10.16 | 7.45 | 4.95 | 5.02 |
| 重庆 | 8.60 | 9.30 | 14.00 | 7.00 | 9.50 | 9.00 |
| 福建 | 8.86 | 5.67 | 12.64 | — | 9.12 | — |
| 甘肃 | 14.00 | 6.50 | 21.50 | 7.50 | 22.50 | 9.50 |
| 广东 | 6.81 | 7.55 | 13.02 | 7.55 | 7.28 | 6.53 |
| 广西 | 8.71 | 10.57 | 15.35 | 4.74 | 11.34 | 9.45 |
| 贵州 | 8.13 | 6.60 | 10.85 | 7.80 | 6.91 | 7.78 |
| 海南 | 14.30 | — | 20.00 | 10.00 | — | 17.00 |
| 河北 | 9.00 | 8.17 | 10.25 | 9.00 | 9.60 | 4.00 |

续表

| 各省、区、市 | 牙颌面畸形 | 腮腺良性肿瘤 | 舌癌 | 先天性唇裂 | 口腔颌面部间隙感染 | 上颌骨骨折 |
|---|---|---|---|---|---|---|
| 河南 | 8.44 | 8.61 | 9.85 | 8.00 | 10.11 | 8.57 |
| 黑龙江 | 5.35 | 7.81 | 11.00 | — | 12.41 | 11.33 |
| 湖北 | 7.76 | 5.24 | 10.37 | 7.26 | 7.18 | 8.94 |
| 湖南 | 6.20 | 8.00 | — | — | 2.00 | — |
| 吉林 | 7.47 | 7.61 | 15.48 | 9.09 | 13.73 | 7.26 |
| 江苏 | 7.85 | 6.97 | 15.41 | 7.10 | 7.83 | 7.40 |
| 江西 | 7.38 | 6.99 | 9.95 | 5.62 | 6.74 | 7.97 |
| 辽宁 | 7.38 | 6.49 | 19.27 | 4.27 | 4.57 | 5.85 |
| 内蒙古 | — | — | — | — | — | 5.00 |
| 宁夏 | — | 7.00 | — | 5.00 | 7.11 | 7.00 |
| 山东 | 7.41 | 7.34 | 6.26 | 6.87 | 9.00 | 6.60 |
| 山西 | 7.00 | 8.00 | — | — | — | — |
| 陕西 | 7.51 | 9.27 | 16.63 | 8.00 | 8.77 | 6.84 |
| 上海 | 7.83 | 5.29 | 9.00 | 11.00 | — | — |
| 四川 | 6.87 | 7.84 | 10.49 | 6.38 | 8.73 | 8.64 |
| 天津 | 7.40 | 5.45 | 8.75 | 4.55 | 7.56 | 4.80 |
| 新疆 | 7.00 | — | — | — | 3.00 | — |
| 云南 | 10.90 | 6.65 | 15.40 | 7.50 | 10.41 | 7.57 |
| 浙江 | 5.91 | 6.87 | 11.33 | 6.33 | 7.63 | 6.52 |

表 4-10　2022年各省、区、市口腔住院6个重点病种的平均住院费用比较

单位：元

| 各省、区、市 | 牙颌面畸形 | 腮腺良性肿瘤 | 舌癌 | 先天性唇裂 | 口腔颌面部间隙感染 | 上颌骨骨折 |
|---|---|---|---|---|---|---|
| 安徽 | 4 770.32 | 7 565.35 | 12 340.54 | 6 553.41 | 7 055.87 | 12 957.50 |
| 北京 | 50 230.54 | 10 098.46 | 43 439.08 | 12 354.80 | 8 880.48 | 17 032.13 |
| 重庆 | 69 578.60 | 11 247.50 | 21 738.10 | 5 022.60 | 7 149.10 | 17 788.60 |
| 福建 | 27 902.16 | 7 280.74 | 28 524.03 | — | 4 983.31 | — |
| 甘肃 | 57 837.00 | 15 888.64 | 42 886.99 | 10 965.10 | 28 755.60 | 30 771.50 |
| 广东 | 65 331.62 | 15 540.71 | 51 807.97 | 7 455.40 | 8 300.14 | 23 003.85 |
| 广西 | 26 078.00 | 13 115.00 | 29 697.00 | 14 735.00 | 10 761.00 | 26 130.00 |
| 贵州 | 36 520.63 | 9 190.12 | 30 399.37 | 6 354.05 | 5 570.07 | 19 989.51 |
| 海南 | 84 629.00 | — | 36 459.20 | 8 487.07 | — | 54 260.25 |
| 河北 | 29 308.47 | 12 862.72 | 22 928.96 | 8 958.40 | 8 263.92 | 14 340.68 |

续表

| 各省、区、市 | 牙颌面畸形 | 腮腺良性肿瘤 | 舌癌 | 先天性唇裂 | 口腔颌面部间隙感染 | 上颌骨骨折 |
|---|---|---|---|---|---|---|
| 河南 | 21 444.46 | 8 147.86 | 13 501.83 | 2 981.72 | 6 750.61 | 14 770.44 |
| 黑龙江 | 9 935.59 | 11 725.62 | 10 596.65 | — | 13 328.15 | 19 839.60 |
| 湖北 | 48 381.87 | 19 816.34 | 69 816.17 | 16 958.45 | 13 280.82 | 53 773.78 |
| 湖南 | 26 809.50 | 5 162.50 | — | — | 532.50 | — |
| 吉林 | 56 054.29 | 11 386.14 | 34 010.85 | 8 911.12 | 10 300.38 | 29 311.17 |
| 江苏 | 52 855.38 | 14 332.00 | 58 463.73 | 17 873.29 | 8 881.98 | 23 220.76 |
| 江西 | 27 658.93 | 11 553.88 | 21 958.05 | 5 267.49 | 4 973.38 | 17 103.91 |
| 辽宁 | 39 646.14 | 11 696.51 | 43 523.76 | 8 010.21 | 5 636.13 | 28 450.46 |
| 内蒙古 | — | — | — | — | — | 9 872.67 |
| 宁夏 | — | 3 817.58 | — | 2 357.58 | 2 790.46 | 5 508.59 |
| 山东 | 51 481.88 | 10 243.32 | 14 209.43 | 8 017.45 | 6 689.37 | 20 320.53 |
| 山西 | 10 452.00 | 8 832.90 | — | — | — | — |
| 陕西 | 33 984.63 | 13 995.33 | 35 541.05 | 12 931.12 | 8 493.29 | 21 631.33 |
| 上海 | 46 310.12 | 10 531.14 | 33 573.38 | 12 665.51 | — | — |
| 四川 | 48 055.28 | 20 694.88 | 46 693.28 | 22 428.21 | 11 307.75 | 54 693.29 |
| 天津 | 54 267.10 | 13 463.00 | 25 382.43 | 16 129.27 | 10 382.61 | 21 431.96 |
| 新疆 | 19 724.70 | — | — | — | 1 344.50 | — |
| 云南 | 37 880.27 | 9 376.17 | 28 734.86 | 5 779.53 | 16 959.51 | 20 068.31 |
| 浙江 | 23 675.87 | 13 196.49 | 31 880.93 | 9 143.41 | 7 398.00 | 24 863.82 |

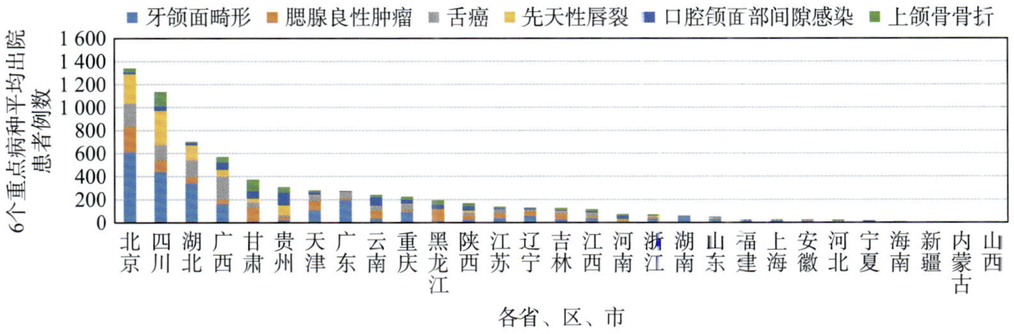


图 4-33　2022 年口腔住院 6 个重点病种平均出院患者例数构成情况省际比较

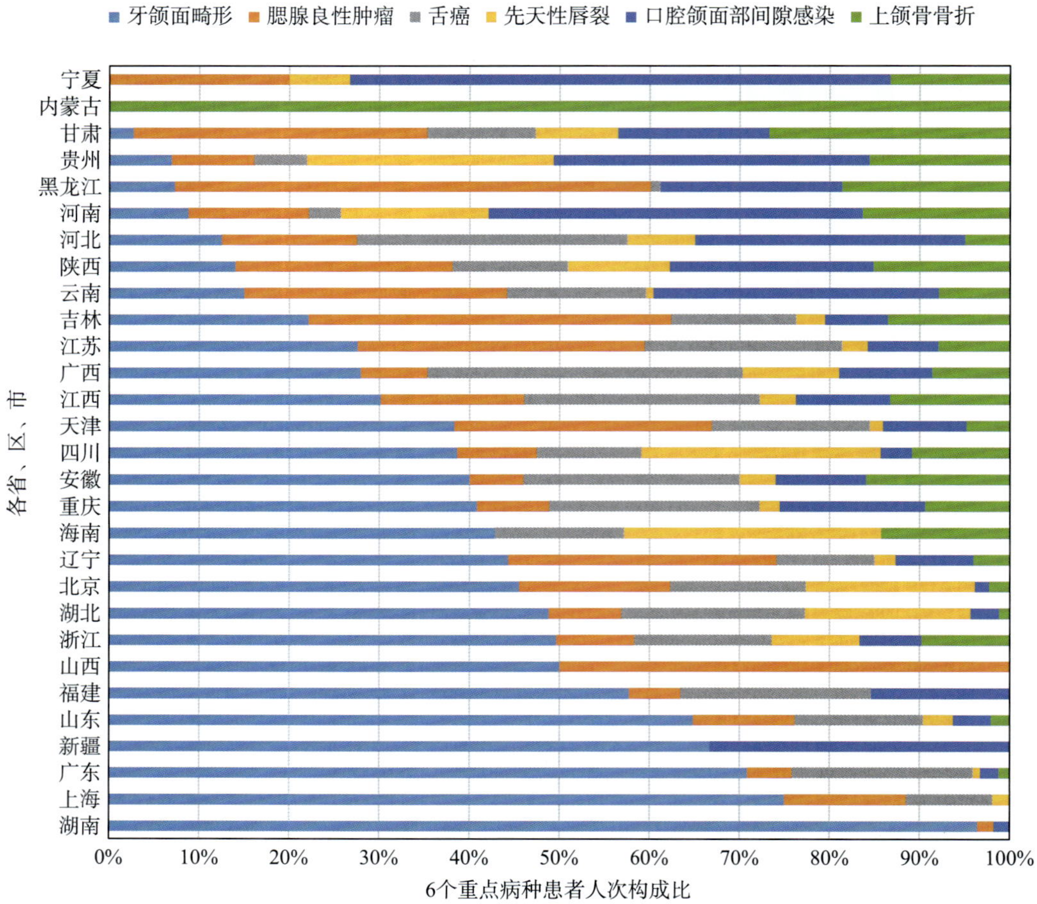


图 4-34　2022 年口腔住院 6 个重点病种患者人次构成比例省际比较

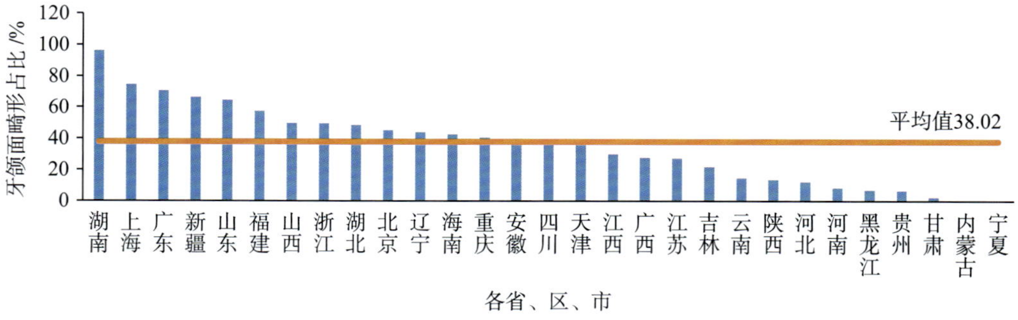


图 4-35　2022 年牙颌面畸形人次占口腔住院 6 个重点病种患者人次比例省际比较

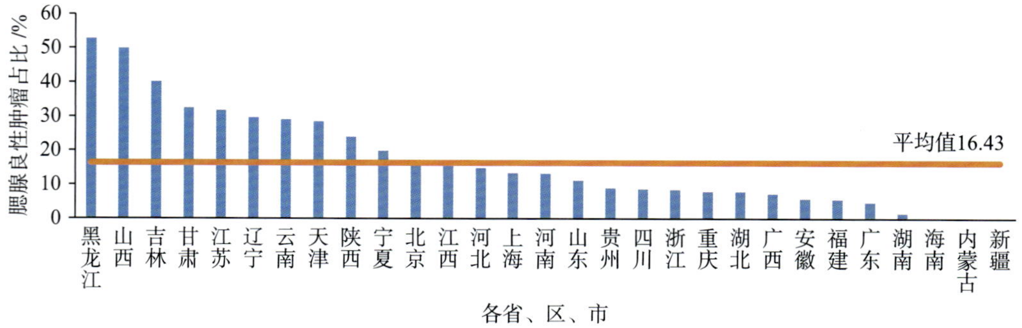


图 4-36　2022 年腮腺良性肿瘤人次占口腔住院 6 个重点病种患者人次比例省际比较

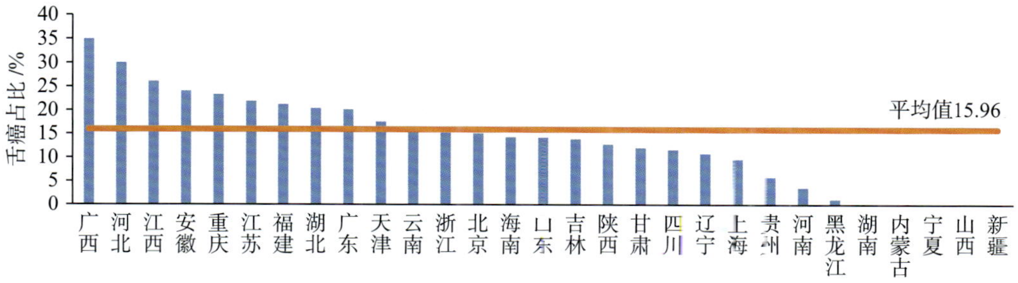


图 4-37 2022 年舌癌人次占口腔住院 6 个重点病种患者人次比例省际比较

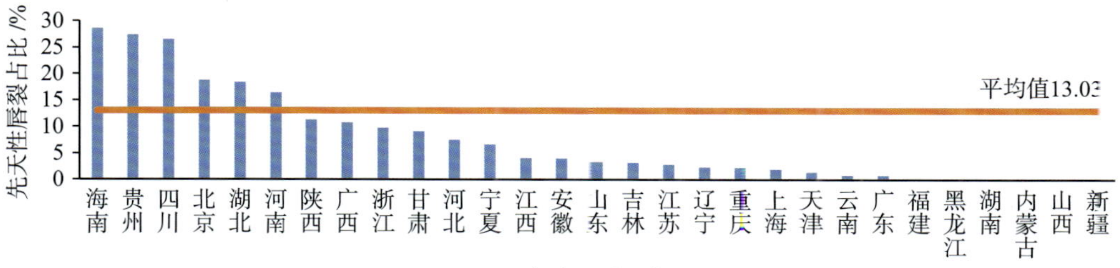


图 4-38 2022 年先天性唇裂人次占口腔住院 6 个重点病种患者人次比例省际比较

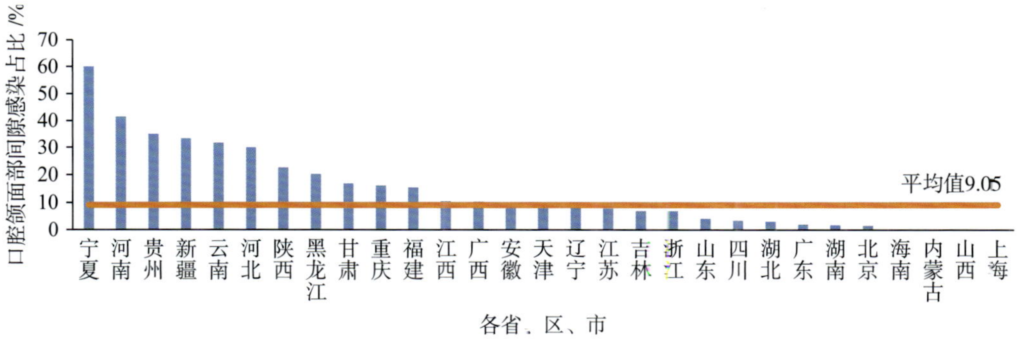


图 4-39 2022 年口腔颌面部间隙感染人次占口腔住院 6 个重点病种患者人次比例省际比较

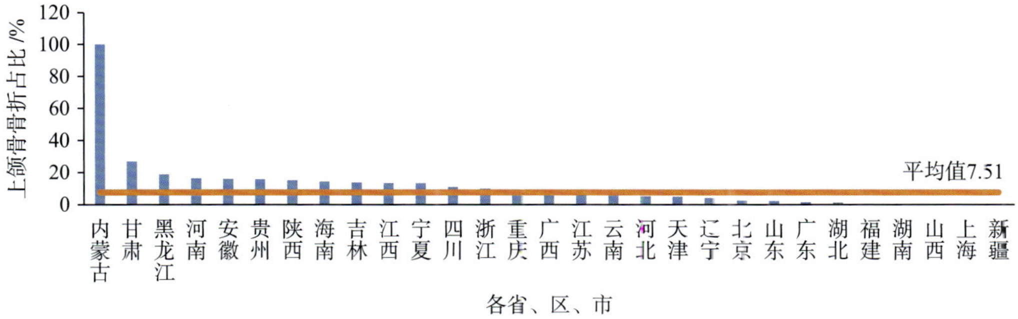


图 4-40 2022 年上颌骨骨折人次占口腔住院 6 个重点病种患者人次比例省际比较

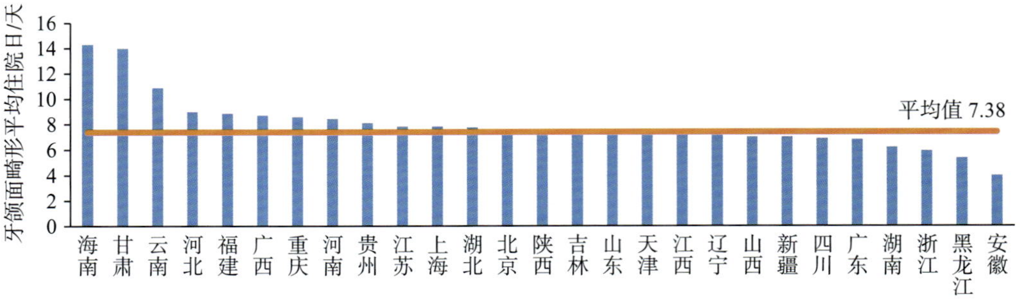


图 4-41　2022 年牙颌面畸形平均住院日省际比较

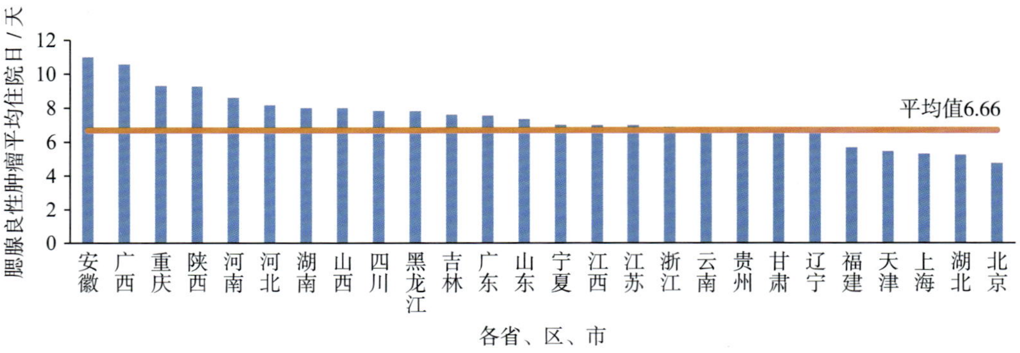


图 4-42　2022 年腮腺良性肿瘤平均住院日省际比较

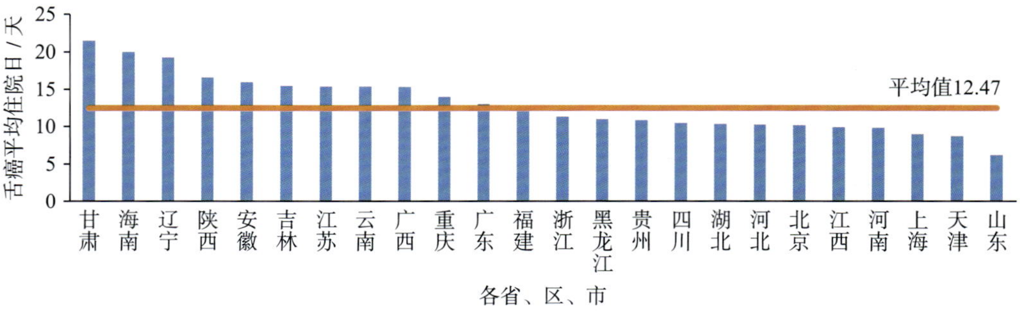


图 4-43　2022 年舌癌平均住院日省际比较

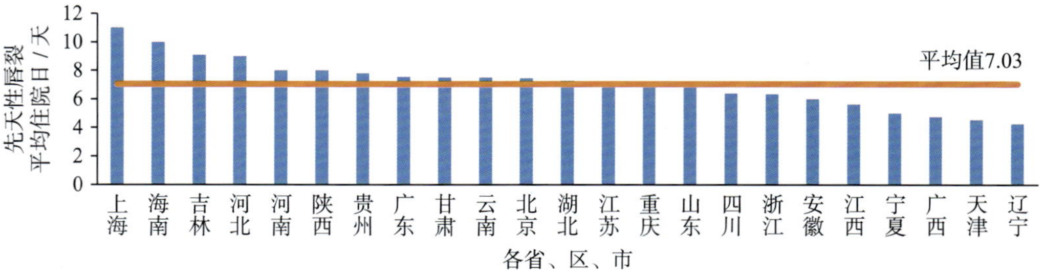


图 4-44　2022 年先天性唇裂平均住院日省际比较

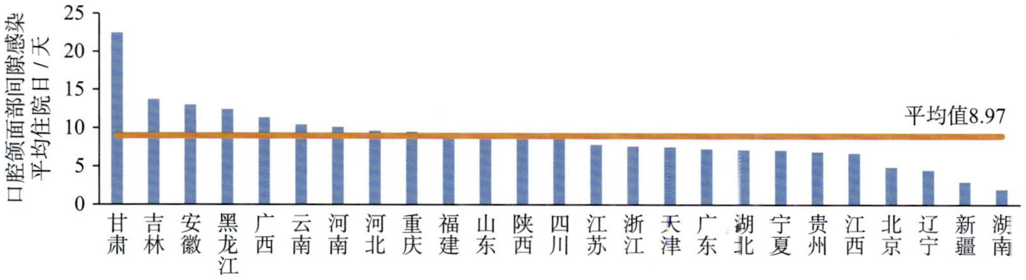


图 4-45　2022 年口腔颌面部间隙感染平均住院日省际比较

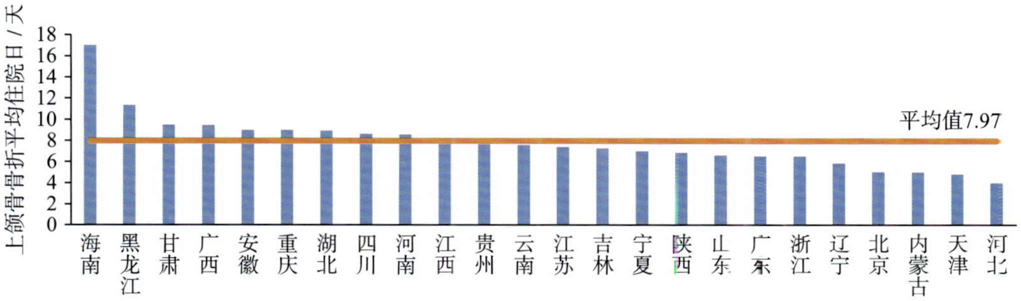


图 4-46　2022 年上颌骨骨折平均住院日省际比较

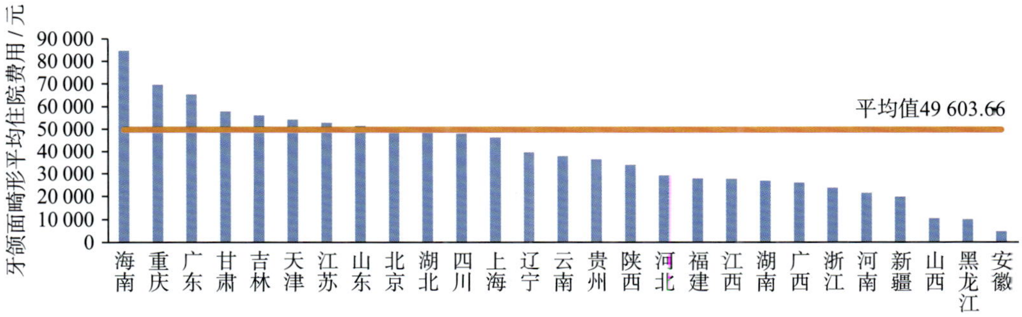


图 4-47　2022 年牙颌面畸形平均住院费用省际比较

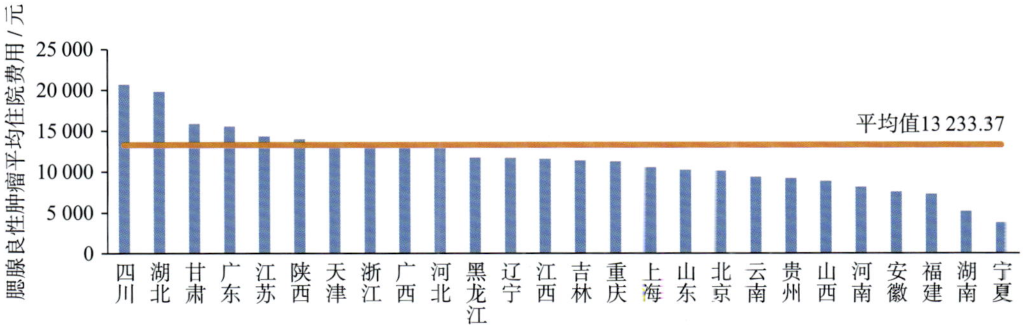


图 4-48　2022 年腮腺良性肿瘤平均住院费用省际比较

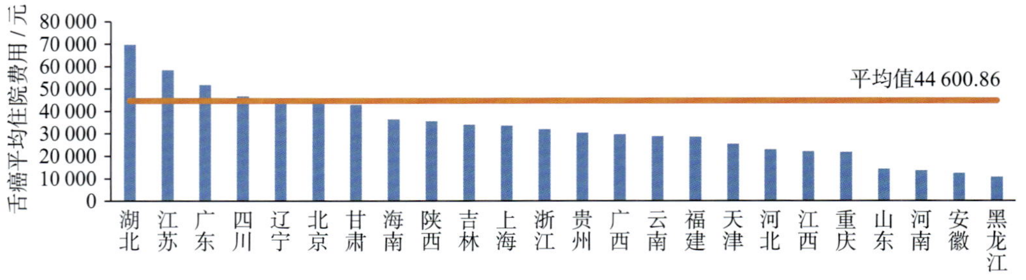


图 4-49　2022 年舌癌平均住院费用省际比较

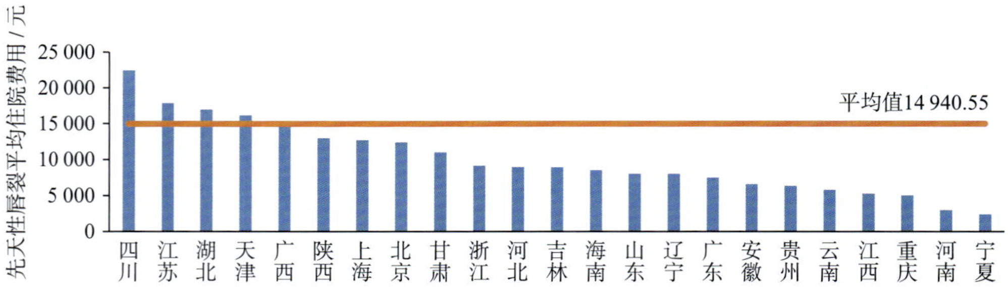


图 4-50　2022 年先天性唇裂平均住院费用省际比较

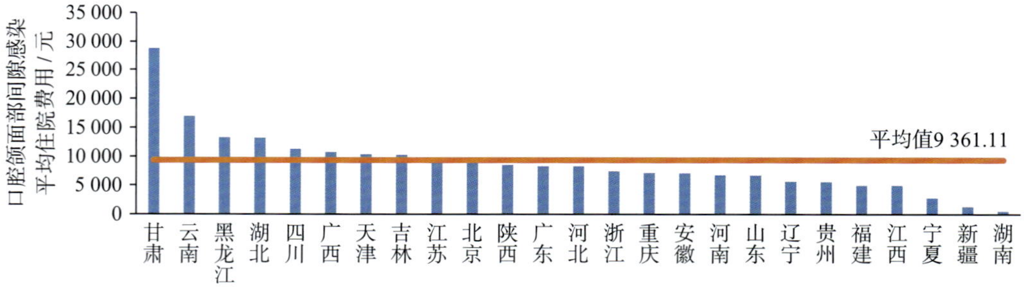


图 4-51　2022 年口腔颌面部间隙感染平均住院费用省际比较

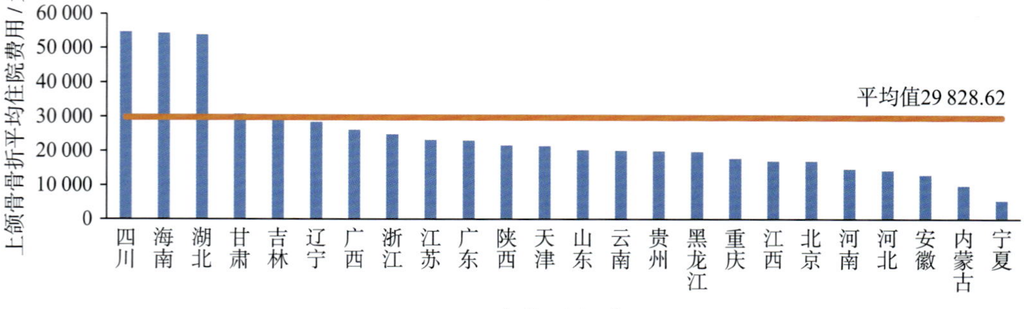


图 4-52　2022 年上颌骨骨折平均住院费用省际比较

## （五）重点手术及操作数据统计

在全国29个省、区、市（不含青海省、西藏自治区、新疆生产建设兵团、香港特别行政区、澳门特别行政区、台湾省）的72家医疗机构中，2022年住院7个重点手术及操作共治疗患者15 394例。按照平均手术例数排序，排名前3位的重点手术及操作依次为腮腺肿物切除－面神经解剖术、唇裂修复术、口腔颌面部肿瘤切除整复术。游离腓骨复合组织瓣移植术平均住院日最长，放射性粒子组织间植入术平均住院日最短；游离腓骨复合组织瓣移植术平均住院费用最高，唇裂修复术平均住院费用最低（表4-11至表4-13，图4-53至图4-75）。

表4-11　2022年口腔住院7个重点手术及操作的3项质控指标在不同医疗机构中的平均值比较

| 质控指标 | 医疗机构级别 | 腮腺肿物切除＋面神经解剖术 | 唇裂修复术 | 口腔颌面部肿瘤切除整复术 | 牙颌面畸形矫正术（上颌LeFort Ⅰ型截骨术＋双侧下颌升支劈开截骨术） | 舌癌扩大切除术＋颈淋巴结清扫术 | 游离腓骨复合组织瓣移植术 | 放射性粒子组织间植入术 |
|---|---|---|---|---|---|---|---|---|
| 平均手术例数 | 三级 | 69.57 | 54.19 | 53.44 | 51.52 | 28.85 | 20.76 | 2.35 |
| | 二级 | 5.88 | 0.88 | 2.00 | 2.13 | 3.56 | 0.19 | 0.00 |
| | 二级以下 | 0.00 | 0.00 | 0.00 | 1.50 | 0.00 | 0.00 | 0.00 |
| | 平均值 | 53.49 | 40.83 | 40.53 | 39.15 | 22.43 | 15.61 | 1.76 |
| 平均住院日/天 | 三级 | 7.79 | 6.41 | 13.39 | 7.97 | 14.27 | 16.25 | 3.69 |
| | 二级 | 7.01 | 5.98 | 11.66 | 11.38 | 13.84 | 17.60 | — |
| | 二级以下 | — | — | — | 6.00 | — | — | — |
| | 平均值 | 7.77 | 6.41 | 13.37 | 8.01 | 14.25 | 16.25 | 3.69 |
| 平均住院费用/元 | 三级 | 19 771.76 | 13 969.45 | 67 250.12 | 67 593.54 | 61 037.69 | 81 394.95 | 23 258.36 |
| | 二级 | 9 490.19 | 5 596.76 | 16 916.12 | 53 855.03 | 23 956.13 | 43 289.36 | — |
| | 二级以下 | — | — | — | 55 000.00 | — | — | — |
| | 平均值 | 19 520.79 | 13 929.58 | 66 698.14 | 67 414.43 | 59 728.93 | 81 293.24 | 23 258.36 |

表4-12　2022年各省、区、市口腔住院7个重点手术及操作的平均住院日比较　　单位：天

| 各省、区、市 | 腮腺肿物切除＋面神经解剖术 | 唇裂修复术 | 口腔颌面部肿瘤切除整复术 | 牙颌面畸形矫正术（上颌LeFort Ⅰ型截骨术＋双侧下颌升支劈开截骨术） | 舌癌扩大切除术＋颈淋巴结清扫术 | 游离腓骨复合组织瓣移植术 | 放射性粒子组织间植入术 |
|---|---|---|---|---|---|---|---|
| 安徽 | 7.89 | 6.88 | 25.50 | 9.00 | 25.30 | — | — |
| 北京 | 5.01 | 7.40 | 11.22 | 8.08 | 11.04 | 12.83 | 3.59 |
| 重庆 | 9.90 | 7.00 | 23.00 | 8.90 | 16.60 | 18.50 | — |
| 福建 | 6.75 | 6.00 | 14.50 | 8.89 | 14.43 | 14.50 | — |
| 甘肃 | 7.50 | 7.50 | 11.79 | 15.00 | 21.50 | 21.50 | — |
| 广东 | 6.87 | 7.27 | 12.59 | 6.95 | 14.93 | 18.11 | — |
| 广西 | 11.69 | 5.54 | 23.14 | 11.60 | 21.64 | 22.40 | — |

续表

| 各省、区、市 | 腮腺肿物切除 + 面神经解剖术 | 唇裂修复术 | 口腔颌面部肿瘤切除整复术 | 牙颌面畸形矫正术（上颌 LeFort Ⅰ 型截骨术 + 双侧下颌升支劈开截骨术） | 舌癌扩大切除术 + 颈淋巴结清扫术 | 游离腓骨复合组织瓣移植术 | 放射性粒子组织间植入术 |
|---|---|---|---|---|---|---|---|
| 贵州 | 7.94 | 7.94 | 20.89 | 8.75 | 19.93 | 21.28 | — |
| 海南 | — | 9.00 | 7.17 | 14.30 | 20.00 | — | — |
| 河北 | 9.33 | 6.44 | 10.20 | 12.27 | 14.38 | — | — |
| 河南 | 8.90 | 5.95 | 18.16 | 10.82 | 10.82 | 21.23 | — |
| 黑龙江 | 7.79 | — | — | — | — | — | — |
| 湖北 | 8.82 | 7.59 | 14.91 | 7.73 | 11.29 | 17.28 | 9.00 |
| 湖南 | — | — | 7.47 | 8.80 | — | — | — |
| 吉林 | 11.56 | 9.94 | 29.05 | 6.00 | — | 25.00 | — |
| 江苏 | 12.67 | 5.96 | 17.34 | 8.72 | 17.02 | 20.76 | — |
| 江西 | 10.51 | 5.65 | 11.42 | 8.47 | 12.73 | 13.97 | — |
| 辽宁 | 6.28 | 4.68 | 23.00 | — | 15.17 | 16.53 | 4.30 |
| 内蒙古 | — | 4.00 | — | — | — | — | — |
| 宁夏 | 7.00 | 5.50 | — | — | — | — | — |
| 山东 | 7.22 | 5.88 | 8.57 | 7.94 | 8.32 | — | — |
| 山西 | — | — | — | — | — | — | — |
| 陕西 | 9.29 | 8.19 | 23.78 | 9.17 | 22.48 | 25.16 | — |
| 上海 | 5.14 | 11.00 | 12.33 | 8.77 | 8.75 | 14.00 | — |
| 四川 | 8.11 | 6.83 | 13.18 | 8.36 | 13.50 | 13.06 | — |
| 天津 | 4.81 | 7.90 | 14.00 | 9.00 | 17.20 | 19.60 | — |
| 新疆 | — | — | — | — | — | — | — |
| 云南 | 6.73 | 7.50 | 14.34 | 11.63 | 15.87 | 17.60 | — |
| 浙江 | 7.44 | 6.82 | 15.77 | 7.62 | 13.38 | — | — |

表 4-13　2022 年各省、区、市口腔住院 7 个重点手术及操作的平均住院费用比较

单位：元

| 各省、区、市 | 腮腺肿物切除 + 面神经解剖术 | 唇裂修复术 | 口腔颌面部肿瘤切除整复术 | 牙颌面畸形矫正术（上颌 LeFort Ⅰ 型骨术 + 双侧下颌升支劈开截骨术） | 舌癌扩大切除术 + 颈淋巴结清扫术 | 游离腓骨复合组织瓣移植术 | 放射性粒子组织间植入术 |
|---|---|---|---|---|---|---|---|
| 安徽 | 6 265.16 | 5 446.89 | 34 078.56 | 5 975.88 | 26 073.60 | — | — |
| 北京 | 11 472.71 | 12 349.35 | 69 830.68 | 59 600.32 | 52 276.32 | 87 014.67 | 21 951.96 |

续表

| 各省、区、市 | 腮腺肿物切除+面神经解剖术 | 唇裂修复术 | 口腔颌面部肿瘤切除整复术 | 牙颌面畸形矫正术（上颌 LeFort Ⅰ型截骨术+双侧下颌升支劈开截骨术） | 舌癌扩大切除术+颈淋巴结清扫术 | 游离腓骨复合组织瓣移植术 | 放射性粒子组织间植入术 |
|---|---|---|---|---|---|---|---|
| 重庆 | 11 698.40 | 6 592.20 | 59 841.10 | 85 387.60 | 29 617.20 | 58 384.50 | — |
| 福建 | 7 215.44 | 6 711.32 | 59 846.04 | 35 251.82 | 35 493.65 | 59 775.92 | — |
| 甘肃 | 14 317.00 | 10 965.10 | 18 274.75 | 88 000.00 | 42 886.99 | 42 346.00 | — |
| 广东 | 16 143.43 | 10 246.30 | 57 128.48 | 75 054.86 | 63 058.14 | 90 218.20 | — |
| 广西 | 15 149.00 | 16 855.00 | 55 788.00 | 68 785.00 | 49 986.00 | 54 721.00 | — |
| 贵州 | 10 921.71 | 7 797.87 | 86 834.14 | 53 380.40 | 64 289.18 | 68 087.08 | — |
| 海南 | — | 8 068.96 | 9 294.76 | 84 629.00 | 35 459.20 | — | — |
| 河北 | 13 552.64 | 7 933.00 | 21 143.74 | 65 728.37 | 33 773.85 | — | — |
| 河南 | 9 182.94 | 1 773.05 | 24 998.47 | 35 700.80 | 15 293.20 | 35 206.78 | — |
| 黑龙江 | 11 834.69 | — | — | — | — | — | — |
| 湖北 | 52 440.09 | 17 700.10 | 98 093.58 | 75 161.00 | 83 205.58 | 117 356.69 | 48 449.93 |
| 湖南 | — | — | 26 815.44 | 49 329.40 | — | — | — |
| 吉林 | 14 951.54 | 12 684.37 | 85 288.34 | 55 000.00 | — | 70 030.66 | — |
| 江苏 | 25 981.05 | 19 151.00 | 70 059.79 | 63 983.56 | 68 347.93 | 95 771.21 | — |
| 江西 | 25 931.62 | 5 748.43 | 16 565.94 | 51 905.19 | 31 087.30 | 43 054.45 | — |
| 辽宁 | 12 225.75 | 10 684.19 | 72 290.25 | — | 54 620.99 | 78 303.42 | 35 893.39 |
| 内蒙古 | — | 5 365.22 | — | — | — | — | — |
| 宁夏 | 3 817.58 | 2 541.79 | — | — | — | — | — |
| 山东 | 10 680.76 | 9 159.95 | 23 950.21 | 60 577.14 | 18 222.34 | — | — |
| 山西 | — | — | — | — | — | — | — |
| 陕西 | 14 130.70 | 13 027.17 | 65 763.06 | 50 198.08 | 53 618.01 | 71 902.00 | — |
| 上海 | 10 530.97 | 12 665.51 | 67 307.20 | 59 843.30 | 30 114.28 | 65 250.20 | — |
| 四川 | 23 025.05 | 24 836.77 | 82 585.26 | 78 601.01 | 73 251.67 | 88 793.30 | — |
| 天津 | 11 619.06 | 17 162.20 | 47 257.30 | 75 059.87 | 41 377.80 | 71 645.30 | — |
| 新疆 | — | — | — | — | — | — | — |
| 云南 | 9 637.28 | 5 779.53 | 26 389.62 | 49 079.13 | 31 188.32 | 43 289.35 | — |
| 浙江 | 14 472.56 | 9 258.91 | 56 608.34 | 74 727.06 | 39 269.57 | — | — |

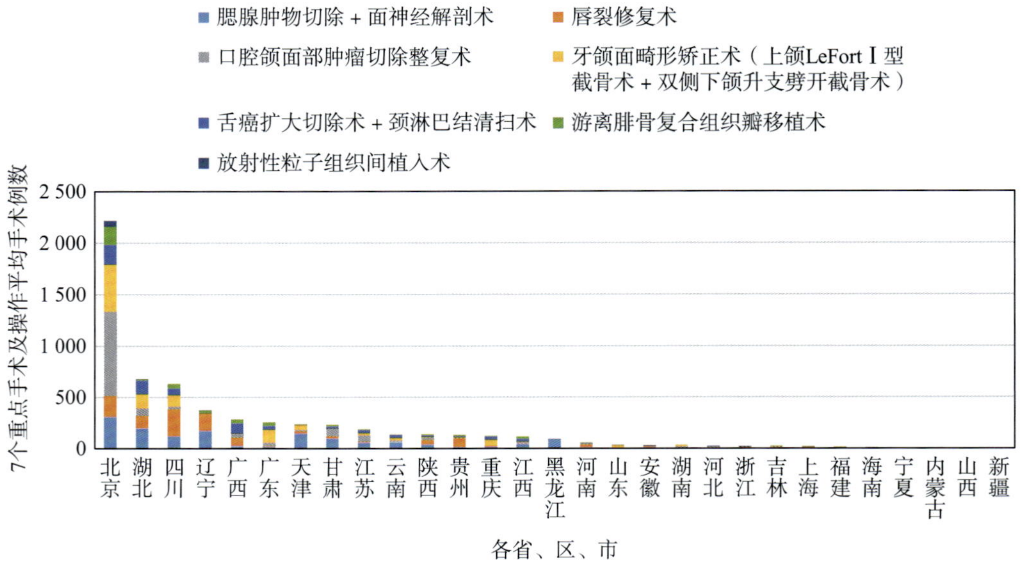


图4-53　2022年口腔住院7个重点手术及操作平均手术例数构成情况省际比较

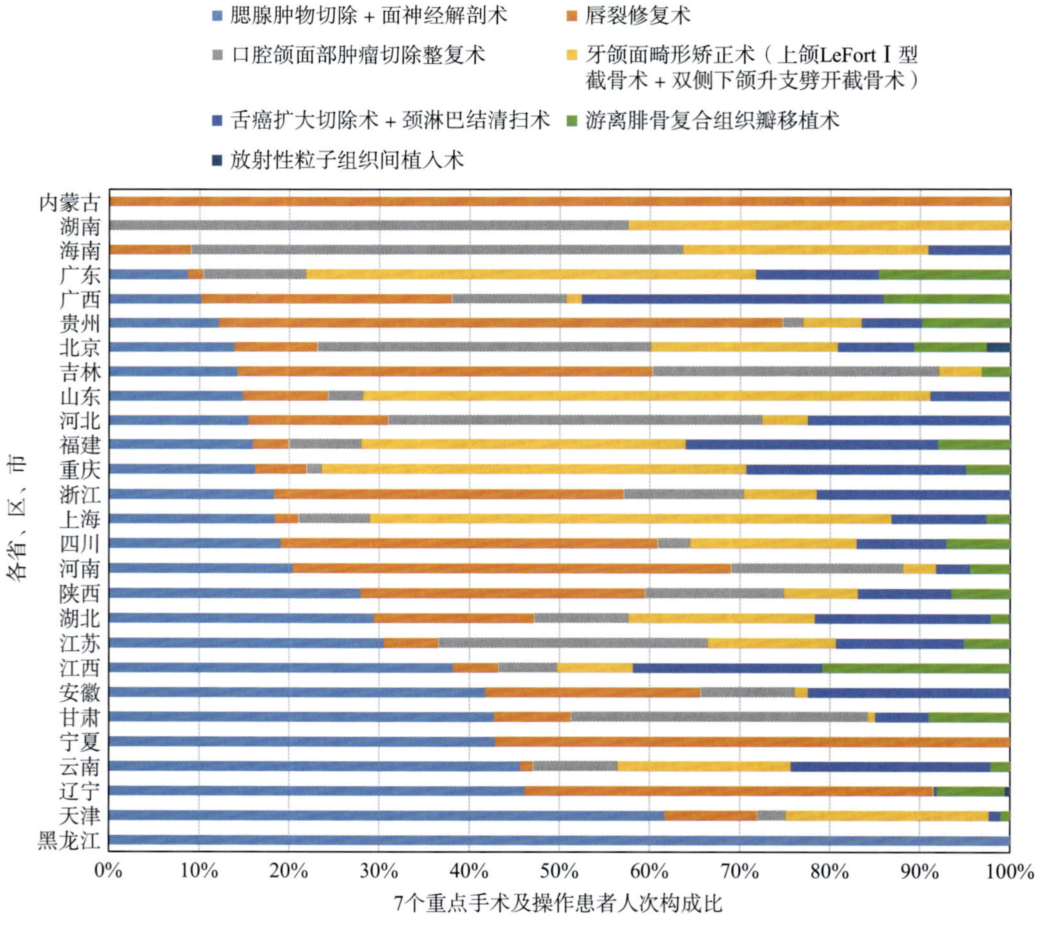


图4-54　2022年口腔住院7个重点手术及操作患者人次构成比例省际比较

注：纳入2022年医疗服务与质量安全数据口腔住院相关质控指标分析的口腔专科医疗机构中，山西省和新疆维吾尔自治区的口腔专科医疗机构未填报7个重点手术及操作数据，故此图中未显示。

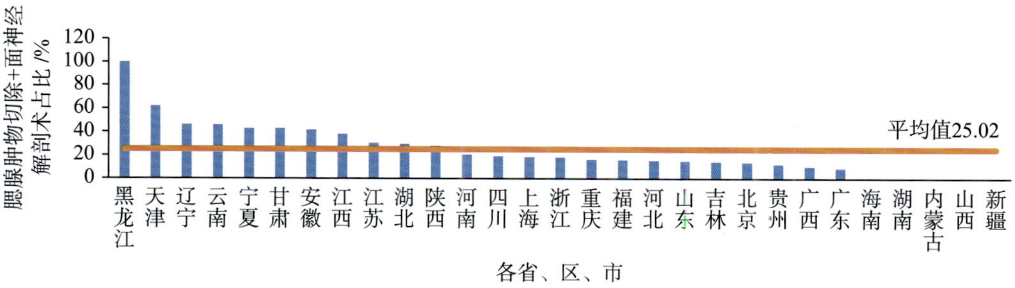


图 4-55　2022 年腮腺肿物切除 + 面神经解剖术人次占口腔住院 7 个重点手术及操作患者人次比例省际比较

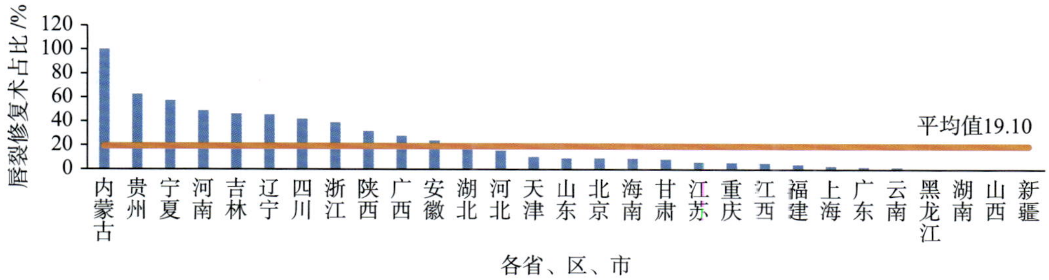


图 4-56　2022 年唇裂修复术人次占口腔住院 7 个重点手术及操作患者人次比例省际比较

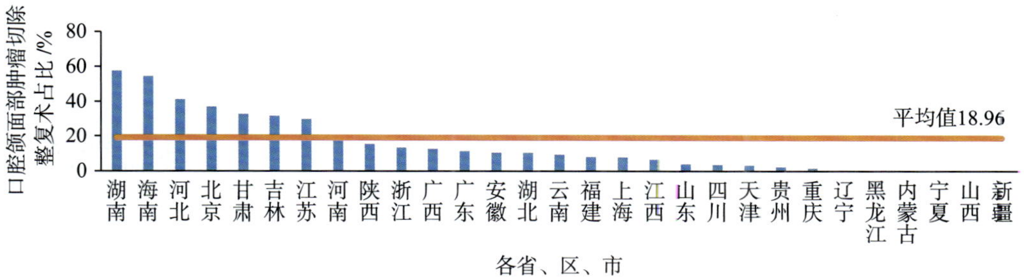


图 4-57　2022 年口腔颌面部肿瘤切除整复术人次占口腔住院 7 个重点手术及操作患者人次比例省际比较

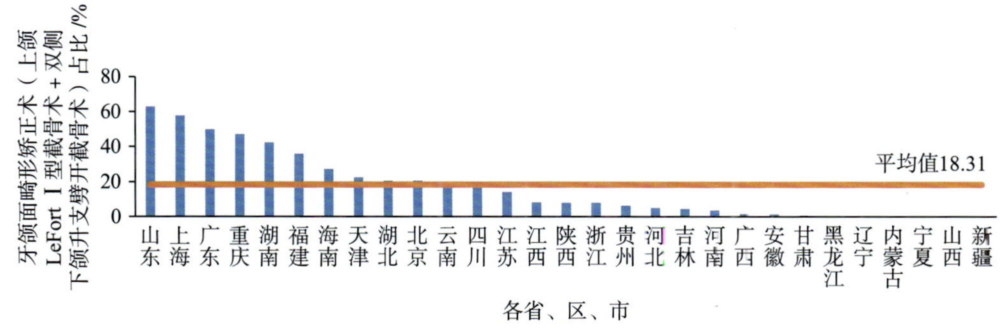


图 4-58　2022 年牙颌面畸形矫正术（上颌 LeFort Ⅰ型截骨术 + 双侧下颌升支劈开截骨术）人次占口腔住院 7 个重点手术及操作患者人次比例省际比较

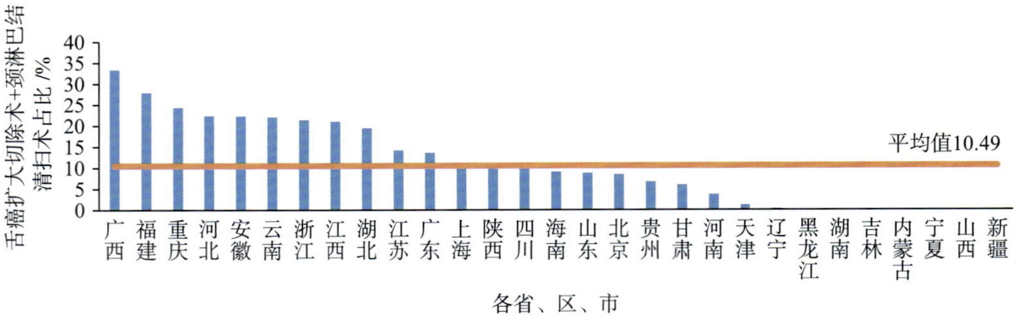


图 4-59　2022 年舌癌扩大切除术 + 颈淋巴结清扫术人次占口腔住院 7 个重点手术及操作患者人次比例省际比较

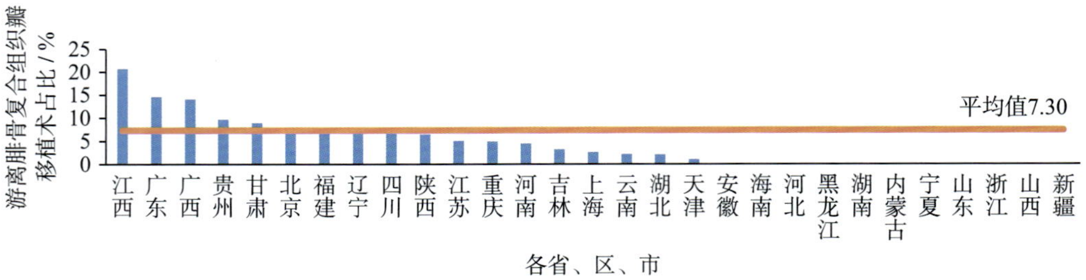


图 4-60　2022 年游离腓骨复合组织瓣移植术人次占口腔住院 7 个重点手术及操作患者人次比例省际比较

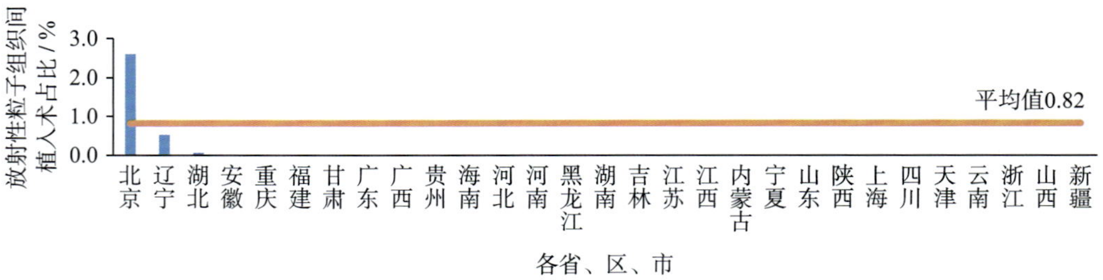


图 4-61　2022 年放射性粒子组织间植入术人次占口腔住院 7 个重点手术及操作患者人次比例省际比较

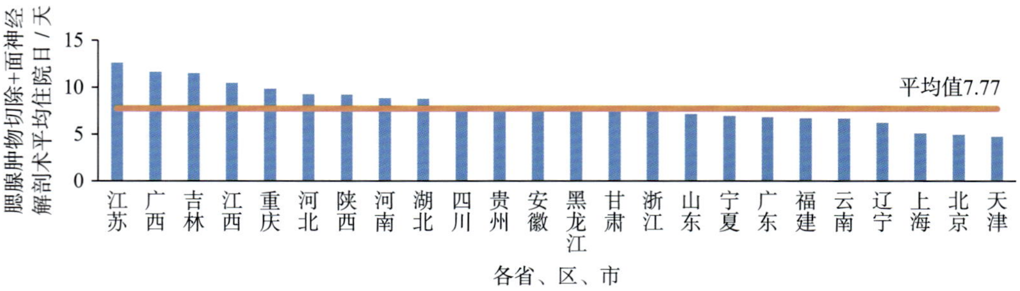


图 4-62　2022 年腮腺肿物切除 + 面神经解剖术平均住院日省际比较

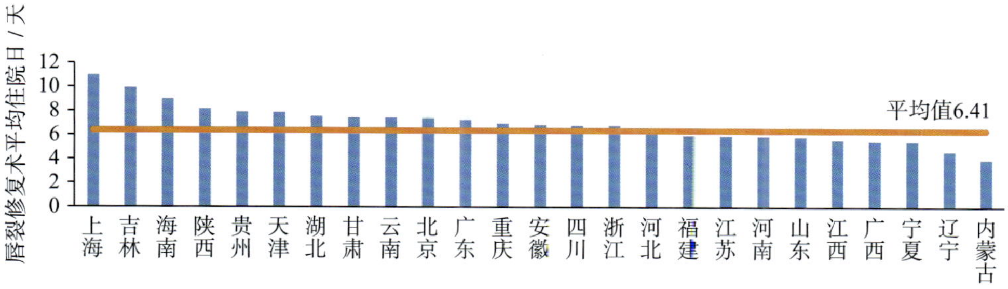


图 4-63　2022 年唇裂修复术平均住院日省际比较

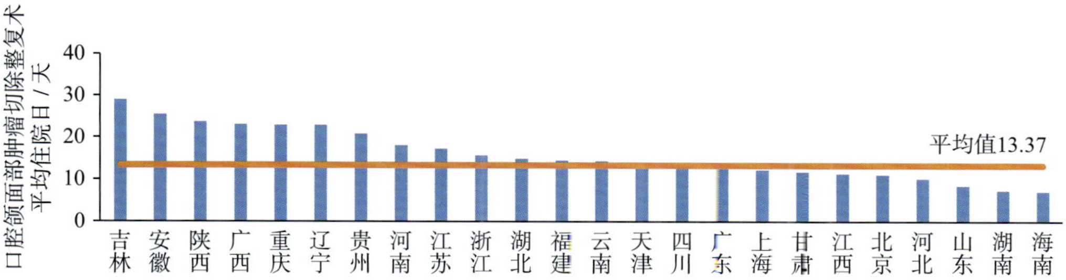


图 4-64　2022 年口腔颌面部肿瘤切除整复术平均住院日省际比较

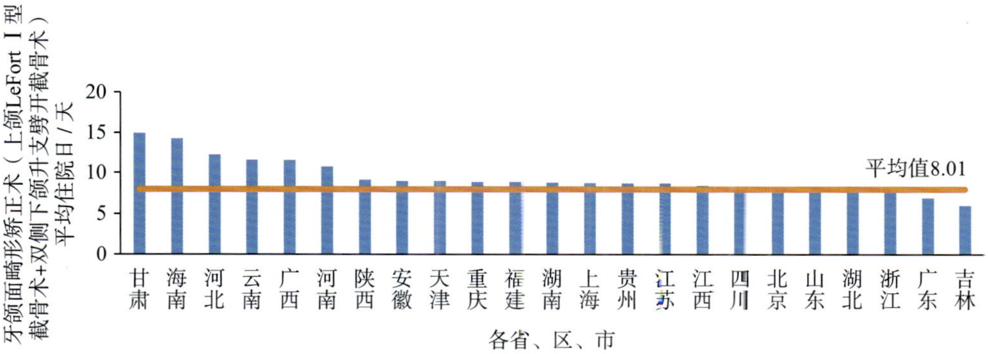


图 4-65　2022 年牙颌面畸形矫正术（上颌 LeFort Ⅰ型截骨术 + 双侧下颌升支劈开截骨术）平均住院日省际比较

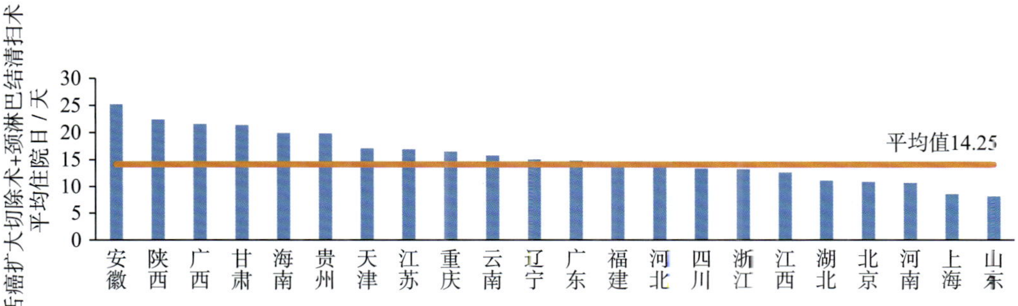


图 4-66　2022 年舌癌扩大切除术 + 颈淋巴结清扫术平均住院日省际比较

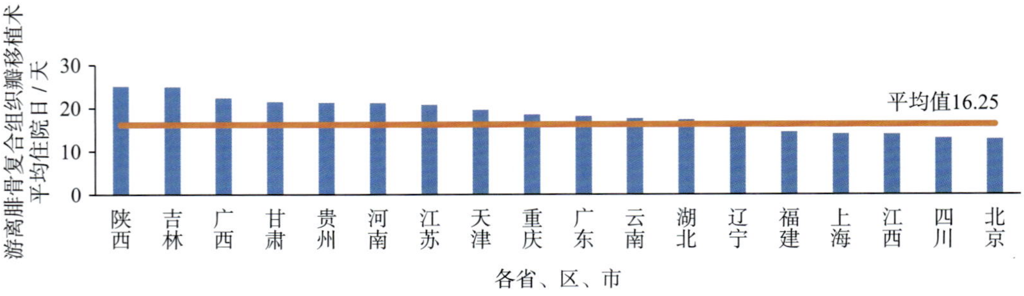


图 4-67　2022 年游离腓骨复合组织瓣移植术平均住院日省际比较

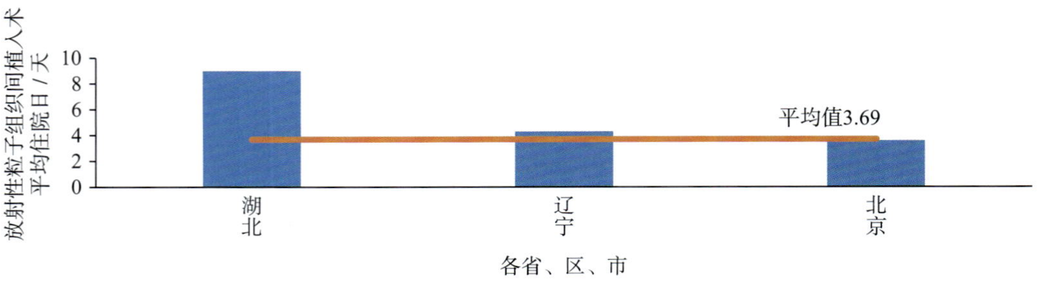


图 4-68　2022 年放射性粒子组织间植入术平均住院日省际比较

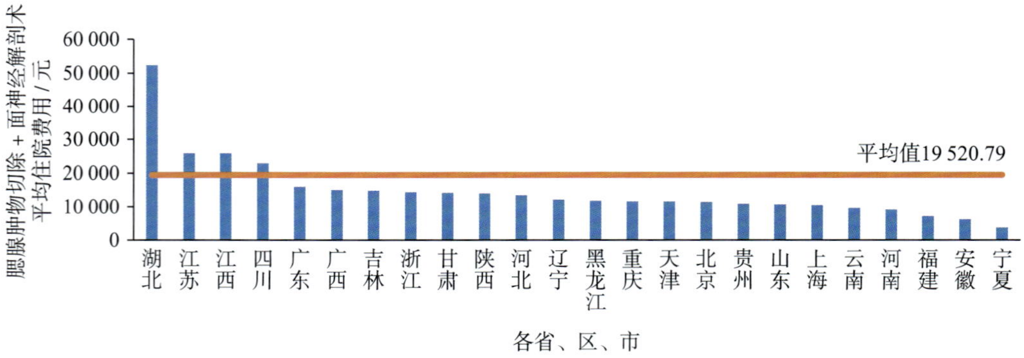


图 4-69　2022 年腮腺肿物切除 + 面神经解剖术平均住院费用省际比较

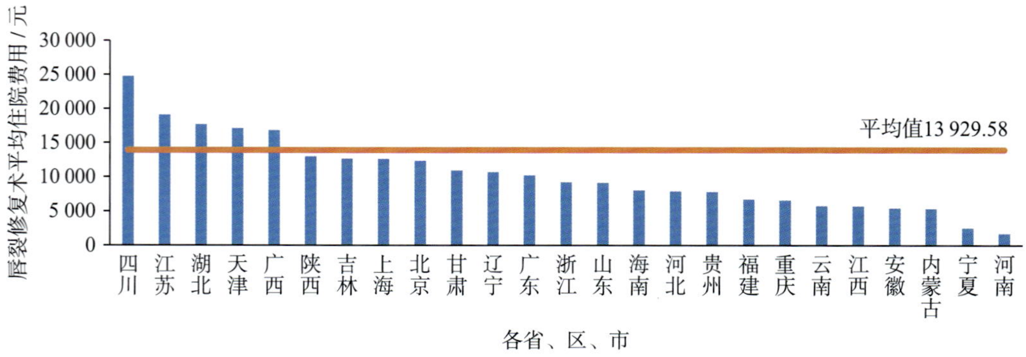


图 4-70　2022 年唇裂修复术平均住院费用省际比较

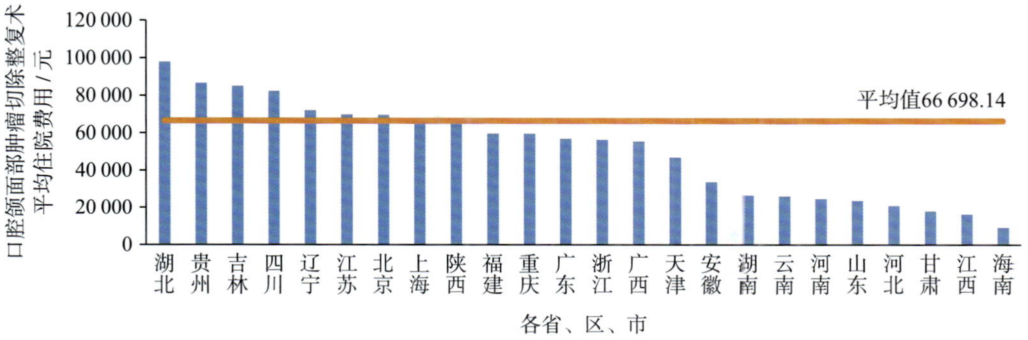


图 4-71　2022 年口腔颌面部肿瘤切除整复术平均住院费用省际比较

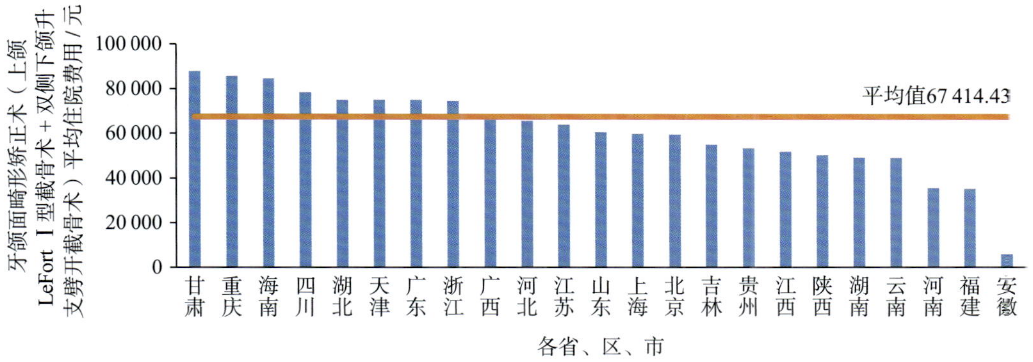


图 4-72　2022 年牙颌面畸形矫正术（上颌 LeFort Ⅰ型截骨术 + 双侧下颌升支劈开截骨术）平均住院费用省际比较

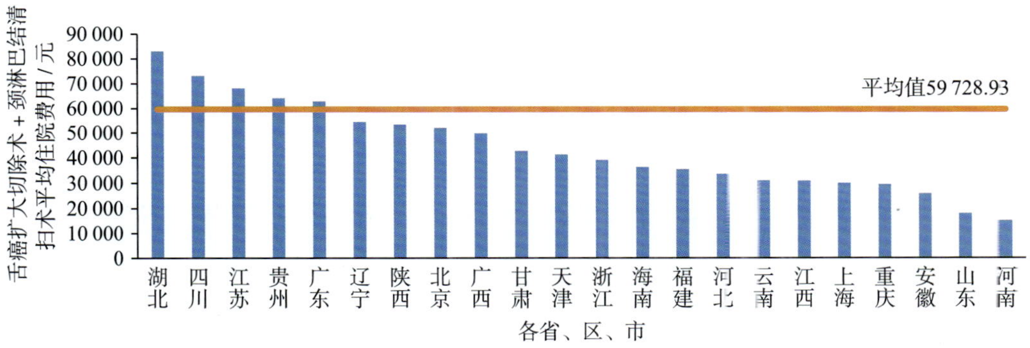


图 4-73　2022 年舌癌扩大切除术 + 颈淋巴结清扫术平均住院费用省际比较

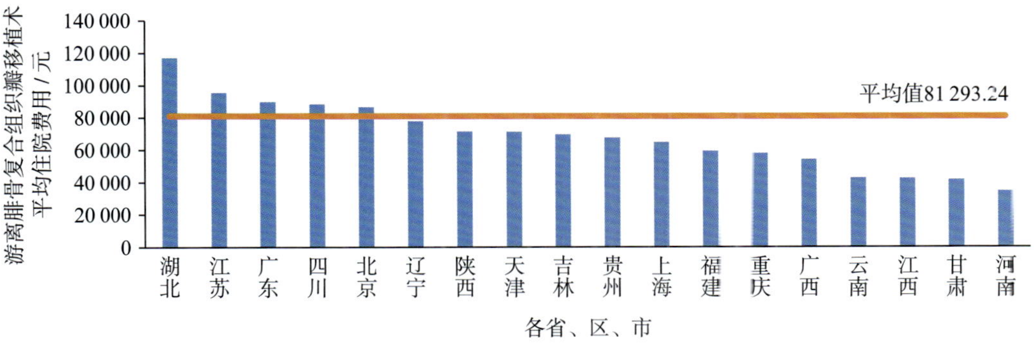


图 4-74　2022 年游离腓骨复合组织瓣移植术平均住院费用省际比较

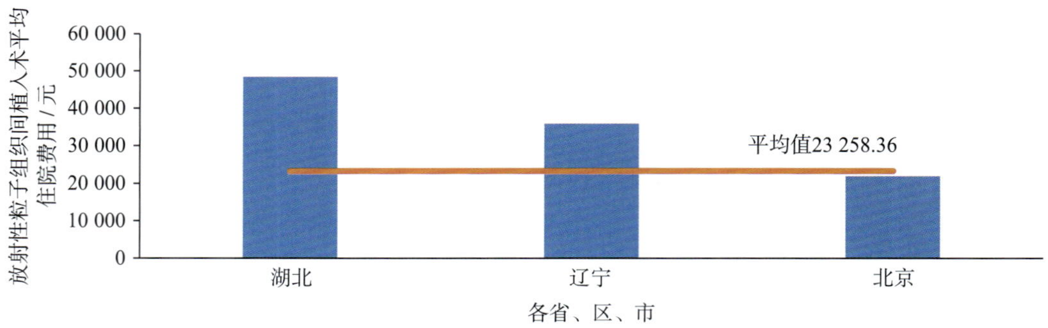


图 4-75　2022 年放射性粒子组织间植入术平均住院费用省际比较

## （六）住院部分单病种相关指标

在全国 29 个省、区、市（不含青海省、西藏自治区、新疆生产建设兵团、香港特别行政区、澳门特别行政区、台湾省）的 72 家医疗机构中，口腔住院 5 大类 12 项单病种相关指标如表 4-14 所示。

**1．腮腺浅叶良性肿瘤相关指标**　腮腺浅叶良性肿瘤术前术后诊断符合率为 97.09%，腮腺浅叶良性肿瘤术后面神经麻痹发生率为 0.70%，腮腺浅叶良性肿瘤术后涎瘘发生率为 0.04%。

**2．口腔鳞状细胞癌相关指标**　T3 / T4 期初发口腔鳞状细胞癌病例构成比例为 44.98%，游离 / 带蒂组织瓣技术在初发口腔鳞状细胞癌手术治疗中的应用率为60.24%，游离 / 带蒂组织瓣移植成功率为96.78%。

**3．下颌骨骨折（不含髁突骨折）相关指标**　下颌骨骨折（不含髁突骨折）术后伤口感染发生率为 0.43%，下颌骨骨折（不含髁突骨折）术后咬合紊乱发生率为 0.50%。

**4．先天性唇腭裂相关指标**　先天性唇裂术后伤口延期愈合发生率为 0.17%，先天性腭裂术后伤口裂开及穿孔发生率为 0.19%。

**5．骨性Ⅲ类错𬌗畸形相关指标**　骨性Ⅲ类错𬌗畸形术后伤口感染发生率为 0.45%，骨性Ⅲ类错𬌗畸形术后咬合关系与术前设计符合率为 90.38%。

表 4-14　2022 年口腔住院部分单病种相关指标在不同医疗机构中的平均值比较

| 单病种 | 质控指标 | 三级 | | 二级 | | 二级以下 | | 平均值 |
|---|---|---|---|---|---|---|---|---|
| | | 公立 | 民营 | 公立 | 民营 | 公立 | 民营 | |
| 腮腺浅叶良性肿瘤 | 腮腺浅叶良性肿瘤术前术后诊断符合率 /% | 97.24 | 71.43 | 95.51 | — | 100.00 | — | 97.09 |
| | 腮腺浅叶良性肿瘤术后面神经麻痹发生率 /% | 0.72 | 0.00 | 0.00 | — | 0.00 | — | 0.70 |
| | 腮腺浅叶良性肿瘤术后涎瘘发生率 /% | 0.04 | 0.00 | 0.00 | — | 0.00 | — | 0.04 |
| 口腔鳞状细胞癌 | T3 / T4 期初发口腔鳞状细胞癌病例构成比例 /% | 45.37 | 15.38 | 25.84 | — | — | — | 44.98 |
| | 游离 / 带蒂组织瓣技术在初发口腔鳞状细胞癌手术治疗中的应用率 /% | 60.38 | 15.38 | 58.57 | — | — | — | 60.24 |
| | 游离 / 带蒂组织瓣移植成功率 /% | 96.85 | 100.00 | 89.66 | — | — | — | 96.78 |
| 下颌骨骨折（不含髁突骨折） | 下颌骨骨折（不含髁突骨折）术后伤口感染发生率 /% | 0.46 | 0.00 | 0.00 | — | — | — | 0.43 |
| | 下颌骨骨折（不含髁突骨折）术后咬合紊乱发生率 /% | 0.53 | 0.00 | 0.00 | — | — | — | 0.50 |

续表

| 单病种 | 质控指标 | 三级 | | 二级 | | 二级以下 | | 平均值 |
|---|---|---|---|---|---|---|---|---|
| | | 公立 | 民营 | 公立 | 民营 | 公立 | 民营 | |
| 先天性唇腭裂 | 先天性唇裂术后伤口延期愈合发生率 /% | 0.17 | 0.00 | 0.00 | — | 0.00 | — | 0.17 |
| | 先天性腭裂术后伤口裂开及穿孔发生率 /% | 0.19 | 0.00 | 0.00 | — | 0.00 | — | 0.19 |
| 骨性Ⅲ类错殆畸形 | 骨性Ⅲ类错殆畸形术后伤口感染发生率 /% | 0.46 | 0.00 | 0.00 | — | 0.00 | — | 0.45 |
| | 骨性Ⅲ类错殆畸形术后咬合关系与术前设计符合率 /% | 90.34 | 100.00 | 94.74 | — | 100.00 | — | 90.38 |

### （七）住院临床路径数据统计

在全国 29 个省、区、市（不含青海省、西藏自治区、新疆生产建设兵团、香港特别行政区、澳门特别行政区、台湾省）的 72 家医疗机构 89 754 例出院患者中，2022 年口腔住院临床路径入径率 30.87%，完成路径比率 92.56%，完成路径出院比率 28.57%（表 4-15）。

表 4-15 2022 年口腔住院临床路径在不同医疗机构中的实施情况比较

| 质控指标 | 三级 | | 二级 | | 二级以下 | | 平均值 |
|---|---|---|---|---|---|---|---|
| | 公立 | 民营 | 公立 | 民营 | 公立 | 民营 | |
| 临床路径入径率 /% | 31.83 | 0.00 | 20.27 | 28.15 | 20.75 | 14.04 | 30.87 |
| 完成路径比率 /% | 92.35 | — | 97.99 | 98.70 | 40.00 | 100.00 | 92.56 |
| 完成路径出院比率 /% | 29.39 | 0.00 | 19.87 | 27.78 | 8.30 | 14.04 | 28.57 |

## 四、口腔医疗机构运行管理类数据统计

### （一）资源配置数据统计

**1．医疗机构开放床位数统计** 在全国 29 个省、区、市（不含青海省、西藏自治区、新疆生产建设兵团、香港特别行政区、澳门特别行政区、台湾省）的 72 家医疗机构中，2022 年口腔住院实际开放床位（包括加床）平均 43.25 张。其中三级公立为 52.19 张，三级民营为 25.50 张，二级公立为 17.31 张，二级民营为 21.33 张，二级以下公立为 10.00 张，二级以下民营为 50.00 张。

**2．医疗机构实际开放牙椅数统计** 在全国 31 个省、区、市（不含新疆生产建设兵团、香港特别行政区、澳门特别行政区、台湾省）的 287 家医疗机构中，2022 年口腔门急诊实际开放牙椅数平均 72.32 台。其中三级公立为 194.69 台，三级民营为 124.85 台，二级公立为 39.37 台，二级民营为 26.16 台，二级以下公立为 9.00 台，二级以下民营为 10.64 台。

**3．人力配置数据统计** 在全国 31 个省、区、市（不含新疆生产建设兵团、香港特别行政区、澳门特别行政区、台湾省）的 287 家医疗机构中，2022 年卫生技术人员占全院员工总数的 80.99%（表 4-16）。

表 4-16　2022 年人力配置指标在不同医疗机构中的平均值比较

| 质控指标 | 三级 | | 二级 | | 二级以下 | | 平均值 |
|---|---|---|---|---|---|---|---|
| | 公立 | 民营 | 公立 | 民营 | 公立 | 民营 | |
| 全院员工数平均值 / 人 | 518.68 | 285.69 | 95.77 | 69.86 | 69.50 | 23.81 | 188.49 |
| 卫生技术人员数平均值 / 人 | 425.42 | 230.54 | 78.81 | 51.06 | 66.50 | 19.67 | 152.65 |
| 卫生技术人员占全院员工比例 /% | 82.02 | 80.69 | 82.30 | 73.08 | 95.68 | 82.63 | 80.99 |

**4. 优质护理单元数据统计**　在全国 31 个省、区、市（不含新疆生产建设兵团、香港特别行政区、澳门特别行政区、台湾省）的 191 家医疗机构中，2022 年全院护理单元总数 1 239 个，全院优质护理单元总数 917 个，占全院护理单元总数的 74.01%。

## （二）工作负荷数据统计

**1. 门急诊人次数据统计**　在全国 31 个省、区、市（不含新疆生产建设兵团、香港特别行政区、澳门特别行政区、台湾省）的 287 家医疗机构中，2022 年门急诊患者共 33 677 415 人次，平均 117 342.91 人次，其中年急诊人次占门急诊人次比例为 1.68%。年门诊手术例数占门诊人次比例为 6.30%（表 4-17）。

表 4-17　2022 年门急诊工作负荷指标在不同医疗机构中的年平均值比较

| 质控指标 | 三级 | | 二级 | | 二级以下 | | 平均值 |
|---|---|---|---|---|---|---|---|
| | 公立 | 民营 | 公立 | 民营 | 公立 | 民营 | |
| 年门诊人次平均值 | 341 090.64 | 153 428.62 | 63 849.28 | 28 617.44 | 17 102.00 | 8 649.51 | 115 375.80 |
| 年急诊人次平均值 | 6 164.09 | 186.38 | 619.74 | 745.43 | 282.00 | 196.78 | 1 967.11 |
| 年门急诊人次平均值 | 347 254.73 | 153 615.00 | 64 469.02 | 29 362.88 | 17 384.00 | 8 846.28 | 117 342.91 |
| 年急诊人次占门急诊人次比例 /% | 1.78 | 0.12 | 0.96 | 2.54 | 1.62 | 2.22 | 1.68 |
| 年门诊手术例数平均值 | 22 799.88 | 8 986.00 | 2 834.51 | 1 442.66 | 58.00 | 495.75 | 7 268.91 |
| 年门诊手术例数占门诊人次比例 /% | 6.68 | 5.86 | 4.44 | 5.04 | 0.34 | 5.73 | 6.30 |

**2. 入院人次数据统计**　在全国 29 个省、区、市（不含青海省、西藏自治区、新疆生产建设兵团、香港特别行政区、澳门特别行政区、台湾省）的 72 家医疗机构中，2022 年入院患者总数 88 903 人次，平均 1 234.76 人次，占门急诊总人次的 0.35%（表 4-18）。

表 4-18　2022 年入院工作负荷指标在不同医疗机构中的年平均值比较

| 质控指标 | 三级 | | 二级 | | 二级以下 | | 平均值 |
|---|---|---|---|---|---|---|---|
| | 公立 | 民营 | 公立 | 民营 | 公立 | 民营 | |
| 年入院人次平均值 | 1 575.94 | 353.00 | 362.15 | 414.00 | 241.00 | 57.00 | 1 234.76 |
| 门急诊住院率 /% | 0.38 | 0.10 | 0.19 | 0.65 | 0.36 | 0.01 | 0.35 |

### （三）工作效率数据统计

在全国 31 个省、区、市（不含新疆生产建设兵团、香港特别行政区、澳门特别行政区、台湾省）的 287 家医疗机构中，2022 年门急诊每椅位日均接诊 4.82 人次。在全国 29 个省、区、市（不含青海省、西藏自治区、新疆生产建设兵团、香港特别行政区、澳门特别行政区、台湾省）的 71 家医疗机构中，2022 年出院患者平均住院日 5.94 天，床位使用率 51.00%，床位周转次数 31.15 次，平均每张床位工作日 186.17 天（表 4-19，图 4-76 和图 4-77）。

表 4-19　2022 年工作效率指标在不同医疗机构中的年平均值比较

| 质控指标 | 三级 | | 二级 | | 二级以下 | | 平均值 |
|---|---|---|---|---|---|---|---|
| | 公立 | 民营 | 公立 | 民营 | 公立 | 民营 | |
| 每椅位日均接诊人次 | 5.35 | 3.46 | 4.86 | 3.23 | 5.29 | 2.55 | 4.82 |
| 出院患者平均住院日 / 天 | 6.05 | 5.37 | 4.91 | 3.77 | 3.56 | 1.00 | 5.94 |
| 床位使用率 /% | 53.74 | 20.46 | 27.31 | 56.95 | 21.34 | 15.62 | 51.00 |
| 床位周转次数 | 32.17 | 13.90 | 21.22 | 55.26 | 21.91 | 57.00 | 31.15 |
| 平均每张床位工作日 / 天 | 196.15 | 74.69 | 99.67 | 207.88 | 77.91 | 57.00 | 186.17 |

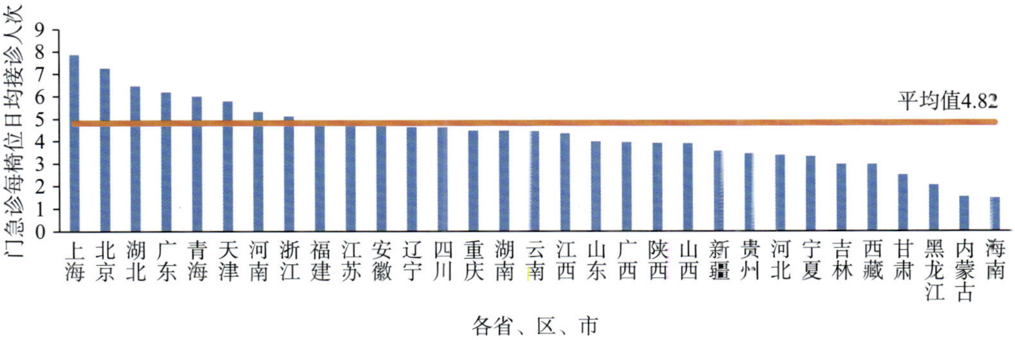


图 4-76　2022 年抽样医疗机构门急诊每椅位日均接诊人次省际比较

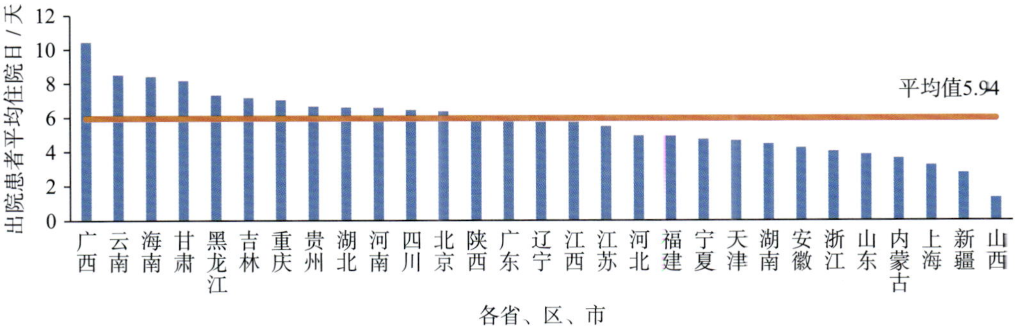


图 4-77　2022 年抽样医疗机构出院患者平均住院日省际比较

### （四）患者负担数据统计

在全国 31 个省、区、市（不含新疆生产建设兵团、香港特别行政区、澳门特别行政区、台湾省）的

278 家医疗机构中，2022 年每门急诊人次费用 656.26 元，其中药费 9.68 元，药占比 1.48%。在全国 29 个省、区、市（不含青海省、西藏自治区、新疆生产建设兵团、香港特别行政区、澳门特别行政区、台湾省）的 71 家医疗机构中，2022 年每住院人次费用 14 740.09 元，其中药费 1 523.10 元，药占比 10.33%（表 4-20，图 4-78 和图 4-79）。

表 4-20　2022 年患者负担指标在不同医疗机构中的平均值比较

| 质控指标 | 三级 | | 二级 | | 二级以下 | | 平均值 |
|---|---|---|---|---|---|---|---|
| | 公立 | 民营 | 公立 | 民营 | 公立 | 民营 | |
| 每门急诊人次费用 / 元 | 661.81 | 754.33 | 442.15 | 776.66 | 490.03 | 665.88 | 656.26 |
| 其中的药费 / 元 | 8.56 | 19.80 | 5.91 | 17.26 | 3.54 | 20.02 | 9.68 |
| 门急诊药占比 /% | 1.29 | 2.62 | 1.34 | 2.22 | 0.72 | 3.01 | 1.48 |
| 每住院人次费用 / 元 | 15 394.42 | 14 717.68 | 7 726.36 | 3 541.00 | 2 681.48 | — | 14 740.09 |
| 其中的药费 / 元 | 1 590.95 | 1 627.32 | 825.62 | 270.53 | 0.47 | — | 1 523.10 |
| 住院药占比 /% | 10.33 | 11.06 | 10.69 | 7.64 | 0.02 | — | 10.33 |

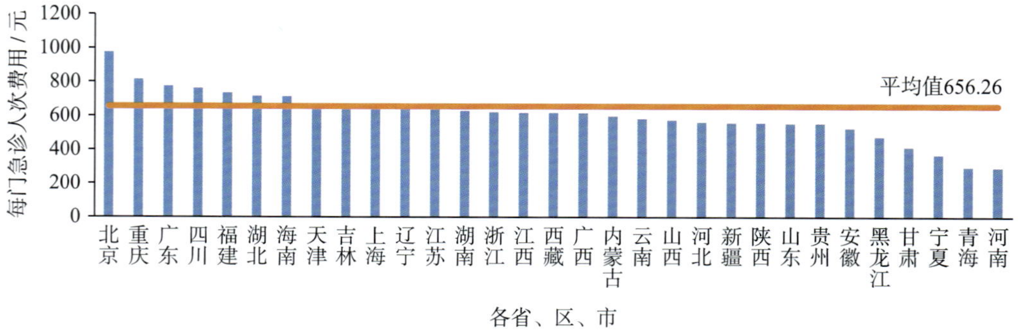


图 4-78　2022 年抽样医疗机构每门急诊人次费用省际比较

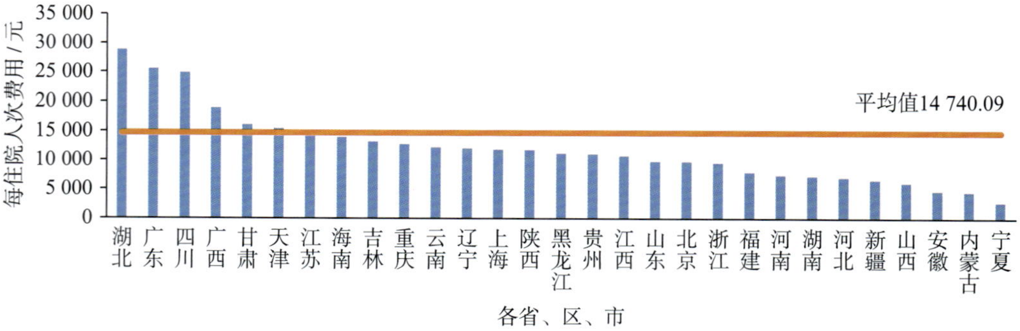


图 4-79　2022 年抽样医疗机构每住院人次费用省际比较

## 五、2020—2022 年同样本医疗机构口腔质控数据比较

为了增强 2020—2022 年数据的可比性，对 3 年数据进行筛选，保留同一医疗机构数据。最终全国 29 个省、区、市（不含内蒙古自治区、西藏自治区、新疆生产建设兵团、香港特别行政区、澳门特别行

政区、台湾省）的 146 家医疗机构纳入 2020—2022 年医疗服务与质量安全数据口腔门诊相关质控指标的比较分析，全国25个省、区、市（不含甘肃省、湖南省、内蒙古自治区、青海省、上海市、西藏自治区、新疆生产建设兵团、香港特别行政区、澳门特别行政区、台湾省）的 60 家医疗机构纳入 2020—2022 年医疗服务与质量安全数据口腔住院相关质控指标的比较分析。

## （一）口腔门诊诊疗相关指标比较

**1. 门诊重点病种相关指标比较** 2020—2022 年，146 家医疗机构口腔门诊 10 个重点病种平均就诊人次总体先升后降。按照平均就诊人次排序，排名前 5 位的病种依次为慢性牙周炎、错𬌗畸形、牙列缺损、下颌阻生第三磨牙、慢性根尖周炎（图 4-80 和图 4-81）。

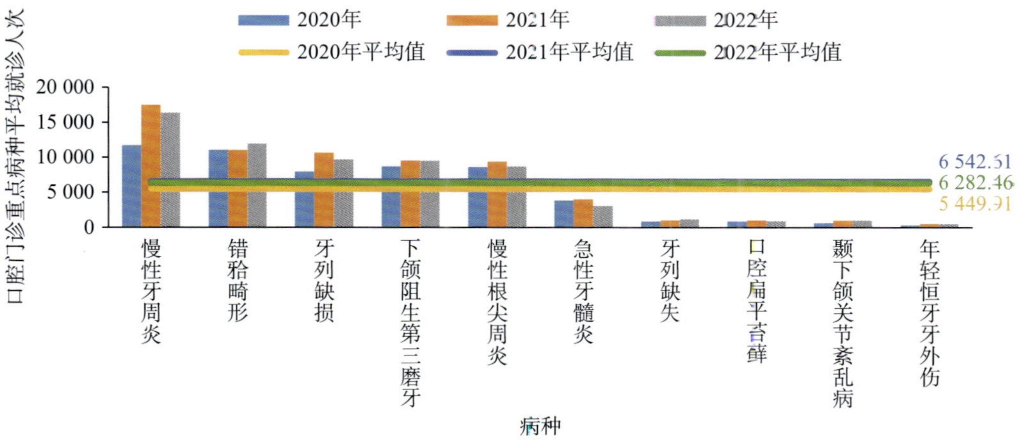


图 4-80 2020—2022 年 146 家医疗机构口腔门诊 10 个重点病种平均就诊人次比较

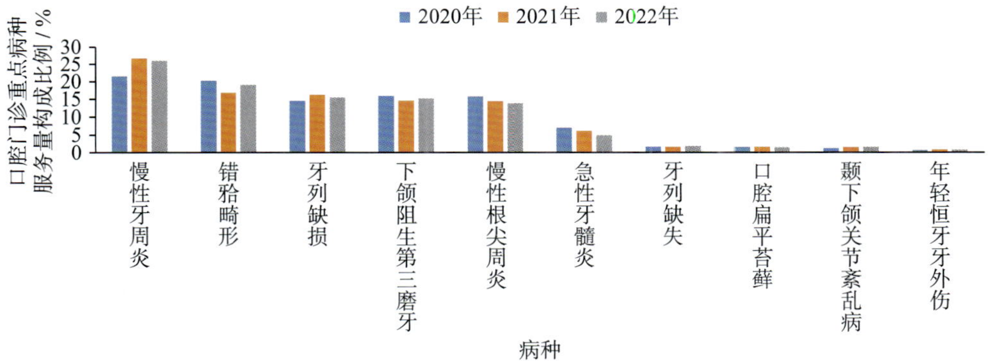


图 4-81 2020—2022 年 146 家医疗机构口腔门诊 10 个重点病种服务量构成比例比较

**2. 门诊重点技术相关指标比较** 2020—2022 年，146 家医疗机构口腔门诊 9 个重点技术平均就诊人次总体先升后降。按照平均就诊人次排序，排名前 5 位的技术依次为根管治疗术、错𬌗畸形矫治术、牙周洁治术、阻生牙拔除术、慢性牙周炎系统治疗（图 4-82 和图 4-83）。

**3. 门诊患者安全类指标比较** 2020—2022 年，146 家医疗机构口腔门诊 7 类常见并发症年平均发生数为 81.95 人次（64.37～95.47 人次/年），7 类常见并发症总体发生率为 0.045%（0.041%～0.047%）。按照平均发生数量排序，2020—2022 年排名前 3 位的并发症依次为门诊手术并发症、种植体脱落、根管内器械分离（根管治疗断针）（表 4-21）。

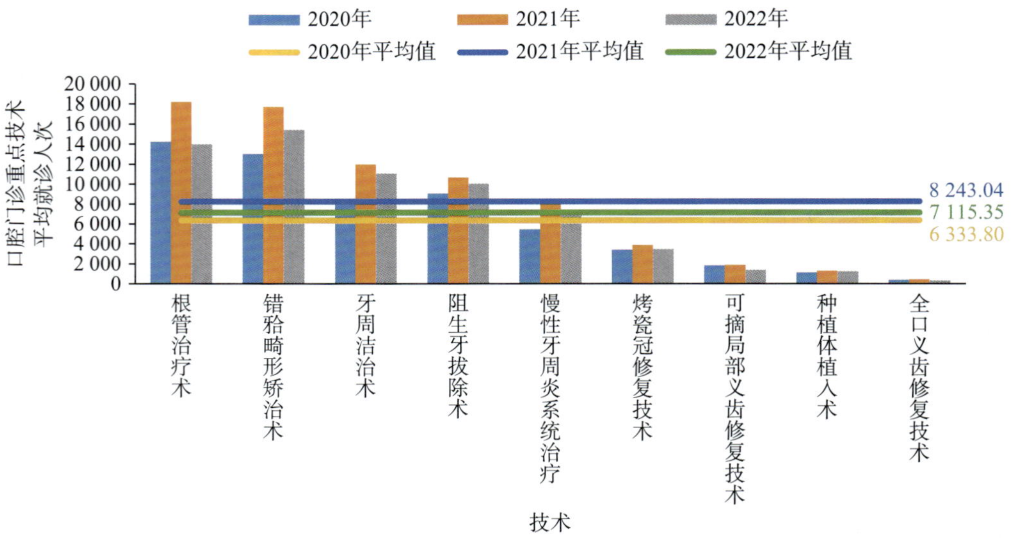


图 4-82　2020—2022 年 146 家医疗机构口腔门诊 9 个重点技术平均就诊人次比较

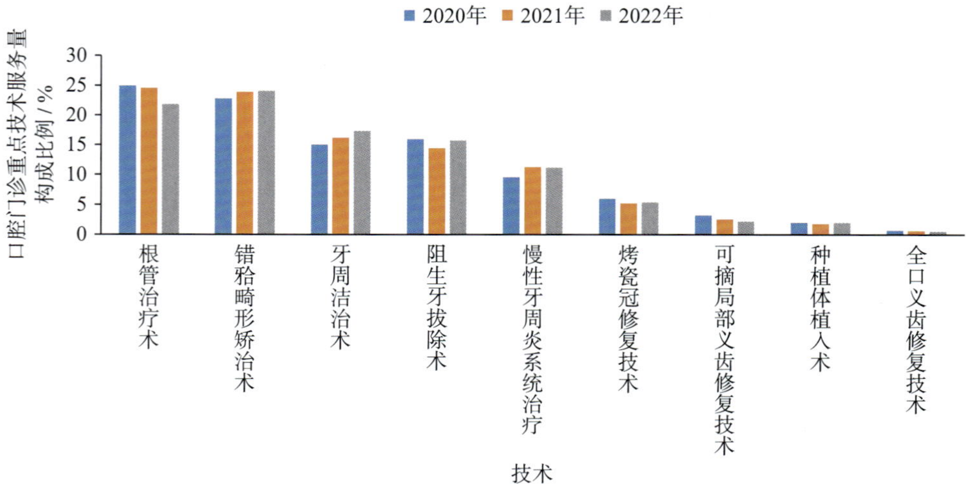


图 4-83　2020—2022 年 146 家医疗机构口腔门诊 9 个重点技术服务量构成比例比较

表 4-21　146 家医疗机构口腔门诊常见并发症相关指标在不同年份中的平均值比较

| 常见并发症 | 2020 年 | 2021 年 | 2022 年 | 平均值 |
|---|---|---|---|---|
| 门诊手术并发症 / 人次 | 19.46 | 49.46 | 40.90 | 36.61 |
| 种植体脱落 / 人次 | 13.64 | 16.14 | 20.59 | 16.79 |
| 根管内器械分离（根管治疗断针）/ 人次 | 14.97 | 15.76 | 11.79 | 14.17 |
| 口腔软组织损伤 / 人次 | 12.05 | 12.92 | 11.83 | 12.26 |
| 治疗牙位错误 / 人次 | 3.63 | 0.27 | 0.21 | 1.37 |
| 误吞或误吸异物 / 人次 | 0.47 | 0.73 | 0.51 | 0.57 |
| 拔牙错误 / 人次 | 0.16 | 0.19 | 0.19 | 0.18 |
| 合计 / 人次 | 64.37 | 95.47 | 86.03 | 81.95 |
| 总体发生率 /% | 0.041 | 0.047 | 0.045 | 0.045 |

**4. 门诊部分单病种相关指标比较** 2020—2022 年，146 家医疗机构口腔门诊根管治疗 5 项单病种相关指标中，根管治疗患牙术前拍摄 X 线根尖片的百分比、根管再治疗患牙术前拍摄 X 线根尖片的百分比 2 项指标先升后降，橡皮障隔离术在根管治疗中的使用率、根管治疗患牙根管充填临床合格率、根管再治疗患牙根管充填临床合格率 3 项指标总体上升（表 4-22）。

表 4-22 146 家医疗机构口腔门诊部分单病种相关指标在不同年份中的平均值比较

| 质控指标 | 2020 年 | 2021 年 | 2022 年 | 平均值 |
|---|---|---|---|---|
| 根管治疗患牙术前拍摄 X 线根尖片的百分比 /% | 91.42 | 93.89 | 93.58 | 93.04 |
| 根管再治疗患牙术前拍摄 X 线根尖片的百分比 /% | 96.51 | 97.28 | 94.48 | 96.10 |
| 橡皮障隔离术在根管治疗中的使用率 /% | 45.27 | 50.96 | 55.45 | 50.81 |
| 根管治疗患牙根管充填临床合格率 /% | 94.03 | 94.64 | 95.66 | 94.80 |
| 根管再治疗患牙根管充填临床合格率 /% | 90.97 | 92.04 | 93.60 | 92.16 |

## （二）口腔住院诊疗相关指标比较

**1. 住院死亡类、重返类指标比较** 2020—2022 年，60 家医疗机构年平均出院患者人数、年平均出院患者手术人数、住院死亡率、术后 31 天内非计划重返手术室再次手术率总体先升后降，非医嘱离院率总体下降，出院后 31 天内非预期再住院率先降后升（表 4-23）。

表 4-23 60 家医疗机构住院死亡类、重返类指标在不同年份中的平均值比较

| 分类 | 质控指标 | 2020 年 | 2021 年 | 2022 年 | 平均值 |
|---|---|---|---|---|---|
| 住院死亡类指标 | 年平均出院患者人数 | 1 090.55 | 1 401.68 | 1 394.78 | 1 295.67 |
| | 住院死亡率 /‰ | 0.06 | 0.07 | 0.04 | 0.06 |
| | 非医嘱离院率 /% | 1.16 | 0.75 | 0.73 | 0.86 |
| | 年平均出院患者手术人数 | 1 007.52 | 1 293.85 | 1 284.43 | 1 195.27 |
| | 手术患者住院死亡率 /‰ | 0.07 | 0.06 | 0.04 | 0.06 |
| | 手术患者非医嘱离院率 /% | 0.27 | 0.17 | 0.15 | 0.19 |
| | 住院择期手术患者死亡率 /‰ | 0.07 | 0.05 | 0.03 | 0.05 |
| 住院重返类指标 | 出院后 31 天内非预期再住院率 /‰ | 2.96 | 2.54 | 3.14 | 2.88 |
| | 出院当天非预期再住院率 /‰ | 0.03 | 0.02 | 0.10 | 0.05 |
| | 出院 2～15 天内非预期再住院率 /‰ | 1.54 | 1.13 | 1.76 | 1.47 |
| | 出院 16～31 天内非预期再住院率 /‰ | 1.39 | 1.39 | 1.29 | 1.35 |
| | 术后 31 天内非计划重返手术室再次手术率 /‰ | 3.85 | 9.84 | 5.07 | 6.45 |
| | 术后 48 小时内非计划重返手术室再次手术率 /‰ | 2.43 | 7.86 | 2.84 | 4.54 |
| | 术后 3～31 天内非计划重返手术室再次手术率 /‰ | 1.42 | 1.98 | 2.23 | 1.91 |

**2．住院患者安全类指标比较** 2020—2022 年，60 家医疗机构口腔住院患者 8 类常见并发症年平均发生数为 9.20 人次（6.00 ~ 11.42 人次 / 年），口腔住院患者 8 类常见并发症总体发生率为 0.71%（0.55% ~ 0.82%）。按照平均发生数量排序，口腔住院患者排名前 3 位的并发症依次为手术并发症、各系统术后并发症（唾液腺瘘、下牙槽神经损伤、面神经损伤）、移植的并发症（骨移植失败、皮肤移植失败）。

60 家医疗机构口腔住院手术患者 9 类常见并发症年平均发生数为 6.86 人次（5.52 ~ 8.47 人次 / 年），口腔住院手术患者 9 类常见并发症总体发生率为 0.56%（0.48% ~ 0.65%）。按照平均发生数量排序，口腔住院手术患者排名前 3 位的并发症依次为与手术 / 操作相关感染、手术后出血或血肿、手术后呼吸道并发症（表 4-24）。

表 4-24　60 家医疗机构口腔住院及手术患者常见并发症在不同年份中的年平均发生人次比较

| 分类 | 质控指标 | 2020 年 | 2021 年 | 2022 年 | 平均值 |
|---|---|---|---|---|---|
| 住院患者 8 类常见并发症 | 手术并发症 / 人次 | 2.82 | 7.12 | 8.15 | 6.03 |
| | 各系统术后并发症（唾液腺瘘、下牙槽神经损伤、面神经损伤）/ 人次 | 1.18 | 1.22 | 1.33 | 1.24 |
| | 移植的并发症（骨移植失败、皮肤移植失败）/ 人次 | 0.65 | 0.45 | 0.57 | 0.56 |
| | 植入物的并发症（不包括脓毒症）/ 人次 | 0.55 | 0.60 | 0.47 | 0.54 |
| | 住院患者发生压疮 / 人次 | 0.22 | 0.48 | 0.53 | 0.41 |
| | 输注输血反应 / 人次 | 0.52 | 0.20 | 0.30 | 0.34 |
| | 麻醉并发症 / 人次 | 0.07 | 0.10 | 0.05 | 0.07 |
| | 手术患者猝死（手术后 24 小时内死亡）/ 人次 | 0.00 | 0.02 | 0.02 | 0.01 |
| | 合计 / 人次 | 6.00 | 10.18 | 11.42 | 9.20 |
| | 总体发生率 /% | 0.55 | 0.73 | 0.82 | 0.71 |
| 手术患者 9 类常见并发症 | 与手术 / 操作相关感染 / 人次 | 2.47 | 3.42 | 3.10 | 2.99 |
| | 手术后出血或血肿 / 人次 | 2.20 | 1.55 | 2.92 | 2.22 |
| | 手术后呼吸道并发症 / 人次 | 0.20 | 0.68 | 0.87 | 0.58 |
| | 手术后生理 / 代谢紊乱 / 人次 | 0.30 | 0.33 | 0.92 | 0.52 |
| | 手术伤口裂开 / 人次 | 0.22 | 0.30 | 0.38 | 0.30 |
| | 手术过程中异物遗留 / 人次 | 0.03 | 0.13 | 0.20 | 0.12 |
| | 手术后肺栓塞 / 人次 | 0.10 | 0.13 | 0.05 | 0.09 |
| | 手术后深静脉血栓 / 人次 | 0.00 | 0.03 | 0.03 | 0.02 |
| | 手术后败血症 / 人次 | 0.00 | 0.02 | 0.00 | 0.01 |
| | 合计 / 人次 | 5.52 | 6.60 | 8.47 | 6.86 |
| | 总体发生率 /% | 0.54 | 0.48 | 0.65 | 0.56 |

**3．住院重点病种相关指标比较** 2020—2022 年，60 家医疗机构口腔住院 6 个重点病种平均出院患者例数总体先升后降；按照平均出院患者例数排序，排名前 3 位的病种依次为牙颌面畸形、腮腺良性肿瘤、舌癌（图 4-84 和图 4-85）。6 个重点病种平均住院日总体下降，舌癌平均住院日最长，腮腺良性肿瘤平均住院日最短（图 4-86）。平均住院费用总体上升，牙颌面畸形平均住院费用最高，口腔颌面部间隙感染平均住院费用最低（图 4-87）。

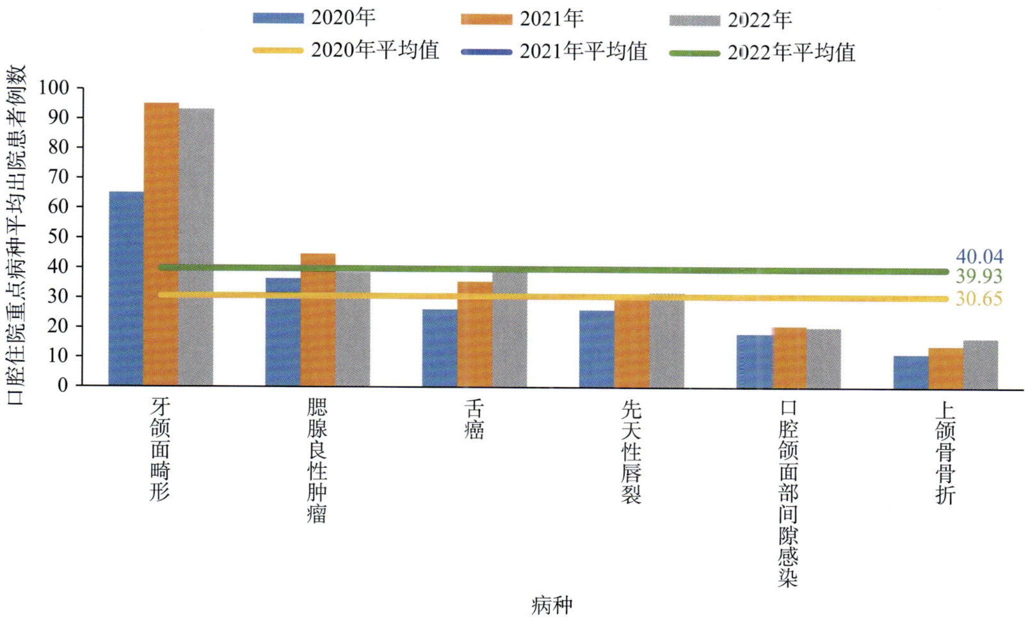


图 4-84　2020—2022 年 60 家医疗机构口腔住院 6 个重点病种平均出院患者例数比较

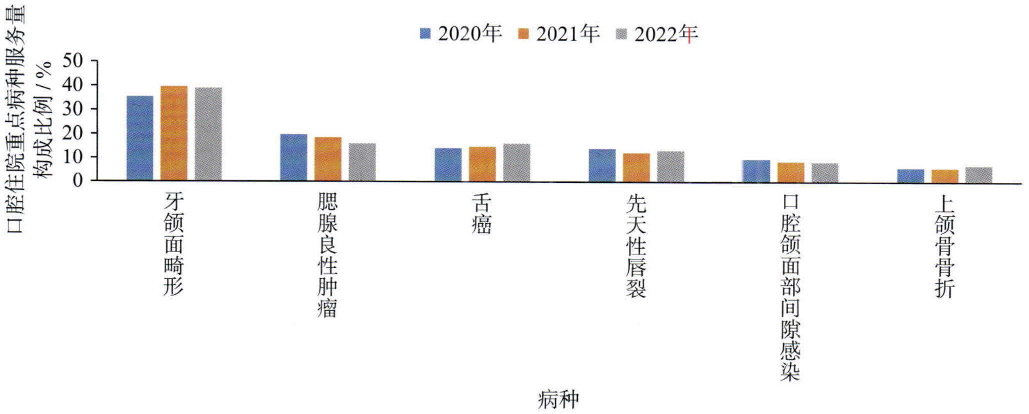


图 4-85　2020—2022 年 60 家医疗机构口腔住院 6 个重点病种服务量构成比例比较

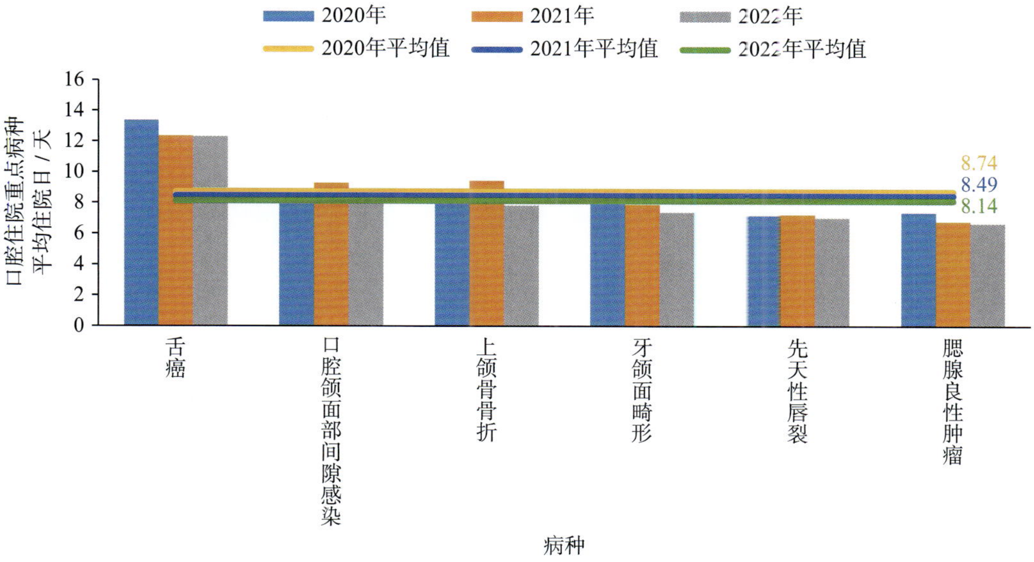


图 4-86　2020—2022 年 60 家医疗机构口腔住院 6 个重点病种平均住院日比较

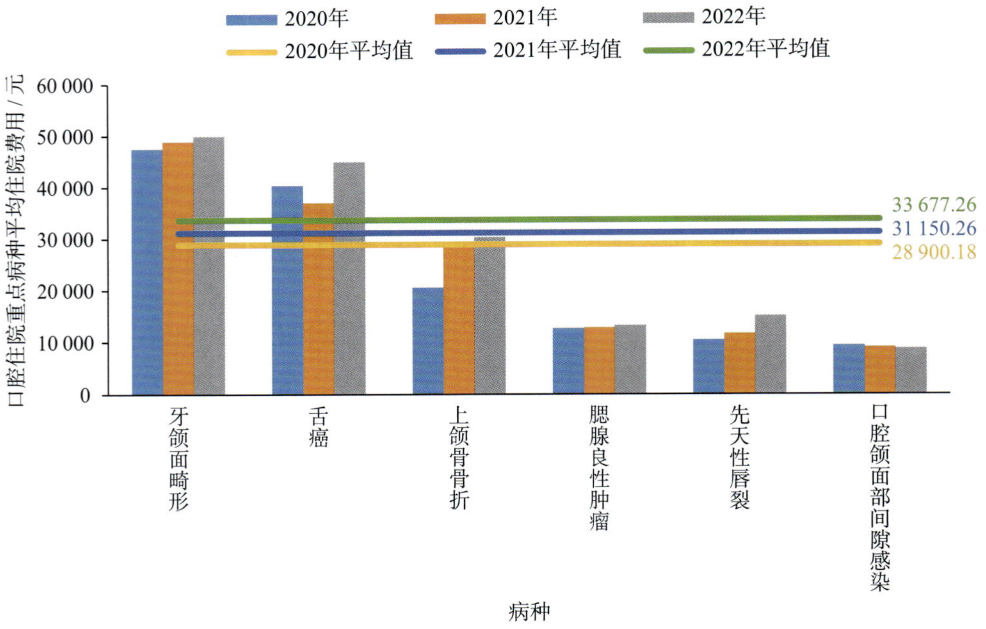


图 4-87　2020—2022 年 60 家医疗机构口腔住院 6 个重点病种平均住院费用比较

**4．住院重点手术及操作相关指标比较**　2020—2022 年，60 家医疗机构口腔住院 7 个重点手术及操作平均手术例数总体上升；按照平均手术例数排序，排名前 3 位的手术及操作依次为腮腺肿物切除 + 面神经解剖术、口腔颌面部肿瘤切除整复术、牙颌面畸形矫正术（上颌 LeFort Ⅰ型截骨术 + 双侧下颌升支劈开截骨术）（图 4-88 和图 4-89）。7 个重点手术及操作平均住院日总体下降，游离腓骨复合组织瓣移植术平均住院日最长，放射性粒子组织间植入术平均住院日最短（图 4-90）。7 个重点手术及操作平均住院费用总体先升后降，游离腓骨复合组织瓣移植术平均住院费用最高，唇裂修复术平均住院费用最低（图 4-91）。

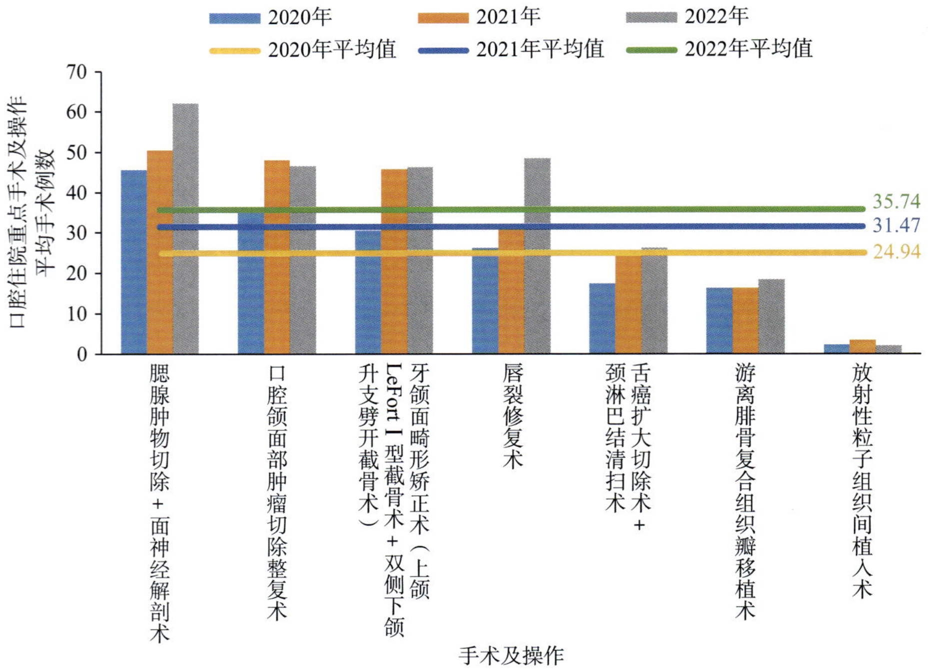


图 4-88　2020—2022 年 60 家医疗机构口腔住院 7 个重点手术及操作平均手术例数比较

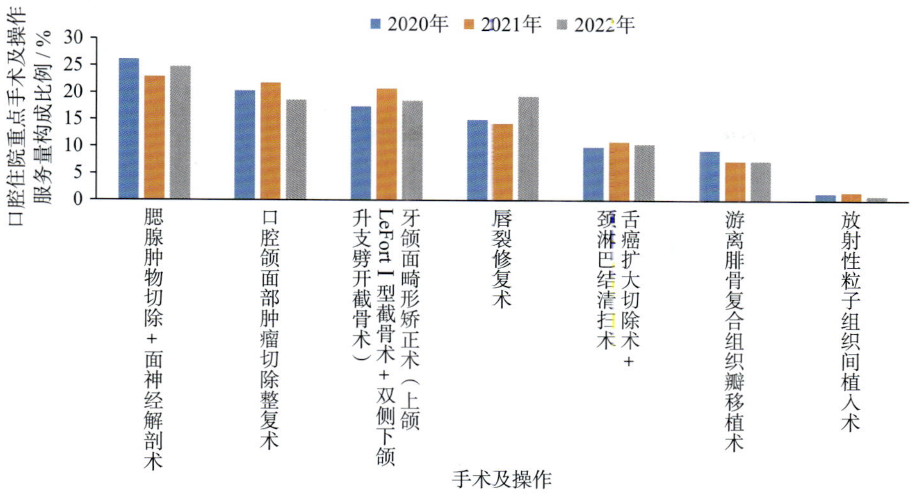


图 4-89　2020—2022 年 60 家医疗机构口腔住院 7 个重点手术及操作服务量构成比例比较

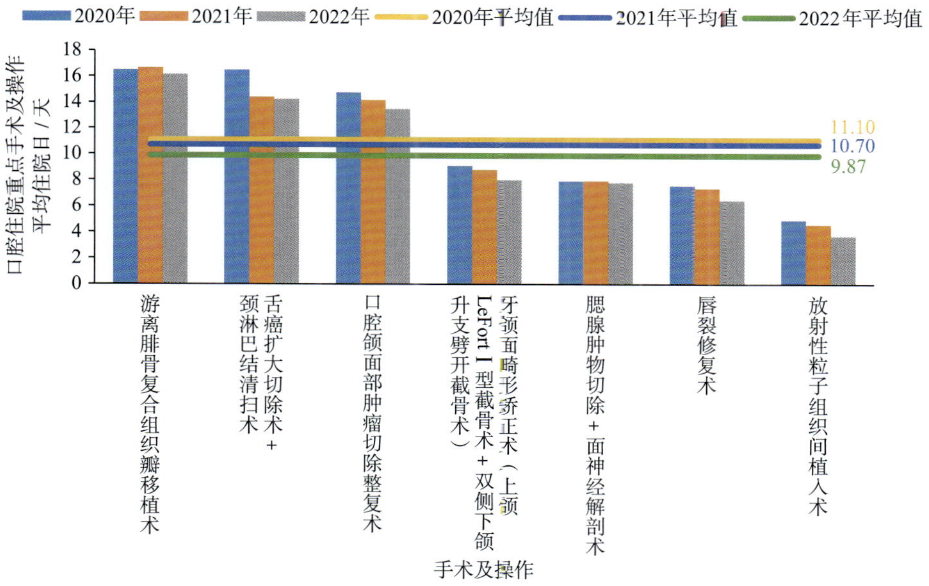


图 4-90　2020—2022 年 60 家医疗机构口腔住院 7 个重点手术及操作平均住院日比较

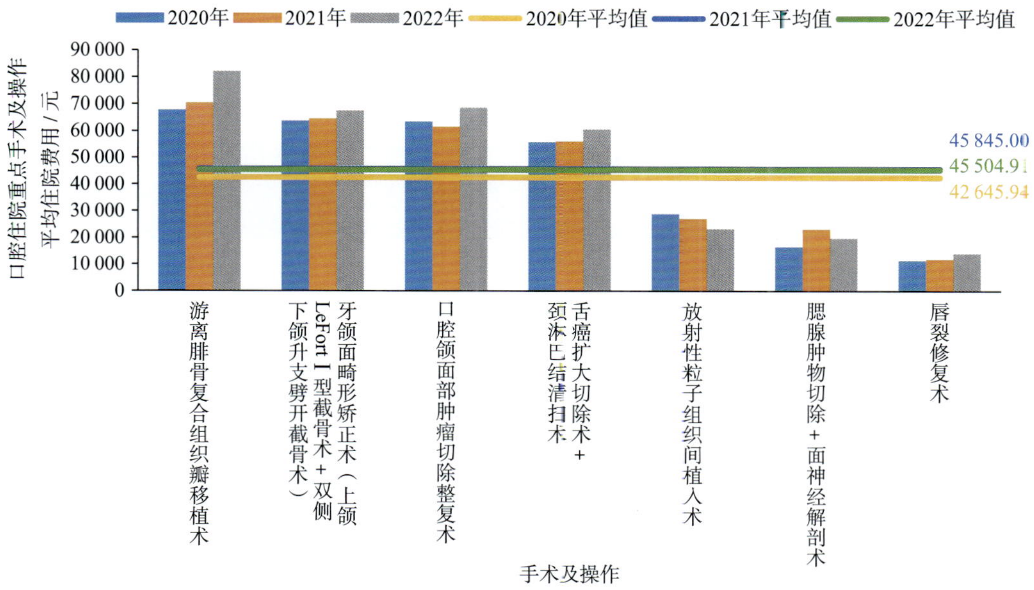


图 4-91　2020—2022 年 60 家医疗机构口腔住院 7 个重点手术及操作平均住院费用比较

**5. 住院部分单病种相关指标比较** 2020—2022 年，60 家医疗机构口腔住院 5 大类 12 项单病种相关指标中，腮腺浅叶良性肿瘤术前术后诊断符合率、T3 / T4 期初发口腔鳞状细胞癌病例构成比例、骨性Ⅲ类错㿻畸形术后伤口感染发生率 3 项指标数值上升，腮腺浅叶良性肿瘤术后面神经麻痹发生率、腮腺浅叶良性肿瘤术后涎瘘发生率、先天性腭裂术后伤口裂开及穿孔发生率 3 项指标数值下降，游离 / 带蒂组织瓣技术在初发口腔鳞状细胞癌手术治疗中的应用率、游离 / 带蒂组织瓣移植成功率、下颌骨骨折（不含髁突骨折）术后伤口感染发生率、先天性唇裂术后伤口延期愈合发生率、骨性Ⅲ类错㿻畸形术后咬合关系与术前设计符合率 5 项指标数值先降后升，下颌骨骨折（不含髁突骨折）术后咬合紊乱发生率 1 项指标数值先升后降（表 4-25）。

表 4-25 60 家医疗机构口腔住院部分单病种相关指标在不同年份中的平均值比较

| 单病种 | 质控指标 | 2020 年 | 2021 年 | 2022 年 | 平均值 |
|---|---|---|---|---|---|
| 腮腺浅叶良性肿瘤 | 腮腺浅叶良性肿瘤术前术后诊断符合率 /% | 95.78 | 95.97 | 97.29 | 96.40 |
| | 腮腺浅叶良性肿瘤术后面神经麻痹发生率 /% | 1.01 | 0.88 | 0.74 | 0.86 |
| | 腮腺浅叶良性肿瘤术后涎瘘发生率 /% | 4.41 | 0.44 | 0.04 | 1.36 |
| 口腔鳞状细胞癌 | T3 / T4 期初发口腔鳞状细胞癌病例构成比例 /% | 37.72 | 38.69 | 45.25 | 40.87 |
| | 游离 / 带蒂组织瓣技术在初发口腔鳞状细胞癌手术治疗中的应用率 /% | 58.72 | 47.50 | 60.24 | 55.47 |
| | 游离 / 带蒂组织瓣移植成功率 /% | 97.52 | 96.53 | 96.78 | 96.91 |
| 下颌骨骨折（不含髁突骨折） | 下颌骨骨折（不含髁突骨折）术后伤口感染发生率 /% | 1.06 | 0.47 | 0.49 | 0.64 |
| | 下颌骨骨折（不含髁突骨折）术后咬合紊乱发生率 /% | 0.95 | 2.50 | 0.57 | 1.39 |
| 先天性唇腭裂 | 先天性唇裂术后伤口延期愈合发生率 /% | 0.26 | 0.12 | 0.19 | 0.19 |
| | 先天性腭裂术后伤口裂开及穿孔发生率 /% | 0.35 | 0.30 | 0.19 | 0.28 |
| 骨性Ⅲ类错㿻畸形 | 骨性Ⅲ类错㿻畸形术后伤口感染发生率 /% | 0.17 | 0.29 | 0.46 | 0.32 |
| | 骨性Ⅲ类错㿻畸形术后咬合关系与术前设计符合率 /% | 98.68 | 83.21 | 90.32 | 90.30 |

**6. 住院临床路径相关指标比较** 2020—2022 年，60 家医疗机构口腔住院临床路径入径率先降后升，完成路径比率、完成路径出院比率上升（表 4-26）。

表 4-26 60 家医疗机构不同年份口腔住院临床路径相关指标比较

| 质控指标 | 2020 年 | 2021 年 | 2022 年 | 平均值 |
|---|---|---|---|---|
| 临床路径入径率 /% | 32.42 | 27.37 | 32.17 | 30.51 |
| 完成路径比率 /% | 75.07 | 89.76 | 92.62 | 86.46 |
| 完成路径出院比率 /% | 24.34 | 24.57 | 29.80 | 26.38 |

### （三）医院运行管理类指标比较

2020—2022 年，口腔门诊 146 家（含住院 60 家）医疗机构中，实际开放床位数（包括加床数据）、实际开放牙椅（口腔综合治疗台）数上升，卫生技术人员占全院员工比例先升后降，全院开展优质护理单元比例先降后升；年门急诊人次先升后降，年急诊人次占门急诊人次比例下降，年门诊手术例数占门诊人次比例先降后升；门急诊每椅位日均接诊人次、床位使用率、床位周转次数、平均每张床位工作日先升后降，出院患者平均住院日下降；每门急诊人次费用、每住院人次费用先升后降，门急诊药占比、住院药占比下降（表 4-27）。

表 4-27　门诊 146 家（含住院 60 家）医疗机构运行管理类指标在不同年份中的平均值比较

| 分类 | 质控指标 | 2020 年 | 2021 年 | 2022 年 | 平均值 |
|---|---|---|---|---|---|
| 资源配置 | 实际开放床位数（包括加床数据）平均值 / 张 | 43.33 | 45.17 | 46.83 | 45.11 |
| | 实际开放牙椅（口腔综合治疗台）数平均值 / 台 | 101.29 | 107.86 | 115.41 | 108.18 |
| | 全院员工总数平均值 / 人 | 286.23 | 288.74 | 304.73 | 293.38 |
| | 卫生技术人员数平均值 / 人 | 230.26 | 236.97 | 248.60 | 238.78 |
| | 卫生技术人员占全院员工比例 /% | 80.45 | 82.07 | 81.58 | 81.39 |
| | 全院护理单元设置个数平均值 | 7.60 | 7.25 | 7.11 | 7.32 |
| | 全院开展优质护理单元个数平均值 | 6.45 | 5.92 | 5.90 | 6.09 |
| | 全院开展优质护理单元比例 /% | 84.93 | 81.65 | 83.09 | 83.24 |
| 工作负荷 | 年门诊人次平均值 | 156 563.80 | 202 825.07 | 189 881.52 | 183 090.13 |
| | 年急诊人次平均值 | 3 605.90 | 4 263.88 | 3 429.88 | 3 766.55 |
| | 年门急诊人次平均值 | 160 169.71 | 207 088.95 | 193 311.40 | 186 856.68 |
| | 年急诊人次占门急诊人次比例 /% | 2.25 | 2.06 | 1.77 | 2.02 |
| | 年门诊手术例数平均值 | 15 507.85 | 9 530.09 | 12 548.64 | 12 528.86 |
| | 年门诊手术例数占门诊人次比例 /% | 9.91 | 4.70 | 6.61 | 6.84 |
| 工作效率 | 门急诊每椅位日均接诊人次 | 4.84 | 5.68 | 4.97 | 5.17 |
| | 出院患者平均住院日 / 天 | 6.94 | 6.31 | 6.00 | 6.37 |
| | 床位使用率 /% | 50.57 | 54.61 | 51.96 | 52.42 |
| | 床位周转次数 | 26.63 | 31.52 | 31.44 | 29.94 |
| | 平均每张床位工作日 / 天 | 184.59 | 199.31 | 189.66 | 191.34 |
| 患者负担 | 每门急诊人次费用 / 元 | 616.79 | 659.25 | 655.75 | 646.22 |
| | 其中的药费 / 元 | 9.33 | 9.29 | 8.95 | 9.18 |
| | 门急诊药占比 /% | 1.51 | 1.41 | 1.36 | 1.42 |
| | 每住院人次费用 / 元 | 15 169.37 | 16 467.55 | 15 106.58 | 15 615.05 |
| | 其中的药费 / 元 | 1 625.89 | 1 745.94 | 1 565.98 | 1 647.69 |
| | 住院药占比 /% | 10.72 | 10.60 | 10.37 | 10.55 |

# 国家卫生健康委员会司(局)便函

国卫医政质量便函〔2023〕68号

## 医政司关于开展《2023年国家医疗服务与质量安全报告》数据调查工作的函

各省、自治区、直辖市及新疆生产建设兵团卫生健康委医政医管处（局）:

自2015年以来，我司连续8年编制了年度《国家医疗服务与质量安全报告》(以下简称《报告》)，对帮助各级卫生健康行政部门和各级各类医疗机构全面了解我国医疗服务和医疗质量安全工作形势，提高医疗质量安全管理科学化和精细化水平，加强医疗质量持续改进发挥了积极作用。为做好2023年《报告》编写工作，经研究，我司决定在全国范围开展2023年《报告》数据抽样调查工作。现将有关事项通知如下:

### 一、调查范围

**（一）综合医院。**

辖区内全部二级以上综合医院。

**（二）专科医院。**

辖区内全部二级以上儿童专科、肿瘤专科、精神专科、妇产专科、传染病专科、口腔专科、康复专科、整形美容专科、心血管病专科、眼科专科医院和妇幼保健院。鼓励二级以上中医类别的医院开展数据填报工作。

**（三）质控哨点医院。**

辖区内全部质控哨点医院，由各专业国家级质控中心自行通知。

**二、调查内容**

（一）2022 年 1 月 1 日至 2022 年 12 月 31 日期间医疗质量相关数据信息，具体内容参照数据收集系统要求。

（二）全部抽样医院的 2022 年度出院患者病案首页（已在二级、三级公立医院绩效考核工作中填报病案首页信息的医疗机构不需再次上传）。

**三、调查形式**

（一）本次调查采用网络调查的形式，各相关医疗机构登录 www.ncis.cn 网站“全国医疗质量数据抽样调查”专栏，认真阅读填报说明及要求，按照填报要求注册并填报数据（既往已注册的可直接登录）。

（二）“全国医疗质量数据抽样调查”专栏于 2023 年 5 月 4 日至 5 月 31 日开放，请各地卫生健康行政部门指导辖区内参加抽样调查的医疗机构按时保质完成相关数据的填报。各抽样调查医疗机构应于 2023 年 5 月 31 日前完成全部数据信息的网络填报工作。

（三）病案首页信息按照数据收集系统要求打包后上传至指定端口（附件 1）。

四、其他事项

（一）本次调查旨在帮助各地和各医疗机构做好医疗质量管理控制与持续改进工作，数据报告质量、准确性和完整度将作为医院评审评价、重点专科设置等工作的参考依据。我司和有关单位将依照国家有关规定采取有效措施，加强数据安全保护，保障数据信息安全。各有关医疗机构应当指定 1 名责任人对本机构内部上报数据进行把关，保证数据填报的准确性和及时性。

（二）数据填报平台设置各专业填报培训视频，请通知医疗机构填报人员上线学习。数据填报过程中涉及各专业具体数据指标解读及统计方法等问题，请按照填报系统说明所示联系方式咨询。

（三）各省份指定 1 名同志具体负责辖区内相关工作的组织与指导，并于 2023 年 4 月 25 日下班前将各省负责同志名单（附件 2）反馈至我司医疗质量与评价处。

（四）各省级管理员可使用原有账号、密码登陆系统实时掌握辖区内有关医疗质控数据及医疗机构参与数据填报情况。鼓励有条件的省份充分利用调查数据，探索撰写本省医疗服务与质量安全报告，不断提升医疗管理的科学化、精细化水平。

联 系 人：余双彬、孙佳璐、高嗣法

联系电话：010-68792769、2227

电子邮箱：yzygjzlc@nhc.gov.cn

附件：1.医疗机构医疗质量数据填报工作指引

2.2023年各省数据上报联络员（负责人）名单

国家卫生健康委医政司

2023年4月19日

（信息公开形式：依申请公开）

抄送：国家卫生健康委医院管理研究所、各国家级质控中心。

附件 1

# 医疗机构医疗质量数据填报工作指引

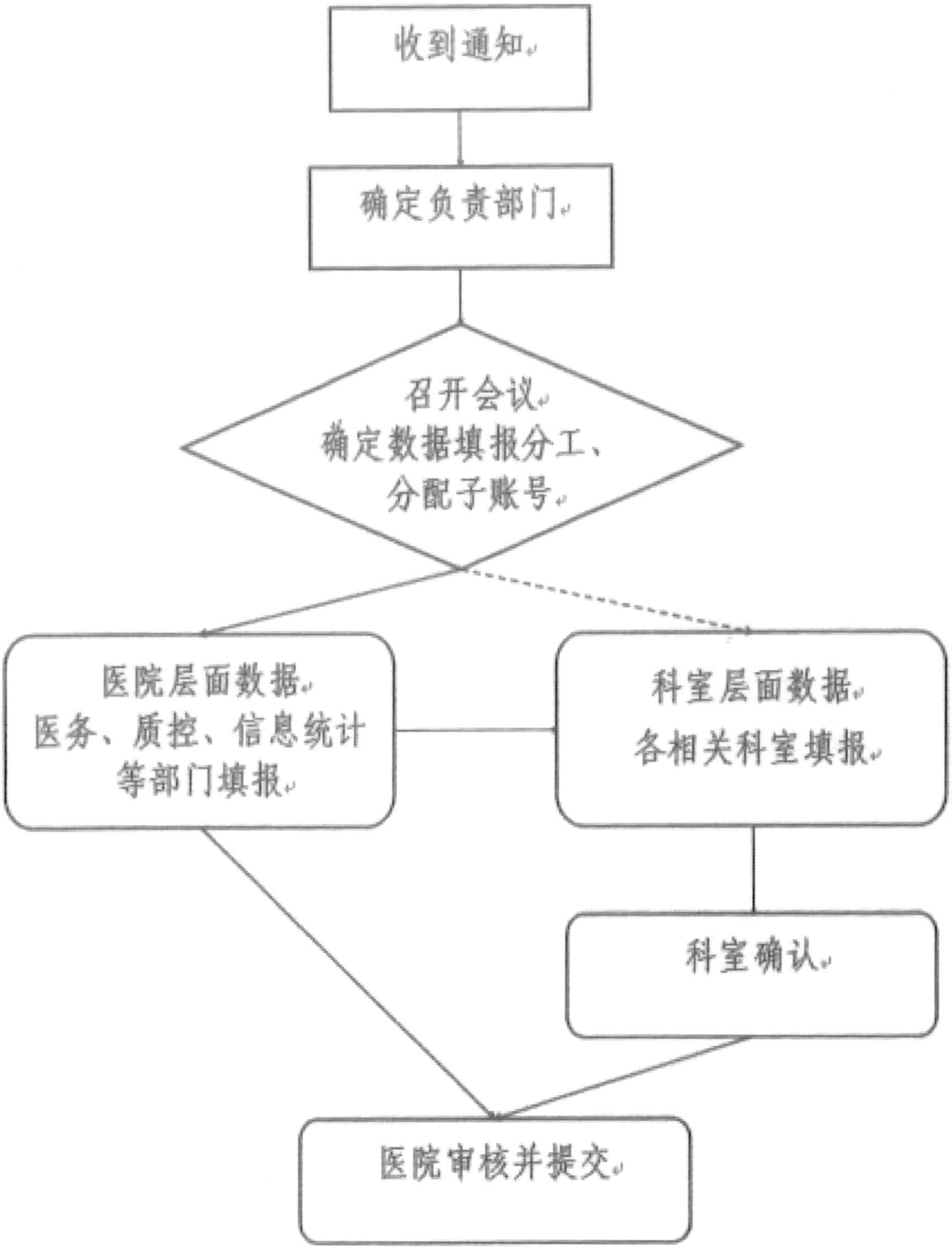

# 住院病案首页数据上传说明书

2023年度全国医疗质量数据抽样调查工作中所有上报病案首页信息的医疗机构，用NCIS系统分配给本机构的主账号登录“NCIS医疗质量控制数据收集系统”下载相关技术方案，医院病案或信息技术部门根据技术方案要求生成文件后，由医院管理员用户上传系统。

## 病案首页上传工作流程图

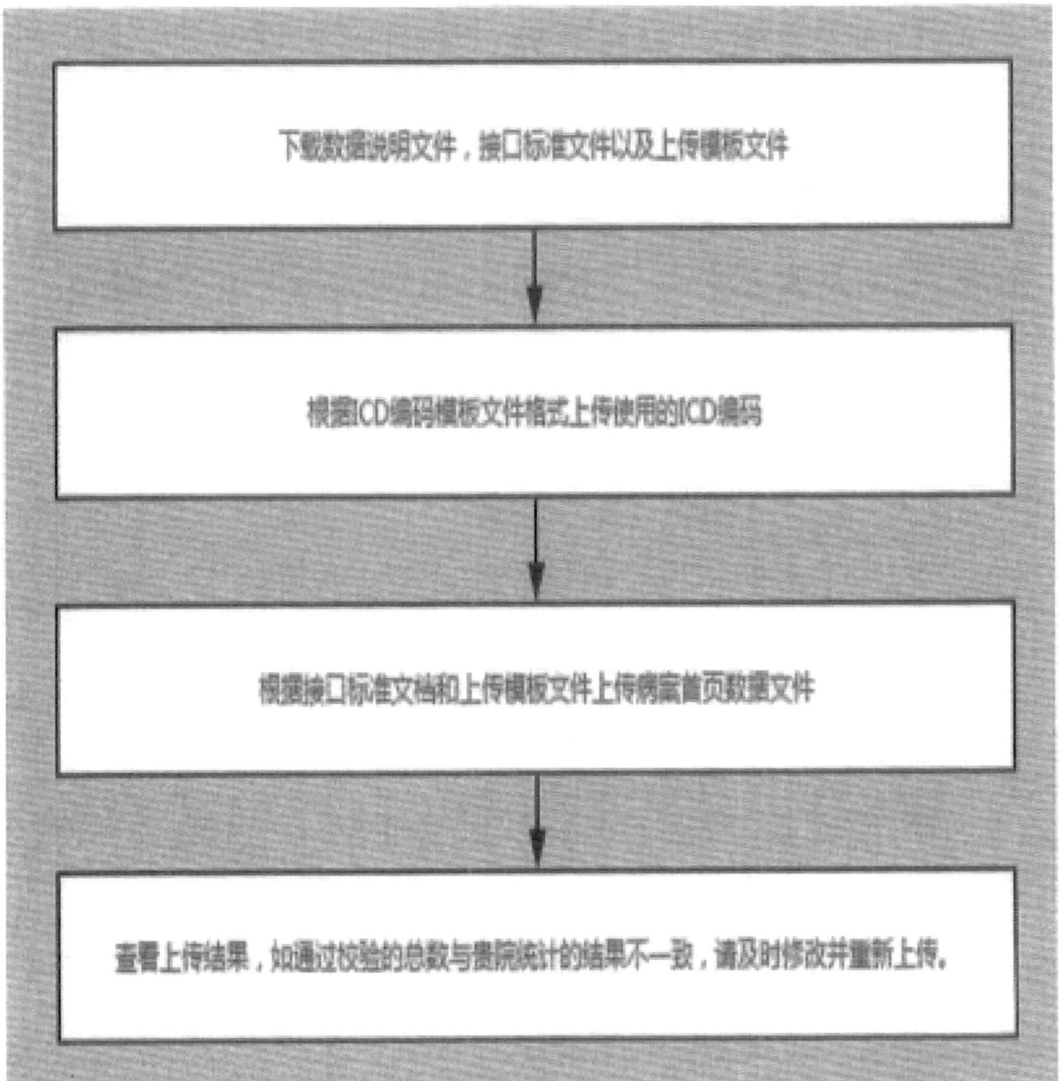

附件 2

# 2023 年各省数据上报联络员（负责人）名单
# （省级卫生健康行政部门）

| 省（自治区、直辖市） | 姓名 | 工作单位 | 职务 | 手机号码 | 传真 |
|---|---|---|---|---|---|
| | | | | | |
| | | | | | |

# 附录二　口腔医学质控哨点医疗机构名单

| 各省市区 | 机构名称 |
| --- | --- |
| 安徽 | 安徽医科大学附属口腔医院 |
| 安徽 | 合肥市口腔医院 |
| 安徽 | 安徽医科大学第一附属医院 |
| 安徽 | 中国科技大学附属第一医院 |
| 安徽 | 蚌埠医学院第一附属医院 |
| 安徽 | 安庆市立医院 |
| 安徽 | 六安市人民医院 |
| 安徽 | 滁州市第一人民医院 |
| 安徽 | 宿州市立医院 |
| 安徽 | 安徽医科大学第一附属医院北区 |
| 安徽 | 安徽医科大学第二附属医院 |
| 安徽 | 宣城市人民医院 |
| 安徽 | 黄山市人民医院 |
| 安徽 | 安徽省第二人民医院 |
| 安徽 | 安徽医科大学附属阜阳医院 |
| 安徽 | 淮北市人民医院 |
| 安徽 | 淮南市第一人民医院 |
| 安徽 | 芜湖市第一人民医院 |
| 安徽 | 安徽医科大学附属巢湖医院 |
| 安徽 | 皖南医学院第二附属医院 |
| 安徽 | 芜湖市第二人民医院 |
| 安徽 | 铜陵市立医院 |
| 安徽 | 皖南医学院弋矶山医院 |
| 安徽 | 马鞍山市人民医院 |
| 安徽 | 太和县人民医院 |
| 安徽 | 阜阳市人民医院 |
| 安徽 | 亳州市人民医院 |
| 安徽 | 池州市人民医院 |
| 安徽 | 宿州市第一人民医院 |
| 安徽 | 淮北矿工总医院 |
| 安徽 | 池州市第二人民医院 |
| 安徽 | 蚌埠市第一人民医院 |
| 安徽 | 六安市第二人民医院 |
| 安徽 | 桐城市人民医院 |
| 安徽 | 芜湖市口腔医院 |
| 安徽 | 屯溪区口腔医院 |
| 安徽 | 安庆朱小龙口腔医院 |
| 安徽 | 铜陵渡江口腔医院 |
| 安徽 | 芜湖皖江口腔医院 |
| 安徽 | 宣城大医口腔医院 |
| 安徽 | 合肥靓美口腔医院 |
| 安徽 | 蚌埠淮海口腔医院 |
| 北京 | 北京大学口腔医院 |
| 北京 | 首都医科大学附属北京口腔医院 |
| 北京 | 北京中诺口腔医院 |
| 北京 | 应急管理部应急总医院 |
| 北京 | 北京市和平里医院 |
| 北京 | 国家电网公司北京电力医院 |
| 北京 | 北京大学第一医院 |
| 北京 | 北京市房山区中医医院 |
| 北京 | 首都医科大学附属北京友谊医院 |
| 北京 | 航天中心医院 |
| 北京 | 北京市海淀医院 |
| 北京 | 北京市房山区良乡医院 |
| 北京 | 北京清华长庚医院 |
| 北京 | 首都医科大学附属复兴医院 |
| 北京 | 北京大学首钢医院 |
| 北京 | 北京华信医院（清华大学第一附属医院） |
| 北京 | 北京市昌平区医院 |
| 北京 | 中日友好医院 |
| 北京 | 北京博爱医院 |
| 北京 | 北京市昌平区中医医院 |

续表

| 各省市区 | 机构名称 | 各省市区 | 机构名称 |
|---|---|---|---|
| 北京 | 首都医科大学附属北京潞河医院 | 北京 | 北京市平谷区医院 |
| 北京 | 北京市延庆区医院（北京大学第三医院延庆医院） | 北京 | 北京市昌平区中西医结合医院 |
| 北京 | 北京大学第三医院 | 北京 | 北京燕化医院 |
| 北京 | 北京市第一中西医结合医院 | 北京 | 北京裕和中西医结合康复医院 |
| 北京 | 中国医学科学院北京协和医院 | 北京 | 北京大学国际医院 |
| 北京 | 北京积水潭医院 | 北京 | 民航总医院 |
| 北京 | 北京市怀柔区中医医院 | 北京 | 北京大兴兴业口腔医院 |
| 北京 | 北京市顺义区医院 | 北京 | 北京靓美口腔医院 |
| 北京 | 北京怀柔医院 | 北京 | 北京劲松望京口腔医院 |
| 北京 | 北京市石景山医院 | 北京 | 北京瑞程医院管理有限公司瑞泰口腔医院丰台分院 |
| 北京 | 中国中医科学院眼科医院 | 北京 | 北京维尔海淀口腔医院 |
| 北京 | 首都医科大学附属北京佑安医院 | 北京 | 北京看丹口腔医院 |
| 北京 | 中国医学科学院整形外科医院 | 北京 | 北京中诺第二口腔医院 |
| 北京 | 首都医科大学附属北京安贞医院 | 北京 | 北京极简一站式口腔医院 |
| 北京 | 北京医院 | 北京 | 北京德泽口腔医院 |
| 北京 | 首都医科大学附属北京同仁医院 | 北京 | 北京永林口腔医院 |
| 北京 | 首都医科大学附属北京朝阳医院 | 北京 | 北京博康泰口腔医院 |
| 北京 | 航空总医院 | 北京 | 北京水墨雅德嘉口腔医院 |
| 北京 | 北京市垂杨柳医院 | 北京 | 中科领军朝阳（北京）口腔医院 |
| 北京 | 首都医科大学宣武医院 | 北京 | 北京维乐口腔医院 |
| 北京 | 北京大学人民医院 | 北京 | 北京瑞城口腔医院 |
| 北京 | 首都医科大学附属北京天坛医院 | 北京 | 北京泰康拜博口腔医院 |
| 北京 | 北京京煤集团总医院 | 北京 | 北京瑞程医院管理有限公司瑞泰口腔医院 |
| 北京 | 首都医科大学附属北京世纪坛医院 | 北京 | 北京优颐口腔医院 |
| 北京 | 北京中西医结合医院 | 北京 | 北京市平谷区京东口腔医院 |
| 北京 | 北京中医药大学东直门医院 | 北京 | 北京市密云区渔阳口腔医院 |
| 北京 | 首都医科大学附属北京康复医院 | 北京 | 北京京北健永口腔医院 |
| 北京 | 北京中医医院顺义医院 | 北京 | 北京欢乐顺意口腔医院 |
| 北京 | 北京市大兴区人民医院 | 北京 | 北京劲松口腔医院 |
| 北京 | 中国航天科工集团七三一医院 | 北京 | 北京裕昇佳石口腔医院 |
| 北京 | 北京老年医院 | 北京 | 北京中科领军清河口腔医院 |
| 北京 | 北京市大兴区中西医结合医院 | | |

续表

| 各省市区 | 机构名称 |
|---|---|
| 北京 | 中科领军（北京）口腔医院 |
| 北京 | 北京市门头沟区医院 |
| 北京 | 北京市房山区第一医院 |
| 北京 | 北京市平谷区妇幼保健院 |
| 北京 | 北京市通州区新华医院 |
| 北京 | 北京市第六医院 |
| 北京 | 北京市密云区医院 |
| 北京 | 清华大学玉泉医院 |
| 北京 | 北京市中关村医院 |
| 北京 | 北京核工业医院 |
| 北京 | 北京市西城区平安医院 |
| 北京 | 北京市第二医院 |
| 北京 | 北京劲松牡丹园口腔医院 |
| 北京 | 北京市东城区崇文口腔医院 |
| 重庆 | 重庆医科大学附属口腔医院 |
| 重庆 | 重庆大学附属涪陵医院 |
| 重庆 | 重庆市南川区人民医院 |
| 重庆 | 重庆市大足区人民医院 |
| 重庆 | 重庆市第九人民医院 |
| 重庆 | 重庆市开州区人民医院 |
| 重庆 | 重庆市垫江县人民医院 |
| 重庆 | 重庆大学附属三峡医院 |
| 重庆 | 重庆市璧山区人民医院 |
| 重庆 | 重庆市巴南区人民医院 |
| 重庆 | 重庆医科大学附属第二医院 |
| 重庆 | 重庆医科大学附属第一医院 |
| 重庆 | 重庆大学附属黔江医院 |
| 重庆 | 重庆市渝北区人民医院 |
| 重庆 | 重庆市梁平区人民医院 |
| 重庆 | 重庆市忠县人民医院 |
| 重庆 | 重庆市铜梁区中医院 |
| 重庆 | 重庆医科大学附属大学城医院 |
| 重庆 | 云阳县中医院 |
| 重庆 | 重庆市九龙坡区中医院 |
| 重庆 | 重庆市合川区人民医院 |
| 重庆 | 重庆市急救医疗中心（重庆市第四人民医院） |
| 重庆 | 綦江区人民医院 |
| 重庆 | 长寿区人民医院 |
| 重庆 | 重庆大学附属江津医院（重庆市江津区中心医院） |
| 重庆 | 重庆市妇幼保健院 重医附属妇女儿童医院 |
| 重庆 | 重庆市人民医院 |
| 重庆 | 重庆松山医院 |
| 重庆 | 重庆医科大学附属第三医院（捷尔医院） |
| 重庆 | 重庆牙科医院 |
| 重庆 | 武隆兴胜健美口腔医院 |
| 重庆 | 重庆市永川口腔医院 |
| 重庆 | 重庆天程口腔医院 |
| 重庆 | 重庆瑞泰口腔医院 |
| 重庆 | 重庆泰康拜博口腔医院管理有限公司大坪口腔医院 |
| 重庆 | 丰都县人民医院 |
| 重庆 | 奉节县人民医院 |
| 重庆 | 重庆三峡医药高等专科学校附属人民医院 |
| 重庆 | 重庆市合川区中西医结合医院 |
| 重庆 | 秀山土家族苗族自治县人民医院 |
| 重庆 | 云阳县人民医院 |
| 重庆 | 重庆市酉阳土家族苗族自治县人民医院 |
| 重庆 | 重庆市沙坪坝区人民医院 |
| 重庆 | 巫溪县人民医院 |
| 重庆 | 石柱土家族自治县人民医院 |
| 重庆 | 重庆市东南医院 |
| 重庆 | 重庆沙坪坝区陈家桥医院 |
| 重庆 | 重庆市潼南区人民医院 |
| 重庆 | 重庆市荣昌区人民医院 |

续表

| 各省市区 | 机构名称 | 各省市区 | 机构名称 |
|---|---|---|---|
| 重庆 | 重庆市铜梁区人民医院 | 福建 | 泉州市第一医院 |
| 重庆 | 重庆市九龙坡区第二人民医院 | 福建 | 晋江市医院 |
| 重庆 | 重庆市南岸区人民医院 | 福建 | 莆田学院附属医院 |
| 重庆 | 重庆市荣昌区中医院 | 福建 | 莆田市第一医院 |
| 重庆 | 重庆市第十三人民医院 | 福建 | 厦门登特口腔医院 |
| 重庆 | 重庆市江津区第二人民医院 | 福建 | 漳州卫生职业学院附属口腔医院 |
| 重庆 | 重庆骑士医院 | 福建 | 宁德市蕉城区医院 |
| 重庆 | 渝北协尔口腔门诊部 | 福建 | 福建省级机关医院 |
| 重庆 | 重庆渝北优德口腔门诊部 | 福建 | 浦城县医院 |
| 福建 | 福建医科大学附属口腔医院 | 福建 | 上杭县医院 |
| 福建 | 厦门医学院附属口腔医院 | 福建 | 永定区医院 |
| 福建 | 福建医科大学附属第一医院 | 福建 | 连成县医院 |
| 福建 | 福建医科大学附属协和医院 | 福建 | 武平县医院 |
| 福建 | 福建省立医院 | 福建 | 莆田市城厢区医院 |
| 福建 | 福建医科大学附属第二医院 | 福建 | 平潭综合实验区医院 |
| 福建 | 厦门大学附属第一医院 | 福建 | 南平市第二医院 |
| 福建 | 厦门大学附属中山医院 | 福建 | 泉州医学高等专科学校附属人民医院 |
| 福建 | 厦门市中医院 | 福建 | 将乐县总医院 |
| 福建 | 三明市第一医院 | 福建 | 屏南县总医院（屏南县医院） |
| 福建 | 三明市第二医院 | 福建 | 厦门湖里齐安口腔门诊部 |
| 福建 | 三明市中西医结合医院 | 福建 | 新罗雅致口腔门诊部 |
| 福建 | 漳州市医院 | 甘肃 | 兰州大学口腔医院 |
| 福建 | 漳州市第二医院 | 甘肃 | 兰州大学第一医院 |
| 福建 | 宁德师范学院附属宁德市医院 | 甘肃 | 兰州大学第二医院 |
| 福建 | 宁德市闽东医院 | 甘肃 | 甘肃省人民医院 |
| 福建 | 福鼎市医院 | 甘肃 | 甘肃省第二人民医院 |
| 福建 | 南平市第一医院 | 甘肃 | 甘肃省中医院 |
| 福建 | 龙岩市第一医院 | 甘肃 | 甘肃中医药大学附属医院 |
| 福建 | 龙岩市第二医院 | 甘肃 | 甘肃省妇幼保健院 |
| 福建 | 龙岩人民医院 | 甘肃 | 兰州石化总医院 |
| 福建 | 福州市第一医院 | 甘肃 | 兰州市第二人民医院 |
| 福建 | 福州市第二医院 | 甘肃 | 庆阳市人民医院 |

续表

| 各省市区 | 机构名称 | 各省市区 | 机构名称 |
|---|---|---|---|
| 甘肃 | 庆阳市中医医院 | 甘肃 | 甘肃省天水新益达口腔医院 |
| 甘肃 | 平凉市人民医院 | 甘肃 | 兰州德尔牙科门诊部 |
| 甘肃 | 平凉市第二人民医院 | 甘肃 | 兰州惠安齿科 |
| 甘肃 | 天水市第一人民医院 | 广东 | 江门市口腔医院 |
| 甘肃 | 定西市人民医院 | 广东 | 南方医科大学口腔医院（广东省口腔医院） |
| 甘肃 | 白银市第一人民医院 | 广东 | 佛山市口腔医院 |
| 甘肃 | 武威市人民医院 | 广东 | 广州医科大学附属口腔医院 |
| 甘肃 | 金川集团有限公司职工医院 | 广东 | 中山大学附属口腔医院 |
| 甘肃 | 河西学院附属张掖人民医院 | 广东 | 深圳市口腔医院 |
| 甘肃 | 酒泉市人民医院 | 广东 | 东莞东城健力口腔门诊部 |
| 甘肃 | 酒钢医院 | 广东 | 广州市海珠区口腔医院 |
| 甘肃 | 嘉峪关市第一人民医院 | 广东 | 广东医科大学附属医院 |
| 甘肃 | 临夏州人民医院 | 广东 | 广州市妇女儿童医疗中心 |
| 甘肃 | 陇南市第一人民医院 | 广东 | 梅州市人民医院 |
| 甘肃 | 白银市第二人民医院 | 广东 | 广州市第一人民医院 |
| 甘肃 | 张掖市第二人民医院 | 广东 | 深圳市龙岗中心医院 |
| 甘肃 | 定西市中医院 | 广东 | 中山市人民医院 |
| 甘肃 | 临夏回族自治州中医医院 | 广东 | 罗定市人民医院 |
| 甘肃 | 天水市中西医结合医院 | 广东 | 中山大学附属第一医院 |
| 甘肃 | 定西市第二人民医院 | 广东 | 佛山市第一人民医院 |
| 甘肃 | 静宁县人民医院 | 广东 | 河源市人民医院 |
| 甘肃 | 兰州市口腔医院 | 广东 | 深圳市人民医院 |
| 甘肃 | 西北民族大学口腔医院 | 广东 | 中山大学孙逸仙纪念医院 |
| 甘肃 | 兰州康美口腔医院 | 广东 | 茂名市人民医院 |
| 甘肃 | 山丹县人民医院 | 广东 | 惠州市第三人民医院 |
| 甘肃 | 天水市秦州区人民医院 | 广东 | 中山市小榄人民医院 |
| 甘肃 | 甘肃省武山县人民医院 | 广东 | 汕头大学医学院第二附属医院 |
| 甘肃 | 甘肃省清水县人民医院 | 广东 | 佛山市第二人民医院 |
| 甘肃 | 合水县人民医院 | 广东 | 广东药科大学附属第一医院 |
| 甘肃 | 宁县人民医院 | 广东 | 北京大学深圳医院 |
| 甘肃 | 镇原县中医医院 | 广东 | 阳江市人民医院 |
| 甘肃 | 甘肃省天水羲雅尔口腔碧桂园门诊部 | 广东 | 清远市人民医院 |

续表

| 各省市区 | 机构名称 | 各省市区 | 机构名称 |
|---|---|---|---|
| 广东 | 深圳市宝安区人民医院 | 广西 | 广西壮族自治区南溪山医院 |
| 广东 | 东莞市人民医院 | 广西 | 桂林市人民医院 |
| 广东 | 佛山市中医院 | 广西 | 河池市人民医院 |
| 广东 | 暨南大学附属第一医院 | 广西 | 柳州市人民医院 |
| 广东 | 高州市人民医院 | 广西 | 南宁市第一人民医院 |
| 广东 | 中山大学附属第五医院 | 广西 | 钦州市第一人民医院 |
| 广东 | 东莞市妇幼保健院 | 广西 | 崇左市人民医院 |
| 广东 | 南方医科大学顺德医院（佛山市顺德区第一人民医院） | 广西 | 广西医科大学附属武鸣医院 |
| | | 广西 | 广西壮族自治区桂东人民医院 |
| 广东 | 佛山市南海区人民医院 | 广西 | 桂平市人民医院 |
| 广东 | 广东祈福医院 | 广西 | 合浦县人民医院 |
| 广东 | 韶关市口腔医院 | 广西 | 河池市金城江区人民医院 |
| 广东 | 珠海市口腔医院 | 广西 | 贺州市人民医院 |
| 广东 | 广州市荔湾区口腔医院 | 广西 | 灵山县人民医院 |
| 广东 | 深圳爱康健口腔医院 | 广西 | 柳州市柳铁中心医院 |
| 广东 | 梅州泽山口腔医院 | 广西 | 柳州市中医医院 |
| 广东 | 清远市清新区人民医院 | 广西 | 柳州市工人医院 |
| 广东 | 佛山市禅城区人民医院 | 广西 | 钦州市第二人民医院 |
| 广东 | 乐昌市人民医院 | 广西 | 梧州市人民医院 |
| 广西 | 广西医科大学附属口腔医院 | 广西 | 右江民族医学院附属医院 |
| 广西 | 北海市人民医院 | 广西 | 桂林市妇幼保健院 |
| 广西 | 防城港市第一人民医院 | 广西 | 桂林医学院附属口腔医院 |
| 广西 | 广西科技大学第一附属医院 | 广西 | 桂林市口腔医院 |
| 广西 | 广西壮族自治区民族医院 | 广西 | 柳州康乐口腔医院 |
| 广西 | 广西壮族自治区人民医院 | 广西 | 南宁蓝天口腔医院 |
| 广西 | 贵港市人民医院 | 广西 | 巴马瑶族自治县人民医院 |
| 广西 | 河池市第一人民医院 | 广西 | 东兴市人民医院 |
| 广西 | 来宾市人民医院 | 广西 | 来宾市兴宾区八一医院 |
| 广西 | 南宁市第二人民医院 | 广西 | 龙胜各族自治县人民医院 |
| 广西 | 梧州市红十字会医院 | 广西 | 南宁市邕宁区人民医院 |
| 广西 | 玉林市第一人民医院 | 广西 | 平果县人民医院 |
| 广西 | 广西医科大学第一附属医院 | 广西 | 上林县人民医院 |

续表

| 各省市区 | 机构名称 | 各省市区 | 机构名称 |
|---|---|---|---|
| 贵州 | 贵阳市口腔医院 | 贵州 | 铜仁市人民医院 |
| 贵州 | 贵州医科大学附属口腔医院 | 贵州 | 遵义市红花岗区口腔医院 |
| 贵州 | 遵义医科大学附属口腔医院 | 贵州 | 安顺欣缘口腔医院 |
| 贵州 | 贵州省安顺市人民医院 | 贵州 | 贵阳林陈口腔医院 |
| 贵州 | 贵州省人民医院 | 贵州 | 六盘水戴氏口腔医院（附设钟山门诊部） |
| 贵州 | 六盘水市人民医院 | 贵州 | 印江土家族苗族自治县人民医院 |
| 贵州 | 黔东南苗族侗族自治州人民医院 | 贵州 | 务川仡佬族苗族自治县人民医院 |
| 贵州 | 黔南州人民医院 | 贵州 | 兴仁市人民医院 |
| 贵州 | 黔西南布依族苗族自治州人民医院 | 贵州 | 沿河土家族自治县人民医院 |
| 贵州 | 石阡县人民医院 | 贵州 | 安龙县人民医院 |
| 贵州 | 遵义市播州区人民医院 | 贵州 | 关岭布依族苗族自治县人民医院 |
| 贵州 | 贵州省水矿控股集团有限责任公司总医院 | 贵州 | 遵义市红花岗区人民医院 |
| 贵州 | 贵州航天医院 | 贵州 | 贵州省织金县人民医院 |
| 贵州 | 兴义市人民医院 | 贵州 | 黔西县人民医院 |
| 贵州 | 赤水市人民医院 | 贵州 | 余庆县人民医院 |
| 贵州 | 贵州省毕节市第一人民医院 | 贵州 | 贵州省凯里市第一人民医院 |
| 贵州 | 贵州医科大学第三附属医院 | 贵州 | 普定县人民医院 |
| 贵州 | 黔南州中医医院 | 贵州 | 剑河县人民医院 |
| 贵州 | 中国贵航集团三0二医院 | 贵州 | 安顺市西秀区人民医院 |
| 贵州 | 德江县人民医院 | 贵州 | 天柱县人民医院 |
| 贵州 | 清镇市第一人民医院 | 贵州 | 黎平县妇幼保健院 |
| 贵州 | 遵义市妇幼保健院 | 贵州 | 桐梓县人民医院 |
| 贵州 | 贵州医科大学第二附属医院 | 贵州 | 黎平县人民医院 |
| 贵州 | 六枝特区人民医院 | 贵州 | 镇宁布依族苗族自治县人民医院 |
| 贵州 | 贵州中医药大学第一附属医院 | 贵州 | 六盘水市水城区人民医院 |
| 贵州 | 遵义市第一人民医院 | 贵州 | 盘州市第二人民医院 |
| 贵州 | 贵阳市第二人民医院 | 贵州 | 凤冈县人民医院 |
| 贵州 | 贵州盘江煤电集团有限责任公司医院 | 贵州 | 册亨县人民医院 |
| 贵州 | 毕节市中医医院 | 贵州 | 瓮安县人民医院 |
| 贵州 | 威宁县人民医院 | 贵州 | 黄平县人民医院 |
| 贵州 | 贵阳市第一人民医院 | 贵州 | 望谟县人民医院 |
| 贵州 | 黔西南布依族苗族自治州中医医院 | 贵州 | 湄潭县人民医院 |

续表

| 各省市区 | 机构名称 | 各省市区 | 机构名称 |
|---|---|---|---|
| 贵州 | 三穗县人民医院 | 海南 | 海南省肿瘤医院 |
| 贵州 | 平坝区人民医院 | 河北 | 河北医科大学口腔医院 |
| 贵州 | 六盘水市钟山人民医院 | 河北 | 河北省眼科医院 |
| 贵州 | 息烽县中医医院 | 河北 | 河北医科大学第二医院 |
| 贵州 | 汇川深圳路杨维建口腔诊所 | 河北 | 河北北方学院附属第一医院 |
| 海南 | 海口市人民医院口腔医学中心 | 河北 | 河北医科大学第三医院 |
| 海南 | 海南省人民医院口腔科 | 河北 | 河北医科大学第四医院 |
| 海南 | 海南医学院第一附属医院口腔科 | 河北 | 邯郸市中心医院 |
| 海南 | 海南医学院第二附属医院口腔科 | 河北 | 沧州市中心医院 |
| 海南 | 三亚市人民医院口腔科 | 河北 | 承德市附属医院 |
| 海南 | 三亚中心医院口腔科 | 河北 | 保定市第二医院 |
| 海南 | 儋州市人民医院口腔科 | 河北 | 衡水市人民医院 |
| 海南 | 海南西部中心医院口腔科 | 河北 | 唐山协和医院 |
| 海南 | 琼海市人民医院口腔科 | 河北 | 唐山工人医院 |
| 海南 | 海南省中医院（海南省中西医结合医院）口腔科 | 河北 | 秦皇岛市第一医院 |
|  |  | 河北 | 河北中石油中心医院 |
| 海南 | 文昌市人民医院口腔科 | 河北 | 石家庄市人民医院 |
| 海南 | 万宁市人民医院口腔科 | 河北 | 石家庄市第三医院 |
| 海南 | 海南省第二人民医院 | 河北 | 唐山市人民医院 |
| 海南 | 海南省妇女儿童医学中心 | 河北 | 河北省人民医院 |
| 海南 | 乐东黎族自治县第二人民医院口腔科 | 河北 | 华北理工大学附属医院 |
| 海南 | 海口市第四人民医院口腔科 | 河北 | 唐县人民医院 |
| 海南 | 琼中黎族苗族自治县人民医院口腔科 | 河北 | 开滦总医院 |
| 海南 | 陵水黎族自治县人民医院口腔科 | 河北 | 邯郸爱眼眼科医院 |
| 海南 | 海口市第三人民医院口腔科 | 河北 | 承德市口腔医院 |
| 海南 | 东方市人民医院 | 河北 | 张家口市口腔医院 |
| 海南 | 澄迈县人民医院 | 河北 | 邯郸市口腔医院 |
| 海南 | 昌江黎族自治县人民医院 | 河北 | 石家庄市桥西区口腔医院 |
| 海南 | 海南口腔医院 | 河北 | 廊坊口腔专科医院 |
| 海南 | 海南泰康拜博口腔医院 | 河北 | 唐山博创口腔医院 |
| 海南 | 三亚泰康拜博口腔医院 | 河北 | 沧州口腔医院 |
| 海南 | 海南微笑口腔医院 | 河北 | 沧州育红口腔医院 |

续表

| 各省市区 | 机构名称 |
|---|---|
| 河北 | 邯郸贝洁口腔医院 |
| 河北 | 河北惟德口腔医院 |
| 河北 | 围场惟德口腔医院 |
| 河北 | 石家庄市第二医院 |
| 河北 | 邯郸市眼科医院（邯郸市第三医院） |
| 河北 | 张家口市宣化区医院 |
| 河北 | 保定牙博士口腔医院 |
| 河北 | 石家庄和协口腔医院 |
| 河北 | 三河靓美燕郊口腔医院 |
| 河北 | 廊坊圣洁口腔医院 |
| 河北 | 邯郸市牙病防治所 |
| 河北 | 唐山万巨口腔医院 |
| 河北 | 万长华口腔诊所 |
| 河北 | 张家口颐健口腔医院 |
| 河南 | 安阳市第六人民医院（口腔医院） |
| 河南 | 南阳市口腔医院 |
| 河南 | 郑州大学第一附属医院 |
| 河南 | 河南省人民医院 |
| 河南 | 河南科技大学第一附属医院 |
| 河南 | 新乡医学院第三附属医院 |
| 河南 | 许昌市中心医院 |
| 河南 | 商丘市第一人民医院 |
| 河南 | 濮阳市人民医院 |
| 河南 | 信阳市中心医院 |
| 河南 | 河南大学淮河医院 |
| 河南 | 平顶山市第一人民医院 |
| 河南 | 南阳市中心医院 |
| 河南 | 漯河市中心医院 |
| 河南 | 驻马店市中心医院 |
| 河南 | 济源市人民医院 |
| 河南 | 鹿邑县人民医院 |
| 河南 | 商丘市中心医院 |
| 河南 | 淇县人民医院 |
| 河南 | 郑州大学第五附属医院 |
| 河南 | 开封市人民医院 |
| 河南 | 新乡医学院第一附属医院<br>河南省结核病医院 |
| 河南 | 新乡市第二人民医院 |
| 河南 | 息县人民医院 |
| 河南 | 浚县人民医院 |
| 河南 | 宝丰县人民医院 |
| 河南 | 开封市口腔医院 |
| 河南 | 郑州市口腔医院 |
| 河南 | 焦作市五官医院 |
| 河南 | 平顶山学院附属口腔医院（平顶山市口腔医院） |
| 河南 | 漯河市第二人民医院（漯河市口腔医院） |
| 河南 | 河南大学赛思口腔医院 |
| 河南 | 三门峡口腔医院 |
| 河南 | 周口口腔医院 |
| 河南 | 济源市第二人民医院 |
| 河南 | 淅川县人民医院 |
| 河南 | 封丘县人民医院 |
| 河南 | 濮阳市第三人民医院（濮阳市口腔医院） |
| 河南 | 洛阳洛北医院 |
| 河南 | 濮阳京开道雅而美口腔门诊部 |
| 河南 | 段都橘井口腔门诊部 |
| 河南 | 金水泰安口腔门诊部 |
| 河南 | 长葛安雅口腔门诊部 |
| 黑龙江 | 佳木斯大学附属口腔医院 |
| 黑龙江 | 哈尔滨医科大学附属第一医院 |
| 黑龙江 | 哈尔滨医科大学附属第二医院 |
| 黑龙江 | 哈尔滨医科大学附属第四医院 |
| 黑龙江 | 黑龙江省医院 |
| 黑龙江 | 哈尔滨市儿童医院 |

续表

| 各省市区 | 机构名称 | 各省市区 | 机构名称 |
|---|---|---|---|
| 黑龙江 | 大庆油田总医院 | 湖北 | 十堰国药东风口腔医院 |
| 黑龙江 | 伊春林业管理局中心医院 | 湖北 | 孝感口腔医院 |
| 黑龙江 | 哈尔滨市口腔医院 | 湖北 | 宜昌市西陵区口腔医院 |
| 黑龙江 | 牡丹江市口腔医院 | 湖北 | 枝江市口腔医院 |
| 黑龙江 | 鸡西市口腔医院 | 湖北 | 武汉大众口腔医院 |
| 黑龙江 | 齐齐哈尔市五官医院 | 湖北 | 宜昌爱合口腔医院 |
| 黑龙江 | 黑河市口腔医院 | 湖北 | 黄冈皓雅口腔医院 |
| 黑龙江 | 黑龙江省口腔病防治院 | 湖北 | 武汉达美口腔门诊有限公司（武汉达美口腔门诊部） |
| 黑龙江 | 哈尔滨传记口腔门诊部 | 湖南 | 长沙市口腔医院 |
| 黑龙江 | 哈尔滨梁景辉口腔门诊部 | 湖南 | 湖南中南大学湘雅口腔医院 |
| 黑龙江 | 滕云翔口腔门诊部 | 湖南 | 中南大学湘雅二医院 |
| 黑龙江 | 哈尔滨兴彦口腔门诊部 | 湖南 | 中南大学湘雅医院 |
| 黑龙江 | 哈尔滨圣安口腔专科医院 | 湖南 | 中南大学湘雅三医院 |
| 黑龙江 | 哈尔滨彬彬口腔门诊部 | 湖南 | 长沙市中医医院（长沙市第八医院） |
| 黑龙江 | 哈尔滨天润德口腔门诊部 | 湖南 | 长沙市第一医院 |
| 湖北 | 武汉大学口腔医院 | 湖南 | 长沙市第四医院 |
| 湖北 | 襄阳市口腔医院 | 湖南 | 长沙市中心医院 |
| 湖北 | 武汉存济口腔医院 | 湖南 | 长沙市第三医院 |
| 湖北 | 武汉大学中南医院 | 湖南 | 湖南省人民医院（湖南师范大学附属第一医院） |
| 湖北 | 华中科技大学同济医学院附属同济医院 | 湖南 | 湖南中医药大学第一附属医院 |
| 湖北 | 荆门市第一人民医院 | 湖南 | 湖南省肿瘤医院 |
| 湖北 | 宜昌市中心人民医院（三峡大学第一临床医学院、三峡大学附属中心人民医院） | 湖南 | 浏阳市人民医院 |
| 湖北 | 恩施土家族苗族自治州中心医院 | 湖南 | 宁乡市人民医院 |
| 湖北 | 十堰市人民医院 | 湖南 | 湖南师范大学附属湘东医院 |
| 湖北 | 武汉大学人民医院（湖北省人民医院） | 湖南 | 株洲市人民医院 |
| 湖北 | 华中科技大学同济医学院附属协和医院 | 湖南 | 株洲市中心医院 |
| 湖北 | 荆门市第二人民医院 | 湖南 | 溆浦县人民医院 |
| 湖北 | 咸宁市中心医院 | 湖南 | 怀化市中医医院 |
| 湖北 | 十堰市太和医院（湖北医药学院附属医院） | 湖南 | 湖南医药学院第一附属医院 |
| 湖北 | 荆门市口腔医院 | 湖南 | 怀化市第二人民医院 |
| 湖北 | 潜江市口腔医院 | 湖南 | 怀化市第一人民医院 |

续表

| 各省市区 | 机构名称 |
|---|---|
| 湖南 | 常德市第一人民医院 |
| 湖南 | 常德市第四人民医院 |
| 湖南 | 石门县人民医院 |
| 湖南 | 澧县人民医院 |
| 湖南 | 华容县人民医院 |
| 湖南 | 平江县第一人民医院 |
| 湖南 | 邵阳市中心医院 |
| 湖南 | 邵阳学院附属第一医院 |
| 湖南 | 邵阳学院附属第二医院 |
| 湖南 | 邵阳市中医医院 |
| 湖南 | 武冈市人民医院 |
| 湖南 | 隆回县人民医院 |
| 湖南 | 衡东县中医医院 |
| 湖南 | 衡东县人民医院 |
| 湖南 | 湖南中医药高等专科学校附属第一医院 |
| 湖南 | 岳阳市第一医院 |
| 湖南 | 湘潭市中心医院 |
| 湖南 | 南华大学附属第一医院 |
| 湖南 | 南华大学附属第二医院 |
| 湖南 | 益阳市中心医院 |
| 湖南 | 衡阳市中心医院 |
| 湖南 | 汝城县中医医院 |
| 湖南 | 岳阳市二人医院 |
| 湖南 | 邵阳嘉康仁颐医院（邵阳市中心医院东院） |
| 湖南 | 湘潭市口腔医院 |
| 湖南 | 衡阳市口腔医院 |
| 湖南 | 岳阳市口腔医院 |
| 湖南 | 株洲家鸿口腔医院 |
| 湖南 | 醴陵人民口腔医院 |
| 湖南 | 株洲市湘安口腔医院 |
| 湖南 | 攸县泓德口腔医院 |
| 湖南 | 益阳口腔医院 |
| 湖南 | 长沙优享口腔医院 |
| 湖南 | 衡阳优伢仁口腔医院 |
| 湖南 | 湘潭华雅信赖口腔医院 |
| 湖南 | 邵阳大众芙蓉口腔医院 |
| 湖南 | 长沙科尔雅口腔医院 |
| 湖南 | 通道侗族自治县第一人民医院 |
| 湖南 | 怀化市第五人民医院 |
| 湖南 | 临澧县人民医院 |
| 湖南 | 益阳市大通湖区人民医院 |
| 湖南 | 临湘市人民医院 |
| 湖南 | 汨罗市人民医院 |
| 湖南 | 湘阴县人民医院 |
| 湖南 | 岳阳县人民医院 |
| 湖南 | 洞口县人民医院 |
| 湖南 | 新宁县人民医院 |
| 湖南 | 绥宁县人民医院 |
| 湖南 | 邵阳市第二人民医院 |
| 湖南 | 新邵县人民医院 |
| 湖南 | 城步县人民医院 |
| 湖南 | 衡阳县人民医院 |
| 湖南 | 衡山县中医医院 |
| 湖南 | 祁东县中医医院 |
| 湖南 | 衡南县人民医院 |
| 湖南 | 临武县人民医院 |
| 湖南 | 冷水江市人民医院 |
| 湖南 | 江永县人民医院 |
| 湖南 | 石峰区南光口腔门诊部 |
| 湖南 | 荷塘区唯美口腔门诊部（伟大国际店） |
| 湖南 | 常德武陵德美口腔门诊部 |
| 湖南 | 常德柳叶口腔门诊部 |
| 湖南 | 武陵区金口口腔诊所 |
| 湖南 | 益阳益口口腔有限公司赫山益口口腔门诊部 |

续表

| 各省市区 | 机构名称 | 各省市区 | 机构名称 |
|---|---|---|---|
| 湖南 | 沅江口腔医院 | 吉林 | 吉林市口腔医院 |
| 湖南 | 桃江县丁红卫口腔诊所 | 吉林 | 通化市口腔医院 |
| 湖南 | 长沙市开福区暄美金源口腔门诊部 | 吉林 | 吉林市船营区明武口腔医院 |
| 湖南 | 新邵大众芙蓉口腔 | 江苏 | 南京医科大学附属口腔医院 |
| 湖南 | 湖南恒美口腔门诊有限公司 | 江苏 | 南京市口腔医院 |
| 吉林 | 吉林大学口腔医院 | 江苏 | 南通市口腔医院 |
| 吉林 | 吉林百合口腔医院 | 江苏 | 徐州市口腔医院 |
| 吉林 | 四平市中心人民医院 | 江苏 | 盐城市口腔医院 |
| 吉林 | 四平市第一人民医院 | 江苏 | 常州市第一人民医院 |
| 吉林 | 吉林医药学院附属医院 | 江苏 | 常州市第二人民医院 |
| 吉林 | 吉林市人民医院 | 江苏 | 常州市第三人民医院 |
| 吉林 | 吉林市中心医院 | 江苏 | 常州市肿瘤医院 |
| 吉林 | 吉林省吉林中西医结合医院 | 江苏 | 常州市武进人民医院 |
| 吉林 | 梅河口市中心医院 | 江苏 | 溧阳市人民医院 |
| 吉林 | 辽源市中医院 | 江苏 | 淮安市第一人民医院 |
| 吉林 | 白山市中心医院 | 江苏 | 淮安市第二人民医院 |
| 吉林 | 延边大学附属医院（延边医院） | 江苏 | 淮安市肿瘤医院 |
| 吉林 | 松原市中心医院（松原市儿童医院） | 江苏 | 淮安市涟水县人民医院 |
| 吉林 | 松原吉林油田医院 | 江苏 | 淮安八十二医院 |
| 吉林 | 吉林市化工医院 | 江苏 | 连云港市第二人民医院 连云港市第二人民医院互联网医院 |
| 吉林 | 四平市口腔医院 | 江苏 | 连云港市东方医院 |
| 吉林 | 长春市口腔医院 | 江苏 | 南京市第一医院 |
| 吉林 | 四平诺雅口腔医院 | 江苏 | 南京市江宁医院 |
| 吉林 | 长春市九台区人民医院 | 江苏 | 江苏省人民医院 |
| 吉林 | 德惠市人民医院 | 江苏 | 南京医科大学第二附属医院 |
| 吉林 | 桦甸市人民医院 | 江苏 | 东南大学附属中大医院 |
| 吉林 | 东丰县医院 | 江苏 | 南京市溧水区人民医院 |
| 吉林 | 和龙市人民医院 | 江苏 | 南京市儿童医院 |
| 吉林 | 敦化市医院 | 江苏 | 南京市第二医院、南京市肿瘤医院、南京市公共卫生医疗中心、江苏省传染病医院、南京市第二医院互联网医院 |
| 吉林 | 抚松县人民医院 | 江苏 | 南京市妇幼保健院 |
| 吉林 | 长白朝鲜族自治县人民医院 | | |
| 吉林 | 吉林市第二口腔医院 | | |

续表

| 各省市区 | 机构名称 | 各省市区 | 机构名称 |
|---|---|---|---|
| 江苏 | 海安市人民医院 | 江苏 | 扬州大学附属医院 |
| 江苏 | 南通市第一人民医院 | 江苏 | 仪征市人民医院 |
| 江苏 | 南通大学附属医院 | 江苏 | 宝应县人民医院 |
| 江苏 | 苏州大学附属第二医院 | 江苏 | 扬州市江都人民医院 |
| 江苏 | 昆山市第一人民医院 | 江苏 | 高邮市人民医院 |
| 江苏 | 苏州大学附属第一医院 | 江苏 | 镇江市第一人民医院 |
| 江苏 | 苏州市第九人民医院 | 江苏 | 江苏大学附属医院 |
| 江苏 | 太仓市第一人民医院 | 江苏 | 镇江市妇幼保健院 |
| 江苏 | 苏州市立医院 | 江苏 | 丹阳市人民医院 |
| 江苏 | 常熟市第二人民医院 | 江苏 | 南通瑞慈医院 |
| 江苏 | 常熟市第一人民医院 | 江苏 | 徐州矿务集团总医院 |
| 江苏 | 苏州科技城医院 | 江苏 | 泗阳县中医院 |
| 江苏 | 苏州市相城人民医院 | 江苏 | 泗洪医院 |
| 江苏 | 宿迁市第一人民医院 | 江苏 | 南京鼓楼医院集团宿迁医院 |
| 江苏 | 宿迁市中医院 | 江苏 | 沭阳医院 |
| 江苏 | 南京医科大学附属泰州人民医院 | 江苏 | 沭阳县中医院 |
| 江苏 | 泰州市第二人民医院 | 江苏 | 苏州九龙医院 |
| 江苏 | 靖江市人民医院 | 江苏 | 南京明基医院 |
| 江苏 | 泰兴市人民医院 | 江苏 | 南京同仁医院 |
| 江苏 | 无锡市人民医院 | 江苏 | 南京江北人民医院 |
| 江苏 | 江南大学附属医院 | 江苏 | 常州市口腔医院 |
| 江苏 | 江阴市人民医院 | 江苏 | 淮安市口腔医院 |
| 江苏 | 徐州医科大学附属医院 | 江苏 | 连云港市口腔医院 |
| 江苏 | 徐州市第一人民医院 | 江苏 | 苏州市华夏口腔医院 |
| 江苏 | 徐州市中心医院 | 江苏 | 泰州市口腔医院 |
| 江苏 | 睢宁县人民医院 | 江苏 | 扬州市口腔医院 |
| 江苏 | 邳州市人民医院 | 江苏 | 镇江市口腔医院 |
| 江苏 | 盐城市第一人民医院 | 江苏 | 无锡口腔医院 |
| 江苏 | 盐城市第三人民医院 | 江苏 | 苏州口腔医院 |
| 江苏 | 东台市人民医院 | 江苏 | 宿迁口腔医院 |
| 江苏 | 阜宁县人民医院 | 江苏 | 淮安市洪泽区人民医院 |
| 江苏 | 苏北人民医院 | 江苏 | 射阳县人民医院 |

续表

| 各省市区 | 机构名称 | 各省市区 | 机构名称 |
|---|---|---|---|
| 江苏 | 宿迁市钟吾医院有限责任公司 | 江西 | 宁都县人民医院 |
| 江苏 | 沭阳仁慈医院 | 江西 | 于都县人民医院 |
| 江苏 | 泗阳康达医院 | 江西 | 瑞金市人民医院 |
| 江苏 | 泗洪分金亭医院有限公司 | 江西 | 鹰潭市人民医院 |
| 江苏 | 泗阳医院 | 江西 | 南昌市第一医院 |
| 江苏 | 扬州友好医院 | 江西 | 景德镇市第一人民医院 |
| 江苏 | 南京鼓楼医院集团仪征医院 | 江西 | 萍乡市妇幼保健院 |
| 江苏 | 镇江瑞康医院 | 江西 | 丰城市人民医院 |
| 江苏 | 南京市六合区妇幼保健院 | 江西 | 鹰潭市中医院 |
| 江苏 | 扬州市妇幼保健院 | 江西 | 九江学院附属口腔医院 / 九江市口腔医院 |
| 江苏 | 常州现代口腔门诊部 | 江西 | 景德镇市口腔医院 |
| 江苏 | 雪峰口腔诊所 | 江西 | 九江中山口腔医院 |
| 江苏 | 南京立登尔河西口腔诊所 | 江西 | 江西拜博口腔医院 |
| 江苏 | 常熟玉蕙口腔医院 | 江西 | 南昌拜博尚东口腔医院 |
| 江西 | 南昌大学附属口腔医院（江西省口腔医院） | 江西 | 赣州卫华口腔医院 |
| 江西 | 南昌大学第一附属医院 | 江西 | 新余傅氏口腔医院 |
| 江西 | 南昌大学第二附属医院 | 江西 | 共青城市人民医院 |
| 江西 | 南昌大学第四附属医院 | 江西 | 九江市濂溪区人民医院 |
| 江西 | 江西中医药大学附属医院 | 江西 | 贵溪市人民医院 |
| 江西 | 江西省人民医院 | 江西 | 江西省抚州市妇幼保健院 |
| 江西 | 吉安市中心人民医院 | 江西 | 宜丰县人民医院 |
| 江西 | 井冈山大学附属医院 | 江西 | 奉新县人民医院 |
| 江西 | 新余钢铁集团有限公司中心医院 | 江西 | 上高县人民医院 |
| 江西 | 新余市人民医院 | 江西 | 江西省抚州市临川区人民医院 |
| 江西 | 萍乡市人民医院 | 江西 | 吉安市第一人民医院 |
| 江西 | 萍乡市第二人民医院 | 江西 | 分宜县人民医院 |
| 江西 | 上饶市人民医院 | 江西 | 青原区人民医院 |
| 江西 | 抚州市第一人民医院 | 江西 | 高安市人民医院 |
| 江西 | 宜春市人民医院 | 辽宁 | 中国医科大学附属口腔医院 |
| 江西 | 江西省中西医结合医院 | 辽宁 | 大连市口腔医院 |
| 江西 | 赣南医学院第一附属医院 | 辽宁 | 中国医科大学附属盛京医院 |
| 江西 | 赣州市人民医院 | 辽宁 | 中国医科大学附属第四医院 |

续表

| 各省市区 | 机构名称 |
|---|---|
| 辽宁 | 大连医科大学附属第一医院 |
| 辽宁 | 大连医科大学附属第二医院 |
| 辽宁 | 辽阳市中心医院 |
| 辽宁 | 辽阳市第三人民医院 |
| 辽宁 | 鞍山市中心医院 |
| 辽宁 | 抚顺市中心医院 |
| 辽宁 | 丹东市中心医院 |
| 辽宁 | 丹东市第一医院 |
| 辽宁 | 辽宁省健康产业集团阜新矿总医院 |
| 辽宁 | 朝阳市第二医院 |
| 辽宁 | 葫芦岛市中心医院 |
| 辽宁 | 大连市中心医院 |
| 辽宁 | 鞍钢集团公司总医院 |
| 辽宁 | 朝阳市中心医院 |
| 辽宁 | 阜新市中心医院 |
| 辽宁 | 锦州市中心医院 |
| 辽宁 | 锦州医科大学附属第一医院 |
| 辽宁 | 鞍山市第三医院 |
| 辽宁 | 辽宁省健康产业集团抚矿总医院 |
| 辽宁 | 北票市中心医院 |
| 辽宁 | 阜新市第二人民医院（阜新市妇产医院） |
| 辽宁 | 沈阳二四二医院 |
| 辽宁 | 本溪市中心医院 |
| 辽宁 | 营口市中心医院 |
| 辽宁 | 铁岭市中心医院 |
| 辽宁 | 锦州医科大学附属第三医院 |
| 辽宁 | 建平县医院 |
| 辽宁 | 锦州市口腔医院 |
| 辽宁 | 营口市口腔医院 |
| 辽宁 | 抚顺市口腔医院 |
| 辽宁 | 大连泰康拜博口腔医院有限公司 |
| 辽宁 | 葫芦岛奥新全民口腔医院（有限公司） |
| 辽宁 | 大连新区口腔医院 |
| 辽宁 | 庄河口腔医院 |
| 辽宁 | 锦州医科大学附属第二医院 |
| 辽宁 | 辽宁省健康产业集团核工业总医院 |
| 辽宁 | 辽阳市第二人民医院 |
| 辽宁 | 葫芦岛市第四人民医院 |
| 辽宁 | 阜新蒙古族自治县人民医院 |
| 辽宁 | 沈阳七三九医院 |
| 辽宁 | 鞍山立山区自由金威口腔门诊部 |
| 辽宁 | 抚顺金贺美口腔门诊部 |
| 辽宁 | 冠亚口腔门诊部 |
| 辽宁 | 阜新市海州区王玮口腔科诊所 |
| 辽宁 | 朝阳康达口腔门诊部有限责任公司 |
| 辽宁 | 丹东春利口腔门诊部 |
| 辽宁 | 丹东圣元口腔医院 |
| 辽宁 | 龙港牙周到口腔门诊部 |
| 内蒙古 | 呼和浩特市口腔医院 |
| 内蒙古 | 鄂尔多斯市中心医院 |
| 内蒙古 | 国药一机医院 |
| 内蒙古 | 内蒙古自治区人民医院 |
| 内蒙古 | 内蒙古包钢医院 |
| 内蒙古 | 赤峰市医院 |
| 内蒙古 | 赤峰学院附属医院 |
| 内蒙古 | 乌兰察布市中心医院 |
| 内蒙古 | 包头医学院第二附属医院 |
| 内蒙古 | 兴安盟人民医院 |
| 内蒙古 | 包头医学院第一附属医院 |
| 内蒙古 | 包头市中心医院 |
| 内蒙古 | 包头市第四医院 |
| 内蒙古 | 包钢集团第三职工医院 |
| 内蒙古 | 鄂尔多斯市达拉特旗人民医院 |
| 内蒙古 | 内蒙古林业总医院 |

续表

| 各省市区 | 机构名称 |
| --- | --- |
| 内蒙古 | 扎兰屯市人民医院 |
| 内蒙古 | 赤峰松山医院 |
| 内蒙古 | 通辽市医院 |
| 内蒙古 | 巴彦淖尔市医院 |
| 内蒙古 | 巴彦淖尔市临河区人民医院 |
| 内蒙古 | 通辽市第二人民医院 |
| 内蒙古 | 包头市蒙医中医医院 |
| 内蒙古 | 呼伦贝尔飞翔口腔医院 |
| 内蒙古 | 鄂尔多斯口腔医院 |
| 内蒙古 | 鄂尔多斯市准格尔旗中心医院 |
| 内蒙古 | 巴林左旗医院 |
| 内蒙古 | 克什克腾旗人民医院 |
| 内蒙古 | 杭锦后旗医院 |
| 内蒙古 | 苏尼特右旗人民医院 |
| 内蒙古 | 西乌珠穆沁旗医院 |
| 内蒙古 | 牙克石市人民医院 |
| 内蒙古 | 磴口县人民医院 |
| 宁夏 | 宁夏医科大学总医院 |
| 宁夏 | 宁夏回族自治区人民医院 |
| 宁夏 | 银川市第一人民医院 |
| 宁夏 | 吴忠市人民医院 |
| 宁夏 | 石嘴山市第二人民医院 |
| 宁夏 | 固原市人民医院 |
| 宁夏 | 宁夏回族自治区第五人民医院 |
| 宁夏 | 中卫市人民医院 |
| 宁夏 | 中卫市中医医院 |
| 宁夏 | 银川市口腔医院 |
| 宁夏 | 固原舒康口腔医院 |
| 宁夏 | 宁夏思迈尔口腔医院 |
| 宁夏 | 吴忠西典口腔医院 |
| 宁夏 | 中卫市沙坡头区人民医院 |
| 宁夏 | 平罗县人民医院 |
| 宁夏 | 银川市第二人民医院 |
| 宁夏 | 海原县人民医院 |
| 宁夏 | 盐池县人民医院 |
| 宁夏 | 同心县人民医院 |
| 青海 | 青海省人民医院 |
| 青海 | 青海大学附属医院 |
| 青海 | 青海红十字医院 |
| 青海 | 青海省海东市平安区中医医院 |
| 青海 | 青海省第五人民医院 |
| 青海 | 西宁市第三人民医院 |
| 青海 | 西宁市第一人民医院 |
| 青海 | 西宁市第二人民医院 |
| 青海 | 海南藏族自治州人民医院 |
| 青海 | 西宁市口腔医院 |
| 青海 | 西宁市湟中区第二人民医院 |
| 山东 | 山东省口腔医院（山东大学口腔医院） |
| 山东 | 济南市口腔医院 |
| 山东 | 烟台市口腔医院 |
| 山东 | 青岛市口腔医院 |
| 山东 | 青岛大学附属医院 |
| 山东 | 山东省立医院 |
| 山东 | 山东大学齐鲁医院 |
| 山东 | 临沂市人民医院 |
| 山东 | 菏泽市立医院 |
| 山东 | 淄博市中心医院 |
| 山东 | 山东大学齐鲁医院德州医院 |
| 山东 | 滨州医学院附属医院 |
| 山东 | 胜利油田中心医院 |
| 山东 | 威海市立医院 |
| 山东 | 山东省千佛山医院 |
| 山东 | 潍坊医学院附属医院 |
| 山东 | 聊城市人民医院 |

续表

| 各省市区 | 机构名称 |
|---|---|
| 山东 | 烟台毓璜顶医院 |
| 山东 | 青岛市市立医院 |
| 山东 | 济宁医学院附属医院 |
| 山东 | 济宁市第一人民医院 |
| 山东 | 潍坊市人民医院 |
| 山东 | 东营市人民医院 |
| 山东 | 济南市中心医院 |
| 山东 | 泰安市中心医院 |
| 山东 | 山东第一医科大学第二附属医院 |
| 山东 | 山东大学第二医院 |
| 山东 | 青岛市黄岛区中心医院 |
| 山东 | 菏泽医学专科学校附属医院 |
| 山东 | 淄博市第一医院 |
| 山东 | 枣庄市立医院 |
| 山东 | 临沂市中心医院 |
| 山东 | 济南市儿童医院 |
| 山东 | 青岛山大齐鲁医院 |
| 山东 | 单县中心医院 |
| 山东 | 滨州市人民医院 |
| 山东 | 汶上县中医院 |
| 山东 | 淄博市临淄区人民医院（淄博市市立医院） |
| 山东 | 济南市人民医院 |
| 山东 | 日照市人民医院 |
| 山东 | 北大医疗淄博医院 |
| 山东 | 泰安市口腔医院 |
| 山东 | 济宁口腔医院 |
| 山东 | 枣庄市口腔医院 |
| 山东 | 威海口腔医院 |
| 山东 | 烟台市牟平区口腔医院 |
| 山东 | 德州可恩口腔医院 |
| 山东 | 潍坊口腔医院 |
| 山东 | 日照口腔医院 |
| 山东 | 宁津县人民医院 |
| 山东 | 济南市长清区中医医院 |
| 山东 | 桓台县人民医院 |
| 山东 | 莒县人民医院 |
| 山东 | 莱西市人民医院 |
| 山东 | 济南市章丘区口腔医院 |
| 山东 | 张店区第二人民医院 |
| 山西 | 山西省人民医院 |
| 山西 | 长治市人民医院 |
| 山西 | 晋中市第一人民医院 |
| 山西 | 阳泉煤业（集团）有限责任公司总医院 |
| 山西 | 山西省中西医结合医院 |
| 山西 | 吕梁市第一人民医院 |
| 山西 | 山西医科大学第一医院<br>（山西医科大学第一医院互联网医院） |
| 山西 | 长治市第二人民医院 |
| 山西 | 忻州市人民医院 |
| 山西 | 临汾市中心医院 |
| 山西 | 太原市中心医院 |
| 山西 | 山西省运城市中心医院 |
| 山西 | 大同市第三人民医院 |
| 山西 | 山西医科大学口腔医院山西省口腔医院 |
| 山西 | 临汾职业技术学院第一附属医院 |
| 山西 | 山西省荣军医院 |
| 山西 | 寿阳县人民医院 |
| 山西 | 襄汾县医疗集团 |
| 山西 | 山西省汾阳医院 |
| 山西 | 晋城市人民医院 |
| 山西 | 运城市口腔卫生学校附属口腔医院<br>（运城市口腔医院） |
| 山西 | 阳泉市口腔医院 |
| 山西 | 太原市恒伦口腔医院有限公司 |
| 山西 | 山西盛大齿科医院 |

续表

| 各省市区 | 机构名称 | 各省市区 | 机构名称 |
|---|---|---|---|
| 山西 | 阳泉康贝齿科医院 | 陕西 | 西安大兴医院 |
| 山西 | 绛县口腔医院 | 陕西 | 汉中市口腔医院 |
| 山西 | 晋城市口腔专科医院 | 陕西 | 宝鸡市口腔医院 |
| 陕西 | 西安交通大学口腔医院 | 陕西 | 榆林口腔医院 |
| 陕西 | 西安交通大学第一附属医院 | 陕西 | 西安雁塔欢乐口腔医院 |
| 陕西 | 西安市中心医院 | 陕西 | 陕西省森林工业职工医院 |
| 陕西 | 陕西省人民医院 | 陕西 | 扶风县人民医院 |
| 陕西 | 西安医学院第一附属医院 | 陕西 | 商南县医院 |
| 陕西 | 西安市第一医院 | 陕西 | 陕西省康复医院 |
| 陕西 | 西安市第三医院 | 陕西 | 宁陕县医院 |
| 陕西 | 西电集团医院 | 陕西 | 汉中市南郑区人民医院 |
| 陕西 | 西安市第九医院 | 陕西 | 汉滨区第三人民医院 |
| 陕西 | 安康市中心医院 | 陕西 | 靖边县人民医院 |
| 陕西 | 汉中市中心医院 | 陕西 | 吴堡县医院 |
| 陕西 | 商洛市中心医院 | 陕西 | 汉滨区第一医院 |
| 陕西 | 渭南市中心医院 | 陕西 | 延川县人民医院 |
| 陕西 | 榆林市第一医院 | 陕西 | 平利县医院 |
| 陕西 | 铜川矿务局中心医院 | 陕西 | 岐山县医院 |
| 陕西 | 宝鸡市人民医院 | 陕西 | 陕西省汉阴县人民医院 |
| 陕西 | 渭南市第一医院 | 陕西 | 陕西省府谷县人民医院 |
| 陕西 | 延安市人民医院 | 陕西 | 旬阳县医院 |
| 陕西 | 延安大学附属医院 | 陕西 | 宝鸡市中心医院 |
| 陕西 | 三二〇一医院 | 陕西 | 泾阳县医院 |
| 陕西 | 咸阳市中心医院 | 陕西 | 陇县人民医院 |
| 陕西 | 榆林市中医医院 | 陕西 | 三原县医院 |
| 陕西 | 神木市医院 | 陕西 | 大荔县医院 |
| 陕西 | 安康市人民医院 | 陕西 | 吴起县医院 |
| 陕西 | 汉中市人民医院 | 陕西 | 兴平市人民医院 |
| 陕西 | 陕西省第二人民医院（含高新院区） | 陕西 | 长武县人民医院 |
| 陕西 | 西安医学院第三附属医院 | 陕西 | 镇巴县人民医院 |
| 陕西 | 延安大学咸阳医院 | 陕西 | 武功县人民医院 |
| 陕西 | 西安高新医院有限公司 | 陕西 | 商洛国际医学中心医院有限公司 |

续表

| 各省市区 | 机构名称 |
|---|---|
| 陕西 | 宁强县天津医院 |
| 陕西 | 白水县医院 |
| 陕西 | 咸阳市口腔医院 |
| 陕西 | 安康小白兔口腔医院 |
| 陕西 | 宝鸡小白兔口腔医院 |
| 陕西 | 西安未央小白兔口腔门诊部 |
| 陕西 | 西安小白兔口腔医疗股份有限公司高新区口腔门诊部 |
| 陕西 | 西安雁塔小白兔口腔医院 |
| 陕西 | 西安未央正元口腔门诊部 |
| 陕西 | 西安新城联邦口腔医院 |
| 上海 | 同济大学附属口腔医院 |
| 上海 | 上海市口腔病防治院 |
| 上海 | 上海交通大学医学院附属第九人民医院 |
| 上海 | 上海市第十人民医院 |
| 上海 | 上海交通大学附属第六人民医院 |
| 上海 | 上海交通大学附属第一人民医院 |
| 上海 | 上海交通大学医学院附属仁济医院 |
| 上海 | 上海交通大学医学院附属瑞金医院 |
| 上海 | 复旦大学附属华山医院 |
| 上海 | 上海市第五人民医院 |
| 上海 | 复旦大学附属金山医院 |
| 上海 | 同济大学附属东方医院 |
| 上海 | 海军军医大学第一附属医院 |
| 上海 | 上海长征医院 |
| 上海 | 海军军医大学第三附属医院 |
| 上海 | 上海市儿童医院 |
| 上海 | 上海中医药大学附属龙华医院 |
| 上海 | 上海市第七人民医院 |
| 上海 | 上海市杨浦区中心医院 |
| 上海 | 上海市奉贤区中心医院 |
| 上海 | 上海市闵行区中心医院 |
| 上海 | 上海市浦东新区公利医院 |
| 上海 | 上海市同仁医院 |
| 上海 | 上海市松江区中心医院 |
| 上海 | 上海市徐汇区中心医院 |
| 上海 | 上海市浦东新区周浦医院 |
| 上海 | 上海市中医医院 |
| 上海 | 上海市同济医院口腔科 |
| 上海 | 复旦大学附属儿科医院 |
| 上海 | 上海市浦东医院 |
| 上海 | 上海市宝山区中西医结合医院 |
| 上海 | 上海市嘉定区牙病防治所 |
| 上海 | 上海市虹口区牙病防治所 |
| 上海 | 上海市黄浦区牙病防治所 |
| 上海 | 上海市普陀区眼病牙病防治所 |
| 上海 | 上海市杨浦区牙病防治所 |
| 上海 | 上海市闵行区牙病防治所 |
| 上海 | 上海市浦东新区眼病牙病防治所 |
| 上海 | 上海市奉贤区牙病防治所 |
| 上海 | 上海市嘉定区中心医院 |
| 上海 | 上海市普陀区人民医院 |
| 上海 | 上海市普陀区利群医院 |
| 上海 | 上海虹口区建工医院 |
| 上海 | 上海市第四人民医院 |
| 上海 | 上海市嘉定区南翔医院 |
| 上海 | 上海市第六人民医院金山分院 |
| 上海 | 上海中冶医院 |
| 上海 | 上海市奉贤区奉城医院 |
| 上海 | 上海市宝山区仁和医院 |
| 上海 | 上海电力医院 |
| 上海 | 上海市杨浦区市东医院 |
| 上海 | 上海市宝山区吴淞中心医院 |
| 上海 | 上海邮电医院 |

续表

| 各省市区 | 机构名称 | 各省市区 | 机构名称 |
|---|---|---|---|
| 上海 | 上海市浦东新区浦南医院 | 四川 | 内江市第二人民医院 |
| 上海 | 上海市杨浦区控江医院 | 四川 | 隆昌市人民医院 |
| 上海 | 上海市松江区泗泾医院 | 四川 | 遂宁市中心医院 |
| 上海 | 上海市闵行区中西医结合医院 | 四川 | 眉山市中医医院 |
| 上海 | 上海市金山区亭林医院 | 四川 | 眉山市人民医院 |
| 上海 | 上海市嘉定区安亭医院 | 四川 | 攀枝花市中心医院 |
| 上海 | 上海市浦东新区光明中医医院 | 四川 | 攀枝花市中西医结合医院 |
| 上海 | 上海市闵行区申鑫社区卫生服务中心 | 四川 | 攀钢集团总医院 |
| 上海 | 上海市普陀区长风街道白玉社区卫生服务中心 | 四川 | 甘孜藏族自治州人民医院 |
| 上海 | 上海徐汇区恺宏口腔门诊部 | 四川 | 凉山彝族自治州第二人民医院 |
| 上海 | 上海徐汇区拜博昌仁医院 | 四川 | 宜宾市第一人民医院 |
| 上海 | 上海优德口腔门诊部 | 四川 | 筠连县人民医院 |
| 上海 | 上海简恩口腔门诊部 | 四川 | 高县人民医院 |
| 上海 | 上海博爱医院 | 四川 | 宜宾市第五人民医院 |
| 上海 | 上海太平洋口腔医疗中心 | 四川 | 宜宾市中医医院 |
| 上海 | 上海雅洁口腔医院 | 四川 | 宜宾市第六人民医院 |
| 上海 | 上海蓝生万众医院 | 四川 | 长宁县人民医院 |
| 上海 | 上海中博惠众口腔医院 | 四川 | 宜宾市第二人民医院 |
| 上海 | 上海美奥口腔门诊部 | 四川 | 宜宾市第三人民医院 |
| 上海 | 上海洁士口腔门诊部 | 四川 | 成都市第三人民医院 |
| 上海 | 上海卡瓦口腔门诊 | 四川 | 成都市中西医结合医院 |
| 上海 | 上海皇欣口腔门诊 | 四川 | 成都市第二人民医院 |
| 上海 | 上海贝德口腔门诊部 | 四川 | 四川省医学科学院 · 四川省人民医院 |
| 上海 | 上海刘理口腔诊所 | 四川 | 绵阳市中心医院 |
| 四川 | 四川大学华西口腔医院 | 四川 | 绵阳市中医医院 |
| 四川 | 西南医科大学附属口腔医院 | 四川 | 四川省科学城医院 |
| 四川 | 德阳市口腔医院 | 四川 | 绵阳市第三人民医院 |
| 四川 | 自贡市第一人民医院 | 四川 | 绵阳市人民医院 |
| 四川 | 内江市第一人民医院 | 四川 | 九〇三医院 |
| 四川 | 威远县人民医院 | 四川 | 四川绵阳四〇四医院 |
| 四川 | 资中县人民医院 | 四川 | 绵阳市安州区人民医院 |
| 四川 | 内江市中医医院 | 四川 | 梓潼县人民医院 |

续表

| 各省市区 | 机构名称 | 各省市区 | 机构名称 |
|---|---|---|---|
| 四川 | 江油市第二人民医院 | 天津 | 天津市第一中心医院 |
| 四川 | 盐亭县人民医院 | 天津 | 天津市第五中心医院 |
| 四川 | 江油市人民医院 | 天津 | 天津市第四中心医院 |
| 四川 | 泸州市人民医院 | 天津 | 天津市第三中心医院分院 |
| 四川 | 德阳市第二人民医院 | 天津 | 天津市第三中心医院 |
| 四川 | 绵竹市人民医院 | 天津 | 天津市北辰医院 |
| 四川 | 广元市中心医院 | 天津 | 天津市宝坻区人民医院 |
| 四川 | 乐山市人民医院 | 天津 | 南开大学附属医院（天津市第四医院） |
| 四川 | 达州市中心医院 | 天津 | 天津市儿童医院 |
| 四川 | 南充市中心医院 | 天津 | 天津中医药大学第一附属医院 |
| 四川 | 川北医学院附属医院 | 天津 | 天津中医药大学第二附属医院 |
| 四川 | 绵阳口腔医院 | 天津 | 天津市北辰区中医医院 |
| 四川 | 屏山县中医医院 | 天津 | 天津市东丽医院 |
| 四川 | 江安县人民医院 | 天津 | 天津市滨海新区中医医院 |
| 四川 | 严德虎口腔诊所 | 天津 | 天津泰康拜博口腔医院有限公司 |
| 天津 | 天津市口腔医院 | 天津 | 天津南开中诺口腔医院 |
| 天津 | 天津医科大学口腔医院 | 天津 | 天津南开爱齿口腔医院 |
| 天津 | 天津医科大学总医院 | 天津 | 天津蓟州今心口腔医院 |
| 天津 | 天津医科大学第二医院 | 天津 | 天津河西环湖美奥口腔医院 |
| 天津 | 天津市中医药研究院附属医院 | 天津 | 天津和平海德堡联合口腔医院 |
| 天津 | 天津市中西医结合医院 | 天津 | 天津和平中幸口腔医院 |
| 天津 | 天津市西青医院 | 天津 | 天津南开津乐口腔医院 |
| 天津 | 天津市武清区中医医院 | 天津 | 天津医科大学总医院滨海医院 |
| 天津 | 天津市武清区人民医院 | 天津 | 天津市武清区第二人民医院 |
| 天津 | 天津市天津医院 | 天津 | 天津市南开区王顶堤医院 |
| 天津 | 天津市泰达医院 | 天津 | 天津市南开区三潭医院 |
| 天津 | 天津市人民医院 | 天津 | 天津市黄河医院（天津市体育医院） |
| 天津 | 天津市宁河区医院 | 天津 | 天津市红桥医院 |
| 天津 | 天津市静海区医院 | 天津 | 天津市河西医院 |
| 天津 | 天津市津南医院 | 天津 | 天津市公安医院 |
| 天津 | 天津市蓟州区人民医院 | 天津 | 天津市第一医院 |
| 天津 | 天津市海河医院 | 天津 | 天津市滨海新区海滨人民医院 |

续表

| 各省市区 | 机构名称 | 各省市区 | 机构名称 |
|---|---|---|---|
| 天津 | 天津市滨海新区大港医院 | 天津 | 天津西青清水口腔医疗口腔门诊部 |
| 天津 | 天津市宝坻区中医医院 | 天津 | 天津武清雍阳爱齐口腔门诊部 |
| 天津 | 天津河东天铁医院 | 天津 | 天津武清康月刚口腔门诊部 |
| 天津 | 天津港口医院 | 天津 | 天津塘沽安邦口腔门诊部 |
| 天津 | 天津北大医疗海洋石油医院 | 天津 | 天津市欣爱齿口腔医疗门诊有限公司 |
| 天津 | 天津北辰永济医院 | 天津 | 天津红桥津荟诚信口腔门诊部 |
| 天津 | 天津安捷医院 | 天津 | 天津瑞佳口腔门诊部有限公司 |
| 天津 | 天津华兴医院 | 天津 | 天津欧瑞圣彬科技有限公司和平口腔门诊部 |
| 天津 | 天津市西青区中北镇社区卫生服中心 | 天津 | 天津宁河德拜口腔诊所 |
| 天津 | 天津市武清区崔黄口医院 | 天津 | 天津宁河博奥口腔诊所 |
| 天津 | 天津市宁河区芦台医院 | 天津 | 天津南开逸秀天成口腔门诊部 |
| 天津 | 天津市南开区向阳路街社区卫生服务中心 | 天津 | 天津南开君成口腔门诊部 |
| 天津 | 天津市南开区口腔医院 | 天津 | 天津南开和惠康口腔医疗门诊部 |
| 天津 | 天津市静海区大邱庄镇中心卫生院 | 天津 | 天津空港经济区瑞成口腔门诊部 |
| 天津 | 天津市津南区咸水沽镇卫生院 | 天津 | 天津静海英伦口腔门诊部 |
| 天津 | 天津市蓟州区官庄镇卫生院 | 天津 | 天津津南乐城英瑞口腔门诊部 |
| 天津 | 天津市红桥区铃铛阁街社区卫生服务中心 | 天津 | 天津津南北园口腔门诊部 |
| 天津 | 天津市红桥区口腔医院 | 天津 | 天津蓟州赵萌口腔门诊部 |
| 天津 | 天津市河西区口腔医院 | 天津 | 天津蓟州欣康美口腔门诊部 |
| 天津 | 天津市河西区挂甲寺街社区卫生服务中心 | 天津 | 天津红桥雅馨口腔门诊部 |
| 天津 | 天津市河东区上杭路街社区卫生服务中心 | 天津 | 天津河西希望齿科诊所 |
| 天津 | 天津市和平区新兴街社区卫生服务中心 | 天津 | 天津河西吉美齿科诊所 |
| 天津 | 天津市和平区口腔医院 | 天津 | 天津河东新时代口腔门诊部 |
| 天津 | 天津市东丽区金钟街社区卫生服务中心 | 天津 | 天津河东康尔口腔门诊部 |
| 天津 | 天津市滨海新区塘沽口腔医院 | 天津 | 天津河北春雨齿科门诊部 |
| 天津 | 天津市滨海新区杭州道街社区卫生服务中心 | 天津 | 天津河北爱馨口腔门诊部 |
| 天津 | 天津市滨海新区汉沽街社区卫生服务中心 | 天津 | 天津和平赛德阳光口腔门诊部 |
| 天津 | 天津市北辰区瑞景街社区卫生服务中心 | 天津 | 天津东丽祥立口腔门诊部 |
| 天津 | 天津市宝坻区钰华医院 | 天津 | 天津东丽晨宇口腔门诊部 |
| 天津 | 天津市河北区望海楼街社区卫生服务中心 | 天津 | 天津滨海张玉弟口腔门诊部 |
| 天津 | 天津市静海区静海镇中心卫生院 | 天津 | 天津大港凯旋平川口腔门诊部 |
| 天津 | 天津市静海区团泊镇中心卫生院 | 天津 | 天津滨海新区塘沽河滨口腔门诊部 |

续表

| 各省市区 | 机构名称 |
|---|---|
| 天津 | 天津北辰益雅口腔门诊部 |
| 天津 | 天津北辰瑞金口腔门诊部 |
| 天津 | 天津宝坻怡植雅康美口腔诊所 |
| 天津 | 天津宝坻康美口腔诊所 |
| 天津 | 天津和平雅德陆口腔诊所 |
| 天津 | 天津爱佳口腔医疗门诊有限公司 |
| 天津 | 天津北辰舒裕口腔门诊部 |
| 西藏 | 日喀则市人民医院 |
| 西藏 | 西藏自治区第二人民医院 |
| 西藏 | 林芝市人民医院 |
| 西藏 | 山南市人民医院 |
| 西藏 | 西藏自治区藏医院 |
| 西藏 | 那曲市人民医院 |
| 西藏 | 阿里地区人民医院 |
| 西藏 | 西藏自治区人民医院 |
| 西藏 | 昌都市人民医院 |
| 西藏 | 雅博仕口腔医院 |
| 西藏 | 义飞口腔门诊部 |
| 新疆 | 乌鲁木齐市口腔医院 |
| 新疆 | 新疆医科大学第一附属医院 |
| 新疆 | 新疆维吾尔自治区人民医院口腔科 |
| 新疆 | 喀什地区第一人民医院 |
| 新疆 | 伊犁哈萨克自治州友谊医院 |
| 新疆 | 新疆哈密市中心医院 |
| 新疆 | 巴音郭楞蒙古自治州人民医院 |
| 新疆 | 新疆昌吉回族自治州人民医院 |
| 新疆 | 新疆维吾尔自治区中医医院 |
| 新疆 | 新疆医科大学第二附属医院 |
| 新疆 | 新疆医科大学第五附属医院 |
| 新疆 | 新疆阿克苏地区第一人民医院 |
| 新疆 | 喀什地区第二人民医院 |
| 新疆 | 克拉玛依市中心医院 |
| 新疆 | 新疆医科大学第六附属医院 |
| 新疆 | 博尔塔拉蒙古自治州人民医院 |
| 新疆 | 吐鲁番市人民医院 |
| 新疆 | 塔城地区人民医院 |
| 新疆 | 莎车县人民医院 |
| 新疆 | 优佳贝口腔医院 |
| 新疆 | 墨玉县人民医院 |
| 新疆 | 阿克陶县人民医院 |
| 新疆 | 吐鲁番市高昌区人民医院 |
| 新疆 | 哈密口腔病防治院 |
| 新疆 | 乌鲁木齐市天山区晓峰口腔诊所 |
| 新疆 | 阿勒泰市力辉口腔门诊部 |
| 新疆 | 马成军口腔诊所 |
| 新疆 | 田晨口腔门诊 |
| 新疆 | 迎春口腔门诊部 |
| 新疆生产建设兵团 | 石河子大学第一附属医院 |
| 新疆生产建设兵团 | 新疆生产建设兵团第一师阿拉尔医院 |
| 新疆生产建设兵团 | 新疆生产建设兵团医院 |
| 新疆生产建设兵团 | 新疆生产建设兵团第二师库尔勒医院 |
| 新疆生产建设兵团 | 新疆生产建设兵团第十三师红星医院 |
| 新疆生产建设兵团 | 新疆生产建设兵团第八师石河子市人民医院 |
| 新疆生产建设兵团 | 新疆生产建设兵团第四师总医院 |
| 新疆生产建设兵团 | 新疆生产建设兵团第十师医院北屯医院 |
| 新疆生产建设兵团 | 新疆生产建设兵团第二师焉耆医院 |
| 新疆生产建设兵团 | 新疆生产建设兵团第三师总医院喀什院区 |
| 新疆生产建设兵团 | 新疆生产建设兵团第三师总医院图木舒克院区 |

续表

| 各省市区 | 机构名称 | 各省市区 | 机构名称 |
|---|---|---|---|
| 云南 | 昆明医科大学附属口腔医院 | 浙江 | 杭州市第一人民医院 |
| 云南 | 昆明市口腔医院 | 浙江 | 杭州师范大学附属医院 |
| 云南 | 玉溪市人民医院 | 浙江 | 湖州市中心医院 |
| 云南 | 云县人民医院 | 浙江 | 湖州市第一人民医院 |
| 云南 | 会泽县人民医院 | 浙江 | 嘉兴市妇幼保健院 |
| 云南 | 文山壮族苗族自治州人民医院 | 浙江 | 嘉兴市第二医院 |
| 云南 | 昆明市第一人民医院 | 浙江 | 嘉兴市第一医院 |
| 云南 | 曲靖市第一人民医院口腔医院 | 浙江 | 永康市第一人民医院 |
| 云南 | 普洱市人民医院 | 浙江 | 金华市中心医院 |
| 云南 | 昆明市延安医院 | 浙江 | 金华市人民医院 |
| 云南 | 蒙自市人民医院 | 浙江 | 东阳市人民医院 |
| 云南 | 迪庆藏族自治州人民医院 | 浙江 | 浙江省丽水市人民医院 |
| 云南 | 怒江傈僳族自治州人民医院 | 浙江 | 丽水市中医院 |
| 云南 | 云南省滇南中心医院（红河哈尼族彝族自治州第一人民医院） | 浙江 | 宁波市第二医院 |
| 云南 | 大理白族自治州人民医院 | 浙江 | 宁波市医疗中心李惠利医院 |
| 云南 | 云南省第一人民医院 | 浙江 | 宁波大学附属第一医院 |
| 云南 | 云南大学附属医院 | 浙江 | 慈溪市人民医院医疗健康集团（慈溪市人民医院） |
| 云南 | 祥云县人民医院 | 浙江 | 宁海县第一医院 |
| 云南 | 保山市人民医院 | 浙江 | 余姚市妇幼保健院 |
| 云南 | 大理大学第一附属医院 | 浙江 | 衢州市人民医院 |
| 云南 | 曲靖口腔医院 | 浙江 | 浙医健衢州医院 |
| 云南 | 临沧洁美口腔医院 | 浙江 | 绍兴第二医院医共体总院 |
| 云南 | 昆明蓝橙口腔医院 | 浙江 | 绍兴市人民医院 |
| 云南 | 保山德康口腔医院 | 浙江 | 绍兴市中心医院医共体总院 |
| 云南 | 新平彝族傣族自治县人民医院 | 浙江 | 绍兴市上虞人民医院 |
| 云南 | 龙陵县人民医院 | 浙江 | 台州市立医院 |
| 云南 | 元江哈尼族彝族傣族自治县人民医院 | 浙江 | 浙江省台州医院 |
| 云南 | 楚雄庞氏口腔门诊 | 浙江 | 台州市中心医院 |
| 云南 | 思茅杨丽萍口腔门诊部 | 浙江 | 温州医科大学附属第一医院 |
| 浙江 | 浙江大学医学院附属口腔医院 | 浙江 | 温州市人民医院 |
| 浙江 | 杭州市临安区第一人民医院 | 浙江 | 乐清市人民医院 |

续表

| 各省市区 | 机构名称 |
|---|---|
| 浙江 | 温州医科大学附属第二医院 |
| 浙江 | 瑞安市人民医院 |
| 浙江 | 温州市中心医院 |
| 浙江 | 浙江省舟山医院 |
| 浙江 | 浙江医院 |
| 浙江 | 浙江省立同德医院 |
| 浙江 | 浙江省人民医院 |
| 浙江 | 浙江大学医学院附属第二医院 |
| 浙江 | 浙江大学医学院附属第四医院 |
| 浙江 | 浙江大学医学院附属第一医院 |
| 浙江 | 建德市第一人民医院 |
| 浙江 | 杭州市临平区第一人民医院 |
| 浙江 | 宁波大学附属人民医院 |
| 浙江 | 绍兴市口腔医院 |
| 浙江 | 杭州市临平区中西医结合医院 |
| 浙江 | 淳安县第一人民医院 |
| 浙江 | 遂昌县中医院 |
| 浙江 | 江山市人民医院 |
| 浙江 | 衢州市第二人民医院 |
| 浙江 | 龙游县人民医院 |
| 浙江 | 永嘉县人民医院 |
| 浙江 | 横店文荣医院 |
| 浙江 | 海盐县口腔医院 |
| 浙江 | 武义县口腔医院 |
| 浙江 | 丽水市水阁卫生院（丽水市水阁社区卫生服务中心） |
| 浙江 | 宁波市海曙区口腔医院 |
| 浙江 | 温州医科大学附属口腔医院 |
| 浙江 | 舟山市口腔医院 |
| 浙江 | 舟山市普陀存济口腔医院 |
| 浙江 | 慈溪华阳口腔医院 |
| 浙江 | 杭州口腔医院 |
| 浙江 | 浙江中医药大学附属口腔医院 |
| 浙江 | 浙江绿城心血管病医院 |

# 《国家医疗服务与质量安全报告》

# 口腔专业质控指标

# 定义集

国家口腔医学质控中心

（二〇二三年八月）

| 指标类别 | 指标名称 | 定义 | 出处 |
|---|---|---|---|
| 指标1：住院死亡类指标 | 1.1 年出院患者人数 | 指报告期内所有住院后出院的人数。包括医嘱离院、医嘱转其他医疗机构、非医嘱离院、死亡及其他人数，不含家庭病床撤床人数。统计界定原则为：①“死亡”包括已办住院手续后死亡、未办理住院手续而实际上已收容入院的死亡者；②“其他”，指未治和住院经检查无病出院者 | 北京市公共卫生信息中心医疗卫生机构年报表（医院类） |
| 指标1：住院死亡类指标 | 1.1.1 其中：住院死亡人数 | 指报告期内所有住院后出院的人数。包括医嘱离院、医嘱转其他医疗机构、非医嘱离院、死亡及其他人数，不含家庭病床撤床人数。①包括已办理手续后死亡、未办理住院手续而实际已收容入院的死亡者；②“其他”，指未治和住院经检查无病出院者 | 北京市卫计委统计工作培训材料2017 |
| 指标1：住院死亡类指标 | 1.1.2 其中：非医嘱离院人数 | 指患者未按照医嘱要求而自动离院的人数。例如：患者疾病需要住院治疗，但患者出于个人原因要求出院，此种出院并非由医务人员根据患者病情决定，属于非医嘱离院 | 中华人民共和国国家卫生和计划生育委员会. 电子病历基本数据集（第10部分）：住院病案首页：WS445.10—2014. 2014. |
| 指标1：住院死亡类指标 | 1.2 出院手术患者人数 | 指住院患者中有正规手术通知单和麻醉单并施行手术的患者总数（外科的去除内固定装置等手术） | 三级口腔医院评审标准（2011年版）实施细则（内部资料） |
| 指标1：住院死亡类指标 | 1.2.1 其中：手术患者住院死亡人数 | 指住院手术患者死亡人数 | |
| 指标1：住院死亡类指标 | 1.2.2 其中：手术患者非医嘱出院人数 | 指住院手术患者未按照医嘱要求而自行离院的人数 | |
| 指标1：住院死亡类指标 | 1.3 住院择期手术患者出院人数 | 择期手术指手术时间的迟早不影响疗效，可选择适当的时期施行的手术，但亦有最合适手术时机。此项指标指行择期手术出院的患者人数 | 北京地区18家医院例行检查统计信息（试用版） |
| 指标1：住院死亡类指标 | 1.3.1 其中：住院择期手术患者死亡人数 | 指行择期手术患者在住院期间发生死亡的人数 | |
| 指标2：住院重返类指标 | 2.1 住院患者出院后31天内非预期再住院患者人数（不用填报，系统自动生成） | | |
| 指标2：住院重返类指标 | 2.1.1 其中：住院患者出院当天非预期再住院人数 | 指同一患者在出院当天，因各种原因引起的非预期内再次办理入院的人数 | |
| 指标2：住院重返类指标 | 2.1.2 其中：住院患者出院2～15天内非预期再住院人数 | 指同一患者在出院2～15天内，因各种原因引起的非预期内再次办理入院的人数 | |
| 指标2：住院重返类指标 | 2.1.3 其中：住院患者出院16～31天内非预期再住院人数 | 指同一患者在出院16～31天内，因各种原因引起的非预期内再次办理入院的人数 | |
| 指标2：住院重返类指标 | 2.2 其中术后31天内非计划重返手术室再次手术人数（不用填报，系统自动生成） | 非计划再次手术是指同一患者在同一次住院期间，因各种原因引起的需要进行计划外的再次手术 | 北京大学口腔医院非计划再次手术管理暂行规定（征求意见稿） |
| 指标2：住院重返类指标 | 2.2.1 术后48小时以内非计划重返手术室再次手术人数 | 指同一患者在同一次住院期间，在第一次手术后48小时内因各种原因引起的需要进行计划外的再次手术的人数 | |
| 指标2：住院重返类指标 | 2.2.2 术后3～31天以内非计划重返手术室再次手术人数 | 指同一患者在同一次住院期间，在第一次手术后3～31天内因各种原因引起的需要进行计划外的再次手术的人数 | |

续表

| 指标类别 | 指标名称 | 定义 | 出处 |
|---|---|---|---|
| 指标3：医院获得性类指标（住院） | 3.1 手术患者出院总例数 | 指住院患者中有正规手术通知单和麻醉单并施行手术且出院的患者总数（外科的去除内固定装置等手术） | 三级口腔医院评审标准（2011年版）实施细则（内部资料） |
| 指标3：医院获得性类指标（住院） | 3.2 手术并发症例数：T81.1，T81.2，T81.3，T81.7，T81.8 | 指并发于手术中或手术后发生的疾病或情况，如手术后出血或血肿、手术后伤口裂开、手术中发生或由手术造成的休克、手术后的血管并发症及其他并发症 | 三级综合医院医疗质量管理与控制指标（2011年版）（内部资料） |
| 指标3：医院获得性类指标（住院） | 3.2.1 手术患者手术后肺栓塞例数：I26 | 排除病例：①年龄≥90岁的患者；②新生儿患者；③入院时，肺栓塞待排除病例；④入院时，已经出现肺栓塞情况（主诊断或其他诊断为肺栓塞，但在入院时已存在）的患者 | 三级口腔医院评审标准（2011年版）实施细则（内部资料） |
| 指标3：医院获得性类指标（住院） | 3.2.2 手术患者手术后深静脉血栓列数：I80.2，I82.8 | 排除病例：①年龄≥90岁的患者；②新生儿患者；③入院时，深静脉血栓待排除病例；④入院时，已经出现深静脉血栓情况（主诊断或其他诊断为深静脉血栓，但在入院时已存在）的患者 | 三级口腔医院评审标准（2011年版）实施细则（内部资料） |
| 指标3：医院获得性类指标（住院） | 3.2.3 手术患者手术后脓毒血症：A40.0至A40.9，A41.0至A41.9，T81.411，B37.700，B49.x00x019 | 排除病例：①已经存在（主诊断或其他诊断，入院时已存在）败血症或感染情况的患者；②有免疫功能低下或癌症编码的患者；③住院日<4天的患者 | 三级医院评审标准（2022年版）说明 |
| 指标3：医院获得性类指标（住院） | 3.2.4 手术患者手术后出血或血肿例数：T81.0 | 排除病例：①已存在（主诊断或其他诊断，入院时已存在）手术后出血或手术后血肿的患者；②唯一的手术是手术后出血控制或血肿清除的患者；③手术后出血控制或血肿清除在第一次手术之前进行的患者 | 三级口腔医院评审标准（2011年版）实施细则（内部资料） |
| 指标3：医院获得性类指标（住院） | 3.2.5 手术患者手术伤口裂开例数：T81.3 | 手术后伤口裂开<br>分子：满足分母纳入与排除标准，任何手术/操作ICD9-CM-3编码为手术后裂开缝合术的出院患者<br>分母：年龄≥18岁的所有外科手术出院患者<br>排除病例：①外科手术后裂开缝合术在第一次手术之前或当天作为第一个手术进行的患者；②平均住院日<2天的患者；③免疫功能不全的患者 | 三级口腔医院评审标准（2011年版）实施细则（内部资料） |
| 指标3：医院获得性类指标（住院） | 3.2.6 手术患者手术后呼吸衰竭并发症例数：J95.800x004，J96.0，J96.1，J96.9 | | |
| 指标3：医院获得性类指标（住院） | 3.2.7 手术患者手术后生理/代谢紊乱例数：E89.0至E89.9 | 排除病例：①已经存在（主诊断或其他诊断，入院时已存在）生理性和代谢性紊乱或慢性肾衰竭的患者；②诊断编码有酮症酸中毒、高渗透压或其他昏迷（生理性和代谢性紊乱编码亚组）且主诊断为糖尿病的患者；③其他诊断编码有急性肾衰竭（生理性和代谢性紊乱编码亚组）且主诊断为急性心肌梗死、心律失常、心搏骤停、休克、出血或消化道出血的患者 | 三级医院评审标准（2022年版）说明 |
| 指标3：医院获得性类指标（住院） | 3.2.8 与手术/操作相关感染例数：T81.4 | 医院感染控制质量改进：是以特定对象的结果指标（即使用导尿管、手术部位所致感染的结果指标）为重点 | 三级口腔医院评审标准（2011年版）实施细则（内部资料） |
| 指标3：医院获得性类指标（住院） | 3.2.9 手术过程中异物遗留例数：T81.5，T81.6 | 排除病例：入院时，主诊断的ICD9-CM-3编码为手术/操作过程中异物遗留或其他诊断为手术/操作过程中异物遗留的患者 | 三级口腔医院评审标准（2011年版）实施细则（内部资料） |

续表

| 指标类别 | 指标名称 | 定义 | 出处 |
|---|---|---|---|
| 指标 3：医院获得性类指标（住院） | 3.3 手术患者猝死（手术后 24 小时内死亡）例数：R96.0，R96.1 | | |
| 指标 3：医院获得性类指标（住院） | 3.4 麻醉并发症例数：T88.2，T88.3，T88.4，T88.5 | 麻醉时，由于麻醉及手术前准备不足，麻醉药物的影响、麻醉操作和手术的创伤及不良的神经反射都可导致麻醉并发症。如不及时处理，会危及患者的生命 | 张震康，俞光岩. 口腔颌面外科学. 2 版. 北京：北京大学医学出版社，2013 |
| 指标 3：医院获得性类指标（住院） | 3.5 输注、输血反应例数：T80.0 至 T80.9 | 排除病例：已经存在（主诊断或其他诊断，入院时已存在）输血、输液反应的患者 | 三级口腔医院评审标准（2011 年版）实施细则（内部资料） |
| 指标 3：医院获得性类指标（住院） | 3.6 住院患者发生压疮例数：L89.0 至 L89.9 | 患者住院期间发生的一处或多处压疮 | 三级口腔医院评审标准（2011 年版）实施细则（内部资料） |
| 指标 3：医院获得性类指标（住院） | 3.7 各系统术后并发症例数：口腔为 K11.4 和 T81.2 的手术出院患者 | 肺栓塞、深静脉血栓、败血症、出血或血肿、伤口裂开、猝死、呼吸衰竭、生理 / 代谢紊乱、肺部感染、人工气道意外脱出<br>手术患者手术后发生涎瘘、手术过程中发生神经损伤 | 三级医院评审标准（2022 年版）说明 |
| 指标 3：医院获得性类指标（住院） | 3.8 植入物的并发症（不包括脓毒血症）例数：内固定装置引起的感染和炎症性反应 TT84.0，T84.2 至 T84.9，T85.6 至 T85.9 | 骨科植入物主要包括骨接合植入物及骨与关节植入物。骨接合植入物主要包括接骨板、接骨螺钉、髓内针、矫形用棒、矫形用钉、带锁髓内针、脊柱内固定植入物等。骨与关节植入物主要包括人工髋关节、人工膝关节、人工肘关节等。其在使用中可能会发生导致人体伤害的可疑不良事件，主要表现为植入物变形、折弯、断裂、松动、脱落、磨损等 | 三级医院评审标准（2022 年版）说明 |
| 指标 3：医院获得性类指标（住院） | 3.9 移植的并发症例数：T86.8，T86.9 | 如血肿、口鼻腔漏、皮瓣血管危象、复视、伤口感染等 | 三级医院评审标准（2022 年版）说明 |
| 指标 4：6 个重点病种相关指标（住院） | 4.1 先天性唇裂（ICD-10:Q36） | 是胎儿面部各突起间在特定时间不能正常融合所产生的各种面裂畸形中最常见的一种，表现为新生儿一出生时，上唇一侧或双侧就部分或完全裂开 | 三级口腔医院评审标准（2011 年版）实施细则（内部资料） |
| | 4.1.1 先天性唇裂（ICD-10:Q36）总例数 | 主要诊断编码为 ICD-10:Q36（先天性唇裂）的患者总例数 | |
| 指标 4：6 个重点病种相关指标（住院） | 4.1.2 先天性唇裂 住院死亡例数 | 主要诊断编码为 ICD-10:Q36（先天性唇裂）的患者在住院期间死亡的总例数 | |
| 指标 4：6 个重点病种相关指标（住院） | 4.1.3 先天性唇裂 出院 0 ~ 31 天内非预期再住院例数 | 同一先天性唇裂患者在出院 0 ~ 31 天内，因各种原因引起的非预期内再次办理入院的患者人数 | |
| 指标 4：6 个重点病种相关指标（住院） | 4.1.4 先天性唇裂 平均住院日（天） | 所有先天性唇裂患者住院总天数与先天性唇裂患者人数之比 | |
| 指标 4：6 个重点病种相关指标（住院） | 4.1.5 先天性唇裂 平均住院费用（元） | 所有先天性唇裂患者住院总费用与先天性唇裂患者人数之比 | |

续表

| 指标类别 | 指标名称 | 定义 | 出处 |
| --- | --- | --- | --- |
| 指标 4：6 个重点病种相关指标（住院） | 4.2 腮腺良性肿瘤（ICD-10:D11.0） | 发生在腮腺一侧或双侧的肿瘤，经病理学诊断为良性 | 张震康，俞光岩．口腔颌面外科学．2 版．北京：北京大学医学出版社，2013 |
| | 4.2.1 腮腺良性肿瘤（ICD-10:D11.0）总例数 | 主要诊断编码为 ICD-10:D11.0 的患者总例数 | |
| 指标 4：6 个重点病种相关指标（住院） | 4.2.2 腮腺良性肿瘤　住院死亡例数 | 腮腺良性肿瘤患者在住院期间发生死亡的总例数 | |
| 指标 4：6 个重点病种相关指标（住院） | 4.2.3 腮腺良性肿瘤　出院 0～31 天内非预期再住院例数 | 同一腮腺良性肿瘤患者在出院 0～31 天内，因各种原因引起的非预期内再次办理入院的患者人数 | |
| 指标 4：6 个重点病种相关指标（住院） | 4.2.4 腮腺良性肿瘤　平均住院日（天） | 所有腮腺良性肿瘤患者住院总天数与腮腺良性肿瘤患者人数之比 | |
| 指标 4：6 个重点病种相关指标（住院） | 4.2.5 腮腺良性肿瘤　平均住院费用（元） | 所有腮腺良性肿瘤患者住院总费用与腮腺良性肿瘤患者人数之比 | |
| 指标 4：6 个重点病种相关指标（住院） | 4.3 舌癌（ICD-10:C01-C02） | 发生在舌体部位的上皮源性恶性肿瘤，病理类型以鳞状细胞癌为主，少部分为腺源性癌等 | 三级口腔医院评审标准（2011 年版）实施细则（内部资料） |
| | 4.3.1 舌癌　患者总例数 | 主要诊断编码为 ICD-10:C01-C02（舌癌）的患者总例数 | |
| 指标 4：6 个重点病种相关指标（住院） | 4.3.2 舌癌　住院死亡例数 | 主要诊断编码为 ICD-10:C01-C02（舌癌）的患者在住院期间死亡的总例数 | |
| 指标 4：6 个重点病种相关指标（住院） | 4.3.3 舌癌　出院 0～31 天内非预期再住院例数 | 同一舌癌患者在出院 0～31 天内，因各种原因引起的非预期内再次办理入院的患者人数 | |
| 指标 4：6 个重点病种相关指标（住院） | 4.3.4 舌癌　平均住院日（天） | 所有舌癌患者住院总天数与舌癌患者人数之比 | |
| 指标 4：6 个重点病种相关指标（住院） | 4.3.5 舌癌　平均住院费用（元） | 所有舌癌患者住院总费用与舌癌患者人数之比 | |
| 指标 4：6 个重点病种相关指标（住院） | 4.4 牙颌面畸形（ICD-10:K07） | 由颌骨发育异常所引起的颌骨在体积上、形态上的异常，上下颌骨之间以及颌骨与颅面其他骨骼之间的关系异常，以及伴发的牙关系及口颌系统的功能异常与颜面形态的异常 | 三级口腔医院评审标准（2011 年版）实施细则（内部资料） |
| | 4.4.1 牙颌面畸形（ICD-10:K07）患者总例数 | 主要诊断编码为 ICD-10:K07（牙颌面畸形）的患者总例数 | |
| 指标 4：6 个重点病种相关指标（住院） | 4.4.2 牙颌面畸形　住院死亡例数 | 主要诊断编码为 ICD-10:K07（牙颌面畸形）的患者在住院期间死亡的总例数 | |

续表

| 指标类别 | 指标名称 | 定义 | 出处 |
|---|---|---|---|
| 指标4：6个重点病种相关指标（住院） | 4.4.3 牙颌面畸形 出院0～31天内非预期再住院例数 | 同一牙颌面畸形患者在出院0～31天内，因各种原因引起的非预期内再次办理入院的患者人数 | |
| 指标4：6个重点病种相关指标（住院） | 4.4.4 牙颌面畸形 平均住院日（天） | 所有牙颌面畸形患者住院总天数与牙颌面畸形患者人数之比 | |
| 指标4：6个重点病种相关指标（住院） | 4.4.5 牙颌面畸形 平均住院费用（元） | 所有牙颌面畸形患者住院总费用与牙颌面畸形患者人数之比 | |
| 指标4：6个重点病种相关指标（住院） | 4.5 上颌骨骨折（ICD-10:S02.4） | 因外力导致上颌骨连续性中断和/或骨折块移位 | 三级口腔医院评审标准（2011年版）实施细则（内部资料） |
| | 4.5.1 上颌骨骨折（ICD-10:S02.4）患者总例数 | 主要诊断编码为ICD-10:S02.4（上颌骨骨折）的患者总例数 | |
| 指标4：6个重点病种相关指标（住院） | 4.5.2 上颌骨骨折 住院死亡例数 | 主要诊断编码为ICD-10:S02.4（上颌骨骨折）的患者在住院期间死亡的总例数 | |
| 指标4：6个重点病种相关指标（住院） | 4.5.3 上颌骨骨折 出院0～31天内非预期再住院例数 | 同一上颌骨骨折患者在出院0～31天内，因各种原因引起的非预期内再次办理入院的患者人数 | |
| 指标4：6个重点病种相关指标（住院） | 4.5.4 上颌骨骨折 平均住院日（天） | 所有上颌骨骨折患者住院总天数与上颌骨骨折患者人数之比 | |
| 指标4：6个重点病种相关指标（住院） | 4.5.5 上颌骨骨折 平均住院费用（元） | 所有上颌骨骨折患者住院总费用与上颌骨骨折患者人数之比 | |
| 指标4：6个重点病种相关指标（住院） | 4.6 口腔颌面部间隙感染（ICD-10:K12.2） | 因致病微生物侵入颌周间隙并繁殖，导致颌周某一间隙或多个间隙出现感染。 | 三级口腔医院评审标准（2011年版）实施细则（内部资料） |
| | 4.6.1 口腔颌面部间隙感染（ICD-10:K12.2）患者总例数 | 主要诊断编码为ICD-10:K12.2（口腔颌面部间隙感染）的患者总例数 | |
| 指标4：6个重点病种相关指标（住院） | 4.6.2 口腔颌面部间隙感染 住院死亡例数 | 主要诊断编码为ICD-10:K12.2（口腔颌面部间隙感染）的患者在住院期间死亡的总例数 | |
| 指标4：6个重点病种相关指标（住院） | 4.6.3 口腔颌面部间隙感染 出院0～31天内非预期再住院例数 | 同一口腔颌面部间隙感染患者在出院0～31天内，因各种原因引起的非预期内再次办理入院的患者人数 | |
| 指标4：6个重点病种相关指标（住院） | 4.6.4 口腔颌面部间隙感染 平均住院日（天） | 所有口腔颌面部间隙感染患者住院总天数与口腔颌面部间隙感染患者人数之比 | |
| 指标4：6个重点病种相关指标（住院） | 4.6.5 口腔颌面部间隙感染 平均住院费用（元） | 所有口腔颌面部间隙感染患者住院总费用与口腔颌面部间隙感染患者人数之比 | |

续表

| 指标类别 | 指标名称 | 定义 | 出处 |
|---|---|---|---|
| 指标 5：7 个重点手术及操作相关指标（住院） | 5.1 唇裂修复术（ICD-9-CM-3:27.54） | 通过特定的手术方式对患儿裂开的畸形上唇进行修复，以期尽量恢复上唇和鼻的正常解剖形态，以及口轮匝肌的连续性 | 张震康，俞光岩. 口腔颌面外科学. 2 版. 北京：北京大学医学出版社，2013<br>三级口腔医院评审标准（2011 年版）实施细则（内部资料） |
| | 5.1.1 唇裂修复术（ICD-9-CM-3:27.54）的患者总例数 | 手术 / 操作编码确定为 ICD-9-CM-3:27.54（唇裂修复术）的患者总例数 | |
| 指标 5：7 个重点手术及操作相关指标（住院） | 5.1.2 唇裂修复术 住院死亡例数 | 手术 / 操作编码确定为 ICD-9-CM-3:27.54（唇裂修复术）的术后患者在住院期间发生死亡的例数 | |
| 指标 5：7 个重点手术及操作相关指标（住院） | 5.1.3 唇裂修复术 术后 48 小时以内非计划重返手术室再次手术人数 | 同一患者在同一次住院期间，在第一次行唇裂修复术后 48 小时内因各种原因引起的需要进行计划外再次手术的人数 | |
| 指标 5：7 个重点手术及操作相关指标（住院） | 5.1.4 唇裂修复术 术后 3 ~ 31 天以内非计划重返手术室再次手术人数 | 同一患者在同一次住院期间，在第一次行唇裂修复术后 3 ~ 31 天内因各种原因引起的需要进行计划外再次手术的人数 | |
| 指标 5：7 个重点手术及操作相关指标（住院） | 5.1.5 唇裂修复术 平均住院日（天） | 所有行唇裂修复术患者住院总天数与行唇裂修复术患者人数之比 | |
| 指标 5：7 个重点手术及操作相关指标（住院） | 5.1.6 唇裂修复术 平均住院费用（元） | 所有行唇裂修复术患者住院总费用与行唇裂修复术患者人数之比 | |
| 指标 5：7 个重点手术及操作相关指标（住院） | 5.2 腮腺肿物切除（ICD-9-CM-3:26.29/26.31 / 26.32）+ 面神经解剖术（ICD-9-CM-3:04.04） | 在解剖和尽量保护面神经的前提下，切除腮腺肿瘤和周围不同程度腺体组织，以治疗腮腺肿瘤的手术方式 | 张震康，俞光岩. 口腔颌面外科学. 2 版. 北京：北京大学医学出版社，2013<br>三级口腔医院评审标准（2011 年版）实施细则（内部资料） |
| 指标 5：7 个重点手术及操作相关指标（住院） | 5.2.1 腮腺肿物切除（ICD-9-CM-3:26.29 / 26.31 / 26.32）+ 面神经解剖术（ICD-9-CM-3:04.04）的出院患者总例数 | 手术 / 操作编码确定为 ICD-9-CM-3:26.29 伴 04.04 的出院患者总例数 | |
| 指标 5：7 个重点手术及操作相关指标（住院） | 5.2.2 腮腺肿物切除 + 面神经解剖术 住院死亡例数 | 手术 / 操作编码确定为 ICD-9-CM-3:26.29 伴 04.07 的术后患者在住院期间发生死亡的例数 | |
| 指标 5：7 个重点手术及操作相关指标（住院） | 5.2.3 腮腺肿物切除 + 面神经解剖术 术后 48 小时以内非计划重返手术室再次手术人数 | 同一患者在同一次住院期间，在第一次腮腺肿物切除 + 面神经解剖术后 48 小时内因各种原因引起的需要进行计划外再次手术的人数 | |

续表

| 指标类别 | 指标名称 | 定义 | 出处 |
| --- | --- | --- | --- |
| 指标5：7个重点手术及操作相关指标（住院） | 5.2.4 腮腺肿物切除＋面神经解剖术　术后3～31天以内非计划重返手术室再次手术人数 | 同一患者在同一次住院期间，在第一次腮腺肿物切除＋面神经解剖术后3～31天内因各种原因引起的需要进行计划外再次手术的人数 | |
| 指标5：7个重点手术及操作相关指标（住院） | 5.2.5 腮腺肿物切除＋面神经解剖术　平均住院日（天） | 所有行腮腺肿物切除＋面神经解剖术患者住院总天数与行腮腺肿物切除＋面神经解剖术患者人数之比 | |
| 指标5：7个重点手术及操作相关指标（住院） | 5.2.6 腮腺肿物切除＋面神经解剖术　平均住院费用（元） | 所有行腮腺肿物切除＋面神经解剖术患者住院总费用与行腮腺肿物切除＋面神经解剖术患者人数之比 | |
| 指标5：7个重点手术及操作相关指标（住院） | 5.3 舌癌扩大切除术（ICD-9-CM-25.3/25.4）＋颈淋巴结清扫术（ICD-9-CM-3:40.4） | 将原发于舌体的癌瘤于周围正常组织边界内切除，同时对颈部引流区淋巴结转移灶或可能存在的隐匿性淋巴转移灶进行一定范围的廓清式切除 | 张震康，俞光岩．口腔颌面外科学．2版．北京：北京大学医学出版社，2013<br>三级口腔医院评审标准（2011年版）实施细则（内部资料） |
| 指标5：7个重点手术及操作相关指标（住院） | 5.3.1 舌癌扩大切除术（ICD-9-CM-3:25.2/25.3 /25.4）＋颈淋巴结清扫术（ICD-9-CM-3:40.4）的患者总例数 | 手术/操作编码确定为ICD-9-CM-3:25.2 / 25.3 / 25.4＋40.4的患者总例数 | |
| 指标5：7个重点手术及操作相关指标（住院） | 5.3.2 舌癌扩大切除术＋颈淋巴结清扫术　住院死亡例数 | 手术/操作编码确定为ICD-9-CM-3：25.3 / 25.4＋40.4的术后患者在住院期间发生死亡的例数 | |
| 指标5：7个重点手术及操作相关指标（住院） | 5.3.3 舌癌扩大切除术＋颈淋巴结清扫术　术后48小时以内非计划重返手术室再次手术人数 | 同一患者在同一次住院期间，在第一次舌癌扩大切除术＋颈淋巴结清扫术后48小时内因各种原因引起的需要进行计划外再次手术的人数 | |
| 指标5：7个重点手术及操作相关指标（住院） | 5.3.4 舌癌扩大切除术＋颈淋巴结清扫术　术后3～31天以内非计划重返手术室再次手术人数 | 同一患者在同一次住院期间，在第一次舌癌扩大切除术＋颈淋巴结清扫术后3～31天内因各种原因引起的需要进行计划外再次手术的人数 | |
| 指标5：7个重点手术及操作相关指标（住院） | 5.3.5 舌癌扩大切除术＋颈淋巴结清扫术　平均住院日（天） | 所有行舌癌扩大切除术＋颈淋巴结清扫术患者住院总天数与行舌癌扩大切除术＋颈淋巴结清扫术患者人数之比 | |
| 指标5：7个重点手术及操作相关指标（住院） | 5.3.6 舌癌扩大切除术＋颈淋巴结清扫术　平均住院费用（元） | 所有行舌癌扩大切除术＋颈淋巴结清扫术患者住院总费用与行舌癌扩大切除术＋颈淋巴结清扫术患者人数之比 | |
| 指标5：7个重点手术及操作相关指标（住院） | 5.4.1 部分上颌骨切除术＋上颌骨缺损即刻修复重建术（ICD-9-CM-3:76.39+76.46） | 为了彻底治疗，在切除上颌骨病变的同时，需要连同一部分上颌骨一并切除。为了提高患者术后生活质量，对缺损的部分上颌骨同期进行修复和重建 | 张震康，俞光岩．口腔颌面外科学．2版．北京：北京大学医学出版社，2013 |

续表

| 指标类别 | 指标名称 | 定义 | 出处 |
|---|---|---|---|
| 指标 5：7 个重点手术及操作相关指标（住院） | 5.4.1.1 部分上颌骨切除术 + 上颌骨缺损即刻修复重建术（ICD-9-CM-3:76.39+76.46）的患者总例数 | 手术 / 操作编码确定为 ICD-9-CM-3:76.39+76.46 的患者总例数 | |
| 指标 5：7 个重点手术及操作相关指标（住院） | 5.4.1.2 部分上颌骨切除术 + 上颌骨缺损即刻修复重建术　住院死亡例数 | 住院患者行部分上颌骨切除术 + 上颌骨缺损即刻修复重建术后发生死亡的例数 | |
| 指标 5：7 个重点手术及操作相关指标（住院） | 5.4.1.3 部分上颌骨切除术 + 上颌骨缺损即刻修复重建术　术后 48 小时以内非计划重返手术室再次手术人数 | 同一患者在同一次住院期间，在第一次部分上颌骨切除术 + 上颌骨缺损即刻修复重建术后 48 小时内因各种原因引起的需要进行计划外再次手术的人数 | |
| 指标 5：7 个重点手术及操作相关指标（住院） | 5.4.1.4 部分上颌骨切除术 + 上颌骨缺损即刻修复重建术　术后 3 ~ 31 天以内非计划重返手术室再次手术人数 | 同一患者在同一次住院期间，在第一次部分上颌骨切除术 + 上颌骨缺损即刻修复重建术后 3 ~ 31 天内因各种原因引起的需要进行计划外再次手术的人数 | |
| 指标 5：7 个重点手术及操作相关指标（住院） | 5.4.1.5 部分上颌骨切除术 + 上颌骨缺损即刻修复重建术　平均住院日（天） | 所有行部分上颌骨切除术 + 上颌骨缺损即刻修复重建术患者住院总天数与行部分上颌骨切除术 + 上颌骨缺损即刻修复重建术患者人数之比 | |
| 指标 5：7 个重点手术及操作相关指标（住院） | 5.4.1.6 部分上颌骨切除术 + 上颌骨缺损即刻修复重建术　平均住院费用（元） | 所有行部分上颌骨切除术 + 上颌骨缺损即刻修复重建术患者住院总费用与行部分上颌骨切除术 + 上颌骨缺损即刻修复重建术患者人数之比 | |
| 指标 5：7 个重点手术及操作相关指标（住院） | 5.4.2 上颌骨全切除术 + 上颌骨缺损即刻修复重建术（ICD-9-CM-3: 76.44） | 为了彻底治疗，在切除范围广泛的上颌骨病变时，需要连同整个上颌骨一并切除。为了提高患者术后生活质量，对缺损的整个上颌骨同期进行修复和重建 | 张震康，俞光岩. 口腔颌面外科学. 2 版. 北京：北京大学医学出版社，2013 |
| 指标 5：7 个重点手术及操作相关指标（住院） | 5.4.2.1 上颌骨全切除术 + 上颌骨缺损即刻修复重建术（ICD-9-CM-3:76.44）的患者总例数 | 手术 / 操作编码确定为 ICD-9-CM-3:76.44 的患者总例数 | |
| 指标 5：7 个重点手术及操作相关指标（住院） | 5.4.2.2 上颌骨全切除术 + 上颌骨缺损即刻修复重建术　住院死亡例数 | 住院患者行上颌骨全切除术 + 上颌骨缺损即刻修复重建术后发生死亡的例数 | |
| 指标 5：7 个重点手术及操作相关指标（住院） | 5.4.2.3 上颌骨全切除术 + 上颌骨缺损即刻修复重建术　术后 48 小时以内非计划重返手术室再次手术人数 | 同一患者在同一次住院期间，在第一次上颌骨全切除术 + 上颌骨缺损即刻修复重建术后 48 小时内因各种原因引起的需要进行计划外再次手术的人数 | |
| 指标 5：7 个重点手术及操作相关指标（住院） | 5.4.2.4 上颌骨全切除术 + 上颌骨缺损即刻修复重建术　术后 3 ~ 31 天以内非计划重返手术室再次手术人数 | 同一患者在同一次住院期间，在第一次上颌骨全切除术 + 上颌骨缺损即刻修复重建术后 3 ~ 31 天内因各种原因引起的需要进行计划外再次手术的人数 | |

续表

| 指标类别 | 指标名称 | 定义 | 出处 |
|---|---|---|---|
| 指标5：7个重点手术及操作相关指标（住院） | 5.4.2.5 上颌骨全切除术+上颌骨缺损即刻修复重建术 平均住院日（天） | 所有行上颌骨全切除术+上颌骨缺损即刻修复重建术患者住院总天数与行上颌骨全切除术+上颌骨缺损即刻修复重建术患者人数之比 | |
| 指标5：7个重点手术及操作相关指标（住院） | 5.4.2.6 上颌骨全切除术+上颌骨缺损即刻修复重建术 平均住院费用（元） | 所有行上颌骨全切除术+上颌骨缺损即刻修复重建术患者住院总费用与行上颌骨全切除术+上颌骨缺损即刻修复重建术患者人数之比 | |
| 指标5：7个重点手术及操作相关指标（住院） | 5.4.3 部分下颌骨切除术+下颌骨缺损即刻修复重建术（ICD-9-CM-3:76.31+76.43） | 为了彻底治疗，在切除下颌骨病变的同时，需要连同一部分下颌骨一并切除。为了提高患者术后生活质量，对缺损的部分下颌骨同期进行修复和重建 | 张震康，俞光岩. 口腔颌面外科学. 2版. 北京：北京大学医学出版社，2013 |
| 指标5：7个重点手术及操作相关指标（住院） | 5.4.3.1 部分下颌骨切除术+下颌骨缺损即刻修复重建术（ICD-9-CM-3:76.31+76.43）的患者总例数 | 手术/操作编码确定为 ICD-9-CM-3:76 31+76.43 的患者总例数 | |
| 指标5：7个重点手术及操作相关指标（住院） | 5.4.3.2 部分下颌骨切除术+下颌骨缺损即刻修复重建术 住院死亡例数 | 住院患者行部分下颌骨切除术+下颌骨缺损即刻修复重建术后发生死亡的例数 | |
| 指标5：7个重点手术及操作相关指标（住院） | 5.4.3.3 部分下颌骨切除术+下颌骨缺损即刻修复重建术 术后48小时以内非计划重返手术室再次手术人数 | 同一患者在同一次住院期间，在第一次部分下颌骨切除术+下颌骨缺损即刻修复重建术后48小时内因各种原因引起的需要进行计划外再次手术的人数 | |
| 指标5：7个重点手术及操作相关指标（住院） | 5.4.3.4 部分下颌骨切除术+下颌骨缺损即刻修复重建术 术后3～31天以内非计划重返手术室再次手术人数 | 同一患者在同一次住院期间，在第一次部分下颌骨切除术+下颌骨缺损即刻修复重建术后3～31天内因各种原因引起的需要进行计划外再次手术的人数 | |
| 指标5：7个重点手术及操作相关指标（住院） | 5.4.3.5 部分下颌骨切除术+下颌骨缺损即刻修复重建术 平均住院日（天） | 所有行部分下颌骨切除术+下颌骨缺损即刻修复重建术患者住院总天数与行部分下颌骨切除术+下颌骨缺损即刻修复重建术患者人数之比 | |
| 指标5：7个重点手术及操作相关指标（住院） | 5.4.3.6 部分下颌骨切除术+下颌骨缺损即刻修复重建术 平均住院费用（元） | 所有行部分下颌骨切除术+下颌骨缺损即刻修复重建术患者住院总费用与行部分下颌骨切除术+下颌骨缺损即刻修复重建术患者人数之比 | |
| 指标5：7个重点手术及操作相关指标（住院） | 5.4.4 下颌骨全切除术+下颌骨缺损即刻修复重建术（ICD-9-CM-3:76.41） | 为了彻底治疗，在切除范围广泛的下颌骨病变时，需要连同整个下颌骨一并切除。为了提高患者术后生活质量，对缺损的整个下颌骨同期进行修复和重建 | 张震康，俞光岩. 口腔颌面外科学. 2版. 北京：北京大学医学出版社，2013 |
| 指标5：7个重点手术及操作相关指标（住院） | 5.4.4.1 下颌骨全切除术+下颌骨缺损即刻修复重建术（ICD-9-CM-3:76.41）患者总例数 | 手术/操作编码确定为 ICD-9-CM-3:76.41 的患者总例数 | |

续表

| 指标类别 | 指标名称 | 定义 | 出处 |
| --- | --- | --- | --- |
| 指标 5：7 个重点手术及操作相关指标（住院） | 5.4.4.2 下颌骨全切除术 + 下颌骨缺损即刻修复重建术　住院死亡例数 | 住院患者行下颌骨全切除术 + 下颌骨缺损即刻修复重建术后发生死亡的例数 | |
| 指标 5：7 个重点手术及操作相关指标（住院） | 5.4.4.3 下颌骨全切除术 + 下颌骨缺损即刻修复重建术　术后 48 小时以内非计划重返手术室再次手术人数 | 同一患者在同一次住院期间，在第一次下颌骨全切除术 + 下颌骨缺损即刻修复重建术后 48 小时内因各种原因引起的需要进行计划外再次手术的人数 | |
| 指标 5：7 个重点手术及操作相关指标（住院） | 5.4.4.4 下颌骨全切除术 + 下颌骨缺损即刻修复重建术　术后 3 ~ 31 天以内非计划重返手术室再次手术人数 | 同一患者在同一次住院期间，在第一次下颌骨全切除术 + 下颌骨缺损即刻修复重建术后 3 ~ 31 天内因各种原因引起的需要进行计划外再次手术的人数 | |
| 指标 5：7 个重点手术及操作相关指标（住院） | 5.4.4.5 下颌骨全切除术 + 下颌骨缺损即刻修复重建术　平均住院日（天） | 所有行下颌骨全切除术 + 下颌骨缺损即刻修复重建术患者住院总天数与行下颌骨全切除术 + 下颌骨缺损即刻修复重建术患者人数之比 | |
| 指标 5：7 个重点手术及操作相关指标（住院） | 5.4.4.6 下颌骨全切除术 + 下颌骨缺损即刻修复重建术　平均住院费用（元） | 所有行下颌骨全切除术 + 下颌骨缺损即刻修复重建术患者住院总费用与行下颌骨全切除术 + 下颌骨缺损即刻修复重建术患者人数之比 | |
| 指标 5：7 个重点手术及操作相关指标（住院） | 5.5 牙颌面畸形矫正术：上颌 LeFort Ⅰ 型截骨术（ICD-9-CM-3: 76.65）+ 双侧下颌升支劈开截骨术（ICD-9-CM-3:76.62） | 通过上颌骨牙槽突水平截骨，将牙槽突骨块荡下折断后，重新固定在设计好的位置上，同时对双侧下颌骨升支进行矢状截骨、劈开后，将远端骨块重新固定在设计好的位置上，以期获得协调和谐的上颌与颅骨，下颌与上颌、颜面形态比例位置关系以及牙关系的正颌常用组合术式 | 张震康，俞光岩. 口腔颌面外科学. 2 版. 北京：北京大学医学出版社，2013<br>三级口腔医院评审标准（2011 年版）实施细则（内部资料） |
| 指标 5：7 个重点手术及操作相关指标（住院） | 5.5.1 上颌 LeFort Ⅰ 型截骨术（ICD-9-CM-3: 76.65）+ 双侧下颌升支劈开截骨术（ICD-9-CM-3:76.62）的患者总数 | 手术 / 操作编码确定为 ICD-9-CM-3：76.65+76.61 的患者总例数 | |
| 指标 5：7 个重点手术及操作相关指标（住院） | 5.5.2 牙颌面畸形矫正术：上颌 LeFort Ⅰ 型截骨术 + 双侧下颌升支劈开截骨术　住院死亡例数 | 住院患者行上颌 LeFort Ⅰ 型截骨术 + 双侧下颌升支劈开截骨术后发生死亡的例数 | |
| 指标 5：7 个重点手术及操作相关指标（住院） | 5.5.3 牙颌面畸形矫正术：上颌 LeFort Ⅰ 型截骨术 + 双侧下颌升支劈开截骨术　术后 48 小时以内非计划重返手术室再次手术人数 | 同一患者在同一次住院期间，在第一次上颌 LeFort Ⅰ 型截骨术 + 双侧下颌升支劈开截骨术后 48 小时内因各种原因引起的需要进行计划外再次手术的人数 | |

续表

| 指标类别 | 指标名称 | 定义 | 出处 |
| --- | --- | --- | --- |
| 指标5：7个重点手术及操作相关指标（住院） | 5.5.4 牙颌面畸形矫正术：上颌 LeFort Ⅰ型截骨术＋双侧下颌升支劈开截骨术 术后3～31天以内非计划重返手术室再次手术人数 | 同一患者在同一次住院期间，在第一次上颌 LeFort Ⅰ型截骨术＋双侧下颌升支劈开截骨术后3～31天内因各种原因引起的需要进行计划外再次手术的人数 | |
| 指标5：7个重点手术及操作相关指标（住院） | 5.5.5 牙颌面畸形矫正术：上颌 LeFort Ⅰ型截骨术＋双侧下颌升支劈开截骨术 平均住院日（天） | 所有行上颌 LeFort Ⅰ型截骨术＋双侧下颌升支劈开截骨术患者住院总天数与行上颌 LeFort Ⅰ型截骨术＋双侧下颌升支劈开截骨术患者人数之比 | |
| 指标5：7个重点手术及操作相关指标（住院） | 5.5.6 牙颌面畸形矫正术：上颌 LeFort Ⅰ型截骨术＋双侧下颌升支劈开截骨术 平均住院费用（元） | 所有行上颌 LeFort Ⅰ型截骨术＋双侧下颌升支劈开截骨术患者住院总费用与行上颌 LeFort Ⅰ型截骨术＋双侧下颌升支劈开截骨术患者人数之比 | |
| 指标5：7个重点手术及操作相关指标（住院） | 5.6 放射性粒子组织间植入术（ICD-9-CM-3: 92.27） | 将放射性粒子按剂量学要求植入肿瘤内和周围进行放射治疗的技术 | 张震康，俞光岩．口腔颌面外科学．2版．北京：北京大学医学出版社，2013<br>三级口腔医院评审标准（2011年版）实施细则（内部资料） |
| 指标5：7个重点手术及操作相关指标（住院） | 5.6.1 放射性粒子组织间植入术（ICD-9-CM-3:92.27）患者总例数 | 手术／操作编码确定为 ICD-9-CM-3:92.27（放射性粒子组织间植入术）的患者总例数 | |
| 指标5：7个重点手术及操作相关指标（住院） | 5.6.2 放射性粒子组织间植入术 住院死亡例数 | 住院患者行放射性粒子组织间植入术后发生死亡的例数 | |
| 指标5：7个重点手术及操作相关指标（住院） | 5.6.3 放射性粒子组织间植入术 术后48小时以内非计划重返手术室再次手术人数 | 同一患者在同一次住院期间，在第一次放射性粒子组织间植入术后48小时内因各种原因引起的需要进行计划外再次手术的人数 | |
| 指标5：7个重点手术及操作相关指标（住院） | 5.6.4 放射性粒子组织间植入术 术后3～31天以内非计划重返手术室再次手术人数 | 同一患者在同一次住院期间，在第一次放射性粒子组织间植入术后3～31天内因各种原因引起的需要进行计划外再次手术的人数 | |
| 指标5：7个重点手术及操作相关指标（住院） | 5.6.5 放射性粒子组织间植入术 平均住院日（天） | 所有行放射性粒子组织间植入术患者住院总天数与行放射性粒子组织间植入术患者人数之比 | |
| 指标5：7个重点手术及操作相关指标（住院） | 5.6.6 放射性粒子组织间植入术 平均住院费用（元） | 所有行放射性粒子组织间植入术患者住院总费用与行放射性粒子组织间植入术患者人数之比 | |
| 指标5：7个重点手术及操作相关指标（住院） | 5.7 游离腓骨复合组织瓣移植术（ICD-9-CM-3:86.74） | 将带有踇长屈肌和皮岛的血管化腓骨瓣制备、游离并移植修复口腔颌面部软组织和骨组织复合缺损的修复重建方式 | 张震康，俞光岩．口腔颌面外科学．2版．北京：北京大学医学出版社，2013 |

续表

| 指标类别 | 指标名称 | 定义 | 出处 |
| --- | --- | --- | --- |
| 指标 5：7 个重点手术及操作相关指标（住院） | 5.7.1 游离腓骨复合组织瓣移植术（ICD-9-CM-3:86.74）的患者总例数 | 手术 / 操作编码确定为 ICD-9-CM-3:86.70 的患者总例数 | |
| 指标 5：7 个重点手术及操作相关指标（住院） | 5.7.2 游离腓骨复合组织瓣移植术 住院死亡例数 | 住院患者行游离腓骨复合组织瓣移植术后发生死亡的例数 | |
| 指标 5：7 个重点手术及操作相关指标（住院） | 5.7.3 游离腓骨复合组织瓣移植术 术后 48 小时以内非计划重返手术室再次手术人数 | 同一患者在同一次住院期间，在第一次游离腓骨复合组织瓣移植术后 48 小时内因各种原因引起的需要进行计划外再次手术的人数 | |
| 指标 5：7 个重点手术及操作相关指标（住院） | 5.7.4 游离腓骨复合组织瓣移植术 术后 3～31 天以内非计划重返手术室再次手术人数 | 同一患者在同一次住院期间，在第一次游离腓骨复合组织瓣移植术后 3～31 天内因各种原因引起的需要进行计划外再次手术的人数 | |
| 指标 5：7 个重点手术及操作相关指标（住院） | 5.7.5 游离腓骨复合组织瓣移植术 平均住院日（天） | 所有行游离腓骨复合组织瓣移植术患者住院总天数与行游离腓骨复合组织瓣移植术患者人数之比 | |
| 指标 5：7 个重点手术及操作相关指标（住院） | 5.7.6 游离腓骨复合组织瓣移植术 平均住院费用（元） | 所有行游离腓骨复合组织瓣移植术患者住院总费用与行游离腓骨复合组织瓣移植术患者人数之比 | |
| 指标 6：住院部分单病种相关指标 | 6.1 腮腺浅叶良性肿瘤（ICD-10:D11.0） | | |
| 指标 6：住院部分单病种相关指标 | 6.1.1 腮腺浅叶良性肿瘤术前术后诊断符合率 | 术前诊断是指根据临床表现和影像学检查形成的综合判断<br>术前术后诊断符合率是指术前诊断与术后病理诊断均为良性肿瘤的病例数比例，是反映腮腺肿瘤临床诊断水平的重要指标 | |
| 指标 6：住院部分单病种相关指标 | 6.1.2 腮腺浅叶良性肿瘤术后面神经麻痹发生率 | 指腮腺浅叶良性肿瘤术后出现面神经麻痹症状的病例比例，是反映腮腺肿瘤临床治疗水平的重要指标 | |
| 指标 6：住院部分单病种相关指标 | 6.1.3 腮腺浅叶良性肿瘤术后涎瘘发生率 | 指腮腺浅叶良性肿瘤术后出现涎瘘的病例比例，是反映腮腺肿瘤临床治疗水平的重要指标 | |
| 指标 6：住院部分单病种相关指标 | 6.2 口腔鳞状细胞癌（ICD-10:COO-C06 / M8070） | | |
| 指标 6：住院部分单病种相关指标 | 6.2.1 T3 / T4 期初发口腔鳞状细胞癌病例构成比例 | T3 / T4 期初发口腔鳞状细胞癌病例在全部初发口腔癌病例中所占的比例<br>T3 / T4 期初发口腔鳞状细胞癌临床治疗设计复杂，复杂口腔鳞状细胞癌病例的比例是反映医疗机构口腔鳞状细胞癌临床治疗水平的重要指标 | |

续表

| 指标类别 | 指标名称 | 定义 | 出处 |
|---|---|---|---|
| 指标6：住院部分单病种相关指标 | 6.2.2 游离 / 带蒂组织瓣技术在初发口腔鳞状细胞癌手术治疗中的应用率 | 指应用游离 / 带蒂组织瓣技术修复初发口腔鳞状细胞癌切除术后缺损的比例<br>游离 / 带蒂组织瓣技术要求高，治疗效果好。游离 / 带蒂组织瓣在原发口腔鳞状细胞癌手术治疗中的应用比例是反映医疗机构口腔鳞状细胞癌临床治疗水平的重要指标 | |
| 指标6：住院部分单病种相关指标 | 6.2.3 游离 / 带蒂组织瓣移植成功率 | 指游离 / 带蒂组织瓣移植成功病例的比例，是反映口腔鳞状细胞癌临床治疗水平的重要指标 | |
| 指标6：住院部分单病种相关指标 | 6.3 下颌骨骨折（不含髁突骨折）（ICD-10: S02.6） | | |
| 指标6：住院部分单病种相关指标 | 6.3.1 术后伤口感染发生率 | 指下颌骨骨折（不含髁突骨折）1 个月内术后发生伤口感染的比例，反映下颌骨骨折手术治疗的治疗效果 | |
| 指标6：住院部分单病种相关指标 | 6.3.2 术后咬合紊乱发生率 | 术后咬合紊乱是指手术后未能恢复骨折前咬合关系<br>术后咬合紊乱发生率是指下颌骨骨折（不含髁突骨折）术后咬合关系紊乱发生的比例，反映下颌骨骨折的临床治疗水平 | |
| 指标6：住院部分单病种相关指标 | 6.4 先天性唇腭裂（ICD-10:Q35-Q37） | | |
| 指标6：住院部分单病种相关指标 | 6.4.1 先天性唇裂术后伤口延期愈合发生率 | 术后伤口延期愈合是指术后伤口愈合时间超过 7 天<br>术后伤口延期愈合发生率是指术后伤口延期愈合发生的比例，用于反映先天性唇裂手术治疗的早期治疗效果 | |
| 指标6：住院部分单病种相关指标 | 6.4.2 先天性腭裂术后伤口裂开及穿孔发生率 | 指术后 7 天内伤口裂开及穿孔发生的比例，用于反映先天性腭裂手术治疗的早期治疗效果 | |
| 指标6：住院部分单病种相关指标 | 6.5 骨性Ⅲ类错𬌗畸形（ICD-10:K07.1） | | |
| 指标6：住院部分单病种相关指标 | 6.5.1 骨性Ⅲ类错𬌗畸形术后伤口感染发生率 | 骨性Ⅲ类错𬌗畸形是指下颌前突或上颌后缩，或两者皆有的骨性错𬌗畸形<br>矫正骨性Ⅲ类错𬌗畸形的手术方式包括上颌 LeFort Ⅰ型截骨术、下颌升支矢状劈开术和颏成形术<br>术后伤口感染率是指骨性Ⅲ类错𬌗畸形手术后 1 个月内伤口感染发生的比例，用于反映正颌外科手术治疗的效果 | |
| 指标6：住院部分单病种相关指标 | 6.5.2 骨性Ⅲ类错𬌗畸形术后咬合关系与术前设计符合率 | 术后咬合关系与术前设计符合是指术后咬合关系完全进入终末咬合导板<br>术后咬合关系与术前设计符合率是指术后咬合关系与术前设计符合的病例所占的比例，用于反映正颌外科手术治疗的效果 | |
| 指标7：口腔门诊治疗相关指标 | 7.1 10 个口腔门诊重点疾病 | | |

续表

| 指标类别 | 指标名称 | 定义 | 出处 |
| --- | --- | --- | --- |
| 指标 7：口腔门诊治疗相关指标 | 7.1.1 颞下颌关节紊乱病人次 | 颞下颌关节紊乱病是指累及颞下颌关节和（或）咀嚼肌，具有一些共同症状（如疼痛、弹响、张口受限等）的许多临床问题的总称 | 张震康，俞光岩．口腔颌面外科学．2 版．北京：北京大学医学出版社，2013 |
| 指标 7：口腔门诊治疗相关指标 | 7.1.2 下颌阻生第三磨牙人次 | 指由于邻牙、骨或软组织的阻碍而只能部分萌出或完全不能萌出，且以后也不能萌出的下颌第三磨牙这里指的是凡是能记录到的第三磨牙阻生的患者人次 | 张震康，俞光岩．口腔颌面外科学．2 版．北京：北京大学医学出版社，2013 |
| 指标 7：口腔门诊治疗相关指标 | 7.1.3 急性牙髓炎人次 | 急性牙髓炎是指牙髓组织受病原刺激物影响而发生的急性炎症。其发病急，疼痛剧烈，常表现为自发性阵发性痛、夜间疼痛较白天剧烈、温度刺激加剧疼痛以及放散性疼痛，常不能定位患牙。主要诊断编码为 ICD-10:K04.0 | 高学军，岳林．牙体牙髓病学．2 版．北京：北京大学医学出版社，2013 |
| | | 此处指的不仅仅为牙体牙髓科，还包括牙周科、口腔急诊科等各个可能相关科室记录的急性牙髓炎的患者人次总和。现阶段由于不能轻易地区分初诊治疗还是复诊治疗，故将每一次治疗都记录为一个人次 | 三级口腔医院评审标准（2011 年版）实施细则（内部资料） |
| 指标 7：口腔门诊治疗相关指标 | 7.1.4 慢性根尖周炎人次 | 慢性根尖周炎是指因根管内长期存在感染及病原刺激物而导致的根尖周围组织的慢性炎症性反应。病变类型主要有根尖肉芽肿、慢性根尖周脓肿、根尖周囊肿和根尖周致密性骨炎。主要诊断编码为 ICD-10:K04.5<br>此处指的不仅仅为牙周科，还包括各个可能相关科室记录的慢性根尖周炎的患者人次总和。现阶段由于不能轻易地区分初诊治疗还是复诊治疗，故将每一次治疗都记录为一个人次 | 高学军，岳林．牙体牙髓病学．2 版．北京：北京大学医学出版社，2013<br>三级口腔医院评审标准（2011 年版）实施细则（内部资料） |
| 指标 7：口腔门诊治疗相关指标 | 7.1.5 慢性牙周炎人次 | 牙周炎是由牙菌斑中的微生物所引起的慢性感染性疾病。由于长期存在的龈炎向深部牙周组织发展，导致牙周支持组织发生炎症和破坏，如牙周袋形成、进行性附着丧失和牙槽骨吸收，最后可导致牙松动和被拔除。慢性牙周炎是最常见的一类牙周炎，约占牙周炎患者的 95%。主要诊断编码为 ICD-10:K05.3<br>此处指的不仅仅为牙周科，还包括各个可能相关科室记录的慢性牙周炎的患者人次总和。现阶段由于不能轻易地区分初诊治疗还是复诊治疗，故将每一次治疗都记录为一个人次 | 曹采方．临床牙周病学．2 版．北京：北京大学医学出版社，2014<br>三级口腔医院评审标准（2011 年版）实施细则（内部资料） |
| 指标 7：口腔门诊治疗相关指标 | 7.1.6 年轻恒牙牙外伤人次 | 年轻恒牙牙外伤指临床上牙冠已形成、牙根尚未完全形成的牙由于外力作用导致的牙体、牙髓、牙周组织的损伤<br>此处应该包括牙外科、儿童口腔科等所有相关科室的患者人次统计 | |
| 指标 7：口腔门诊治疗相关指标 | 7.1.7 口腔扁平苔藓人次 | 口腔扁平苔藓是一种常见口腔黏膜慢性炎性疾病，黏膜及皮肤可单独或同时发病，因其有潜在恶变风险而被列为口腔潜在恶性疾患。主要诊断编码为 ICD-10:L43 | 陈谦明．口腔黏膜病学．4 版．北京：人民卫生出版社，2013<br>三级口腔医院评审标准（2011 年版）实施细则（内部资料） |
| 指标 7：口腔门诊治疗相关指标 | 7.1.8 牙列缺损人次 | 牙列缺损是指牙列中部分牙齿的缺失。牙列中从缺一颗牙到只剩一颗牙均称为牙列缺损。主要诊断编码为 ICD-10:K08.1 | 冯海兰，徐军．口腔修复学．2 版．北京：北京大学医学出版社，2013：105 |
| | | 此处包括修复科等所有相关科室的治疗人次统计 | 三级口腔医院评审标准（2011 年版）实施细则（内部资料） |

续表

| 指标类别 | 指标名称 | 定义 | 出处 |
|---|---|---|---|
| 指标7：口腔门诊治疗相关指标 | 7.1.9 牙列缺失人次 | 牙列缺失是指因各种原因导致的上颌和（或）下颌牙齿全部缺失。主要诊断编码为ICD-10:K08.1<br>此处包括修复科等所有相关科室的治疗人次统计 | 冯海兰，徐军．口腔修复学．2版．北京：北京大学医学出版社，2013：105<br>三级口腔医院评审标准（2011年版）实施细则（内部资料） |
| 指标7：口腔门诊治疗相关指标 | 7.1.10 错𬌗畸形人次 | 错𬌗畸形指儿童在生长发育过程中，由先天的遗传因素或后天的环境因素，如疾病、口腔不良习惯、替牙异常等导致的牙齿、颌骨、颅面的畸形，包括牙齿排列不齐，上下牙弓间关系异常，以及颌骨大小、形态、位置异常等。其包括牙颌、颅面间关系不调而引起的各种畸形<br>此处是指年度内所有错𬌗畸形初诊检查人次，包括检查后开始正畸治疗的及检查后没有开始正畸治疗的总的初诊人次 | 傅民魁．口腔正畸学．2版．北京：北京大学医学出版社，2014 |
| 指标7：口腔门诊治疗相关指标 | 7.2 9个口腔门诊重点技术 | | |
| 指标7：口腔门诊治疗相关指标 | 7.2.1 阻生牙拔除术人次 | 指通过各种器械和手法，解除阻生牙周围的软组织阻力、邻牙阻力、冠部阻力及根部阻力，达到可脱位的程度 | 张震康，俞光岩．口腔颌面外科学．2版．北京：北京大学医学出版社，2013 |
| 指标7：口腔门诊治疗相关指标 | 7.2.2 根管治疗术人次 | 根管治疗术是治疗牙髓病和根尖周病的主要方法。根管治疗术由系列技术环节构成，包括对感染根管进行切割成形、冲洗消毒（根管预备和消毒）、使用生物相容性材料将根管空腔封闭（根管充填）以及修复根管治疗后的牙体缺损。根管治疗的目的是防止根尖周病变或促进已有根尖周组织病变的愈合<br>后牙根管可能有多个，但是一颗牙就算一个人次；根管治疗可能需要3～4次，每一次治疗算一个人次 | 中华口腔医学会牙体牙髓病学专业委员会．根管治疗技术指南．中华口腔医学杂志，2014，49（5）：272-274 |
| 指标7：口腔门诊治疗相关指标 | 7.2.3 牙周洁治术人次 | 牙周洁治术指用洁治器械去除龈上牙石、菌斑和牙面上沉积的色素，并抛光牙面。在洁治时还应将龈沟内与龈上牙石相连的浅的龈下牙石一并清除<br>治疗几次就算作几个人次；一次治疗可能就做了半口，那也算一个人次 | 曹采方．临床牙周病学．2版．北京：北京大学医学出版社，2014 |
| 指标7：口腔门诊治疗相关指标 | 7.2.4 慢性牙周炎系统治疗人次 | 慢性牙周炎系统治疗指针对慢性牙周炎的序列综合治疗，包括重建和维护口腔健康的一整套过程，分为牙周基础治疗、牙周手术治疗、修复治疗和正畸治疗、牙周支持治疗四大阶段主要诊断编码为ICD-9-CM-3:96<br>治疗几次就算作几个人次 | 曹采方．临床牙周病学．2版．北京：北京大学医学出版社，2014<br>三级口腔医院评审标准（2011年版）实施细则（内部资料） |
| 指标7：口腔门诊治疗相关指标 | 7.2.5 烤瓷冠修复技术人次 | 烤瓷冠是瓷粉经过高温烧结熔附于金属内冠表面而形成的全冠修复体。烤瓷冠修复技术就是用烤瓷冠修复牙体缺损的技术<br>一次治疗可能治疗了不止一个牙冠，比如说1颗或者10颗等，都算作一个人次；烤瓷冠、全瓷冠、金属冠等都算作烤瓷冠类 | 冯海兰，徐军．口腔修复学．2版．北京：北京大学医学出版社，2013：136 |

续表

| 指标类别 | 指标名称 | 定义 | 出处 |
| --- | --- | --- | --- |
| 指标 7：口腔门诊治疗相关指标 | 7.2.6 可摘局部义齿修复技术人次 | 可摘局部义齿是牙列缺损的修复方法之一，是利用余留天然牙和义齿所覆盖的黏膜、骨组织作为支持和固位，修复一颗或多颗缺失牙，患者能自行摘戴的一种修复体，由固位体、连接体、基托和人工牙组成<br>一次治疗就算作一个人次 | 冯海兰，徐军. 口腔修复学. 2 版. 北京：北京大学医学出版社，2013：135 |
| 指标 7：口腔门诊治疗相关指标 | 7.2.7 全口义齿修复技术人次 | 全口义齿是采用人工材料替代缺失的上颌或者下颌完整牙列及相关组织的可摘义齿修复体<br>一次治疗就算作一个人次 | 冯海兰，徐军. 口腔修复学. 2 版. 北京：北京大学医学出版社，2013：136 |
| 指标 7：口腔门诊治疗相关指标 | 7.2.8 错殆畸形矫治术人次 | 错殆畸形矫治术指采用各种治疗手段对错殆畸形进行治疗，包括使用活动矫治器、功能性矫治器、固定矫治器和无托槽隐形矫治器等各类矫治装置在乳牙及替牙期的早期矫治、在恒牙期的综合性矫治，及正颌正畸联合治疗<br>一次治疗就算作一个人次 | |
| 指标 7：口腔门诊治疗相关指标 | 7.2.9.1 种植体植入术人次 | 种植体植入术是将牙种植体植入骨内的外科手术<br>一次治疗就算作一个人次。每一次治疗植入的植体数目可能不同 | Laney W R. 口腔颌面种植学词汇. 林野，译. 北京：人民军医出版社，2010：148 |
| 指标 7：口腔门诊治疗相关指标 | 7.2.9.2 植入种植体数 | 植入种植体的个数 | |
| 指标 7：口腔门诊治疗相关指标 | 7.3 9 个口腔门诊安全类指标 | | |
| 指标 7：口腔门诊治疗相关指标 | 7.3.1 根管内器械分离人次 | 目前称为根管内器械分离。由于根管解剖变异、操作困难、器械材料疲劳等不确定因素，偶尔会发生根管治疗器械分离并遗留于根管内的情况，称为根管内器械分离<br>此指标数据从不良事件上报中得到 | 中华口腔医学会牙体牙髓病学专业委员会. 根管治疗技术指南. 中华口腔医学杂志，2014，49（5）：272-274 |
| 指标 7：口腔门诊治疗相关指标 | 7.3.2 治疗牙位错误发生人次 | 包括各年龄段的所有在门诊接受患牙治疗的患者<br>排除病例：①就诊时已存在治疗牙位错误的患者；②治疗牙位发生错误但已经存在牙疾需要治疗的患者<br>此处指牙体治疗中治疗牙位发生错误的人次 | 三级口腔医院评审标准（2011 年版）实施细则（内部资料） |
| 指标 7：口腔门诊治疗相关指标 | 7.3.3 误吞或误吸异物发生人次 | 包括各年龄段的所有在门诊接受患牙治疗的患者<br>排除病例：就诊时已存在误吞或误吸异物的患者 | 三级口腔医院评审标准（2011 年版）实施细则（内部资料） |
| 指标 7：口腔门诊治疗相关指标 | 7.3.4 种植体脱落发生人次 | 种植体脱落指种植体从患者口内取出的情况（包括早期脱落和后期脱落） | Laney W R. 口腔颌面种植学词汇. 林野，译. 北京：人民军医出版社，2010：147 |
| 指标 7：口腔门诊治疗相关指标 | 7.3.5 门诊手术并发症人次 | 门诊手术并发症指在门诊手术中或手术后，合并发生的与已治疗疾病有关的另一种或几种疾病或症状 | |
| 指标 7：口腔门诊治疗相关指标 | 7.3.5.1 其中手术后切口感染发生人次 | 手术后切口感染指外科手术所暴露的切口发生的浅表化脓性感染 | |

续表

| 指标类别 | 指标名称 | 定义 | 出处 |
| --- | --- | --- | --- |
| 指标7：口腔门诊治疗相关指标 | 7.3.5.2 其中手术后出血或血肿发生人次 | 手术后出血或血肿指外科手术后出现了切口或创口持续性出血，或切口周围软组织突发持续快速肿胀，可伴有切口出血或周围皮肤或黏膜颜色的改变 | |
| 指标7：口腔门诊治疗相关指标 | 7.3.6 口腔软组织损伤发生人次 | ①任何其他诊断ICD9-CM-3编码显示手术/操作过程中发生了意外切开、穿刺、穿孔或裂伤的门诊治疗患者；②年龄≥18岁的所有门诊治疗患者<br>排除病例：就诊时已存在口腔软组织损伤的患者 | 三级口腔医院评审标准（2011年版）实施细则（内部资料） |
| 指标7：口腔门诊治疗相关指标 | 7.3.7 拔牙错误发生人次 | 拔牙错误指错误地将不属于拔牙适应证的牙拔除 | |
| 指标7：口腔门诊治疗相关指标 | 7.3.8 口腔门诊开展临床路径病种数 | 临床路径（clinical pathway）是一个事先写好的标准化的工作流程，是由各学科的专业人员根据循证医学的原则将某疾病或手术的关键性治疗、检查和护理活动标准化，按照预计住院天数设计成表格，将治疗、检查和护理活动的顺序以及时间的安排尽可能地最优化，使大多数罹患此病或实施此手术的患者由入院到出院都能依此流程接受治疗 | 北京大学医学部医院管理处．临床路径实施手册．北京：北京医科大学出版社，2002 |
| 指标7：口腔门诊治疗相关指标 | 7.3.9 口腔门诊进入临床路径例数 | 临床路径（clinical pathway）是一个事先写好的标准化的工作流程，是由各学科的专业人员根据循证医学的原则将某疾病或手术的关键性治疗、检查和护理活动标准化，按照预计住院天数设计成表格，将治疗、检查和护理活动的顺序以及时间的安排尽可能地最优化，使大多数罹患此病或实施此手术的患者由入院到出院都能依此流程接受治疗 | 北京大学医学部医院管理处．临床路径实施手册．北京：北京医科大学出版社，2002 |
| 指标8：医院运行管理类指标 | 8.1 资源配置<br>8.1.1 编制床位数 | | |
| 指标8：医院运行管理类指标 | 8.1.2 平均开放床位数（包括加床数据） | 即实际开放总床日数/本年日历数。对于综合医院口腔中心（科），是指口腔医学相关疾病收治的病床 | 北京市公共卫生信息中心医疗卫生机构年报表（医院类） |
| 指标8：医院运行管理类指标 | 8.1.2.1 其中重症监护室（ICU）或麻醉复苏室平均开放床位数 | 即实际开放重症监护室（ICU）或麻醉复苏室总床日数/本年日历数。不论该病床是否被人占用，都应计算在内。包括因故（如消毒、小修理等）暂时停用的病床，不包括因医院扩建、大修理、搬迁或粉刷而停用的病床及临时增设的病床<br>对于综合医院口腔中心（科），是指口腔医学相关疾病收治的重症监护室（ICU）或麻醉复苏室 | |
| 指标8：医院运行管理类指标 | 8.1.3 门诊平均开放牙椅（口腔综合治疗台）数 | 即门急诊实际开放总牙椅数/本年日历数 | |
| 指标8：医院运行管理类指标 | 8.1.4 急诊平均开放牙椅（口腔综合治疗台）数 | 仅由单独设置口腔急诊科室的医疗机构填写，即急诊实际开放总牙椅数/本年日历数 | |
| 指标8：医院运行管理类指标 | 8.1.5 员工总数 | 包括口腔专科医院卫生技术人员、工程技术人员、工勤人员、党政管理人员<br>对综合医院或其他专科医院口腔中心（科）来说，仅指服务于口腔中心（科）的相关员工总数，不包括医院院长以及财务、后勤等医院整体的其他人员 | 郭子恒．医院管理学．3版．北京：人民卫生出版社，2010 |

续表

| 指标类别 | 指标名称 | 定义 | 出处 |
| --- | --- | --- | --- |
| 指标8：医院运行管理类指标 | 8.1.5.1 卫生技术人员数 | 包括执业医师、执业助理医师、注册护士、药师（士）、检验及影像技师（士）、口腔技工、卫生监督员和见习医（药、护、技）师（士）等卫生专业人员。不包括从事管理工作的卫生技术人员（如院长、副院长、党委书记等）<br>对综合医院口腔中心（科）来说，仅指服务于口腔中心（科）的相关卫生技术人员数 | 北京市公共卫生信息中心医疗卫生机构年报表（医院类） |
| 指标8：医院运行管理类指标 | 8.1.5.1.1 其中：医师数 | 指持有执业医师证书并在本院临床工作的全部医师及执业助理医师人数 | NCIS 二级、三级口腔医疗机构医疗质量控制指标–北大口腔医院（内部资料） |
| 指标8：医院运行管理类指标 | 8.1.5.1.2 其中：护理人员数 | 指持有护士执业证书并在本院临床工作的全部护理人员人数，不包括护工人数 | NCIS 二级、三级口腔医疗机构医疗质量控制指标–北大口腔医院（内部资料） |
| 指标8：医院运行管理类指标 | 8.1.5.1.3 其中：医技人数 | 指在本院工作的或是综合医院口腔中心（科）工作的全部检验及影像技师（士）、口腔技工人数 | NCIS 二级、三级口腔医疗机构医疗质量控制指标–北大口腔医院（内部资料） |
| 指标8：医院运行管理类指标 | 8.1.5.1.3.1 其中：口腔技工人数 | 口腔技工指的是从事义齿制作的工艺技术人员，分为初级口腔技工、中级口腔技工、高级口腔技工三大类 | |
| 指标8：医院运行管理类指标 | 8.1.5.1.4 其中：药学人数 | 指仅服务于口腔医疗的药学相关人员人数<br>对综合医院或其他专科医院口腔中心（科）来说，可以为零 | NCIS 二级、三级口腔医疗机构医疗质量控制指标–北大口腔医院（内部资料） |
| 指标8：医院运行管理类指标 | 8.1.6 医院医用建筑面积（平方米） | 指口腔专科医院门诊部、住院病房及其附属建筑和医技部门所占用的面积<br>对综合医院或其他专科医院口腔中心（科）来说，仅指服务于口腔中心（科）的建筑面积 | 郭子恒．医院管理学．3版．北京：人民卫生出版社，2010 |
| 指标8：医院运行管理类指标 | 8.1.7 全院护理单元设置个数 | 护理单元是以护理单位来划分病房，由一定数量的床位和护理组组成，与病房医师诊疗小组密切配合，是住院医疗的基本诊疗护理单位。一般一个护理单元就是一个病房单元<br>对综合医院口腔中心（科）来说，仅指服务于口腔中心（科）的护理单元数目 | 郭子恒．医院管理学．3版．北京：人民卫生出版社，2010 |
| 指标8：医院运行管理类指标 | 8.1.7.1 其中：全院开展优质护理单元个数 | 优质护理服务是指以患者为中心，强化基础护理，全面落实护理责任制，深化护理专业内涵，整体提升护理服务水平<br>此处指医院开展优质护理的单元数量<br>对综合医院口腔中心（科）来说，仅指服务于口腔中心（科）的优质护理单元数目 | |
| 指标8：医院运行管理类指标 | 8.2 工作负荷 | | |
| 指标8：医院运行管理类指标 | 8.2.1 实际开放总床日数 | 指报告期内医院各科每日夜晚12点实际开放病床数的总和。不论该床是否被占用，都应计算在内。包括因故（如消毒、小修理等）暂时停用的病床、超过半年的加床，不包括因病房扩建或大修理而停用的病床以及临时增加病床 | |
| 指标8：医院运行管理类指标 | 8.2.2 年门急诊人次 | 患者前来门诊，经挂号后由门诊医师诊断及处理的诊疗人次数。它不受初、复诊的限制。包括普通门诊人次和专科专家门诊人次，不包括全身健康检查人次数、出诊和义诊人次数<br>对综合医院口腔中心（科）来说，仅指口腔中心（科）的年门诊人次 | 北京地区18家医院例行检查统计信息（试用版） |

续表

| 指标类别 | 指标名称 | 定义 | 出处 |
|---|---|---|---|
| 指标 8：医院运行管理类指标 | 8.2.3 年急诊人次 | 医师在急诊室或急诊时间内诊疗的急症患者人次数。凡实行挂号就诊制度的医院必须建立和健全接诊登记制度，按接诊登记统计<br>对综合医院口腔中心（科）来说，仅指口腔中心（科）的年急诊人次 | 北京地区 18 家医院例行检查统计信息（试用版） |
| 指标 8：医院运行管理类指标 | 8.2.4 年入院人次 | 经门、急诊医师初步诊断认为病情需要住院治疗，签发住院证并办理入院手续者，或由于病情危急，在紧急情况下来不及办理入院手续，并直接进入病房，后补办入院手续者，均作为入院人数统计<br>对综合医院口腔中心（科）来说，仅指口腔中心（科）的年入院人次 | 北京地区 18 家医院例行检查统计信息（试用版） |
| 指标 8：医院运行管理类指标 | 8.2.5 年出院患者实际占用总床日数 | 指所有出院患者的住院床日之总和<br>对综合医院口腔中心（科）来说，仅指口腔中心（科）的年出院患者实际占用总床日数 | 刘爱民．病案信息学．北京：人民卫生出版社，2010 |
| 指标 8：医院运行管理类指标 | 8.2.6 实际占用总床日数 | 指报告期内医院各科每日夜晚 12 点实际占用病床数的总和，即各科每晚 12 点的住院患者总数。包括实际占用的临时加床，不包括占用的观察室床和陪护床等 | 刘爱民．病案信息学．北京：人民卫生出版社，2010 |
| 指标 8：医院运行管理类指标 | 8.2.7 年门诊手术人次数（病例数） | 指年度门诊手术数量<br>对综合医院口腔中心（科）来说，仅指口腔中心（科）的年门诊手术数量 | |
| 指标 8：医院运行管理类指标 | 8.2.8 住院开展临床路径病种数 | 临床路径（clinical pathway）是一个事先写好的标准化的工作流程，是由各学科的专业人员根据循证医学的原则将某疾病或手术的关键性治疗、检查和护理活动标准化，按照预计住院天数设计成表格，将治疗、检查和护理活动的顺序以及时间的安排尽可能地最优化，使大多数罹患此病或实施此手术的患者由入院到出院都能依此流程接受治疗 | 北京大学医学部医院管理处．临床路径实施手册．北京：北京医科大学出版社，2002 |
| 指标 8：医院运行管理类指标 | 8.2.9 年度进入临床路径例数（住院） | 年度住院患者进入临床路径的总例数<br>对综合医院口腔中心（科）来说，仅指口腔中心（科）的年度进入临床路径例数（住院） | |
| 指标 8：医院运行管理类指标 | 8.2.10 年度完成临床路径出院数（住院） | 年度住院患者完成临床路径的总例数<br>对综合医院口腔中心（科）来说，仅指口腔中心（科）的年度完成临床路径出院数（住院） | |
| 指标 8：医院运行管理类指标 | 8.2.11 住院收治病种数 | 收治住院患者的病种总数<br>对综合医院口腔中心（科）来说，仅指口腔中心（科）的住院收治病种数 | |
| 指标 8：医院运行管理类指标 | 8.2.12 同期接受了输血的出院患者例数 | 接受输血的出院患者例数<br>对综合医院口腔中心（科）来说，仅指口腔中心（科）的接受了输血的出院患者例数 | 三级口腔医院评审标准（2011 年版）实施细则（内部资料） |
| 指标 8：医院运行管理类指标 | 8.2.13 同期接受了输液的出院患者例数 | 接受输液的出院患者例数<br>对综合医院口腔中心（科）来说，仅指口腔中心（科）的接受了输液的出院患者例数 | 三级口腔医院评审标准（2011 年版）实施细则（内部资料） |
| 指标 8：医院运行管理类指标 | 8.2.14 同期门诊、急诊、住院接受 CT 检查例数 | 对综合医院口腔中心（科）来说，仅指口腔中心（科）的门诊、急诊、住院接受 CT 检查的例数 | |
| 指标 8：医院运行管理类指标 | 8.2.15 同期门诊、急诊、住院接受 CBCT 检查例数 | 对综合医院口腔中心（科）来说，仅指口腔中心（科）的门诊、急诊、住院接受 CBCT 检查的例数 | |

续表

| 指标类别 | 指标名称 | 定义 | 出处 |
|---|---|---|---|
| 指标 8：医院运行管理类指标 | 8.3 工作效率 | | |
| 指标 8：医院运行管理类指标 | 8.3.1 出院患者平均住院日 | 指出院者占用总床日数与出院人数之比<br>对综合医院或其他专科医院口腔中心（科）来说，仅指口腔中心（科）的出院者 | 中华人民共和国卫生部. 2007 国家卫生统计调查制度. 北京：中国协和医科大学出版社，2007 |
| 指标 8：医院运行管理类指标 | 8.3.2 平均病床工作日 | 指实际占用总床日数与平均开放床位数之比<br>对综合医院口腔中心（科）来说，仅指口腔中心（科）的平均病床工作日 | 中华人民共和国卫生部. 2007 国家卫生统计调查制度. 北京：中国协和医科大学出版社，2007 |
| 指标 8：医院运行管理类指标 | 8.3.3 病床使用率 | 指实际占用总床日数与实际开放总床日数之比再乘以 100%<br>对综合医院口腔中心（科）来说，仅指口腔中心（科）的病床使用率 | 中华人民共和国卫生部. 2007 国家卫生统计调查制度. 北京：中国协和医科大学出版社，2007 |
| 指标 8：医院运行管理类指标 | 8.3.4 病床周转次数 | 指出院人数与实际开放床位数（包括加床数据）之比<br>对综合医院口腔中心（科）来说，仅指口腔中心（科）的病床周转次数 | 中华人民共和国卫生部. 2007 国家卫生统计调查制度. 北京：中国协和医科大学出版社，2007 |
| 指标 8：医院运行管理类指标 | 8.3.5 门诊实际开诊日数 | 门诊实际接诊患者的工作日数<br>对综合医院口腔中心（科）来说，仅指口腔中心（科）的门诊实际工作日数 | |
| 指标 8：医院运行管理类指标 | 8.3.6 门诊每椅位日均接诊人次 | 门诊人次 /（椅位・工作日） | |
| 指标 8：医院运行管理类指标 | 8.3.7 急诊每椅位日均接诊人次 | 急诊人次 /（椅位・工作日） | |
| 指标 8：医院运行管理类指标 | 8.4 医疗费用的情况 | | |
| 指标 8：医院运行管理类指标 | 8.4.1 每门诊（含急诊）人次费用（元） | 指医疗门诊收入与药品门诊收入之和同总诊疗人次之比<br>对综合医院口腔中心（科）来说，仅指口腔中心（科）的每门诊（含急诊）人次费用 | 中华人民共和国卫生部. 2007 国家卫生统计调查制度. 北京：中国协和医科大学出版社，2007 |
| 指标 8：医院运行管理类指标 | 8.4.1.1 其中每门诊（含急诊）人次药费（元） | 指每门诊（含急诊）人次费用（元）之中的药费 | |
| 指标 8：医院运行管理类指标 | 8.4.2 每住院人次费用（元） | 指医疗住院收入与药品住院收入之和同出院人数之比<br>对综合医院口腔中心（科）来说，仅指口腔中心（科）的出院者人均医疗费用 | 中华人民共和国卫生部. 2007 国家卫生统计调查制度. 北京：中国协和医科大学出版社，2007 |
| 指标 8：医院运行管理类指标 | 8.4.2.1 其中每住院人次药费（元） | 指患者人均住院费用之中的药费 | |
| 指标 9：牙体牙髓专业部分医疗质控指标 | 9.1 根管治疗患牙术前拍摄 X 线根尖片的百分比 | 指根管治疗患牙在术前拍摄 X 线根尖片的百分比 | |
| 指标 9：牙体牙髓专业部分医疗质控指标 | 9.1.1 根管治疗的总患牙数 | 指根管治疗的总患牙数 | |

续表

| 指标类别 | 指标名称 | 定义 | 出处 |
|---|---|---|---|
| 指标9：牙体牙髓专业部分医疗质控指标 | 9.1.2 根管治疗术前拍摄X线根尖片的患牙数 | 指根管治疗术前拍摄X线根尖片的患牙数 | |
| 指标9：牙体牙髓专业部分医疗质控指标 | 9.2 根管再治疗患牙术前拍摄X线根尖片的百分比 | 指根管再治疗患牙在术前拍摄X线根尖片的百分比 | |
| 指标9：牙体牙髓专业部分医疗质控指标 | 9.2.1 根管再治疗的总患牙数 | 指根管再治疗的总患牙数 | |
| 指标9：牙体牙髓专业部分医疗质控指标 | 9.2.2 根管再治疗术前拍摄X线根尖片的患牙数 | 指根管再治疗术前拍摄X线根尖片的患牙数 | |
| 指标9：牙体牙髓专业部分医疗质控指标 | 9.3 橡皮障隔离术在根管治疗中的使用率 | 指在根管治疗过程中使用橡皮障隔离术的百分比，特指在根管治疗中清理、成形和充填的主要操作环节使用橡皮障 | |
| 指标9：牙体牙髓专业部分医疗质控指标 | 9.3.1 根管治疗的总病例数 | 指根管治疗的总病例数 | |
| 指标9：牙体牙髓专业部分医疗质控指标 | 9.3.2 根管治疗中使用橡皮障的病例数 | 指根管治疗中使用橡皮障的病例数 | |
| 指标9：牙体牙髓专业部分医疗质控指标 | 9.4 根管治疗患牙根管充填临床合格率 | 指根管充填术后由X线根尖片判为临床可接受病例的百分比，特指初次行根管治疗的患牙。包括恰填和少许超填，除外欠填和根管内充填不致密、不严密的情况 | |
| 指标9：牙体牙髓专业部分医疗质控指标 | 9.4.1 根管治疗的总患牙数 | 指根管治疗的总患牙数 | |
| 指标9：牙体牙髓专业部分医疗质控指标 | 9.4.2 根管充填X线根尖片临床可接受的患牙数 | 指根管充填X线根尖片判为临床可接受的患牙数 | |
| 指标9：牙体牙髓专业部分医疗质控指标 | 9.5 根管再治疗患牙根管充填临床合格率 | 指根管充填术后由X线根尖片判为临床可接受病例的百分比，特指行根管再治疗的患牙。包括恰填和少许超填，除外欠填和根管内充填不致密、不严密的情况 | |